看護教育学

第6版

杉森みど里
群馬県立県民健康科学大学名誉教授

舟島なをみ
千葉大学名誉教授，新潟県立看護大学教授

執筆協力者
望月美知代
日本看護教育学学会専門職員

医学書院

看護教育学

発　行　1988 年 4 月 15 日　　第 1 版第 1 刷
　　　　　1990 年 12 月 1 日　　第 2 版第 1 刷
　　　　　1992 年 2 月 15 日　　第 2 版第 2 刷(増補版)
　　　　　1997 年 4 月 15 日　　第 2 版第 6 刷
　　　　　1999 年 4 月 1 日　　第 3 版第 1 刷
　　　　　2003 年 2 月 1 日　　第 3 版第 5 刷
　　　　　2004 年 3 月 15 日　　第 4 版第 1 刷
　　　　　2007 年 11 月 15 日　　第 4 版第 6 刷
　　　　　2009 年 5 月 15 日　　第 4 版増補版第 1 刷
　　　　　2010 年 8 月 1 日　　第 4 版増補版第 3 刷
　　　　　2012 年 3 月 15 日　　第 5 版第 1 刷
　　　　　2013 年 9 月 15 日　　第 5 版第 3 刷
　　　　　2014 年 2 月 15 日　　第 5 版増補版第 1 刷
　　　　　2015 年 4 月 1 日　　第 5 版増補版第 2 刷
　　　　　2016 年 4 月 15 日　　第 6 版第 1 刷©
　　　　　2018 年 2 月 15 日　　第 6 版第 3 刷

著　者　杉森みど里・舟島なをみ
発行者　株式会社　医学書院
　　　　代表取締役　金原　優
　　　　〒113-8719　東京都文京区本郷 1-28-23
　　　　電話　03-3817-5600(社内案内)

印刷・製本　三報社印刷

本書の複製権・翻訳権・上映権・譲渡権・貸与権・公衆送信権(送信可能化権を含む)は株式会社医学書院が保有します.

ISBN978-4-260-02782-3

本書を無断で複製する行為(複写,スキャン,デジタルデータ化など)は,「私的使用のための複製」など著作権法上の限られた例外を除き禁じられています.大学,病院,診療所,企業などにおいて,業務上使用する目的(診療,研究活動を含む)で上記の行為を行うことは,その使用範囲が内部的であっても,私的使用には該当せず,違法です.また私的使用に該当する場合であっても,代行業者等の第三者に依頼して上記の行為を行うことは違法となります.

JCOPY 〈出版者著作権管理機構　委託出版物〉
本書の無断複製は著作権法上での例外を除き禁じられています.複製される場合は,そのつど事前に,出版者著作権管理機構(電話 03-3513-6969,FAX 03-3513-6979,info@jcopy.or.jp)の許諾を得てください.

第6版 序

　1979年，千葉大学看護学部に看護教育学講座が設置され，同講座の助教授として杉森みど里が着任，1986年に教授となった。その後，組織改革により看護教育学講座は看護教育学教育研究分野となり，2015年4月，看護教育学専門領域となった。

　1988年，杉森は，本書『看護教育学』の初版を上梓した。その後，1990年に第2版，1999年に第3版と2度の改版を経た。また，2004年の第4版発行時には，1993年に看護教育学教育研究分野の助教授に就任し，1999年に杉森の後任として教授に就任していた舟島なをみが共著者に加わった。

　社会のさまざまな変化を受け，2008年，保健師助産師看護師学校養成所指定規則が改正され，その変更を反映して2009年5月，『看護教育学 第4版増補版』を発行した。その後も変化は続き，2009年7月，保健師助産師看護師法の改正により，保健師と助産師の教育の修業年限，2011年には教育内容の変更があり，『看護教育学 第5版』を発行するに至った。また，2012年以降，設置基準などの変更により，第5版の増刷にあたり，上述の法，設置基準等の改正・変更に伴う資料の追加・修正が必要となり，『看護教育学 第5版増補版』を発行した。さらに2015年4月，看護師等養成所の指定・監督権限が厚生労働大臣から都道府県知事に委譲されたことに伴い資料の追加・修正が必要となり，このたび，第6版を発行することとなった。

　第6版より，望月が執筆協力者となった。望月の協力は，第6版に始まったことではない。第3版以降，継続しており，著書『看護教育学』の重要性の理解を前提に，本書の出版に助力し続けている。

　医学書院の北原拓也氏は，著者らの意を汲み，第6版の発行にご尽力くださった。深謝申し上げる。

　初版の序に杉森は，「看護教育学はやっと種をまいたばかりという状態で，学問というにはあまりにも若い科学である」と述べた。また，それを受け第4版の序に「四半世紀という学問構築にとって決して長くはない時間を通し，その種が生命力にあふれる芽を出し，根を張り，さらには，しっかりとした幹と枝を持つ木へと成長しつつあることを実感する。この木が，看護学教育に携わる人々や看護職を志す人々に役立つことを願ってやまない」と述べた。この思いは今も変わることはない。

　現在，国立大学は次々に変革の必要性に直面する。その一環として千葉大学大学院看護学研究科も再び組織改編への道を歩んでいる。前述したように，我が国にお

いて「看護教育学」は，1979年，千葉大学看護学部に一講座として産声を上げ，1993年の組織改編により基礎看護学講座の一教育研究分野「看護教育学」となり，2015年の組織改編により文化創成看護学講座・専門職育成学教育研究分野の専門領域「看護教育学」となった。「看護教育学」を千葉大学大学院看護学研究科の学問領域として名称に残せたと安堵したのもつかの間，次期組織改編により，学問領域としての名称「看護教育学」は，今，まさに消滅の危機に瀕している。どのような結果を得たとしても，もし，第4版の序が述べているように看護教育学がしっかりとした幹や枝を持つ木へと成長しているのならば，それをさらなる「看護教育学」という学問の発展へと結びつけられるに違いない。しかし，いかなる変化も「看護教育学」という学問の発展へと結びつけるために必要な叡智を本当に積み重ねているのであろうかと自問自答する日々である（舟島）。

　2016年3月

杉森みど里
舟島なをみ

初版 序

　1964 年（昭和 39），日本看護協会主催の看護教育指導者講習会を受講したときから，教育学者の講義の中に子供がとか，子供たちという言葉がしばしば出てきて，講義の中から本質的なもの，原則的なもの，一般的なもの，普遍的なものを汲み取っていけばよいと，頭では理解しているにもかかわらず気になって仕方がなかった。看護婦養成教育を受ける高校の卒業生を，言い換えれば大学生に相当する人間を子供扱いすることは何とも不適当に感じられた。

　教案作成に当たっても理科，国語，算数などの教科教育法の実例から看護学教案へと翻案するのもまた，現実離れしていて，不自然で，何かすっきりとしたものではなかったことを今でも覚えている。

　1967 年，看護婦養成教育の実際に参加するようになって，かつて自分たちがそうであったような，いきいきと学習する学生たちに接して，感動した。と同時に，一方では看護学教育を実践するには自分の体験を語り継ぐだけではなく，それを客観化して経験とし，学生たちが科学的にそれらを分析できるようにしたいと考えるようになっていった。更に看護婦養成教育の実態を知るにつけ，教育の本質とは何なのかを深く考える必要に迫られた。看護婦の養成教育のあり方を論じているだけではどうにもならない事がわかってくるにつけ，それらのもつ問題を客観的にとりだして，その本体をそれら事実の中から明らかにしていく必要性を感じるようになっていった。

　その後，1974 年から，短大における看護婦養成教育に参加した体験を通して学校教育法第 1 条に該当する施設と，そうでない施設の共通性と異質性を実際に知る事ができ，学生時代に感じていた制度への関心を一層深くした。

　更に，看護婦養成教育の質的向上は “看護ケアを必要とする人々へのケアの質の高さを保証することである” という考えが次第に心の中に動かし難くなっていき，看護婦養成教育という教育施設では，医学の質の高さで看護ケアの質を代行するのではなく，看護婦である教員がその責務を負う事が望ましく，少なくとも看護学を教えることのできる専門の看護婦教員がいて欲しいと心から願うようになっていった。成人専門看護婦論などを書いて世に問うたりしたのもそのころである。看護婦養成教育の充実が，看護ケアを必要とする人々にとって如何に重要かを問い続けるうちに，このような領域は片手間な仕事としてできるものではなく，本来それらを

専門に研究する看護婦がいて当然なのではないかと，その育成の必要性を痛感するようになった。

今，振り返ってみると，看護教育学の必要性を体験を通して希求していたことになるのかもしれない。

世の中に予期せぬ出来事があるとは聞いていたが，わが身に起こるとは想像もしていなかった。1979年，まさに唐突にわが国最初の"看護教育学講座"が開設され，就任とともに，それらが仕事に変わり，看護教育学とは何かという模索が始まった。

雑誌"看護教育"の1986年9月号から12回にわたって，数年来大学院でどのようなことを展開しているのか，その枠組みを紹介する機会に恵まれ，その教育内容をまとめた。更に，今回は，それらの原理・原則を中核として，看護婦学校・短大・大学と色々な教育機関において，それぞれの状況に合わせ，各自で展開するための共通的基盤に焦点を置いて加筆，再構成した。更に新機軸として憲法・教育基本法・学校教育法などと保健婦助産婦看護婦法などを一緒に載せて，資料として付けた。これは看護教育制度を学習するときに，教育六法と看護六法の2冊が必要で，学生たちはその重さと不便さを嘆いていたのに応えた。

看護教育学はやっと種をまいたばかりという状態で，学問というには余りにも若い科学である。そのために不確実性に充たされ，さまざまな問題を内包し，究極として何処へたどり着くのか，また着くべきなのかについても模索の段階である。あらゆる科学がそうであったように，看護教育学の問題解決は，鋭敏な問題意識に導かれた問題点の抽出，辛抱強い参加観察，それらの比較検討，そしてその結果を机上の空論に終わらせない明晰な意志決定を積み重ねていかねばならない。

国立大学における唯一の講座であることを大切に思い，そして以上述べてきたようなことを基盤として，本書の書名に講座名を冠した。

この書名については，肩ひじはったものと受け取る方々もおられるであろうが，例えば内科学講座の教授が内科学を執筆されるのになにも不思議がないのと同じような，そのような時がくるのを待ちながら，内容はともかく本書の持つ歴史的位置づけを確かめたいと考えての事である。

　1988年1月

杉森みど里

目次

第1章　看護教育学創造への道

はじめに────────────1

Ⅰ．看護教育学への模索────────3
- **1** 看護教育と看護教育学　3
  - **1** 「nursing education」としての看護教育学　3
  - **2** 看護教育と看護教育学　4
  - **3** 看護学教員と看護教員　6
- **2** 看護師養成教育と看護学教育　8
- **3** 看護学教育と看護教育学　10
- **4** 看護学教員養成教育と看護教育学　11
- **5** 看護学と看護教育学　15
- **6** 看護基礎教育課程における学科目「看護教育学」　16

Ⅱ．看護教育学研究の成果と蓄積──────23
- **1** 看護教育学研究　23
- **2** 看護教育学の課題　26

引用文献────────────30

第2章　看護教育制度論

Ⅰ．看護教育制度の成り立ち──────33
- **1** 看護教育制度　33
- **2** 看護教育制度を支える法および関連法規　36
  - **1** 憲法　37
  - **2** 教育基本法　37
    Perelman, Ch. の‘正義’の基準　38
  - **3** 学校教育法　41
- **3** 看護師養成教育の学校教育制度化の必要性　42
  - **1** 学校教育体系と職業教育　43
  - **2** 学校教育体系化をはばんできたもの　44
  - **3** 日本における‘看護師’の成り立ち　45
  - **4** 看護学の発展をはばんできた訓令462号　46
  - **5** 悪条件のもとに定着させられた看護師養成制度　47

Ⅱ．看護教育制度の特徴─────────48
- **1** 学校教育制度の領域区分からみた看護師養成教育の特徴　48
  - **1** 教育程度による区分　48
  - **2** 教育目的・内容による区分　50
  - **3** 教育対象による区分　51
  - **4** 教育形態による区分　51
  - **5** 設置者による区分　52
- **2** 看護師養成教育の制度的特徴　53
  - **1** 保健師助産師看護師法にみる養成教育に関する部分　53
  - **2** 保健師助産師看護師法施行規則にみる養成教育に関する部分　54
  - **3** 保健師助産師看護師学校養成所指定規則にみる養成教育に関する部分　54
  - **4** 看護師等養成所の運営に関する指導ガイドラインにみる養成教育に関する部分　59
  - **5** 大学・短期大学と3年課程の看護専門学校との制度的差異　65

Ⅲ．看護教育制度と学位───────67
- **1** 看護職者の学位取得ニードの現状　68
- **2** 大学改革支援・学位授与機構と看護職者の学位取得　69
  - **1** 大学改革支援・学位授与機構設置の背景　69
  - **2** 大学改革支援・学位授与機構の機能　70
  - **3** 看護職者の大学改革支援・学位授与機構活用状況とその影響　73

引用文献────────────74

第3章 看護学教育課程論

Ⅰ. 看護学教育課程論の体系化————77
- **1** 看護学教育課程論の構造　77
- **2** 看護基礎教育課程の定義とその構成　79
- **3** 看護学教育目的論の位置づけ　80
- **4** カリキュラムおよび教育課程の概念と定義　81
- **5** カリキュラム開発とカリキュラム構成　82
- **6** カリキュラム観の2つの流れ　85
- **7** 日本と米国のカリキュラムの方向　87
- **8** 指定規則にみる看護学教育課程の変遷　88
  - **1** 1915年以降　88
  - **2** 1951年占領下の改革　88
  - **3** 1968年度からの改善　89
  - **4** 1989年（平成元）の改正　90
  - **5** 1996年（平成8）の改正　91
  - **6** 2008年（平成20）の改正　92

Ⅱ. 教育目的・目標の設定————93
- **1** 教育目的と教育理念・教育の理想　93
- **2** 教育目的・目標の明確化　95
- **3** 教育目的・目標に関する研究　96
- **4** 看護師養成教育の到達目標　98
- **5** 大学卒業者に期待される役割　102
- **6** カリキュラム構成に影響する因子　103
- **7** 多様化する高等教育化への対応　104
  - **1** 多様化する高等教育化に伴う看護教育制度の変革　104
  - **2** 学士課程に編入学した学生を理解するための指標　105

Ⅲ. 教育内容の選定————106
- **1** 一般教育の位置づけ　106
- **2** 一般教育と専門教育の関係　107

Ⅳ. 教育内容の組織化————109
- **1** 教育内容規定の多様性　109
- **2** カリキュラム類型　110
  - **1** カリキュラム類型1・累進型　110
  - **2** カリキュラム類型2・交換型　111
  - **3** カリキュラム類型3・反復型　112
  - **4** カリキュラム類型4・総合型　112
  - **5** カリキュラム類型5・スモーガス

　ボード型　113

Ⅴ. 教育課程編成の実際————114
- **1** 統合カリキュラムの編成　115
  - **1** 2段階の統合が生じる方向づけの実際　116
    - **a** 第1の統合段階：教育理念，教育目的，卒業生の特性のらせん的明確化　117
    - **b** 第2の統合段階：理論的枠組みに基づき立ち上がるカリキュラム軸　119
  - **2** 第3の統合が生じる形成段階　124
    - **a** カリキュラムデザイン　124
    - **b** 統合第3段階：レベル目標と学科目標に流れる理論的基盤　125
    - **c** 内容配置図の作成　132

Ⅵ. 教育内容の提供————135
- **1** 授業の構造化の方式　136
- **2** 専門教育のミニマム・エッセンシャルズの設定　137

Ⅶ. 教育課程の評価————138

引用文献————143

第4章 看護学教育組織運営論

Ⅰ. 看護学教育組織運営論としての体系化
————147
- **1** 学校経営，学校管理から看護学教育組織運営論への経緯　147
- **2** 用語理解のために　150
  - **1** 学校　151
  - **2** 学校経営と学校管理　152
  - **3** 組織と意志決定　156

Ⅱ. 看護学教育組織運営論からみた看護学教育の諸問題————158
- **1** 組織形成　158
  - **1** 組織目的の設定　158
    - **a** 看護学教育組織の目的設定の現状　158
    - **b** 看護学教育組織の目的設定の背景　160
    - **c** 看護学教育組織における目的設定の重要性　160
  - **2** 学生の受け入れおよび規模　162
    - **a** 募集方法および入学者選抜方法　162
    - **b** 学生総定員と在籍学生数の比率の適切性　163
  - **3** 教育課程　163

目次　ix

2 組織の維持　165

1 施設・設備をめぐって　165

a 施設・設備について　165

b 図書等の資料および図書館　167

c 実習施設　168

d 施設・設備などの維持・管理に関する
責任体制　170

2 学生生活への教育的配慮　171

a 学生生活を支える事務局　171

b 奨学金などの経済的支援　172

c 学生の生活相談，進路相談　173

d 学生の課外活動　174

3 経済的基盤の確保　174

3 組織の構造と機能　177

1 教員組織　177

a 専任教員　177

b 教員の募集・任免・昇格　178

c 教育課程の目標達成を図る多様な教員
組織　179

d 実験・実習・実技を伴う教育，外国語教
育，情報処理関連教育などに関する教員
の整備と人的配置　180

2 教育研究上の組織　181

a 教員による研究活動推進のためのシス
テム　181

b 各組織単位ごとの教員による研究活動
の活性化　181

c 教員による研究活動を活性化し促進する
ための条件整備　182

3 管理運営　182

a 組織内部の秩序維持を目ざした組織構
造作りと機能システムの確立　182

b 組織のリーダー選任や決定方法の手続
きに関する規範の確立　182

4 生涯学習　183

5 自己点検・評価の組織体制　183

a 教員による教育研究活動についての評
価方法とその有効性　183

b 教員の授業評価—他者評価の導入　184

c 構造と機能がわかる組織図　186

4 看護学教育組織運営の評価　187

1 『看護系大学組織運営評価インベントリ』
187

a 『看護系大学組織運営評価インベントリ』
の特徴　187

b 『看護系大学組織運営評価インベントリ』
の構成　187

c 『看護系大学組織運営評価インベントリ』
の作成過程　192

d 『看護系大学組織運営評価インベントリ』
の活用方法　193

e 『看護系大学組織運営評価インベントリ』
の限界　196

2 『看護専門学校組織運営評価インベント
リ』　197

a 『看護専門学校組織運営評価インベント
リ』の特徴　197

b 『看護専門学校組織運営評価インベント
リ』の構成　197

c 『看護専門学校組織運営評価インベント
リ』の作成過程　200

d 『看護専門学校組織運営評価インベント
リ』の活用方法　201

e 『看護専門学校組織運営評価インベント
リ』の限界　204

引用文献————————205

第5章　看護学教育授業展開論

はじめに————————207

**Ⅰ．看護学教育における授業展開を
支える理論**————————209

1 学習理論と諸学説　209

1 教育心理学における学習理論　209

2 学習心理学における学習理論　210

3 学生の学習意欲　211

2 学習のレディネス　212

1 レディネスに関する理論　212

2 看護学教育とレディネス　213

**Ⅱ．看護学教育における授業展開を
支える知識**————————214

1 授業形態　214

1 学内授業　215

a 講義　215

講義-受容学習　215/発問-思考学習
216/討議学習　216/発見学習　216/
課題学習　217/プログラム学習　217

b 演習　218

2 学外授業　218

2 教育方法　219

3 教授方略・教授方術　220

1 教授方略・教授方術について　220

2 教授方略と教授方術の関連　221

3 一般的教授技術　222

x 目次

- **4** 教材・教具 223
  - **1** 看護教育学における教材に関する研究 223
  - **2** ‘教材’の規定に関する歴史的変遷 224
  - **3** 看護学教育における‘教材’の規定 225

Ⅲ. 看護学教育における授業展開————227

- **1** 授業設計と授業の組織化 227
  - **1** 授業設計とその必要性 227
  - **2** 授業の組織化 228
- **2** 授業設計と授業の組織化の実際 230
  - **1** 授業形態「演習」における授業計画の立案 230
  - **2** 授業形態「実習」における授業計画の立案 232

Ⅳ. 看護学実習展開論————247

- **1** 看護師養成教育における実習の歴史的変遷 247
  - **1** 看護学実習における経験主義，厳格主義の起源 247
  - **2** 看護師養成教育の類型 248
    - **a** 伝統的看護師養成教育型 248
    - **b** 近代的看護師養成教育型 248
    - **c** 現代的看護師養成教育型 249
    - **d** 専門職看護師養成教育型 249
- **2** 看護基礎教育課程における看護学実習 251
  - **1** 看護基礎教育課程における看護学実習 251
    - **a** 看護基礎教育課程における看護学実習の変遷 251
    - **b** 看護教育学における「看護学実習」 252
  - **2** 授業としての看護学実習の成立要件 254
    - **a** 看護学実習における教材と教材化 254
    - **b** 看護学実習における教員の存在と授業過程 257
- **3** 看護学実習の特質 258
  - **1** 人間を対象に展開される授業 258
  - **2** 複雑な人間関係と多様な場所と時間において展開される授業 260
  - **3** 看護を提供する職種の専門性が問われる授業 260
  - **4** 多様な教育背景を持つ指導者の存在する授業 260
- **4** 看護学実習における学習活動と教授活動 261

- **1** 看護学実習における学習活動 261
  - **a** 学生にとっての看護学実習 261
  - **b** 看護学実習における学生の学習活動 262
    - a）学生の学習活動を表す7つの概念 263/b）7つの概念から得た看護学実習への示唆 265
- **2** 看護学実習において学生の受け持ちとなる患者の行動 266
  - **a** 患者にとっての看護学実習 266
  - **b** 看護学実習において学生から看護の提供を受ける患者の行動を表す4つの概念 268
  - **c** 看護学実習において学生の受け持ちとなった患者が呈する特徴的な行動 269
  - **d** 患者の「教授学習活動の容認と対応」と看護学実習指導 269
- **3** 看護学実習における教授活動 271
  - **a** 看護学実習に関する研究の動向と教授活動の実態 271
  - **b** 看護学実習における教授活動 271
    - （1）看護実践場面における教授活動 271
    - （2）看護学実習カンファレンスにおける教授活動 279
- **5** 看護学実習の評価 283
  - **1** 看護学実習における目的・目標の到達度にかかわる評価 283
    - **a** 目的・目標の到達度の評価基準 283
    - **b** 評価の基本形態と学習成果の評価 284
  - **2** 看護学実習における教授活動にかかわる評価 287
    - **a** 教授活動の自己評価とその指標 287
    - **b** 学生による授業過程の評価を用いた教授活動の他者評価 288
- **6** 看護の専門職性と看護学実習 291

引用文献————293

第6章　看護学教育評価論

Ⅰ. 教育評価————297

- **1** 教育評価の意義と特質 297
- **2** 教育評価の4大機能 299
  - **1** 教授機能 299
  - **2** 学習機能 299
  - **3** 管理機能 300
  - **4** 研究機能 301

③ 教育評価の基本形態と具体的類型　302
　1 受け入れ・配置　302
　2 教授活動展開の参考　303
　3 教授活動内在的評価機能　305
　4 教授活動へのフィードバック　305
　5 成果把握・評価　306
　6 認定　306
　7 実態把握　306
④ 評価主体と評価対象　307
　1 評価主体　307
　　a 自己評価　307
　　b 他者評価　308
　　c 相互評価　309
　2 評価対象　310
⑤ 評価方法と用具　310
　1 検査　311
　2 質問紙法　311
　3 面接法　312
　4 観察法　313
　5 ソシオメトリック・テスト, ゲス・フー・テスト　313
　6 投影法　313
　7 セマンティック・ディファレンシャル法　314
　8 作品, レポート, 日記, 自叙伝　314
⑥ 評価の解釈とその活用　314
⑦ 教育評価における最近の傾向　316

Ⅱ. 看護学教育における授業評価の実際
　　　　　　　　　　　　　　　　　　—317
❶ 講義における評価　317
❷ 演習における評価　319
❸ 実習における評価　319

Ⅲ. 大学の自己点検・評価の背景—320
❶ 自己点検・評価の背景　320
❷ 米国における Accreditation と Self Study の考え方　321
❸ 大学および専修学校設置基準改正と自己点検・評価　322

引用文献—————————323

第7章　看護継続教育論

はじめに—————————327
Ⅰ. 看護継続教育の3領域—————329
❶ 看護職者が所属する施設の教育　329
❷ 看護継続教育機関の教育　331
❸ 看護職者個々の自己学習とその支援　331
Ⅱ. 看護継続教育3領域に関連する用語と概念—————————333
Ⅲ. 看護継続教育の対象と学習ニード—334
❶ 用語「学習ニード」の規定　334
❷ 看護職者の学習ニード　336
　1 病院に就業する看護職者が持つ学習ニード28種類　336
　2 看護職者の特性と学習ニード　338
Ⅳ. 看護職者が所属する施設の教育としての「院内教育」—————339
❶ 用語「院内教育」の規定　339
　1 わが国における「院内教育」の規定　339
　2 米国における「院内教育」の規定　340
❷ 院内教育の目的とプログラム立案のための5要件　341
❸ 院内教育プログラムのタイプ　343
　1 経年別プログラム　343
　2 能力別プログラム　343
　3 役職別プログラム　344
　4 役割別プログラム　344
　5 全職員プログラム　344
　6 その他のプログラム　344
❹ 新人看護師に対する院内教育　345
　1 新人看護師に対する研究と教育の現状　345
　2 新人看護師の行動を表す概念　346
　3 新人看護師の行動を表す概念が示す新人看護師教育への示唆　349
Ⅴ. 看護職者が所属する施設の教育としての「ファカルティ・ディベロップメント (FD)」—————————353
❶ 用語「FD」の規定　353
❷ 看護学教育における FD 診断　354
Ⅵ. 看護継続教育機関の教育—————360
❶ 看護継続教育機関　360

xii　目次

2　看護継続教育における法的根拠　364
3　看護継続教育機関の教育に関する看護
　　　教育学的課題　365

引用文献────────────366

用語解説────────────371
付表 1　わが国における看護基礎教育機関設置
　　　　基準比較一覧表────────376
付表 2　看護教育制度の沿革（近代看護教育の
　　　　歴史と教育制度）────────420
付表 3　看護師養成教育制度の推移─────423
付表 4　わが国における教育課程の変遷
　　　　（学習指導要領の改定の特徴を追って）-424
付表 5　看護師学校養成所指定規則の変遷───426
付表 6　改正前後の教育基本法の比較────432
資料 1　日本国憲法────────436
資料 2　教育基本法────────440
資料 3　学校教育法────────442
資料 4　大学院設置基準──────453
資料 5　大学設置基準───────458
資料 6　短期大学設置基準─────468
資料 7　専修学校設置基準─────477

資料 8　各種学校規程──────────483
資料 9　保健師助産師看護師法───────484
資料 10　保健師助産師看護師法施行規則───490
資料 11　保健師助産師看護師学校養成所
　　　　　指定規則────────────494
資料 12-1　看護師等養成所の運営に関する
　　　　　　指導ガイドライン─────500
資料 12-2　看護師等養成所の運営に関する
　　　　　　指導要領
　　　　　　（平成 27 年 3 月 31 日廃止，指導ガイドラインへ）──528
資料 12-3　（旧）看護婦養成所の運営に関す
　　　　　　る指導要領─────────544
資料 12-4　（旧）看護婦養成所の運営に関す
　　　　　　る指導要領─────────554
資料 12-5　（旧）看護婦養成所の運営に関す
　　　　　　る指導要領─────────559
資料 13-1　看護師等養成所の運営に関する
　　　　　　手引き
　　　　　　（平成 27 年 3 月 31 日廃止，指導ガイドラインへ）──561
資料 13-2　（旧）看護婦養成所の運営に関する
　　　　　　手引き──────────573

索引────────────────577

第1章

看護教育学創造への道

はじめに

　看護は，職業として100年以上の歴史を持つが，学問「看護学」としての歴史は浅い。看護教育学はそのような看護学の中でも，さらに後発に位置する学問であり，現時点において次のような定義を持つ。すなわち，「**看護教育学とは看護学各領域の教育に共通して普遍的に存在する要素を研究対象として，看護学生を含む看護職者個々人の発達の支援を通して看護の対象に質の高い看護を提供することを目ざす学問である**」。

　この定義のうち，前半部分「看護教育学とは看護学各領域の教育に共通して普遍的に存在する要素を研究対象として，…」は，看護教育学が何を対象として研究をする学問であるのかを示す。また，後半部分「看護学生を含む看護職者個々人の発達の支援を通して看護の対象に質の高い看護を提供することを目ざす学問である」は，看護教育学という学問が何を目的としているのかを表す。この定義は，看護教育学という学問がどのようなものか，学科目「看護教育学」の教育内容は何か，看護教育学研究とは何をどのように研究することなのか，それを研究対象と目的の両側面から明瞭にする。そのため，看護教育学という学科目を担当し，研究する看護職者にとってこの定義は必要不可欠であり，常にこの定義を念頭に置きつつ，教授活動・研究活動は推進される。

　この定義は，看護教育学モデル（図1-1）によって視覚化された。看護学各領域の教育とは，基礎看護学，母性・小児看護学，成人・老年看護学などを意味する。この領域の教育に共通して普遍的に存在する要素には，学生や教員，カリキュラム，制度，講義・演習・実習といった授業，そこで展開される教授＝学習過程，教育評価，教育機関の組織・運営などがある。

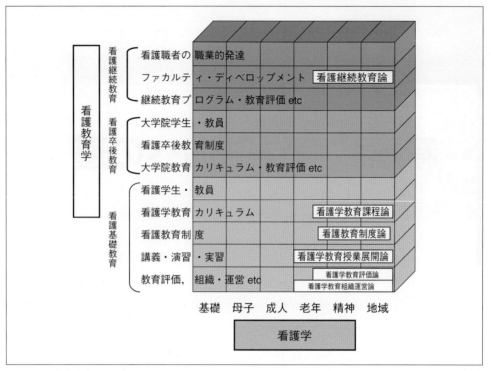

図 1-1　看護教育学モデル

　また，これらの多くは，看護基礎教育，看護卒後教育，看護継続教育のいずれの分野にも共通して普遍的に存在する内容である。しかし，中には，そのいずれかに分類される内容も存在する。その具体例としては，ファカルティ・ディベロップメントやスタッフ・ディベロップメントの存在がある。ファカルティ・ディベロップメントのファカルティは，多くの場合，看護系大学において基礎教育・継続教育に従事する教員を意味するが，教員が教員としてよりよくなるための教育は看護継続教育の範疇にある。そのため，ファカルティ・ディベロップメントやスタッフ・ディベロップメントは，看護継続教育に分類される。さらに，2000年からは，看護の対象への健康教育プログラム編成に関わる基礎知識も扱えるようになっている。これは，看護職養成教育のためのカリキュラム編成の知識が開発され，この知識を看護の対象への健康教育のためのカリキュラム編成や指導案の作成に応用できることが実証されたためである。

　現在は，このような看護教育学の定義やモデルにより教育・研究活動を推進しているが，1999年に上梓された本書の第3版は，看護教育学を次のように定義している。すなわち「看護学各領域の教育に共通して存在する普遍的な要素を研究対象とする学問である」。この定義は，看護教育学の研究対象を指し示すにとどまっている。この定義に基づき研究と教育を累積した結果，看護教育学の目的の明瞭な言語化が可能になり，それをもとに冒頭の定義が構築された。この過程を振り返ってみると，それは1つの新しい学問を発想し，それを体系化するために必要不可欠な過程であるように思える。

新しい学問はどのように作られるのか，現時点においてそのようなことに関心を持つ研究者の存在の有無は定かではない。また，そのような知識が必要か否かも定かではない。しかし，社会は刻々と変化しており，30年前には予想もしなかったことが次々に起こっている。看護職養成教育の高等教育化などは，その最たるものであり，1979年頃には「看護学」は学問たり得るかといったことが真剣に討議されていた。また，社会の変化に伴い，大学は新しい名称の学部や学科目，新しく制定された法律に基づく資格に関わる教育を開始している。これらは，看護教育学という新しい学問が日本の中でどのような過程を経て体系化されたのかに関する知識が，時代の要請に応え新しい学問を発想し体系化することを試みる人々にとって，貴重な資料になることを示す。同時に，看護教育学の未来を検討する際の貴重な資料にもなる。

　1975年（昭和50）に開設された国立大学唯一の千葉大学看護学部に，わが国はじめての看護教育学講座が開設されたのは大学院研究科の開設と時を同じくした1979年であった。

　看護教育と看護教育学とは同じなのか，どのように違うのか。

　看護学教育と看護教育学とはどのような関係にあるのか。

　看護師養成教育と看護教育学の関係はどのようになるのか。

　看護教育学は看護学なのか。

　看護教育行政と看護教育学との関係はどのようになるのか。

　その他，看護教育学の持つであろうそのスペクタクルの広さへの探求から，看護教育学という新しい学問の体系化は始まった。

I　看護教育学への模索

1　看護教育と看護教育学

1 「nursing education」としての看護教育学

　米国の看護学教育は，1930年，すでに修士課程・博士課程を開設しており[1]，そこでは，看護学の各領域の専攻に加え，機能別学科目として看護教育か看護管理を選択できるようになっている大学院が多かった[2]。また，1980年代まで機能別学科目としての「看護教育」を表す用語として，主に「teaching of nursing」を使用していた。その中で，ジョージア州のエモリー大学が「nursing education」を標榜していた[3]が，それ以外にはこの用語を使用していた大学に関する記録を探し出すことはできない。しかし，以後，次第に nursing education が増えている[4]。

　看護教育学は，teaching of nursing を包含した nursing education に類する。一方，日本語では，teaching と education は両者とも「教育」と訳され，その相違を説明しにくい。しかし，ウェブスター大辞典はその相違を明瞭に示しており，それによれば，「teach」は，

「〜を教える」というように教育の目標が明確なときに用いられる。例えば，子どもに読み，書き，そろばんを教えるとか，息子に商売を教えるなどというときは「teach」を用いる。これに対し，制度化された手段や方法を使用して，知識や望ましい心身の陶冶，人格形成，そして普遍的能力あるいは道徳上のバランスなどを身につけるような育成，あるいは促進を指し示す概念として「educate」を用いる。

以上を前提として，「science of nursing education」を看護教育学の英語訳として使用する。また，「education of nursing science」を看護学教育の英語訳として使用する。

2 看護教育と看護教育学

千葉大学大学院看護学研究科の修士課程（現博士前期課程）は開設以降4年間，米国における大学院教育のような機能別選択制をとらず，看護教育学を唯一の必修科目と位置づけていた。しかし，1講座として独立している性質上，教育研究上の専攻領域を明確にし，その領域における研究者育成をも使命としているため，1983年度（昭和58）からは講座の研究科生を受け入れるように改組された。

講座とは大学の内部機関として置いてもよいとされている制度で，これは大学設置基準[5]によって法的に規定されていた。この講座制に対比するものに学科目制がある。講座は学問の専門領域を制度化した学術的側面を持ち，講座の発展のために教育研究上の専攻分野を明確に定め，それに必要な教員を置くための制度といえる。

講座制は質の高い研究者を多く集める必要に迫られると同時に，研究者を育成する使命を持っているといわれるのはこのためである。そのような学術的側面に対して，一方では教員組織や予算積算の基礎となり，大学財政の規模を形作るきわめて現実的な側面をも備えている[6]。大学という教育機関における自律性が，長い時代を経て独善的経営に偏り，学生運動の標的になったことはいまだ記憶に新しい。

講座制が大学自治の基礎単位をも形成しているため，他講座への干渉は許されないという大前提があり，独断専行への危機は常につきまとう。それを救うものは大学人の自律心以外にはない。専修学校においてこれほど厳しい自律性を育てることは，現在の職員の多くが大学以外の学校出身者であり[7]，その本質を自身で体得していないため，まず無理であろう。大学人の自律性獲得は，わが国の大学制度100年の栄光と敗北，そして再生の歴史に支えられている。そして自ら洗練した大学人の育成と次の歴史へ希望を繋いでいる。

大学における1講座は，ある意味では1つの看護師養成施設とは比較にならない教育の主体性と研究の自由を持ち，学部全体として有機的に機能しているといっても過言ではない。看護教育学は，千葉大学看護学部が博士後期課程の開設に伴い大講座制へと移行した結果，学術的には問題を残しつつ，基礎看護学講座の1教育研究分野と位置づけられた。また，2015年（平成27）4月，文化創成看護学講座専門職育成学教育研究分野の専門領域と位置づけられた。しかし，講座制により保証された教育の主体性と研究の自由は，いまだその機能を発揮しており，現在もなお確実に看護教育学の体系化を推進している。

このような組織の中で，看護教育学講座における仕事の第一歩は，看護教育学という学名への問いかけから始まった。教育学という用語は，1882年に，伊沢修二によって著された書籍に用いられたのが最初であったと確認されている[8]。それでは，看護教育学という用語はいったい誰によって使い始められたのであろうか。

看護教育学と聞いた人のほとんどは，それがどのような学問なのかを聞き返すことなく納得してくれる。しかし，本当に看護教育学とはどのようなものなのかは，各人各様にそれぞれの考え方で理解しているように思える。そこで1967年（昭和42）10月，筆者（杉森）が看護師養成教育へ参画した頃のことから思い返してみた。

この時期，行政の場においては「看護婦養成教育」という用語を使用していたが，看護職者はこれに該当する用語として「看護教育」を用いた。以来，看護職者はこの用語を数十年使い続けてきた。十分に納得して使っているはずではあるが，どこか違和感もあり，いずれ整理しなければならないと感じる用語であった。

また，学生という用語も，法規上，大学に在籍する学生にのみ使用され，その他の学校では生徒と使うべき用語である。しかしきわめて差別的な用語と受け止めた当時の看護婦学校養成所の生徒は，この用語に屈辱的なものを感じて，彼女たち自身がその総称として「生徒」という用語を使用するのを聞いたことはない。正確に表現すれば，看護婦学校養成所の生徒はそれを唾棄すべき言葉として嫌っていた。

1948年（昭和23）に保健婦助産婦看護婦法が制定されたときには，すでに新制度第1期の看護学生は看護婦学校養成所に入学していて，それ以前の看護婦生徒とは違うのだと自負し，旧制度下の生徒と混同されることを非常に嫌った。なぜなら，それ以前の看護師養成は戦時特例法による即席養成を行っていたために，入学資格を高等女学校卒業としていた学校は当時日本赤十字女子専門学校と聖路加女子専門学校のみであった。そういう時代であったから，高等学校を卒業した新制度の生徒と旧制度の看護師は，まるで異人種であった。新しい看護師養成を旧制度の生徒のいる施設で始めたところなどでは，それは一層はっきりとしていた。新しい看護師養成を自分の新生の仕事として選んだ当時の看護師指導者に導かれ，GHQの管理下とはいえ，看護学生はすぐにでも日本女性の解放時代がやってくるかのように教育され，それを信じ未来の看護界への抱負に満ちあふれていた。

制度の改革というものは，さまざまな面で人々を区別しそれが差別へとつながることがある。当時の看護学校の生徒もその傾向を非常に強く持っていたことは否定できない。看護婦学校養成所のほうでも，高等看護学院として"婦"を落とした。それが男性看護師への門戸を開いたためでなかったことは，それ以降，数十年間もそれらの学校が女性に限定した生徒募集を続けたこと，さらには2008年の時点においても，わが国の看護師のうち，男性の占める比率が5.1%を示すのみであることをみても明らかである。

また，学校教育法第1条該当校以外の教育機関には，学校という名称を使用することができず，文部省管轄の教育機関は学校と呼べるが，厚生省管轄は学校とは呼べないとして数十年にわたり学校とは呼ばず，学院と呼んで区別した。しかし，現在は同じ法規下であるにもかかわらず，学院という名称を使用する教育機関は，全体の約1割のみという様変わりである。旧制度と新制度のイメージ・チェンジを図った当時の指導者層の見解であったとしか考えようがない。

この'看護教育'について長尾は「とても耳慣れぬ言葉であり，看護婦教育の間違いではないかと何度も問い直してみた」という書き出しでこの用語についての見解を記している[9]。それによると'〜教育'というように用いる例を，教育の対象，内容，程度，場，時期・期間，目的，方法，主体，基本原理の9型に分類し，それらの混合を，目的と方法，内容と目的，対象と目的，さらに1つの用語が2つの意味を持つものなど4型を示して，看護

婦教育と看護学教育についての識見を添えている。さらに「何かを主張するために積極的に選びとられたというよりは，むしろ無難な言葉として選ばれてしまったのではないか」と推論している[10]。

この長尾の指摘の当否を決すべき資料は見い出せなかった。しかし，'看護婦養成教育'のなか3文字を略した型，すなわち気に入らない文字を抹消して新たな意味がわかる人にはわかり，わからない人には元のままであるように偽装するという操作で，過去の暗く痛ましい看護師養成に訣別しようとした先輩たちの知恵かもしれない。敗戦によるGHQからの贈り物としての新制度がどのようにある種の職業から忌避されたかについては，最後に自分たちが服従しなければならないことを悟ったとき，はじめて戦争に敗れたことを実感したという委員の言葉を紹介している文献[11]が証明している。

本書においては'看護教育'を健康教育あるいは衛生教育と同様に，一般的・普遍的教育の一部と規定する。それは，上記のような経緯を踏まえたとき，'看護教育'を看護師養成教育や看護学教育と同義とするには無理があると考えることに起因する。

また，一時期，進歩的看護師指導者や看護師教育に熱意を持つ医師たちは，看護師を'ナース'と呼ぶことによって新旧を区別しようとした。'高等学校卒の看護婦なんて理屈ばかりこねて使いものにならない'とか'そんな生徒が集まるものか'などと看護師の資格および資質向上を目ざす新制度に大反対の合唱に対処するためであったときく。平成13年保健師助産師看護師法が改正され，現在，職業として看護に従事するものは，男女の区別なく，看護師と称されるようになった。それやこれやを考え合わせ，看護教育というこのあいまいで落ち着きのない言葉が当時の妥協語になったと考えると，この言葉の持つ歴史性に少しは納得がいくのではなかろうか。

'看護師'という文字のうち'看護'は，書くには字画が多く，時流に乗れる文字ではないかもしれない。しかしこの文字の伝える意味は，「看」という文字が「手」と「目」から成り立っているため，「目（観察・知識）と手（技術）で護ること」と解釈ができ，余りにも看護師の職業活動の解説に正鵠を射ているために'ナース'とか'メール・ナース'という外来語には変えられずになんとか生き残ったのではなかろうか。

さらに，あれほどに嫌悪感を持たれたものの正体が，文字や言葉にないことを知る年代に，当時の学生が成長し，今や現職から身を引く頃になっていることも関与しているかもしれない。そして現代の若者には，過渡期の感情的な軋轢はなく，そのようなことにこだわりを持つ人が少ないことも手伝っているとも思われる。教育学者が不思議がる単純な用語の誤用も，看護師養成教育の拙劣さからきた当然の帰結であったとも，逆に権威・権力に服したとみせて，実体を大きく変革しようとした先輩たちの手段であったとも解釈できる。しかしすでに幾星霜を経て，どのような背景を持って使われたにしても，その言葉の持つ正しい意味に帰すべき時がきている。

3 看護学教員と看護教員

教員を対象とした看護教育学研究の多くは，高等教育において看護学を教授しつつ，同時に看護師・保健師・助産師養成教育に従事している者を看護学教員と総称する。この総称には，わが国における看護教育制度の歴史的経緯と特徴を踏まえ，看護師養成を教育目的とする専修学校・各種学校において看護学を教授する看護師教員をも含める。さらに専

修学校には専門学校と高等専修学校があり，それぞれにおいて看護学を教授する教員，高等学校衛生看護科の専任教員を教員と総称する実状がある。

実際には看護学教員というよりも看護教員という呼び習わしが長期間続いている。昭和23年に厚生省と日本助産婦看護婦保健婦協会（現在の日本看護協会）の共催で実施した甲種看護婦学校専任教員養成講習会[12]，ならびに昭和27年に再開した日本赤十字社における幹部看護婦教育部の指導者教育[13]は，看護婦教育を担当する教員養成であった。その後，昭和40年に厚生省が3か月の看護教員養成講習会を開始した頃から，次第に准看護婦・看護婦学校養成所の専任教員がその対象となり，看護教員という場合には大学・短期大学・専修学校の専任教員の総称となっている。

しかし，看護教育学研究の多くは，前述したように，あえて看護教員という用語を使用せず，看護師養成教育に携わる教員をすべて看護学教員と総称している。これに対して，最近，看護系大学の急増に伴い，特に大学に所属する教員からさまざまな意見が寄せられる。具体的には，看護系大学・短期大学に所属する教員は看護学教員でよいが，看護専門学校に所属する教員を看護学教員とするのはおかしいのではないかといった内容である。理由は，看護専門学校が看護師の養成所であり，学問を教授・研究する場ではないというところにあるらしい。

確かに，学校教育法は，大学・短期大学の目的として学芸の教授を掲げ，専修学校の目的としてこの内容を含めていない。しかし，看護職が専門職であるならば，他の専門職と同様に，看護職者がよって立つ学的基盤が必要である。もし，専門学校の教員が看護学を教授していないならば，看護職者の中には看護学という学的基盤を持つ者と持たない者がいることになり，看護職は専門職として社会から承認を受けることはできない。それは，現段階においては，専門学校の卒業生も大学の卒業生も看護師，保健師，助産師という同一の免許によって，看護を職とする資格を得るためである。また，看護師養成所の教育に対する法的根拠とする指定規則別表3には，専門学校においても看護学が教授されることが示されており，専門学校において看護が学問として教授されていないという根拠はない。

看護職は看護学という学的基盤を持つ専門職である。そのため，後に述べる規定とは矛盾するが，当分の間，看護教育学においては看護師，保健師，助産師の養成に携わるすべての教員を看護学教員と総称する。当分の間としたのは，次の2つの理由による。

第1は，医師，法曹など，伝統的な専門職の養成に従事する教員に対して，医学教員，法律学教員などとその学的基盤を特定した総称を用いることはないことに起因する。同様に文学や心理学，物理学などといった学問を教授する教員にも文学教員，心理学教員，物理学教員などといった総称はない。固有の学的基盤を持つ専門職者の養成には，同じ学的基盤を持つ専門職者が関わることが，ごく当たり前ととらえられていることによる。医師という専門職を養成するのは当然，医学という学的基盤を持つ医師であり，文学を教授・研究するのは当然，文学という学的基盤を持つ研究者である。これら伝統的に専門職として承認を受けてきた職種や長い歴史背景を持つ学問とは異なり，看護職は，長年，その養成教育を他職種に助けられ展開してきたという経緯を持つ。専門職は，学的基盤を持つ必要性とともに，職業における自律性の有無が重要視される。看護職が真に自律し，看護学という学的基盤を持つ看護職による看護職養成が実現したとき，看護学教員という総称は他の学問分野同様不必要になる。

第1章　看護教育学創造への道

　第2の理由は，すべての看護職を大学において教育できるようになったとき，この論争そのものが不必要になるためである。すべての看護職者を大学において養成することが可能かどうかについては，さまざまな意見があろう。リーダーシップをとる看護職者が大卒であれば，後は専門学校を卒業した看護職者でよいとか，理想は大学教育だが現実的でないなど……。しかし，看護の受け手，すなわち看護の対象者の立場に立ったとき，すべての人々が質の高い看護を提供してくれる看護職者に出会いたいと思うのではないだろうか。オーストラリアでは，既にすべての看護職者が大学において養成されており，この実現に向けては看護職能団体が多大なる貢献をしたことが明らかになっている。

2　看護師養成教育と看護学教育

　看護という営みそのものは，看護師によって占有される営みではなく人類共有の文化である。それは，はるか昔，看護師という看護をなりわいとする人々の出現より以前から，人類の出現と共にその営みが存在し，継続してきたという Osler, W. の説[14]を引き合いに出すまでもなく，自明のことである。そう考えると，看護の教育，すなわち看護教育は看護という営みそのものの学習を要望する人々に提供されるものであり，対象を特定すべきではない。具体的には，総合大学の中で一般教養科目としてあらゆる学部の学生が選択可能な看護に関する学科目などがこれに該当する。また，寝たきりの家族の介護者に対して看護職者がその援助方法を教授することもこれに該当する。

　しかし，人類がその営みを「看護」という職業としたとき，そこにはその人々にゆだねられた仕事ができ，その仕事の仕方は少なくとも他の人々より上手で，それを裏づける知識・技術・態度が望まれたに違いない。看護師が学習する看護はそれを職業とする人々に受け継がれる独自のものを形作ったはずである。それを伝えるのが，看護師養成教育とするならば，'看護教育'と対極に位置する。

　先に定義したように'看護教育'とは，一般的・普遍的教育の一部であり，教育対象を特定すべき教育ではない。教育対象を特定し，目的的に看護という職業に従事するための教育を表現する場合には看護師養成教育となり，また，その内容に焦点を当て表現するならば看護学教育となる。近年，看護学は，看護現象を研究対象とし，人間，健康，社会，役割という人間生活の分析的要素に対応し接近する学問として体系化されつつあり，その体系化された看護学を教育内容とする看護師養成教育を看護学教育と称してきた。

　昭和40年代に専門学校は看護師養成教育，大学・短期大学は看護学教育を実施するという議論が起こった[15]。この背景には，看護学を看護の諸現象を研究対象とする学問と規定し，それらを学習した大学の卒業生にたまたま国家試験の受験資格があり，看護師養成教育は副次的なものと考えた教育者たちの存在があった。看護師養成教育は，看護学を教えるのではなく，実際的な業務や手順を教えるという説である。

　実際に看護師養成教育は，保健師助産師看護師法をみるまでもなく，国家試験の受験資格が保健師助産師看護師学校養成所指定規則別表3に提示されている「看護学」を含む学科目の履修者に限られており，看護師養成教育において看護学教育という名の教育は行わ

れていたことになっている。少なくとも文字のうえでは，旧カリキュラムはもとより明治年間から'看護学'という用語は存在していた[16]。しかし既に看護系大学のうち多数が大学院研究科を開設しており，このような状況下において，看護に連なる用語を曖昧に使用し続けることは，真理の探究を損なうことにも繋がる。

　看護という営みを職業とした人々が選択した専門性や独自性，基底に流れる普遍性や原理，そして看とられる人々がその職業に託す期待や願望，それらを彼女たちは後輩にどう伝えていったのか。

　看護師は，先ごろまで，みて覚える方法を中心に据え，これらを伝えていた。言葉だけでは伝えられなかった内容がたくさんあったに違いないのだが，残念なことにそれらはマヤ文明のように残ったものだけから推測するしかない。残されていないということは，それらに従事していた看護師の能力が低かったからではなく，残すものを持たなかったということでも決してない。わが国のそれまでの女性教育の歴史から，そのように至った背景は明らかにされよう。大学・短期大学と専門学校にはそれぞれの教育目的・目標があり，教育方法もさまざまである。女性の大学・短期大学等への進学率が57.2%，専修学校等入学者が23.9%[17]を占める現在，教育目的と教育内容および教育方法の違いによる看護師養成教育を，看護学教育とそうでない教育として区別するには無理があり，差別と受けとれる。その一方で准看護師養成教育から大学院教育までを看護学教育と総称するには，あまりにも無理がある。

　職業には一般的な職業（vocation）と専門職（profession/professionals）とがある。さらに専門職は専門家であることを前提とするが，専門家は必ずしも専門職ではない。専門職に関する多種多様な定義，基準，要因の共通部分に注目すると，専門職は高度に体系化された専門的知識・技術を持ち，それらを基礎とするサービスをクライエントの要請に応えて独占的に提供する職業といえる。

　もっともよく知られる古典的専門職は，西欧社会において発達した法律家・医師・聖職者である。近年に至って，今まで「準専門職（semi-profession）」あるいは「自称専門職（would-be profession）」とみられた職業の多くが社会的変化や要請に応じて専門職化を促進している。中でも看護師養成教育におけるこれらに対応する激変は，歴史的な変革を伴う画期的なものであり，看護職を専門職として育成するための教育に対する課題，特に教育内容としての看護学を，高度に体系化・理論化して教授する看護学教育の果たす役割は重い。

　以上のようなさまざまな背景があり，矛盾もあることを認めたうえで，ここで看護師養成教育と看護学教育を規定する。

　看護師養成教育とは，看護基礎教育課程における看護学の教育を指し，教育課程修了後には，看護専門学校において課程修了を認定し，短期大学においては短期大学士，大学においては学士を授与し，同時に看護師国家試験の受験資格を与えるという共通した目的を持った職業人を育成する専門的教育である。

　看護学教育とは，医学教育および薬学教育と同様に，大学・短期大学において行われる学部教育および大学院研究科の教育と規定したい。この規定は，看護専門学校における教育が，法的には看護学を教授していることになっているにもかかわらず，看護学教育の範疇には入らないという矛盾を持つ。しかし，前述した看護学教員の規定同様，将来，わが

国においても看護職養成教育が諸外国に習いすべからく大学教育となることを願い，あえてこのように規定する。矛盾なく前述の規定を使用できる社会をクライエントの立場にたったとき，作り上げる責務を看護職者自身が持つことを忘れてはならない。

3 看護学教育と看護教育学

　アメリカ看護師協会（American Nurses Association，以下 ANA とする）は，1950 年代に入って，文字として残せなかった仕事の内容を 20,000 人の看護師から文章にして募集した[18]。これが 1960 年代の米国における看護師の'知識の爆発'の導火線になったことは明白である。文章化し，後輩たちがそれらを分類し分析していくことができるようになるにつれ，看護師養成教育に看護学が形となって体系化され始める。それは看護の社会における役割と機能を事実として研究対象とする学問であり，もちろん看護とは何かという概念規定[19]から始められ，看護師の機能と社会的役割[20]などが次々に研究されていった。このように研究成果によって体系化された看護学を教育内容の範囲および教育目的の差異により看護師養成教育，看護職養成教育，准看護師養成教育あるいは一般的な普遍教育としての看護教育に使用する。それは医学の知識が薬学部，農学部，栄養学部，芸術学部，教育学部，体育学部の教育内容として活用されているにもかかわらず，医学教育とは混同されないことと比較すればわかりやすい。

　日本においても看護を学として構築するために，その基本から解き明かした科学的看護論[21]の出現は，わが国の看護界におけるエポックメーキングな出来事であり，看護界に科学的思考の必要性を提起し，さまざまな議論を巻き起こした。その後，米国のように続々と看護学者が輩出してこない背景は何なのか。これは日本の貧しい看護師養成教育にその原因がある。

　わが国において一般的に使われる'看護教育'の歴史は，看護師養成教育の歴史であり，その教育内容は Reade, M. E.，Richards, L.，Vetch, A.[22]など，当時の欧米における第一級の看護師によってもたらされたにもかかわらず，日本の社会風土の中でそれらはのびのびと育つことはできなかった。日赤・聖路加という欧米に開かれた窓を持つ教育機関を除けば，日本流に変形していじけた育ち方をしたといってよい。そのたった 2 校のうち 1 校の日赤は戦時下にはその教育理念を軍部にたくみに利用され，大きな打撃を受け，そのことは戦後の看護学の発展を遅滞せしめるに十分な要因となったに違いない。

　わが国の看護師養成教育は，敗戦後の教育の一大転機で職業教育を普通教育へ移管することに失敗し，高等教育への遅れをとり，GHQ の贈り物でさえ重荷で，その機会を活用する能力を持つ人材を育てていなかった。その程度の教育が続いたとみるべきであろう。このような状況の中で学的要素を持つ看護師が育っているはずもなかった。ましてや急増する医療施設に看護師養成は間に合わず，加えて社会情勢の変化に看護師たち自らの人権をやっと主張することに気づき始め，さまざまな基本的人権確保の運動が展開され，看護師たちの学的基盤を蓄積する行動が始動し始めたのはつい昨今といってよい。

　例えば，看護師を目ざす学生に看護学の独自性を理解しやすく，かつ具体的で，説明の

つくひとまとまりの知見として提供したいとき，今までのような他の職業人からこうあるべきだと強制された活動や，また看護師を生業としていない人々の頭の中で作られた行動ではなく，実際の患者の行動や，患者を前に看護師はどのような行動をとっているのかを，看護学独自の概念で説明する必要がある。人は入院すると，患者としてどのような行動をとるのか。臨床看護師は病院でどのような看護活動を行うのかを看護学研究の成果に基づいて知識を積み上げることによって体系化していく。こうした体系的知識の蓄積は，看護学の理論化に貢献する。また'看護学独自の知識の理論化'というと非常に厄介な作業に思われるかもしれないが，用語の使用においても独自の使い方が看護学にはある。

例えば，専門職化を例に説明すると，『新教育社会学辞典』では専門職化を英単語professionalization[23]としてある。これは教育社会学という学問では，専門職化を professionalization と訳して使用していることを意味する。その同じ単語 professionalization を，『社会学事典』では専門化[24]としている。両者の内容は〈専門職化〉につき記述している。看護学における専門職化と専門化は同義ではない。専門職化は professionalization と訳し，教育社会学および社会学と同義である。しかし専門化は specialization と訳して区別する。看護学における専門化にはそれぞれの専門性（speciality）により①保健師・助産師・看護師のような職能別専門性，②母子看護学，成人看護学，老年看護学のような教育・研究分野別専門性，③看護実践家，看護管理者，看護教育者，看護行政官などの職種別専門性，最近では④在宅看護学，がん看護学，終末看護学のような専門領域別専門性が加わった。

看護学にはこのように既成の学術から借用してすますことができない用語ならびに概念が数多く存在する。研究成果の蓄積に加え，このように現在の看護学を構成する考え方や定義を，看護学の研究者が矛盾を克服しつつ，一層適切に使用していくとともに，看護学独自の知識の蓄積を推進していくことは，看護学の理論化の重要な側面である。

医学の隷属的地位に長い期間甘んじなければならなかった看護師養成教育は，看護師自身にその学的希求をほとんど起こさせず，目覚めた看護学生や若い看護師たちの飛躍と発展を，われわれ自らが阻害することさえ長い期間継続してきた。このような状況下において看護教育学はこれからの看護師養成教育を看護学教育としてどのように展開すべきなのか，また看護学教育を学校教育という基盤で展開するにはどうあったらよいのかという課題に対し，その内容，方法，場の整備などを解明しなければならない。それは看護学教員養成教育の問題を大きく浮かび上がらせる。

4 看護学教員養成教育と看護教育学

新制度の看護師養成に大反対した人々を屈服させてまで占領政策の一環として実施された職業再生振興政策のわりに，その養成の任にあたる教員養成はまったく考慮されなかったかのように推移している現象は，用語の誤用ともども教育学者たちを考えこませるに十分であるらしい。教育学者ならずとも，看護学生でさえ，昭和20年代には看護師養成教育に当たる教員が自分たちよりも学歴に乏しいという事実は，非常に奇妙に映ったに違いない。他の学問領域ではすでに遠い昔，克服してしまったことであった。女学校4年修了の

看護師教員を探すのに苦労した敗戦直後の時期，学生は高校卒であったし，現在でもまだ博士課程の学生を対象に，博士，修士の学位記を持たない看護師教員が教鞭をとっているという現状がある。

このような状況は，1つの教育制度が完成し，成熟していく過程において，大なり小なり避けられない。それは諸外国においても同様で，高等教育化を進展する際，特に大学・短期大学を創設するときに，この教員の有資格者の不足は大きな障害となっている[25]。現在看護学博士がいなければ，医学博士でも保健学博士でもよいではないかと考えた看護学の高等教育化が進行中である。学術とは何なのか，学問の独立，自治とは何なのかが問われる今日，大きな混乱をもたらさないと誰がいえようか。

一般的に考えて，学校を作ろう，そこで学生を教えるとなれば，教員養成が必然的に出てくるはずである。しかしどういうわけかそのような常識的発想は看護師養成教育にはなかった。それに対して小池は「日本においては，看護婦養成は医師が行ってきたために……」と述べている[26]。占領政策として看護師による看護師養成が打ち出され，泥縄式にそのための講習会を開き，指定規則の中で専任教員3名は看護師であることと規定したのはそのためだったが，看護師であることに意味があった規定が数年，数十年の間に，看護師学校には3名の看護師がいればよいと受け取られ，1967年（昭和42）の改正で4名に，1996年（平成8）に8名と増員されたがすぐには実現不可能のため，当分の間6名でよいこととなったという経過がある。これなどは，条文作成に当たった人々によってその意味が伝達されず，客観的に制度化しておかなかったための結果であり，条文作成に当たるスタッフの中に看護師がいなかったか，いたとしても彼女たちには何の力も発揮できない組織的職位しか与えられていなかったに違いない。その当時の混乱が現在にまで継続している状況の理解に役立てるために，ここで少し説明をしておきたい。

戦後WHOは，わが国の看護状況の査察を行い，その結果，一番弱い点が看護師養成教育に携わる教員の養成にあることを指摘した。そして，その状況を打開すべく，WHOは，看護教員養成にフェローとしての留学，顧問教員の招聘，図書その他の教材の提供などをはじめとする，まさに丸がかえといった援助を行うための看護教員養成学科を国立公衆衛生院（現在の国立保健医療科学院）に開設した。しかしその企画は，WHOとの3年の契約が切れるのを待つように，自然解消したという[27]。

このような交渉術は，日本の外圧に対する外交折衝術として今日では世界中に知られているが，敗戦直後には見抜けるはずもなかった。看護学教員養成がそのような結果に至った原因は，日本側にその存続の意志がまったくなかったか，あったとしてもその意志決定のできる職位に看護師が置かれていなかったか，あるいはその両方であったと考えられる。このような状況は，看護師養成教育を看護師自身が行うべきであるという考え方を持つ教員の誕生を阻んだ。その結果として，看護師養成教育は，6（小）・3（中）・3（高）・4（大学）の教育制度の単線化をとり入れた新教育制度の大改革から外されたままに，高校卒を入学資格とする点だけの変更にとどまり，戦前・戦後を貫くその根幹には，何の変革も加えられていない。

このような看護師養成教育に関する考え方の根元となる事実は，1876年にまでさかのぼって見い出すことができる。わが国における看護師養成教育は，1876年（明治9）に開始した東京府の助産師養成教育より8年遅れて，1884年に始まった。その助産師養成開始

に先立って，東京府病院院長が東京府知事の諮問に答えて提出した上申書には，産婆養成の推進を目ざし，教育の廉価さを強調した書面が残され[28]，さらに医師が時間を配分して講義に当たる旨の資料[29]が残っている。歴史上のさまざまな状況を越えて，その看護職養成の廉価で，医師が教育に当たるという部分が，いまなお看護職養成教育に伝統的な影響を色濃く残し，医師がそのように考えているばかりでなく，看護師自身もまた，医師が看護職を教育することを当然としている。百数十年経過してもなお，看護職養成教育に関する意識は改革されたとはいえない状態が続いている。

　教員養成に関しては，その後，厚生省が数か月の講習会を日赤中央病院の講堂を借りて1965年まで続行し，文部省が東大病院の臨床講堂を借りて1985年まで続けた。前者は現在の厚生労働省看護研修研究センターになるまで，3か月，6か月，1年と次第に期間と教育内容を充実して教員養成に力を入れ始めたが，後者は千葉大学看護学部の看護実践研究指導センターに委託して4か月半の講習を続け，1991年度から実習指導者を対象とする研修となった。この講習会も時代の変化とともに少しずつ様変わりしている。

　この他には，日赤は独自機関として日本赤十字社幹部看護師研修所を持ち，日本看護協会も看護研修学校において独自のコースを長期間開設していた。しかし，この教員養成は日赤が2002年，日本看護協会看護研修学校が1998年に終了した。現在は，看護教員養成講習会実施要領に基づき，主に各都道府県が看護教員養成コースを開設し，それぞれの方法により実施している。また，2011年（平成23）4月からは「今後の看護教員のあり方に関する検討会報告書（平成22年2月）」を受け定められた「看護教員に関する講習会の実施要領」に基づき実施されている。このような現状は，看護師養成教育を重視し始めた社会状況を反映していると同時に，機敏に対処できる看護師が看護行政の場に進出していることの証でもある。

　しかしながら，これらはすべて看護師養成所における教員の養成を目的としており，大学・短期大学の教員を対象にした教育プログラムは，近年，文部科学省が着手し始めたばかりである。今後，大学と専門学校が混在するわが国の看護職養成教育に携わる教員養成もしくはFD（ファカルティ・ディベロップメント）に向けた教育プログラムをどのようにしていくのかは，看護教育学における重要な課題である。古屋は1970年，次のように述べている。

　'戦後20年基本的には何も変わっていない。その間安閑としていたわけではありませんが，このまま今までのような忍従な，おとなしい運動の仕方を続けていくだけでは〈百年河清を待つ〉ということで，学校教育法による大学・短期大学にしない限りこの実情は決して改正されない'[30]というような内容を発表している。以来数十年経過し，どれほどの進歩をみたのであろうか。

　この数年ようやくわが国においても顕在化した社会状況の急激な変化に伴い看護職養成機関は爆発的な変化に巻き込まれた。21世紀を迎え，すでに看護系大学は200校を超え，長年にわたる各都道府県1看護大学を目ざした看護界の大学設置推進運動も，その目的を達成した。しかし，これら看護系大学・短期大学のうちには，医学部，医科大学に位置づけられ，いまだ医師を中心として，教員組織が編成されている施設数は少なくない。こうした実態を全国的にみると，どれだけ本質的な改革が行われているのか，心細いかぎりという他はない。

このように考えてくると，看護師養成教育の実際から，看護学教員養成教育を含む看護教育行政までを扱う'看護教育経営（educational administration）'[31]も看護学教育組織運営論の範疇に収まり，看護教育学の重要な柱となる。

看護教育学という漠としたものを形あるものとしてみようという試みから，今まで使い慣らしてきた看護教育という言葉が何を示すものかを解きほぐしながら，看護師養成教育，看護学教育，看護学教員養成教育などを比較考察した。現在一般的に使用されている看護教育というきわめて包括的な概念の中には，看護学教育の専攻分野として地域看護学，母性看護学を包含する。大学ではそれらの単位取得者は保健師，助産師の免許取得の可能なことから保健師教育，助産師教育をも含めて考えることさえできることに気づかされる。また看護師教育と使用するときには看護師になった人々の継続教育，卒後教育などをも今までの使い方だと含まれてしまうことに気づく。

本論に戻る。海後は「わが国の教育学は教員養成の学校における科目名として定着した」とし「教育学は科学として研究されるのではなく教職科目としての名称となっていた」とその成り立ちに疑問を投げ，科学的研究は敗戦後まで待たねばならなかったと述べている[32]。看護教育学が'学'たり得るかどうかを見誤らないためには'他山の石'とすべき見識であり，看護学教育を担当する教員養成だけを看護教育学とすることへの警鐘と受け止める。看護実践の中に普遍性，原則性を見い出し，合理的知識体系とするために，学的方法論をもその研究の対象とする'学'が看護学であるとすると，看護教育学は看護学教育を研究対象とする学問を指すことはほぼ間違いない。もちろんその重要な柱に，看護教育学の体系化を図るための学的研究といった基礎的分野は見落とせない。

田花は『教育原理』の中で「教育を研究対象とする学を教育学という」と規定したあとで「'学'の名称は安易に濫用されがちであるが，学は厳格にいえば少なくとも合理的知識の一体系であらねばならないから，学の名称の濫用は慎まなければならない。しかし逆に一体系をなし得れば学を称して支障はない理である」[33]と記している。

この両文献こそが看護教員養成講習会の教育内容を，そのまま看護教育学とするのではなく，看護教育学は看護学教育に共通して存在する普遍的な要素を研究対象とする学問であると規定することにたどり着く原動力となった。

付言するならば，新しい成人教育学の用語と概念が，1968年「ペタゴジーでなく，アンドラゴジーを」という論文の発表によって始まり，それ以降の米国において展開されていた。1970年には「ペタゴジーからアンドラゴジーへ」と修正されていった[34]ことを知るに至って，論文さえ存在しない1964年に講習会を受講しつつ，胸中穏やかならざるものを味わっていた自分の感覚に導かれて，今日に至ったことに感慨を覚えている。

これらは看護教育学とはどのような学問かという本質的解明へと向かわせ，看護教育学概論を形成するに至った模索の軌跡である。

ここで，本項で用いた教員という用語について，少し整理しておく。

教育の主体を表す用語には，教師，教員，教官などがある。教師は，もっとも広義に用いられ，教員，教官を包含し，あらゆる教育の主体を指し，家庭における教育の主体である親や，さらには擬人化して自然や1冊の書物が私を育ててくれた教師であったなどとも用いられる[35]。教員は，学校に勤務して学生の教育活動に直接かかわり，俸給を得る者を指す[36]。教官は，教員よりも包括的であって直接，教授や指導に携わらない補助的な身分

を含むことが普通である[37]とされていた。また，国立大学においては，教官と称することが通例とされてきた。しかし1996年頃から大学規約・規程上の教官を教員に訂正した。本書において教員という用語を使用するのは，特定の教育目的・目標を掲げる教育機関において学生の教育活動に直接かかわりを持ち，その責務を果たし，俸給を得る人間としての生活を営む者を指し，'師'という文字の持つ上下関係を排し，学生との対等な関係を目ざしたいと考えてのことである。

5 看護学と看護教育学

　次に看護学と看護教育学の関係に触れておく必要があろう。両者を考えるときに参考になったことはハイフン（-）で結ばれる教育社会学や教育心理学のような連字符学問の存在であった（表1-1）。

　例えばここに，連字符社会学（Bindestrich-soziologie）についての概説がある[38]。それによると Mannheim, K. は社会の一般原理を取り扱う一般社会学に対して，教育社会学，宗教社会学，経済社会学などの個別的領域を取り扱う社会学を区別し，一般社会学で取り扱う一般原理を具体的領域に適用したものを連字符社会学と規定した。

　これをヒントに，看護学と看護教育学を考えてみるとどのようになるであろうか。

　看護学が看護現象を人間，社会，健康，役割という人間生活の分析的要素に対応して接近していくのに対して，看護教育学は看護の機能分化に対応して接近していこうとする。したがって，看護教育学は連字符社会学の考え方と同様に，看護学の学問対象を別の視点から研究すると考えることができるのではないか。この場合，看護学が各領域の構造と機能を研究するのに対し，看護教育学は看護学との相互依存関係，看護職集団との相互関係，看護学教育の教育学的な構造と機能を取り扱う。それゆえに，看護学教育と看護教育学は互いに補充しあう関係を持ち，一方があれば他方は不要というわけにはいかない。

　看護学は，現在基礎看護学と母子，成人，老年などの各看護学によって構成されている。この場合は，ハイフンで連結されたわけではなく，看護学における教育・研究分野による分類である。このように厳密に考えを進めてくると看護教育学はこの分類には入らないことがわかってくる。

　それでは看護社会学，看護心理学，看護統計学など，すでに看護系大学や短期大学のカ

表 1-1　一般社会科学と連字符社会学

	経済学	政治学	法律学	宗教学	教育学	etc.
文化人類学 （文化体系）	経済学原論	政治学原論	法律学原論	宗教学原論	教育学原論	etc.
社会学 （社会体系）	経済社会学	政治社会学	法社会学	宗教社会学	教育社会学	etc.
社会心理学 （パーソナリティ体系）	経済心理学	政治心理学	法律心理学	宗教心理学	教育心理学	etc.

（塩原勉他編：社会学の基礎知識，4，有斐閣，1982.）

16 第1章 看護教育学創造への道

リキュラムに編成されて久しい学科目と，どのような共通点と相違点を持つのか。

　看護教育学とこれらの学科目は，その名称が看護学と連結されている点で共通する。しかし，看護教育学以外の学問は，看護学の学習を促進させたり，理解を深めたりするのに不可欠な学問である。それに対して，看護教育学は，看護基礎教育，看護卒後教育，看護継続教育から構成される看護学教育を教育学的に研究するための学問であるという相違点を持っている。看護教育学以外の学問が看護基礎学あるいは看護支持科目として看護学を学習するために重要な位置を占めているのに対し，看護教育学は，その位置がやや異なる。看護基礎学はそれを教える教員が看護学の専門家である必要はない。それに対して看護教育学の教員は，看護学の専門家でなければならない。

6　看護基礎教育課程における学科目「看護教育学」

表 1-2　看護教育学教育研究分野の授業内容（平成 15 年度）

前期

対象	科目名	曜日時限	学習内容	備考
学部 3 年，編入生	看護教育 I 必 2 単位	金 3 12：50 〜 14：20	「教育」，「主体的・自発的学習」に関する理解を前提に看護師養成教育，看護学教育の歴史的展開と法的基盤，制度を学習することにより，看護学教育の現状を理解する。また，これらの学習成果に基づき看護教育学の研究成果と動向を理解し，看護教育学の体系化，発展の意義と課題を考察する。	
博士前期課程 1 年	看護教育学 I 必・選 2 単位	火 4 14：30 〜 16：00	教育学および看護学理論を基盤とし，看護教育学の理解を深めることにより，看護職が教育的機能を果たすために必要な要件を修得する。	
	看護学演習 必 8 単位（前期 4 単位）	木 2 10：30 〜 12：00	海外文献の講読および批評を通して，看護教育学研究の概念枠組みおよび研究方法論を検討し，看護教育学体系発展のための課題について論述する。	
		金 3 12：50 〜 14：20	看護教育 I の参加観察（参加型）を通して，講義という授業形態における教授＝学習過程の特徴と，授業展開に必要な普遍的要素を理解する。	
博士前期課程 1・2 年	特別研究 必 12 単位（前期 6 単位）	木 3 13：30 〜 15：00	1 年次：個々の研究興味に従い，学習を累積し，その成果に関し検討することにより，研究テーマを焦点化し，同時に既存の研究方法を理解する。	3 単位には，1 単位の個人指導を含む
			2 年次：研究テーマを決定し，研究プロセスの実際を体験する。	3 単位には，1 単位の個人指導を含む
		第 4 土曜日 14：00〜16：00 日本看護教育学学会定例会参加		学会員以外に公開する
博士後期課程	基礎看護学特論 II 看護教育学 必 2 単位	金 14：30 〜 16：00	看護の専門職性を確立するために必要な看護学教育について検討し，そのための看護教育学の位置づけ，意義，特性について論述する。また，看護教育学の方法論とその開発プロセスについても論述する。	

（次頁につづく）

Ⅰ. 看護教育学への模索　　17

表 1-2　つづき

前期

対象	科目名	曜日 時限	学習内容	備考
（つづき） 博士 後期課程	基礎看護学 特別研究 看護教育学 必 6 単位	木 16：30 〜 18：00	看護教育学教育研究分野に希求される研究課題の中から各自の研究テーマを探索し，その方法論に関する演習を行う。	
		第 4 土曜日 14：00〜16：00 日本看護教育学学会定例会参加		学会員以外に公開する

後期

対象	科目名	曜日 時限	学習内容	備考
学部 3 年, 編入生	看護教育Ⅱ-1 選 1 単位	水 1, 2 8：50 〜 12：00	Ⅱ-1 は，現在の小児看護学，母性看護学，成人看護学，老年看護学という看護基礎教育のカリキュラム枠組みの構成概念をなす「人間の発達」に関し，身体・心理・社会的側面から統合して学習し，看護および看護学教育の対象の理解を推進する。	
	看護教育Ⅱ-2 選 1 単位	水 1, 2 8：50 〜 12：00	Ⅱ-2 は，教授＝学習過程の成立を目的とした一授業展開方略を習得し，看護学教育の方法について検討する。	
学部 4 年	看護教育Ⅲ 選 1 単位	火 3, 4 12：50 〜 16：00	看護学を学ぶ学生の特徴と学習過程に生じやすい問題の存在を理解し，それらを学生自身が克服していくために必要な援助方法として，看護教育カウンセリング技術，主体的問題解決過程について学ぶ。 ●コース A（カウンセリング） ●コース B（問題解決過程）	
	卒業研究 必 4 単位	11 月 〜 2 月	臨地実習の中から学生各自がテーマを見い出し，研究のプロセスを体験し，卒業論文を作成する。	
博士 前期課程 1 年	看護教育学Ⅱ 必・選 2 単位	火 4 14：30 〜 16：00	看護教育学へ教育学および看護学理論を適用し，カリキュラムの編成と模擬授業を展開し，看護基礎教育課程におけるカリキュラム編成・運用の理解に基づき，高等教育機関における看護学教育活動の展開を理解する。	
	看護学演習 必 8 単位 （後期 4 単位）	木 2 10：30 〜 12：00	前期に継続し，海外文献の講読および批評を通して，看護教育学研究の概念枠組みおよび研究方法論を検討し，看護教育学体系発展のための課題について論述する。	2 月末日まで，まとめのレポート
		水 1, 2 8：50 〜 12：00	看護教育Ⅱの参加観察（参加型）を通して，演習という授業形態における教授＝学習過程の特徴と，授業展開に必要な普遍的要素を理解する。	
博士 前期課程 1・2 年	特別研究 必 12 単位 （後期 6 単位）	木 3 13：30 〜 15：00	1 年次：前期に続く	3 単位には，1 単位の個人指導を含む
			2 年次：研究テーマを決定し，研究プロセスの実際を体験し，論文を作成する。	3 単位には，1 単位の個人指導を含む
		第 4 土曜日 14：00〜16：00 日本看護教育学学会定例会参加		学会員以外に公開する
博士 後期課程	基礎看護学 特別演習Ⅱ 看護教育学 必 2 単位	金 14：30 〜 16：00	看護教育学教育研究分野において，その特徴に応じた研究課題および研究方法に関する演習を行う。	
	基礎看護学 特別研究 看護教育学 必 6 単位	火 16：30 〜 18：00	看護教育学教育研究分野に希求される研究課題の中から各自の研究テーマを探索し，その方法論に関する演習を行い，論文を作成する。	
		第 4 土曜日 14：00〜16：00 日本看護教育学学会定例会参加		学会員以外に公開する

18 第1章 看護教育学創造への道

　看護教育学の模索が続く中で，看護卒後教育課程，看護基礎教育課程各々の学生に対する授業内容も徐々に明確になってきた。**表1-2**は，数年をかけて構築した学部および大学院研究科の授業内容である。

　以下，2003年（平成15）時点の看護基礎教育課程（千葉大学看護学部）における看護教育学の授業構成について述べる。

　千葉大学看護学部では，教育理念を基に，次の5項目からなる教育目標を掲げている[39]。

①総合的な視野を有するジェネラリストとしての看護専門職を育成する。

②看護学の発展に貢献しうる創造力を有する人材を育てる。

③深い人間理解に根ざした洞察力を持ち，医療施設やケア施設，家庭・地域社会の中で看護の諸問題の解決に責任が果たせる人材を育てる。

④多種類の専門職並びに多様な個性を持つ人々と共同活動ができる人材を育てる。

⑤国際的視野に基づく看護活動を考えられる素養を持った人材を育てる。

　この他，本学部は，大学院看護学研究科博士課程までが完成した制度となっているため，学部学生には卒後教育の基礎能力を保証する必要がある。

　看護教育学の教育内容は，このような看護基礎教育課程，すなわち学部カリキュラムに対応するように精選した。さらに学部学生には，教育学および関連学科目の履修提供の用意がなく，そこへ看護教育学は必修科目として'看護教育'という学科目名で提供される。そのため，学生は教育用語をまったく知らないままに履修しなくてはならない。これは教育学部のある総合大学としては惜しまれるが，創設以来のことと聞き及ぶ。千葉大学は看護学部の開設以前に，教育学部に特別教科（看護）教員養成課程を設置していたことなどもこれらと関係しているのかもしれない。このような事実は，数十年間指定規則において教育学が指定科目であったことからは異例なことであるが，それらの事実を踏まえ，教育内容を抽出した。

　1991年（平成3）の大学カリキュラム改正後，憲法は法学教員集団により普遍科目として提供され，多様な心理学も心理学教員集団による個別科目や教育学教員集団による教育学開放科目として，普遍科目として提供されている。しかし教育原理，教育学原論のような科目は，普遍科目として位置づけられていない。千葉大学看護学部のカリキュラムは，このような諸条件を持ち，独特な構成になっている。

　看護学部創設当初より看護教育は，15時間の必修科目として，看護教育制度や歴史が，当時の社会保健学講座の担当で4年次に教授されていた[40]。

　1979年（昭和54）に看護教育学講座が開設され，それ以来，三度にわたるカリキュラム改正を行い，講座名称も大講座制に変わった。しかし学部学生への教育内容は，基本的には変化していない。ただし1989年度（平成元）以降は，外来講師に依存していた必修科目を，専任教員の担当とした。

　2003年（平成15）時点で学部学生に提供する看護教育学は学科目名を'看護教育'とし，おおむね次のように構造化していた。

　看護教育Ⅰは，まず学部の教育目標を超えた大学教育の本質と関連した人間的価値を追求する批判的精神に基づく自由探求という大学人としての基本を目ざす。実際には学校教育法に大学の目的を確認し，高等教育の原点としての主体的・自発的学習の重要性を基本とする自律性を尊ぶ大学人としての自覚を促す。次いで学部教育目標①を受け，看護師養

表 1-3　看護教育 I の教育内容

〔看護教育 I〕

【目的】

　「教育」，「主体的・自発的学習」に関する理解を前提に，看護師養成教育，看護学教育の歴史的展開と法的基盤，制度を学習することにより，看護学教育の現状を理解する。また，これらの学習成果に基づき看護教育学の研究成果と動向を理解し，看護教育学の体系化，発展の意義と課題を考察する。

【目標】

1．教育とは何かを学生各自が受けてきた教育を通して理解し，そこにおける主体的学習・自発的学習の意義と重要性を確認する。

2．看護師養成教育，看護学教育の歴史的展開と現在の看護師養成教育，看護学教育に関する法的基盤を学習し，看護学教育の現状と今日的問題を理解する。

3．看護教育学の体系化，発展の意義と重要性を考察するために，看護教育学研究の動向とそこにおける問題を理解する。

【学習課題と内容（コースオリエンテーションを含む）】

1．教育の概念
　1）教育と看護教育
　2）ペタゴジーとアンドラゴジー
　3）主体的・自発的学習

2．看護師養成教育の歴史的展開
　1）職業としての看護師誕生
　2）近代看護師誕生の黎明期
　3）戦時および戦後の看護師養成教育

3．看護師養成教育に関わる法的基盤
　1）看護師養成教育の法的基盤としての憲法・教育基本法
　2）学校教育法・大学設置基準等
　3）保健師助産師看護師法と指定規則

4．看護師養成教育の現状と今日的課題
　1）看護師養成教育の制度上の特徴
　2）世界各国の看護教育制度
　3）社会変化を支える看護教育制度

5．看護教育学と看護学教育
　1）看護教育学，その創造への道
　2）看護教育学の教育と研究の対象
　3）看護教育学の研究成果とその看護学教育への貢献

6．看護教育学の研究成果と動向
　1）看護教育学研究の動向
　2）看護教育学研究の成果紹介①
　3）看護教育学研究の成果紹介②

7．看護教育学の体系化，発展の意義と重要性
　1）総括的討議
　2）授業評価

成教育，看護学教育を歴史的に看護の専門職性や専門職という観点から概説し，その展開の特殊性を解説する。さらに現行の教育制度を支える法的基盤を全般的に概観し，看護学教育の現状を組織立てる。またこれらの学習成果に基づき，看護学教育の研究成果とその動向を解説し，看護教育学の体系化，発展の意義と課題を論述する。提供時期は第5セメスター（3年次前期），必修科目30時間2単位である（詳しい教育内容は表1-3参照）。

　看護教育IIは，1992年度から看護教育II-1とII-2で構成し，2種類の授業を同時に開講し，学生はどちらかを選択する。提供時期は，第6セメスター（3年次後期），選択制の自由科目30時間（演習）1単位である。

　看護教育II-1は，'人間発達学演習'という演習を取り入れた授業である。この授業は学部教育目標③を受け，人間の生涯に視点を置く'人間の発達'に関し，身体・心理・社会的

20　第1章　看護教育学創造への道

表 1-4　看護教育Ⅱ-1 の教育内容

〔看護教育Ⅱ-1〕

【目的】
　現在の小児看護学，母性看護学，成人看護学，老年看護学という看護基礎教育のカリキュラム枠組みの構成概念をなす「人間の発達」に関し，身体・心理・社会的側面から統合して学習し，看護および看護学教育の対象の理解を推進する。

【目標】
1．発達とその関連概念および発達の一般原理を学習し，人間と発達の関連性，人間発達学を学ぶ意義と重要性を理解する。
2．発達理論の歴史的展開と主な発達理論を学習することにより，人間発達観の変遷と発展について理解する。
3．人間の一生をグスタフ・ヴィーゲランの彫刻を通して観察し，重ねてライフサイクルおよびその関連概念について学習することにより，人間理解のための視点を獲得する。
4．乳幼児期・学童期・思春期・青年期・成人期・老年期の形態・機能，心理・社会的側面の発達とそのメカニズムを学習し，この時期の人間が健康生活を送るために必要な支援について看護学的視点を理解する。

【学習課題と内容（コースオリエンテーションを含む）】
1．人間と発達
　1）発達とその関連概念，一般原理，人間と発達の関連性
　2）人間発達学の学習の意義と重要性
2．発達理論の歴史的展開
　発達に関する初期の理論（前成説），フロイト，ゲゼル，ピアジェ，エリクソン，ボウルビィ，レビンソンの発達に関する考え方の類似点と相違点
3．人間のライフサイクルと発達
　1）ライフサイクルについての関連概念
　2）乳幼児期の心とからだ
　　乳幼児期の形態・機能，心理・社会的側面の発達とそのメカニズム，乳幼児期の健康問題，この時期の人間が健康生活を送るために必要な支援
　3）学童期の心とからだ
　　学童期の形態・機能，心理・社会的側面の発達とそのメカニズム，自己概念とその発達，学童期の健康問題，この時期の人間が健康生活を送るために必要な支援
　4）思春期の心とからだ
　　思春期の形態・機能，心理・社会的側面の発達とそのメカニズム，ボディーイメージとその発達，思春期の健康問題，この時期の人間が健康生活を送るために必要な支援
　5）青年期の心とからだ
　　青年期の形態・機能，心理・社会的側面の発達とそのメカニズム，アイデンティティ，青年期の健康問題，この時期の人間が健康生活を送るために必要な支援
　6）成人期の心とからだ
　　成人期の形態・機能，心理・社会的側面の発達とそのメカニズム，ストレス，喪失と悲嘆，成人期の健康問題，この時期の人間が健康生活を送るために必要な支援
　7）老年期の心とからだ
　　老年期の形態・機能，心理・社会的側面の発達とそのメカニズム，死の概念発達，老年期の健康問題，この時期の人間が健康生活を送るために必要な支援

　　側面から統合した学習を展開し，看護学教育の対象理解を看護学各領域以外の立場から強化することを目標とした（詳しい教育内容は**表 1-4** 参照）。

　　看護教育Ⅱ-2 は，学部教育目標④を受け，多様な個性を持つ人々との共同活動におけるリーダーシップの発揮ばかりでなく，メンバーシップとしての活動原理の理解にも重点を置く。それらを教授＝学習過程の成立を目的とした教員と学生の関係性と，そこにおける授業展開方略，授業研究の方法，マイクロティーチングを用いた研究システムについての授業を実際に体験学習し，検討場面の提供を試みた（詳しい教育内容は**表 1-5** 参照）。

　　看護教育Ⅲは，'看護教育学生相談論'として，第 1，2 講時を合同とし，中でコース A，コース B を選択する。提供時期は，第 8 セメスター（4 年次後期），選択制の自由科目 30 時

I. 看護教育学への模索　　21

表 1-5　看護教育 II-2 の教育内容

〔看護教育 II-2〕

【目的】
　教授＝学習過程の成立を目的とした授業展開方略を習得し，看護学教育の方法について検討する。

【目標】
1．教授＝学習過程成立を目ざした教員と学生のよりよい関係性について理解する。
2．教授＝学習過程成立を目ざした授業展開技術について理解する。
3．教授＝学習過程成立を目ざした授業研究の方法，研究システムについて理解する。

【学習課題と内容（コースオリエンテーションを含む）】
1．コースオリエンテーション
　　1）看護教育 II-2 の学習目的・目標
　　2）看護教育 II-2 の学習方法
2．学習グループの形成
　　1）メンバー決定，2）役割分担，3）班名決定
3．授業観察と分析①
　　1）授業 VTR 視聴
　　2）KJ 法による分析（1）
4．授業観察と分析②
5．期待の明確化　「何を知りたいのか」を明確にする。
6．授業設計①　授業の仕組みと働きを知る。
7．授業設計②　授業設計：テーマの決定
8．授業設計③　授業設計：目標の分析
9．授業設計④　授業設計：学習指導案の作成，その 1　授業設計 6 つの下位課題
10．授業設計⑤　授業設計：学習指導案の作成，その 2
11．授業設計⑥　授業設計：学習指導案の作成，その 3　教材，マイクロティーチング準備を含む。
12．マイクロティーチング実施と分析（1）
13．マイクロティーチング実施と分析（2）
14．マイクロティーチング実施と分析（3）
15．アセスメントと記録の作成，再設計コース学習を振り返る。
　　1）内観記録および修正指導案の作成

間（演習）1 単位である。
　　コース A は，学部教育目標③および④を受け，カウンセリングの意義と重要性を学習することにより，'人間としての成長'，'主体的存在としての自覚'，'他者存在の意義' について理解し，人間存在に関する考えを深める機会を提供する。
　　コース B は，学部教育目標③を受け，職業人としての看護師の望ましい発達を目ざし，主体的・自発的学習により問題を解決する一連の過程を体験する。実際には看護学教育に関する学生個々の興味・問題点に従いテーマを絞り，それらに関する研究動向を明らかにする体験を持つ機会を提供する。また，この過程を通し，学術的に問題を解決する価値と大学教育の意義を確認する（詳しい教育内容は表 1-6 参照）。
　　教育目標⑤の国際性の涵養に関しては，看護学部独自の人間学 IV として異文化と看護 60 時間，看護国際協力論自由科目 15 時間，さらに未修外国語として夏期休暇を活用し，千葉大学との外国大学提携校への短期留学などにおいて看護学に必要な異文化理解の基盤拡大という授業が用意されている。したがって看護教育学独自の授業計画としてではなく，国際的視野を広げるような教材の精選により対応している。例えば，国際看護師協会と日本看護協会の呼称については，和英両単語の違いを解説し，双方の職業に関する文化的背景の差について論述する。あるいはわが国の '看護の日' と米国における '看護師の日' の起源の違いなどにつき，彼我の文化的違いを具体的な資料に基づき論述する。または Perelman,

22　第1章　看護教育学創造への道

表 1-6　看護教育Ⅲの教育内容

〔看護教育Ⅲ〕

【目的】
　看護学を学ぶ学生の特徴と学習過程に生じやすい問題の存在を理解し，それらを学生自身が克服していくために必要な援助方法として，看護教育カウンセリング技術，主体的問題解決過程について学ぶ。

【目標】
1．看護学を学ぶ学生の特徴を理解し，この学習過程に生じやすい問題の存在を知る。
2．これらの問題を持つ学生を支援するための技術として看護教育カウンセリングの理論と実践について学ぶ。
3．これらの問題を持つ学生が主体的にその問題を克服するために必要な問題解決過程について学ぶ。

【学習課題と内容（コースオリエンテーションを含む）】
1．学習の目的・目標および学習方法の理解
2．看護学を学ぶ学生の特徴と学習過程に生じやすい問題の理解
3．コース選択（コースA：カウンセリング，コースB：問題解決過程）
　　●コースA：カウンセリングの理論と実践の理解
　　　　　　A．カウンセリングの意義と重要性
　　　　　　　　1）カウンセリングの意義と重要性
　　　　　　　　2）カウンセリングの原理・講義
　　　　　　B．Session1.2　出会う（1）（2）
　　　　　　C．Session3.4　聴く・話す（1）（2）
　　　　　　D．Session5.6　ミニカウンセリング（1）（2）
　　　　　　E．Session7.8　エンカウンター（1）（2）
　　　　　　F．Session9.10　Non-Verbal（1）（2）
　　　　　　G．Session11　Life Planning
　　●コースB：主体的学習による問題解決過程の体験と理解
　　　　　　A．学習グループの形成
　　　　　　　　1）看護学教育における興味・問題点の呈示
　　　　　　　　2）興味・問題点によりグループを形成
　　　　　　B．グループディスカッション
　　　　　　　　1）グループ成員との討議による自己の興味・問題点の明確化
　　　　　　　　2）問題解決過程の体験
　　　　　　C．グループディスカッションのまとめ
　　　　　　　　1）学習成果の発表
　　　　　　　　2）問題解決過程における自己の振り返り

　Ch. の正義の基準などを参考に，わが国の戦後民主主義に関する偏りと未熟さを検討し，看護教育学に引き寄せて論述する。このような細部にわたる教材の精選を，年度ごとに熟慮しつつ繰り返すことにより，看護学部の教育目標に関する一貫性を図っている。

　1984 年に教育学部の特別教科（看護）教員養成課程が閉鎖されたおり，教科教育法4単位および教育実習2週間が看護学部の当時の看護教育学講座へ移管されたが，1994 年には打ち切られた。養護教諭を希望する学部学生への学校看護論 15 時間は，創設時から地域看護学講座担当であったが，カリキュラム改正の 1994 年からは母子看護学講座小児看護学教育研究分野の担当となった。

　21 世紀を迎え，すでに看護系大学は 200 校を超えた。看護基礎教育課程における教育学の指定もなくなった現在，各教育施設において，いつでも，どこでも，最高の看護を国民に提供したいと願う教育陣が，次世代を担う看護師養成教育に何を託すのかを熟慮し，看護教育学の授業構成をするときの参考になればと考え表 1~6 を付記した。

　このように構造化した授業を受けた学部の卒業生が研究科へ進学し，展開する研究内容は，間接的に看護教育学とはどのような学問かに答える指標となるに違いないと研究成果を蓄積してきた。看護教育学研究に関しては，著書『看護教育学研究』[41]においてその概要および詳細を論述した。

Ⅱ 看護教育学研究の成果と蓄積

1 看護教育学研究

　看護教育学は，看護学各領域における教育現象に共通して存在する普遍的な要素を教育的視座から研究対象とする。1984年度（昭和59）より，看護教育学講座（現在の基礎看護学講座看護教育学教育研究分野）において進められた看護教育学研究の一覧を表1-7に示し，その研究領域に関し検討する。

　これらの研究テーマは，看護教育学研究が次の4領域から構成されていることを示す。第1は看護師養成教育に限らず，教育の本質でありながら看護師養成教育において第二義的に扱われている人の教育における基本的課題に関する研究領域，第2は看護師養成教育における内容および方法の特徴に関する研究領域，第3は看護師および看護の対象に関する研究領域，そして第4に看護教育学研究を推進するための研究方法論および測定用具の開発に関する研究領域である。

　まず第1の人の教育に関する基本的課題に属する研究には，現在の日本における初等・中等教育の結果がもたらすさまざまな問題が学生にどのような影響を及ぼし，それらを自らの力で解決していく学生に，どのような教育援助技術が必要か，あるいはどのような学習方法を導入する可能性があるかを探求する。学部学生の中には，現在の偏差値教育の結果，自らが看護学部を希望したわけではない学生もいる。彼らは，入学後における2年間の普遍教育が終了し，本格的な専門教育を開始した時点になって，初めて自分が置かれた現実に触れ，今までの2年間に，気にしながら自分の問題として向き合っていなかった自分に動揺をきたす。そして看護学そのものを受け入れられなかったり，自分自身で看護師にならなければならないと思い込んでいる自分を否定したり，嫌悪したりして悩む。これらは何も学部生に限ったことではなく，専門学校の生徒や短期大学の学生にも共通する。

　学生の精神的な発達と看護学の学習との関連を明らかにし，自己洞察による自己解放，自己理解をその基盤とした他者理解，さらに他者への援助に心を向けることができるようになる過程を支え，促進する実証的研究は重要である。しかし現実には，職業的社会化などの視点による職業教育指向への研究が多く，これらの基礎的関連研究は少ない。

　学生は自己の価値をそのまま受け止める感情を大切に育て，自分が他者と違った存在であることを認め，他者が自分と違うことを認める力を育てつつ，開かれた人間への可能性を大きくする。これは学生が自己を安定させながら，自己を束縛し，抑圧し，隠蔽していた今までの自分に気づく過程である。この過程を経て学生は，青年期にある人間が自ら悩みつつ自らの職業を選択するということを正常な人間の成長発達として素直に納得する。看護師という職業が持つ特性に抵抗を感じ，すんなりと受け入れられなかった自分を，'人'として成長させ，自己実現傾向を促進させ，他者への援助に向かっていく過程の解明は，

24　第 1 章　看護教育学創造への道

表 1-7　看護教育学研究のテーマ一覧（太字は博士論文）

番号	年度	論文題名
1	昭 59	看護教育相談面接に関する研究
2	59	エンカウンター・グループの看護教育における意義に関する研究
3	60	看護基礎教育課程における専門職的自律性に関する研究
4	60	看護基礎教育における Self-Esteem に関する研究
5	61	教育者の職業による学習者の望ましい変化に関する研究―教科書を用いて―
6	61	看護学実習における教授＝学習過程成立に関する研究
7	61	異文化間における看護学生のストレスに関する研究（英文原著）
8	62	看護学教育における集中的グループ体験のもつ教育的機能に関する研究
9	63	看護学実習における共感能力に関する研究―参加観察法による共感能力育成因子の分析―
10	63	大学における授業評価に関する研究―レポートの内容分析を通して―
11	63	看護学教育における同一性形成に関する研究―職業領域および価値意識領域に焦点を当てて―
12	平 1	看護学実習の構成要因に関する研究
13	1	ケア場面における看護婦の行動に影響を与える因子に関する研究―排尿及び呼吸の援助場面の参加観察から―
14	2	Grounded Theory を用いた臨床看護婦の看護活動に関する研究―看護問題に焦点を当てて―
15	3	看護問題に焦点を当てた臨床看護婦の看護活動に関する研究
16	3	患者体験と看護ケアに関する研究―血管造影検査を受ける過程に焦点を当てて―
17	5	看護学実習においてケア対象者となる患者の行動に関する研究―学生との相互行為場面に焦点をあてて―
18	5	臨床場面における看護ケアの効果に関する研究―看護ケア場面における患者行動に焦点を当てて―
19	6	看護学実習における教授活動に関する研究―教員の特性と教授活動の関係に焦点をあてて―
20	6	家庭訪問場面におけるクライエントの行動に関する研究―クライエントと保健婦の相互行為に焦点を当てて―
21	6	看護基礎教育課程における看護技術教育に関する研究
22	7	看護学実習における学生のケア行動に関する研究
23	7	臨床看護婦（士）の看護活動に関する研究―看護婦（士）の特性と問題解決行動の関連―
24	**7**	**測定用具「患者特性に基づくケアの自己評価尺度（SES of NP）」の開発に関する研究**
25	8	看護学教育における授業過程の評価に関する研究―講義に焦点を当てた学生による評価視点の明確化―
26	**8**	**看護教育学における質的帰納的研究方法論開発に関する基礎的研究**
27	**8**	**看護場面における看護婦（士）行動に関する研究**
28	9	看護学実習における教員のロールモデル行動に関する研究
29	9	大学院看護学研究科修士課程における学生の学習経験に関する研究―修士論文作成過程に焦点を当てて―
30	9	看護学課程における編入学生の学習経験に関する研究―実務経験のある看護職者に焦点を当てて―
31	**9**	**看護学実習における教授活動に関する研究―学生と患者との相互行為場面における教員行動の説明概念―**
32	10	実習目標達成を支える教員の行動に関する研究―学生との二者間相互行為場面に焦点を当てて―
33	10	男子看護学生の学習経験に関する研究
34	10	看護の対象理解に関する自己評価尺度の開発に関する初期的研究―質問項目の作成と選定―
35	10	臨床看護婦(士)の問題解決行動に関する研究―看護婦(士)特性と問題解決行動の質との関連検証に向けて―
36	11	看護職者の職業経験に関する研究―病院に勤務する看護婦に焦点を当てて―
37	**11**	**King, I. M. の目標達成理論の検証―患者との相互行為における看護婦・士の目標達成度と満足度の関連検証を通して―**
38	12	看護職者の学習ニードに関する研究―病院に就業する看護職者に焦点を当てて―
39	**12**	**短期大学卒業直後に看護学士課程へ編入学した学生の学習経験―短期大学を卒業した編入学生理解のための指標の探究―**
40	**12**	**在宅看護場面における看護職の行動に関する研究**
41	13	看護学教員のロールモデル行動に関する研究
42	13	看護学実習における学生の行動に関する研究
43	13	看護専門学校に所属する教員の職業経験に関する研究
44	**13**	**看護学実習カンファレンスにおける教授活動に関する研究**
45	14	新人看護師の行動に関する研究
46	14	看護学実習における現象の教材化に関する研究
47	**14**	**看護職者の職業経験の質に関する研究**
48	**14**	**男性看護師の職業経験の解明**
49	**14**	**看護実践場面における研究成果活用の概念化―病院に就業する看護師の経験を通して―**
50	15	病院に就業する看護師が展開する卓越した看護に関する研究
51	15	看護系大学・短期大学に所属する新人教員の職業経験に関する研究―5 年以上の看護実践経験を持つ教員に焦点を当てて―
52	15	看護学演習における教授活動に関する研究―援助技術の習得を目標とした演習に焦点を当てて―
53	**15**	**病院に就業する看護職者の学習ニードアセスメントツールの開発―学習ニードに関係する看護職者特性とその教育のあり方―**
54	**16**	**看護学教員の倫理的行動に関する研究―倫理的行動指針の探求―**
55	**16**	**看護学実習における学生の「行動」と「経験」の関連―行動概念と経験概念のメタ統合を通して―**
56	16	看護実践場面における患者の安全保証に関する看護師の行動に焦点を当てて―
57	16	病院においてリーダー役割を担う看護師の行動に関する研究―勤務帯リーダーに焦点を当てて―
58	**17**	**新人看護師教育のためのプリセプターシップに関する研究―プリセプターの役割遂行に必要な知識の産出―**
59	17	学生間討議を中心としたグループ学習を支援する教授活動の解明―看護基礎教育において展開される授業に焦点を当てて―
60	**18**	**看護技術演習における学習の最適化に必要な教授活動の解明―目標達成・未達成場面の学生・教員間相互行為を構成する要素の比較―**
61	**18**	**就職後早期に退職した新人看護師の経験―就職を継続できた看護師との比較を通して―**
62	18	個別性のある看護に関する研究―看護実践場面における看護師行動に焦点を当てて―
63	18	看護師が展開するベッドサイドの患者教育に関する研究―目標達成場面に焦点を当てて―
64	19	看護学実習における学生とクライエントの相互行為に関する研究―学生の行動に焦点を当てて―
65	19	看護師が展開する問題解決支援に関する研究―問題を予防・緩和・除去できた場面に焦点を当てて―
66	19	看護基礎課程に在籍する学生の就職先選択に関する研究―病院に 1 年以上就業を継続できた看護師を対象として―
67	20	看護学の講義を展開する教員の教授活動の解明―看護実践の基盤となる講義に焦点を当てて―
68	20	スタッフ看護師と相互行為を展開する看護師長の行動に関する研究―看護師長が発揮する教育的機能の解明に向けて―
69	**22**	**問題解決場面における看護師―クライエント間相互行為パターンの解明**
70	22	診療場面における看護師の行動に関する研究―看護師，患者，医師の三者間相互行為場面に焦点をあてて―

表 1-7　つづき

番号	年度	論文題名
71	23	「研修過程評価スケール–院内教育用–」の開発とスケールを用いた評価活動の有効性検証—看護職者の教授活動改善に向けて—
72	23	看護職者が直面する院内研究に関わる困難とその克服法
73	23	ベッドサイドの患者教育における患者–看護師間相互行為の解明—目標達成に導く患者教育の実現に向けて—
74	23	看護師が行うクライエントの意思決定支援に関する研究—意思決定支援に関わる看護師行動に着眼して—
75	23	5年一貫看護師養成教育課程に在籍する生徒の学習経験に関する研究
76	24	中堅看護師の職業経験に関する研究—大学院進学に至った看護師に着眼して—
77	26	身体侵襲を伴う診療場面における医師と看護師間相互行為の解明
78	26	モンゴル国の看護師に医師への転職を促す要因の解明
79	26	看護師が知覚する「働きやすさ」を決定づける基準—病院に就業するスタッフ看護師に焦点を当てて—
80	27	看護チームにおける看護師間相互行為に関する研究—病棟の勤務帯リーダーとメンバー二者間に着眼して—
81	27	潜在看護師の経験に関する研究—看護職として再就職できた看護師に焦点を当てて—
82	27	看護学実習指導に携わる看護師の行動の解明—病院をフィールドとする実習に焦点を当てて—
83	28	看護職者のための研究倫理行動自己評価尺度の開発と有効性の検証
84	28	看護単位別学習会の企画・運営に伴う困難とその克服法の解明—院内教育の質向上を目指して—

とりもなおさず self-esteem に確信の持てない学生を対象としている。なぜなら自尊感情の促進されていない人間は，自己実現傾向への可能性を促進させることが難しいとみられるからである。これは看護学を学習する学生に限らず，人格形成にかかわる基底部分として教育上の重要な課題である。

'自己同一性'，'職業的自律性'などとともに，人間の持つ永遠の課題に対するこれらの研究は，現在のあまりにも人と人との相互関係抜きの教育現場で育ってきた学生たちに対しては，必要不可欠な課題となってきており，具体的な教授活動の有効性を実証する研究として蓄積していく必要性が高い。

加えてそれらの教授活動が，人と人との関係を基盤として成立する看護師という職業人育成の過程でいかに効果的に機能するのか，時間的にはいつ，どのように展開することが可能なのか，これらは今後追求すべき課題を多く残しつつ，看護師養成教育の担う重要な部分を構成している。

さらに看護をその人なりに価値づけられず，実感として学んでいない学生に必要な教育的支援を開発するための研究を積み重ねることによって，看護師養成教育機関における教員の定員問題の妥当性や，教育方法改善への基礎的資料を蓄積していけるはずである。これらは看護教育行政への貴重な学術的提言を構築し準備する基盤となる部分として，今後ますます看護教育学の重要な研究分野を占めるであろう。

第2の看護師養成教育における内容および方法の特徴に関する研究領域においては，まず看護師を専門職とするための重要要件である専門職的自律性の育成に，どのような教育課程を用意すべきかを問う研究が必要である。次には患者やクライエントの人権擁護という根本的倫理にかかわる点からの看護師の専門職的自律性についての研究は，他者へのサービスという人類の最高価値との関連でとらえるべき看護師養成教育の根本理念への問いかけでもある。看護職育成における教育レベルの高さと専門職的自律性の強さとの関連を，医療を受ける人を，人としてその個々人のクォリティー・オブ・ライフ（quality of life）を重視する専門職の育成との関係から研究することが，今後ますます社会的要請となる傾向が強い。それらに応え得る基礎的研究は第1の研究領域と共に重要な分野を形成する。

一方，看護学教育の特徴と考えられてきた実習に関する研究領域では，看護学実習を授業として成立させるための条件を明らかにし，看護師がよく口にする'看護は実習で学ぶ

もの'という言葉の意味を教育学的に実証するためにも，実習という授業の枠組みを理論的根拠をもとに作り上げる必要がある。看護師という職業が専門職として自律するには，'学'の独立を急がねばならない。まずその第一歩としては，看護職養成教育の重責を看護職自らが担うことである。そのためには，現在実習場で，どのような事実が展開されているのか，学生は誰から，どのような内容を，どのような方法によって学習しているのかを明らかにしていく必要がある。これらは，各看護学の教育・研究を支える基礎的研究の中でもっとも重要な部分を構成する。

　さらに，ここで着目したのは，看護教育学研究の領域として看護職およびその対象である患者・クライエントに関する研究というきわめて看護学的な研究課題が存在する点である。

　1979 年に看護教育学講座に着任したころ（杉森），看護学が看護現象を人間，社会，健康，役割という人間生活の分析的要素に接近していくのに対して，看護教育学は，看護の機能分化に対応して接近していこうと考えていた。したがって，看護教育学は，看護学の学問対象を視点を変えて研究する学問となるであろうと予測した。当時は，看護学に関する多くの研究論文を基礎として，教育学的研究領域に該当する研究方法によって看護師養成教育にとっての基礎的研究を進め，積み重ねていくことを考えていた。

　しかしながら，実際に研究を開始してみると研究者の研究興味，あるいは研究動機は，研究者本人の看護師養成教育におけるきわめて原初的な体験によって醸し出されたテーマをもたらすこととなった。さらにそれらのテーマに対応するさまざまな研究，調査，報告などの関連文献を吟味していく過程で，同じテーマを扱った文献数は，かなりの数に上るものの研究方法論の適用の不備，研究手順の省略などによって，活用できる研究論文が非常に少ないことがわかってきた。その上にそれらの研究動機は臨床看護に根ざしたものであって，今，臨床看護の現場において何が起こっているのかを明らかにすることから開始せざるを得ないテーマであった。その結果，これらのきわめて看護学的な研究が実施され，これが第 3 の看護の対象に関する研究領域を形成していった。

　また，こうした看護現象，看護教育学現象の解明を目ざすためには，研究者が，看護師であることを最大限に活用し，看護場面にみられる個々の現象から，一般的な傾向を発見していくという新たな方法が求められた。このような研究背景が，研究者達を看護教育学研究における質的帰納的研究方法論の開発へと向かわせた。さらに，この方法論の適用により創出された看護現象を表す概念は，現実に展開される看護の質を測定するスケールの開発へと進展していった。これが第 4 の研究方法論および測定用具の開発に関する研究領域を形成した。

2 看護教育学の課題

　近年，看護の独自性と自律を目ざす教育あるいは，看護の専門性を目ざしてなどのテーマがそこかしこで目につく。この現象は裏を返せば，戦後半世紀の歴史的経過をもってしても，いまだに看護の独自性が混沌とし，定かでないことを意味する。

筆者（杉森）も1986年以来，30を超える修士論文・博士論文の審査に当たり，副査論文をも合わせると相当な数の研究論文の審査に当たってきた。その仕事を通して看護学研究の独自性について深く考えさせられることが多い。看護基礎学は別としても，看護学研究の方法論の独自性とは何か，また看護学研究の主体性とは何かを強く問われるのである。

看護学が後発学問であるからとか，学際的学問であるからといって，哲学，心理学，社会学，医学，行動科学などの研究領域において開発された研究方法や測定用具を用いて研究する「研究の限界」が常に頭から去らない。

看護学部以外の各学問領域では，学部卒業時に要求するレベルは4年間の学習の総括であり，各研究科の修士課程における研究レベルは，各学問領域において認められた特定分野の研究方法を正確に使用することが求められる。しかし，看護学における独自の研究方法はいまだに開発の緒についたばかりであり，他学部の到達目標でよいとする研究者と，それでは不足とする研究者に分かれる。

もちろんここまで人類の知的遺産が集積されている現代において，あらゆる研究方法論がその学問領域を超えて，あらゆる研究領域において使用されるのは当然である。しかし，だからといって各学問領域の独自性がなくなってしまうようなことは起こっていない。どちらかといえば，学際的な研究であればあるほど，各研究領域の独自性は明確になってきているのが看護学以外の学問領域における現象である。では看護学においてはどのような展開が行われているのであろうか。

研究科における看護学研究の研究姿勢には3つの傾向があるようにみえる。

第1は看護学は後発学問であり，学際的学問であるから，他の学問領域によって開発された研究方法論や測定用具を，看護状況に適用させて研究を推し進めていく，あるいはそれらによって看護状況の説明を試みる傾向である。これらは看護の社会において研究することに意義があり，看護学専攻とはいっても，各学問領域の研究者が代行できる研究であり，せんじ詰めれば，看護学領域における各学問領域の研究移植，あるいはその研究領域の実験的拡張・拡大の試みに他ならない。この場合の研究結果は，母なる学問領域に属するために，必ずしも看護学の体系化に資するとは限らないが，研究結果には有用な価値を持つものも多い。

第2は看護学独自の学的研究方法論の体系化および研究方法論の開発を試みる傾向である。この流れの中には看護学の独自性を重視し，独特な展開を試みるために用語の使用や理論の展開に，他領域の研究者の追従を許さない側面をみる。実際に論文審査において，よくわからないという意見を聞くこともたびたびあり，ときには看護学研究者間ですら正確に理解できているかどうかと感じることもある。看護学研究者たちが，他の学問領域の論文を読み，理解困難なことは専門外の知見であるから当然であるが，論文の要旨すらわからないという事態はほとんどない。そのようなことから判断すれば，このタイプの研究には他の学問領域の研究者たちに理解できるようにするという課題が残されている。

看護学の高等教育化元年を高知女子大学家政学部に看護学科が開設された1952年とするならば，わが国の看護学研究はようやく半世紀を迎えたばかりである。高等教育を受けた卒業生が，現在すら全体の年間卒業生の20％にすぎないのが看護界の実情であり，看護職種間にはその学的知見を理解して平等な立場で討論する者や，批判し合う者が十分に育っていない。

2012 年時点で，就業看護職は保健師 47,279 名，助産師 31,835 名，看護師 1,015,744 名，総数 1,094,858 名である。そのうち学校および養成所に働く者の全数は 17,197 名であり，これを看護学教員とすれば全数の約 1.6% にすぎない[42]。またここからは正確な資料がなく，さまざまな研究調査報告書ならびに全国学校名簿や大学教員名簿などから推測するしかないが，その 17,197 名のうち看護学研究にかかわる大学勤務者は 7,400 名前後と見込まれ，わが国の就業看護職の約 0.7% が看護学研究者ということになる。この就業看護師 1,000 人に対して 7 名の割合を示す数字は，看護学研究者がただただ敬して遠ざけられるか，尊敬する学者として祭り上げられてしまうかして，看護学の学的確立に結びつきにくい大きな欠陥を持つことを示唆している。

社会一般では 1 つの組織の方向を変えて行くには，2% から 3% の人数を必要とするといわれているから，今後看護学研究者が 4 倍に増加した時点から看護学研究の状況は変化し始めると予測できる。さらに見方を変えてこの数字を読むと，看護職がかなりの努力を重ねている現状においてさえ，看護論と看護理論[43]の差異がわからぬままに，看護学教育における教育課程の改正や，カリキュラム編成を手がけなければならないという混乱状況の根源は，このような看護学研究者の育成の滞りからくる必然的結果であることが明らかになってくる。

第 3 の傾向はそのような看護界の状況を見定めて，その視点を看護を必要とする人々の側面に置き，そこからさまざまな研究課題へと発展させるタイプである。このタイプにおける研究課題は臨床場面に関連する問題，看護学教育に関する問題，看護職自身に関する問題などさまざまであり，研究者がもっとも興味を持つ課題に取り組み，研究方法についても，研究問題に適するものを採用している。しかし，このような柔軟性を背景にしつつも看護教育学研究として不可欠としていることは，その視点が看護を必要としている人々の側面から発し，看護職の免許を持つことの意味を重視し，それを活用することによって看護職にしか見極めることのできない問題状況を，看護を必要とする人々の代弁者として研究の対象とすることである。

学問は基本的には何の制約もなく，自由に知的興味に導かれ研究動機の赴くままに，その研究結果の集積による学問領域の体系化を進めてきた。看護学もまた本来はそのような姿勢で研究を続けていけばよいはずであったし，そのように進めてきた一面もある。しかし 40 年ぐらいで簡単に 1 つの学的研究方法論の確立を果たすことはできなかった。それは看護師の能力が低いとか努力が足りないなどという次元の問題ではなく，どのような学問においても，その学的発展にはこのような時期が必ずあったと考えられる。しかしそれらは，看護学に比して余りにも早く成熟期を迎えたために，あるいは看護が学問となり得るなどとは，かつては考えてもみなかったために，いまだに特殊な感覚をもって眺められることも珍しいことではない。そして看護職自身が繰り返し繰り返し看護の独自性への問い掛けを続けることは，ある一定の周期をもって常に看護学の核心である独自性を問うていることに他ならない。

このような看護学の沿革の中にも，看護学研究は微々たる努力を重ねつつ，現在では看護学研究とその周辺領域の学会は，その数を急激に増加させている。

看護教育学なる新しい学問の体系化を目ざしているものにとっては，その母体ともいうべき看護学研究の独自性についてはことのほか，強い関心を持って見守っている。看護教

育学における主な研究方法は，研究者が看護職である必然性を問われる第3の研究方法論を用いることが多い。この条件を満たさなくてよいとした場合，看護教育学は教育学を研究領域としている研究者に，研究対象と場所を提供し，相談役あるいは調整者としての役割を果たせばよいことになる。もっとも学問が成熟していく過程において，このような例をみることはあろうが，この傾向がその研究領域の本流になってしまったという学問はまだない。

　もちろん学生の背景により一律にはいかないが，基本的には看護教育学研究の実施に際して，その研究者が看護職の免許を使用しなくてすむような研究，いわゆる研究技法の検証のための研究には同意できない場合が多い。なぜならば，看護学および看護教育学の研究の場面には，看護を必要としている人々の生々しい生活場面が展開されているという特徴が存在するためである。

　あらゆる教育学の知識・技術が看護学教育の発展の刺激となり，支えになってきたことは事実である。しかし，看護教育学は，教育学の知識・技術を看護学教育場面に単に応用し，置き換えればすむものではない。現場で起こっている看護現象から'こうあるべき'ではなく'現にある状態'の本質を取り出し，そこから理論を創出し，その理論を次代を担うわれわれの仕事の後継者に伝えていくような教育を展開したい。その実現のためには，'現にある状態'を研究し，その研究成果に基づく知識を集積していく以外に方法はない。

　1993年度（平成5）より千葉大学看護学部に看護学研究科博士課程が設置され，教育組織が4大講座制に改組された。その時点で看護教育学講座は，基礎看護学の一教育研究分野に位置づけられた。将来は看護を発展させる機能に関する知的集積を目ざして，看護管理学研究分野，継続看護教育学研究分野と合流し，機能看護学大講座に発展させたいと念願している。

　このような発想に基づいたとき，機能看護学は，看護教育学，看護管理学，看護機能開発学から構成される。これは，機能看護学という学問が，質の高い看護学教育を提供することを通して看護職者を育て，看護職の所属する組織の機能を円滑にし，さらに，社会の変化やそこに生活する人々のニーズを先取りして，それらに対応できる看護の機能を新たに開拓するという目的を持つことを意味する。現在，看護の社会的適用を拡大し，促進するための方法を専門的に研究する領域は看護学の中には存在しない。機能看護学を構成する一領域である看護機能開発学は，まさにこれを専門的に研究する領域となる。1992年（平成4），看護教育学講座は千葉大学看護学部の組織改組に向け，機能看護学という新たな学問に対する構想を発信した。しかし，それは，芽吹くことなく，現在に至っている。

　また，1996年（平成8）3月，千葉大学大学院看護学研究科博士後期課程を修了した看護学博士が誕生し，看護教育学からの修了生も巣立った。これは，1884年（明治17）に始まるわが国の看護師養成教育がついに看護教育学的自立の基盤を持った何よりも記念すべき時であった。続いて1997年（平成9）3月には看護教育学の博士論文として，その研究方法論開発に関する基礎的研究が発表された。これらはまさに，看護教育学における独自の研究方法論を持ち，本格的な研究の第一歩を踏み出したことを象徴する。

　看護教育学講座が1979年（昭和54）に開設され，四半世紀を超えた現在，看護教育学の理念に基づく，着実な研究の累積を通して，ついに看護教育学研究モデル（図1-2）が構築されるに至った。この過程を顧みたとき，改めて，看護教育学講座が，国立大学唯一の看

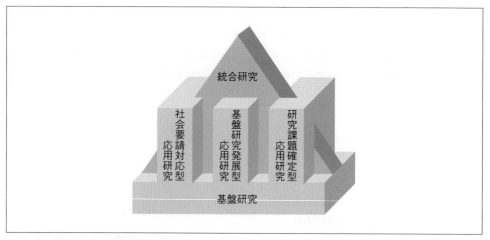

図 1-2　看護教育学研究モデル

護学部に設置された意義を実感できる。

　今後は，さらなる研究成果の蓄積により，看護教育学の構造が体系化される日の早からんことを願ってやまない。

引用文献

1) Dolan, J. A. et al.：Nursing in Society, 15th ed, 298, W. B. Saunders, 1983.
2) Council of Baccalaureate and Higher Degree Programs：Master's Education in Nursing：Route to Opportunities in Contemporary Nursing, 1982-83, NLN, 1982.
3) 前掲書 2).
4) Council of Baccalaureate and Higher Degree Programs：Master's Education in Nursing：Route to Opportunities in Contemporary Nursing, 1986-87, NLN, 1986.
5) 兼子仁他編：教育小六法，平成 14 年版，「大学設置基準第 3 章第 7 条，第 9 条」，207，学陽書房，2002.
6) 兼子仁他編：教育法規事典，「講座制・学科目制」の項，144-145，北樹出版，1982.
7) 杉森みど里：看護学校の実態と看護教育制度，看護教育，25（3），151-152，1984.
8) 海後宗臣：教育学研究についての論考，海後宗臣著作集第 1 巻，543，東京書籍，1981.
9) 長尾十三二，山田里津編：看護学教育全書Ⅱ，看護学教育，25，医歯薬出版，1975.
10) 前掲書 9)，25-26.
11) 木下安子：近代日本看護史，208，メヂカルフレンド社，1969.
12) 日本看護協会出版会編：近代日本看護総合年表 1868 年（明治元年）〜1994 年（平成 6 年），第 4 版，49，日本看護協会出版会，1995.
13) 前掲書 12)，53.
14) Osler, W.：Aequanimitas, 3rd ed., 156, McGraw-Hill, 1932.
15) 藤枝知子他：座談会：大学教育を考える，看護教育，13（12），712-725，1972.
16) 陸軍看護学修業兵教科書：陸達 92 号，明治 23 年 5 月 12 日，陸軍大臣大山巌．現在までに入手できた最古の看護学という名称の使用されたもの．
17) 日本看護協会出版会編：平成 28 年看護関係統計資料集，174-175，日本看護協会出版会，2017.
18) Hughes, E. C. et al.：Twenty Thousand Nurses Tell Their Story, J. B. Lippincott, 1958.
19) ヴァージニア・ヘンダーソン著；湯槇ます，小玉香津子訳：看護の基本となるもの，日本看護協会出版会，1961.
20) Johnson, M. M., Martin, H. W.；稲田八重子他訳：新版　看護の本質―看護婦の役割についての社会学的分析，175-185，現代社，1996.
21) 薄井坦子：科学的看護論，日本看護協会出版会，1974.
22) 厚生省医務局：日本看護制度史年表，17-21，厚生省医務局，1960.
23) 日本教育社会学会編：新教育社会学辞典，「専門職化（professionalization）」の項，576，東洋館出版社，1986.
24) 見田宗介他編：社会学事典，「専門化（professionalzation）」の項，554，弘文堂，1988.

引用文献 31

25) 舟島なをみ，杉森みど里他：諸外国における看護婦（士）教育大学化への促進要因及び阻害要因の検討，千葉大学看護学部紀要，18，37-46，1996.
26) 杉森みど里，小池明子，吉田京子，吉本二郎：看護教員養成への提言，看護教育，14 (1)，13-28，1973.
27) 前掲書26).
28) 高橋みや子：東京府病院産婆教授所の設立とその特質（1報）—東京府病院産婆教授所設立企画の初期の段階—，第13回日本看護学会集録—看護総合—，118，1982.
29) 高橋みや子：東京府病院産婆教授所の本免状産婆教育に関する研究，看護教育学研究，2 (1)，1-13，1993.
30) 古屋かのえ他：看護教育を考える No. 2，全国看護教育学会誌 1，3-5，1970.
31) 細谷俊夫他編：教育学大事典 2，「教育経営」の項，123-127，第一法規出版，1978.
　　多様化し，多元化している現在の教育主体，教育機能を全体的にとらえ，それらを統合し関連づけるという視点に立って教育の経営を把握して行こうとする広義の概念.
32) 前掲書8)，543-545.
33) 田花為雄：教育原論増補版，47-49，所書店，1973.
34) 細谷俊夫他編：新教育学大事典 1，「アンドラゴジー」の項，78-80，第一法規出版，1990.
35) 前掲書31)，「教師」の項，319.
36) 細谷俊夫他編：新教育学大事典 2，「教員」の項，372，第一法規出版，1990.
37) 前掲書31)，「教師」の項，319.
38) 塩原勉他編：社会学の基礎知識，4，有斐閣，1982.
39) 千葉大学看護学部履修案内（平成15年度），看護学科の理念と教育目標.
40) 千葉大学看護学部創立10周年記念会実行委員会：千葉大学看護学部10年のあゆみ，37，1985.
41) 舟島なをみ：看護教育学研究—発見・創造・証明の過程—，第2版，医学書院，2010.
42) 厚生労働省：平成24年衛生行政報告例（就業医療関係者）の概況，表1，表2.
43) 杉森みど里：ともしつぎこし灯・看護教育からの出発（12），看護論と看護理論，看護実践の科学，10(12)，72-76，1985.

第**2**章

看護教育制度論

I 看護教育制度の成り立ち

1 看護教育制度

　わが国において看護婦規則が制定された 1915 年（大正 4）以来，看護師養成教育は看護制度の中に位置づけられ，学校教育制度の中に位置づけられることなく経過してきた。本書において，看護職養成教育の法的位置づけを看護教育制度とし，看護師，保健師，助産師養成教育を学校教育制度に位置づけてみるとどのような教育制度であるかを以下にまとめた。

　敗戦後，1952 年（昭和 27）公立大学家政学部に史上初の看護学科が新設され，翌 1953 年（昭和 28）には国立大学医学部に衛生看護学科が設置され，続いて 1964 年伝統ある短期大学が大学となるなど，遅々とした歩みながら大学における看護学教育が学校教育制度の中に芽生え始めた。そして，1988 年には私立看護大学，また 1993 年には唯一無二の国立大学看護学部に看護学研究科博士後期課程が開設され，高等教育としての看護学教育は，学校教育制度の中に位置づけられ制度的完成をみた。

　しかし，現状は，専門職指向への意向を示唆する答申を受けつつ，それらの養成施設の 74.0%[1] を専門職教育から隔たりのある施設で養成する状態が続いている。その乖離の根本的な原因は，何よりも学校教育制度に位置づけられた教育機関の不足である。看護師養成教育と医師養成教育の違いを学校教育制度に位置づく教育機関の数によって比較するま

でもなく，専門職としての医師養成教育は大学以外では行われていないことからも明確である。

　医師，歯科医師が身分および業務を医師法，歯科医師法により規定している形式と，保健師助産師看護師法の形式とには，かなりの類似がみられる。それにもかかわらず，看護教育制度がこれほどの多様性を持つ原因を探してみると，医師法にみる国家試験の受験資格が浮かび上がってくる。医師法第11条には「学校教育法に基づく大学において医学の正規の課程を修めて卒業した者」と規定し，医師養成教育を学校教育制度の中に位置づけており，この1条によってその教育が教育制度の中で動かしがたい地位を保っていることが判然としてくる。これは，人類に貢献する医学の使命を全うするための不可欠な条件として，その職業にかかわる人々によって世紀をかけて培われてきた結果である。

　2016年4月現在看護師養成教育が，学校教育法上の'学校'である大学・短期大学で行われている率は，26.0%[2)]にすぎない。このように専門職教育としてはきわめて異例な教育が，現在この国に存続していることの不合理性に，この制度に規制されて生きる多くの看護職者が気づき，この制度に何らかの働きかけをするようになるまで，この制度は果てしなく続く。少数の政治家，有識者，教育者がどのように活躍しようとも，制度に規制された大多数の当事者が目覚めない限り，制度を変えることはできない。制度というものは，それ自体そのような機能を持っているからである。

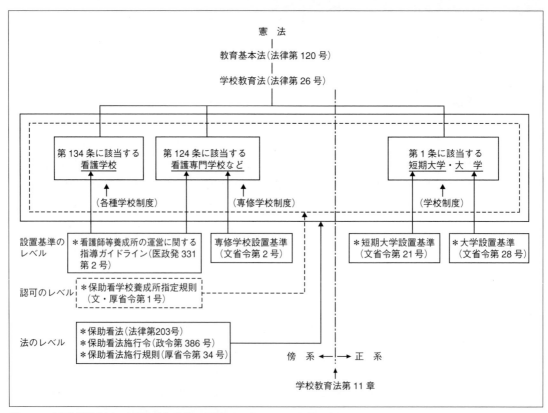

図 2-1　看護教育制度の現状と各法規の関連〔杉森みど里：看護教育制度の現状と教育機関，氏家幸子編『看護教育』（看護Mook 37）所収，56，1991.〕に法改正に従い修正を加えた図

わが国の看護基礎教育における看護師養成教育を制度として位置づけるための類別には保健師助産師看護師法によるものと，学校教育法によるものにより二分して語られることが多い。しかし，それぞれが制度の上で関係があり，前者が看護師養成学校を指し，後者が大学・短期大学を指すという分類は正しいとはいえない（図2-1）。保健師助産師看護師法は看護制度であるにもかかわらず，その中に国家試験の受験資格条項があるので，両者にかかわってくるためである。

看護師養成教育を学校教育制度の中に位置づけると，従来大きくは「学校教育法第1条に定められた学校」である大学・短期大学と第124条あるいは第134条に該当する専修学校・各種学校に分かれていた。学校教育法においては第1条に定められた学校とそれ以外の施設の差異を，明瞭に規定している。一方，「指定規則における学校」は文部科学大臣が指定する大学又は都道府県知事が指定する養成施設であり，本来学校教育法においては学校としない第124条の専修学校，および第134条の各種学校をも含めて'学校'と称している。このように学校教育法において定められている学校の規定と，指定規則において称している学校の規定が異なっていることは，看護師養成教育の理解を複雑にさせている原因の1つである。なお，本書における'学校'とは，学校教育法第1条に規定されている学校を指す。

また，看護職養成教育施設を，学位取得という観点からみると，その様相は一層複雑になる。例えば，看護系短期大学を卒業して専攻科に進学した場合，修業年限は4年間になり看護系大学のそれと同じであるにもかかわらず，従来，専攻科の修了は学士取得につながらなかった。しかし，1992年の大学評価・学位授与機構（現独立行政法人大学改革支援・学位授与機構）の設置に伴い，一定の要件を満たす専攻科の修了者は学士取得が可能になった。すなわち，大学改革支援・学位授与機構の詳細については本書69頁に述べるが，学校教育法第104条④-1は，短期大学を卒業した者が「大学における一定の単位の修得又はこれに相当するものとして文部科学大臣の定める学習を行い，大学を卒業した者と同等以上の学力を有すると認められる」場合，大学改革支援・学位授与機構より学士の学位を取得できることを規定している。

また，この大学改革支援・学位授与機構の設置は，「学校教育法第1条に定められた学校」以外の教育施設における学士取得も可能にした。具体的には，2001年に厚生労働省が設置した国立看護大学校がこれに該当し，文部科学省所管の学校ではないため大学ではないが，大学設置基準を満たすことから，大学に相当する教育を行う施設と認められている。そのため，学生は，卒業時，大学改革支援・学位授与機構より学士の学位を取得できる（図2-2）。

筆者らが行った調査結果[3]は，学位取得がきわめて狭き門であった時代に看護専門学校を卒業した看護職の多くが，学位取得を価値づけ，それに挑戦している状況を明らかにした。看護教育制度を確実に学位取得につながる学校教育制度に位置づけていくことの重要性を改めて確認できる。将来，医学教育などと同様に，学校教育法第1条に定められている学校によって看護学教育が行われ，すべての看護職者がそこで養成できるようになったとき，看護学教育制度が完成する。本章が看護教育制度論であって，看護学教育制度論としないのはこのためである。

すべての看護職養成教育を大学にすることへの消極論もある[4]。また，すべての看護職

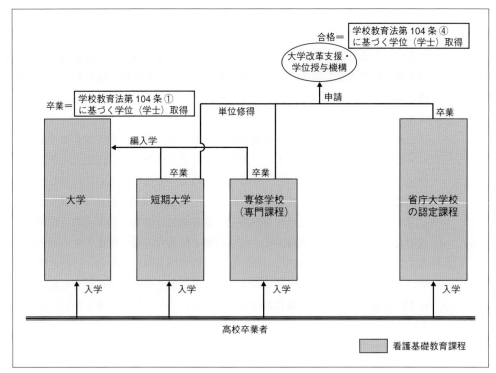

図 2-2 高校卒業者を例とした看護基礎教育課程における学修から学位（学士）取得までの主な過程

養成教育を大学にすることは現実的に難しいとし，看護専門学校の存続をやむなしとする考え方もある[5]。しかし，看護の対象となる人々にとっては，保健医療の場において出会う看護職の圧倒的多数が専門学校の卒業者であり，わが国全体の看護の質をこの圧倒的多数の専門学校卒業者が担っているという事実は依然として変わっていない。看護は，看護職とクライエントの人間的な相互行為の過程であり，クライエントと直接相互行為を行う看護職個々が展開する看護の質こそが重要であり，本書においては，以下，看護職者を学校教育制度に位置づく最高学府たる大学において養成する必要があるという立場から論を進める。

看護教育制度は，学校教育法や指定規則に深く関連しているが，その根本を支える法規から理解することが不可欠である。以下，看護教育制度を支える個々の法および法規について看護師養成教育との関連を検討する。

2 看護教育制度を支える法および関連法規

わが国の教育制度は学校教育と社会教育とに大別され，それらは日本国憲法，教育基本法に基づく学校教育法を基本法規とし，さらにそれらを取り巻く関係法規によって法制化されている。わが国は，法治国家でありどのような法および法規も憲法の原則に従ってい

る。したがって，法治国家であるわが国における教育は，どのような教育であろうともこの憲法の大原則が反映されていることが前提である。

1 憲法（資料1参照）

　看護教育制度といえども，憲法による国是三原則を旨とした国民の利益を守るための基本的権利である生存権，労働基本権，教育を受ける権利，思想信条の自由，表現の自由，学問の自由など主権維持の大原則を根幹とする。それは憲法第26条において「すべて国民は，法律の定めるところにより，その能力に応じて，ひとしく教育を受ける権利を有する」とし，これが教育に関する中心規定となっているからである。

　思想・信条・表現，その他精神的自由権の保障を前提として，はじめて成立する近代教育は，看護教育制度の中にも脈々と息づいているはずである。しかし，現象として展開される諸状況はどうであろうか。

　看護師養成教育は後述する職業訓練的養成の長い歴史を持ち，いまだに約80％の養成機関が現代社会の学校教育制度からそれを孤立分離し，教育現場において教育活動を繰り広げる関係者らの教育的基盤の向上を妨げている。

　看護師養成教育は義務教育ではないため，教育を受ける権利以上に思想・信条の自由，表現の自由を基盤とする学問の自由が重視されなくてはならない。尊重されるべき学問内容は，これら精神的自由を獲得せずに蓄積されるものではない。これら精神的自由権を成立させるための諸条件は，まずその領域の学問研究の成果に立脚する必要があり，これが看護学の学問としての自由と密接に関連する。看護教育制度の確立と看護学の確立はそういう面から同じ重さを持つことを銘記する必要がある。その上でなお，公権力が教育内容に介入してはならないとする教育自由の原則によって，国民の教育権あるいは学習権と呼ぶものを保障するための憲法原則の意味を理解し，国民の教育権には自由権的側面と社会権的側面を持つことを知るべきであろう。

2 教育基本法（資料2参照）

　権利としての教育を実現するための基本的態度と内容を規定したものが，教育基本法である。本来憲法の中に組み入れられてもよい重要な教育理念や目的，そのあり方を規定しているにもかかわらず，憲法制定時の事情によって教育に関する憲法の付属法規とされ，そのような性格を持つに至った経過がある[6]。

　1947年（昭和22）に制定されたこの教育基本法第1条は，教育の目的を，「教育は，人格の完成をめざし，平和的な国家及び社会の形成者として，真理と正義を愛し，個人の価値をたっとび，勤労と責任を重んじ，自主的精神に充ちた心身ともに健康な国民の育成を期して行われなければならない」と規定し，その格調の高い条文によってわが国の教育法規体系中の基盤であることを宣言した。したがって本法に内容的に抵触する教育関係法規が立法機関，あるいは行政機関によって定立された場合は，本法に対する違反であり，同時に憲法違反を意味した。

　また，この法律は個人主義原理を採用し，教育はあくまでも個人の'人格の完成をめざす'ものである。さらに，その人格完成は最低限'平和的な国家及び社会の形成者として'であり'自主的精神に充ちた心身ともに健康な国民の育成を期して'のものでなくてはならない

とした。

　この一大前提を踏まえると，社会の発展に貢献する人材養成などという表現は，本法の主旨からはずれているとみなされ，法的には検討する必要がある。それは，憲法理念「平和で民主的で文化的な基本的人権が尊重される国家を建設する主権者である個々人の国民」の育成を明確にし，旧勅令主義教育体制に用いられた国家のため，天皇のため，社会のためといった類似用語を使って，実質的に国家主義的，全体主義的状況への回帰に手がかりを与えるようなことを避けるためである。

　看護の本質には，他人への奉仕といった特性を多分に含んでいる。そのために，短絡的に個人の意志決定に基づいて行われるような諸行動を借りて，美辞麗句に飾られた犠牲を容易に強制できることを歴史的事象は教えている。人間にとって義務を果たすということは「自分の性向や好悪の感情を教化して，強制や屈従なしに自分から進んで認識が教える義務に従うことである」[7]と Steiner, R. が述べるように，決して他から押しつけられるものでも，他へ強要すべきものでもありえない。

　1947 年（昭和 22）制定の本法は以下，学校教育の普及とその保障のための教育機会均等，義務教育の延長と無償，男女共学，学校教育の公共性と教員の職責および社会教育の奨励と制度的確立，政治教育，宗教教育の必要性と教育の中立性，教育行政の民主的あり方などをその内容とし，最後に教育立法の法律主義を付して締めくくった。

　看護師養成教育の現場において，日常的に起こる諸現象に対処していくとき，このような格調高い根本的基礎法規とは無縁のように思われる現象に多く遭遇する。しかし実際は，すべてこの法律によってこそ教育の実践家，研究者は支えられてきたのである。教育基本法は，1950 年代，60 年代と改正の主張にも動ぜず，70 年代にはその優れた存在意義を評価された実績があり，1947 年 3 月 31 日の公布以来，1 回も改正されることなく守られてきた。

　しかし敗戦によって外国から押しつけられた法律という理由から，常に改正の対象とされ，遂に 2006 年（平成 18），初めての改正が行われた。戦前日本の‘教育勅語法制’と対比される‘教育基本法制’の本質を堅持するために，改正によるその特性の変化と影響にわれわれは常に関心をもっていく必要がある。なお，改正前後の教育基本法の比較を巻末に付した（付表 6）。

□Perelman, Ch. の‘正義’の基準（表 2-1）

　憲法や教育基本法によく使われている‘ひとしい’という概念は，かなりつかみにくい。例えば，‘ひとしく教育を受ける権利’と使った場合，その人によって解釈が違うことがある。ある人は一人ひとりの国民が大学へ行きたいと願った場合に，進学できるようにすべきだと考える。またある人は「能力に応じて……」とあるから，能力のあるものには等しく機会が与えられると考える。しかも，教員は，日常活動の中で頻繁に，このような‘何が正しいのか’を考えざるをえない状況に遭遇する。

　Perelman, Ch. は，ポーランドに生まれ，ベルギーに育ち，ユダヤ人として第二次世界大戦中に筆舌につくし難い苦難を経験した論理学者かつ哲学者であり，終戦の年である 1945 年，‘正義’の基準が大きく 6 つに分類できることを示す論文を発表した[8]。それらは 6 つの光線の当て方に相当し，しかもなお，それぞれがその時その場における正義の基準として機能する。一人ひとりの患者およびクライエントに提供される看護は，それぞれに異な

表 2-1　Perelman, Ch. の'正義'の基準とその意味

基　準	意　味
(1) 各人に同じものを 　　To each the same thing	各人に，その相違にかかわらず区別なく同一の方法で対応する。
(2) 各人の長所に応じて 　　To each according to one's merits	各人に，その特性や長所に応じた方法で対応する。
(3) 各人の業績に応じて 　　To each according to one's works	各人に，その行為の結果に基づき対応する。
(4) 各人のニードに応じて 　　To each according to one's needs	各人に，その本質的な必要に基づき対応する。
(5) 各人の地位に応じて 　　To each according to one's rank	各人に，それぞれの社会において定められた地位，階級，序列などに応じた方法で対応する。
(6) 各人の法的平等性に応じて 　　To each according to one's legal entitlement	各人に，法の規定に従って対応する。

ることで平等性が確保される。このような状況を学生に説明するときに，この正義の基準は不思議なほど'どう等しいと考えるのか'に結びつく。本書では，教育や看護に引き寄せてそれらを紹介してみたい。

(1) 各人に同じものを（To each the same thing）

　老若，男女，人種，貧富，病気，有罪・無罪，貴族・庶民など，まったくの区別，差別のない各人に同じものが与えられているという平等性とは何か。Perelman, Ch. はそれは人間の死に代表されるもので，こればかりはどのような特権も無効であると説明する。したがって，人の生命に直接的にかかわりを持つ看護師にとって最重要な基準であり，その教育にあっても強調されるべき基準である。

(2) 各人の長所に応じて（To each according to one's merits）

　その人の長所はその人の短所ともいうように，それを長所とする基準はなかなか難しい。しかし，Perelman, Ch. はあえてこれをその1つとした。そこには人間の個性の伸長を認め，その人の独自性，他の人とは替えられないよさを認めて成り立つ人間社会への肯定があるからこそ，1つの基準をなし得ると考えた。特に教育の場ではこの基準は等しさのそれというよりも，教育の本質と信じられているというべきかもしれない。'一を聞いて十を知る'というようなオーバー・アチーバー（over-achiever）や，その逆で，普通の人の数倍もの時間をかけないと覚えられないアンダー・アチーバー（under-achiever），そのそれぞれの個性に適した学習-教授方法を用いての教授活動などはこの基準の典型といえよう。

(3) 各人の業績に応じて（To each according to one's works）

　何事も行為の結果に即して等しいというと，倫理的でなく，平等な対処方法というよりは，率によるそれのように思われる。しかしこの基準は，現実の社会生活の中ではかなり広い適用がなされている。例えば，総得点主義による試験成績順の入学許可制度などはこれにあたる。スポーツ，特に個人技を競うものなどはまさにこの基準に相当する。

　教育以外のものでは，高額所得者からは高率，低所得者からは低率の徴税などもこの基準であり，商業の常識，たくさん販売すれば，それだけ収入が多くなる歩合制などもこれにあたる。

(4) 各人のニードに応じて（To each according to one's needs）

　家庭の経済状態によって学習者の生活要求の充足に差異がある場合，それらによって区

別，差別せず，等しい学習の場を提供するときなどに使用される基準である。奨学金や寄宿舎制度などはその典型と考えられる。

労働者の最低賃金の保障や，突然解雇されないための雇用保障などにも用いられている。看護にあっては，この基本的欲求の充足は基本となるものとされている。

(5) 各人の地位に応じて（To each according to one's rank）

それぞれの社会において定められた地位，階級，序列などに応じた取り扱いが，各人に等しいという基準は，敗戦後，門地門閥が解体したわが国ではわかりにくいかもしれない。しかし，自由，平等の旗手と自他ともに認める米国においてさえも，この基準はかなり普通に使用されている。実力で自らの職位，地位を獲得していくことが当然とされる米国において，その過程では区別，差別はないが，ある職位，地位を得た結果に対しては明らかに適用基準を変化させるのが普通である。大学の教授には教授用の食堂やロビーが準備され，それ相当の広さを持った個室が研究室として用意される。個人の空間占有率と社会的職位の相関はあの広大な国においてなお顕示されるし，米国人はそれらを当然と考える。人種，宗教，財産によって区別することさえ，各人の選択した意志決定であれば遵守される。

Perelman, Ch. は，このような階層的序列を持つ社会制度が維持される条件として，次の点を指摘した。「ある制度は，その上層部のクラスに属する個々人が責任を課せられる場合にのみ，そして彼に与えられる諸権利が義務から生じる場合にのみ持続できる。特定の権利が特定の責任と一致しない場合，その制度は恣意的な要素を一般化するために打算的な偏愛主義的制度…中略…に堕落するであろう」。これは，基準 (5)「各人の地位に応じて」が，優越的地位を生まれによって与えられる制度だけでなく，民主的な制度にも当てはまることを示す[9]。

(6) 各人の法的平等性に応じて（To each according to one's legal entitlement）

法的に最も常用される基準であり「ピレネー山脈のこちら側では真理，あちら側では誤謬―パンセ 294」[10]に代表される。ヘミングウェイの小説『武器よさらば』や，ミュージカル映画『サウンドオブミュージック』のトラップ大佐とその家族などが置かれた状況はその具体例である。

法的に学習の機会均等を保障する日本の義務教育や教育を受ける権利が，世界のどの国でも通用するわけではない。ここに法的平等性の限界がある。

法治国家においては法律主義に基づいて社会組織は動いている。例えば，看護教育制度を学校教育制度の中に位置づけると，学校でないものによって大部分が実施されているということになる。それは学校教育法第1条に規定する学校の範囲に入っていないということであり，法制化された制度によって機能している学校体系外に位置した。そのために，つい数年前まで看護専門学校の卒業者は大学へ編入学できなかったし，大学院への道も閉ざされていた。その根拠は，この法的平等性による。

現在，看護専門学校卒業者は，1998年の学校教育法改正により大学への編入学が可能になり，さらには1999年の学校教育法施行規則改正により大学院への入学も可能になった。ただし，学士を持たない看護専門学校卒業者が大学院に入学するためには，入学試験に先立ち，入学資格審査を受け，「大学卒業者と同等以上の学力」を有していることを認定される必要がある。これは，学士取得者が無条件に大学院を受験できることと対照的であり，「各人の法的平等性に応じて」に該当する一例である。

Ⅰ. 看護教育制度の成り立ち　41

　以上，Perelman, Ch. の正義の基準の骨組みを紹介した。これは法律のためと限ることなく，広い範囲に適用して人間の持つあらゆるものを整理する基準として使うことができる。

3 学校教育法（資料 3 参照）

　学校教育法は，教育基本法の精神を具体的に表現するために制定された法律である。これは法律主義をはじめ学校体系の単一化と教育機会の拡充，9 年間の義務教育年限の規定，男女差別の撤廃，民主的な教育目的・目標の明示，教育の自主性の確立という 6 大原則によって貫かれている。

　この法律の内容は制定当初からの原則である教育の単一化を，高校の定時制や，高校と短期大学とを合わせた高等専門学校など，徐々に戦前の複線化傾向に戻しはじめ，修正を重ねながら教育の社会問題化とともに原則がくずれはじめている。社会的要請という名の制度改正に対してはもっとも注目しなければならない。

　看護教育制度とのもっとも深いかかわりは，第 12 章雑則第 134 条各種学校である。1975年，第 7 章の 2（現第 11 章）に専修学校が追加され，各種学校のうち一定の基準に達するものを専修学校として再編した経過があるが，そのために看護師養成教育施設と准看護師養成教育施設とが名称からだけでは明らかな差異を示さなくなった。なお，看護師養成教育に携わる教員の中にも混乱をみることが多いために，専修学校は各種学校ではないが，学校教育法第 1 条の学校にも該当しないことを付記しておく。

　学校教育法第 1 条は，学校を「幼稚園，小学校，中学校，義務教育学校，高等学校，中等教育学校，特別支援学校，大学及び高等専門学校」と規定している。このうち，特別支援学校は，障害別を超えて従来の盲学校・聾学校・養護学校を一本化したものである。したがって，専修学校および各種学校はその他のものということになり，「学校教育に類する教育を行うもの」と定義され制度上同類とはみなされない。

　大学・短期大学・高校の衛生看護科は，この学校教育法第 1 条に定めた学校における正系の教育施設であり，専修学校および各種学校は傍系の教育施設とされる。大学には大学設置基準（資料 5 参照），短期大学には短期大学設置基準（資料 6 参照），高校には高等学校設置基準が適用され，専修学校，各種学校（資料 7，8 参照）とは大きな差がある。しかし，各校の卒業者たちが看護師国家試験，あるいは各都道府県における准看護師試験の受験資格を得るためには，法定校もその他の学校も文部科学省・厚生労働省令である「保健師助産師看護師学校養成所指定規則」（以後指定規則）による指定を受けていなければならない。

　また，専修学校・各種学校等は，2015 年（平成 27）3 月 31 日まで「看護師等養成所の運営に関する指導要領について」（以後指導要領），「看護師等養成所の運営に関する手引きについて」（以後手引き）に沿って運営することを求められた。このうち「指導要領」は厚生労働省医政局長通知であり，「手びき」は厚生労働省医政局看護課長通知であった。

　2015 年（平成 27）4 月 1 日，近年の地方分権改革推進により看護師等養成所の指定・監督権限が厚生労働大臣から都道府県知事に移譲された。これに伴い，「指導要領」と「手引き」が廃止され，「看護師等養成所の運営に関する指導ガイドラインについて」（以後指導ガイドライン）が厚生労働省医政局長から各都道府県知事宛に通知された。この「指導ガイドライン」は，微細な修正があるものの「指導要領」と「手引き」を統合した内容から

構成される。また，通知には「本通知は，地方自治法の第245条の4第1項の規定に基づく技術的助言である」と記載されている。技術的助言とは，客観的に適当と認められ得る行為を行うにあたり必要な主観的な判断又は意思の入らない事項を示すことをいい，法律上これに従う義務を負うものではない[86]とされている。しかし，「保健師助産師看護師法」「保健師助産師看護師法施行令」および文部科学省と厚生労働省の合同省令である「指定規則」に則ることは必然である。

前出の大学，短期大学，専修学校の設置基準を入学資格，修業年限，授業料目，単位，授業，卒業，基本組織，教員の数と資格，実習指導者，学生定員，校地・校舎などの施設，設備，実習施設，事務組織，教育活動の評価・改善，科目等履修生，その他と17項目に分類し，看護師養成教育の指定規則，指導ガイドラインと比較した（付表1，376頁）。

1998年（平成10）に学校教育法の一部が改正され，「第82条の10（現第132条）専修学校の専門課程（修業年限が2年以上であること，その他の文部科学大臣の定める基準を満たすものに限る。）を修了した者（第56条（現第90条）第1項に規定する者に限る。）は，文部科学大臣の定めるところにより，大学に編入学することができる」とした。法律上は傍系とされた専門学校の卒業者に，大学への門戸が開かれた。また，2015年（平成27），学校教育法が一部改正され，その第58条の2として「高等学校の専攻科の課程（修業年限が2年以上であることその他の文部科学大臣の定める基準を満たすものに限る）を修了した者は，文部科学大臣の定めるところにより，大学に編入学できる」が新設された。これにより，2016年（平成28）4月より高校専攻科の卒業者も大学に編入学可能となった。

3 看護師養成教育の学校教育制度化の必要性

わが国の看護教育制度は，看護師養成教育という職業教育としての歴史を持ち，今なおそれらが続いているために，一般の学校教育制度の歴史と大きく異なっている。看護教育制度の沿革をたどるには，看護制度の中から看護師養成教育に関する部分を分離し，その養成教育史を作ることから始めなければならない[11]。その上でそれら教育制度の特徴を考察する必要がある。その制度的枠組みのもろさや弱さを冷静に分析することにより，現時点における矛盾の根拠を発見し，さらに将来への展望も開けるのではないか。

実際には，さまざまな看護教育制度に関する見解が発表されているにもかかわらず，それらは看護制度の中で語られることが多く，看護教育制度論あるいは，看護教育制度史としてまとめられたものはないに等しい。付表2に示すものは学部の授業に使用するための教材である。

看護師養成教育の歴史を整理し，先人の残したものの中から継承すべきものと，そうでないものを明らかにしていく中から，職業教育の持つ特性，その自律性が浮き立ってみえてくるはずであり，教育の独自性，自律性のない職業の自立などはあり得ないということが自覚できるはずである。

しかしこのような問題意識を持つということは，看護師養成教育における教養の深さ，広さなどを基盤とする人間教育の質が問われることでもあり，いかに豊かな価値観をはぐ

くむ教育を，看護学教育として提供できるかという点に帰っていくように思われる。

1 学校教育体系と職業教育

　看護師養成教育がなぜ学校教育体系の中に位置づけられず，学校教育制度の中に取り込まれることなく，いまなお連綿と職業訓練校のような制度を保持し続けているのか。これについては，同じような徒弟制度からの離脱を，明治年間にすでに確立した工業・農業・商業など，かつての職業教育を行っていた分野が，どのような過程で学校教育体系に組み込まれていったのかをみることが，大変参考になる。

　この職業教育という用語は1883年（明治16），手島精一の発表論文中に使用されたのが初出であるといわれる。一方，それ以前の1878年（明治11），岩倉具視の起草した『士族授産ヲ請フノ議，別冊意見書』あたりから発生したといわれる実業という語は，1945年（昭和20）まで用いられ，現在でも実業高校などにその名残りをとどめており，ほとんど同義とされてきた[12]。しかし，1946年に，敗戦後のわが国の教育に関する教育使節団報告書が提出され，その訳文に職業教育という訳語が使用されて復活し，一般的に使用されるようになったといわれる[13]。現在では，1951年（昭和26）制定の産業教育振興法に使用された産業教育という用語が，実業教育に代わって使用されている。

　これら農・工・商・水産などの教育と，医師・歯科医師・薬剤師・看護師の職業教育を同一概念で使用することには，かなり質の違いを感じるが，職業教育という用語の持つ教育目的を表す広範，雑多な内容の意味することを理解するために少し解説をしてみたい。

　これらすべてに共通することは，明治の初期から日本における職業教育を開始し，そのいずれもが徒弟制度であったという点である。看護師養成教育以外は明治10年代には徒弟制度に学校教育制度の補足を認め，明治20年代に至って文部省が徒弟制度維持の考えを捨て，明治30年代には遂に農商務省が徒弟制度を補強する考えを捨てている。以来130年，厚生労働省は看護師養成教育を学校教育制度の中に位置づけようとはいわない。なぜなのか。

　ここで徒弟制度について説明をしておく。看護師養成教育は徒弟教育であるとか，看護師養成教育はいまだ徒弟制度から脱却していないなどとよく聞かされる。このような使い方をするときの徒弟教育の持つ意味は，「看護師の国家試験に必要な知識，技術を教え，さらに看護師になろうという若い人たちに昔から続いてきた看護師という職業人の典型のような，ある特定な態度を並行して伝えていくべきだとする」教育観に立って行われる教育を指す。また「看護学生の教育を受ける権利や自由を尊重せず，ただ労働力として使う」という学生観を指して用いられることが多い。

　しかし，ヨーロッパ中世において起こった手工業者養成のための徒弟制度は，本来，親方─職人─徒弟の3層からできた身分的階層からなり，なおかつ伝統的な道具と技術を伝えるために，一定の水準を目ざした教育的意味を持つ制度であった。さらに親方─職人─徒弟は同業であるという特徴を持つ。一方，わが国における徒弟制度は，丁稚奉公という低廉な年少労働力としておおいに利用されたが，その中の少数の者が，一定の年季が明けた暁に親方と同じ職業を継ぐことができるという制度であった。

　本来的な用語解釈に立って，わが国の看護師養成教育を考察すると，かなりのへだたりがあることに気づく。まず異種職業間の身分的階層からなること，さらに文化的社会的環

境という制約を受けた性的差別を基盤とした身分的階層からなることとの二重構造を形成する。絶対服従の大前提のもと，医師の意のある処を察し，目差しひとつで医師のために役立つ助手の養成であり，看護師養成という名を借りた，病院における低廉な女子労働者の確保以外のなにものでもなかった。このような特殊な制度を徒弟制度と呼ぶにはかなり問題がある。正確に表現すれば，特定の職業が，ある種の職業に隷属させられたのであって，同業者の後輩を養成することを目的とした徒弟制度とは本質的に相違がある。

　日本だけでなく，職業教育は洋の東西，社会思想の右左にかかわりなく徒弟制度として発達してきた。しかしどこの国にもないわが国の特徴は，職業訓練を主目的とする学校を経て，大学を含む高等教育への進学の道を開いていない点である。

　しかし，理学，工学，林学，獣医学，畜産学を含む農学，商学，商船・水産養殖を含む水産学，医・歯・薬学をはじめ，家政，芸術，体育学や教員養成などの教育制度はほぼ完成に近づき，最近ではあまりにもリベラルでありすぎて，普通教育による職業生活に寄与する資質形成の未熟さに気づいた学生たちが，大学4年間に各種学校に通って技能を修得するなどという，看護師養成教育では決してみられない現象が起きている。

　現代社会においては，成人式を終えた社会人は何らかの職業に就くから，職業生活を送るため，社会生活を送るための準備は，その程度や分量の差こそあれ必要だ，と若者たちのほうが先に行動を起こしてしまっているようにも見受けられる。例えば，看護職養成教育においても既に大学卒業者が看護師養成施設に入学するという状況が生まれており，1999年の調査[14]によれば，過去3年間に大学卒業者の入学経験を持つ看護専門学校は，対象となった374校のうち309校（82.6%）を数えた。

　しかし一方で，職業教育に対する偏見は根強く，低学力の学生が集中するといった人間に対する価値観の片寄りや技能労働の軽視，さらに労働概念の貧困や女工哀史のおもかげを持つ女性労働への偏見などが絡み合い，日本人の成熟した豊かな職業意識の育成を阻害している。これこそは日本人の教養水準と関連しているのである。

2 学校教育体系化をはばんできたもの

　看護師養成教育を制度的に考察するときに，制度とは一体何なのかという基礎知識があるとわかりやすいので少し解説してみたい。

　看護師養成をその目的として始めた養成教育のあり方や続け方が，それらを取り巻いている人々に，これでよいと思われる仕組みがまず作られる。その組織を看護師養成教育の制度ということができる。

　作られた仕組みには，それを毎年継続していくための規則や内容があって，それらは世界的水準からみた社会の要請や，日本という特定の国の水準による要請などによって影響を受ける。

　そうこうするうちに世の中の看護師養成教育は，「こうあればよい」という1つの合意が生まれ，社会的慣行ができて，それらが継続されるようになったと考えられる。各集団ごとに思い思いのやり方で行っていた看護師養成を，時間の経過とともにある程度の水準をそろえるために，内容を一定にするとか，生徒の年齢に基準をもうけるとか，養成期間を定めるなどと固定化し，それらを1つの規則のようなものに作りあげていくとき，法制的制度が成立する。看護教育制度に限らず，どのような制度もこのように形成され，そして

法制化されていったと考えてよい。

わが国における職業教育のほとんどが，明治年間にお雇い外国人の直接指導のもとに始められたことは，北海道大学の前身，札幌農学校のClark, W. S. 博士に代表されるエピソードとして有名である。看護師養成教育もまた，米国において'はじめて訓練を受けた看護師'という名誉をになうRichards, L. をはじめ，Reade, M. E., Vetch, A. などの指導によって開始されたのであった。

しかし，農・商・工の職業教育が徒弟制度から離脱していった速度とは全く様相を異にする遅滞遅延は，わが国における性差を根本とする女子教育に対する偏見と看護学を学問として認識できない医学者の独断と相まって，看護師養成教育を学校教育体系の中に位置づけることをはばみ，法制化することをひずませてきた。

社会現象を制度化していく過程は，常に人の営みのほうが先行する。看護という現象，営みは，わが国においても歴史とともに存在していたことは容易に想像されることである。しかしそれが看護師という職業となるのは，明治維新以降であり，実質的に看護学という基盤を持つ養成教育となるには，100年の年月を要したのである。

3 日本における'看護師'の成り立ち

わが国において看護をその業とする女性たちは，彰義隊の傷病兵に対する救護に始まるといわれる。それまで看護に当たっていたのは男性であり，その史料の1例として陸軍看護学修業兵教科書というテキストがある。このテキストは陸軍の兵卒が使用していたもので，1890年（明治23）に陸軍省通達として出されている。日本最古の看護学という用語使用の1例である。

これらから推測できることは，当時は女性が職業に就くことのなかった社会にあって，看護という業は男性の職業であり，特に女性のいない軍隊において成立していたという点である。先にあげた彰義隊の傷病兵救護では，男性が男性に対して行う看護が同性によることからくる欠点により成り立たず，そのような事態に対処するために，'柔能く剛を制す'（弱いものがかえって強いものに勝つこと）という発想からであったと聞く。

その際に荒くれた兵士たちの看護に当たった婦人たちは，男女差別の激しかった当時の社会において，決して上流階級の貴婦人や良家の子女ではなかった。そのため，看護師としての機能を十分に果たしたにもかかわらず，一種の蔑視を受け，その印象が長い間の語り草となって続いた。それらは頑迷な当時の社会的身分階級性や性差別とともに，看護師という職業へのわが国独自の偏見を育てていったと伝えられている。

習慣，慣習と称されるものの根強さによって受けた被害は甚大であり，わが国の看護師は，看護師という名の専門性を持つ職業の確立に貢献したイギリスのNightingale, F. を取り巻いた環境とは対照的なものを，その出発点とした。

その後，1877年（明治10）頃から，前出の外国人看護師たちを含む人々によって，日本近代看護師の養成教育が開始された。しかも教育に関する規則は，1900年（明治33），わが国初の東京府看護婦規則の中で試験が年2回実施されること，その試験科目などに触れられているにすぎず，業務取り締まり規則としての性格が濃く，教育を目的とした養成規則とはいえない。以後，各県単位で看護婦規則が定められたが，いずれも同じ傾向の踏襲であった[15]。

46　第2章　看護教育制度論

　ちなみに，看護を職業とする男性に対しては，後年，看護婦規則〔1915年（大正4），内務省令9号〕において「男子タル看護人ニ対シテハ本令ノ規定ヲ準用ス」とあることから，看護人と呼び慣わしたことがわかる。この看護人という名称は，1968年（昭和43）の通達，「看護婦又は准看護婦に関する規定が準用される男子である看護人の名称について」（医発685）において，「男子である看護人については，保健婦助産婦看護婦法第60条第1項の規定によりすべて看護婦又は准看護婦に関する規定が準用されているが，免許を受けた者の名称については，明確な規定がないため，従来，一般に'看護人'又は'准看護人'と呼称されていた者である」とあり，これ以降，看護士という名称が看護人に変わって法定され用いられるようになった。

　さらに，従来，女性のみに認められていた保健師に関しても，1993年（平成5）保健婦助産婦看護婦法第59条の2の追加により男性への門戸が開かれ，「保健士」の名称が用いられるようになった。そして，2001年（平成13）の「保健婦助産婦看護婦法の一部を改正する法律」の制定に伴い，男女両性に対し「看護師」，「保健師」の名称が法定された。なお，このとき，「助産婦」についても「助産師」へと名称変更が行われたが，男性が助産師資格を取得することは依然として認められていない。

　なお，本書において'看護職'というときには，看護師，保健師，助産師のすべての職種を指す。

4　看護学の発展をはばんできた訓令462号

　1890年（明治23），看護婦養成所を開設した日本赤十字社は，1904年（明治37）に本部・支部の看護婦養成規則を統一した[16]。これらはわが国の看護師養成教育における規範となっていった可能性が強い。

　全国的な看護婦規則の制定は1915年（大正4）まで待たねばならない。これら看護婦規則の内容と現在の保健師助産師看護師法を比較してみると，両者ともに教育関係法規とはいいがたく，業務法，身分法としての性格を明示している。

　ある1つの仕事があり，それを頼みたい人と頼まれる人がいて，はじめは社会の中でかなり自由に機能している。その営みが何らかの形で社会的公認を得るためには，頼まれる人々の間にも，主体的に社会的規制が働き，それらを法制化していくのが普通の制度化へのプロセスである。ところがわが国の看護師という職業には，主体性というものがほとんど育成されておらず，職業確立当初に輩出した人々を除けば，専門職志向の芽はなかったと評価せざるを得ない。

　その大きな障害は，看護婦規則として内務省令9号が制定された1915年（大正4），看護師養成のため発令された訓令462号「私立看護婦学校講習所指定標準ノ件」がそれである。これは現在の指定規則に相当するものであり，その内容はわが国の看護教育制度を規制し続ける根元的制度として，現在まで生き続け，看護学の発展をはばみ，看護師養成教育を学校教育体系へ位置づけることを妨害する主要因を隠し持っていた元凶である。それは第1条の7項目の中にある。以下項目ごとにみる。

　（1）生徒の定員に対し，実習に必要な病院及び相当な校舎，器具，器械の設備があること。

　（2）寄宿生に対し，相当な寄宿舎の設けがあること。

Ⅰ. 看護教育制度の成り立ち　47

(3) 必修科目として修身，人体の構造及び主要器官の機能，看護法，衛生及び伝染病大意，消毒方法，繃帯術及び治療器械取扱法大意，救急処置を教授すること。

(4) 入学資格は高等小学校卒業若しくは高等女学校2年以上の課程を修業し又はこれと同等以上の学力を有すること。

(5) 修業年限は学説，実習を通じて2年以上であること。

(6) 主要な学科は適当と認める医師をして担当させること。（傍点筆者）

(7) 学則所定の授業時間中授業を1/3以上受けざる生徒は進級若しくは卒業せしめざること[17]。

　教育の最重要事項を他の職種にゆだねて長年月，看護教育制度はその主体者が自らの意志を発揮する場をこのようなところで失ったまま，自らをかえりみることなく，時をかせいできたといえる。

5　悪条件のもとに定着させられた看護師養成制度

　自分の職業の後継者育成を，自らの責任において実施しないという制度は，看護師その人の主体性・自発性・自律性を育成せず，したがって職業の自主性，職業人としての主体性はもちろんのこと，看護学の独立，自律性を思い立つ看護師さえ育て得なかった。

　このように自らの頭で考えない操り人形作りのような養成を続けるまま，時は移り，日清・日露の戦争に続いた第二次世界大戦へと社会情勢は突入し，大量の看護師の需要に対して，看護師の養成内容はどんどんと低年齢化，即席化が図られ制度の改悪を重ねていった。

　教育制度の成立過程において，その教育に対する発言権を持たぬまま，過ごしてきた時間の長さを思うとき，一度法制化されたものの恐ろしいほどまでの頑迷さに衝撃を受ける。さらに看護師養成の矛盾を感じながら，自分の生命の再生産を心がけない限り，職業生活を維持していけない苛酷な労働のもとで，無関心になっていく現場の看護師，そこから他部門へ移ったときには，すでに矛盾が矛盾でなくなっている看護師たちによって，この現代社会へそのまま持ち込まれてしまったといってよい。

　「習慣は，それが人々に受け入れられているというただそれだけの理由で，欠くところなく公正なものとなる」[18]。正にその通りに看護師養成教育の慣習的制度が社会生活の中である位置を持つようになり，さらにより深く根をおろし，広く社会の承認を得て，段階的に法制的制度へと発展していった。

　徒弟制度から出発した学校教育制度が発展的に制度を確立していった積極的かつ肯定的な過程とは対照的に，看護教育制度は閉鎖的，封建的な状況の中で負性の過程をたどったのである。制度は，その中にあってその制度に直接かかわりを持っている人々の意志目的を達成するためにのみ存在する[19]。

　しかし看護教育制度はいまなお看護制度の中に埋もれ，看護師は教育に対する発言権を自らのものにすることなく，医師にそれを委ねているように見受けられる。その習慣は，看護師という職業を医師という職業の隷属下に据え置き，自らの意志目的の達成のためにさえ，その制度を改革することを不可能にしている。しかし，看護師の教育に対する発言権を自らのものにすると同時に，職業としての自律性を確立するために，看護教育制度を学校教育制度の中に位置づけるための努力を推進していかなければならない。このことは，

看護の対象である人間に'ひと'として向き合う専門職としての個々人の自律性確立と深くかかわることから，最も重要視しなければならない。

Ⅱ 看護教育制度の特徴

1 学校教育制度の領域区分からみた看護師養成教育の特徴

わが国の教育制度を語るとき，やはり学校を中心とした制度が最も身近に感じられ，それらは小学校，中学校，高校，大学といった単線上に形式的にも計画的にも一番整備された学校教育制度を思い描かせる。しかし，教育制度には図書館を中心とした地域の教育活動や，公民館を中心とした老人大学，カルチャー・センターのような地域に密着した組織的教育活動に代表される社会教育制度をも含む。

最近の高齢化社会における生涯教育の充実などのために，この2つの制度を次第に結びつけるための統合化計画が真剣に検討されるようになり，もっと広い意味で教育行政の制度をも含めて考えるようになったといわれる。

看護教育制度は，その教育の開始とともに看護制度の中に埋没し，独立した地位を持たないまま現在に至っていること，それを教育制度の中へ位置づける努力の必要性は前述した通りである。

『教育学大事典』[20]によれば，学校教育制度の領域区分には以下のような5領域が示されている。

> **学校教育制度の領域区分**
> ①教育程度による区分
> ②教育目的・内容による区分
> ③教育対象による区分
> ④教育形態による区分
> ⑤設置者による区分

そこでこれらの領域区分に沿って看護師養成教育を位置づけ，そこからの視点で検討を試みる。ここで'学校'と使用するときには，学校教育法第1条「この法律で，学校とは，幼稚園，小学校，中学校，義務教育学校，高等学校，中等教育学校，特別支援学校，大学及び高等専門学校とする」という学校の定義による。

1 教育程度による区分（初等教育，中等教育，高等教育など）

教育程度は，主として初等教育，中等教育，高等教育に区分される。一般に，高等教育とは，学校体系を教育水準や学習者の年齢等に基づいて垂直的に3つに区分する場合に，初等教育，中等教育の次に接続する最終的な学校教育段階を指す[21]。わが国においては，高等教育を，第二次世界大戦前，師範教育や実業教育を行うさまざまな種類の教育機関を

示す用語ととらえてきたが，戦後の学制改革以後，大学教育を示す用語ととらえるようになった。

　さらに，その後，高等専門学校制度，専修学校制度等の発足に伴い，「高等教育」＝「大学教育」という概念が通用しなくなった。例えば，文部科学省は，「高等教育機関」として，大学・短期大学・高等専門学校（第4・5年次）・大学通信教育・国立養護教諭養成所に加え，1975年より専修学校の一部（専門学校）を含めて扱うようになった[22]。これは，高等教育の概念が，教育制度の進展に伴い包含する範囲や意義を変容させてきたことを表す。

　今日，各国において，高等教育を狭義の大学教育に限定せず，青年期および生涯にわたる人々の学習機会の一環として有機的に編成する必要が認められている[23]。また，ユネスコは，世界各国に高等教育の多種多様な内容・形態が存在することを認める一方，その共通点として，次の3点をあげている[24]。

高等教育の共通点
①18歳以上の中等教育を修了した青年にあたえられる教育である。
②その修了が一定の社会的称号や資格と関係をもつ。
③専門分野の教授とともに一般教養の教育を含む。

　それでは，この区分によれば，看護学教育は，どのように特徴づけられるであろうか。看護職養成教育の実施されている大学，短期大学，看護専門学校は，すべて18歳以上の中等教育修了者を対象とし，その修了が看護師免許取得に関係し，専門分野とともに一般教養の教育を含む。そのため，すべての看護職養成教育機関を高等教育に位置づけることができる。しかし，その修了と一定の社会的称号の関係に着目すると，大学の卒業は学士，短期大学の卒業は短期大学士の学位取得につながり，専門学校の卒業は学位取得につながらない。学位とは，「学術の研究に一定の能力と業績をもつ者に大学が，もしくは国によっては国家が授与する特定の称号」であり，②の社会的称号をこの学位ととらえると，大学が高等教育であり，専門学校は高等教育に位置づかないことになる。

　加えて，高等教育には，一般に，教育，研究，社会サービスという3つの機能が認められている[25]。学校教育法は，大学の目的を「学術の中心として，広く知識を授けるとともに，深く専門の学芸を教授研究し，知的，道徳的及び応用的能力を展開させること」[26]と規定している。また，短期大学の目的は，「深く専門の学芸を教授研究し，職業又は実際生活に必要な能力を育成すること」[27]であり，専修学校（専門学校）のそれは，「職業若しくは実際生活に必要な能力を育成し，又は教養の向上を図ること」[28]となっている。これは，研究機能に着目すると，学校教育法が規定する目的に照らし，大学と短期大学が高等教育機関としての要件を備え，看護専門学校はこれを満たさないことになる。

　以上は，現在の看護職養成が，中等教育に続く段階の教育という点からはすべて高等教育に位置づく一方，どのような観点からとらえるかによっては，看護専門学校が必ずしも高等教育に位置づかないことを示す。また，どのような観点からとらえたとしても，看護系大学は，高等教育としての要件を満たす。さらに，大学・短期大学・専門学校は，その教育環境においても各々の格差が著しく，これらのうち大学は，教育環境が最も充実している。

　ある職業が専門職であるための要件の1つは，長期間にわたる教育訓練を必要とし，その養成が高等教育機関によって行われることであり[29]，看護職が自他ともに認める専門職

50　第2章　看護教育制度論

となるためには，すべての看護職養成が高等教育機関において行われる必要がある。その
ため，どのような観点からみても高等教育機関としての特性を備え，充実した教育環境を
持つ大学におけるすべての看護職養成の実現は，看護職の専門職化実現に向けての重要な
課題である。

　なお，教育学は，初等中等教育を中心に発展してきたという歴史を持ち，看護学教育に
おいても，そのような中で体系づけられてきたさまざまな知識や技術を活用している。し
かし，高等教育に位置づく看護学教育の対象者は，初等中等教育の対象とは発達段階が異
なり，成人学習者とみなすことが妥当である。成人学習者を対象とした高等教育という観
点から，看護学教育に必要な知識・技術を開発する必要がある。

2 教育目的・内容による区分
（義務教育，普通教育，職業教育，一般教育，専門教育など）

　義務教育とは，一般に，国法によりすべての国民の子弟にそれを受けさせることが義務
とされている教育を指す[30]。わが国においては，日本国憲法第26条第2項が，「すべて国
民は，法律の定めるところにより，その保護する子女に普通教育を受けさせる義務を負ふ」
と規定している。また，ここにいう「法律」とは，教育基本法であり，その第5条は，「国
民は，その保護する子に，別に法律で定めるところにより，普通教育を受けさせる義務を
負う」と定めている。また，学校教育法第16条は，保護者が「子に9年の普通教育を受け
させる義務を負う」と定めている。すなわち，わが国においては，9年間の普通教育が義務
教育に該当し，具体的には，小学校，中学校における初等中等教育を指す。

　また，普通教育とは，すべての人が共通に学ぶべきものとされている教育，また，すべ
ての人が共通に学んでいる教育である[31]。学校教育法は，小学校の教育目的を「普通教育
のうち基礎的なものを施すこと」，中学校のそれを「普通教育を施すこと」，高等学校のそ
れを「高度な普通教育及び専門教育を施すこと」と規定し，これは，わが国においては，
普通教育が，小学校，中学校，高等学校において実施されていることを示す。

　さらに，この普通教育に相当する大学レベルの教育は，一般教育と称される[32]。また，そ
の内容は，主として「学問」とは何かについての所信が基礎になっており，その目的は，
「自由人の基本的な質に対する信念を受け継いで，普遍的な動機と共感に基づく自己規制
の生き方をみずから選び取り，それに責任をとりうる教養ある人間」の育成にある[33]。

　一方，普通教育，一般教育という用語に対置する用語として，職業教育，専門教育があ
る。職業教育は，狭義に「職業のための教育」，広義に「職業による教育」ととらえられ[34]，
一般には狭義，すなわち，一定の職業に従事するために必要な知識・技術の習得を目的と
する教育を指す。

　また，わが国において，職業教育という用語は，従来，高等学校の職業に関する教科・
学科において行われる教育を意味し，職業人養成につながる大学における教育には，専門
教育という用語が用いられてきた。しかし，今日，高等教育の普及とともに，職業教育概
念が拡大し，近年においては，大学生のインターンシップ（就業体験）や大学院における
職業人養成・再教育課程等も広義の職業教育ととらえられるようになった。

　大学においては，職業教育・専門教育のどちらの用語を用いるかという問題とは別に，
実際に，古くから医師をはじめとする職業人養成が行われている。また，2002年（平成14

には，学校教育法が改正され，高度専門職業人養成に特化した専門職大学院制度が創設され，大学院においても職業人養成はその重要な機能となってきている。

看護職養成教育は，職業教育もしくは専門教育に該当し，大学・短期大学・看護専門学校のいずれにおいても，看護職養成を目的とする教育が展開されている。また，職能団体である日本看護協会がその資格を認定する専門看護師は，大学院におけるその専門性に特化した教育課程の修了を前提としている。これらは，看護職という職業人養成において，大学・大学院が，きわめて重要な役割を果たしていることを示す。

③ 教育対象による区分（普通児教育，心身障害児教育など）

この区分からみると，圧倒的多数の看護師養成教育では，健康な青年期を対象とし，特に身体的・精神的健康の水準をきわめて高く求める慣習がある。しかし，2001年（平成13），保健師助産師看護師法第9条の三「欠格事由」が改正され，従来の「目が見えない者，耳が聞こえない者又は口がきけない者」という絶対的欠格事由の廃止と相対的欠格事由への変更が行われた。すなわち，改正後，欠格事由は，「心身の障害により保健師，助産師，看護師又は准看護師の業務を適正に行うことができない者として厚生労働省令で定めるもの」となった。

「厚生労働省令で定めるもの」とは，保健師助産師看護師法施行規則第1条が規定する「視覚，聴覚，音声機能若しくは言語機能又は精神の機能の障害により保健師，助産師，看護師又は准看護師の業務を適正に行うに当たって必要な認知，判断及び意思疎通を適切に行うことができない者」を指す。これは，看護師養成教育においても看護業務を適正に行える程度のさまざまな障害を持つ学生を受け入れ，健康と学習にかかわる必要なバックアップを行う時代に入ったことを意味する。既に，大学，短期大学には身体障害者受け入れのための施設整備を検討する専門委員会があり，各学部から代表委員を送り，各学部の主張と高等教育学習の可能性とが全学的に検討されるのが通常である。

総得点主義が主流を占める大学や短期大学では，入学後精神的・社会的問題がかなり起こる例もあるが，それらは，各学部からの代表委員で構成する学生生活委員会および健康管理センターが，全学的にバックアップする。このような委員会の決定事項は，学生部によって善処されていく。

④ 教育形態による区分（全日制教育，定時制教育，通信制教育など）

この区分によって看護基礎教育課程をみると3年課程の短大，大学は100％全日制であり，3年課程の看護師養成施設は数パーセントの例外を除き全日制である（図2-3）。一方，2年課程看護師養成施設は約56％が定時制である。

後述する通り，看護師等養成所の運営に関する指導要領（2015年4月より指導ガイドライン）は，1996年（平成8）の改定において，2年課程に通信制の規定を明記した。これは，准看護師養成停止と准看護師から看護師への移行教育を考慮に入れての改定と推察される。その後，2年課程の通信制を弾力的に運用することへの機運が高まり，2003年（平成15）の改正を経て，2004年（平成16）に2年課程の通信制3校が開校した。

加えて，多くの看護職者が，看護学の学位取得を希望しながらも，通学可能な地域に看護系大学が存在しないことを理由とし，近隣の大学において他の学問領域を専攻すること

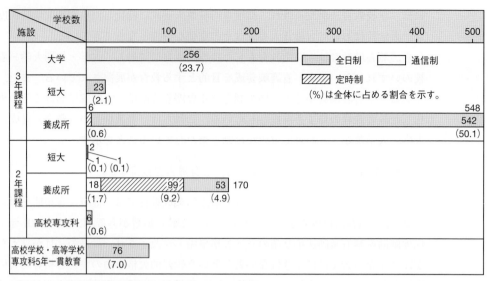

図 2-3　看護基礎教育課程別の学校数にみる定時制の比率（2016 年）（平成 28 年看護関係統計資料集）

による学位取得を希望しているという状況がある[35]。また，世界的にみれば，看護学においてもインターネットや対話型テレビシステムを用い，大学と離れた地域に居住・就業している看護職者に対し学士・修士・博士といった学位を取得するための遠隔教育が，既に展開されている[36]。わが国の看護学教育においても，このような情報技術を駆使した通信制教育や遠隔教育の導入を，早急に検討する必要がある。

　それは，看護職の免許取得を希望する者や看護学の学位取得を希望する者が，自分の生き方で定時制や全日制や通信制を自由に選んで学習し，単位を自由に積み重ね，それらを実現することにつながるであろう。わが国においては，現在，看護系大学の81.9%，短期大学の51.9%，看護専門学校の12.9%が，科目等履修生制度を採用しており[37]，その単位を積み重ね，大学改革支援・学位授与機構より学位を取得する看護職も増えている。しかし，このような科目等履修生制度は，看護師免許の取得には結びつかず，看護師免許を取得するための選択肢の少なさも依然として続いている。

5　設置者による区分（国立学校，公立学校，私立学校など）

　学校教育法第1条が規定する学校を設置者により区分すると次のようなことがわかる。
　2002年（平成14），大学の37%（36校）が国立，31%（30校）が私立，公立は32%（31校）であった。2016年（平成28）現在，大学の17%（44校）が国立大学法人・国立，64%（164校）が私立，公立大学法人・公立は19%（48校）である。
　また，2002年（平成14），短期大学の3年課程は，国立23%（14校），公立35%（21校），私立42%（25校）であった。2年課程は，国立はなく，公立が60%（6校），私立40%（4校）であった。2016年（平成28）現在，国立大学法人・国立の短期大学はなく，3年課程は公立大学法人・公立9%（2校），私立91%（21校），2年課程は私立100%（2校）である。
　学校教育法第1条が規定する学校のうち高校衛生看護科は，2002年（平成14），公立49%（62校），私立51%（64校）で国立はなく，この中に1.6%（2校）の定時制が含まれていた。2016年（平成28）現在，高校衛生看護科は公立13%（2校），私立87%（13校）であ

り，この中に7%（1校）の定時制が含まれている。また，2002年（平成14）から設置された高等学校・高等学校専攻科5年一貫教育は，2016年（平成28）現在，公立34%（26校），私立66%（50校）である。

大学の増加，短期大学の減少，5年一貫教育の新設など時代の変化とともに，看護学教育施設の設置者による区分は，様相が変化している。

2 看護師養成教育の制度的特徴

制度的特徴を保健師助産師看護師法より始め，それを受けて施行規則，指定規則，指導ガイドラインと具体的にみることによって明らかにしていく。大学，短期大学，高校といった学校教育法第1条に該当する学校の設置基準と，第1条校以外の'学校'および1条校をも含めて対象とした指定規則と指導ガイドラインの指定基準の一覧表の中で，特に注目している点を中心にその特徴をみていくこととする。

以下，それぞれに包含されている養成教育の規定部分を検討する。

1 保健師助産師看護師法にみる養成教育に関する部分
（以下法203号，資料9参照）

本法はまず第1章において，目的を規定し，ついで保健師・助産師・看護師・准看護師の身分を確定している。第2章においてはそれぞれの国家試験に合格して免許を受けること，そのための欠格事由と籍の登録などについて定めている。第3章は試験についてその内容，実施，受験資格を規定している。この第3章が養成教育に関する部分であるが，詳細には触れず，省令，通知になるにしたがって具体化される。

その他に，本法は業務を第4章，罰則を第5章に規定している。罰則を持つことは学校教育法と同じであるが，内容はずいぶん違っている。学校教育法の閉鎖命令違反や子女使用者の義務違反，保護者の就学義務不履行，学校名称の専用違反の処罰に対して，法203号の罰則は，業務制限違反，不正免許受理，類似名称使用の禁止違反（保健師は名称独占をしているので，名称専用違反となる），業務停止中の就業違反，保健師に対する主治医および保健所長の指示受理違反，医療行為の禁止違反，診療機械使用・医療品授与・医薬品指示・指示のない衛生上危害を生ずるおそれのある行為の禁止違反，試験事務担当者の不正行為禁止違反と，まさに業務取り締り法であることは一目瞭然である。

次に示す施行規則と指定規則は法律に基づき制定された省令である。法律とは，国権の最高機関である国会の定める法の形式をいい，憲法につぐ効力をもつ。これに対し，省令とは，国による法規命令の制定形式の1つであり，各省大臣が制定する[38]。法規命令は，法律または条例による授権に基づいて制定する，'法規'「国民の権利義務に関する一般的抽象的定め」としての効力を持つ規範であり，法律や条例と同様に行政機関に対する対外的拘束力，裁判基準性を持ち，国民の法的地位を変動させる効力を持ち得る。一般に委任命令と執行命令に二分され，委任命令は法律などを補充して国民の権利義務を新たに設定するものであり，法律による個別的な作用法上の授権に基づき制定され，罰則も付し得る。

執行命令は，法律などを執行するためにすでに設定されている国民の権利義務の具体的細目または手続き的技術的事項を定める法規命令であり，罰則を付し得ないとされている[39]。

このように解釈して内容を読んでいくと，保健師助産師看護師法施行規則は，保健師助産師看護師法の授権に基づく厚生労働省による法規命令であり，なかでも法律などを執行するためすでに設定されている権利義務の具体的細目，手続き技術的事項を定める執行命令に属する省令であることがわかる。また，保健師助産師看護師学校養成所指定規則は，保健師助産師看護師法の授権に基づく文部科学省，厚生労働省による法規命令であり，執行命令に属する合同省令である。

2 保健師助産師看護師法施行規則にみる養成教育に関する部分
（以下施行規則，資料 10 参照）

保健師助産師看護師法を受け厚生労働省により制定された施行規則は，免許を第1章，再教育研修を第1章の2，試験を第2章，業務を第3章に規定している。

養成教育に関する部分は第2章である。その内容は試験施行の告示，試験科目，受験手続き，受験手数料，合格証書交付などであり，養成教育に関係する部分は試験科目のみである。ほとんどが事務規定である。

3 保健師助産師看護師学校養成所指定規則にみる養成教育に関する部分
（以下指定規則，資料 11 参照）

看護師養成教育の教育内容を示した別表3を含むこの文部科学省，厚生労働省の合同省令は，指定規則と呼ばれており，この指定規則の内容によって，はじめて学校教育法が示す教育に関する制度に準ずる性格を示す。

近年，看護系大学の増加，看護系大学院の増加に伴い，これまで，学校教育法の傍系に置かれ，微動だにしなかった看護教育制度が，学校教育制度下に位置づくことを目ざし少しずつ動き出した。それはこの指定規則における教育に関する諸制度の改正内容をみることでも伺える。

(1) 第1条

第1条は，保健師助産師看護師法の規定に基づき文部科学大臣が指定する学校と大学，都道府県知事が指定する養成所の指定に関してはこの省令が定めるという省令趣旨を述べている。続いてこの省令の「学校」が，学校教育法第1条の規定による学校およびこれに付設される第124条が規定する専修学校と，第134条の各種学校を含むことを明記している。したがって，厚生労働省関係の統計資料が学校教育法第1条に該当する大学・短大・高等学校を含めた数値であることは，ここに起因する。学校教育法第1条の「学校」規定と，指定規則の規定する「学校」は，その内容に大きなへだたりがある。大勢の看護師が同じ'学校'なのにと不思議がる原因はここにある。指定規則には学校教育制度の範囲に含まれない'学校'と，含まれる'学校'が同居している。

(2) 第4条

第4条においては，看護師学校養成所の指定基準が定められている。

それによれば「学校教育法第90条に該当する者を教育する課程を設けるものの指定基準は次のとおり」となっている。学校教育法第90条とは，大学入学資格規定であり，この

中には以下の者が含まれる。

大学入学資格規定

①高校卒若しくは中等教育学校卒又は通常の課程による12年
　の学校教育修了者
②大学入学資格検定合格者
③短期大学卒者
④高等専門学校卒者
⑤大学卒者
⑥外国からの帰国者で12年の課程修了者

次に第4条の看護師学校養成所等の指定基準について，第1項から検討を加えてみよう。これは付表1を参照されたい。

(3) 第4条第1項の一 （入学または入所資格）

入学または入所資格は，前述した通り学校教育法第90条に該当する者である。このうち高校における教育課程の多様性が，看護師養成教育の多様性と深くかかわりを持っている[40]。

(4) 第4条第1項の二 （修業年限）

修業年限は3年以上とされる。以上とあるから大学は4年であっても当然含まれ，看護師の国家試験受験資格だけでなく，保健師，助産師の受験資格を取得できる大学もある。したがって大学における看護学教育は看護師養成教育だけでなく，保健師，助産師養成教育を含めて考えなくてはならなくなる。

(5) 第4条第1項の三 （教育内容）

教育内容は，別表3に定めるもの以上とされる。1990年（平成2）4月から施行された教育内容においては，その授業科目が基礎科目，専門基礎科目，専門科目に大別され，基礎科目については人文，社会，自然科学の各分野より各学校が主体的に2科目選択することとなった。高度な技術革新による医学の細分化に対応する看護学のあり方は，包括的に人間を‘ひと’として受け止めるための接近法を，その学的方法論として追究していかねばならない過程にあって，時間数の少なさは解消されぬままである。しかし，以前に比して偏向が是正されたことは意義深い。

さらに専門科目は基礎看護学を基盤とし，人間のライフステージによって分類された看護学のみで構成され，はじめて学的独立が果たされた。また従来男女の性別によって定められていた授業内容の区別は，専門職教育を指向する学として，さらに男女雇用機会均等法の成立など，社会的状況の変化に伴い廃止された。

この改正は，約20年を経てのことであり，看護学が医学からの学的独立を果たした点で意義深い。1996年（平成8）の改正はわずか6年後に行われ，改正の早さは，社会が看護師の役割の重要性を遅ればせながらようやく認識し，社会の高齢化に対応し独自の看護活動を展開しうる看護師を早急に求めていることの現れであろう。この改正は，高齢社会への対応，カリキュラム等の弾力化，高学歴指向への対応をねらい[41]に行われた。具体的には，看護師養成所のカリキュラム（別表3）における，基礎科目，専門基礎科目，専門科目が，それぞれ基礎分野，専門基礎分野，専門分野とされた。そして，基礎分野は，「科学的思考の基盤」と「人間と人間生活の理解」とし，専門基礎分野は，「人体の構造と機能」，

「疾病の成り立ちと回復の促進」,「社会保障制度と生活者の健康」とされ,学科目の指定ではなく教育内容の表示となった。これは大きな変化といえる。しかし,大学設置基準の改正と無縁ではなく,看護系大学の激増との関係でみると納得できる。専門分野においては,「在宅看護論」と「精神看護学」が新設された。また,独自性のある教育の展開を可能にし,さらに大学設置基準などとの整合性を図る観点から,時間数による規定から単位数による規定へと改正された。

1989年（平成元）の改正では,精神看護学を1つの柱とすることの実現が困難であったのに対し,1996年（平成8）の改正では,自然にそして当然のごとく1専門分野として位置づけられたと聞いている。在宅看護論については,わが国が世界でも例をみない高齢者社会を形成しようとしている今日,遅ればせながらという気がしないでもない。

在宅看護論は,看護師・保健師統合カリキュラムとした場合には地域看護学に含まれる。保健師カリキュラムとしての別表1においては,同時改正において公衆衛生看護学という名称が,公衆衛生看護と在宅療養者に焦点を当てた継続看護を含む地域看護学に改められ,さらに健康管理論もこれに含められた。

この改正で看護師養成所の教育内容として示されたのは,地域看護学の中の特に在宅看護論であった。看護学の専門領域を表す名称としていかにも不均衡なこの名称及び教育内容は,2008年（平成20）の改正では統合分野として別表3に示された。なお,1995年（平成7）の時点で開学している看護系大学と短期大学は,48.8％が地域看護学を一看護学領域として位置づけている。精神看護学を一領域として位置づけている看護系大学・短期大学は36.3％[42]であった。

さらに,1996年（平成8）の改正では統合カリキュラムが導入された。これは,保健師と看護師教育を一貫して行う教育課程である。このカリキュラムは,これまでの看護基礎教育課程に補完カリキュラムを積み上げて,看護職を育成するのではなく,3年6か月以上における一貫教育で国家試験受験資格を同時に取得できるように考えられている。この統合カリキュラムは,看護師等養成所に魅力を持たせる1つの道として考えられた[43]ものとされ,大学化を構想してのことではない。しかし,大学においてこのようなカリキュラムは,既に数十年前にさかのぼり実施されている。

また,臨床実習という名称が臨地実習へと変更された。これは,病院に限らず看護が行われるあらゆる場で直接患者,家族などに接する実習を推進するため[44]である。このような名称変更は,この改正が,看護師の役割拡大に対応していることを示す。

2008年（平成20）の改正では,専門科目を専門分野Ⅰ,専門分野Ⅱ,統合分野により構成し,統合分野には「在宅看護論」と「看護の統合と実践」が位置づけられた。これに伴い,単位数は計93単位から97単位（2年課程では62単位から65単位）となった。

(6) 第4条第1項の四（教員）

別表3に掲げる教育内容を教授するのに適当な教員を有し,そのうち8人以上は看護師の資格を有する専任教員とし,その専任教員のうち1人は教務に関する主任者であることとされる。

この項目の教育内容という用語は,以前は各科目とされていた。看護師養成教育の主要な学科目は,適当と認める医師が担当していたが,その歴史を変えるために,占領軍政策の一環として看護師養成教育は看護師免許を持つ教員によって実施できるよう指導を受け

た。にもかかわらず，その教員養成は3年で打ち切られ，現在まで講習会において教員養成教育を続けてきた歴史がある。

　教員の人数については，1996年（平成8）の改正において8名以上となったが，以前は4名以上とされており，制度改正当初から看護師養成施設には4名の専任教員がいればよいという解釈で押し流されてきた。そのため，4名以上と指定した規則の下限の数値を改める以外に現状を是正できなかった実態がある。この規定は，8名を有することが最低基準であることを示しているのであって，本来はそれ以上であることが望まれる。これまでの平均43名[45]の1学級を3学年持つ学校に，4名の専任教員で行ってきた教育とは，いったいどのような教育を指すのであろうか。このような改正を，少しずつ実施する以外に行政上の方法がないとして，120名の学生定員に専任教員4名しかいない教育施設で看護師の養成をするという浮き世離れしたことを行ってきた。人々は，自分が病人となり病院のベッドに身を横たえてはじめて，わが国の医療の貧困を知る。専任教員が8名しかいない教育施設で，120名もの看護師を養成している事実を知って，教員の倍増を喜ばしいと国民が感じるかどうかは，疑問である。

　8名という数字は，従来の学級担任を基本とする考え方から，各専門領域ごとに教員を配置するという考え方への変更を表し，そのために最低必要となる人数を意味している。すなわち，別表3の専門分野に表示している基礎看護学，在宅看護論，成人看護学，老年看護学，小児看護学，母性看護学，精神看護学の各専門領域に担当者を1名ずつ配置し，これに教務に関する主任者1名を加えた計8名を指す。今後，専任教員はその専門領域における教育内容について講義・演習・実習の全体を見渡し指導できる体制を整えることが必要である[46]。

　なおこの専任教員の数は，「当分の間6人」でよいことになっており，この6人を確保するための猶予期間は5年間とされた。看護学校名簿[47]によれば，2001年（平成13）現在，専任教員が8名に満たない看護専門学校は，3年課程497校中194校（39.0％）であった。また，5名以下の看護専門学校も58校（11.6％）存在した。しかし，この経過措置は，2008年（平成20）の改正においてようやく，平成23年3月31日までとすると明記された。

(7) 第4条第1項の五（学生数）

　「1の授業科目について同時に授業を行う学生又は生徒の数は，40人以下であること。ただし，授業の方法及び施設，設備その他の教育上の諸条件を考慮して，教育効果を十分に挙げられる場合は，この限りでない」となっている。

　以前この規定は，1学級定員は15人以上50人以下であることとされていた。しかし，現実には1学年に複数学級を持つ学校も存在し，1学級定員数も15人から100人までの幅があった[48]。しかし，1996年（平成8）の改正により，1学級定員数ではなく，1授業当たりの学生数を規定し，十分な教育効果を上げるという点から適切な学生数の検討が求められることになった。その学校において同時にいくつの授業を実施することが可能なのかにより，その学校の学生数がおのずと決定される。

(8) 第4条第1項の六（教室）

　「同時に行う授業の数に応じ，必要な数の専用の普通教室を有すること」となっている。

　この項目は，1967年（昭和42）11月に改正される以前，「学生の教育に必要な専用教室を二以上有すること」[49]と規定されており，3学年3学級ある3年課程の学校に専用教室が

2部屋あればよいことになっていた。この事実は，学校に1学級が常にいないことを意味し，生徒が完全に看護要員に組み込まれて考えられていたことを示している。1989年（平成元）の改正では，授業の実施できる学級数を下らない普通教室数を有することとなり，さらに改正された。「学生の教育に必要な専用教室」といったどうにでも解釈できる規定からみれば，少しずつでも改善はされていると読むべきであろうか。

(9) 第4条第1項の七（その他の教室）

「図書室並びに専用の実習室および在宅看護実習室を有すること。ただし，実習室と在宅看護実習室とは兼用とすることができる」となっている。

1989年（平成元）の改正時に，専用の実習室，調理実習室，実験室および図書室の確保が規定された。それ以前は兼用が認められており，大学のそれらを兼用できるという理由で看護専門学校には学生の図書閲覧室もなく，雑誌架が廊下に置いてあったという笑えない事実があった。1984年（昭和59）の調査[50]では，10%ほどの学校には専用図書室はなかったが，2000年（平成12）の調査[51]ではおおむね100%に専用図書室があり，改善が認められる。なお，1996年（平成8）の改正では，看護に対するニーズの変化に伴って必要性が低下している調理実習室および実験室の必置が削除される一方，新たに，専用の在宅看護実習室を有することという規定が設けられた。

(10) 第4条第1項の八（設備）

教育上必要な機械器具，標本，模型および図書の専有について規定している。

図書数および学術雑誌数は，看護専門学校と短期大学間の差が大きく，それは，短期大学と大学間においてさらに拡大する[52]。この差は，教育目的の差の反映であり，大学の文献数の多さは，その研究機能に起因する。

(11) 第4条第1項の九（実習施設の利用と実習指導者の指導）

適当な実習施設の利用と適当な実習指導者の指導の保証について規定している。

かつての指定規則は，実習指導者について何も規定していなかった。しかし1967年（昭和42）の改正において規定され，これは，大正以来はじめて実習に対して教育的な配慮を払った画期的項目である。

(12) 実習施設について

実習施設については，1989年（平成元）の改正では第1項の十に規定があり，主たる実習施設が学生または生徒の定員と同数以上の病床数を有するものであって，内科および外科の診療科を有するものであることとされていた。この項目は，かつて「主たる実習施設は，学生定員の2倍以上の病床数があり，内科及外科の病室を有し，且つ小児科の病室，産婦人科の病室及伝染病室（結核病室を含む）のうち一種以上を有すること」[53]となっており，病床数が多く，診療科数もそろっている病院でなければ該当しなかった。看護師養成が病床数の急増に間に合わず緊急を要していた時期であり[54]，かつての国立療養所などで看護師養成を開始するにあたって，このような緩和策がとられたのである。

しかし1996年（平成8）の改正では，この項目が削除された。看護学実習の施設としては，医学的診療科のある医療施設のみならず，老人ホームなどのケア施設や訪問看護ステーションなども重要である。また，実習施設は，看護学教育の目標を達成するために適切であるかどうかを基準として選定されることが重要である。

(13) 寄宿舎について

1989年（平成元）の改正において，学生または生徒のための適当な寄宿舎の確保に関する項目はついに削除された。この項目は，1915年（大正4）以来，75年間変わることなく存続し，1967年（昭和42）の改正以後，項目自体は残ったものの，一般学生同様に看護学生の通学を認めるようになった学校が多く，1989年（平成元）の削除には何ら問題はなかった。この項目の削除は，看護学生を看護要員として確保していた時代がいかに長期にわたっていたかを物語り，その歴史的変化の時の到来を示した。しかし学校の教育方針によって，学生の厚生施設として，あるいは全人教育の一環として全寮制を続ける教育施設は今なお多い。

(14) 第4条第1項の十 （専任事務職員）

専任事務職員の配置が規定されている。このような教育施設として当然と思われる項目が，1967年（昭和42）になってはじめて入ったこと自体が問題だが，それ以前には'そんな項目はない'とされ，事務職員の配置のない施設が多かった。しかし，1984年（昭和57）の調査[55]によれば48％におよぶ3年課程の施設に専任事務職員が置かれていなかったが，1991年（平成3）の調査[56]によれば，その値が15.3％にまで減少し，改善傾向が認められる。

(15) 第4条第1項の十一 （管理および維持経営）

管理および維持経営の方法の確実性が規定されている。1971年（昭和46）から東京都では看護専門学校に対して補助金を出すようになり，その書類を作成するために経営基盤が以前と比してガラス張りにされる傾向が出てきている。また，2007年（平成19）12月の学校教育法改正により専修学校も学校運営状況や経営基盤等の評価とその評価結果の公表が義務化された。しかし，ホームページなどにより一般に広く結果を公表している施設は少ない。多くは，閲覧希望者が直接訪問した場合に限り，法令により定められた情報を公開している。

(16) 第4条第2項，第3項

第1項に続く第2項は2年課程および両課程の併設，第3項は高等学校および高等学校の専攻科に関する基準である。

(17) 第5条 （准看護師学校養成所の指定基準）

第5条の「准看護師学校養成所の指定基準」について，特に注目すべきことは，1989年（平成元）の改正において，教育内容について別表4に示される専門科目名が変更されたことである。基礎看護，成人看護，老人看護，母子看護と'学'という文字が省略されてはいるものの，2年課程の教育施設との間で，教育課程の一貫性と補完性を計ることが可能になったことは，意義深い。また，1996年（平成8）の看護師学校養成所指定基準の変更を背景とし，1999年（平成11）にこの准看護師学校養成所の指定基準も全面改正された。

４ 看護師等養成所の運営に関する指導ガイドラインにみる養成教育に関する部分 （以下指導ガイドライン，資料 12-1 参照）

前述の通り，2015年（平成27）4月1日，看護師等養成所の指定・監督権限が厚生労働大臣から都道府県知事に移譲された。これに伴い，「看護師等養成所の運営に関する指導要領について」（以下指導要領）と「看護師等養成所の運営に関する手引きについて」（以下手引き）が廃止され，厚生労働省医政局長から「看護師等養成所の運営に関する指導ガイドラインについて」（以下指導ガイドライン）が各都道府県知事宛に通知された。

60 第2章 看護教育制度論

この「指導ガイドライン」は,「指導要領（資料 12-2 参照）」と「手引き（資料 13-1 参照）」を統合した内容により構成されており,両者の内容に微細な修正を加えている。

ここに到る過程は次の通りである。

1989 年（平成元）5 月,厚生省健康政策局長が各都道府県知事宛に出した通知文 283 号「看護婦等養成所の運営に関する指導要領について」は,それまでのものと内容が大幅に変更された。これは 1990 年（平成 2）4 月から施行された。さらにこの改正を受けて,厚生省健康政策局看護課長から各都道府県衛生主管部（局）長宛に「看護婦等養成所の運営に関する手引きについて」が同日発令され,具体的な運営指針が示された。

しかし,1996 年（平成 8）8 月の指定規則の一部改正に伴い,283 号による指導要領は 1997 年 4 月をもって廃止となり,新たに通知文 731 号が通達された。同時に,「看護婦等養成所の運営に関する手引きについて」も改正され,厚生省健康政策局看護課長から,各都道府県衛生部（局）長宛に発令され,これも同様に「看護婦等」と一本化された。

義務教育において,この指導要領は,法的拘束性を持つと考えられている[57]。1990 年 1 月,最高裁判決は,初等教育における指導要領が法的拘束力を持つとし,教師に教科書を使う義務ありとの判断を下した。しかし,高等教育に準ずる教育に対しての指導要領の法的拘束性には,当然初等・中等教育とは異なった解釈が成立し,1 つの標準あるいは方向性の示唆と受け止め,教育施設としての創意工夫,弾力的に運用されてきた経緯がある。

行政組織法上,上級機関が指揮監督権に基づき下級機関の権限行使を指揮する命令を訓令といい,書面によって発する訓令を通常通達と呼ぶ[58]。この指導要領は,看護師等養成所の運営に関する部分と看護師等養成所指定申請などに関する部分からなる。1970 年（昭和 45）6 月,その次の改正の 1974 年（昭和 49）4 月には,「指定規則を基本に本要領を参考にされたい」と記述し,法的拘束性には限界があるとし,1 つの方向性の示唆として受け止め,教育施設としての充実に向けて使うものと考えられた。しかし,1990 年（平成 2）の通達には「本要領に基づき,遺漏のないようご指導方お願いする」と変わったことは注目に値し,1996 年（平成 8）の通達においても同文であった。

ちなみに,初等・中等教育などにおける「学習指導要領,course of study」は,文部科学省告示として公示されているものである。告示とは,行政機関の何らかの決定の内容を公式に国民に表示すること,またはそのための形式のことをいう。その効果はさまざまであり,行政規則の形式の 1 つにとどまるのか,準法律的行政行為か,一般処分か法規命令かは,個別的に検討されなければならないとされる。文部科学省は 1958 年度（昭和 33）の改定以来,この学習指導要領を教育課程の基準として法的規範性を有するものと主張している。しかし「看護師等養成所の運営に関する指導要領」と「学習指導要領」はどちらも教育課程の手引き,基準としての性格を持つが,行政法上の性質も違い,拘束力・内容構成においても異なっている。

なお,この指導要領は,1996 年（平成 8）の改正に続き,2001 年（平成 13）にも改正された。1996 年（平成 8）の指導要領においては,「3 年課程」および「3 年課程（定時制）」の「看護婦養成所」について規定した上で,「2 年課程」,「2 年課程（定時制）」,「2 年課程（通信制）」,「准看護婦養成所」は一部これを参照するとともに,さらにその前の改正である 1989 年（平成元）の指導要領によるという体裁となっていた。これが,2001 年（平成 13）の改正では,各条項にすべての課程共通の事項と特記すべき事項が盛り込まれた。ま

た，看護師養成所2年課程（通信制）が創設されたことに伴う2003年（平成15）の改正に加え，2006年（平成18），2008年（平成20），2011年（平成23），2012年（平成24）と改正を重ねている。

このような経緯を経て，指導要領は手引きと統合され，現在の指導ガイドラインとなった。

以下，指導ガイドラインに包含されている養成教育の部分について述べる。

a 第1，課程の定義等

ここでは定義というよりも3年課程とその定時制，2年課程とその定時制および通信制の存在を記して5つのコースがあることを明示している。

時々3年制と4年制，2年制と3年制といった表示を見受けるが，これらは看護師たちを時としてとまどわせることがある。用語の統一的使用を考慮する時期が来ている。

また，2年課程の通信制は，1989年（平成元）の指導要領までは規定がなかったが，1996年（平成8）の改正時に「指定規則第7条第2項に規定する課程で，主として通信制により2年以上の教育を行うもの」と新たに規定された。2001年（平成13）の改正では，この2年課程の通信制に関し，さらに「既に看護婦養成所として指定を受けている養成所に設置するものであること。なお，必要な場合には，二以上の養成所を併せ，これに設置することとしても差し支えないこと」という規定が加わった。これは，准看護師の養成停止ならびに准看護師から看護師への移行教育の必要性に対する論議を踏まえたものと推察される。厚生労働省看護課は，2003年度（平成15）の新規事業として「看護師養成所2年課程（通信制）」設置支援事業を計画し，1億1700万円の予算を要求した。この支援事業により，2年課程の通信制が開校する見通しとなり[59]，2004年度（平成16）に3校が開校した。

2003年（平成15）の改正により，2年課程の通信制は「指定規則第4条第2項に規定する課程のうち同項第1号ただし書に基づき，免許を得た後10年以上業務に従事している准看護師を対象に，主として通信学習により2年以上の教育を行うものをいう。なお，通信学習とは，印刷教材を送付若しくは指定し，主としてこれにより学修させる授業，主として放送その他これに準ずるものの視聴により学修させる授業等により行われるものとする」と規定され，2018年度（平成30）より規定中の10年が7年に変更される。

b 第2，名称に関する事項

この項目は，養成所であることを示す名称とすることを求め，他のものと紛らわしい名称を使用しないよう述べている。手引きに記載されていた内容がそのまま指導ガイドラインに移行された。

c 第3，学則に関する事項

ここでは学則の設定について述べている。1996年（平成8）の指導要領改正までは，学則を定めることのみが規定され，その内容については「手引き」に指定されていた。しかし，1996年（平成8）の改正以後，それらのうち学校経営の必要事項で根幹をなすものは指導要領に入った。また，2003年（平成15）の指導要領改正で，単位の認定に関する内容が加えられた。

62　第2章　看護教育制度論

d 第4，学生に関する事項

　ここでは，入学資格の確認，入学の選考，卒業の認定，学生に対する指導等，外国人の留学生の受入れについて述べている。

　以前は，入学の選考と卒業の認定が規定されていたが，1996年（平成8）の指導要領改正により，入学の選考に当たって，問うてはいけない事項の中に，年齢，医療機関への勤務の可否が加えられた。また，他の分野で働く社会人について，その経験に配慮した入学試験を設けることが望ましいという社会人入学を奨励する項目が追加となった。また，2001年（平成13）の改正により，2年課程とその定時制・通信制，ならびに准看護師養成所に関する特記事項が加えられた。

e 第5，教員に関する事項

　ここでは専任教員及び教務主任，実習指導教員，その他の教員について述べられている。1989年（平成元）の指導要領改正で実習調整者について，1996年（平成8）で養成所の長およびそれを補佐する者について加えられ，その他にも多少訂正・加筆された。さらに，2001年（平成13）の改正により2年課程とその定時制・通信制，ならびに准看護師養成所に関する内容が加えられた。

　専任教員および教務主任の教員資格については，いまだに大学・短期大学設置基準に求められる教員の資格に関するものとの差は著しい（付表1）。例えば，専任教員として求められる資格は，看護師としての業務経験5年以上を有し，教員としての研修を受けるか，これと同等以上の学識経験を持つと認められる者とされる。

　以前はこれに加えて，高校または旧制女学校を卒業し看護師学校出身者である必要があった。さらに教務主任として求められる資格は，その専任教員を3年以上経験しているか，厚生労働省が認定した教務主任養成講習会修了者，看護研修研究センターの幹部看護教員養成課程修了者，あるいは，これらと同等以上の学識経験を有すると認められる者とされる。このうち看護研修研究センターは2009年度（平成21）をもって閉校となった。

　1996年（平成8）の改正ではなくなったが，1989年（平成元）の指導要領には，教務主任の資格の1つに，看護業務経験が通算10年以上の者であり，看護教育に関する経験を通算5年以上有し，かつ教育上適当な実績を有する者という規定があった。

　一方，1996年（平成8）の指導要領改正では，指定規則別表3の専門分野の教育内容のうちの1つの業務に3年以上従事し，大学において教育に関する科目を履修した者はこれらの資格条件にかかわらず，専任教員となることができることが新たに認められた。「大学において教育に関する科目」とは，「教育の本質・目標，心身の発達と学習の過程，教育の方法・技術，教科教育法に関する科目」であり，このうちから4単位以上取得すればよいことになっている。2008年（平成20）には，専任教員の自己研鑽に関する事項が加えられた。また，2010年（平成22）の指導要領改正では，大学院において教育に関する科目を履修し，指定規則別表3の専門分野の教育内容のうちの1つの業務に3年以上従事した者も，専任教員となることができると追加された。

　以上の基準が看護師養成教育の質向上につながるかどうか，むしろ経験主義的な傾向を深めたままである。本来このような基準は，専門職自身の選択でなければならない。

養成所の長およびそれを補佐する者については，1996年（平成8）の指導要領改正で追加された。養成所の長が兼任であったり，2つ以上の課程を併設する場合には長を補佐する専任の職員を配置することが望ましいとされており，そのうちのいずれかは，看護職員を配置することと述べられている。この規定により，ようやく養成所の管理運営に看護職が直接かかわることが可能になった。しかし，明治以来の慣習を破り実現するには，かなりの時間とエネルギーと情熱を必要とするのが実態である。

実習調整者は，1989年（平成元）の指導要領改正において定められた。教員の中に，専任教員と同等の資格を有する実習調整者を置き，実習計画の作成，実習施設との調整などを行うこととされている。これは，看護学教育における実習の重要性が考慮され，当時4人しかいない専任教員の業務の中から，実習関係を専門に担当する教員が1人増員されたと考えることが妥当であろう。しかし，本来実習が授業の一形態であり，授業の一環として教員が上記のことを行うことを当然と考える教育者にとって，これは，看護師養成教育の伝統的養成教育への逆行と映るに違いない。このような規定は，その解釈により，看護学実習を授業として展開するために貧しい現状の中で努力している学校群の教員たちにとっての改悪となる恐れがあり，看護学生が病院の看護要員の中に組み込まれた看護師養成教育からの離脱を願う立場からは一抹の危惧を抱く。

一方，大学・短期大学における教員は博士の学位を持つか，それに準ずる研究上の業績がある者，学位規則に規定する専門職学位の専攻分野に関する実務上の業績がある者，または実際的な技術に秀で教育経歴がある者，または大学・短期大学・高等専門学校で准教授経験がある者，それらがないときには，研究所，試験所，病院などに在職し研究上の業績があると認められる者，などと規定されている。指導ガイドラインが各号のいずれにも該当しなければならないとするのに対して，大学・短期大学設置基準では各号の1つに該当する者としている点も異なる。さらに，指定規則とのもっとも異なるところは，「別表3に掲げる各教育内容を教授するのに適当な教員を有し，かつそのうち8人以上は看護師の資格を有する専任教員とし……」という文言が，指導ガイドラインになると，臨床経験5年以上となり，看護師以外の教員を許していない点である。どうしてこのような文言になったかについての私見は先に触れたのでここでは省略する。

f 第6，教育に関する事項

この項目は1989年（平成元）に指導要領の内容が大きく変更され，また1996年（平成8）においてもさらに変更された。1989年（平成元）には，授業日数および休業日などに代わり各授業科目の教科内容の標準が示され，教育実施上の留意事項として，基礎科目，選択必修科目，臨床実習に関する規定が設けられた。

1996年（平成8）には，単位制および統合カリキュラムが明示された。単位の計算方法は，大学設置基準によっている。大学卒業者が養成所に入学した場合には，本人の申請に基づき単位の認定を行うことが可能となった。教育の内容等については，教育の基本的考え方が明示され，基礎分野，専門基礎分野，専門分野に基づき単位数と留意点が示された。教育実施上の留意事項は，臨地実習に関するものが規定された。

2001年（平成13）には，他の項と同様に，2年課程および准看護師養成所に関する内容，2003年（平成15）には，2年課程（通信制）に関する内容が加えられた。また，2009年（平

成 21）7 月の保健師助産師看護師法の改正により保健師と助産師の修業年限が「6 か月以上」から「1 年以上」に延長となった。これを受け，2011 年（平成 23）には，保健師と助産師の修業年限および教育内容等を中心に改正された。

g 第 7，施設設備に関する事項

　ここでは校舎の各室，教室などの面積，その他について規定しているが，その内容は大学・短期大学設置基準と大きなへだたりがある。例えば，大学・短期大学では，「校地は教育にふさわしい環境をもち，校舎の敷地には，学生が休息，その他に利用するのに適当な空地を有するものとする」という基準があり，学生たちが無意識のうちに空間概念を豊かに形成していけるように配慮されている。それに対して，看護師養成教育ではこの内容についてはまったく触れられていない。さらに大学・短期大学では運動場について校舎と同一敷地内または隣接地の設置を記しているのに対しても，看護師養成教育では何ら触れられていない。

　図書室について指導ガイドラインは「学生の図書閲覧に必要な閲覧机の配置及び図書の格納のために十分な広さを有すること」と規定している。これに対し，大綱化以前の大学・短期大学設置基準は，図書館の閲覧室の座席数を収容人数の 5/100 以上と規定していたが，平成 3 年大綱化以降，図書館の規定を適当な規模と十分な座席数を備えると変更した。一見この規定は指導ガイドラインのそれと同様にみえる。しかし大学・短期大学設置基準は教育研究上必要な資料の系統的収集，整備，提供など，図書館の機能発揮を目的とした定性的規定も含むが，指導ガイドラインの規定はそれがない。なお指導ガイドラインは，図書の数を別表に定めている。

　1989 年（平成元）の指導要領改正前には教育に関する事項に属した機械器具，標本，模型および図書に関しては，やや改善されてこの項に移され，1996 年（平成 8）にも施設設備として取り扱われている。2001 年（平成 13）には，准看護師養成所に関する内容が新たに加えられた。

h 第 8，実習施設等に関する事項

　本事項の内容は，1990 年（平成 2）の指導要領改正において，基準看護，基準寝具，基準給食の承認を受けていることとなっていた事項が削除され，これ以外の変更は，ほとんどみられなかった。この改正で，これまでと異なる点は，従来教員に関する事項に含まれていた実習指導者に関する内容がこの事項に移されたことである。また，保健師，助産師，看護師の各養成所における実習施設についての事項が明示された。以前の主な内容は，看護師養成所における主たる実習施設の条件として残された。また，看護師・保健師統合カリキュラムの実施を踏まえて，各看護学における授業の一形態としての実習を，適切に実施しうる施設の基本的条件が明確にされた。2001 年（平成 13）には，准看護師養成所に関する内容，2003 年（平成 15）には 2 年課程（通信制）に関する内容が新たに加えられた。

i 第 9，管理および維持経営に関する事項

　1989 年（平成元）の指導要領改正以前には，寄宿舎に関する事項となっていたが，指定規則から，寄宿舎に関する項目が削除されたため，管理および維持経営の項目に変更され

た。1996年（平成8）の改正では，これまでの「管理組織を明確に定め，かつ，十分に機能させること」が，「養成所の運営に関する職員の所掌事務及び組織を明確に定め，これに基づき，養成所の運営に関する諸会議が，学則に基づいた細則に規定されていること。運営に関する諸書類が保管されていること」となり，組織運営の基本的な管理と維持経営のあり方が明確にされた。

　以上，看護師養成教育を制度化している諸規定を保健師助産師看護師法を含めて提示し，それらの規定がどのように看護師養成教育とかかわりを持つかについて述べ，その制度的特徴を明確にしようと試みた。

　看護制度の中から教育部分を分離し，学校教育制度下にある学校とどのような差異があるのかを明確に把握することから，看護師養成教育の現代化は始まる。それは繰り返し述べてきたが，教育の独立，自律のないところに職業の自律などあり得ないという信念から，このような問題提起を続けているわけである。

　付表3は，厚生労働省から毎年発表される看護関係統計資料集でなじみ深い看護教育制度の推移[60]から教育部分を分離し，学校教育法第1条に該当する教育がいつから看護教育制度の中に組み込まれてきたかを一覧にして，制度の二重構造を明示したものである。

5 大学・短期大学と3年課程の看護専門学校との制度的差異

　次に，大学・短期大学と3年課程の看護専門学校（以下看護専門学校）との制度的な差がどのようなところに特徴的に現れるかを，筆者らおよび日本看護協会の実態調査に基づいて典型的な数例を紹介してみたい。筆者らが行った実態調査については，一部を雑誌や学会において発表しており，ここでは未発表の結果も加えて示す。

　なお，本書第4版への改訂にあたり，第3版において述べていた実習施設や教員の状況に関する大学・短期大学と3年課程の看護専門学校の制度的差異の部分をあえて割愛した。その理由は，看護系大学が100校を超える今日の状況を考察できる実態調査の結果が存在しないことによる。今回割愛した部分に関する調査を次回改訂までの筆者ら自身の課題とすることをお約束し，現在入手できる実態調査の結果を基に，論を進める。

　また，看護系大学・大学院数の推移は図4-1（148頁）に示す。

a 施設・設備

　1984年（昭和59）の調査結果[61]によれば，看護専門学校の教員室は1室しかなく，そこに厚生省系は3名から4名，都道府県立では8名から10名の専任教員が同室している。一方，大学・短期大学の教員室では，個室が教授室86.8%，助教授室68.4%，講師室50.0%，助手室0%という数値を示した（表2-2）。2000年の調査[62]においても，専任教員室や研究室を設けていない学校が看護専門学校においては56.5%あり，大学・短期大学ではほぼ100%の学校が研究室を設けていた（表2-3）。

　図書館や図書室については，大学，短期大学，看護専門学校とも「専用」または「他の課程やその他との兼用」ですべての施設が設置しており，設置基準を満たしていた。また，図書の管理のために司書をおいている学校の割合に着目すると，1991年（平成2）[63]と2000年（平成12）[64]の比較では，大学が80.0%から94.3%，短期大学が54.7%から97.6%，看護

表 2-2 大学・短期大学教員の研究室の状況比率（％）

	個室	共用	その他	無回答	合計
教授室	86.8	5.3	7.9	0	100
助教授室	68.4	10.5	18.4	2.6	100
講師室	50.0	28.9	15.8	5.3	100
助手室	0	78.9	15.8	5.3	100

(高橋照子，杉森みど里他：看護系大学，短期大学および専任教員の実態に関する調査，第17回日本看護学会集録—看護教育—，1986.)

表 2-3 専任教員室・研究室の有無（％）

	看護専門学校 (n=218)	短期大学 (n=26)	大学 (n=51)
あり	43.5	100.0	97.1

(日本看護協会調査研究課編：日本看護協会調査研究報告，No.62，2000年看護教育基礎調査，日本看護協会，2002.)

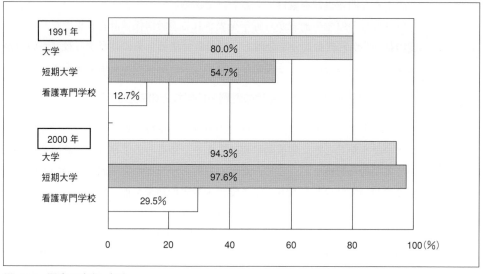

図 2-4 司書の有無（％）
(日本看護協会調査研究室編：日本看護協会調査研究報告，No.38，1991年看護教育調査，45，日本看護協会出版会，1993. および日本看護協会調査研究課編：日本看護協会調査研究報告，No.69，2003年看護教育基礎調査，75，日本看護協会出版会，2004.)

専門学校は12.7％から29.5％に改善していた。しかし，改善傾向にあるとはいえ，看護専門学校に司書がいる割合はきわめて低く，大学・短期大学との差が歴然としている（図2-4）。

さらに，蔵書のうち専門雑誌については，看護専門学校では30種未満が68.1％であり50種以上は3％にすぎない。大学では，50種以上が50％であり，30種未満は10％である（表2-4）。和雑誌は30種以上が大学で70％，短期大学で77.2％に対し，看護専門学校では24.7％である。洋雑誌においては，100冊以上を所蔵しているのは，大学で30％であるのに対し，短期大学では4.5％しかなく，看護専門学校においては100冊以上の洋雑誌を持っている施設はなく，さらに洋雑誌のまったくない施設が49.3％であった[65]。

b 実習指導者

2000年（平成12）の調査[66]によれば，専任の実習指導者がいる割合は，大学27.1％，短

表 2-4　大学・短期大学・看護専門学校における学術雑誌の総数比率（%）

	看護専門学校 （n＝300）	短期大学 （n＝44）	大学 （n＝10）
0 冊	0	0	0
1 冊	0	0	0
2〜9 冊	0.7	0	0
10〜19 冊	7.7	0	0
20〜29 冊	59.7	6.8	10.0
30〜49 冊	24.7	18.2	20.0
50〜99 冊	2.7	31.8	10.0
100 冊以上	0.3	36.4	40.0
無回答	4.3	6.8	20.0

（日本看護協会調査研究室編：日本看護協会調査研究報告，No.38，1991 年看護教育調査，日本看護協会，1993.）

表 2-5　実習指導者の専任兼任別（複数回答%）

専任兼任別	看護専門学校	短期大学	大学
専任の実習指導者がいる	6.4	21.4	27.1
学校の専任教員が実習指導者を兼任している	69.9	88.1	75.7
実習施設の職員に実習指導者がいる	25.3	26.2	18.6
実習施設の職員が実習指導者を兼任している	72.5	59.5	42.9
その他	1.1	7.1	4.3

（日本看護協会調査研究課編：日本看護協会調査研究報告，No.62，2000 年看護教育基礎調査，日本看護協会，2002.）

期大学 21.4%，看護専門学校 6.4%であった。一方，実習指導者を学校の専任教員（または実習施設の職員）が兼任している割合は，大学 75.7%（42.9%），短期大学 88.1%（59.5%），看護専門学校 69.9%（72.5%）であり，看護専門学校では，大学，短期大学に比べ実習施設の職員が実習指導者を兼任している割合が高い（表 2-5）。

　以上は，1980 年代から 2000 年の調査結果である。2009 年，看護系学会が看護職養成教育の教育環境に関する調査[67]を行った。前述の調査とこの調査は，対象数や内容の相違により単純には比較できないが，同様の制度的な差が司書や図書数，実習指導の状況に現れている。

Ⅲ　看護教育制度と学位

　看護職養成教育機関には，大学・短期大学・専修学校（専門課程）を始め，各種学校やこれらに分類されないその他の学校まで存在し，看護教育制度はきわめて複雑な様相になっている。また，学位取得という観点に立つと，看護教育制度はさらに複雑になる。例えば，看護系大学・短期大学における学習が看護師国家試験の受験資格取得とともに，各々，大学が学士，短期大学が短期大学士の学位取得にも直接つながる。それに対し，看護専門学校における学習は看護師国家試験の受験資格取得につながるのみで，学位取得に直接的にはつながらない。

また，看護職者の学士以上の学位取得ニードは高く，看護系短期大学や看護専門学校を卒業し学士を持たない看護職者の多くが，さまざまな制度を活用し，学士の学位取得に挑戦している。看護職者が学士の学位取得に向けて活用できる制度の1つに独立行政法人大学改革支援・学位授与機構の存在があり，2000年までに800名を超える看護職者が同機構を利用して学士の学位を取得している[68]。

1992年（平成4）以降，看護系大学が増加し，その数が既に200校を超えたとはいえ，今なお，看護職者の圧倒的多数は大学以外の教育機関において養成されている。また，多くの看護職者は，このような制度の複雑さが1日も早く解消され，すべての看護職者が大学において養成されることの実現を希望している。本書もこのような立場に立ち，大学改革支援・学位授与機構を，看護職養成教育が完全な大学化を遂げるまでの移行期間において活用できる意義ある制度と位置づける。そこで，このことを前提とし，以下においては，看護職者の学位取得ニードの現状，および大学改革支援・学位授与機構を活用した看護職者の学位取得について概説する。

1 看護職者の学位取得ニードの現状

学位とは，大学等において一定の学修を行った者，または学術研究上において一定の業績ないしは能力のある者が国家または教育機関によって授与される称号であり[69,70]，短期大学士・学士・修士・博士の4種類と専門職学位を指す[71]。学士の学位の取得は，例えば，学校教育法施行規則第155条が大学院への入学要件の第1に「学士の学位を授与された者」を挙げているように，修士課程，博士課程を視野に入れた個々人の体系的な生涯学習を可能にする基礎となる。

看護職養成は，長きにわたりその圧倒的多数を大学以外の教育機関が占めてきた。看護系大学が急増してきた今日においてもなお，その割合は看護師養成教育卒業者数の33％[72]に過ぎず，圧倒的多数の看護師は，看護専門学校の卒業者である。

筆者らは，1996年（平成8）以後，このような学士を持たない看護職の学位取得ニードに着目し，研究を累積してきた[73]。その結果，1996年（平成8）[74]，1997年（平成9）[75]，1999年（平成11）[76]と，いずれの調査結果においても，看護系短期大学や看護専門学校を卒業し学士を持たない看護職者の学位取得ニードの高さが明らかになった。

また，1999年（平成11）の調査によれば，看護専門学校教員1,278名を対象とし，既に学士を取得している者，現在大学に在籍し学位取得を目ざしている者を除く679名中45.4％にあたる309名が学位取得ニードを持っていた。さらに，これらの教員のうち203名（65.7％）が看護学の学位取得を希望し，この203名中138名（68.0％）が看護学の学位取得を第1希望としているにもかかわらず，実際には他の学問領域における学位取得を目ざしていた（図2-5）。

加えて，教員が看護学の学位取得を第1希望としながらも他の学問領域における学位取得を目ざす理由の第1は「職業継続，家庭生活の維持，通学の可否」であり，他は「看護系大学の絶対数の過少，社会人特別選抜実施の有無，看護系大学への入学・単位修得の困

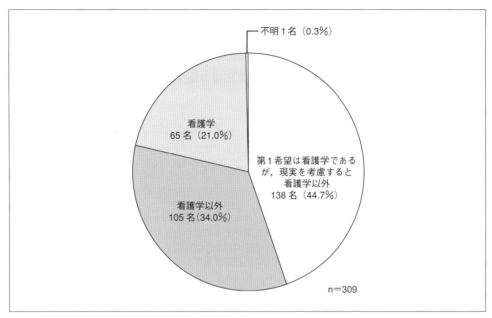

図 2-5　看護職者が学位取得を希望する学問領域

難」,「放送・通信・定時制（夜間制）教育による学位取得の可否・編入学制度活用の可否」等であった。

　看護職者による看護学の学位取得という状況は，きわめて自然である。しかし，研究結果は，看護職養成の圧倒的多数が大学以外の教育機関において行われてきたという歴史を背景とし，学位を取得していない看護職者の多くが，専門とする看護学の学位を取得するという当然の希望の実現に困難をきたしている状況を示す。この状況の解決に向けては，看護系大学の増設をさらに推し進めるとともに，科目等履修生制度の充実や情報技術等を駆使した遠隔教育の整備等を通し，看護職がその希望通りに看護学の学位を取得できる教育環境の整備が必要不可欠である。

2 大学改革支援・学位授与機構と看護職者の学位取得

1 大学改革支援・学位授与機構設置の背景

　1991年（平成3）7月，学位授与機構が設置された。従来，わが国においては大学のみが学位授与権を持つ機関として存在していたが，この学位授与機構は，大学以外の学位授与権を持つ機関として誕生した。また，これは，2000年（平成12）に大学評価という新たな事業を付与されることにより，その名称が改められ，大学評価・学位授与機構となった。さらに，2016年（平成28）4月1日より，大学評価・学位授与機構は，国立大学財務・経営センターと統合され，その名称は「独立行政法人大学改革支援・学位授与機構」となっ

た。「学位授与 10 年のあゆみ」と題された記念誌は，1991 年（平成 3）の大学審議会答申「学位授与機関の創設について」が次のような大学以外の学位授与機関設置の必要性を述べていることを紹介し，学位授与機関としての学位授与機構の設置が，高等教育の多様化，生涯学習体系の推進など，当時の文部省の施策と大きくかかわっていたことを明記している[77]。

学位授与機関の必要性

①今日，生涯を通じての学習活動への関心・意欲はますます高度化，多様化してきており，また，急激な社会の変化と進展に対応し，たえず新たな知識，技術を修得できるような教育システムの形成が求められている。
　このような社会的な要請に応えるためには，大学が，科目登録制（特定の授業科目の単位修得を目的とする学生を受け入れる制度）やコース登録制（コースとして設定された複数の授業科目の単位修得を目的とする学生を受け入れる制度）などいわゆるパートタイムでの学習機会の提供や，大学以外の高等教育段階の学習の成果を大学の単位として認定すること，さらには，これらの多様な学習の成果の累積による学士の学位の授与を行い得るような，制度の弾力化を図る必要がある。

②しかしながら，大学は，当該大学に在籍する学生に対する教育を行い，その成果を評価して学士の学位を授与するものであるから，現に大学に在籍していない者を含めて，個々の大学をこえた複数の大学における学習の成果や，大学以外の高等教育段階における多様な学習の成果を適切に評価し，これに学士の学位を授与し得るようにするためには，個々の大学による学士の学位の授与だけでは自ずから限界がある。

③一方，学位は，学術の中心として自律的に高度の教育研究をおこなう大学が授与するものとされている。この考え方は，国際的にも原則として定着しており，かつ，わが国の学位の国際的な通用性を考えると，大学による学位授与という原則は，基本的に維持する必要がある。

④したがって，大学による学位授与という原則を維持しつつ，様々な履修形態による多様な学習の成果を適切に評価し，大学の修了者と同等の水準にあると認められる者に対して，高等教育修了の証明としての学士の学位を授与するという社会的な要請に的確に応えるためには，国公私立の大学関係者の参画を得て，大学と同様に自主的な判断により学位を授与する独立の機関として，学位授与機関を創設する必要がある。

⑤また，高等教育段階の教育施設のなかには，大学のほかにも，大学・大学院と同等の水準の教育研究を組織的・体系的に行っている教育施設がある。
　これらの教育施設において組織的・体系的な教育を受けた者で，大学・大学院の修了者と同等の水準にあると認められる者については，その履修の成果が社会的に適切に評価されるようにするため，その水準に応じ，学士，修士，博士の学位を授与し得るようにすることが要請されている。

⑥しかしながら，これらの教育施設は，大学とは趣旨，目的，使命を異にするものであるから，これらを学位授与権を有する大学として認可することはできない。また，これらの大学以外の教育施設に学位授与権を認めることは，大学による学位授与という原則に照らして適当ではない。
　したがって，大学による学位授与という原則を維持しつつ，このような要請に応えていく上でも，学位授与機関の創設が必要である。

---

② 大学改革支援・学位授与機構の機能

　大学改革支援・学位授与機構の機能は，独立行政法人大学改革支援・学位授与機構法第 16 条に次のように定められている。

Ⅲ．看護教育制度と学位　　71

大学改革支援・学位授与機構の機能

独立行政法人大学改革支援・学位授与機構法第 16 条　機構は，第 3 条の目的を達成するため，次の業務を行う。

⑴ 大学等の教育研究水準の向上に資するため，大学等の教育研究活動等の状況について評価を行い，その結果について，当該大学等及びその設置者に提供し，並びに公表すること。

⑵ 国立大学法人及び大学共同利用機関法人に対し，文部科学大臣の定めるところにより，土地の取得，施設の設置若しくは整備又は設備の設置に必要な資金の貸付けを行うこと。

⑶ 国立大学法人等に対し，文部科学大臣の定めるところにより，土地の取得，施設の設置若しくは整備又は設備の設置に必要な資金の交付を行うこと。

⑷ 学校教育法第 104 条第 4 項の規定により，学位を授与すること。

⑸ 大学等の教育研究活動等の状況についての評価に関する調査研究及び学位の授与を行うために必要な学習の成果の評価に関する調査研究を行うこと。

⑹ 大学等の教育研究活動等の状況についての評価に関する情報及び大学における各種の学習の機会に関する情報の収集，整理及び提供を行うこと。

⑺ 前各号の業務に附帯する業務を行うこと。

そして，このような規定に基づき，大学改革支援・学位授与機構は，現在，次のような学位授与制度を運用している。それは，⑴ 短期大学・高等専門学校等の卒業者等への学士の学位授与，⑵ 短期大学および高等専門学校の専攻科の認定および教育の実施状況等の審査，⑶ 省庁大学校認定課程修了者に対する学位授与である。

ⓐ 短期大学・高等専門学校等の卒業者等への学士の学位授与

短期大学・高等専門学校を卒業した者等は，基礎資格の取得，積み上げ単位の修得，単位修得要件の充足，学習成果の作成という段階を経て，大学改革支援・学位授与機構に学位授与申請の手続きを取ることができる（図 2-6）。

基礎資格の取得とは，短期大学・高等専門学校等の卒業，所定の要件を満たす専門学校の修了，大学に 2 年以上在学することによる 62 単位以上の修得等を意味する。また，申請に必要な積み上げ単位の数は，基礎資格校の修業年限等によって異なる。例えば，3 年課程の看護系短期大学卒業者，3 年課程の看護専門学校卒業者は，大学における科目等履修生制度の活用や認定専攻科における学修を通し，31 単位以上を修得する必要がある（表 2-6）。

さらに，学修成果とは，専攻分野に関する特定の課題（テーマ）についての学修の成果をまとめたものをいい，レポートの形で提出することが原則となっている。これは，申請者の学力が申請する専攻分野における学士の水準に達していることを審査するために用いられる。

なお，大学改革支援・学位授与機構が学士の学位に付記する専攻分野は，2015 年（平成27），28 種類の分野が認められており，看護学もその 1 つとなっている。したがって，要件を満たせば，看護系短期大学や看護専門学校を卒業した看護職者は，学士（看護学）を取得でき，実際に，2000 年（平成 12）10 月現在までに，1,171 名が申請し，このうち 878 名が学士（看護学）授与を認められた[78]。これは，大学改革支援・学位授与機構による学位授与者の 10.9％に相当する[79]。また，この 878 名の基礎資格に着目すると，3 年課程短期大学の卒業後専攻科を修了した者（491 名）と 3 年課程短期大学を卒業した者（349 名）がその大部分を占めたが，3 年課程看護専門学校卒業者も 35 名存在した[80]。

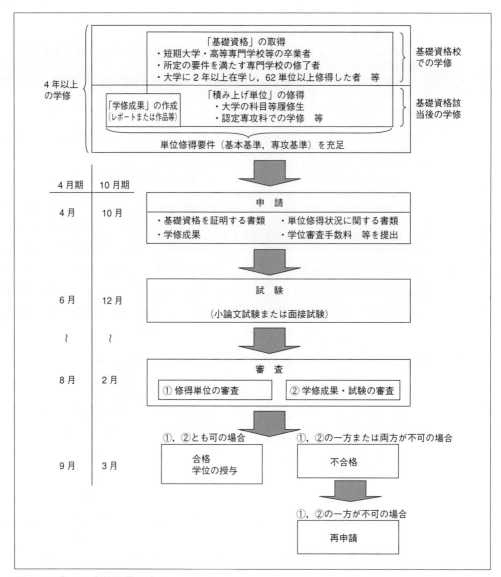

図 2-6　学士の学位取得の流れ
(学位授与事業 10 周年記念事業実行委員会編:学位授与 10 年のあゆみ,大学評価・学位授与機構,40,2001.)

b 短期大学および高等専門学校の専攻科の認定および教育の実施状況等の審査

　大学改革支援・学位授与機構は,教育課程,教員組織,施設設備等が充実しており,大学教育に相当する水準の教育を実施している短期大学および高等専門学校の専攻科を審査の上認定している。認定された専攻科で修得した単位は,大学で修得した単位と同等に判断され,個々人はこれを学位授与申請に際して使用できる。現在,看護系短期大学の専攻科 10 課程が,この認定を受けている[81]。既に大学改革支援・学位授与機構より学士(看護学)の認定を受けた者の半数以上が 3 年課程短期大学を卒業し,さらに専攻科を修了した者であったことは,このような状況の反映と推察される。

III. 看護教育制度と学位　73

表 2-6　学位授与申請に必要な「積み上げ単位」数

申請区分	該当する基礎資格要件	申請可能な時期	基礎資格該当後に修得すべき「積み上げ単位」数
第1申請区分	・2年制短期大学の卒業者 ・高等専門学校の卒業者 ・専門学校（修業年限が2年以上で，課程修了に必要な総授業時数が1,700時間以上のもの）の修了者	基礎資格を有してから満2年が経過した後	62単位以上
第2申請区分	・3年制短期大学の卒業者 ・専門学校（修業年限が3年以上で，課程修了に必要な総授業時数が2,550時間以上のもの）の修了者	基礎資格を有してから満1年が経過した後	31単位以上
第3申請区分	・大学に2年以上在学し62単位以上を修得した者	基礎資格となる大学に在学した期間を含めて，満4年が経過した後	基礎資格となる大学で修得した単位と合わせて124単位以上

（学位授与事業10周年記念事業実行委員会編：学位授与10年のあゆみ，大学評価・学位授与機構，41，2001．）

C 省庁大学校認定課程修了者に対する学位授与

　大学改革支援・学位授与機構は，省庁大学校の教育課程であり，大学の学部や大学院に相当する教育を行うと認めた教育機関を修了し，かつ機構の行う審査に合格した者に対して学位を授与する。このようにして授与される学位には，学士，修士，博士の3種類がある。実際には，2013年（平成25）の時点で，大学の学部に相当する教育を行う課程として8課程，大学院の修士課程に相当する教育を行う課程として5課程，大学院の博士課程に相当する教育を行う課程として3課程が認定されている[82]。

　これに該当する看護学の教育機関は，2001年（平成13）に厚生労働省が設置した国立看護大学校であり，看護学部の教育課程は，大学改革支援・学位授与機構により大学の学部に相当すると認められている。学生は，全課程修了後，教育施設長が発行する課程の修了証明書および単位修得証明書を大学改革支援・学位授与機構に提出し，学位審査会において学位授与の可否に関する審査を受け，学士（看護学）の学位を授与されることとなる。また，2005年（平成17）から国立看護大学校の研究課程部看護学研究科は，大学院の修士課程に相当する教育を行う課程と認められた。この課程の修了者は，大学改革支援・学位授与機構に修了証明書と単位修得証明書を提出するとともに，論文を提出し，大学改革支援・学位授与機構における論文の審査および試験を受け，その合格により修士（看護学）を取得できる。

③ 看護職者の大学改革支援・学位授与機構活用状況とその影響

　大学改革支援・学位授与機構を活用した看護学の学士取得者数は，2012年（平成24）8月の時点で3,970名であり，これは同機構による全学位授与者数35,798名の11.1%を占める[83]。大学改革支援・学位授与機構による学位授与事業に対する自己点検・評価結果の報告書は，大学を卒業した看護師の増加が，看護系短期大学や看護専門学校を卒業した看護師の学位取得に対する動機づけにつながっていると指摘している[84]。

また，大学改革支援・学位授与機構学位審査研究部は，同機構からの学士の学位授与者に対し，1年および5年経過した時点においてフォローアップ調査[85]を行っている。この調査は，1年後調査に学士（看護学）を取得した者99名，5年後調査に学士（看護学）を取得した者20名を含み，データ収集を行っていた。その結果は，学士（看護学）取得者の多くが，学位取得を「自分自身への自信がついた」，「仕事に必要な専門的知識が得られた」，「仕事上での自信がついた」と意味づけるとともに，「さらに学習を深めたくなった」と述べていることを明らかにした。

　また，調査結果は，1年後調査の対象者の16.2%が大学院に在学しており，5年後調査の対象者の10%が大学院に在学したと回答していることも明らかにしていた。これらは，学士取得が，文字通り看護職者個々人の発達に大きな影響をもたらすことを表している。

　学士の学位取得を目ざす看護職者個々人がそれを実現するためには，その基礎資格を取得するとともに，必要な単位数を積み上げることが要件となる。看護基礎教育機関の中には，看護師養成所としての指定基準は満たしているものの専修学校の専門課程に該当せず，その卒業が基礎資格の取得にさえつながらないものも存在する。また，短期大学専攻科の中にも大学改革支援・学位授与機構による認定がなされていない課程が存在する。個々の看護基礎教育機関は，学生の学位取得の支援につながる活動を誠実に遂行する必要がある。さらに，看護系大学が中心となり，科目等履修生制度の充実を図ること，通信制やインターネット等を用いた遠隔教育の導入により看護学の単位修得につながる学習機会を増大することなども，今後の重要な課題である。

引用文献

1) 日本看護協会出版会編：平成28年看護関係統計資料集，60，日本看護協会出版会，2017.
2) 前掲書1).
3) 以下の研究がある.
　　①舟島なをみ，杉森みど里他：社会人特別選抜による学士看護婦養成コース開発に関する研究―専門，専修学校卒業の看護婦の学位取得へのニードとそれに関わる要因，第27回日本看護学会集録（看護教育），139-141，1996.
　　②舟島なをみ，杉森みど里：専門学校を卒業した看護婦（士）の学位取得に関する研究―学位取得へのニードの有無に焦点を当てて―，Quality Nursing, 3(7)，57-63，1997.
　　③廣田登志子，舟島なをみ他：看護専門学校に所属する教員の学位取得に関する研究―学位取得ニードの有無と個人特性の関係―，看護教育学研究，9(1)，40-46，2000.
4) 石川ふみよ他：短期大学教員の看護教育制度に対する認識―自由記載の分析から―，日本看護学教育学会第10回学術集会講演集，10(2)，193，2000.
5) 辰野テルミ他：専門学校教員からみた，大学・短大・専門学校における看護基礎教育に対する考え，日本看護研究学会雑誌，21(3)，218，1998.
6) 解説教育六法編集委員会：解説教育六法，32，三省堂，1986. この中で教育基本法のあらましとして解説されている部分は簡潔にしてわかりやすいので一読をすすめたい．なお，大河内一男監修：教育学全集2. 教育の思想，小学館，1975. の中で戦後教育の思想（288頁）為本六花治による数頁はきっと参考になると思われる.
7) ルドルフ・シュタイナー著；高橋巌訳：神智学，51，イザラ書房，1977.
8) Perelman, Ch.：The Idea of Justice and the Problem of Argument, 7-28, Routledge & Kegan Paul, London, 1963. これはInternational Library of Philosophy and Scientific Method シリーズの中の1冊である.
9) 小谷野勝巳：Ch. ペレルマンの正義論（1），拓殖大学論集，56，36，1967.
10) パスカル著；津田穣訳：パンセ―294，新潮社，1970. 291から338までは〔第5類　法律〕に関する覚書である.

引用文献　75

11) 新井久美子：近代看護教育制度にみる見習い看護婦，看護教育，26(4)，233-243，1985.
12) 広岡亮蔵編：授業研究大事典，「職業教育」の項，463-464，明治図書，1977.
13) 細谷俊夫他：教育学大事典3，「職業教育」の項，409-413，第一法規出版，1978.
14) 日本看護協会調査・情報管理部調査研究課：日本看護協会調査研究報告，No.57，1999年看護専修学校（3年課程）における大学・短期大学卒業者の入学受け入れに関する調査，14，日本看護協会出版会，2000.
15) 厚生省医務局看護課監修：看護六法，第三編資料第一看護制度の変遷，596，新日本法規出版，1980.
16) 日本赤十字中央女子短期大学90年史，93，日本赤十字中央女子短期大学，1980.
17) 看護行政研究会監修：看護六法平成14年版，第三編資料第一，看護制度の変遷，780，新日本法規出版，2002.
18) 前掲書10).
19) 天城勲他編：現代教育用語辞典，「教育制度」の項，177，第一法規出版，1979.
20) 細谷俊夫他編：教育学大事典2，「教育制度」の項，198，第一法規出版，1978.
21) 日本教育社会学会編：新教育社会学辞典，「高等教育」の項，289-290，東洋館，1986.
22) 前掲書20)，「高等教育」の項，520.
23) 平原春好他編：新版教育小事典，「高等教育」の項，110，学陽書房，1998.
24) 前掲書23).
25) 安彦忠彦他編：新版現代学校教育大事典3，「高等教育」の項，54，ぎょうせい，2002.
26) 市川須美子他編：教育小六法平成22年版，学校教育法第83条，131，学陽書房，2010.
27) 前掲書26)，学校教育法第108条，136.
28) 前掲書26)，学校教育法第124条，139.
29) 天野正子：看護婦の労働と意識，日本社会学会社会学評論，22(3)，46，1972.
30) 安彦忠彦他編：新版現代学校教育大事典2，「義務教育」の項，134-135，ぎょうせい，2002.
31) 安彦忠彦他編：新版現代学校教育大事典5，「普通教育」の項，544-546，ぎょうせい，2002.
32) 細谷俊夫他編：新教育学大事典6，「普通教育」の項，98-100，第一法規出版，1990.
33) 安彦忠彦他編：新版現代学校教育大事典1，「一般教育」の項，101-103，ぎょうせい，2002.
34) 安彦忠彦他編：新版現代学校教育大事典4，「職業教育」の項，100-102，ぎょうせい，2002.
35) 舟島なをみ他：看護専門学校に所属する教員の学位取得ニードに関する研究—教員が希望する学位の学問領域とその決定理由—，千葉大学看護学部紀要，23，1-6，2001.
36) Cragg, C. E.：Professional resocialization of Post-RN baccalaureate students by distance education, Journal of Nursing Education, 30(6), 256-260, 1991.
37) 日本看護協会調査研究課編：日本看護協会調査研究報告，No.69，2003年看護教育基礎調査，56，日本看護協会出版会，2004.
38) 室井力編：新版現代行政法入門(1)—基本原理・行政作用法・行政救済法—，77，法律文化社，1984.
39) 前掲書38).
40) 杉森みど里：看護教育の実践的展開，72-73，看護の科学社，1982.
41) 「看護教育」編集室編：新カリキュラムの改正ポイント，8-21，医学書院，1996.
42) 海野浩美他：わが国の看護系大学・短期大学におけるカリキュラムの現状—その構造に焦点を当てて，日本看護学教育学会誌，7(2)，118，1997.
43) 前掲書41)，10.
44) 前掲書41)，3.
45) 杉森みど里：看護学校の実態と看護教育制度，看護教育，25(3)，137 (135-154)，1984.
46) 前掲書41)，11.
47) 看護学校便覧2002，医学書院SP課内部資料，2002.
48) 前掲書45).
49) 保健婦助産婦看護婦学校養成所指定規則，昭和26年9月18日，文部厚生省令3号.
50) 前掲書45)，138.
51) 前掲書37)，75.
52) 日本看護協会調査研究室編：日本看護協会調査研究報告，No.38，1991年看護教育調査，46-47，日本看護協会出版会，1993.
53) 前掲書49)
54) 国民衛生の動向・厚生の指標，臨時増刊，40(9)，1993，第4編医療第3章，「医療施設」を参照されたい．昭和40年から45年（昭和42年の指定規則改正時期）の全国病床数の増加は100万床を突破した時期にあたる.
55) 前掲書45)，141.
56) 前掲書52)，58.
57) 扇谷尚他編：現代教育課程論，44-45，有斐閣，1981.
58) 前掲書38)，84.

59) 牧潤二：メディカル・ニュースの読み方―進学コースに通信教育を準備, ナーシングカレッジ, 6 (19), 74, 2002.

60) 前掲書 1), 32-33.

61) 前掲書 45), 137.

62) 前掲書 37), 28.

63) 前掲書 52), 45.

64) 前掲書 37), 75.

65) 前掲書 52), 47.

66) 前掲書 37), 39.

67) 看護学教育の教育環境に関する実態調査プロジェクト：看護学教育の教育環境に関する実態と質向上に資するための提言, 日本看護学教育学会誌, 19(3), 87-126, 2010.

68) 学位授与事業 10 周年記念事業実行委員会編：学位授与―10 年のあゆみ, 177, 大学評価・学位授与機構, 2001.

69) 奥田真丈監修：現代学校教育大辞典 1, 「学位」の項, 326, ぎょうせい, 1993.

70) 細谷俊夫編：新教育学大事典 1, 「学位」の項, 340, 第一法規出版, 1990.

71) 前掲書 26), 「学位規則」, 322-323.

72) 前掲書 1), 120-123.

73) 以下の研究がある.
①舟島なをみ, 杉森みど里他：社会人特別選抜による学士看護婦養成コース開発に関する研究―専門, 専修学校卒業の看護婦の学位取得へのニードとそれに関わる要因, 第 27 回日本看護学会集録 (看護教育), 139-141, 1996.
②廣田登志子, 横山京子, 舟島なをみ：看護専門学校に所属する教員の学位取得に関する研究―学位取得ニードの有無と個人特性の関係―, 看護教育学研究, 9(1), 40-46, 2000.
③舟島なをみ他：看護専門学校に所属する教員の学位取得ニードに関する研究―教員が希望する学位の学問領域とその決定理由―, 千葉大学看護学部紀要, 23, 1-6, 2001.

74) 前掲書 73)-①.

75) 前掲書 73)-②.

76) 前掲書 73)-③.

77) 前掲書 68), 2-3.

78) 前掲書 68), 177.

79) 大学評価・学位授与機構自己点検・評価委員会編：自己点検・評価および外部検証報告書―学位授与事業に関して―, 22, 大学評価・学位授与機構, 2002.

80) 前掲書 68), 179.

81) 大学評価・学位授与機構：出版物等, 機構認定短期大学・高等学校専攻科一覧(平成 24 年度版), 〈http://www.niad.ac.jp/n_shuppan/senkouka/index.html〉

82) 大学評価・学位授与機構：学位授与に関する各種資料, 6. 機構認定の教育施設 (各省庁大学校) の課程一覧 〈http://www.niad.ac.jp/n_gakui/juyoshiryou/1174657_892.html〉

83) 大学評価・学位授与機構：学位授与に関する各種資料, 2. 短期大学・高等専門学校卒業者及び専門学校修了者等の学位取得者数 (平成 24 年 8 月現在) 〈http://www.niad.ac.jp/n_gakui/juyoshiryou/1174663_892.html〉

84) 前掲書 79), 22.

85) 濱中義隆：学士学位取得者の現状と意識―1 年後・5 年後調査の分析 (2)―, 学位研究, 15 号 77-94, 2001.

86) 川﨑政司：地方自治法基本解説 第 6 版, 373-374, 法学書院, 2015.

第3章

看護学教育課程論

I 看護学教育課程論の体系化

1 看護学教育課程論の構造

　1979年（昭和54）に看護教育学講座の助教授に就任した際，筆者（杉森）に渡されたプリント類の中に，研究科生と学部学生のための履修の手引きがあった。これらは看護教育学の担当者が就任する前に作成されたもので，学部内委員会の英知を集めた結果と受け止めた。筆者はこの貴重な資料を，新しく作りあげなくてはならない学問への一里塚として，研究科生の授業を展開していこうとした。まず授業内容に書かれたものを，15回の授業にどのように配分するかを分析，検討して下記のようにまとめた（表3-1）。

　「専門職者としての看護師の特徴」を専門職論と看護教育制度論に一括し，「看護学教育の形態およびカリキュラムの構成」を看護教育課程論とし，「教育方法，学習過程における

表 3-1　授業内容

履修の手引きの内容	看護教育学の内容
専門職者としての看護師の特徴	専門職論 看護教育制度論
看護学教育の形態およびカリキュラムの構成	看護教育課程論
教育方法，学習過程における理論	看護教育方法論

理論」を看護教育方法論とした。講座制の長所でもあり，短所でもあるのだが，何が不足し何が重複するかなどに関しては，すべて自己の責任において，意志決定する環境に置かれていた。

普通，教育課程論を展開するときには，まず教育課程とは何かという用語の定義から始めるのかもしれないが，看護教育学においては，それ以前に看護教育課程論をどのように構成するかという大きな問題があった。

当時看護界では各教育機関の教育目的を看護学教育におくか，看護師養成教育におくかについての議論が，教育学的な根拠を示さないままの議論として対立していた。看護専門学校の教育と大学・短期大学は同一の教育目的・目標を掲げ，本来の教育目的は，成文化されない暗黙の内に各教育機関の教員によって浸透していった。現在でさえ専門学校と大学・短期大学の教育目的に相違がないという研究結果[1]が存在する。この事実は，その議論が解決しないままに推移していることを物語っている。しかしいずれにしても，後期中等教育を修了し，高等教育かあるいはそれに準ずる教育を受ける人たちが学習主体であるからには，成人学習者を対象とし，おのずと義務教育をその主流とした教育学の中の教育課程論と異なる側面を持つに違いない。

なおかつ看護学教育を修めた人たちのほとんどが，看護師免許を取得する現在の社会状況から考えて，看護教育学の中の看護学教育目的論と看護学教育課程論をどのように位置づけるかによって，その体系化に大差が出てくる。

組織的に行われる教育にも，人格形成に役立てる教育，仕事をするための教育，仕事を得るための教育があるといわれるが，そのどれを目的にして教育課程を考えるかは，明確にすべきであると考えた。

教育学における教育課程論においてもさまざまで，現在の初等・中等教育の期間に子どもたちは，たてまえでは人格形成を目ざしながら，凄絶な偏差値教育によって人間性についての問いかけもないまま，将来，よい仕事を得るための教育に没頭させられる。高等教育の期間には，まるでそのために失ったものを取り戻そうとするかのように遊びほうける。全部が全部そういう状況ではないが，その傾向はある。

しかし初等・中等教育における教育が現在の傾向を強めれば強めるほど，反作用としての動きが強くならざるを得ないのが道理で，またそれが許されない状況が続くとき，人間が人間ではなくなってしまうに違いない。

だからといって現実的に看護学教育を修めた人たちのほとんどが，看護師免許を取得する現在の社会状況を考慮すると，看護学教育課程論における目的論は文学部や法学部における教育目的と同じく人格形成に役立てるという目的だけではなく，仕事をするための教育をも目ざしていることはまぎれもない事実である。この点を明確にするとき，看護学教育の現場における混乱の大部分は氷解するはずである。

医学を教養として学習し医師に必ずしもならない人々が増えてきて，百数十年の医学教育の歴史の重みを感じさせる。しかし医学部の教育目的・目標が医師養成を目ざしていないというのではなく，より質の高い医師養成を目ざしてさまざまな提言が行われている。これらの動向は看護学教育においても注目すべき点である。

2 看護基礎教育課程の定義とその構成

　看護基礎教育あるいは基礎看護教育と呼び習わしているこの用語は，特に定義されていない。しかし前者は，'看護の基礎教育'と表現すべきところを，'の'を省略して用い，後者はハイフンで用語と用語をつないで用いる連字符の場合，後の用語に重点が置かれるという日本語の用法に基づいて用いる。

　どちらにせよこの用語は，看護基礎教育課程を省略した用語であり，1985年のICN定款第6条看護師の定義において，「看護師とは，看護基礎教育課程（a program of basic, generalized nursing education）を終了し，自国において看護を実践する資格があり，その権限を与えられた者である」[2]と規定されたものの中に使用されており，その訳語に基づいている。

　同じ定款の中で看護基礎教育（basic nursing education）とは，「看護の実践および特定の能力をのばすための卒後教育のために，広範囲で確実な基礎を提供する正規に認められた学習課程（program of study）である」[3]と定義されていた。本書においても，この定義を準用し，看護基礎教育課程を看護の実践および特定の能力をのばすことを目的とした卒後教育のために，広範囲で確実な基礎を提供する正規に認められた教育課程と定義する。

　わが国においてこれらの定義にかなう看護基礎教育課程は，すでに看護教育制度論において述べた通り，指導ガイドラインの第1に定義された5課程である。すなわち3年課程とその定時制，および2年課程とその定時制およびその通信制である。わが国ではその5課程の組み合わせとして9つの課程が成り立つ（表3-2）。

　実態として非常に混乱している点は，学校教育法第1条に該当する大学の看護学系の教育課程との錯綜である。その1つは履修年限が4年であるため，指導ガイドラインの3年課程に属さないと考える傾向である。しかし「3年課程」とは，指定規則第4条第1項に規定する課程をいうと定義され，その指定規則第4条第1項二には，修業年限は3年以上であることと規定されているから，大学の履修年限は4年であり，3年以上に該当することとなる。

　他にみる混乱は，教育研究や調査などに看護師養成機関で働く教員たちが4年制あるいは3年制と記述する場合，前者は3年課程の定時制であり，後者が3年課程あるいは2年課程の定時制が入りまじっていることがある。これらは，これほどの多様性を持つ教育制度が他にないことが最大原因ではあるが，同時に用語の不確実な使用が招く結果でもある。このような実情から，この看護基礎教育課程の定義および構成を明確にしておく必要がある。

表 3-2　わが国における看護基礎教育課程の構成

学校教育法による区分名	指定規則の適用区分による課程名		
大学	3年課程に含まれる		
短期大学	3年課程		
	2年課程	通信制	
専門学校（各種学校を含む）	3年課程	定時制	
	2年課程	定時制	通信制

3 看護学教育目的論の位置づけ

　看護学教育の教育目的を設定するに当たって困るのは，看護学そのものの持つ本質とのかねあいである。自分の生活さえ自立していない多くの学生を対象に人間の生活の自立を援助するという看護特性について教育を進めるわけで，教育を受ける側もする側もお互いに呆れるばかりといった状況に遭遇する。したがって看護学教育課程論以前に，豊かな人間性を養う教育を看護学教育目的論として独立させなければならないという考え方を持つ識者もいる。

　看護をする人も受ける人も‘人間’なのだから，その人間が豊かであるということはどういうことなのか。その点に照準を合わせ，実践科学としての看護学教育の目的として‘人間中心のカリキュラム’を核にし，看護社会学，看護心理学からの構築を強調した看護学教育目的論を独立させる。この考え方は前述した教育の荒廃の中にあって，かなり多くの識者に興味と関心を持たれている。このもっとも人間として重要で本質的な部分は，人類の歴史とともに先人が追求してきた古くて新しい永遠なるテーマであってみれば，看護教育学の中でも決しておろそかにしてよい部分ではあり得ない。

　一方教育とは，「若い世代を善くしようとする働きかけである」[4]という定義にもみられるように，本来の教育そのものの機能には，看護学を専攻する者にも，他の学問を専攻する者にも，この定義にある機能を除外しては考えられない働きかけがある。したがって看護教育学の重要部分ではあっても，人格形成を目ざすだけでは看護学教育目的論としては成り立たない。各教育機関における教育目的の重要な一部に包含されつつ，この目的への接近は看護学全領域で担うべき共通目的とすべきである。この点を確固たる信念として成文化していない状況の中で起きる混乱はかなり多く，それを避けるためにも重要である。

　そのことを十分に認識した上で，看護教育学では看護学教育のカリキュラム全体の中で，それらを教育していくことを課題とし，この重要部分はすべての看護学教育の日常教育活動において積み重ねる方向で考えていきたい。看護系大学の急増に伴い大学では看護学を教育し，看護職養成は，たまたま卒業者に国家試験の受験資格が付与されるまでのことであるという昭和40年後半に聞かされたコピー（迷文句）が，息を吹き返さないように注意したい。一方では看護師の免許さえ取得できればそれでよしとする特定の看護専門学校の状況は，この部分の一大変革を必要としている。

　看護学の教員養成が講習会で行われ，制度化されていないうえに，大学におけるゆとりある教育とはあまりにも対立的な人間の基本的教養面の啓発に重点を置かない過密カリキュラムや，その重要性を強く感ずるあまり，何もかも取り込んだ超過密カリキュラムで育てられた看護師たちが，数年の臨床経験で講習を受けて教育の任に当たる。教員がこの部分をどのように考えているのかは，われわれの仕事の後継者に重大な影響を与えるはずである。看護教育学講座における調査[5]や各種講習会の受講生から収集したデータは，かなり否定的なものに偏っている。教員自身が不平，不満やるかたなく，他人や同僚・上司への注文，訴え，非難でカリカリしている状態が強調されていて，その教員たちが学生を受け止めて自己実現への促進に向かって援助できるはずもなく，かえってその面に関心を

寄せる教員をはじき飛ばしてしまうことが示されている[6]。

　自分自身が人として大切にされたことのない人間は，人を大切にすることを知識として言葉では知っていても，行動化することができず，自分より弱い立場の人たちへの批判，否定という形で現すのは当然の帰結である。このような教員によって成り立つ教育機関では，若い人のよい面の伸展に働きかけるよりも，鋳型にはめ込む作業が教育という名の下に行われてしまう。これは前にも述べた教育の本質に反している。こう考えてくると，この看護学教育目的論は看護教師論と重なることもわかってくる。

　将来この問題は再燃し，検討が繰り返されることを十分に予測してなお，看護教育学の中に看護学教育目的論を独立させず，看護学教育課程論の中で，教育課程構成上の教育目的・目標の設定で強調することとした。このような経過の中から，将来は看護教育学の体系化は現在の教育学の分類とは違う分類，例えば，Bevis, E. O.[7]の学生，教員，背景といった分類を中心とした看護学教育課程論などのように，合理的知識体系の系列化ができあがっていくような感触を持つようになっている。

4　カリキュラムおよび教育課程の概念と定義

　わが国における看護師養成教育の教育課程の変遷をみる前に，いくつかの用語の概念について述べておきたい。まず教育課程すなわちカリキュラム（curriculum, pl. curricula）という用語は，その語源をラテン語にさかのぼる。語義はなんと競馬場のレース・コースを指し，ときには競馬レースそのものを意味している[8]という。後年に至って，教育上の用語に転用されて，学生が学校で卒業資格を授与されるまでに修了する学業の道順を意味するようになった。日本では第二次世界大戦後，この概念が公的に用いられるようになり，1951年（昭和26）までは教科課程と訳されていたが，これでは狭義すぎるとして'教育課程'と改訳されて，現在に至っている。

　現在では，教育目的に即して，学生の学習活動を援助するために，教育施設が計画的・組織的に編成した教育内容を示す用語として使用している[9]。教育内容とは，学生，教員とともに教育現象の三要素を構成し，教育的機能が存在するところには必ず教育内容がある。もっとも広義には教育内容は社会的人間形成の素材であり，無意図的，自然的教育の過程にも客観的には存在している。しかし学校教育の内容には，そういう自然的過程における教育的内容をそのまま持ち込まない。学生たちが学習を通して自己発達させていく過程，特に学校が教育目的に即して一定の内容を意識的に選択し整理したものを教育内容とする。

　したがって，教育内容は教育の目的に支えられた教育を受ける者と，それを援助する者との両者の関係を現実的に規定する要素として，教育という営みの中心的要素としての性格を持つ。

　教育課程とは，それらを教育目標達成のために教員が意図的に組織化した計画を指し，どの学年でどのような学科の学習や学科以外の活動にかかわることが適当であるのかを定め，その学科の学習や学科以外の活動の内容や種類を学年別に配当づけたものをいう。さ

82 第3章 看護学教育課程論

らに普遍化して本書においては, '教育課程とは学生たちが, 学校の教育目的に即して望ましい成長・発達（変化）を遂げるために必要な諸経験を, 彼らに提供する意図的, 組織的な教育内容の全体計画である' と定義する。このように定義づけると, パートタイム学生の多くを抱える米国の看護学部の寄せ木細工のようなカリキュラムをも包含できる。

類似用語としては '課程' を教育組織上の分化であるコース（course）を指して用いる場合がある。後期中等教育としての高校にはコース制があって, 普通科, 専門教育を主とする学科[10], いわゆる職業課程とに分化している。

また, 英語圏においては, course を授業科目, program を前述のコース制に相当する用語として用いる[11]。高等教育としての大学においては, 大学設置基準改正前は教養課程, 専門課程などの慣用がみられた。看護師養成教育においても, 指導ガイドラインにおいて課程の定義をしているが, それはこれに当たる。

さらに英語で course of study という場合は, 特定の学校や学校系統に対して, 管理者や教員が作成した教育のための手引きを意味するといわれるが, 日本では “学習指導要領” という用語によって表現され, 特に 1958 年（昭和 33）以後は文部科学省の作成するもの, いわゆる国家基準としての性格を持つようになっている。

看護師養成教育においても厚生労働省の医政局長通知としての指導要領によって, 管理面の指針が出されていた。しかし本来的な意味は, 学習を指導するための教員の手引きという意味が深い。もちろん高等教育においては学問の自由と自治から, 指導要領に準ずるものの必要性は考えられていなかった。

しかし最近の傾向は, 大学の教員が余りにも教育管理面に疎く, さまざまな支障をきたすようになり, 文部科学省の外郭団体としての大学基準協会が, 大学設置基準の手続き・手順などを解説しつつ指針を示していくようになってきた。このような傾向は, 本来の大学のありかたからは決して好ましいものではない。しかし大学自体が本質を見失い, 社会的責任が果たせないような事態を続発させている状況では, 次善策として受け入れざるを得ない。

以上, 教育課程とその類似用語の観念については, 明確に使い分けられる英文の場合には混乱を避けることができるが, 日本語ではよほど注意して使用する必要がある。

5 カリキュラム開発[12]とカリキュラム構成[13]

カリキュラムあるいは教育課程などその呼び方はともあれ, それを使っている人が何を指しているのかについては注意する必要がある。どのような使い方をしても, 学習者の教育のための指針を企画することを指しているという点では一致する。しかしある時には法規的に, ある時には一般的に使われる。例えば, 看護師養成のための指定規則の別表にある教育の内容などは '教育課程の基準' であり, 個々の看護専門学校の教育課程は, 各学校独自の '教育課程の構成' を指す。

カリキュラムを「作る」ことにかかわる用語もさまざまである。カリキュラムを教育課程の基準ととらえるときは, 'カリキュラム構成 curriculum construction', 'カリキュラム

Ⅰ．看護学教育課程論の体系化　　83

表 3-3　カリキュラムを「作る」ことにかかわる用語の定義

用語	定義	出典
カリキュラム開発 （curriculum development）	学校教育計画としてのカリキュラムを実行し評価することによってカリキュラムの機能を改善する活動の総称。カリキュラム開発は，教育システム全体のソフトウェアとしてのカリキュラムについて，その機能を拡充し改善するために行う活動の総体を指す広い概念である。	教育学大事典 第一法規出版 1978 年
	カリキュラム構成（curriculum construction）をいかに進めるかを決定する過程であり，誰がその構成に携わるのか，どんな手続きが用いられるのか等の問題を扱う過程を指す。この過程は全体的な過程であるが，その力点は主として新たにカリキュラムを創出する際の基本的な方針を決定することに置かれる。	現代教育評価事典 金子書房 1988 年
	新しいカリキュラムの構成・実施・検証-改善-再構成・実施・検証…という作業過程の全体を指す概念用語である。これまで類似の用語として「カリキュラム構成」（curriculum construction），「カリキュラム作成」（curriculum making），「カリキュラム構築」（curriculum building）などが用いられてきたが，ほとんど同義のものと考えられてきた。	授業改革事典 第一法規出版 1982 年
	カリキュラム開発とは，教育目的・目標の設定とそれを具体化させる教材の開発，教師と児童生徒の間に現に起こっている問題および将来に起こると予想される問題の解明にあたることである。そしてその開発は，評価と修正を通して，再生産を行うというサイクル活動となるところに特色がある。	新教育の事典 平凡社 1979 年
カリキュラム構成 （curriculum construction, curriculum making, curricu- lum development, curricu- lum design）	主として学校教育において教授・学習の対象となる教育内容・活動の編成と改善にかかわる方法や技術を意味する。これを広義にとらえる場合，そのレベルからは国・地方・特定地域ないし単位学校のカリキュラム構成を含み，その過程からは新カリキュラムの構成のみでなく，その実見・実施やその過程・成果の評価および改善の範囲に及ぶ。	教育学大事典 第一法規出版 1978 年
	カリキュラムの構成要素の性格と組織の決定のみにかかわる意志決定の過程である。例えば，よい社会の性質は何か，人間の本性は何か，知識の本質は何か，教育の目的は何か，どんなデザインのカリキュラムがよいか，どう評価すべきかなどの問題を扱う。	授業改革事典 第一法規出版 1982 年
カリキュラム編成	学校において教育課程を組織することをいい，教育課程の自主編成とは，それを政治・行政など学校外的な拘束なしに，学校・教師が集団的・自主的に編成することをいう。もともとカリキュラムが教材の配列や時間配当までも含む具体的な教授・学習計画であり，直接的な教授・学習活動にかかわるものである以上，カリキュラム編成は，学校・教師に委ねられるべきものである。 「カリキュラムの編成」という用語は，訳語ではなく，もっぱら「行政用語」である。もちろん，この語が学術的用語として用いられる場合もある。しかし，元来は学界から使われ始めたものではない。ちょうどこの語にあたる学術的用語が「カリキュラムの構成」であったといってよい。	新教育学大事典 第一法規出版 1990 年

　作成 curriculum making'，‘カリキュラム構築 curriculum building'などの類似用語が存在し，これらは，ほぼ同義にとらえられ，教育用語として明確に区別されていない（表 3-3）。
　本書においては，教育課程の基準としてのカリキュラムを「作る」ことを‘カリキュラム開発 curriculum development'として用いる。また，カリキュラムを実際の教育施設で展開する教育課程ととらえるときは，‘カリキュラム構成 curriculum construction'として用いる。さらに，カリキュラム編成とは，カリキュラム構成のうち，カリキュラムが実際に

各教育施設において機能する以前の段階を指す。

カリキュラム開発は，看護師の教育に直接的な関係がないと思われ，カリキュラム構成とか編成といわれているものこそ，看護学教育課程論として展開すべきものと考えられているかもしれない。しかし，カリキュラム改革のための開発・研究によって，はじめてカリキュラム編成という具体的なものになっていくわけで，わが国のカリキュラム開発あるいは改革と，それらを基盤として展開する看護学教育課程との関係で検討する実証的研究はきわめて重要である。

例えば，次のようなカリキュラム開発に活用可能な研究成果が待たれている。
- 短期大学の卒業者のために用意する編入学生カリキュラム（ADN to BSN Program）
- 看護専門学校を卒業し，実務経験を持つ看護師が看護系大学において教員として活躍するために，社会人特別選抜によって学部卒の資格を取得する現実的なカリキュラム（RN to BSN Program）
- 教員としてではなく現場で継続的に働き続けるために看護師に提供するカリキュラム
- 社会人特別選抜による一般社会人のためのカリキュラム（Reentry Program）
- 特定領域に秀でた看護師の研究能力を支援するために学士課程を飛び越えた修士課程におけるカリキュラム（RN to MSN Program）

以上のように'カリキュラム開発'を使った場合は，すでに明らかなように看護学をどのように体系づけるかといった広いとらえ方をしており，各教育施設の看護学教育内容，すなわち教育計画の構成・編成を指さない。それらは教育学の中で区別して使われているが，ときには後者をさえ，curriculum development と書かれることがあるので注意が必要である。'カリキュラム構成 curriculum construction'は，カリキュラムの構成要素の性格と組織の決定にかかわる意志決定の過程である。例えば，人間の本質は何か，知識の本質は何か，教育の目的は何か，看護の本質は何か，どのようなカリキュラムデザインがよいのか，どう評価すべきかなどの問題を検討する過程を指す。これは，カリキュラム構成という用

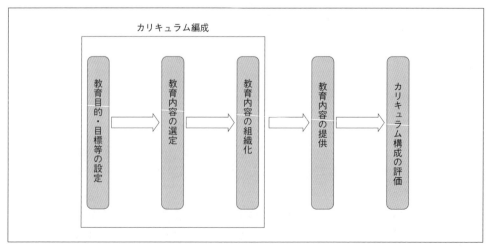

図 3-1　一般的カリキュラム構成過程

語が，学校教育において教授・学習の対象となる内容・活動の編成と改善にかかわる方法や技術を包含することを意味する。カリキュラム構成においては，常に包括性・一貫性・継続性・弾力性を方法的な基盤にすえ，①教育目的・目標等の設定，②教育内容の選定，③教育内容の組織化，④教育内容の提供，⑤カリキュラム構成の評価を構成過程として展開する（図3-1）。

'カリキュラム編成 curriculum vivification' は，主に行政用語として用いられ，各学校において教育課程を組織することを指す。これは，先に提示したカリキュラム構成の過程のうち，④教育内容の提供，⑤カリキュラム構成の評価を除く，一連の展開を指す。すなわち，カリキュラム編成とは，包括性・一貫性・継続性・弾力性を方法的な基盤にすえ教育目的・目標を設定し，教育内容を選定し，それらを組織化する具体的な過程を意味する。

また，カリキュラムという用語の定義は，着目視点により次の3種類に分類できるという説がある。

カリキュラムの定義

・意図・記述・文書などによって示した計画レベルに着目した定義
・実際の学習内容と学習経験といった実施レベルに着目した定義
・計画レベルで期待された目標の到達度が示す結果レベルに着目した定義

この定義によれば，カリキュラム編成といった場合の'カリキュラム'は，第1の計画レベルにあたる。

Bevis, E. O. は，その著書『Curriculum Building in Nursing』の中でカリキュラム編成にあたる言葉として curriculum vivification[14]という用語を使用している。この vivification という用語は「生命を与えること」を意味し，カリキュラムが実際に生き生きと実現可能であり，かつ具体的な内容を持って立ち上がる有様を表現している。

6 カリキュラム観の2つの流れ

次にカリキュラムをどのようにとらえるかといったカリキュラム観についても，2つの流れがある。1968年（昭和43）創設された教育研究革新センター（Centre for Educational Research and Innovation），通称 CERI は，OECD（経済協力開発機構）の内部機関であり，カリキュラム開発研究を行う国際的機関である。1974年（昭和49）東京で行われたセミナーでは，英国の Skilbeck, M. を中心にカリキュラムについての教授目標の再検討，教材，教授，学習の手続き，評価方法などの計画や構成を含む，カリキュラム開発に対する考え方をより拡大するための研究が行われた。

当時紹介されたカリキュラムの工学的モデル[15]は，米国において1950年代の後半から広く取り入れられたもので，日本における教育思潮の流れによる伝統的方法とは，カリキュラム観に大きな差が認められる。これはわが国の看護師教育の前近代的教育観からの脱皮を願っていた看護教育界の指導者たちに大きな刺激を与え，1978年（昭和53）頃から全国で行われる講習会などにおいて盛んに試みられた。その工学的モデルは，次の4段階の過程から構成される。

工学的カリキュラムモデル

①カリキュラムの一般的な目的・目標を設定し，それを外から観察可能な行動目標の形に具体化する。

②行動目標に適合した教材・教具を開発する。

③①②を教授＝学習過程で活用する。

④目標に即して学生の行動を評価する。

工学的モデルに基づくカリキュラム開発の情報基盤は，教授＝学習過程に求められるため，教材・教具の精選が重要視される。

このカリキュラムの教育的限界として指摘される点は，教育課程には工学的に開発可能な顕在的カリキュラムと学習環境，学生仲間，そして教員たちとの人間関係から作られる潜在的カリキュラムの2面があり，状況によっては後者のほうが学習効果に大きく影響することもあるという点である。したがって，工学的モデルを取り入れる場合に，この潜在的カリキュラムにどのように対応するかが長所にも短所にもなることに最大の注意が必要である。長所として働けば教育の効果を高めることができるが，一方，欠点になってしまえば学生と教員との人間的な交流を無視してしまう可能性がある。

このモデルに対して，イリノイ大学の Atkin, J. M. の命名によるといわれる羅生門的モデル[16]があげられる。このモデルは，目標にとらわれない評価を導入したところに，最大の特色があるといわれている。教授＝学習過程における活動の目標を度外視し，学習活動の中に起こったすべての事柄を，評価の専門家ばかりでなく，教員，学生をはじめ，父母，ジャーナリスト，学者などが多方面から観察し，その観察者たちによる主観的な記述を重視し，事例研究を尊重して評価していこうとするものである。

このモデルでは一般的な目標だけを想定し，その目標の実現は，教員の創造的な教授活動にまかせ，教授活動に必要な教材・教具の開発ないし選択は，その教員の積極的な創造性にまかせようという。多くの人々が教授活動を観察し，記録するので，一般的目標がどの程度実現したかという評価は，それら記録との照合によって行われる。つまりこの場合は，カリキュラム開発の情報基盤を，教員の創造的教授活動に求め，総合的な教授-学習活動を重要視する。この点が真価を発揮するとき，教員の専門性，創造性は高く，総合的学習活動の効果があがる。一方欠点として働けば，専門家以外の評価の妥当性に疑問が起こる可能性と，その反面，教員が独善に陥る危険性もある。

このようなカリキュラム観は，あくまでも初等・中等教育を対象として展開しているが，わが国の高等教育の場に対してもこれらのカリキュラム観が漸次導入されており，それぞれの特性を知っておくことが，教育活動の理解に役立つと考えられる。

しかしこれらをそのまま現実のカリキュラムに移すこと，特に後者の可能性はわが国の看護師養成教育では難しい。それは教員の質の問題と共に技術教育としての側面が大きくかかわるからである。

なお，最新の CERI に関する動向を知りたい場合は，インターネットのホームページなどで紹介されているので参照されたい（http://www.oecd.org/edu/ceri）。

7 日本と米国のカリキュラムの方向

　高等教育のカリキュラムに工学的モデルを導入するには，自然科学系統の学問分野においてその可能性が高く，米国における看護学部のほとんどがこのタイプとみられる[17,18]。米国の看護学教員たちが視察に来学するときには，まずこのカリキュラム観を質問されることが多く，わが国の看護基礎教育課程においても少しずつ定着しつつあるように思われる。しかしこれについては，カリキュラム評価論においてさまざまな論議を提起している[19]ことも見逃せない。

　1960年代に入り，米国ではカリキュラム研究や開発が次のような理由により爆発的に起こった。それまでの米国は，進歩主義的な教育理論による社会生活の準備という実用主義的なものに発し，プラグマティズムの教育観に立ったカリキュラム編成を強調してきた。しかし，1957年（昭和32），世界にさきがけてソ連が打ち上げた人工衛星によって米国社会が受けた衝撃はものすごく，いわゆるスプートニク・ショックとなって教育界をゆさぶった。その余波が初等・中等教育における教科の持つ学問性をカリキュラムの周辺部に押しやり，学習者の生活を科学にまで高めることに失敗したという反省が起こるにつれて，現代の科学的知識を基本的に構成している'学問構造'を基準とした'学問中心的カリキュラム編成'へとカリキュラム開発のエンジンは全開した。しかし現在では価値観，態度の発展を強調する'人間中心的カリキュラム編成'への研究・開発へと推移している[20]。

　わが国のカリキュラムは戦後この50年間に数次の改革を行い，第一次改革で育った世代はすでに社会の各界において定年を迎え現役から退いている。臨時教育審議会や15期中央教育審議会の答申[21]などにより，社会の変化に伴う教育に関する基本的な検討が進められている。看護師養成教育場面で出会う学生や社会人が，どのような答申に基づいたカリキュラムによって育成された世代かを理解し，それらに対応したカリキュラム編成がなされる必要がある。さらに同学年が今までのように同年齢の学生の集団ではなく，さまざまな年代の学生によって構成される日も間近にせまっており，それらに対応する能力は教員にとって重要な要素となる。付表4はわが国における教育課程の変遷をわかりやすく表にしたものである。

　看護学教育の実状は，伝統的な方法が繰り返され教育思潮の流れにさえ無縁に，カリキュラムの構成原理や教育計画という用語ともかかわりのない，医師主導のもとに体験から割り出した論理的一貫性のないものも残っている。しかし，われわれの出会う18歳年齢層は，それぞれのカリキュラムの差を背負って現れるのが，この表から読み取れる。それぞれが時代的特性を持つカリキュラムで育ち，看護師養成教育はそれを基盤に3ないし4年の看護基礎教育課程の教育を積み重ねるという動かしがたい事実を確実に受け止めた看護学教育課程論を展開すべきである。

88　第3章　看護学教育課程論

8 指定規則にみる看護学教育課程の変遷

　わが国において看護師という職業の養成開始後，水準のさまざまな看護師が社会において働き始めた。その水準を最低限度一定にする必要から官公立，私立病院の看護師を除く派出看護師および開業医で働く看護師の取り締まり規定として，1900年（明治33）に東京府看護婦規則が制定された[22]。それに引き続き，全国的に統一された看護婦規則が内務省省令として1915年（大正4）に制定された。この看護婦規則の趣旨は，現行の指定規則にまで連綿と引き継がれており，驚かされる点である。

　1915年（大正4）に公示された「私立看護婦学校講習所指定標準ノ件」にみられる指定項目に併記された教育内容が，わが国の看護師養成に必要とされる最低限の教育内容を公的に明記した最初である。したがってこの中にみられる教育内容などを，わが国における最初の看護師養成のための教育課程と位置づける見解は多い。

　しかし教育学的には指定標準あるいは規則を教育課程と同義に解釈することは妥当ではない。ただわが国における多くの看護師養成機関では，現在に至ってもなお，看護制度の中の規制として制定されたものを，そのまま各施設の教育課程としているのが実状である。その点では大正・昭和・平成と時代が経過しているにもかかわらず，現在においても指定規則には，「別表に定めるもの以上であること」と規定されており一貫して最少を規定しつつ，最高を求める看護制度上の規制である点には変わりはない。

1 1915年以降

　明治期に開始された看護師養成は，医師によって教育が開始されたという共通性を持ちながらも，それぞれの養成機関において個性的な教育課程を編成し，それに基づく教育が展開されていたことは看護史および伝統ある教育機関の歴史・史記などに詳しい[23]。しかし看護師養成の多様化から，一定水準を定める必要性があり，前述した指定標準に示された教育内容は，すでに開設していたいくつかの養成機関の最低限を示している。

　少しその指定標準について解説すると，1915年（大正4）に公示された「私立看護婦学校講習所指定標準ノ件」は，内務省の訓令として制定された指定要件である。そこにみられる指定項目に記された教育内容のうち，必修科目として明記されている科目は，修身，人体の構造および主要器官の機能，看護法，衛生および伝染病大意，消毒方法，包帯術および治療器械取扱法大意，救急処置である。詳細は看護制度論および付表5に譲るが，看護制度の中における規制が，この訓令462号であるにもかかわらず，長い間あたかも看護学の教育課程のように受け止められてきた。職業の資格としての最低限を保つための規制として制定された訓令が，現在まで生き続け，看護学の発展を阻んできた元凶となってしまったことは，今後の看護師養成の教育課程の編成上に多くの示唆を与えている。

2 1951年占領下の改革

　敗戦という社会の一大変革における教育制度の大改革にもかかわらず，わが国の看護師養成は学校教育制度に位置づけられることなく経過した。1951年（昭和26）に制定された

「保健婦助産婦看護婦学校養成所指定規則」は，文部省・厚生省両省令第1号として，敗戦後という特殊状況のもと占領軍による強力な指導下に制定された。この規則の制定によって入学資格が高等小学校卒業者もしくは高等女学校2年以上から高等学校卒業となったことは，当時では信じられないほどの変革であったとされている。

　当時の状況を著わしたいくつかの資料によると，GHQは明治以来継続した医師による看護師養成を，看護師自身が仕事の後継者を看護師自身によって教育する自立した養成教育へ導こうと試みたようである。しかし看護師にはその用意がなく，さらに検討委員として参加した医師による強硬な抵抗により実現できなかった[24]とされている。

　理由はともあれGHQの占領政策としての日本国民に対する教育制度改革から，看護師養成だけは取り残されたという事実は，その後の看護師養成とその教育課程にきわめて大きな影響をもたらした。現在でさえ看護師養成の大部分が学校教育制度の枠外に位置づけられたままになっている原因はここにある。

　この指定規則による教育内容の特徴は，1915年（大正4）の指定標準との類似点をかなり持っており，教育内容とされていた科目は，名称を変えて継承されている。さらに従来からの医学診療モデル構成を保ちつつ，看護史および看護倫理ならびに職業的調整という占領軍指導による新科目を受け入れた折衷案となっている。しかしその指定内容は大正期に指定された必修科目に比し非常に多くなり，そのまま各養成施設の教育課程として表示された。現在もなお指定規則に規定された教育内容を教育課程とする基礎になってしまった形跡がここにある。この他，入学資格，修業年限，教育内容，教員，学生の定員，専用教室，施設設備・実習，寄宿舎，進級・卒業などは，項目別に付表5にまとめた。

③ 1968年度からの改善

　1948年（昭和23）WHOの健康大憲章の制定以後，健康の概念拡大に伴い，世界における看護の概念は次第に拡大していった。しかしわが国の看護師養成教育はその後15年を経過しても変化をみなかった。医学の学問体系に基づき，あらゆる健康レベルの人間への働きかけというよりも，疾患を持った人への看護に傾いた教育が継続していた。しかしそのような従来の治療医学に偏重した治療看護や対症看護に対する教育だけでは，世界的に拡大した看護概念に対応できないうえに，保健医療の中における主体性のある看護への志向性を発展的に教育することは不可能であった。

　そのような背景から人間の成長・発達段階の区分による領域別看護を基盤とした教育課程が誕生した。医師の各科別診療の考え方をそのまま看護師養成に持ち込むのではなく，看護師は，対象であるその人に応じたケアの充足を目ざす。このような考え方は，総合看護を掲げた看護学の確立へと導くこととなった。この発想は，すでに米国の看護学部などでは教育現場においてその緒についており[25]，それらに関する教科書も出版されていた。これらは米国の看護学教育の影響下にあったわが国のカリキュラム開発に大きな影響を与え，指定規則の改正が全国の看護師養成施設における教育課程改正の動きを推進させる原動力となった。

　このようにして看護学を，看護の対象である人間の成長・発達に伴い新しく体系化し，4部門に整理統合したことは，この時の指定規則改正の大きな功績である。この案は，従来の教育内容による教育課程の概念枠組みと大きく異なっていた。そのため，この案をめぐっ

て看護学実習に伴う困惑や，従来の枠組みからの変更に対する不安などから，文部省案・厚生省案などという言葉まで出てきて，看護師養成の教育現場を二分するような議論が巻き起こり，医学への冒とくであるなどの叱声さえ聞かれた。そのような騒然とした状況の中から生まれたのが，1968年（昭和43）4月より実施した指定規則を基準とした各校の教育課程である。

　従来の熟練工の養成のようなミニチュア看護師の養成を回避し，技能の習熟ばかりを目標にせず，人間形成および専門技術の基礎的理解とその応用能力を養うこと，これが当時のうたい文句であった。また正系の学校教育の場合と同様に，一般教育と専門教育の調和を図ること，さらに時間制を大学・短大の単位制に換算できるようにすること，年間週数を35週（210日）以内1週33時間以内とするなどのガイドラインが示され，一般教養科目として従来の化学・統計学・社会学・心理学・教育学に，物理学・生物学，さらに外国語・体育が加えられた。この発表を待つまでもなく，多くの学校はそれらをすでに取り入れており，それらの学校からは人文科学系の増科充実のないことに批判があがった。加えて従来の看護学時間数をこれ以上に減ずることへの危惧は強く，標榜した調和のとれた教育とはほど遠い内容となったのである。

4 1989年（平成元）の改正

　1989年（平成元）厚生省は戦後2度目の指定規則改正案として，看護婦等学校養成所教育課程改善に関する検討会による看護婦課程，准看護婦教育課程検討結果報告書を発表した[26]。20年ぶりのことであった。詳細は付表5に譲るが，その特徴は学科目の構成が「基礎科目」，「専門基礎科目」，「専門科目」によって構成され，指定内容がまさにそのまま教育課程の見本としての看護学教育のカリキュラム開発として完成をみた。

　この改正の画期的な特徴は，専門科目がすべて看護学で統一されたことである。公的な標準あるいは指定条文の文言上，教育内容の中に専門科目として看護学を独立させるために，1915年（大正4）以来75年を要したのである。さらに看護学総論および各論を基礎看護学および臨床看護学と整理し，学的類型を明確に成文化したことは，看護学の体系化を目ざす研究者に対して大きな示唆を与えた。

　しかし一方で，各看護学の内容を「概論」，「保健」，「臨床看護」と整理したにもかかわらず，「臨床実習」を分離した点は，あくまでも指定内容であることを社会に示した。このことは，重要な教育学的な問題として看護学教育者に大きな問題を残した。それというのも講義，演習，実習は授業形態であって，本来教員が教育内容に最適な形態を選択し，学生に提供すべきであり，「臨床実習」という授業科目は成立しない。したがって，これらを独立させること自体が教育学的には成り立たない。しかしこれを独立させたことは，臨床実習時間数を指定条件にするという表示と受け止めればきわめて妥当といえる。臨床実習の現場が少なく，臨床と教育施設との連携に消耗していた学校では，学内実習ですませる傾向にあり，これを憂慮した指定条件といえる。

　このほかには遅きに失したという批判を受けながらの老人看護学の新設は，社会の変化および看護学への要請に応えつつ，看護学の独自性を確立してゆく重要な一歩を示した。さらに総時間数を3,375時間から3,000時間に減じ，専門基礎科目または専門科目のうちから選択して講義または実習を行うことができる選択必修科目を設けるなどの新たな試み

が盛り込まれた。

5 1996年（平成8）の改正

　前回の改正には20年の歳月を要したのに対して，社会情勢の急激な変化は，平成6年12月の「少子・高齢社会看護問題検討会報告書」を受け，10年を経過せずに行われた。1996年（平成8）の指定規則改正の特徴は，教育内容と単位の表示に徹するという本来の規制としての性格を明示した点である。

　まず看護学については，在宅看護論および精神看護学の独立表示である。社会状況は急速に変化した少子高齢社会において，子ども・家族による老親あるいは家族員の看取りはすでに限界に達しており，医療費の高騰と医療保障財源の枯渇とあいまって，長らく続いてきた病院における長期入院を制限せざるを得なくなった。そのような医療状況の変化は，最小限度の入院と在宅看護の連携を制度化することを促した。

　さらに平成2年に実施された高齢者保健福祉推進十カ年戦略（ゴールドプラン）ならびに平成6年に見直された新ゴールドプランの施行は，いやがうえにも看護職を在宅看護に向かわせ，看護基礎教育課程におけるカリキュラムの改正を実現させ，指定に表示するに至った。加えてそれらの医療状況の変化と看護職への社会的要請は，3年6か月以上の教育期間をもって保健師・助産師・看護師の養成課程を統合し，国家試験受験資格を同時に取得できる制度の開発を推進した。

　このような指定は，人間の成長・発達段階の区分による領域別看護学から，'生活する人間の場'と'状況'に合わせた現実適応型のカリキュラム開発へと新たな方向性を示唆している。さらに学校教育法第1条に該当する大学・短期大学の急激な増設は大学設置基準の改正と相まって以下に述べる教育内容の表示に大きな影響を与えた。

　教育内容の表示に関しては従来の科目による表示から教育内容の表示へと変化させ，なおかつそれらを単位により表示することとなった。例えば従来の基礎科目が基礎分野となり，教育内容には「科学的思考の基盤」と「人間と人間生活の理解」に関する科目を13単位以上と規定した。従来の人文科学，自然科学，社会科学，外国語および保健体育に関する科目を，すべて基礎分野の中に包括し，各教育機関の実情に応じた弾力的な科目設定ができるようになった。

　専門基礎科目は専門基礎分野となり，「人体の構造と機能」と「疾病の成り立ちと回復の促進」による15単位と「社会保障制度と生活者の健康」6単位により構成する。

　専門科目は，専門分野となり，各看護学に看護の対象と目的の理解，健康の保持増進および疾病・障害時の看護方法を統合した教育内容を含むことを前提に，従来の各看護学における概論，保健，臨床看護の区分をはずした表示とした。

　以上のように看護職員の資質の向上と人材確保を目ざした指定内容の改正により，各教育施設に看護学独自のカリキュラム構成とカリキュラム編成を強力に押し進めることを要請している。看護学の学的体系と同列に在宅看護論が表示されたり，古くから使用され続けた臨床実習を，看護学実習ではなく臨地実習という名称に変更し，教育内容に表示するなど問題は残った。しかし，このまま教育課程として各教育施設が利用することができなくなり，本格的に看護学教育者の養成に着手せざるを得なくなった。

6 2008年（平成20）の改正

2003年（平成15），厚生労働省は，「医療提供体制の改革のビジョン」[27]を提示し，看護基礎教育の内容充実の必要性を指摘した。また，これを受けて，2006年（平成18）3月，「看護基礎教育の充実に関する検討会」[28]が設置された。この検討会は，看護をめぐる現状と課題，保健師・助産師・看護師の養成に関わる現状と課題，充実すべき教育内容，専任教員の資質の向上，臨地実習の方法等について，全9回の検討を行った。「保健師助産師看護師学校養成所指定規則」及び「看護師等養成所の運営に関する指導要領」等の改正も重要な検討事項とし，これらは，検討会の下に設置されたワーキンググループによる改正案作成を経て，最終案の決定に至った。また，報告書に示された最終案を基に，2008年（平成20）1月の指定規則改正[29]が行われた。

2008年（平成20）の改正の特徴は，統合分野・統合科目の創設と単位数の増加である。

1996年（平成8）の改正以降，教育内容は，基礎分野，専門基礎分野，専門分野の3分野に分類されていた。これに対し，2008年（平成20）改正の指定規則は，教育内容を基礎分野，専門基礎分野，専門分野Ⅰ，専門分野Ⅱ，統合分野の5分野に分類した。各分野に含まれる教育内容は，基礎分野が「科学的思考の基盤」と「人間と生活・社会の理解」，専門基礎分野が「人体の構造と機能」，「疾病の成り立ちと回復の促進」，「健康支援と社会保障制度」を含み，この2分野についての変更はなかった。その一方，専門分野Ⅰの教育内容は基礎看護学とその臨地実習，専門分野Ⅱの教育内容は，成人，老年，小児，母性，精神看護学とそれらの臨地実習となった。また，在宅看護論とその臨地実習は，それまでの専門分野から，新設の統合分野に移行し，この統合分野には，他に「看護の統合と実践」とその実習が加わった。

新設された教育内容である「看護の統合と実践」について，「看護基礎教育の充実に関する検討会」報告書[30]は，「基礎・専門科目で履修した内容を臨床で活用するため，チーム医療，看護管理，医療安全等を学ぶとともに，複数患者の受持ちや一勤務帯の実習も含めた実習とする」とし，指定規則改正に伴い変更された指導要領[31]も同様のことを記している。看護基礎教育課程の学生が，卒業後，看護師への役割移行を円滑に進められることへの期待が，この教育内容新設に反映されていることを伺える。

在宅看護論を看護学の学的体系と同列に表示するという問題は依然として残った。また，臨地実習を教育内容として表示するという問題も，引き続き残された。

単位数は，成人看護学の臨地実習が2単位減となる一方，「看護の統合と実践」4単位とその実習2単位の新設により，全体で4単位増となった。すなわち，修業年限に変更はないが，総単位数はそれまでの93単位から97単位へと増加した。

以上1915年（大正4）以来規定されてきた看護師養成のための指定標準および指定規則にみる教育内容の変遷を概観した。このようにみてくると，保健師助産師看護師法第28条に基づく保健師助産師看護師学校養成所指定規則に規定する教育内容は，あくまで国家試験受験資格としての最低基準であって，教育学的に教育課程として論じることには限界があることがわかる。導入部分において述べたように，看護師養成の多くの施設が，指定規則の示す教育内容と同様な教育内容をその学校の教育課程として公表してきた沿革から，

現在までは大勢として許容されるところかもしれない。しかし今後大学・短期大学が増設される過程において，この教育内容の示す意味が的確に理解され，教育課程に代わるべきものではないことが明らかになっていくはずである。

II 教育目的・目標の設定

1 教育目的と教育理念・教育の理想

　一口にカリキュラム構成といっても，わが国には看護師養成教育機関として3年課程，2年課程の2課程があり，そのそれぞれに全日制と定時制がある。また看護学を専攻する短期大学には定時制はないが，3年課程と2年課程があり，短期大学の看護科または看護学科，看護短期大学，医療技術短期大学の看護学科，女子短期大学と数種類に分かれる。大学においてもさまざまな学部で看護学専攻ができるようになっている[32]（図3-2）。そして，いずれの卒業者にも看護師の国家試験の受験資格が与えられる。

　さらにそのような教育機関の新設に向かってのカリキュラム構成と，伝統を持つ各教育機関におけるカリキュラム構成を年次ごとに評価し改良していく場合とがある。しかしどのような場合にも，省略することのできない手続きや考え方があることも事実である。以下にそれはいったい何なのかを考えてみたい。'カリキュラム構成 curriculum building'

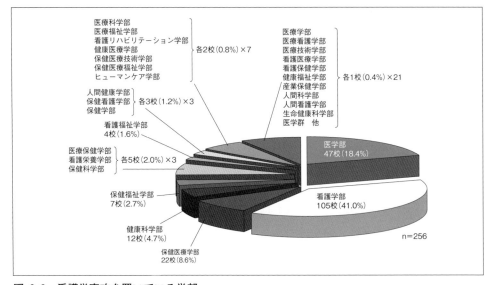

図 3-2　看護学専攻を置いている学部
〔日本看護協会出版会編：平成28年看護関係統計資料集，平成28年4月現在の看護系大学，190-194，日本看護協会出版会，2017を参照し作成〕

94　第3章　看護学教育課程論

は，カリキュラムの構成要素の性格と組織の決定にかかわる意志決定の過程であることは前述した。その第1歩はその教育機関の教育目的・目標の設定といえる。

　法治国家としてのわが国においては，どのような教育機関であろうと，その基盤を日本国憲法に置くことは論をまたない。さらにそれぞれの教育機関は，基本的で包括的な教育目的としての教育基本法第1条の規定を無視することはできない。それらを踏まえてさらに1段階具体化した水準の目的として，学校教育法に規定された大学（第83条），短期大学（第108条），専修・専門学校（第124条），各種学校（第134条）の教育目的に依拠した教育目的を掲げることとなる。これらをさらに弾力化した水準の目的として，各教育機関ごとに建学の精神や趣旨，あるいは校是などと統合し独自の個性化した教育目的を設定する。このようにして教育の理想，理念をその教育機関の教育目的として成文化して公表する。

　カリキュラム構成という用語は，構成要素の性格と組織の決定にかかわる意志決定の過程を指す。それらが学校教育において教授・学習の対象となる内容・活動の編成と改善にかかわる方法や技術を包含するということは，以上のような目的の階層性を経て具体案となってくる。

　教育理念・教育目的・教育目標という用語が再三にわたって用いられてきたが，ここで整理しておく。

　教育理念　ある時代の組織における教育のありかたを根本から規定する理想主義的な教育目的の体系であり，次のような特徴を持つ[33]。

・時代の制約を受けることを免れないが，にもかかわらずそれは時代を超えて普遍的に妥当する理性判断に基づくかのごとく示される。

・現実から直接導き出される目的体系ではなく，時代の要請を背景としながらも，それを抽象的・一般的な理性判断の形にした上で演繹的に現実に対して示される。

　教育目的　教育という行為ないし実践において，教育を提供する側が教育を受ける側の中に実現しようと目ざす価値である[34]。

　教育目標　組織的な教育活動を通して実現されることが望まれる成果であり，教育計画の立案・カリキュラム開発・授業案の設計などに際し，また教育成果の確認に際し，基本的な基準となる[35]。

　看護学における教育理念とは，看護および看護学教育という世界についての見方，すなわち，学問としての本質および教授＝学習過程の本質についての見方である。また，看護学教育目的というときは，看護学を学習する者が，あることを達成しよう，実現しようと意図するものを指し，看護師養成教育に意義や価値を見出す学習者の意識と，かなり濃厚に結びつく。

　一方，看護学教育目標というときは，学習者が到達しようとしている客観的な状態や状況を示している。いい換えれば，教育目的は‘何のために’が論点であるのに対して，教育目標は‘何を目ざして’が問題となる。したがって看護学を学習するために，あるいは看護師になるための学習には，順々に達成していく目標はどれぐらいあるのかという関係が成立する。逆に考えれば，次々に押し寄せてくるように感じるさまざまな目標に向かって，これを追求する学習者の目的は一体何のためなのかという関係ともいえる。言葉を換えれば目的を実現しようとする手段としての行動が目標なのである。

学校教育法をみると，初等・中等教育に関しては目的（aim, purpose）・目標（goal, objective）が成文化されているにもかかわらず，大学の場合は短期大学をも含めて高等教育[36]に関しては目的しかみられない。その理由を端的に要約してしまえば，大学[37]はその起源において知識を求めて中世の各地から集まった学生たちが，組合を作り教師を招いて自律的に運営するという原初形態をとったことから，ありとあらゆる領域を教育・研究の対象とし学問の自由を自ら保障していた。それこそが大学固有の機能として広く承認されてきたという歴史を持つためである[38]。

近年に至って世界各国の大学においては，その規模，構造，目的，機能が複雑多様化し，university（総合大学）ではなく multiversity（複合大学）の様態をなしている。それを見よう見まねで追随してきた日本の大学においても，いよいよ制度の弾力化・個性化を推進しようという国民的課題が提起され[39]，それに応えてそれぞれの教育機関が目的・目標を明確にする傾向をとっている[40]。平成3年，11年の大学設置基準改正はそれらに拍車をかけ，現実的な様相を示し始めている[41]。

2 教育目的・目標の明確化[42]

カリキュラムの構成過程において重要なことは，常に教育目的および教育目標がカリキュラム全体の中で包括性・一貫性・継続性・弾力性を維持していることである。そのようになっていない場合には，一見もっともそうなそのカリキュラムは教育的には形骸化した寄せ集めの内容と化してしまう。教育目的・目標を設定し，教育内容を選定し，その教育内容を組織化し提供する。この循環を評価し，その結果をカリキュラム構成の評価として受け入れることによって，各教育機関のカリキュラム編成は具体的に展開していく。具体的には各学科において実現可能性のある学習要項あるいは指導要項として，それぞれの学校の教育理念の一貫性を持たせる。

教育理念の一貫性は学生の学習活動としての具体的水準に近づくにしたがって，将来必要とされる能力や特性，各学科の背景とされる学問の内的構造，学生の学習進行状態と学習の過程あるいは順序やシラバス，加えて教育に対する社会的期待などが熟慮・検討され客観的に明らかな行動として明確化かつ特定化される。このような教育目的・目標の階層性は，もっとも身近な学習行動の目標と，前提になる高次の目標との関係を学習者に対して明確に示すことによって，学習の転移を容易に進めることが可能になる。

わが国の看護師養成教育においても，教育目的・目標の成文化の必要性[43]や，そのための概念枠組みの紹介[44~47]，それらを具体化していく手順[48]や，方向を示唆したもの[49]など次々に発表されてきた。それにもかかわらず，いまだに北海道の学校と九州の学校の目的・目標が同じであったり，国立と私立の学校が同じ目的・目標を掲げていたりする。卒業して同一免許を取得するには，同一の目的・目標を目ざすべきだと考えるからなのかもしれないが，それ自体再考の必要性がある。

なぜならば国家試験は資質試験ではなく，資格試験であって，各教育機関の目的・目標としての資質についてはまったく問うていないからである。国家試験は看護師として最低

限度これだけはという水準を求めて，国民への責務を保証する。その国家試験の受験資格
として国家が要求している教育内容が指定規則であることは，すでに述べた。その水準に
合わせた平均的で画一的で没個性的な看護師を育成しないためには，各教育機関がそれぞ
れの教育理念を教育目的・目標において，理解しやすい言語で文章化しなければならない。

　そのためには教育にかかわる人たちの教育への見解を明確にしておくことが基本的に求
められる。看護師養成教育に携わる教員にとって明らかにしなければならない見解とは，
何を指すのか。例えば，看護とは何か，看護の対象をどうとらえるか，人間をどうとらえ
るか，人間が構成する社会の特徴をどのようにとらえるか，人間は何に価値をおいて生き
ていると考えるのか，健康とは人間にとってどういう価値を持つものなのか，その健康の
諸問題に対処し得る支援を社会はどのように提供しようとしその中で看護師はどのような
役割を果たし得るか，その役割は社会情勢とともに変化するのか，するとしたら何が変わ
り何が変わらないのか。

　教育の本質とは何か，看護師養成教育と看護学教育には違いがあると考える学校なのか，
それらは表裏一体と考えるのか，高等教育をどのようにとらえるのか，学習とは何か，教
授とは何か，教授＝学習過程と考えるのか教授→学習過程と考えるのか，この他に研究と
は何か，学問とは何か，学問と実践はどのような関係にあるのか，研究が実践と学問に果
たす機能は何か等々，教育機関によってそれぞれの水準は異なるであろうが，これら最小
限の考え方を一人ひとりの教員が言葉にしそれを記述してみる必要がある。

　討議している際には認められなかった相違点が明確になったり，表現方法は違うが同じ
考え方であることを発見する場合もある。ここで重要なことは，同じ考え方でなくてはな
らないと思い込んでしまわないことである。同じ方向に向いているほうが，反対を向いて
いるよりも学生にとって理解しやすいには違いないが，各自の相違点を討議によって明ら
かにし，協議し，理解し，一定の合意を得て各教育機関の教育目的を作りあげていく。わ
が国では，特にわれわれの周辺には判で押したような均一性をもってよしとする風潮が
あって，卒業生が紋切り型（ステレオタイプ）の均一（ワンパターン）化現象を示す傾向
が強い。しかし，これは決して職業的同一水準化や社会に対する質的責務の遂行から起こ
る現象ではなく実際には逆で，かえって鋳型にはめこんでしまう教育や，学生たちの頭脳
に同一のものを刷りこむ教育に類している。教育の本質である学生の個性の伸長を目ざす
ものとは，相入れない正反対に位置するものといえる。以上，カリキュラム構成に関する
説明を試みた。詳しくはカリキュラム編成の実際の項に譲る。

3 教育目的・目標に関する研究

　看護師養成教育であっても看護学教育であっても，その教育目的を明示するためには，
その教育機関の設置主体の持つ教育理念が重要な鍵になる。その理念の持つ哲学的基盤に
よって，各教育機関の教育目的は独自性を主張することになる。

　わが国における教育目的・目標に関する研究が，初等・中等教育に限られているのは，
先に述べた学校教育法とも深く関係している。

一方，米国の看護界においては，かなり重要視される研究テーマであり，全米看護連盟（National League of Nursing，以下 NLN とする）において発表された'学士課程および修士課程のカリキュラムに使用される概念枠組みについての研究'[50]などをはじめ，全国的範囲の調査研究は，われわれのよく知るゴールドマークレポート，ブラウンレポート，ライソートレポートなどを含めて，1923 年から 1984 年までの 61 年間に少なくとも 7 回は行われたと報告されている[51]。このような全国的なものではないが，カリキュラム変更を行った過程について，その力動的構造展開を知ることのできる Wolf, V. C. と Smith, C. M. の報告[52]や，Kramer, M. による'学士課程における看護教育の理念'[53]，さらに Lawrence, S. A. による'カリキュラム展開：その理念・目標そして概念枠組み'[54]といった論文などは，いまだにその理念・目標・概念枠組みについて議論の余地を残し，米国の社会変化に沿って常に繰り返されるテーマであることをわれわれに伝えている。

1972 年（昭和 47）から 1978 年（昭和 53）までの間に NLN の継続認可を受けている大学看護学部でさえ，61 校のうちそれらがないもの 2 校，不明瞭なもの 17 校と約 30%にしっかりとした概念枠組みの明記のないことがわかる[55]。NLN はすでに 1937 年（昭和 12），カリキュラムには必ず哲学的基盤が反映されるとし，それが教育態度や達成すべき教育目的・目標を特定するという所信を発表した[56]。1977 年（昭和 52）には認可基準として学士課程の教育理念には，次の項目が含まれることが望ましい[57]と述べている。

・複合社会における健康上のニードに看護がどのように貢献するのか
・専門職看護師の過去，現在の役割と新しく拡大する役割は何か
・常に冷静な批判力と学習の統合を自ら行うための場と能力の開発に関する所信について
・専門職および社会の責任ある成員として貢献するための能力開発について

1984 年（昭和 59）に発表された King, I. M. の調査では，各教育機関の哲学的基盤を表現する用語が人間，健康，環境，社会システム，役割，知覚，個人間関係，看護，神の 9 つに分類できるとし，約 50 にのぼる同義語を報告[58]するとともに，専門職看護師のためのパラダイムは，人間，役割，健康，社会であるとしている。これは，Fawcett, J. の看護学の中心観念を，人間，環境，健康，看護とする主張と一致するとも述べている[59]。具体的事例は，すでに訳されて出版されている[60,61]。

哲学的基盤によって構成されたその教育機関の教育理念，それを日本では建学の精神などと表現したりするが，いわゆる教育的価値を，どのように表現するかということになる。それは教育理念・理想，教育目的，教育目標となるにしたがって一層具体的にとらえられる。

目的と目標に関しては，日本語でも外国語でも厳密な区別はない[62]としながらも，目的と使うときには教育が全体として究極的に目ざすものであり，目標はそれを達成する過程における中間目標または部分目標と考えることもできる。また，目的が全体としての教育を方向づけるものとすれば，目標は具体的な教育活動を方向づけるものといい換えることもできる。

わが国における看護学教育目的として掲げられているものには，その教育機関の持つ教育理念・理想を省略してしまっているように見受けられるものが多い。実際に先に述べた King, I. M. の調査にみられる用語分類と，わが国の'看護婦養成機関における教育目的に

関する調査'[63]による，教育目的の内容項目，A群：看護の教育，教科内容，B群：理解能力，C群：資質，D群：職業レベル，E群：寄与，貢献，F群：設置主体，G群：その他とでは，目的の水準があまりにも違うことがわかる。このような状況は，教育目標の階層性が教育担当者の中に浸透していないことから起こる現象である。

　看護系大学・短期大学における教育目的・目標を調査した研究[64]は，大学・短期大学の教育目的・目標に，ほとんど質的な差異がないことを明らかにしており，20年前の研究結果[65~67]との間に何の進展もないことがわかってきた。また，カリキュラムの類型を調査した研究[68]は，対象となった教育機関の多くが指定規則またはそれに類似した型のカリキュラムを編成しており，独自型はごく少数である現状を明らかにした。

　これらは，わが国の看護系大学においては，ほぼ同質の看護学教育を提供可能であることを示す一方，各教育機関が類似した教育を展開していることを意味する。さらにそれは，教育目的・目標の設定が，各教育機関の独自性や理念を反映し，教育活動の細部に至るまで影響を及ぼすため，カリキュラム構成に至るまで類似している可能性を推測させる。

　加えて，ほとんどの教育機関のカリキュラムが指定規則に準じた型であるという実態は，カリキュラム構成の方法的原則に基づき教育目的・目標を設定し，指定規則との関連を加味したカリキュラム編成がきわめて困難な過程であることをも推察させる。指定規則は，看護学教育を行う教育機関が学生に提供すべき教育の諸要素に関する最低基準である。しかし，多くの学校のカリキュラムが，この指定規則型であることは，最低基準があたかも標準であるかのように解釈されている実態を示す。

4 看護師養成教育の到達目標

　看護師として，卒業するまでにここまでは到達して欲しいという期待水準などは目標として表される。1966年（昭和41）WHOはその看護専門委員会の第5次報告において，きたるべき看護の大変革に対して，看護師の質および量をはじめそのシステムなどを検討し，看護師養成教育のためのカリキュラムに示唆を与えた[69]。

　日本看護協会は，1983年（昭和58）看護基礎教育の到達目標6項目[70]を，看護師等養成所の運営に関する指導要領（現 看護師等養成所の運営に関する指導ガイドライン）は，1996年（平成8）指定規則改定による教育内容（別表3）の変更時から看護基礎教育の到達目標に相当する看護師教育の基本的考え方6項目[71]を示している（表3-4）。

　ANA（アメリカ看護師協会）では1975年（昭和50）に看護師教育の基準の中で12項目の目標[72]を掲げ，NLNでも1974年（昭和49）に発表したものを，1977年（昭和52）と1978年（昭和53），さらには1987年（昭和62）に改訂して看護における大学教育の特性として出版している[73]。それによると到達目標は次の9項目として示されている。

表 3-4　看護基礎教育の到達目標（日本）

日本看護協会[*1] 1983 年（昭和 58）	看護婦等養成所の運営に関する指導要領[*2] 1996 年（平成 8）	看護師等養成所の運営に関する指導要領[*3] 2011 年（平成 23）
1）社会の変化に対応し得る基盤をもつ。	1）人間を身体的・精神的・社会的に統合された存在として，幅広く理解する能力を養う。	1）人間を身体的・精神的・社会的に統合された存在として幅広く理解し，看護師としての人間関係を形成する能力を養う。
2）人間を総合的に理解できる能力をもつ。	2）人々の健康を自然・社会・文化的環境とのダイナミックな相互作用，心身相関等の観点から理解する能力を養う。	2）看護師としての責務を自覚し，倫理に基づいた看護を実践する基礎的能力を養う。
3）看護者として自己成長できる基盤を身につける。	3）人々の多様な価値観を認識し専門職業人としての共感的態度及び倫理に基づいた看護を実践できる基礎的能力を養う。	3）科学的根拠に基づき，看護を計画的に実践する基礎的能力を養う。
4）知識と行動（実践）が統合できる能力をもつ。 （基礎知識が活用できる能力を身につける）	4）人々の健康上の問題を解決するため，科学的根拠に基づいた看護を実践できる基礎的能力を養う。	4）健康の保持・増進，疾病の予防及び健康の回復に関わる看護を，健康の状態やその変化に応じて実践する基礎的能力を養う。
5）科学的思考ができる能力を身につける。	5）健康の保持増進，疾病予防と治療，リハビリテーション，ターミナルケア等，健康の状態に応じた看護を実践するための基礎的能力を養う。	5）保健・医療・福祉システムにおける自らの役割及び他職種の役割を理解し，他職種と連携・協働する基礎的能力を養う。
6）健康のあらゆるレベルに対応し看護を計画，実施，評価する能力を有する。	6）人々が社会資源を活用できるよう，保健・医療・福祉制度を統合的に理解し，それらを調整する能力を養う。	6）専門職業人として，最新知識・技術を自ら学び続ける基礎的能力を養う。

[*1] 日本看護協会：21 世紀に向け看護の自立を考える，34，看護制度改正の要旨，1984.
[*2] 看護行政研究会監修：看護六法　平成 9 年版，看護婦等養成所の運営に関する指導要領，179，新日本法規出版，1997.
[*3] 厚生労働省医政局長：「看護師等養成所の運営に関する指導要領について」の一部改正について，医政発 0329 第 9 号，平成 23 年 3 月 29 日，「看護師等養成所の運営に関する指導ガイドライン」別表 3，医政発 0331 第 21 号，平成 27 年 3 月 31 日同様.

看護における大学の到達目標（NLN）

(1) 専門職として，健康の保持増進，病気の時のケア，回復やリハビリテーションの支援，健康相談・教育を含む看護ケアを，理論や研究から導き出された知識に基づき提供する。
(2) 看護学，自然科学，人文科学の理論的知識と経験的知識を看護実践に統合する。
(3) 個人，家族，集団，地域に看護ケアを提供する際，看護過程を用いる。
(4) 自己の看護実践の効果を評価することに対する責務を引き受ける。
(5) 法制度に関する知識とリーダーシップ技能を駆使することを通し，実践の場における医療・看護の質を高める。
(6) 研究を評価し，その成果の実践への活用を検討する。
(7) 人々の健康と幸福を推進するために，他の保健医療従事者や一般の人々と協働する。
(8) 倫理，道徳，法に関わる専門職としての価値基準を認め，看護実践において遵守する。
(9) 社会の変化に伴い発生する人々の健康上のニードを満たすために，看護が役割を果たすことに参画する。

100 第3章 看護学教育課程論

　また，全米高等看護教育協会（American Association of Colleges of Nursing，以下AACN とする）は，看護系大学・大学院の教育の質の評価，認定等に関わる非政府組織である。この AACN は，2008 年（平成 20），看護学士課程の到達目標として次の 9 項目を示している[74]。

看護学士課程の到達目標（AACN）

(1) 学士課程を卒業したゼネラリストとしての看護実践に必要な一般教養を修得する。
　　＊看護師の実践と教育に対し，一般教養は強固な基礎を提供する。
(2) 組織やシステムにおけるリーダーシップの基本を修得し，看護の質と患者の安全保証につなげる。
　　＊リーダーシップに関する知識・技能，看護の質の向上，患者の安全保証は，質の高い保健医療を実現するために不可欠である。
(3) エビデンスに基づく実践に必要な学術的基盤を修得する。
　　＊看護専門職としての実践は，最新のエビデンスを取り入れてこそ成立する。
(4) 患者ケアに関わる情報の管理と科学技術の適用を適切に行う。
　　＊患者ケアに関わる情報の管理と科学技術は，質の高い看護を実践するために重要である。
(5) 保健医療政策，経済，法制度について理解する。
　　＊保健医療政策，経済，法制度は，保健医療システムの性格や機能に直接的・間接的に影響し，看護専門職の実践にとっても重要である。
(6) 患者に提供されるケアの質の向上をめざし，他の保健医療専門職と適切にコミュニケーションを図り，協働する。
　　＊保健医療専門職同士のコミュニケーションと協働は，患者への質の高い安全なケアの提供にとって重要である。
(7) 全ての人々の健康増進と疾病予防に向けて実践する。
　　＊個人や集団を対象とする健康増進と疾病予防に関わる活動は，全ての人々の健康状態の改善にとって不可欠であり，学士課程を卒業したゼネラリストとしての看護実践の重要な構成要素である。
(8) 専門職としての自覚を持ち，専門職的価値観を承認する。
　　＊専門職としての自覚を持ち，利他的であるとともに，自律性，人間の尊厳の遵守，誠実さ，社会正義を価値づけることは，看護の基本である。
(9) 学士課程を卒業したゼネラリストとして看護を実践する。
　　＊学士課程を卒業した看護師は，個人やその家族，集団，地域に対し，また，あらゆる発達段階にある人々，様々な環境に生活する人々に対し，ケアを提供するための準備状態を整えている。
　　＊看護学士課程を卒業した看護師は，ケアの多様性，複雑さの増大，患者へのケアに用いる様々な保健医療資源の活用を理解し，それを考慮しながら実践する。

わが国においては，「大学における看護系人材養成の在り方に関する検討会」が 2011 年（平成 23）3 月に最終報告書を取りまとめ，大学における看護学教育の質保証の参照基準として「学士課程教育においてコアとなる看護実践能力と卒業時到達目標」を提示した。また，同検討会は，2016 年（平成 28）に再び設置され，2017 年（平成 29）10 月に前検討会が提示した卒業時到達目標を具体化した学修目標を含む「看護学教育モデル・コア・カリキュラム―『学士課程においてコアとなる看護実践能力』の修得を目指した学修目標」〔資料 14（別添）〕を策定し，提示している。

ここで役割という概念につき整理しておきたい。患者との相互行為における役割葛藤がストレス以上に看護師の職業継続意志に関連するという研究結果[75]や教員のロールモデル行動に関する研究[76]は，役割概念が看護師養成教育の到達目標に大きくかかわっていることを示唆している。

1930 年代に米国において人類学者によって研究され始めたこの概念は，その後社会学者，社会心理学者，精神科医，心理学者によって研究が続けられ，現在のように発展し，それぞれの分野における社会的役割，組織的役割，治療者の役割についての論文発表が行われてきた。

この役割についての考え方には 2 つの流れがあり，1 つは機能主義，かたや象徴的相互作用主義といわれ，それぞれが用語の定義についても異なった考え方を示す。概括的には，前者は組織における役割を果たす個々人の理解を基礎として，社会における他者との関係や，他集団との関係で考えていく。一方後者は，人間のすべての行為は，対象と意味のやり取りをする社会的相互作用であるという考え方から入っていく。

看護師の役割についての Johnson, M. M. と Martin, H. W. の論文[77]は特に重要な意味を看護師にもたらした。米国においては，他の看護師たちも役割について多くの研究を発表し，特に King, I. M. の看護理論においては，重要な構成概念となっている[78]。一方わが国における社会学は役割を次のように規定している。

「特定の社会場面において，一定の地位を得た行為者は，その地位にふさわしいものとして集団や社会が準備し期待する行動様式をもって，その地位と関係しあう他の行為者と相互作用するよう義務づけられる。さらにその行動様式をいろいろな生活場面における経験を通して学習し，自分自身に特有の型どりを行うことによって，これを具現する。このように期待され，学習される行動様式を‘役割’と呼ぶ」[79]。

上述規定の「特定の社会的場面」というところに「病院の臨床」もしくは，「健康問題に関する活動を実践展開している場面」などと入れ替え，「一定の地位を占めた行為者」のところへ看護師などと入れ替えて考えていくと，役割とは「他者から期待される行動様式であると同時に，自分自身の行う現実の行動の双方を含んでいる」ことがわかってくる。

ここで広義の役割概念から検討し始めたのは，‘役割’には，そのものが生まれてくる過程に動的側面を持ち，行為者の主体的な認識や選択の余地を持っているのに対し，日本語としての‘役目’のほうは，封建時代からの‘役’としての労働の割り当てと受け止める日本人特有の言葉であり，あらかじめ他者から与えられ，なおかつしなければならないという固定化し抑圧した価値を伴っている点で大きな違いがあることを，明確にすべきであると考えたからである。

役割の定義をはじめ，役割期待，役割設定，役割関係，役割遂行，役割取得そして役割

102　第3章　看護学教育課程論

葛藤などを理解した上で，役割概念を養成教育の到達目標とすることは，今後ますます重要となる。新たな世紀に活躍するわれわれの仕事の後継者としての看護師は，専門職への移行を目ざし，看護師養成教育の高等教育化を進めている。看護師自身の自発性かつ主体性に導かれた役割拡大を目ざすことが，高等教育の最重要課題である。

5　大学卒業者に期待される役割

　Kramer, M.[80]は，大学を卒業した看護職者に期待される役割が，就業場所にかかわらず次の5項目であることを示した。1．看護ケア提供者であること，2．どのような職域においても初歩的管理能力を有すること，3．どのような職域においても人の相談にのれ，適切な指導が行えること，4．病院のスタッフであろうが，養護教諭であろうが，地域看護に従事しようが，健康のあらゆる段階を知り健康の維持・増進ができること，5．健康に関して正常・異常の査定能力を有すること。これは1952年（昭和27）にWHOがいかなる国であっても，専門職看護師が果たすべき基本的職務，および遂行に当たって必要な教育訓練として示した基準を受けたものと考えられる[81]。

　Kramer, M. による大学を卒業した看護職者に期待される役割
　(1) 患者またはクライエントの身体的・心理的ニードに合わせて熟練した看護ケアの提供
　(2) 看護師としての指導およびカウンセリング業務
　(3) 監督と管理的業務
　(4) ヘルスサービスの企画・運営へ参加するヘルスチーム員としての職責遂行
　(5) 健康に関する査定能力

　Kramer, M. はこの5つの機能のうち，短期大学卒業者の技術看護師に要求されるものは，第1の看護ケア提供者としての機能だけにとどめるとしている[82]。しかし，わが国における短期大学と米国の短期大学とでは様相がまったく違っていて，わが国の3年課程短期大学はどちらかというと4年の大学化志向群であり，決して米国における技術看護師養成教育に相当する教育を実施しているわけではない。3年課程の専門学校もそうではないので，国情の違い，制度の違いと片づけてしまえないことはないが，この論文は教育課程の差を明確に示す目標の段階的表現によって提示した典型的なものとして，多くの示唆を与える。

　その1つとしては，大学と短期大学の到達目標が組み立て式になっている点である。5つの機能の1つを到達目標とし，後の4機能には次の教育機関が責任を持って積み重ねていけるようになっている。学歴主義や学閥感覚の少ない国だからこその連携なのかもしれないが，日本の事情と大変に異なることを伝えている。わが国では到達目標が大学も短期大学も専門学校も同じであったり，准看護師学校とさえ同じであることもあり，区別と差別の区別がつかない。

　このような到達目標の確立によっては，大学における編入学制度などにも影響を与え，日本の短期大学は3年なので年数だけから推測しても，5つのうちの1つの機能だけを目

標にするというわけにはいかないかもしれない。しかし，編入学制度で何を積み上げるかを明らかにするという点では，今後の編入学問題に大きな教育的課題を提供する非常に重要な示唆を含んでいる。実際にはわが国の看護師養成教育を行っている専門学校では，この5つの機能全部を卒業者に求めている。教育的に準備されるものと，現実に職業上の業務として要求されるものとの相違が著しいことは，看護師の職業生命を短いものにしている。そのことは 'reality shock' に関する Bell, E. A.[83]や Hollefreund, B.[84]の論文により，彼我の差がないことを示している。

6 カリキュラム構成に影響する因子

　さて教育目標の設定に当たっては，たくさんの要素が寄せては返す波のようにわれわれの頭の中で反転する。Bevis, E. O. はその著書の中で，今後20年間にカリキュラム構成を行うに当たって影響を受ける因子を，社会的，政治的，環境的，科学技術的に分類し，それをさらに15項目68細目に分けて提示している[85]。

　そのほとんどが，わが国においてすでに起こっており新しさを感じさせない。しかし，特に教育上重要視すべき点として，科学技術依存の高まる医療現場においては，QOL[86]，生命の尊厳の問題，遺伝子組み替えなど，バイオエシックス（bioethics）の問題が大きく浮かび上がり，死の問題，ホスピスの問題，医療辞退の問題など死生観，道徳観の変化を促さずにはおかないことがあげられる。この問題をカリキュラム構成の中にどのように位置づけるかは重要である。

　少なくとも，21世紀の看護が社会に果たす役割を考慮したカリキュラム構成が望まれる。そのためには厚生労働白書，国民生活白書，経済白書などを基礎資料とし，国民医療総合対策本部の中間報告や，看護制度検討委員会報告書などから，わが国の医療政策の展望を理解し，さらに ICN や日本看護協会など看護専門団体の提示した基準や指針を統合した教育目的・目標の設定が重要になる。どのようにそれらの要因を取り入れるかによっては具体的なカリキュラム構成の基盤が異なって，教育内容の組織化に深い影響を与える。

　わが国では指定規則の別表3によって，看護師養成教育の水準が示され，全国の看護師養成教育機関が常に情報交換し，共同研究をしているために，決して起こらないと考えられる論文が報告されている[87]。それによると，アフリカのある国に外国製カリキュラムが輸入され，卒業した看護師は，自分の国に今起こっている保健上のニードを満たすことができない能力を開発されたということである。これは笑い話のようであって事実である。

　このことは，かつてわが国における臨床看護師や教員が，在宅ケアの実践にはお手あげであるという実態とも根を1つにする現象であって，これらに非常に類似した現象は，全国で実施されている教員養成講習会でいまだにみかけるといわれている。こういう現状では，先の事例は決して笑えるものではなく，各看護師養成教育機関で各自の目的・目標を地に足をつけて考えることから始めなければ，同じような結果を招くことは避けられない。

7 多様化する高等教育化への対応

1 多様化する高等教育化に伴う看護教育制度の変革

近年，看護系大学が急増し，看護師養成教育の高等教育化が急速に進行している。このような変革に伴い，専門学校あるいは短期大学を卒業し，免許を取得した看護師を対象とした学位取得のための教育課程の必要性もまた高まっている。

ある調査報告書[88]は，約70％の看護系大学が編入学制度を設けていることを明らかにしており，編入学に関するカリキュラムはほぼ固まった現状にある。また，科目等履修生制度を利用して必要単位を取得し，学位授与機構の審査を経て学士を取得するという方法も活用されている[89]。これらの制度は，準学士（現短期大学士）を持つ看護職者を含む一般社会人を対象にする制度であり，専門学校を卒業し，実務経験を持つ看護職者に対して特別に設けられた制度ではなかった。しかし，1997年度（平成9）よりこの制度も専門学校卒業者に開放された。

1997年の研究結果は，看護職者の学位取得に対する要請が非常に高く，その率は看護師は38.5％，保健師は31.0％，助産師では43.8％を示し，中でも看護学教員は59.8％の高率であったことを報告している[90,91]（図3-3）。

千葉大学看護学部はこれらの要望に応え，平成5年度から社会人特別選抜制度を導入し，その中に看護職者の特別枠を設けるなどして，新たな試みに挑戦している。平成9年度終了と共に第1回の卒業生がすでに巣立った。関係者はこのような多様な学習の要請に対応できる教育課程の開発の成果を期待を込めて見守っている。

また，看護学の研究科を有する大学院も増加しており，従来の修士・博士課程に加え，今後は，前述した「特定領域に秀でた看護師の研究能力を支援するために学士課程を飛び

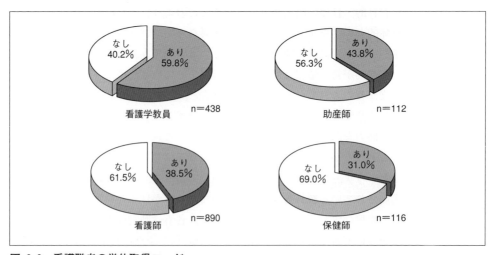

図 3-3 看護職者の学位取得ニード
（舟島なをみ他：専門学校を卒業した看護婦（士）の学位取得に関する研究―学位取得へのニードの有無に焦点を当てて―, Quality Nursing, 3（7），57-63，1997.）

越えた修士課程におけるカリキュラム（RN to MSN Program）」を開発する必要性も高まるであろう。このような多様な教育課程の需要に対して，どのような教育課程を用意し応えていくかについては，本質的にはすでに述べてきたことと同様である。すなわち，その教育機関が何を教育理念とし，教育目的・目標とするか，卒業生にどのような特性を期待するのか，看護職に対する社会的要請にどのように応えていくのか，といった問いに対する答えの明確化であり，その実現である。

2 学士課程に編入学した学生を理解するための指標

　その基礎資料の必要性に応えるために看護教育学においては，看護専門学校を卒業した看護師の学士取得ニードや関連のある特性に関する研究[92,93]，実務経験を持ち看護学士課程に編入学した学生の学習経験に関する研究[94]，短期大学卒業直後に看護学士課程に入学した学生の学習経験に関する研究[95]，修士論文作成過程における学習経験に関する研究[96]などを実施している。

　特に編入学制度に関しては，準備が完了した大学から準学士（現短期大学士）を持たない看護師の大学への編入が認められることとなり，このような学生の教育背景の多様化が，これまでの編入学カリキュラムに変容をせまるであろうことは想像に難くない。

　看護学士課程に編入学した学生の学習経験に関する研究は，実務経験を持ち看護学士課程に編入学した学生の学習経験，短期大学卒業直後に編入学した学生の学習経験を解明し，これらの経験の同質性と異質性の検討から，短期大学を卒業し編入学した学生を理解するための3指標を導いた[97,98]。

短期大学を卒業し編入学した学生を理解するための指標

・少数者としての環境とのかかわり方
　正規の課程に入学した大多数の学生が占める学習環境において，少数者として存在しながら環境とどのような相互行為を展開しているか。
・成人学習者としての特性を備えている程度と課題の内容
　内発的動機づけが強く，自律性が高く，主体的に行動するという成人学習者としての特性をどの程度備えているか。また，成人学習者としてどのような課題を自らに課しているか。
・成人としての発達段階と入学前の経験の質と量
　成人としてどのような発達段階に位置し，どのような生活経験をどの程度してきたか。

　これら3つの指標は，短期大学を卒業し編入学した学生を個別的に理解するために活用可能であり，年齢，実務経験，職歴などの属性に加え，これら3指標に基づき理解し，よりよい学習経験を支援することができる。

　わが国における看護学教育の高等教育化と同様，これらの領域における研究は緒についたばかりではあるが，米国の博士論文にみる看護学教育研究の動向[99,100]が示すように，研究対象の拡大とともに探求のレベルを一歩一歩上げることにより，研究成果の蓄積と体系化を進めていく必要がある。

Ⅲ 教育内容の選定

1 一般教育の位置づけ

　1991 年（平成 3）の大学設置基準改正後，一般教育を普遍教育もしくは教養教育などと称する大学が増えている。その呼称の変更はともかくとして，教育機関の求める看護師をその目標に設定し，具体的な教育内容を選定する段階で，もっとも重要な事項の 1 つに，一般教育と専門教育に関する考え方があげられる。

　この一般教育と専門教育に関する議論は歴史的なもので，教育学の専門家の中でも分かれるところらしい。しかし，その基盤になる考え方は普通教育と専門教育についてであり，一般教育を小・中・高校までは普通教育と呼び，日常生活に必要な基礎的な知識・技能を教える。しかし高等学校のいくつかに小・中学校とは異なり，普通教育の上に，あるいは並行して「社会において果たさなければならない使命の自覚に基き，個性に応じて将来の進路を決定させ，一般的な教養を高め，専門的な知識，技術及び技能を習得させること」[101]という高等学校の教育目標の 1 つを目ざした専門教育が行われる学校がある。高校の衛生看護科はこれに属する。

　大学においては，この普通教育を一般教育と呼び普通教育とは呼ばない慣習があった。1991 年の大学設置基準の改正を機に千葉大学においては，この一般教育を普遍教育と称している。ちなみに従来において一般教育科目と外国語科目および保健体育科目等を一般教養課程と称していたものを，普遍科目と外国語科目，情報処理科目およびスポーツ・健康科学科目を包括し，普遍教育科目とした。

　大学における一般教育の目的は，人類の文化遺産や現代文明の持つ理念や使命を次世代に伝えると同時に，現代の学問領域の基礎的知識や研究方法についての概略を示すことによって，学生たちが生きている現代社会の理解を支援することにある。学生たちが選び，学習しようとしている専門教育を，それとのかかわりや位置づけにおいて理解し，全体の中の自分の位置と役割を自覚するように促しているわけである。いい換えれば，一般教育は自分の属する国の普遍的文化を学ぶことによって，他学問を専攻する学生たちとの間においても，無理なく思想・感情の一致をもたらす一般化の役割を果たしている。

　さらに現在のような情報化時代には，その教育は世界的水準における一般化が行われるといってよい。それは普遍的文化の伝達に重点をおいた初等・中等教育を基盤とし，新しい文化を普遍的な文化に同化してゆく過程や，それへの適応を図り，専門分野の高度化に伴って，分極化していく文化の渦中にあって，違う専門集団の間や，広くは国家や人種を超えた相互理解の促進を目ざしているのである。

　看護学は人間にその焦点を置く。その人間理解の基盤を他学問との共通基盤を持たずに確立させることは不可能なことである。しかし，看護師養成は歴史的にそのような基盤に

立たず，その基盤の重要性にさえ気づかずにきてしまった。現在においてさえ，看護師養成は伝統的経験主義を強調するあまり[102]，一般教育を重視しなかったり，効率的養成を急ぐあまり，一般教育をすべて看護学の学習の基礎として位置づけてしまう傾向もある[103]。しかし看護学研究の先進国である米国においては，「看護学教育の学士課程における特徴は，専攻分野の基盤となるリベラル教育によって示される」[104]とすでに 1978 年（昭和 53）の時点において NLN は告げている。

　わが国ではこのリベラル教育について 3 種類の使われ方をするそうで，大正デモクラシーを主潮とした教育のほかに職業教育に相対する教育，あるいは直接生産労働にかかわらない人々の教養，知識を指すと受け取られる場合もあるという。しかしそのような古代ギリシャにその発生をみるリベラル・アーツとしての考え方は，すでに前述した一般教育と同義語とみなすことを妥当としている。リベラルについては，日本語にそれに相当する語彙はないが，自律性・自発性という意味を持った自由を表現している言葉といわれ，無知・偏見・迷信から解放された内面的・精神的自由を意味している。

　看護師養成がこの一般教育を重視してこなかったことから，看護師は自らその後輩を病院の中にだけしか生きられない職業人として育成し，仕事を離れた社会人としては，自己の内面生活を考えることが少ないという傾向を持っている。労働環境の厳しさがそのことに疑問さえ抱かせず，異なる職業の人々との交流を疎遠にしていることもこの傾向に影響を及ぼした可能性もある。しかし学生時代に多少とも考えたはずの人間的価値の追求は，看護師として働くうちに，自分の生命の再生産に心がけない限り，職業生活を維持していけない苛酷な労働下に，もはや'人類のぜいたく'と潜在的にあきらめねばならなくなる。それを顕在的に意識化し，こだわりを持ち続ける看護師は，変人，奇人扱いされたあげく切り捨てられてしまう傾向が強い。これは決して看護師という職業社会にだけみられる典型ではなく，他のあらゆる職業社会にも見受けられる 1 つの傾向にもかかわらず，看護師養成ではこの一般教育が欠落しているため，専門性を事態の全体構造にいかに適合させるのかに長い間考え及ばなかった。そればかりか専門職業人として人間的価値の実現に，専門家がどのようにその責任をとるのかにも答えられずにきた。このように一般教育の欠落という教育的背景は，100 年にも及ぶ特定職業に隷属させられていることにさえ気づかない，他の職業にはみられない悲劇的な職業を生み出してきたのである。

　しかしようやくにして，このような欠陥を持つ教育課程によって養成された職業人の多くが，皮肉なことに職業によって目覚め，看護学の自律と看護職者の自立を目ざした教育課程の開発を志向し，誠実に社会の要請に応えようとしている。

2 一般教育と専門教育の関係

　専門教育だけでは対処できない人類共通の矛盾から長らく切り離されてきた看護教育界の現状からは，一般教育による豊かな援助を基盤とし，それによって理念の高さと調和した理想の実現に，自分の職業に使う能力と態度を看護師たちはみつけ出せないまま職業として 100 年を超える時間を費やしてきた。養成教育を受け，看護師として働き始めても，

人類社会の醸し出す矛盾に対処できず職業を放棄するか，燃えつき（burn out）状態に至るか，時間だけ働き生計を立てるかの三者択一しか残されていないように感じてしまう原因はここにある。

看護職者は医療システムのために働く看護師の役割と，医療システムを人間のために機能させるように変える人間としての役割との間の矛盾に悩みながら，均衡のとれた判断力によってこの矛盾を解決していく必要がある。このような可能性を身につけた看護職者養成を‘教育’として促進するためには，一般教育と専門教育とはどのような位置関係をなしているのかという根本的な点を見直し，その点からの一般教育科目の選定を始めなければならない。あまりにも一般教育から切り離された教育は以上に述べたような状況をもたらすことを，看護師養成の歴史は示している。

専門教育は，普遍教育の上に，あるいは並行して特定の学術に関する専門的知識・技能，あるいは一定の職業に関する専門的知識・技能の教育を指す。

一般教育と専門教育についての関係は，離脱型，即応型，結合型，統合型といった類型[105)]で説明できる。

離脱型　人が専門にとらわれない自由なものの見方のできる円満な人間として生きていくには，職業人である前にまず人間であるべきと考える。

即応型　専攻と無関係な学習をいくら広く均等に積んでも効果が薄いと考える。したがって，学習の幅は学年ごとに，またその専門の学問によって異なる。

結合型　一般教育と専門教育を有機的に関連づけることを志向する。そのために，専攻の内側において学習の幅をつけ，一般教育から専門教育への接近と，専門教育から一般教育への接近の同時展開を目ざす。

統合型　一般教育と専門教育それぞれが全体性を志向して，機能上の統一をもたらし，内面的関連性を強固にする。この類型は，大学教育の本質と関連した人間的価値を追求する批判的精神に基づく自由探求の機能を持つ。専門教育に直接妥当性を持つと考えられる一般教育が取り入れられてその部分をなし，逆に専門教育を一般的な知識領域と関係づけることによって一般教育の部分とする。

これら4類型のうち，即応型は，看護職者養成においてかなり支持されており，現在もなおこの類型は健在である。この即応型は，専攻の外側にあって，専攻の背景となる素材と方法を選定すると考えられている。一般教育科目および外国語科目さえ看護学を学習するための基礎的学習と位置づけるカリキュラムはこの類型とみてよい。

また，結合型は，青年期の学生たちが何のために生きるのか，何を目ざして生きるのか，どのように生きて行けばよいのか等の，人間が自分の職業を追求するときに生じる道徳的選択の際に，もっとも直接的に人間にとって意味ある問題と取り組むことができるし，そこに技能を学んだ価値がはっきりと出てくる。そういった考え方から，専門教育自体の内側で，偏狭さの克服を目ざして幅をつけるためには，専門教育の改造が必要であり，専門の特殊性をそのまま取り扱うのではなく，一般性の水準で取り扱い，広い理論的脈絡の中に置くことによって，専門そのものを豊かにする。このようにして広くて浅い一般教育と深いが狭い専門教育という通俗的区別を取り除こうとする。総合大学においてさえ，この

試みは始まったばかりであるが，多様な学部に在籍する学生たちが交流しつつ学習することにより，自己同一性および職業的自立性の確立によい影響をもたらすという研究結果もある[106]。

さらに統合型は，教育素材と教育方法が円熟した教員により選定され，完成されると同時に，学習意欲の確立した学生集団を要求するために，実際にはきわめて実現が困難であるという特徴を持つ。

各教育機関における教育課程の特徴と教員の準備状況などを勘案し，一般教育と専門教育の調和のとれた実現可能性の高い教育課程の編成を学生たちに提供したいものである。将来は看護学教育の確立と看護学教員の成熟に伴う段階的発展によって，看護学教育の教育内容としての選定が行われるであろう。そのためにも，看護学教育を教育学的視点からとらえて研究する，看護教育学の体系化は急務である。

Ⅳ 教育内容の組織化

1 教育内容規定の多様性

教育内容という用語は，教育学的には広狭の二義を持っている。広義には，教育を外的事項と内的事項に大別し，その内的事項の教育目標―教育内容―教育方法といった一連の総体を指す。これに対して狭義に使うときには，上述の一連の事項のうち中央項の教育内容だけを指し，教材の選択と配列に関する事項，いい換えれば教材の組織に関する事項とされている[107]。

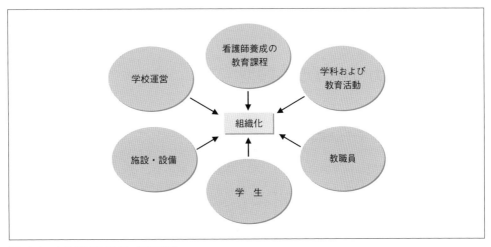

図 3-4　内的秩序の体系（諸要因）

かつて筆者（杉森）は看護師養成教育機関の業務展開に沿って，その教育活動の営みに関連する諸要因を位置づけ，これを機能的に活動させる内的秩序の体系と規定して6項目に分類し展開した[108]（図3-4）。

いま顧みると，このような分類を行ったのには，学校における教育活動の組織を，さらに大局的に包括し，学校経営学[109]でいう「人的・物的・経済的要素から成立する教育施設において提供される一定の教育計画，あるいは教育課程を包含した学生を対象にして意図的・継続的に提供される活動」と規定していたからであった。また，学校経営の視点からその基本的構成が'教育活動そのものの組織'，'教育活動を支える学校事務の遂行組織'，およびその両者の間にある職員会議や諸種の校内運営の委員会組織を指す'学校運営組織'の3部門からなるととらえられる。さらに'教育活動そのものの組織'は，学年担当制や学級担当制などを指す'教授組織'と，異質・等質学級編成などの'学習組織'と教育内容と方法などの'教育課程組織'の3つを含む[110]といわれる。

医師である校長・主事と，その管理下にありながら実際的には教育のすべての責任を果たす看護師である教務主任，最近では副校長とか教育主事とかの職階性を指すが，いずれにせよ彼らの間に，教育観に差をみるのは当然であり，学生たちにそれぞれが，それぞれの立場から'学習による望ましい変化'を期待する。看護師，保健師，助産師として，それぞれの看護職者である教員たちは，その中で自分の仕事の後継者に対して望ましいものは何かを決定し，そのための学習環境を充実させるための組織化に対して，全方位攻勢をかけねばならない。

しかし，学校教育法第1条に該当する大学・短大においては，このようなよろずやのような活躍は期待されないし，それぞれの専門家により責任は分掌される。またそうでないときの罪過はきわめて恐ろしいとされる。

現在においても多くの看護専門学校の教員には，以前の組織化のほうが役立つかもしれないが，本論においては，学科および教育活動の組織化に焦点を絞る。

教育目的・目標の設定により選出された多くの教育内容を，どのように組織化するかについてはいくつかの類型がある。わが国で紹介されるものは普通，学科中心型，学生中心型，社会中心型，学問中心型の4類型である。本節では今後の看護基礎教育課程の将来の類型化への試みとして，いくつかの類型を紹介する。

2 カリキュラム類型

1 カリキュラム類型1・累進型 （図3-5）

この類型は伝統的な編成方法で，体系的に順序をたどって客観的な事実的知識・概念・法則を習得していくとともに，それらが実習と密接な関係を持って組織される。わが国には，1962年（昭和37）高橋によって紹介されたLyman, C. の block planning がこれに該当する[111]。しかし残念なことに，わが国の看護学の教員養成の遅滞が，これらの定着を促進させるどころか，それらを理解しないまま放置してしまった。

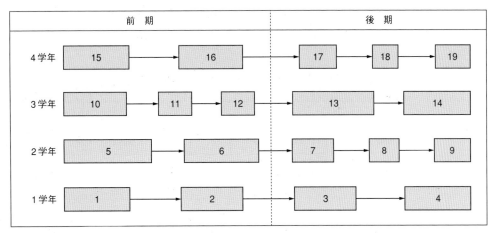

図 3-5 累進型
(Bevis, E. O.：Curriculum Building in Nursing, 3rd ed., 185, 1982 の Fig. 6-1 を一部修正加筆)

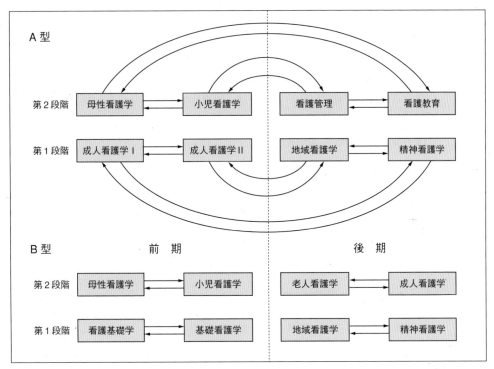

図 3-6 交換型
(Bevis, E. O.：Curriculum Building in Nursing, 3rd ed., 185, 1982 の Fig. 6-2 を一部修正加筆)

2 カリキュラム類型 2・交換型（図 3-6）

　この類型では，教育内容が同じであれば，教員，教室，実習場所，学期などを交換できる。学生群を 2 つ以上の複数グループに分け，特定のコースとそれに関する実習をセットにして編成する。

　8 通りの選択肢を持ち，2 方向型で選択できる A 型は，学生が段階ごとにどこから始めてもよい編成方法である。

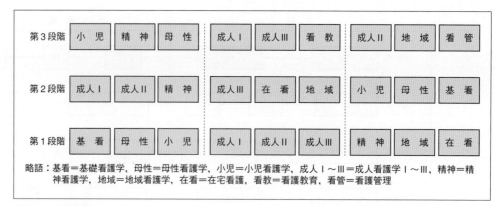

図 3-7 反復型
(Bevis, E. O.：Curriculum Building in Nursing, 3rd ed., 185, 1982 の Fig. 6-3 を一部修正加筆)

さらにB型では，4通りの選択肢を持ち，学期ごとに開講科目を一定にし，前期において講義を担当した教員は，後期は，実習指導あるいは研究に専念できるように配慮したカリキュラム編成といえよう．

これらの類型をカリキュラム編成として展開しようとすると非現実的で，無理のように思われるかもしれないが，実際には，ある学年に集中的に編成する実習配置として活用している例をよく見受ける．あるいは，実習場所に学年全員を配置できない場合など，あるグループは実習へ，他のいくつかのグループはグループの数に対応する学科目の授業を編成するなど，この類型の変型はよく使われている．

3 カリキュラム類型3・反復型 (図3-7)

この類型では，学生が各段階ごとに各専門領域にかえり，専門領域を深めていくように編成される．この反復は，週単位，あるいは日替わりメニューのように計画してもよい．ただこのようなカリキュラムの編成には，各専門領域ごとにその教育内容・方法の徹底した構造化と，有機的な学科目の再構成の可能性が，その大前提となる．

4 カリキュラム類型4・総合型 (図3-8)

反復型と次のスモーガスボード型との中間に位置するものとしてのこの類型では，教育内容を学習活動中心に類別する．教室における学習内容は直ちに特定のクライエントの型とその人々の所在地における学習活動に結びつけて計画され，例えば臨床，家庭，街頭，厚生労働省，幼稚園というように，あらゆる学習場面を通して総合していく．

例えば，成熟という学習単元では，家庭，教会，地域社会とさまざまな場における特定年齢の子どものDDST[112]の査定に関する学習を進める一方で，反応のできない状況に置かれ，完全に他人の援助を必要とするICUや老人ホームなどで，その人々へのケアを通した学習単元を展開する．この類型の特徴は基本的で一般化した原理学習を重視するために，専門領域における特殊性の追求は最小限にする．この型の実施に当たっては，看護学の構造化について独自の発想ですすめる必要がある．

基礎看護学	成人・老人看護学	母子看護学	地域看護学
学習活動　1. 成熟 2. 3. 4. 5. 6. 7.	学習活動　1. 成熟 2. 3. 4. 5. 6. 7. 8.	学習活動　1. 成熟 2. 3. 4. 5. 6.	学習活動　1. 成熟 2. 3. 4. 5.

図 3-8　総合型
(Bevis, E. O.：Curriculum Building in Nursing, 3rd ed., 185, 1982 の Fig. 6-5 を一部修正加筆)

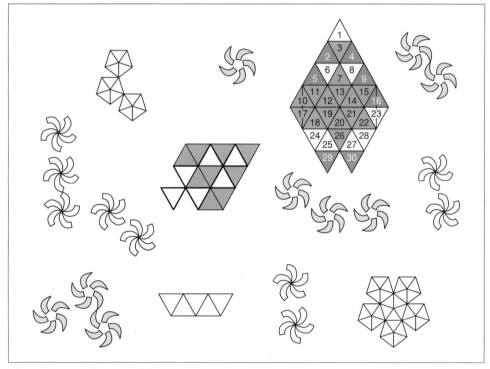

図 3-9　スモーガスボード型
注）モジュール換算，4単位＝1コース：大学および短期大学設置基準による単位の計算方法，1単位＝15時間の講義，30時間の演習，45時間の実験または実習

5　カリキュラム類型 5・スモーガスボード型（図 3-9）

　スモーガスボードというのは，北欧を旅すると供されるオープンサンドイッチのことで，バターを塗ったパンに温かい肉料理や冷肉料理，燻製にしたもの，オリーブ油につけたもの，キャビアや卵料理，さまざまなチーズ，いろいろなサラダが飾り立てられて出てくる。それを連想させるこの類型は，学生がさまざまな学科課程の中から，個別に選択した学科目について学習経験を提供する。わが国の看護学教育の実際には典型的なこの型はみられ

ない。

　特定学部の学生に必要な学科目さえ人数制限などをしているような大学においては，この類型をイメージすることはかなり困難かもしれない。しかし，私立の総合大学にはこの型をみることができる。特定学部に特定のカリキュラムを用意するとともに，他学部の学生が希望するときには，一定の手続きを経て受講できるようになっている。

　これをもう一歩進めて協定のある他大学間においても受講し，単位認定を行うようなシステムになってきている。ある意味で教育を受ける学生の生活を中心とした類型といえる。しかし最近になって多くの大学が，学部および大学院において科目等履修制度を開設し，看護学の専門科目の選択を可能にした。さらに外国語科目をアメリカ・オーストラリア・ドイツ・インドネシア・中国などの諸外国との提携大学において履修することも可能になっている。このような学科目の提供はこの類型を部分的に取り入れている類似型といえる。

　このように教育学的に自由な発想で教育内容を組織化するためにも，学問的に研究を積み重ねていくことを使命とする学校教育体系へ，看護師養成施設を移していく必要がある。

V　教育課程編成の実際

　本節では看護系大学カリキュラム編成のシミュレーションとして統合カリキュラムにおける具体的な学科課程とその内容を，教育目的・教育目標の設定および明確化，教育内容の選定，教育内容の組織化について述べてみたい。

　教育課程あるいはカリキュラム編成を展開する際には，第1に関係者間において使用する用語を統一しておく必要がある。今までに本書の中で縷々述べてきたように教育学における用語の使用にはかなりの幅がある。考え方を統一しないでこの編成作業に取りかかってしまうと，その途中で特定の用語を広義に使用する者と狭義に使用する者が，それぞればらばらに使用していることがわかってきても，現実には時間切れでどうにもならなくなることがしばしば起こるからである。特に，「カリキュラム開発」，「カリキュラム構成」，「カリキュラム編成」などといった関連用語，類似用語が数多く存在するので，それらの項に立ち返って整理していただきたい。

　1996年（平成8），厚生省は指定規則を一部改正し，この改正の中で，統合カリキュラムという用語を用いた。ここにおける統合カリキュラムという用語は，保健師と看護師あるいは，助産師と看護師の教育を一貫して行うという意味を持つ。一方，教育学においては，統合カリキュラムを，学習者の人格と認識の統一的発達を求めて，知識や学科目の関連性・相関性を構造づけるカリキュラム形態を指す[113]用語として用いる。本節において扱う統合カリキュラムは，後者を指す。したがって指定規則にいう統合カリキュラムではない。

　教育学において使用される統合カリキュラムは，看護学教育においてきわめて魅力ある存在である。それは，看護学が学際的な性格を持ち，他の諸科学と有機的な関連を持ちながら看護学としての独自性を持っており，また看護学が実践の科学であり，理論と実践との有機的な関連を必要とし，多様な身体・心理・社会的状況にある個々の人間における健康を核としてかかわる学問だからである。

医学は，1868年（明治元）に設置した医学校をすでに1870年（明治3）には大学とし，学術的基盤を確立した[114]。それに比し，史上初の看護学部を国立大学に設立したのは，1975年（昭和50）に至ってのことであり，看護学が100年を超える後発性による未成熟な学問であることは否定できない。学問としての成熟によらない学術性の統合などあり得ない。今日，「学際性」を強調し，看護学と他学問の統合推進をよしとする考えがある。しかし，看護学の確固たる独立があってこそ，それが可能となるのであって，医学より約1世紀の遅れをとった看護学が，学問として独立し成熟するまでには相当期間を要する。それを熟慮した上でないと，統合カリキュラムの推進は，教育学的ではなく，かなり危険な政治的要素を含んでいることを指摘しておきたい。

筆者（杉森）は，大学院看護学研究科における看護教育学の授業の一環として，看護学教育における統合カリキュラムの編成を行ってきた。はじめはそれが目的ではなく，研究科生の多くが教育評価について学習したいという要望を持っており，その要望に応えるための手段として始めたといってよい。しかし数年にわたるこの経験は，学生，教員の両者にとってきわめて精密かつ力動的な作業を伴う教授＝学習過程であり，看護学教育のための統合カリキュラムの編成とは具体的にどのようなものかという質問に答えるには，適切な資料となってくれる。

以下に，仮設A看護大学について資料を提示しつつ，カリキュラム編成の実際について説明を試みる。以下に紹介する看護学教育課程の教育目的・教育目標の設定および明確化・教育内容の選定・組織化までの編成作業においては，Torres, G. & Stanton, M.：*Curriculum Process in Nursing, A Guide to Curriculum Development*, Prentice-Hall, 1982；近藤潤子他訳：看護教育カリキュラム—その作成過程，医学書院，1997をテキストとして使用している。また，カリキュラム編成に関しては，Bevis, E. O.：*Curriculum Building in Nursing—a Process*, The CV Mosby, St. Louis, 1982ならびにKing, I. M.：*Curriculum and Instruction in Nursing*, Appleton-Century-Crofts, Norwalk, 1986も参考にできる。読者がここに示すようなカリキュラム編成を試みる場合には，テキストを精読，熟読した上で本稿を参考にしていただきたい。筆者の考え方としてこれらを複写し，大学名を自分の所属する校名に置き換えればでき上がるようにはしていない。同一のカリキュラムが全国あるいは全世界に普及しないための策である。

1 統合カリキュラムの編成

カリキュラムの構成は，①方向づけ段階，②形成段階，③機能段階，④評価段階という4段階[115]の過程からなる。このうち，①方向づけ段階は，後に続くすべての段階を展開するための基礎となり，カリキュラム全体に方向性を与える。②形成段階は，方向づけ段階において明らかにした理論的枠組みに基づき，カリキュラムに意味と形態を与える。③機能段階は，カリキュラムを実行に移す部分であり，個々の教員は，方向づけ段階と形成段階の成果を創造的，個性的に実施する機会を得る。④評価段階は，教育課程を修了した卒業生が，第1段階で成文化した卒業生の特性をどの程度達成したかという点から，その成

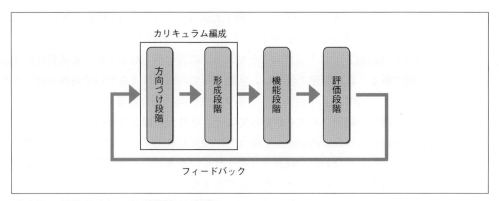

図 3-10 統合カリキュラム構成の4段階

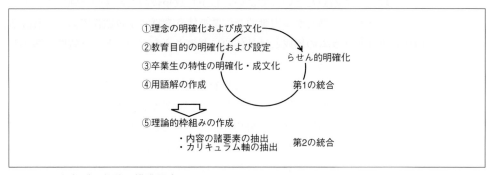

図 3-11 方向づけ段階の構成要素

功度を分析する。以上の過程は，系統立てられ，理論的な関連を持っており，力動的・らせん的に進行する（図3-10）。

カリキュラム編成に相当する段階は，①方向づけ段階と②形成段階であり，この過程においては3段階の統合を必要とする。

1 2段階の統合が生じる方向づけの実際

方向づけ段階は，カリキュラム編成の第一歩であり，後に続くすべての基礎となるもっとも重要な段階である。この段階は，①教育理念（philosophy）の明確化および成文化，②教育目的の明確化および設定，③卒業生の特性の明確化および成文化，④教育理念・教育目的・卒業生の特性の成文化に用いる用語解の作成，⑤理論的枠組みの作成，といった5つの構成要素から成り立つ。これらの要素は，カリキュラム構成の項において強調したように，構成過程の重要な部分であり，包括性・一貫性・継続性・弾力性を方法的な基盤に，互いに関連しあい，かつ，一貫性のあるものとして作り上げることがきわめて重要となる。

この方向づけ段階では，2段階の統合が生じる。第1の統合は，教育理念，教育目的，卒業生の特性の3要素をらせん的に明確化していく過程において生じる。第2の統合は，理論的枠組みに基づき垂直軸と水平軸によってカリキュラム軸が立ち上がることにより生じ

る（図 3-11）。

a 第 1 の統合段階：教育理念，教育目的，卒業生の特性のらせん的明確化

　教育理念（philosophy）とは，人間を取り巻く世界全体についての考え方であり，看護学教育のためのカリキュラム編成における教育理念とは，その教育機関の看護，看護学教育，学問，教授・学習の本質についての考え方である[116]。これはカリキュラム編成の上でもっとも重要な部分である。それは，理念がカリキュラムの中に根をはり，カリキュラム全体の中に樹液のように流れていなければ，統合カリキュラムとしての機能が発揮できず，教育目的が達成できないためである。

　理念の明確化は，カリキュラム編成に携わる看護学教員が看護，看護学教育，学問，教授・学習の本質などについての信念や価値を語り，論議を尽くし，看護学教育の主要概念を明らかにすることから始まる。さらにそれらを成文化し，討議の間にも常に原点へ戻りつつ洗練させていく。米国において編成された看護学教育カリキュラムは，そのほとんどが人間，社会，健康，看護の4つを主要概念として設定している[117]。この4つの概念を手がかりとして，理念を明確にする試みを開始することも1つの方法である。

　例えば，ある大学が，国際社会において活躍できる看護職の育成を目的としている場合，カリキュラム編成に携わる教員は，「社会」という概念に，国際社会というさまざまな文化を持つ社会を考える教員もいれば，それだけではなく日本の国の内外において人間が生活するあらゆる自然環境といった内容を含む必要があると考える教員もいるであろう。さらに看護行政において活躍しうる人材の育成を目的としている大学の場合，同じ「社会」という概念を，人間の作り出す社会制度を強調した内容とする必要があると考える教員がいてもよい。しかし最終的には教育理念を表す主要概念と教育機関の目的は相互に関連しあうように調整することが重要である。

●仮設 A 看護大学における教育理念（philosophy）の明確化および成文化

　資料として提示した仮設 A 看護大学は，国際社会におけるわが国の医療チームの一員として，世界で活躍できる看護師の育成を目的としている。これは，この看護大学が国際医療チームの一員として世界のどのような地域においても活躍できる人材の育成を目ざすことを示す。このような目的を持つ大学における社会という主要概念に関する検討は，以下の結果を導いた。

　仮設 A 看護大学は，「社会」という用語に代わり「環境」という用語を用いることに決定した（表 3-5）。それは，この看護大学が，自然環境や社会環境を含めた「社会」概念の理解を卒業生に求めており，社会よりも環境という用語の使用が妥当だと考えたためである。そして，この環境を「国際社会という広い社会に対する理解が不可欠であると共に，あらゆる地域の人々を対象とすることから，個別的な社会環境の理解が要求される。さらに対象となる人々の生活は，その地域の気候・風土，地理的条件などの自然環境に影響を受ける」と規定した。また，主要概念を社会から環境へと置き換え環境という用語を規定していくこの過程は，カリキュラム編成に携わる教員個々が「環境」をとらえるとき，そこに最低限どのような概念を包含する必要があるのかという共通理解につながった。

　以上の例は，理念と卒業生の特性が，相互に関連しあいながら明確になっていく過程を示している。さらに卒業生の特性は，その教育機関に合致した目的と相互に関連させるこ

第3章　看護学教育課程論

表 3-5　仮設 A 看護大学の設定（その教育目的，卒業生の特性，理念の一部を示す）

仮設 A 看護大学の背景と社会要請
わが国の国際社会における役割の1つに，世界の人々に対する健康への貢献がある。しかし，国際社会において活躍しているわが国の看護師は数少なく，またそのような人材の育成を具体的に明示している教育機関がない。わが国の医療チームにおける看護師としての自覚を持ち，将来国際医療協力や災害時の医療協力などに看護技術を媒介として実際的な活躍のできる人材の育成，国際感染症などの世界的規模の健康問題に対応できる看護師の育成は，医療先進国の役割の1つである。これらの目的に照準を置く看護学部を国立大学に設置する。
教育目的
わが国および世界の人々の健康に看護技術を適用して貢献することを目ざし，国際医療，広域災害医療といったさまざまな環境下で生活する人間を対象として看護技術を媒介とした看護を展開する能力を持ち，国際感染症などの世界的な保健・健康問題に対応できる，わが国の医療チームにおける看護師であるという自覚を持つ専門職の育成を行う。
卒業生の特性
わが国の医療チームにおける看護師として活躍できる能力を持ち，異文化や被災地といった多様な環境下，特殊な環境下において生活する人間の健康の維持，増進を目ざし，対象の人間としての尊厳を保持しつつ，看護チームの指導者として他職種と共同しながら看護を実践し，将来的には，世界的な健康保健問題に対し看護専門職の立場から情報を組織化し，プロジェクトを立案し参加できる。
主要概念に示す理念（一部）
人間：人間は人種，民族が同じであっても，一人ひとりは，身体的にも精神的にも固有の存在である。同時に，家族，友人，地域社会，国家，世界の中で，他者と相互行為を繰り返しながら，成長し，互いに影響し，調和を取り合って生活する社会的存在でもある。 環境：環境には外的環境，内的環境があり，外的環境には，自然環境，社会環境が含まれる。… 健康：健康とは人間が日常生活において自らの能力を最大限に発揮している動的状態を指す。その状態は諸能力を最適条件で活用することによって内的，外的環境からくるストレッサーに対して，継続的に調整する1つの連続体であり，より高い可能性を目ざして変動する動的存在である。 　　　健康の状態は，人間と環境の相互行為に影響を与える。最高水準の獲得には外的環境，内的環境における恒常性の維持が必須である。病気という健康の状態は，環境に対し，生体の恒常性を維持できないときに出現する。正常から逸脱した状態とは，身体的不均衡，心理的不安定状態，社会的葛藤状態を意味する。… 看護：…看護とは，看護技術を媒介とし看護の目標達成に向けた看護師とクライエントとの人間的な相互行為の過程である。…

（＊全文は表 3-6「理論的枠組み」を参照）

とにより的確になる。このように，教育理念，教育目的，卒業生の特性は，順番に作成していくのではなく，実際には，らせん的に相互に関連しあい形成していくと考えるほうが現実的である。また，そのような過程を経ることにより，カリキュラムの方向性を決定できる。この過程が統合カリキュラム編成における第1段階の統合である。

●「教育理念の明確化」の前段階に必要となる「看護大学設置の必要性」の明確化

　教育理念を明確化する前段階として，当然のことながら，その看護大学設置の必要性の明確化は省略できない。しかし実際のシミュレーションでは，ほとんどの製作者はこの部分を重要視しない。看護大学設置の必要性の明確化とは，設置する看護大学の地域と設置主体の特性，看護大学設置の理由，および社会的要請や設置の条件，さらに求められる卒業生の特性，その卒業生が活躍する主な場などについて，現実の諸条件を明瞭に成文化することを指す。

　現実の諸条件を教育理念，教育目的，卒業生の特性に反映する作業の過程で，その教育機関独自の教育理念は一層明確になってくる。例えば，仮設 A 看護大学は，カリキュラム編成に携わった教員が，あらゆる環境の中で生活する個人に高い水準の健康を実現すると

V. 教育課程編成の実際　119

いう信念や，世界のあらゆる自然環境，広域災害といった多様な環境下において活躍できるという卒業生の特性を現実の諸条件と関連させて導き出したため，理念に使用する用語を「社会」ではなく「環境」とすることの必然性がより一層明確になった点などがその好例である。また，卒業生の特性も，看護大学の設置の必要性と理念を統合した結果として導き出され，それぞれが相互に関連を持つ内容となっている。

b 第2の統合段階：理論的枠組みに基づき立ち上がるカリキュラム軸

　理論的枠組みは，教育理念・教育目的・卒業生の特性の明確化に引き続き構築する（表3-6）。この理論的枠組みとは，教育内容を明確にし，カリキュラムの全体構造を再構成する枠組みであり，教育理念，教育目的，卒業生の特性に根拠を持ち，これらの成文化した陳述，内容の諸要素，カリキュラム軸から構成される。これらの中で，内容の諸要素とカリキュラム軸は理論的枠組みの構築の過程において新たに抽出される。それぞれについては後述する。

　この作業は，統合カリキュラムにおける第2の統合段階に位置し，ていねいにそして緻密に諸要素とそれにかかわるカリキュラム軸を抽出することが必要である。しかし困難もつきまとう。特にやっと体系化し始めた看護学による既成概念や教員自身が受けたカリキュラムが，このような革新的な試みを妨げることが多い。しかし，この段階が終了すれば，1人でもカリキュラムの作成が可能である[118]といわれるほど，この理論的枠組みの構築は重要である。

●内容の諸要素

　「内容の諸要素」とは，知識・理論・技術・態度である。この内容の諸要素を構成する知識とは，一般的な事実であり，経験的に学びとった科学的真理，理念における主要概念を構成する下位概念などを含む。また，理論は，知識との違いが必ずしも明らかではないが，看護学学習のために選び抜かれ，焦点を当てた特定の内容とその説明に必要なものであり，看護理論のみならず，看護実践に向けもっとも適切と思われる他の科学から選び出した理論を包含する。さらに技術は，一定の与えられた条件の客観的法則性を意識的に適用し，技能を通して，目標の達成を表現する行動であり[119]，態度は，個人のまわりの出来事，事物に対する知的・情動的作用の永続的構えあるいは準備状態[120]を指す。

　この内容の諸要素は，看護学教育における基本的な概念や知識について，中心的かつ主要な学習内容を示す。また，内容の諸要素は，教育理念・教育目的・卒業生の特性から導き出すため，この作業過程は演繹的であると共に，これらのきわめて抽象的な概念から具体的な知識・理論・技能・態度に結びつけていく創造的な作業でもある。例えば，仮設A看護大学の場合，カリキュラム編成に携わった教員は，「環境」という理念を理解する際，「世界の気候・風土」といった自然環境や，それに影響を受ける「生活環境」などの学習の必要性を考えた。そのため，内容の諸要素として気象や地理，生活環境などが導き出された。

●カリキュラム軸

　「カリキュラム軸」とは，学習の進度と内容の順序に方向性を与えるカリキュラムの骨格であり，垂直軸と水平軸を持つ。垂直軸とは，内容の諸要素として抽出された概念，理論，知識の構造化に意味を与え，各学年を通して積み重ねていくものである。水平軸とは，主

表 3-6　理論的枠組み

規定		教育目的	卒業生の特性	人　間	環　境	健　康	看　護
定義		わが国および世界の人々の健康に看護技術を適用して貢献することを目ざし、多様な文化や異文化のもとにおいて生活する人間の健康の維持増進をはかりつつ、看護の対象としての健康・健康障害をもった人間の保健・健康に対応できる世界のわが国における看護専門職の育成を行う。	わが国の医療チームにおける看護師として活躍できる能力を適用し、貢献することと、多様な異文化や被災地といった広域災害医療、紛争地における生活を目ざし、特殊な環境下で生活する人間の健康を維持増進を目ざした看護の対象を実践しつつ、チームの指導者として健康種々の障害をもった健康保健へと共同しながら看護を実践する。共同とわが国の世界の保健・健康障害問題に対する看護専門職の立場から、情報を組織化し、プロジェクトを立案し楽しく参加できる。	人間は人種、民族が同じであっても、一人ひとりは、身体的な能力や精神的に多様な存在であった。地域、国家、世界、家族、友人、他者と同様に、世界を織り返しながら固有の存在を持つ。対象の人間が調和を取り合って生活する社会的存在である。*人間は、自律性を持ち、価値を持ち、受胎から死に至るまでもなお尊厳を持つ存在である。*人間は、身体的、精神的、社会的側面を持つ統合体である。人間のニードは基本的なニードで存在する。*人間は自然治癒力を持ち存在し、人間は成長発達する存在である。人間は、環境と相互行為し、環境における各個人の相互行為によって影響を受ける。	環境には、外的環境、内的環境がある。人間の生活に影響する。外的環境には自然環境、社会環境があり、これらは相互に影響し合う。内的環境とは、体内環境を指す。*体内環境とは、体内環境であり相互に影響し合う。*外的環境は、人間の生命現象に深く関与する。*外的環境と内的環境は相互に影響し合う。*外的環境は、内的環境の恒常性維持に関与する。人間は、外的環境の恒常性維持に向けて内的環境の相互性を維持する行為を行う。*環境は時間と共に変化する。*環境と人間の相互行為は環境の変化に深く関与する。	健康とは人間が日常生活において自らの能力を最大限に発揮している状態を指す。その状態を語彙として最適な状態を持つ。外的環境からのくるストレッサーに対して、継続的に調整する1つの連続体であり、より高い可能性を目ざす動的な存在である。*健康の状態は、人間と環境の相互作用に影響を与える。*最高水準の健康の獲得とは、より高い水準の健康を維持できる。環境という健康の状態を恒常的な健康の状態を維持する。*病気という健康の状態とは、身体的・心理的な不安定状態、社会的葛藤状態を意味する。最高水準の健康は、人間が目標に到達し、より高い水準の健康に向けて努力する信念を与える。*人間は、経済的あるいは社会的な政治的区別や、人間、家族、宗教、政治的信念、経済的あるいは社会的な最高水準の健康に向けてより一層高い可能性を目ざす。	看護の対象は、健康を正常な範囲に保ちつつに死へ死期に臨んでいる人間であるまでの相互行為を重ねている人間である。*看護は看護技術を媒介として看護の目標達成に向けた人間的な相互行為という過程である。*看護の目標は最高水準の健康の保持、回復への到達、健康・疾病の予防、あるいは死へと臨む人間の安寧に向けて、個人とともに健康へと導く。*看護師は、人間と環境という相互作用を援助することを固定し環境と人間の生活の中で集中的活動とらえ行為を健康とする。*看護は健康の基本的なニードに関与する。*看護は健康の査定、計画、実施、展開という一連の過程を展開する。*看護の過程は健康について個人の正常な健康の状態・顕在的問題・潜在的問題をとらえる。知識と、個人を個人の生活の中で健康という相互理解を前提とする方法の理解を深める。
知識・理論・技術・態度		健康 / 健康への貢献 / 看護技術 / 国際医療 / 広域災害と医療 / 人間 / 人間の生活環境 / 看護 / 国際医療制度 / 国際感染症 / 保健医療システムの役割 / 組織 / 国際社会にかかわるわが国の役割 / 役割とリーダーシップ / 意志決定 / 医療倫理 / 健康の価値 / 医療の価値 / システム、組織、権威 / 看護職への価値づけ / 専門職	国際社会における看護 / リーダーシップ / 国際的な保健医療システム / 医療チーム / 健康の状態 / 人間 / 広域災害医療 / 被災地における生活 / 紛争地における生活 / 国際医療協力 / 異文化、歴史、地理 / 国際感染症 / 役割、責任、義務 / 人間の尊厳、倫理 / 国際社会にかかわるわが国の役割 / 組織 / 正常な環境下での生活 / 特殊から逸脱した生活 / 健康の回復・保持・増進 / 共同、調整 / 特殊環境下において生活する人 / 正常から逸脱した生活 / 研究成果の評価と活用 / 専門職の組織化 / 情報の組織化	固有の存在としての人間 / 人間の尊厳 / 人間の価値 / 人間の自立性 / 人間の独自性 / 受胎から死 / 死に至ってもなお尊厳を持つ存在 / 倫理 / 哲学、歴史、宗教 / 社会、経済 / 心理、文化、習慣、気候 / 生物の体 / 自然環境 / ニード、成長発達、変化 / 価値観 / 自然治癒、生活、調整、相互行為 / 統合体として人の独自性を理解する / 個々人の尊厳に価値を置き / その人の生活を中心に置く	地理 / 文化 / 気候 / 政治、経済 / 環境の自然科学的側面（物理、生物、地学）/ 人体 / 恒常性 / 人間と環境の相互行為 / 個人、家族、集団、社会 / システム / 多様性 / 生活様式、資源 / 人間と環境の相互に続ける相互行為を明確にする / 環境の変化に働きかける / 人間の生活環境を整える	人間の権利 / 人間の概念 / 健康の概念 / 健康の価値 / 生活環境、地球環境 / 健康の状態、動的状態 / 恒常性 / 連続性 / 自らの能力を最大限発揮する / 諸能力を最適条件で活用する / 正常から逸脱した健康の状態 / 健康の状態、危機、外的環境 / ストレス、ストレッサー、調整 / 環境と相互行為する人間の健康 / 生活行為 / 健康状態を明確にする / 看護過程の展開 / 環境と相互行為し、最高水準の健康を目ざす / より高い水準の健康に向かう / 人間の生活の中で価値づける / 看護の目標 / 個別的価値づけ / 専門職の役割	看護、看護の対象 / 看護師の対象 / 看護技術 / 看護関連法規 / 人間の正常な行動一般について / 個々に臨む人間を対象とする看護技術 / 健康を媒介とした人間をとらえる / 相互行為、プロセス / 最高水準の健康の維持・回復 / 健康水準の保持・増進・回復 / 死に臨む人間の安寧 / 個人に至ってもなお尊厳を守る / 生活の中で健康を実現する / 看護過程 / 評価 / 役割、責任、義務 / セルフケア
構造(軸)		垂直軸：リーダーシップ / 卓越した科学力 / 水平軸：看護師の役割	垂直軸：生活環境 / 保健医療システム / 情報の組織化 / 水平軸：人間の尊厳	垂直軸：人間存在としての人間 / 統合体としての人間 / 水平軸：人間の尊厳	垂直軸：生活環境 / 水平軸：相互行為	垂直軸：健康の状態 / 水平軸：より高い水準の健康を目ざす	垂直軸：看護 / 水平軸：責任と義務

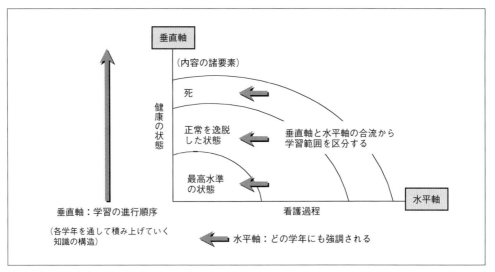

図 3-12　垂直軸と水平軸

に方法論的側面にかかわる知識や理論であり，どの学年にも共通して強調される。

　例えば，仮設 A 看護大学の場合，カリキュラム編成に携わる教員は，健康の状態を垂直軸に設定した。そして，健康の状態に関する学習は，単純から複雑へという教育の原則に則り，学生が入学初期には最高水準の健康状態から学習を開始し，学年進行に伴い正常を逸脱した健康の状態へと進むよう垂直軸を構成した。一方，水平軸の1つに，看護過程を設定した。看護過程は，基礎科目や専門基礎科目において，問題解決過程として強調し，専門科目において，最高水準の健康状態にある人間に対する看護の方法，また，正常を逸脱した健康状態にある人間に対する看護の方法として，看護過程をどの段階においても強調することとした（図3-12）。

　このように，垂直軸と水平軸は学習の進度と内容の順序に方向性を与え，内容の諸要素を構造化するために活用する。この垂直軸と水平軸を何に設定するかは，教育理念・教育目的・卒業生の特性に基づき，理論的枠組みを構築する過程において，看護学教員が意志決定していく。

　なお，垂直軸・水平軸の抽出には，内容の諸要素の内容分析が有効である。具体的には，すべての内容の諸要素を抜き出し，その類似性・相違性に基づいて分類し，軸の名称を命名する。また，このとき類似していると分類された内容の諸要素が，積み重なる知識・理論・技術・態度のときは垂直軸，過程的特徴を持つ知識・理論・技術・態度のときは水平軸とするとよい（図3-13）。

　理論的枠組み構築の過程は，抽象度の高い概念を扱い，具体的な授業科目は，後に述べる内容配置図においてはじめて明確になる。この段階において理論的枠組みから抽出したすべての垂直軸と水平軸を用いてカリキュラム軸が完成したとき，そこにそのカリキュラムの骨格が浮かび上がり，カリキュラム作成者たちはまさに vivification（生命を与えるという用語）を実感するという（図3-14）。その骨格が，各看護学教員の教育活動への具体的関係性と大学の特徴を示すために，そのカリキュラムが確実に教育理念と教育目的を反映

122　第3章　看護学教育課程論

理論的枠組み

		教育目的	卒業生の特性	人　間	環　境	健　康	看　護
規定		わが国および世界の人々の健康に看護技術を適用して・・	わが国の医療チームにおける看護師・・・				
内容の諸要素	知識・理論・技術・態度	健康 健康への貢献 看護技術 国際医療 広域災害と医療 人間 環境 人間の生活環境 看護 保健医療制度 国際感染症	国際社会における看護 リーダーシップ 国際的な保健医療システム 医療チーム 健康の状態 広域災害医療 被災地における生活 紛争地における生活 国際医療協力 異文化,気候・風土・・・				

内容の諸要素

理論的枠組みから
抽出した内容の諸
要素すべて

健康　　　　　　　　国際社会における看護　　　　　固有存在としての人間
健康への貢献　　　　リーダーシップ　　　　　　　　人間の尊厳
看護技術　　　　　　国際的な保健医療システム　　　人間の価値
国際医療　　　　　　医療チーム　　　　　　　　　　人間の自立性
広域災害と医療　　　健康の状態　　　　　　　　　　人間の独自性
人間　　　　　　　　広域災害医療　　　　　　　　　受胎から死
環境　　　　　　　　被災地における生活　　　　　　死に至ってもなお尊厳を持つ存在
人間の生活環境　　　紛争地における生活　　　　　　倫理, 哲学, 歴史, 宗教, 地理
看護　　　　　　　　国際医療協力　　　　　　　　　社会, 法, 経済, 政治
保健医療制度　　　　異文化,気候・風土　　　　　　心理, 文化, 習慣, 気候
国際感染症　　　　　・・・　　　　　　　　　　　・・・　　　　　　　　　他

内容分析

（各要素を意味内容の類似性・相違性に従い分類し，その分類に命名する）

生活環境

生活環境
人間の生活環境
被災地における生活
紛争地における生活

特殊な環境下での生活
自然環境
社会環境　　　　　等

健康の状態

健康の状態
正常から逸脱した健康の状態
健康の概念
健康の価値(2)
生活と健康
環境と相互行為する人間の健康
健康
最高水準の健康に向かう　　　等

人間の尊厳

人間の尊厳(3)
人間の価値
人間の尊厳に価値を置く
死に至ってもなお尊厳を持つ存在

　　　　　　　　　　　　　等

看護過程

看護過程
看護問題
看護過程の展開
目標達成
評価　　　　　等

＊（ ）内の数字は内容の諸要素として出現した数を示す。

内容分析により，グループ化した内容の諸要素を参考に，内容の諸要素を反映したカリキュラム軸
（垂直軸・水平軸）を決定する。

●各学年を通して積み重ねていくもの（単純から複雑へ）→垂直軸へ

●どの学年においても共通して強調されるもの→　水平軸へ

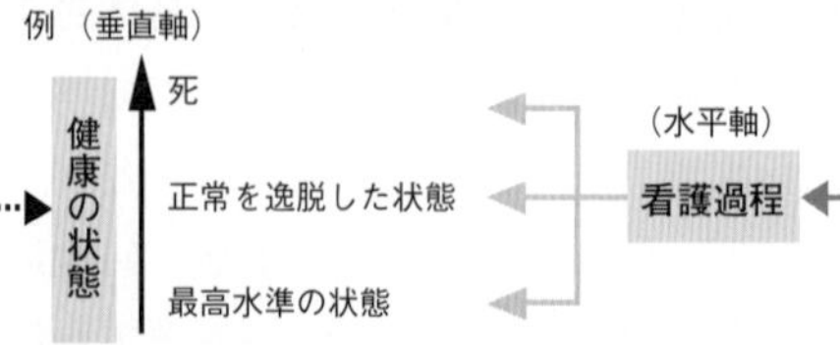

例（垂直軸）

死

正常を逸脱した状態

最高水準の状態

健康の状態

（水平軸）

看護過程

図 3-13　カリキュラム軸の抽出過程

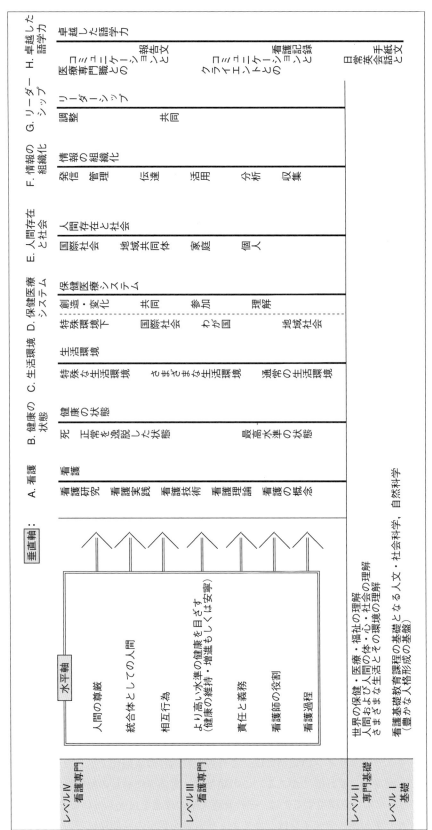

図 3-14 仮設Ａ看護大学のカリキュラム軸（理論的枠組みに基づくカリキュラム軸）
垂直軸と水平軸は，理論的枠組みにおいて抽出したカリキュラム軸をすべて用いている。

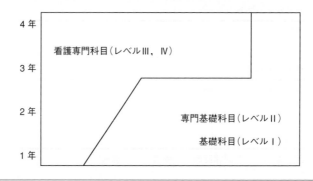

図 3-15 カリキュラムデザインの例

したことを確信するともいう。

以上が統合カリキュラム編成における第2段階の統合の具体的な過程である。

2 第3の統合が生じる形成段階

形成段階は，理論的枠組みより抽出した内容の諸要素に基づき，具体的な学科目標を組織，編成する過程であり，カリキュラムデザイン，レベル目標と学科目標の決定，内容配置図の作成の3つの要素からなる。この過程は，内容の諸要素を基盤にするものの，内容の諸要素のみに視点を固定することなく，理論的枠組みが包含する理念，教育目的，卒業生の特性にも視点を戻しながら具体的なレベル目標・学科目標を組織・編成する必要がある。それは，レベル目標を卒業生の特性に基づき決定し，学科目標をカリキュラム軸に基づき決定するためである。

カリキュラム編成における第3の統合は，この形成段階において，レベル目標と学科目標の決定に際し，理論的枠組みに基づく高い抽象度を持つ概念や内容を，カリキュラム軸を用いて具体的に組織化することにより生じる。

a カリキュラムデザイン（図3-15）

カリキュラムデザインは，看護学教育全体における必修科目としての看護専門科目，専門基礎科目，基礎科目の配列の構造を示す。この基礎科目については，「Ⅲ．教育内容の選定」の「1．一般教育の位置づけ」，および「2．一般教育と専門教育の関係」において記述したが，専門の基礎という考え方をこの仮設大学ではとっていることがわかる。

カリキュラムデザインの類型には，これも教育内容の組織化で示した類型の他に，積み上げ型，漸進型，並行型[121]がある。この類型は，看護専門科目の配置に着目したものであり，どのデザインを採用するかは，その看護大学の理念を反映していることが必要である。また，カリキュラムデザインは，カリキュラム軸を現実の時間枠にどのように運用するの

かの概略を表現する。

なお，図 3-15 カリキュラムデザインにおいてカリキュラム軸に示したレベル I，II，III，IV は，学年配置ではないので混同しないように注意する必要がある。これは，看護の専門性という視点から学科目のレベルを類別しており，これを 4 類別以上にも以下にも，設定することが可能である。

例えば，仮設 A 看護大学は，看護の知識が強力な教育的基盤・科学的基盤に立つものとしながらも，同時に看護の知識と他学問領域の知識を統合し，学生の人格と認識の統一的な発達を目ざすこととし，漸進型を選択した。また，カリキュラム軸は，レベル I に基礎科目，レベル II に専門基礎科目，レベル III と IV に看護専門科目を対応させた。そこで，これらの学科目とレベルの配置は漸進型デザインに基づき運用されるために，4 年間のおおよその学科目の配分を図 3-15 のように決定している。

b 統合第 3 段階：レベル目標と学科目標に流れる理論的基盤（表 3-7）

レベル目標と学科目標は，カリキュラムデザインに続き作成する。これは，具体的な学科目の設定に向け，まず第 1 にレベル目標を決定し，次に学科目標を決定する。レベル目標は卒業生の特性，学科目標はカリキュラム軸から導く。

●レベル目標

レベル目標とは，卒業生の特性との関連において一定期間内に学生が到達すべき行動目標を示す。通常，その一定期間は 1 年に設定する。その場合，各校で現在年次目標と使用している用語に相当し，ここで，はじめてカリキュラム編成に携わる看護学教員は，各学年が終了した時点の学生の到達目標を明確にできる。この目標は，教員だけでなく学生にも到達すべき累積的目標となる。

このことは，卒業生の特性と共にレベル目標もまたカリキュラム評価に役立つことを意味する。すなわち，卒業生の特性とレベル目標は，カリキュラム評価の一環として，その教育機関を卒業した看護師が卒業生の特性として明示された内容を持つ看護師となっているか，また，その学年を終了した学生が学年ごとのレベル目標に明示された内容を習得しているかを把握するための基準となる。

レベル目標の決定は，一定の期間内に行うべき学習の進行順序と構造を明確にする[122]。仮設 A 看護大学は，このレベル目標を次のように設定した。

●仮設 A 看護大学におけるレベル目標

レベル目標を決定するに当たり，4 段階の作業に取りかかる（図 3-16）。

第 1 に，卒業生の特性を具体的な特性ごとに分割する。この大学における学生のレベル目標を 5 つに分割した。その 1 つ「特性 2：異文化や被災地といった多様な環境下，特殊な環境下において生活する人間を理解し，看護技術を適用し，その生活環境を調整する」に照準を合わせ以下の各段階を説明してみる。

第 2 に，特性 2 に関連のあるカリキュラム軸として，垂直軸を「生活環境」，水平軸を「統合体としての人間」，「より高い健康の水準を目ざす」，「看護過程」と決定した。

第 3 に，垂直軸を活用し学習の進行順序を明らかにし，これを基準にレベル目標を設定する。特性 2 では，垂直軸「生活環境」に単純から複雑，すなわち通常の生活環境から特殊な生活環境という方向性を付与し，各学年におけるレベル目標を設定した。この時点で

表 3-7　レベル目標と学科目標に流れる理論的基盤（卒業生の特性 2 に焦点を当てて）

卒業生の特性	理念に含まれる命題	強調される カリキュラム軸	レベルⅠ（100） （基礎科目（一般教養科目））	レベルⅡ（200） （専門基礎科目（支持科目））
特性1 　わが国の医療チームにおける看護師として責任を果たす。	看護は人間の生活の中で健康を実現する。 　看護とは，看護の目標達成に向けた看護師とクライエントとの人間的な相互行為の過程である。 …他	垂直軸：看護 水平軸： 　責任と義務 　看護師の役割	レベル目標：1-100 学科目標 1-100 ＊省略	レベル目標：1-200 学科目標 1-210 ＊省略
特性2 　異文化や被災地といった多様な環境下，特殊な環境下において生活する人間を理解し，看護技術を適用し，その生活環境を調整する。	人間は，身体的，心理的，社会的側面の統合体である。 人間は，環境と相互行為し環境の中で生活する。 外的環境には自然的環境，社会的環境がある。 看護過程の展開には，人間の正常な行動一般についての知識と個人が環境と相互行為する方法の理解を前提とする。 看護は人間の生活の中で健康を実現する。 …他	［垂直軸：内容］ 　生活環境 ［水平軸：過程］ 　統合体としての人間 　看護過程 　より高い水準の健康を目ざす。	レベル目標：2-100 　生活環境 ・生活環境に関連する諸科学の理解（自然科学系） ・人間に関する諸科学の理解（人文・社会科学系） ＊省略	レベル目標：2-200 　通常環境における生活 ［レベル目標の記述］ ・さまざまな生活とその環境を理解する。 ・人間および人間の体・心・社会を理解する。 2-210　［学科目標 2-210] 　人間の生活環境を理解する。 2-220　［学科目標 2-220] 　統合体としての人間を理解する。 2-230　［学科目標 2-230] 　看護技術を適用し生活環境の調整の方法・原則を理解する。
特性3 　あらゆる環境下において生活する人間の健康の維持・増進を目ざし，対象の人間としての尊厳を保持しつつ看護を実践する。	健康の状態は人間と環境の相互行為に影響を与える。 　看護の対象は…人間である。 　看護師は人間を最高水準の健康へ導くような方法で …他	垂直軸： 　健康の状態 　人間存在と社会 水平軸： 　より高い水準の健康を目ざす 　人間の尊厳 　看護過程	レベル目標：3-100 ＊省略	レベル目標：3-200 　学科目標 3-210 　　学科目標 3-211 　　学科目標 3-212 　学科目標 3-220 　　学科目標 3-221 　　学科目標 3-222
特性4 　看護チームの指導者として他職種と共同する。	環境と人間の相互行為は，環境の変化に深く関与する。 …他	垂直軸： 　リーダーシップ 　卓越した語学力 水平軸：相互行為	レベル目標：4-100 ＊省略	レベル目標：4-200 ＊省略
特性5 　将来的には，情報を組織化し世界的なプロジェクトを立案し参加する。	看護の目標は，…個人ならびに集団を援助することである。 …他	垂直軸： 　保健医療システム 　情報の組織化 水平軸：看護師の役割	レベル目標：5-100 ＊省略	レベル目標：5-200 ＊省略

参照：図の見方

卒業生の特性	理念に含まれる命題とカリキュラム軸	レベル目標Ⅰ	レベル目標Ⅱ
卒業生の特性aを記述する。 　特性aは，卒業生の特性に基づきより個別的な目標を作成する。	対応する理念の記述を書き出すことにより，水平と垂直軸を明確にする。 　垂直軸は積み上げていく知識を指し，単純なものから複雑なものへ，平易なものから難解なものへと配置する。これは卒業生の特性からレベル目標を導く際，レベル目標の階層性を明確にすることに役立つ。 　水平軸は，方法論的側面にかかわる知識や理論であり，各学年を通して強調される。 　水平軸と垂直軸の合流点から学習の範囲，すなわち学科目標を設定する。	卒業生の特性aより，第1学年終了時点に到達すべき目標を記述する。	卒業生の特性aより，第2学年の終了時点に到達すべき目標を記述する。 　特に専門科目については，明確な計画が重要である。第2学年時に，専門科目の学習を計画する場合，左記と同様の手続きに基づき，学科目標を設定する。

V．教育課程編成の実際　　127

レベルⅢ（300） （看護専門科目）	レベルⅣ（400） （看護専門科目）
レベル目標：1-300	レベル目標：1-400
学科目標1-310 　学科目標1-311 　学科目標1-312	学科目標1-410 　学科目標1-411 　学科目標1-412
学科目標1-320 　学科目標1-321 ＊省略	学科目標1-420 　学科目標1-421 ＊省略
レベル目標：2-300 　異文化・多様な環境における生活 ［レベル目標の記述］ 　あらゆる自然環境や異文化といった多様な環境下において生活する統合体としての人間を理解し，看護技術を適用し，その生活環境を調整する。	レベル目標：2-400 　特殊環境下における生活 ［レベル目標の記述］ 　医療施設，広域災害・紛争地域，感染症流行地域といった特殊な環境下において生活する統合体としての人間を理解し，看護技術を適用し，その生活環境を調整する。
2 - 3 1 0　学科目標2-311 　　さまざまな自然環境における個人・家族の生活環境を理解する。 　学科目標2-312 　　さまざまな自然環境において生活する，統合体としての人間を理解する。 　学科目標2-313 　　さまざまな自然環境における人間の生活環境を看護技術を適用し調整する。	2 - 4 1 0　学科目標2-411 　　医療施設における生活環境を理解する。 　学科目標2-412 　　医療施設において生活する統合体としての人間を理解する。 　学科目標2-413 　　医療施設において生活する人間の生活環境を看護技術を適用し調整する。
2 - 3 2 0　学科目標2-321 　　さまざまな文化・国家における個人・家族・地域社会の生活環境を理解する。 　学科目標2-322 　　さまざまな文化・国家において生活する，統合体としての人間を理解する。 　学科目標2-323 　　さまざまな文化・国家における個人・家族・地域社会において生活環境を整えるための原則を理解し，看護技術を適用し調整する。	2 - 4 2 0　学科目標2-421 　　広域災害・紛争地域における生活環境を理解する。 　学科目標2-422 　　広域災害・紛争地域において生活する，統合体としての人間を理解する。 　学科目標2-423 　　広域災害・紛争地域において生活する人間の生活環境を看護技術を適用し調整する。
	2 - 4 3 0　学科目標2-431 　　感染症流行地域における生活環境を理解する。 　学科目標2-432 　　感染症流行地域において生活する，統合体としての人間を理解する。 　学科目標2-433 　　感染症流行地域において生活する人間の生活環境を看護技術を適用し調整する。
レベル目標：3-300	レベル目標：3-400
学科目標3-310 　学科目標3-311 　学科目標3-312	学科目標3-410 　学科目標3-411 　学科目標3-412
学科目標3-320 　学科目標3-321 　学科目標3-322	学科目標3-420 　学科目標3-421 　学科目標3-422
レベル目標：4-300	レベル目標：4-400
＊省略	＊省略
レベル目標：5-300	レベル目標：5-500
＊省略	＊省略

レベル目標Ⅲ	レベル目標Ⅳ
卒業生の特性aより，第3学年終了時点に到達すべき目標を記述する。	卒業生の特性aより，第4学年終了時点に到達すべき目標を記述する。
学科目標a-310 　レベル目標a-300を達成するための具体的な一まとまりの学習範囲を設定する。 　学科目標a-311 　学科目標a-310を達成するための学習内容を分割する場合には，311，312…と階層化し記述する。 　学科目標a-320 　学科目標a-300を達成するため具体的な一まとまりの学習範囲を設定する。a-310と重ならない学習範囲である。 　学科目標a-321 　学科目標a-322 　310，320，330…の関係は階層性をなしていることが望ましいが，並列の場合もある。 　階層性をなしているものは，3年前期・後期の配置を考える際に有用であり，並列の場合には，同時期の平行の学習が可能である。	学科目標a-410 　学科目標a-411 　学科目標a-412 　　　・ 　　　・ 　　　・ 　　　・ 学科目標a-420 　学科目標a-421 　学科目標a-422 　　　・ 　　　・ 　　　・

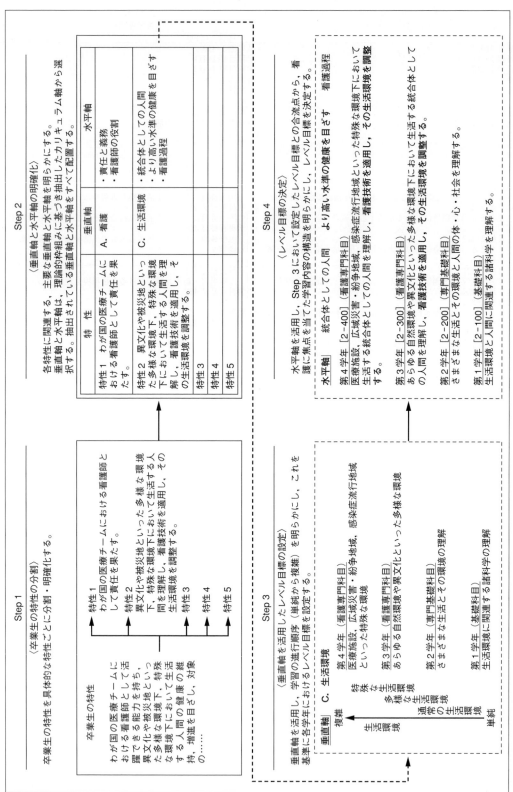

図 3-16 レベル目標設定のための4段階

設定された学習進行順序は，第1学年が「生活環境に関連する諸科学の理解」，第2学年が「さまざまな生活とその環境の理解」，第3学年が「あらゆる自然環境や異文化などの多様な環境」，第4学年が「医療施設，広域災害・紛争地域，感染症流行地域といった特殊な環境」である。

第4に，水平軸を活用し，看護に焦点を当てた学習内容の構造を明らかにし，レベル目標を決定する。特性2では，水平軸「統合体としての人間」，「より高い健康の水準を目ざす」，「看護過程」を活用する。このような過程を経て決定したレベル目標は，第1学年が基礎科目を想定し，「2-100：生活環境と人間に関連する諸科学を理解する」，第2学年が，専門基礎科目を想定し，「2-200：さまざまな生活とその環境と人間の体・心・社会を理解する」こととした。

また，第3学年は看護専門科目を想定し，「2-300：あらゆる自然環境や異文化といった多様な環境下において生活する統合体としての人間を理解し，看護技術を適用し，その生活環境を調整する」，最後の第4学年は「2-400：医療施設，広域災害・紛争地域，感染症流行地域といった特殊な環境下において生活する統合体としての人間を理解し，看護技術を適用し，その生活環境を調整する」とした。

以上のレベル目標を順次達成していくことにより，学生は，卒業生の特性2を修得する。

●学科目標

学科目標とは，レベル目標を一定期間内に達成するために，学習の内容を区分し，その範囲を設定する。学習の内容を区分し，その範囲を設定するときには，垂直軸から内容を明確化し，水平軸から方法論的知識を明確化する。これは，ある垂直軸とある水平軸の合

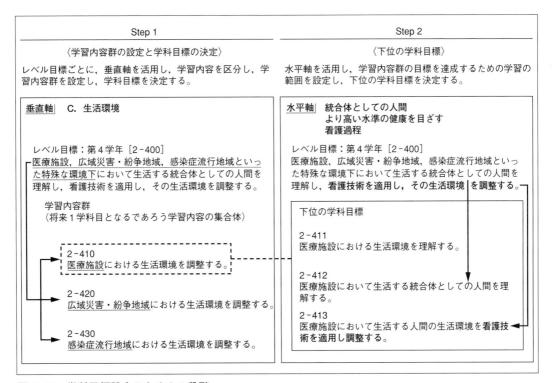

図 3-17　学科目標設定のための2段階

流点から学習の範囲，すなわち学科目標が決定されることを意味する。先にカリキュラム
は，人間と同じようにカリキュラム軸という骨格を持つことを示したが，学科目標にもそ
れぞれ骨格がある。

●仮設 A 看護大学における学科目標

仮設 A 看護大学は，学科目を統合的に組織化するために，次に2段階の作業を経て，学
科目標を設定した（図3-17）。特性2における第4学年の「2-400：医療施設，広域災害・
紛争地域，感染症流行地域といった特殊な環境下において生活する統合体としての人間を
理解し，看護技術を適用し，その生活環境を調整する」というレベル目標に着眼してこの
過程を説明する。

●学科目標設定のための2段階

第1に，垂直軸を活用し学習内容を区分し，学習内容群を設定し，学習目標を決定する。
特性2の第4学年のレベル目標は，垂直軸「生活環境」，水平軸「統合体としての人間」，
「より高い水準の健康を目ざす」，「看護過程」に焦点が当たっている。そこで，垂直軸「生
活環境」に着目し，次の3つの学習内容群を設定した。この3つの学習内容群とは，〔2-410：
医療施設における生活環境を調整する〕，〔2-420：広域災害・紛争地域における生活環境を
調整する〕，〔2-430：感染症流行地域における生活環境を調整する〕である。

第2に，水平軸を活用し学習内容群の目標を達成するための学習範囲を設定し下位の学
科目標を決定する。例えば，〔2-410：医療施設における生活環境を調整する〕という学習
内容群を構成する具体的な下位の学科目標は，第1に〔2-411：医療施設における生活環境
を理解する〕を置き，第2に水平軸「統合体としての人間」，「より高い水準の健康を目ざ
す」，「看護過程」の要素を組み込み，〔2-412：医療施設において生活する統合体としての
人間を理解する〕，〔2-413：医療施設において生活する人間の生活環境を看護技術を適用し
調整する〕を設定した。

学習内容群とは，あくまでも将来1学科目となるであろう学習内容の集合体であり，学
科目を形成していく過程で現れるため，この段階では学科目名そのものを表しているわけ
ではない。1つの学習内容の集合体は，後に続く内容配置図においてはじめて学科目とし
て表現される。

以上の例は，レベル目標と学科目標の決定が，垂直軸「生活環境」と水平軸「統合体と
しての人間」，「より高い水準の健康を目ざす」，「看護過程」を基軸としており，階層性の
ある学科目標は相互に関連していることを示す（図3-18）。これは，レベル目標と学科目標
の決定が，理論的枠組みを基盤とした組織的な方法に則っており，教育理念，教育目的，
卒業生の特性を反映した学科目標が設定できたことを意味する。

以上が統合カリキュラムの編成における第3段階の統合である。

レベル目標と学科目標は，方向づけ段階において明確化した概念やカリキュラム軸に基
づき決定するため，教育理念，教育目的，卒業生の特性，内容の諸要素は，この決定の過
程において一層明確になる。そのため，これまで決定した内容を修正または変更する必要
性が生じることがある。その修正が，内容のより一層の明確化につながれば，カリキュラ
ムは統合の方向へ進んでいることを意味する。しかし，すでに決定した内容を変更する場
合，それに伴う変更がどの程度の範囲に及ぶかを十分検討する必要がある。不十分な検討
による変更は，変更の対象となった内容が，統合の過程で他の内容と相互に関連している

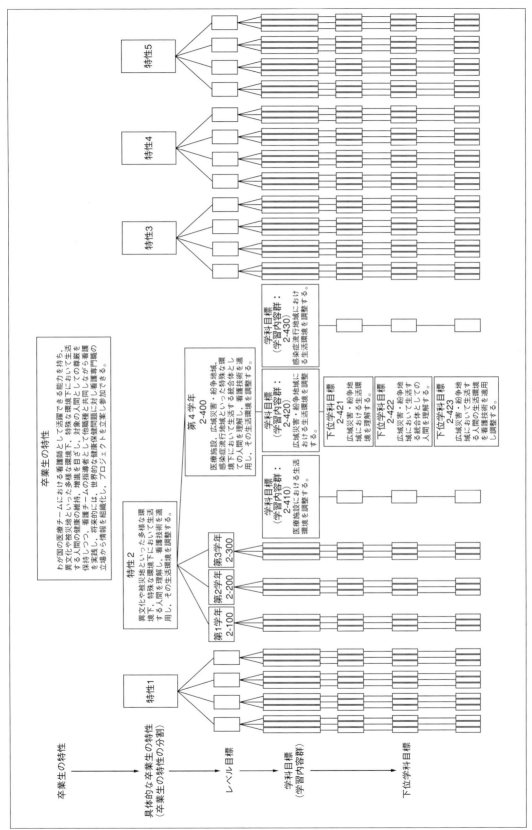

図 3-18 目標の階層性（特性 2—第 4 学年—学科目標 420—下位学科目標に着目して）

132　第3章　看護学教育課程論

ために，その範囲が広範になってしまい収拾がつかない状態を引き起こす可能性がある。

◖C◗ 内容配置図の作成（表3-8）

●内容配置図とその意義

　レベル目標と学科目標決定に続く作業は，内容配置図の作成である。内容配置図とは，学生が学習上のどの位置にあり，どの方向へ進んでいくのかを表す。先に提示したように，教員は学科目標において学習の範囲を決定する。次に，決定した学習の範囲が包含する具体的な内容を決定する。これは，内容配置図に，内容の諸要素を各学科目標の中に効果的に機能するよう位置づけることを指す。

　内容配置図は，理論的枠組みが抽出した内容の諸要素がどこに位置しているかを一目瞭然とし，これはカリキュラム編成において内容配置図が看護専門科目全体のバランスを検討するために有効な資料となることを示す。また，内容配置図は，実際のカリキュラム運用に当たっても次のような有効性を持つ[123]。

- ・内容配置図は，学生が各学科目において学ぶ個別的な内容の諸要素を識別する。
- ・内容配置図は，学生がそれまでに学んだ内容を明示しているため，教員は，それらを踏まえた形で自らが教える内容を築いていくことができる。
- ・内容配置図は，学生がこれから学ぶ内容を明示しているため，教員と学生は方向性を得ることができる。
- ・内容配置図は，1つの学科目と別の学科目の内容の諸要素を識別するための構造として役立つ。
- ・内容配置図は，教員が学生の未習である内容領域を知ることに役立つ。

●内容配置図の作成

　内容配置図の作成とは，これまでの作業を整理する過程であり，学科目標ごとに，内容の諸要素，強調するカリキュラム軸の焦点，概念・理論，学習内容，学習経験を一定の書式に記述することを意味する。仮設A看護大学は，次に示す4段階の作業を経て，内容配置図を作成した（図3-19）。

　第1に，理論的枠組みが抽出した内容の諸要素を各学科目標ごとに配置する。これは，各学科目標と内容の諸要素の関連を示しており，ここに示された内容の諸要素は，その学科目標に該当する内容を担当する教員が，必ずその授業において組み込まねばならない内容を示している。

　第2に，強調するカリキュラム軸の焦点の欄に，この学科目標を構成した垂直軸と水平軸を抜粋し記述する。これは，これらの軸を参照しながら，他の学科目標と重複することなく，この後決定するその学科目標の概念・理論，学習内容，学習経験を導き出すためである。

　第3に，その学科目標において教授する具体的な概念や理論，学習内容，および学習経験を決定する。これは，実際の教授＝学習過程を予測し，具体的に決定する必要がある。この具体的な内容は，統合カリキュラムの機能段階において展開する直接的な内容となるため，学科目標にかかわる内容を担当する教員個々が決定していくことが重要であり，カリキュラム編成に携わる教員だけでは限界がある。この過程は，編成したカリキュラムが特定の教育課程として，理論的枠組みを反映した学習内容を組織化することを意味してお

V．教育課程編成の実際　　133

表 3-8　内容配置図（一部）
　学習内容群〔2-240：広域災害・紛争地域における生活環境調整〕における内容配置図の例

学科番号	学科1-111	学科1-112	学科2-421	学科2-422	学科2-423	
学科目標			広域災害・紛争地域における生活環境を理解する。	広域災害・紛争地域において生活する統合体としての人間を理解する。	広域災害・紛争地域において生活する人間の生活環境を看護技術を適用し調整する。	
内容の諸要素			自然環境，社会環境 被災地の生活 紛争地における生活 特殊な環境下での生活	人間の尊厳，人間の独自性 統合体としての人間を理解する 人間と環境の相互行為の特徴を明確にする	その人の生活を中心に置く生活調整 人間の生活を整える 多様で変化し続ける環境と相互行為を持つ 環境の変化に働きかける	
強調するカリキュラム軸の焦点			垂直軸：生活環境 ・特殊環境下（広域災害・紛争地域）における生活環境 水平軸：統合体としての人間	垂直軸：生活環境 ・特殊環境下（広域災害・紛争地域）における生活 水平軸：統合体としての人間 ・特殊環境下（広域災害・紛争地域）において生活する人間の身体・心理・社会的側面の特徴とその理解 ・特殊環境下（広域災害・紛争地域）において生活する個人とその家族の理解 ・特殊環境下（広域災害・紛争地域）において生活する集団の理解	垂直軸：生活環境 ・特殊環境下（広域災害・紛争地域）における生活環境の調整 水平軸：統合体としての人間 ・特殊環境下（広域災害・紛争地域）における個人の生活環境調整 ・特殊環境下（広域災害・紛争地域）における家族の生活環境調整 ・特殊環境下（広域災害・紛争地域）における集団の生活環境調整	
概念・理論			環境 災害，紛争・戦争 システムの破壊 通常生活 　　　　　　他	危機，喪失，自殺，剝奪 自己概念 身動きできない状態 　　　　　　他	疫学 評価 意志決定 優先順位 　　　　　　他	
主要内容∧学習内容∨			自然災害（地震・火事・火山噴火…） 社会環境（医療供給システムの破壊） 通常生活の破壊 災害時の法 紛争における国際法 医療供給システムの復旧 ライフライン 　　　　　　他	正常な恐怖・ストレスに対するコーピング 災害・紛争時のストレスに対するコーピング コーピング能力喪失 災害ストレス症候群 生命への脅威 人間の発達と災害ストレス 災害看護にかかわる看護師の人間としてのストレス 災害時の外傷 　　　　　　他	公衆衛生 感染予防 環境調整 災害・紛争に関連する社会施策 　　　　　　他	
学習経験			過去の災害事例から，災害時の生活環境を明らかにする 　　　　　　他	限定された状況での人間の健康状態を査定する。 発達段階からみた災害ストレスの特徴についてグループワークを行う。 　　　　　　他	限定された状況での生活環境調整キャンプ実習（井戸を作る，きれいな水を作る，暖をとるなど） 不足している資源の活用	
学科目の命名			特殊環境調整論Ⅰ （広域災害・紛争地域の環境）	特殊環境調整論Ⅱ （広域災害・紛争地域の環境）	特殊環境調整演習 （広域災害・紛争地域の環境）	

　り，形成段階と機能段階をつなぐ重要な手続きである。
　　第4に，学科目名を学科目標ごとに決定する。この決定に当たって，内容配置図にこれまで記述した内容の諸要素，強調するカリキュラム軸の焦点，概念・理論，学習内容，学習経験，すべてを再検討し，これらを反映し最適な学科目名を命名する。

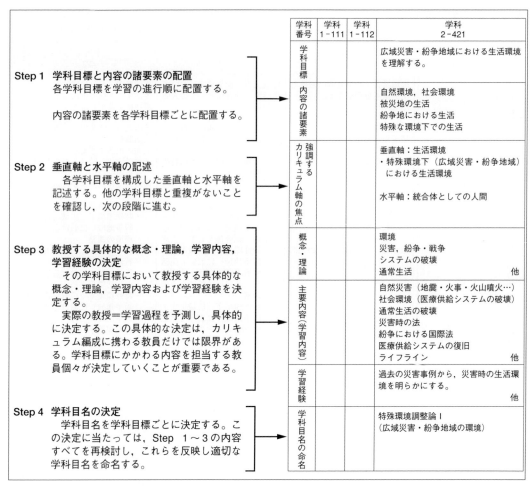

図 3-19　内容配置図の作成段階

　筆者（杉森）らの経験によれば，統合カリキュラムの編成作業にかかわるとき，往々にして陥りやすい傾向は，既成観念に引きずられ，学科目名が内容の諸要素として出てきたり，学科目標を決定する前に学科目名が先行することもある．しかしこれは誤りであって，統合カリキュラムにおける学科目名は，内容配置図作成後にはじめて決定できる．

　学科目名の命名に当たっては，その学科目がどのような内容であるかを的確に反映していることが望ましい．例えば，命名する一群が成人看護に関する内容の諸要素，強調するカリキュラム軸の焦点，概念・理論，学習内容，学習経験を示しているときには，既存の成人看護学という学科目名を用いることが適切である．しかし，既存の学科目名では，学科目標ごとの一連の記述を反映できないときには，新たな学科目名を創出する．しかし意図した教育内容の諸要素，強調するカリキュラム軸の焦点，概念・理論，学習内容，学習経験などを表現する学科目名を考案することまではできても，適切な講師を得ることができなかったり，看護学教員間の見解の調和をとることさえ難しく，実現可能性に問題が出てくることもたびたびであった．しかし30年も経過すると，看護社会学，看護心理学，看護情報学，環境生態学，形態機能学，機能代謝学，病態学，人間発達学，看護教育学などは何の抵抗もなく受け止められている．

以上述べてきたカリキュラム編成の過程は，統合カリキュラムにおける具体的な学科課程とその内容を表示するまでの組織化である。統合カリキュラムは，この後，さらに編成したカリキュラムを実施する機能段階，卒業生の特性からカリキュラムの達成度を評価する評価段階を展開し，再び，方向づけ段階，形成段階における内容の明確化と修正を行い，カリキュラムを力動的に運用し，定期的な評価・修正と実施を繰り返す。

　看護学教育課程論の教育内容の選定・組織化を角度を変え，教育課程編成の実際として述べてきた。この過程は，看護学教員の高度で知的な作業であり，創造的な試みを具体的に形作る作業である。この理論的な法則と手続きとその展開方法は，将来統合カリキュラムによる教育実践を具現化しようとする教員には，大いに参考になるはずである。ぜひ知っておく必要がある。

Ⅵ 教育内容の提供

　教員側から教育内容をどのように提供するかということは，学生側からみればそれをどのように自分のものにしていくかを意味する。少なくとも高等教育においては，教員側からの一方的教授活動が行われれば，それでよしとするには対象学生数の増加およびその質の多様化などもはや限界にきている。教員によって展開される教授過程と，学習者による学習過程が同時に実施されて，はじめて授業過程は成立し，活性化していく。とはいえ教育内容を，いかに学習者にとってより教育的に準備し展開していくかについては，教員の主体性と資質，さらに綿密な準備が深く反映する。

　そのために教員は，この教授＝学習過程の細目にわたって，再三検討した授業概要（syllabus）を用意する必要に迫られる。概要作成に当たっては，教育内容が目標の到達を目ざして，無理なく進展するように，教材の精選を繰り返し行う。授業の成立要件は，教員・学生・教材という3要素であるが，提供する教材は再三にわたる検討が加えられ，選び抜かれたものになっている必要がある。

　ある教育内容が授業として提供されるには，対象になる学生の特性を考慮した上で，その時，その場に最適な教材を選び，その目標設定に沿った授業範囲を決定し，教授方法の適切化を図り効率よく進めなければならない。

　教育内容の提供を授業として組織化するには，授業事実の分析から6構成要因があると認められている[124]。

(1) 基本形態：講義，演習，実験，実技，実習などその教育内容を授業として展開する場合の最適な形態を指す。普通には，方法といわれるものを指し，教員がその教育内容をどのような教授行動を用いて展開するかという基本的な考え方や理由から選定した形態を指す。

(2) 目標内容の展開過程：その授業の到達目標を目ざして，知識・技術が確実に獲得されていっているかを常に確認しつつ展開される一連の過程。そのために目標指示，展開，定着，点検が繰り返される。

(3) 授業進行の論理的展開：普通，授業は演繹的に展開されるが，授業の目標によって

は，また形態によっては帰納的あるいは発生的展開によることもあり，教員が授業をシステム化，構造化しておく必要性があるのはこのためである。

(4) 授業展開の様式：授業を提示的・誘導的・問題提起的に，その時，その場に最適な様式を駆使して，学生の学習内容をできるだけ広く深く転移するように考慮し，学習意欲を刺激することを指す。

(5) 授業形態：これは一斉授業，小グループゼミあるいは個別授業など，実施する授業の形態を指す。基本形態との違いは，ある学科目の授業提供が講義という基本形態を選択すると，それは必然的に 15 から 30 時間という時間数を決定する。ここでいう授業形態とは，それらの 1 回ごとの授業を一斉授業にするかグループ討議とするか，あるいは CAI を使用する，あるいは個別に指導するなどの授業の形態を指す。

(6) 激励・制止的措置：これは授業中の学生の応答の良否などに対して，その時，その場で強化したり，修正したりして個々の学生が自分の学習過程の適否について確認できるように展開し，次のレディネスに連動していくことを指す。

　教育内容を最良かつ効率的に提供する詳細は看護学教育授業展開論に譲るが，以上のような構成要因をどのように組み合わせるかにかかっていることを認識した教育課程の構成・編成が望まれる。

1 授業の構造化の方式

　教員は前述のような要因を自由に組み合わせて授業を構造化した授業概要を作成していく。この授業の構造化という用語は，教育学においてもあいまいで多様に使用されている。ここでは「教員の提供する教育内容が，その学校の教育目標やその学科目の目ざす目標と一貫性を持ち，延長線上に位置していることを確認し，最小限度の内容で最高水準に到達するように意図的枠組みとして授業を構造化すること」と定義しておく。

　この構造化は形態，教材，教具などを含む教育内容についてのヨコの構造化と，授業の導入，展開，終末など時系列を指すタテの構造化から成り立っている。このヨコの構造化を授業のシステム化，タテの構造化を学習過程の構造化と表現することもある。

　近年，この構造化は教育目標分類学[125]に沿って作成される傾向が多くなっている。ここで教育目標分類学につき少し説明を加える。教育目標分類学は，教育目標を体系的に分類・構造化した教育目標分類体系であり，「分類学（taxonomy）」は，単なる並列的な「分類（classification）」でなく，階層的で系統性を持った分類体系をいう。その分類学は，教育目標を認知領域，精神運動領域，情意領域に分類し，行為動詞[126]を使用して行動目標化する。ちなみに，行動目標化とは，教授＝学習活動の成果として学習者に生じさせようと期待する変化の内容（到達目標）を，厳密な操作的または行動的な用語で規定することである。さらに，前述の認知領域（cognitive domain）は，知識の再生や再認，知的能力や知的技能の発達からなる教育目標群，情意領域（affective domain）は，興味・態度・価値観の変容，鑑賞力や適応性の発達からなる教育目標群，精神運動領域（psychomotor domain）は，運動技能や操作技能からなる教育目標群をいう。

これには従来みられたような'〜させる'などの教員側から書かれたものに対して、学習者側からの観点で記述する特徴があり、学習者がどのような最終行動を示せばよいのかを明示し、学生自身がその到達を確認できるような表現が望まれる。そのためには学習目標が学習者の到達可能な、現実的なものであり、さらに何らかの方法で測定できることがよいとされており、授業要素によって分類提示されるようになっている[127,128]。その1例を下に示した。

```
──────── 第1段階 因子を識別するための動詞 ────────
  名前をあげる（name）      列記する（list）        想起する（recall）
  記録する（record）        報告する（report）
```

```
──────── 第2段階 因子の関係を知るための動詞 ────────
  類別する（classify）      描写する（depict）      分類する（categorize）
  定義する（define）        図示する（chart）
```

```
──────── 第3段階 状況の関係を知るための動詞 ────────
  組み立てる（assemble）    説明する（explain）     順序だてる（order）
  理論づける（theorize）    概算する（estimate）
```

```
──────── 第4段階 状況を設定するための動詞 ────────
  使う（use）               設立する（set up）      対処する（manage）
  立案する（plan）          選択する（select）      建設する（build）
```

　学校という一定の時・空間的場において教育課程を円滑に機能させていくには、教育内容をどのような計画に沿って、どのように提供するかについて、組織化とも合わせて忘れてはならない原則がある。それは理解しやすいものから難しいものへ、一般的なものから専門的なものへと組織し提供していくことである。そのためには正常から異常へ、通例から異例へ、日常性の高いものから非日常的で重要なものへ、自然なものから不自然なものへと配列し提供すれば、学習者の理解を容易にする。さらに前述したように、対象学生の発達過程や生活領域の拡大を踏まえた上で、学習内容の領域と学習時系列の調整が望まれる。

2 専門教育のミニマム・エッセンシャルズの設定

　その教育内容の提供時に、ぜひ考慮しなければならない事項の1つに、ミニマム・エッセンシャルズという考え方がある[129]。元来これは、1930年代以降に米国の教育運動の中で使われた用語であるが、最近では教育内容の選択に関して、これだけは学習させたい最低必要量を表す言葉となり、普遍的・基礎的・系統的な性質を備えたものとされている。あ

る教員がミニマム・エッセンシャルズと考えている基本的事項を，別の教員がそう考えているとは限らないから，授業の構造化を進めることによって客観性の高いものにしていく必要性がある。

Ⅶ 教育課程の評価

'カリキュラム評価'という用語は『教育学大事典』に，'カリキュラムの評価'という用語は『新教育学大事典』にある。しかし'教育課程の評価'という用語は見あたらない。

わが国における教育学は，「教員養成の学校における科目名として定着し，科学として研究されるのではなく教職科名としての名称となっていた」[130]という沿革を持つ。

教育学は初等・中等教育を受ける子どもに焦点を当てた学問であり，戦後に開始されたその研究ももっぱら初等・中等教育に焦点化されている。それはわが国の初等・中等前期教育が義務教育であり，学習指導要領にみられる目標・内容の設定は，そのまま法的拘束性をもって現場へ下ろされるからと考えられる。そのことは看護教育制度論の中ですでに述べたが，それゆえに教育課程は批判の対象にはなっても，検討・評価・改善・開発は，文部科学省の審議会によって一方的に行われてきたという背景がある。そのために教育課程の評価の研究は他の研究ほど多くをみない。評価といえば，教科のテストやそのための教材の開発ばかりが目につくのが現状である。これは日本人の評価に対する考え方に非常に大きな影響を与え，評価すなわちテストあるいは試験と受け取られる原因を作っている。

看護師養成教育も，文部科学省，厚生労働省の合同省令に強い影響を受けているという同じような背景があるために，上意下達型のカリキュラム編成が続いており，教育課程の評価はその内容の点検と成果についての評価に偏り，教育課程がどのように展開されたかについての評価はほとんどみられなかった。看護師養成教育に関する限り，国家試験の合格率こそがその評価とされ，教育課程の内容ではないのが実体といっても過言ではない。

近年になって大学・短期大学の増加に伴い，教育課程の評価に少しずつ関心が高まっているのも事実であり，特に平成3年の大学設置基準改正を契機として，大学基準協会は，学部・学科などの教育課程に関する主要点検評価基準を公表した。その基準は平成20年現在，11項目[131]に及んでいる。参考となる部分を以下にあげておく。なお「」内は大学設置基準第19条の教育課程の編成方針に記述されている文言である。

1. 学部・学科等の教育課程と各学部・学科等の理念・目的並びに学校教育法第52条（現第83条），大学設置基準第19条との関連
2. 学部・学科等の理念・目的や教育目標との対応関係における，学士課程としてのカリキュラムの体系性
3. 教育課程における基礎教育，倫理性を培う教育の位置づけ
4. 「専攻に係る専門の学芸」を教授するための専門教育的授業科目とその学部・学科等の理念・目的，学問の体系性並びに学校教育法第52条（現第83条）との適合性
5. 一般教養的授業科目の編成における「幅広く深い教養及び総合的な判断力を培い，豊かな人間性を涵養」するための配慮の適切性

6．外国語科目の編成における学部・学科等の理念・目的の実現への配慮と「国際化等の進展に適切に対応するため，外国語能力の育成」のための措置の適切性

7．教育課程の開設授業科目，卒業所要総単位に占める専門教育的授業科目・一般教養的授業科目・外国語科目等の量的配分とその適切性，妥当性

8．基礎教育と教養教育の実施・運用のための責任体制の確立とその実践状況

9．グローバル化時代に対応させた教育，倫理性を培う教育，コミュニケーション能力等のスキルを涵養するための教育を実践している場合における，そうした教育の教養教育上の位置づけ

10．起業家的能力を涵養するための教育を実践している場合における，そうした教育の教育課程上の位置づけ

11．学生の心身の健康の保持・増進のための教育的配慮の状況

　これらの評価基準を用いて教育課程の評価を行うには，それぞれの教育機関が，学校教育法第83条および大学設置基準第19条と各教育機関の教育理念・目的の関連を明確にしておく必要がある。また，以下に示すように，教育目標や授業科目の位置づけを教育理念・目的と一貫性・階層性を持つように設定しておくとかなり容易になる。短期大学は，学校教育法第108条および短期大学設置基準第5条と各教育機関の教育理念・目的の関連，看護専門学校は，学校教育法第124条および専修学校設置基準第8条と各教育機関の教育理念・目的の関連を明確にしておく必要がある。また，教育目標や授業科目の位置づけを教育理念・目的と一貫性・階層性を持つように設定しておくとかなり容易になる。

　教育課程とは，「教育目標達成のために教員たちが意図的に組織化した計画を指し，どの学年でどのような学科の学習や学科以外の活動にかかわることが適当であるのかを定め，その学科の学習や学科以外の活動の内容や種類を学年別に配当づけたものをいう」と前述した。さらに普遍化して本書においては，「教育課程とは学生たちが，学校の教育目的に即して望ましい成長・発達（変化）を遂げるために必要な諸経験を，彼らに提供する意図的，組織的な教育内容の全体計画である」[132]とも定義しておいた。それらを参照例の評価基準ごとに具体的な実施に移すことで教育課程の評価に対する第一歩が始まる。

　評価の具体的展開は第6章「看護学教育評価論」において詳述するが，本章では特に教育課程の評価にかかわる評価方法を紹介しておく。

　教育課程の評価は教育評価の1つであり，評価対象を教育課程とするものを指す。評価結果は，教育課程の改善を通して，教育目的・目標の達成を促進する。

　教育課程の評価には，いくつかの方法が存在する。その詳細は他の専門書に譲り，ここでは，それらの中でももっとも多くの研究者から支持を得ている行動目標的アプローチ[133〜135]を紹介する。

　行動目標的アプローチは，教育課程の開発と評価に教育目標を操作的に利用する方法であり，教育課程の評価を2つの側面から実施する。

　第1の側面は，教育課程において選択する目標自体の価値と，選択した目標を基準にした教育課程の内的一貫性であり，教育課程の内部を直接的に評価するものである。教育課程における目標は，その学校や課程における理念の反映のみならず，社会や時代の要請に応えるものとなっているかという視点から常に検討を必要とする。また，教育課程において選択し，組織化する教育内容，教育内容の提供方法といった要素は，教育目標の達成に

向けて一貫性を保っている必要がある。これら 2 つの要件が備わってこそ，教育課程は，内部要素が有機的に機能しあう，社会的に価値ある教育目標の達成を促進するものとなる。

　第 2 の側面は，教育課程を実施した結果，すなわち学生の到達度，達成度を，あらかじめ設定した教育目的・目標を基準に測定し，その測定結果を通して教育課程の価値判断を行うものである。学生の到達度，達成度の測定においては，それぞれの目標に適した方法を選択する。

　この側面からの教育課程の評価を行う際には，‘診断的評価→形成的評価→総括的評価’という評価サイクルの確立が不可欠であり，それにより，測定結果を教育課程の価値判断のための資料にとどめることなく，進行中の教育課程の改善に役立てることができる。ここにいう形成的評価（formative evaluation）とは，Bloom, B. S. らによる教育目標の分類学の中で使用される評価である。それはカリキュラム内容の検討，比較，構造化によって，教育の目標・内容・方法の具体的項目を選定し，その評価を学科の専門家・教員・学生の評定によって，その価値・必要性・実用性・関心などを調査し，形成発展する段階においても行っていこうとする Scriven, M. によって提唱されたものをいう。

　未来社会で活躍する学生の教育目標の設定を，デルファイ法[136]による予測的評価・要求評価を行うことによって情報を得ることなども，この形成的評価の示す活動の中で内在的に機能させながら，活動を発展させる力として働かせていく。

　診断的評価，形成的評価，総括的評価については，第 6 章「看護学教育評価論」を参照されたい。

　以上が，行動目標的アプローチにおける教育課程評価のための 2 側面の概要であるが，この行動目標的アプローチは，次のような考え方を前提に成立している。それは，①学習は，累積的構造を形成して進むものであり，各学習単元における一つひとつの課題は次の課題に進むための‘前提条件’となる，②行動目標として示される教育目標は，このような課題を積み上げるための指標となる，③このような考え方は，教育課程の各段階における目的・目標が，一貫性，階層性を形成する必要性を示す。これらは，授業科目の目的・目標，あるいは，ある単元における目的・目標が，教育課程の理念や目的との一貫性，階層性を形成している場合，それぞれの授業評価が必然的に教育課程の評価と不可分となることを意味する。

　看護学教員の授業評価活動の現状に関する研究[137]結果は，看護系大学・短期大学の教員が，授業評価活動を高く価値づけている一方で，施設の理念・目的の尊重と授業への反映という点に関しては十分な授業評価活動を実施できていないと認識していることを明らかにした。例えば，「所属する看護学部・学科の教育理念・目的・目標を自分の担当する授業の目的・目標と関連づけ授業を立案している」，「授業評価に当たっては，看護学部・学科の教育理念・目的・目標や授業の目的・目標を基準として行っている」といった項目への回答は，研究に使用した尺度全体における項目平均得点よりも低得点傾向を示した。

　これは，現実の看護学教育課程における一つひとつの授業が，教育課程全体として目ざす理念・目的・目標と無関係に進行し，授業評価活動においてもそれが十分に考慮されていない可能性を暗示する。前述したように，行動目標的アプローチによる教育課程の評価においては，各授業の目的・目標が教育課程の理念や目的との一貫性，階層性を形成していることが前提であり，看護学教育における教育課程の評価の促進においては，各看護学

教育機関における理念・目的と各授業における目的・目標との一貫性の検討がきわめて重要な課題である。

図 3-20 は，1997 年度（平成 9）の大学院生亀岡グループが看護学部創設シミュレーションとして作成した某大学看護学部の教育課程の 1 例であり，理念，教育目的・目標を授業科目の中で統合し，さらに卒業生の特性の中で統合することにより，教育課程全体が一貫性，階層性をなしていることを示す。このような教育課程の作成においては，まず看護学部の理念を決定し，次にその理念を達成するための教育目的を，さらにその教育目的の達成を目ざした教育目標を決定する。各段階においては，理念，教育目的・目標が，相互に一貫性を保ち，階層性を形成するように構築する。また，授業科目は，理念，教育目的・目標に基づいて抽出した教育内容の諸要素を統合，配列することにより決定する。その結果として，授業科目は，看護学部における理念，教育目的・目標を反映するものとなる。卒業生の特性は，各授業科目における教育目的・目標を達成した成果であり，すべての授業科目の履修を終えた学生に習得を期待する能力を示す。この卒業生の特性は，教育提供者があらかじめ教育機関の教育理念・教育目的・教育目標から論理演繹的に導き出したものであり，教員の意図しない学習としての副次的効果とは区別する。

見方を変えれば，このように教育課程を構成するとき，各授業科目における教育目的・目標の達成は，図の矢印を溯り，看護学部における教育目標の達成を通して，教育目的，理念の実現へと結びつく。これは，教育課程における理念と卒業生の特性が表裏一体の関係にあり，各授業科目における教育目的・目標の達成によって学生個々が卒業生の特性として期待される能力を習得することが，同時に，看護学部としての理念の実現となることを意味する。

教育課程をこのように構成するとき，各授業の評価は必然的に教育課程の評価と連動する。それは教育課程評価の実施において，日々の授業における教授＝学習過程の評価から始めることを可能にする。はじめて教育活動に参加する教員や実習指導者が教育の現場で，評価に頭を抱えている実状は，このような教育評価の機構を無視したものといわざるをえない。教育評価の機構を正しく理解できれば，訳のわからない実態に，大上段に立ち向かっていく必要はなくなる。ただしこのように教育課程を構成する責任は，新任教員にはないことが多い。

ついでながら，教員の意図しない効果につき付言すると，このほうが意図した成果よりも重要な意味を学生に与えることがある。教育の効果は潜在的に長く持続し，さまざまな影響を持つものであるから，長期にわたる追跡調査による評価が必要になってくる。特に職業教育の場合，教育課程の評価は，学生たちがどれほど，質の高いケアを長期にわたって自分の職業として提供し，社会に貢献しているかという観点からのものを除いては考えられない。このような点から，学習者による教育課程の評価は，非常に重要性を深めるが，教育提供者側から論理演繹的に導き出される卒業生の特性とは逆に，卒業者の社会的貢献度から質的帰納的に形成される評価といえる。

理念，目的・目標の一貫性，階層性を保った教育課程開発の方法については，翻訳書[138]が出版されているので参照されたい。

142　第3章　看護学教育課程論

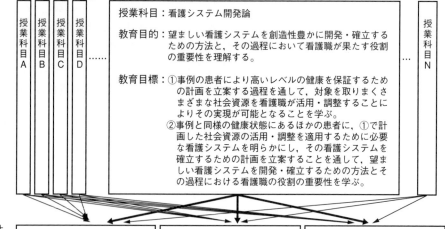

図 3-20　教育課程における各要素間の関連

引用文献

1) 杉森みど里：看護系大学・短期大学におけるカリキュラムに関する研究―看護婦（士）養成カリキュラムの現状とその問題点に焦点を当てて，千葉大学看護学部研究班；看護教育振興事業に関わる調査報告書，1-15，1995.

2) 国際看護婦協会；日本看護協会編訳：ICN 基本文書，「定款に用いられる言葉の定義」の項参照，126，日本看護協会出版会，1988. 原文は ICN の Guidelines for National Nurse's Associations Glossary of Terms を参照.

3) 前掲書 2).

4) 細谷俊夫他編：教育学大事典 2，「教育」の項，55-61，第一法規出版，1978.

5) 杉森みど里：看護学校の実態と看護教育制度，看護教育，25(3)，147，1984.

6) 日本看護協会調査研究室編：日本看護協会調査報告〈No.38〉，1991 年看護教育調査，日本看護協会出版会，1993.

7) Bevis, E.O.：Curriculum Building in Nursing―a Process, 3rd ed., The CV Mosby, St. Louis, 1982.

8) 森　昭：現代教育学原論 第 2 版，182，国土社，1977.

9) 教育課程に関しては，さまざまな文献があるが，まず教育学大事典（第一法規出版），および授業研究大事典（明治図書）などから一般的知識が得られる．あとは筆者は選ばないで手近な『教育学原論』を読まれるとよいと思う．しかし十分に注意したいことは，日本における教育学は，初等・中等教育に焦点が絞られているという点である.

10) 高等学校設置基準（改正平成 14 年 3 月 29 日文科令 16)，第 6 条参照.

11) 安彦忠彦：新版現代学校教育大事典 3，「コース制」の項，155，ぎょうせい，2002.

12) 細谷俊夫他編：教育学大事典 2，「カリキュラム開発」の項，486-488，第一法規出版，1978. 下中邦彦編：新教育の事典，「カリキュラム開発」の項，144-148，平凡社，1979.

13) 前掲書 4)，「カリキュラム開発」の項，486-488.

14) 前掲書 7)，178.

15) 前掲書 12).

16) 前掲書 12).

17) Wolf, V.C., Smith, C.M.：Curriculum change：evolution of a dynamic structure, Nursing Outlook, 22(5)，315-320, 1974.

18) Lawrence, S.A., Lawrence, R.M.：Curriculum development：philosophy, objectives, and conceptual framework, Nursing Outlook, 31(3)，160-163, 1983.

19) 浅沼 茂：アメリカにおけるカリキュラム評価論の変遷，教育学研究，47(3)，44-53，1980.

20) 扇谷　尚他：現代教育課程論，72-74，有斐閣双書，1981.

21) 第 15 期中央教育審議会（平成 8 年）による第一次答申，21 世紀を展望した我が国の教育の在り方，1996.

22) 東京府令第 71 号看護婦規則：順天堂医事研究会雑誌，第 326 号，650-652，1900.

23) 土曜歴史部会（高橋政子代表執筆)：日本近代看護の夜明け，医学書院，1973.

24) 例えば：ライダー・島崎令子：被占領下（1945-51 年）における日本の看護政策，看護教育，31(2)-31(8)，1990.
木下安子：近代日本看護史，208，メヂカルフレンド社，1969.

25) Wayne State University Bulletin College of Nursing, 1961/1962.

26) 厚生省健康政策局看護課：看護教育カリキュラム―21 世紀に期待される看護職者のために―，第一法規出版，1989.

27) 厚生労働省：医療提供体制の改革のビジョン―医療提供体制の改革に関する検討チームまとめ―，2003.

28) 厚生労働省：「看護基礎教育の充実に関する検討会」報告書，2007.

29) 官報，（平成 20 年 1 月 8 日号外)，1-4，2008.

30) 前掲書 28).

31) 看護行政研究会監修：看護六法 平成 20 年度版，「看護師等養成所の運営に関する指導要領」の項，259-294，新日本法規出版，2008.

32) 日本看護協会出版会編：平成 28 年看護関係統計資料集，190-194，日本看護協会出版会，2017.

33) 細谷俊夫他編：新教育学事典 2，「教育理念」の項，369-370，第一法規出版，1990.

34) 前掲書 33)，「教育目的・目標」の項，367.

35) 東　洋他編：現代教育評価事典，「教育目標」の項，179-184，金子書房，1988.

36) 前掲書 4)，「高等教育」の項，520.

37) 細谷俊夫他編：教育学大事典 4，「大学」の項，156-158，第一法規出版，1978.

38) 慶伊富長編：大学評価の研究，3，東京大学出版会，1984.

39) 齋藤諦淳編著：開かれた大学へ，ぎょうせい，1982.

40) 文部省 21 世紀医学・医療懇談会第 1 次報告，21 世紀の命と健康を守る医療人の育成を目指して，平成 8 年 6 月 13 日．

41) 大学設置基準，文部省令 25 号，平成 11 年 3 月改正．

42) 看護基礎教育における教育目的・目標の明確化については，拙著（杉森）「看護教育の実践的展開」（看護の科学社，1982，p.104）を併せてご参照いただきたい．

43) 吉田時子：大学における看護教育カリキュラムに対する希望，看護教育，18(7)，442，1977．

44) 看護研修学校同窓会：看護教育におけるカリキュラムの概念的枠組み，看護，29(8)，103，1977．

45) 小島操子：看護教育カリキュラムにおける概念的枠組みの位置づけ，看護教育，19(11)，663-665，1978．

46) Glass, L.：看護教育カリキュラムにおける概念的枠組み，看護教育，19(11)，666-672，1978．

47) Torres, G., Yura, H.：看護学部教育課程における今日の概念の枠組み，看護教育，19(11)，673-678，1978．この論文は，1974 年 NLN から出版され，以後，アメリカにおけるカリキュラムに関する論文および著書の Reference に出てくる重要な文献である．

48) 小島操子：看護教育体系の再編成，看護技術，23(14)，61-70，1977．

49) 近藤潤子：看護教育とカリキュラム編成，看護教育，20(5)，280，1979．

50) Santora, D.：Conceptual Frameworks used in Baccalaureate and Master's Degree Curricula, League Exchange, 1-49, 1980.

51) King, I.M.：Philosophy of nursing education：a national survey, Western Journal of Nursing Research, 6(4)，404-406，1984.

52) 前掲書 17)．

53) Kramer, M.：Philosophical foundations of baccalaureate nursing education, Nursing Outlook, 29(4)，224-228，1981.

54) 前掲書 18)．

55) 前掲書 50)，19．

56) については，早川かつ編集：看護をデザインする，81，メヂカルフレンド社，1981 に訳文があるので参考にされたい．

57) 前掲書 51)，390-391．

58) 前掲書 51)，393．

59) King, I.M.：Curriculum and Instruction in Nursing, 84, Appleton-Century-Crofts, Norwalk, 1986.

60) 聖路加看護大学同窓会編著：アメリカの看護，171，メヂカルフレンド社，1984．

61) 聖路加看護大学同窓会編著：ユニフィケーション，122-123，メヂカルフレンド社，1982．

62) 広岡亮蔵編：授業研究大事典，「教育目的」，「教育目標」の項，42-44，明治図書，1977．

63) 外口玉子他：看護婦養成機関における教育目的に関する研究，第 17 回看護研究学会集録，263-267，1968．

64) 前掲書 1)，1-21．

65) 吉田政江他：看護教育（看護婦学校）カリキュラムの現状と今後の課題，看護教育，17(7)，433-434，1976．

66) 外間邦江他：琉球大学における看護教育の特徴と教育内容，看護技術，22(6)，30-50，1976．

67) 薄井坦子：日本看護協会調査研究〈報告 No.2〉看護基礎教育の目標と内容，31-41，日本看護協会出版会，1976．

68) 岩波浩美他：わが国の看護系大学・短期大学におけるカリキュラムの現状—その構造に焦点を当てて—，看護教育学研究，7(1)，1-15，1998．

69) WHO Expert Committee on Nursing, fifth report, WHO Technical Report Series, 347, 1-32, 1966.

70) 日本看護協会：21 世紀に向け看護の自立を考える，34，看護制度改正の要旨，1984．

71) 看護行政研究会監修：看護六法平成 14 年版，看護婦等養成所の運営に関する指導要領，220，新日本法規出版，2002．

72) Standards for Program Leading to BA Degree, ANA, 1975.

73) Council of Baccalaureate Higher Degree Programs：Characteristics of Baccalaureate Education in Nursing, NLN pub, No.15-1758, 1-2, 1987.

74) American Association of Colleges of Nursing：The Essentials of Baccalaureate Education for Professional nursing Practice, 3-4, 2008.

75) 亀岡智美他：患者との相互行為におけるストレスと役割葛藤に関係する看護婦（士）の特性の探求，Quality Nursing, 4(11)，53-58, 1998.

76) 本郷久美子他：看護学実習における教員のロールモデル行動に関する研究，看護教育学研究，8(1)，15-28，1999．

77) Johnson, M.M., Martin, H.W.：A sociological analysis of the nurse role, American Journal of Nursing, 58(3)，373-377, 1958（稲田八重子他訳：看護の本質第 3 版，12 看護婦の役割についての社会学的分析，183-200，現代社，1974）．

78) King, I.M. 著，杉森みど里訳：キング看護理論，115，医学書院，1985．

79) 濱島朗編：社会学小辞典〔増補版〕，「役割」の項参照，379，有斐閣，1982.

80) 前掲書53)，224.

81) World Health Organization：Nurses；Their education and their role in health programmes, report of the technical discussions at the ninth world health assembly, Chronicle of the World Health Organization, 10(7), 207-227, 1956.

82) 前掲書53)，224.

83) Bell, E.A.：Antidote for "reality shock", Journal of Nursing Education, 19(4), 4-6, 1980.

84) Hollefreund, B., Mooney, V.M. et al.：Implementing a reality shock program, Journal of Nursing Administration, 11(1), 16-20, 1981.

85) 前掲書7)，58-60.

86) QOL：Quality of Life：この用語は，クオリティーオブライフと片仮名で，あるいは価値ある生命とか，生命の質とか訳されているが，Encyclopedia of Bioethics, Vol.2, 829-839, The Free Press, 1978 を参照.

87) 前掲書81)，17-24.

88) 前掲書1).

89) 実施大学，具体的事例が Quality Nursing, 3(7), 1997 における特集「看護学の学士育成のための基盤」に紹介されている.

90) 舟島なをみ他：社会人特別選抜による学士看護婦養成コース開発に関する研究―専門，専修学校卒業の看護婦の学位取得へのニードとそれに関わる要因，第27回日本看護学会集録―看護教育，139-141，1996.

91) 舟島なをみ他：専門学校を卒業した看護婦（士）の学位取得に関する研究―学士取得へのニードの有無に焦点を当てて―，Quality Nursing, 3(7), 717-723, 1997.

92) 前掲書90).

93) 前掲書91).

94) 横山京子他：実務経験を持つ編入学生の看護学士課程における学習経験に関する研究，看護教育学研究，9(1)，1-14，2000.

95) 横山京子他：短期大学卒業直後に看護学士課程へ編入学した学生の学習経験―短期大学を卒業した編入学生理解のための指標の探究―，看護教育学研究，11(1)，26-39，2002.

96) 望月美知代他：大学院看護学研究科修士課程における学習経験に関する研究―修士論文作成過程に焦点を当てて―，看護教育学研究，8(1)，1-14，1999.

97) 前掲書94).

98) 前掲書95).

99) 亀岡智美他：看護学教育カリキュラム開発に関する研究，Quaitiy Nursing, 3(9), 953-959, 1997.

100) 横山京子他：学士号をもたない看護婦（士）の看護学士課程入学に関する研究，Quality Nursing, 3(8), 856-861, 1997.

101) 学校教育法（改正平成19年6月27日法98）第51条.

102) Greaves, F.：Nurse Education and the Curriculum, Croom Helm, 1984. この問題は，日本だけでなくイギリスにおいても大変な葛藤を引き起こしていることが，この著書のはしがしに読みとれる.

103) Quiring, J.D., Gray, G.T.：Is baccalaureate education based on a patchwork curriculum? Nursing Outlook, 27(11), 708-713, 1979.
どのようなリベラル教育が看護学部に関して実施されているかを，NLN認定の学士課程76の要覧を資料として行った調査である．単科または総合大学で看護婦養成教育を行う場合，一般教育科目の選定を各種学校そのまま，歴史的慣例として選定し提供する傾向が指摘された．それをパッチワークの掛けぶとんのような構成で系統的でないとしている.

104) 前掲書73)，2.

105) 細谷俊夫他編：教育学大事典1，「一般教育」の項参照，92，第一法規出版，1979.

106) 杉森みど里他：看護基礎教育課程における学生の同一性形成に関わる経験の分析―臨床経験2年目の看護婦の面接調査から―，千葉大学看護学部紀要，15，9-15，1993.

107) 前掲書62)，「教育内容」の項，177-178.

108) 杉森みど里：看護教育の実践的展開，132，看護の科学社，1982.

109) 吉本二郎：学校経営学，51-60，国土社，1974.

110) 吉本二郎：看護学校経営5，学校内指導管理の体制，看護教育，14(5)，332，1973.

111) 高橋百合子：看護婦学校における教育課程，看護教育，3(8)，27-29，1962.

112) Denver Development Screening Test の略．Whaley, L. F., Wong, D. L. 編，常葉恵子他監修：新臨床看護学大系，小児看護学，182-184，医学書院，1985 参照.

113) 今野喜清：教育課程論，59，第一法規出版，1986.

114) 文部省：学制百年史，資料編，706，ぎょうせい，1972.

115) Torres, G., Stanton, M.：Curriculum Process in Nursing, A Guide to Curriculum Development, 17, Prentice-Hall, 1982；近藤潤子他訳：看護教育カリキュラム―その作成過程，17，医学書院，1988.

116) 前掲書 115），30；31.
117) National League for Nursing：Faculty-Curriculum development, Part 3, Conceptual Framework, The League, New York, 1974.
118) 前掲書 115），21；21.
119) 野本百合子他：看護基礎教育課程における看護技術教育に関する研究—臨床ケア場面における看護技術提供の概念化をめざして—，看護教育学研究，6(1)，3，1997.
120) 青木一他編：現代教育学事典，態度の項，520，労働旬報社，1988.
121) 前掲書 115），56-57；58-59.
122) 前掲書 115），60；62.
123) 前掲書 115），63-64；65-66.
124) 前掲書 62），「授業の組織化」の項，184-185.
125) Bloom, B.S. 他著，梶田叡一他訳：教育評価法ハンドブック，第一法規出版，1979.
126) 下中邦彦編：新教育の事典，「行為動詞」の項，286，平凡社，1979.
127) これは，Dickoff, J., Wiedenbach, E. による Theory in a practice discipline, Nursing Research, 17 (5)，415-435, 1968 の中の理論構築段階の分類体系に即したもの.
128) 小金井正己他：行動目標と授業の科学化，105，明治図書，1975. これは Clans, C.K. による行動側面の動詞の列挙が記載されている.
129) 前掲書 62），「ミニマム・エッセンシャルズ」の項，209-210.
130) 海後宗臣：教育学研究についての論考，海後宗臣著作集第 1 巻，543，東京書籍，1981.
131) 大学基準協会：大学評価ハンドブック，［資料 5］主要点検・評価項目（20 年度申請版/評価者用），171，2008. http://www.juaa.or.jp/images/accreditation/pdf/handbook/university/2008/shiryou_05.pdf
132) 前掲書 9）.
133) 岡津守彦監修：教育課程事典—総論編，「教育課程の評価」の項，349-351，小学館，1985.
134) 細谷俊夫他編：新教育学大事典 2，「カリキュラム評価」の項，52-55，第一法規出版，1990.
135) 東　洋他編：現代教育評価事典，「カリキュラム評価」の項，110-112，金子書房，1988.
136) デルファイ法，未来予測のために開発された調査法の 1 つ. 下中邦彦編：新教育の事典，「未来予測」の項，763，平凡社，1979.
137) 定廣和香子他：看護系大学・短期大学における自己点検・評価の実態に関する研究—教員の授業評価活動の質に焦点を当てて—，第 28 回日本看護学会集録—看護教育—，9-11，1997.
138) 前掲書 115）.

第4章

看護学教育組織運営論

I 看護学教育組織運営論としての体系化

1 学校経営, 学校管理から看護学教育組織運営論への経緯

　まず看護学校管理あるいは看護学校経営という用語に代え, 看護職養成の教育機関に関する運営を, 看護学教育組織運営という観点からまとめ直すことを考えるようになった経緯から述べる。

　ここに現在の日本看護学教育学会の前身である全国看護教育研究会が 1970 年に発行した学会誌の通巻 No.2 がある。藁色に変わっているその紙面には, '看護教育を考える' その 1 というパネル・ディスカッションの全文が掲載されている[1]。そのパネル司会者の言による企画意図は, 1951 年（昭和 26）に制定された保健婦助産婦看護婦学校養成所指定規則の別表 3 が, 1968 年（昭和 43）4 月に 17 年ぶりに改正され, それから 2 年経過した時期に, その改正の教育的効果を識者に問うたものと考えられる。

　故古屋かのえが, 1 人のパネリストとして 20 年間の看護婦養成教育の経験を詳細に語る中に,「保健婦, 助産婦, 看護婦を, 元来看護職として 1 つの同じ目標に向かってなされている仕事として, 三者の教育が一元化されていなければならない。そして学校教育法による大学, 短大にしない限り, このような看護職教育の実情は決して改正されない。それはいままでの経験が, いままでの看護教育の歴史が証明しているではありませんか」[2]という部分がある。

この時代ではきわめて少数派であったか，あるいは現実離れした理想家のように扱われた看護師教員が，30年以上前にすでに保健師，助産師，看護師教育の一元化と看護職教育を学校教育法による学校教育制度下に位置づけなければならないと，20年にわたる自らの看護師教員としての経験を基盤に将来への展望を示し，医師，薬剤師の養成教育と同様に看護職養成教育をわが国の教育行政の中に位置づける重要性を示唆している。

翌1971年，同じ会誌の通巻No.3は，日本看護協会により実施された調査結果から，「3年課程看護学校・養成所及び専任教員実態調査について」[3]と題して学校施設，設備，専任教員の概況を詳細に報告している。その後も看護師養成教育の実情がどのように改善され，あるいは改善すべきかというさまざまな企画や調査が実施され報告された[4~9]。

さらに1990年（平成2）4月には22年ぶりのカリキュラム改正が行われ，翌年1991年には日本看護協会が484校を対象に大規模な教育調査[10,11]を実施した。その他にも雑誌などで看護学校の経営に関する企画[12]も特集され改正の浸透が図られた。1997年（平成9）4月からはさらに7年ぶりの指定規則改正が実施され，カリキュラム改革は社会の変化に対応できる看護専門職養成教育をめざした質的変化を伴う急速な転換を求められる時期を迎えた。2008年（平成20）のカリキュラム改正もこの流れにある。

しかしながらこれら一連の文献は，古屋の提言に少しも近づいているようには思われない内容を示し，戦後の看護職養成教育は，遅々として進展していないような錯覚さえ覚える時期が長く続いた。関係者は，ともすると諦めたり，投げやりになりそうになるお互いを励まし合いながら，先達の意志を灯し継ぐことのいかに難しいかを体験しつつ，'持続は力なり'と時代を切り拓いてきた。

ところが，90年代以降に顕在化した社会状況の急激な変化は，看護職養成教育機関を爆

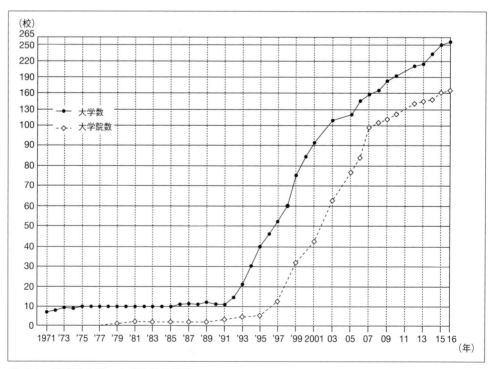

図 4-1 看護系大学・大学院数の推移

発的な変化に巻き込むことになった。1992年度（平成4）から2004年度（平成16）まで続いた地域総合整備事業債による看護系大学整備事業への地方財政支援は公立の看護系大学新設を推進し，長年各都道府県に1看護大学を目ざしてきた看護界の大学設置推進運動は目標を達成した。その後も次々と看護系大学が開設され，それに伴い大学院も増加，看護系大学の数は，厚生労働省設置による国立看護大学校を含めると200校を超えた[13]（図4-1）。かくして大学開設の可否に関する鍵は，いかに適切な教員を獲得するかにかかっているといわれるほどになり，古屋の提言はにわかに具体性を帯びてきた。

　では実際上，それらの状況を受け止める準備ができているのかを，前述した文献からみてみる。実態調査をカリキュラム，教員，学生指導，施設・設備と定期的に同じ視点から繰り返すということは，わが国における状況がどの程度変化しているかを知るためには重要である。しかし実態調査の結果として出てきた数値からだけの議論では，本質的な問題がみえにくく，なおかつ非常に重要な議論は埋没してしまう。

　例えば実施された調査の自由記載項目を詳細に調べてみると，繰り返し必ず記載されている「教員の不足」，「教員の専門性無視」，「施設・設備の貧困」，「教材の不足」などの人的・物的問題は，今なお解決されておらず，「上司との関係」，ならびに「同僚との関係」などにみられる学校組織の不適切な運営は，課程別およびに設置主体別を問わず半世紀以上続いている。このようにみてくると，戦前より続けてきたような方法ではらちがあかないだけではなく，古屋の「それはいままでの経験が，いままでの看護教育の歴史が証明しているではありませんか」という示唆と重ねると本質論からいまだに遠くへだたっていることがはっきりわかる。

　一方ではその看護界の悲願ともいわれる大学において，何が起こっているのかといえば，教育研究の個性化・高度化・活性化を目ざした大学設置基準の大幅な改正により，敗戦後はじめてといえる大改革期が到来し，大学の自己点検・評価という言葉が乱れ飛び，まさに喧々囂々の荒波に翻弄される日々が押し寄せている。これもひとえに大学といえども18歳年齢の減少期を迎えた社会状況の変化の中にあって，組織の生き残りに懸命な努力を払わねばならない時代に入ったことを示している。

　このような社会環境の変化の中に居合わせた者として，看護職養成教育機関における経営・管理を，大学，短期大学，看護専門学校といった教育課程別，あるいは国立，公立，私立などの設置主体別など，適用する制度の違いや設置主体の特徴からの議論としてではなく，看護職養成教育機関が根本的に共通して持つ基本的要素を看護学教育組織という観点から論じる必要がある。

　古屋かのえのパネル・ディスカッションを聞いてから延々四半世紀を越える呻吟や悩みが続く中，ある看護教員養成講習会のカリキュラム内容の審議において，'看護学校管理'という授業科目を見直したいとの提案があった。このことを耳にしたとき，この提案は学校管理という用語がもういくらなんでも古色蒼然としていることに起因するものであり，学校経営という用語がかなり普及してきて，いよいよこの講習会においても看護学校経営と改称することになったのかと思った。

　会議が進むにつれ，その理由は医学部附属看護学校が短期大学に昇格し，ほとんどなくなったからだとわかった。またこの提案の背景には，'看護学校管理'を'看護学校の管理'と考えて実施していたという事実があることも，質疑の中から明らかになった。

150　第4章　看護学教育組織運営論

　同時に筆者（杉森）はこの用語の対象を，学校教育法第1条に規定された学校をはじめ，第124条による専門学校をも含めた教育機関と考えており，大学も短期大学をも含む，'看護系の学校' を包括して看護系の教育機関の管理ととらえており，提案者との差異も明瞭になった。そのような事態に遭遇して看護学教育関係者間には，必ずしも学校管理，学校経営という用語につき統一見解があるわけではないことがわかってきた。

　そのようなことをきっかけとして，この '学校管理' あるいは '学校経営' などの組織運営に関する事項について，看護教育学の中にまとめておく必要性をも痛感した。これ以上問題の先送りを続けることに，ある種の罪悪感さえ感じるようになり，教育学における学校管理，学校経営に関する本質的内容を失わず，看護学教育機関を高等教育機関として組織運営という視点から見直し，大学，短期大学，専門学校の違いを越えた共通性をまとめてみることとした。

　大学・短期大学をも含む，'看護系の学校' を包括して看護系の教育機関ととらえると，看護学を教授する学校，教育機関，学校組織などその表現する用語が変化しても，それらは大学，短期大学，専門学校などの学校を指している。ここにいう学校とは，ICN定款に定義された看護基礎教育課程を指し，わが国においては保健師助産師看護師学校養成所指定規則第1条の2を根拠とする。

　このように看護職養成教育機関を包括的に組織として考えると，各教育組織には必ず固有の構造があり，それを円滑に機能させるためのシステムが存在する。組織という言葉から，なにか特殊な思想とか信条とかを核に集まる集団を思い描く人々もいる。非常な抵抗感をこの用語に示す人々もいると聞いている。しかし他に代わる用語をみつけ出すまでこの用語を用いることとした。

　長い呻吟の後に，組織の形成，維持，構造と機能の3要素としてまとめることが，最適ではなかろうかとやっと落ち着いた，いや落ち着かせたといってよい。そこで以下に長々と学校経営および学校管理につき部分転記や解説めいた記述を紹介するが，結果として本論では，そのどちらをも使用しない。それはわが国におけるこれらの用語使用の沿革が，中世末期にその起源を持つ自律性を重んじる大学教育，いい換えれば高等教育に類する教育機関の管理・経営と趣を異にし，同じ用語を使用することはこれから論じようとする内容には，なじまないと考えるからである。

　以上が看護職養成教育機関の経営・管理を，看護学教育組織運営という観点からまとめ直すことを考えるようになった長い経緯と辿り着いた結果である。

　すなわち，看護学教育組織運営論とは，看護職養成教育機関の多様性に内在する基本的要素を教育組織運営という視点から論じ，学校教育制度の持つ普遍性へ近づけようとする考え方を指すとしておく。

2　用語理解のために

　体系化の経緯に引き続き，'学校'，そして看護学教育組織運営論にきわめて関係の深い '学校管理' ならびに '学校経営'，さらに '組織および意志決定' という用語とそれらをどの

ように用いるかにつき整理し，本論の理解のために供したい。

[1] 学校

　『教育学大事典』の'学校'の項目には，「学校制度は一般に初等教育・中等教育・高等教育の３段階に区分され」[14]と記述されており，高等教育にあたる大学も，法制上は学校に含まれる。またわが国の学校教育法は第１条に，学校を「幼稚園，小学校，中学校，義務教育学校，高等学校，中等教育学校，特別支援学校，大学及び高等専門学校とする」[15]と定義している。これは，学校が，小学校，中学校，高等学校などの'学校'を付して称する教育機関だけではなく，大学および幼稚園を含むことを示す。ちなみに短期大学は，ある特定条件を持つ大学を「短期大学と称する」[16]ことができることになっており，制度上では大学に位置する。短期大学や大学において行われる看護師養成教育が，学校制度上は学校の中に位置するという理由はここにある。

　付け加えれば保健師助産師看護師学校養成所指定規則は，学校を「学校教育法第１条の規定による学校及びこれに付設される同法第124条の規定による専修学校又は同法第134条第１項の規定による各種学校をいう」[17]と規定している。このように学校教育法における'学校'の定義と，指定規則における'学校'の規定は内容に違いがあり，この若干の違いが現実に大きなへだたりとなっている。

　看護師養成を目的とした専門学校は，学校教育法第１条に掲げる高等専門学校には含まれず，法規上は第124条に定められた専修学校に位置する。大変に紛らわしいが学校教育法上の法定学校には含まれない。

　戦後，看護師養成教育の改革期に行われた「看護教育指導者講習会」[18]のカリキュラムは，「一般学校管理」および「看護学校管理」という科目をセットにして提供していた。数十年経過して，教育学の中の「一般学校管理」という科目は，多くの教員養成プログラムの主要科目からいつの間にか姿を消した。このような看護系教育機関の法制上の違いが，看護教員養成講習会のプログラムから教育学の学校管理あるいは学校経営を削除してしまったことと，どのような関係があるのかはわからない。しかし少なくともそれらで扱う学校とは何を指すのかという学習内容を前提とすれば，「看護学校管理」を「看護学校の管理」とは理解しないであろう。

　このように教育学的な用語および考え方には，さまざまな見解があることを，看護教育学の体系化を始めたときから，辞典・事典や参考書を参照するたびに思い知らされ承知していたつもりであった。そして，教育学用語をその人がどのように用いているのかをよく理解し，それを踏まえつつ，看護教育学においてはどのように使用するのかを規定するところから始めた頃を思い出した。

　思い返せば筆者（杉森）とこの用語とのはじめての出会いは，1964年（昭和39）に日本看護協会主催の看護教育指導者講習会において，故吉本二郎先生が担当された「一般学校管理」という授業科目であった。しかし翌年の1965年（昭和40）すでにその吉本は，'学校管理'ではなく，『学校経営学』を出版しており，その中で学校経営を，「一つの学校組織体（協力体系）の維持と発展を図り，学校教育本来の目的を効果的に達成させる統括作用である」[19]と定義している。

　その当時，吉本は雑誌『看護教育』の座談会に出席したり，看護学校管理ではなく看護

学校経営として，1968 年（昭和 43）に 12 回の連載を執筆して，教育学の側面からこの学校経営という概念の普及・定着に努めた。しかし連載完了から長らくこの概念が定着したとは言い難い状況が続いていた。

社会学においては，経営を「もっとも一般的な意味では，一定の目的群の持続的，合理的な達成のことをいう」[20]と定義している。『経営学辞典』では，方法論の違いによって，広狭さまざまな解釈が成立してくるとし，今日では「経営とは，一つの社会構成体としては組織であり，経営するという過程概念としては，意志決定であるというように認識されてきている」[21]と規定している。

しかし実際の日常生活における'経営'という言葉は，企業，利潤配分，資本形成などを連想させ，財務・購買・生産・労務・販売などの諸管理を集約し包括する機能のほうがあまりにも強く実感される。そのために，そのように狭義な用語ではないと理屈ではわかってはいても，われわれ看護職や教育に当たる人々には，何か抵抗感が残って素直には受け付けられず，定着しなかったのが現状なのかもしれない。しかし 2004 年度（平成 16）からの国立大学独立行政法人化によって，状況は一変している。

筆者（杉森）は，厚生省主催看護教員養成講習会の開設に従事した後，1967 年（昭和 42）から看護学校へ，6 年後に短期大学へと職場を移すこととなり，専門とする事務職員にその多くの業務を譲り渡した。同じ教員といっても看護学校と短期大学ではあまりにも扱う事務量が違うため，教員として教育・研究に専念してよいと実感できるようになるには，しばらくの期間を要したことを覚えている。今顧みると若輩浅学であったためもあろうし，全学連の嵐の吹きすさぶ社会状況も手伝ってか，看護学校の 6 年間ほど，吉本の定義に基づく，1 つの学校組織体（協力体系）の維持と発展を図り，学校教育本来の目的を効果的に達成させる統括作用という，この学校経営の能力を要求されたことはなかった。

2 学校経営と学校管理

学校管理と学校経営は教育用語としてどのような違いがあるのかを理解するために，現在出版されているいくつかの教育学事典から，整理してみたい（表 4-1）。

a 学校経営

1978 年（昭和 53）に第一法規出版から初版発行された『教育学大事典』には，'学校管理'という項目はなく，「学校経営」[22]という項目しか見い出せない。その解説の中から学校経営の意義をみると，以下のように要約できる。

学校経営（school management, school administration）という用語は，1884 年（明治 17）に文部省訳『行政学教育編』が出されたことに始まっている。続いて'学校管理'という考え方が成立し，学校管理に関する著書・教科書が出版された。それらに共通する態度と方法は，学校運営にかかわる教育法規を解釈し，学校教育の実際に適用することを学校管理とみなした点である。

'学校経営'は，大正期以降，教育理想の実現という主観的な側面を示す用語として定着した。しかしこれは当初に用いられていた意味よりも明治中期以降に使われ始めた内容を指し，真実の学校経営は両者の調和によって可能であるという考え方が一般に承認された。

しかしその後の社会情勢の変化に伴う集権的・官僚的教育構造のもとで，'学校管理'が

Ⅰ．看護学教育組織運営論としての体系化　　153

表 4-1 「学校経営」，「学校管理」に関する定義の抜粋

用語/出典	定　義	関連用語
「学校経営」 教育学大事典 （1978 年，第一 法規出版）	固有な社会機能として意図的・計画的な教育を営む機関として成立する学校の組織・運営に関わる用語。しかし，歴史的な事実や理論の発展を反映し，またその関連用語との関わりもあり，さまざまな定義が見られ，一義的に定義することが困難である。 ①学校教育の目的・目標を効果的に達成するための人的・物的・財産的諸条件の整備と運用 ②教育課程，教職員・児童生徒，施設設備などの諸領域の組織と運営 ③児童生徒の人間形成を目ざす学校における諸要素，諸活動を含む教育計画を構成し，教育計画に照応する教育組織を編成し，その実施に必要な活動の統制や条件の整備をはかること ④1 つの学校組織体の維持と発展をはかり，学校教育本来の目的を効果的に達成させる総括作用 ⑤学校を 1 つの社会システムとしての教育組織体ととらえ，このような教育組織体の管理をはかり，その管理の過程は教育の再構成ないし創造に関わる「変革（innovation）」の過程であるとする組織動態論的・教育イノベーション論的なとらえ方	学級経営 学校組織 学校評価 教育経営
「学校経営」 新教育の事典 （1979 年，平凡 社）	歴史的にその概念が変化してきており，論者によっても意味が一定しないが，一般的には「学校の教育目的を効率的に達成するため，学校の組織活動を総括する機能である」と定義されている。 法制上は，教育委員会と学校を一体としてとらえた全体としての学校維持運用機能が「学校管理運用」，学校に対する外部からの規制行為が「学校管理」，学校の内部的な運用を主とした行為が「学校運営」であり，「学校経営」は経済的な側面，つまり学校教育の効率的な運用という点に着目する場合に用いる。	学校管理 学校運営 学校管理運営 教育行政 教育経営
「学校経営」 新教育学大事典 （1990 年，第一 法規出版）	学校経営とは，各学校において，学校教育目的の達成を目ざして教育活動を編成し展開する中で，人的・物的等の教育諸条件の整備とその組織運営にかかわる諸活動を管理して実現を図るとともに，その教育活動の持続的な改善を求めた創意的な機能である。 【留意点】　①学校経営は，学校教育目標―学校教育計画―教育活動―学校評価といった教育の内容や活動を中心とする「内容系列」と，人的・物的・財政的条件，情報環境およびその組織運営等からなる「条件系列」の 2 つから大きく成っている。 ②学校経営は，学校教育目的の達成を目ざした「維持・実現機能」と「創意・創造機能」の 2 つから成っている。狭義には前者の機能を学校管理，後者の機能を学校経営としている。 ③学校経営は各学校内部で完結するものではなく，地域に開かれ，教育行政とも連なるものであるが，教育行政の末端機関と位置づけたり，教育行政と学校管理を一体化したり，延長してとらえることには問題がある。	学校管理 学校教育目標 学校経営計画 学校経営組織 学校経営評価 教育経営
「学校管理」 新教育学大事典 （1990 年，第一 法規出版）	戦前の国家主義体制下においては，法令や基準に基づいて教育委員会などの行政機関が，学校を対象に行う規制作用であるとされたことから，学校管理は法規の面，形式的側面を表し，学校経営は学校の「内容充実」のための諸条件を解明することとともに，教育理想を実現する活動とされてきた。このような国家主義管理のもとにおいては，学校管理は学校経営の上位概念とされた。しかし，戦後の経営論的見地からは，学校管理は学校経営の下位概念であり，学校経営が教育目標の達成を図るための「創意」機能であるのに対して，学校管理は，この学校経営の機能を指導監督することを通して「実現」していくことを図る機能と解されている。	学校管理規則 学校経営 教育行政

支配的な位置を占めていった。敗戦後に米国の学校経営に関する理論や実践が導入され，昭和 20 年代に学校経営の民主化が展開されるようになる。しかしそこにはさまざまな考え方が展開されており，それぞれに歴史的な発展があり，1 つの概念によって理解することを困難にしている。それぞれの概要をまとめると以下のようである。

(1)　学校教育の目的・目標を効果的に達成するための人的・物的・財政的諸条件の整備と運用

(2)　機能的・領域的考え方として，教育内容・方法と並ぶ重要な分野としての教育課程，

教職員・児童生徒，施設設備などの諸領域の組織と運営

(3) 経営過程論的な見方として，児童生徒の人間形成を目ざす学校における諸要素，諸活動を含む教育計画の構成，教育計画に照応する教育組織の編成，その実施に必要な活動の統制と条件整備

(4) 1つの学校組織体（協力体系）の維持と発展を図り，学校教育本来の目的を効果的に達成させる統括作用

(5) 組織動態論的・教育イノベーション論的な立場として，学校を1つの社会システムとしての教育組織体とみて，このような教育組織体の管理を図り，しかもその管理の過程は教育の再構成ないし創造にかかわる'変革（innovation)'の過程としてとらえる。

このようにさまざまな考え方が並記されており，(2)及び(3)の児童生徒を学生と読み替えてみても，それぞれがもっともな概念のように読み取れる。しかしこれらのどの考え方に立つにしても，学校経営の意義はその事実や理論に関する歴史的な発展と照応させて理解することが必要であると付記されているところをみると，それぞれを平均化したり，一般化して理解することがかなり難しいことがわかる。

『教育学大事典』出版の翌年にあたる 1979 年（昭和 54）に平凡社が出版した『新教育の事典』には，やはり学校管理の項目はなく学校経営の項目[23]がある。それは以下のように読むことができる。

'学校経営'は歴史的にその概念が変化してきており，論者によってもその意味が一定しない。しかし一般的には，「学校の教育目的を効率的に達成するため，学校の組織活動を統括する機能である」と吉本の定義を載せている。関連用語に学校管理，学校運営，学校管理運営，教育行政，教育経営などがあるが，法律的考え方と経営学的考え方との間に混乱があるため，これらの用語間の関連が十分に明確化されていないと記述されている。

しかし法制上，'学校管理運用'という場合は，教育委員会と学校を一体としてとらえた全体としての学校維持運用機能であり，学校に対する外部からの規制行為を'学校管理'ととらえる。一方学校の内部的な運用を主とした行為を「学校運営」とする。それに対して'学校経営'は経済的な側面，つまり学校教育の効率的な運用という点に着目する場合に用いられると狭義な解釈をしている。

経営学的にも法令上の用法と同様の場合に使うもので矛盾しないように見受けられるが，この両者は，管理や経営の主体についての意見が異なっており，その用法から，管理は教育委員会，運営は学校，経営は学校と教育委員会の双方と理解すべきであろうとしている。そこが大きく論点の分かれるところのようである。

一方，教育行政は，学校管理を一部に含んだ，教育活動に対する全般的な規制および助成の作用であるとされている。また教育経営は以上の諸概念よりもさらにその定義が不明確であるが，一般的には以上の諸行為を総体的，構造的にとらえようとする概念で，学校以外の教育機関も統合的に考えようとするものであるとされ，その主体も重層的，複合的にとらえられなくてはならないと結んでいる。

続いて十数年たった 1990 年（平成 2）に，第一法規出版から初版が発行された『新教育学大事典』をみると，そこには「学校経営」とともに「学校管理」という項目の記載がある。学校経営の項目[24]は以下のように要約される。

そこでは学校経営を「各学校において，学校教育目的の達成を目ざして教育活動を編成

し展開する中で，人的・物的などの教育諸条件の整備とその組織運営にかかわる諸活動を管理して実現を図るとともに，その教育活動の持続的な改善を求めた創意的な機能ととらえている」と定義している。しかしさまざまな見解があるため，それぞれの理解には以下のような留意点が必要であるとしている。

(1) 学校経営は，学校教育目標の設定，学校教育計画の編成，教育活動の展開，そして教育評価の実施といった教育の内容や活動を中心とする'内容系列'と，人的・物的・財政的条件および情報環境ならびにその組織運営などからなる'条件系列'から成り立っている。それにもかかわらず実際には，ややもすれば条件系列をもって学校経営とみる傾向が強い。学校という組織体の中心の機能である教育活動の充実・改善をどう図っていくかが，学校経営の中核を占めることは論を待たない。いい換えれば，学校経営はあくまで'教育の論理'を内実としていることに留意する必要があり，その考え方からは，内容系列と条件系列との相互関係を吟味していくことが重要となる。

(2) 学校経営は，学校教育目的の達成を目ざした'維持・実現機能'と'創意・創造機能'の2つから成り立っているという考え方がある。狭義には，維持・実現機能を'学校管理'と称し，創意・創造の機能を'学校経営'と称している。つまり，学校管理は，広義の学校経営の内在機能とする。狭義の学校管理と学校経営とが相まって，広義の学校経営は成り立っていくことになるとする見解である。

　また前述(1)の見解とは逆の考え方として，内容系列を学校経営とし，条件系列を学校管理とする見解もある。両者のいずれにおいても，維持機能とともに創意機能が不可欠なことに変わりはない。さらに，学校管理の具体的作用を法規の執行と受け止める向きもあるが，必ずしもそうではない。維持・実現機能の背景には法令による制度が存在することが確かに多いが，創意機能の結果として日常化された学校慣行や内部規範に依存する面も多い。教育課程編成における学校の創意工夫などが強調されているように，そこに各学校の経営の独自性を認める今日的動向からみれば，創意機能としての狭義の学校経営が一層重視されている。

(3) 教育行政あるいは教育経営と学校経営の関係をめぐる見解がある。学校経営は地域や行政と連携しているわけで，各学校単位の内部経営論で片付けられるものではない。しかし実際には法規の執行という面では，教育行政の管理下に置かれており，教育行政の末端機関としての管理機能と，各学校の独自性による創意機能の調和を図ることが重要となる。

　この項目は，義務教育としての初等・中等教育における諸問題や独自の教育理念に基づく私立教育機関の学校経営などにおけるさまざまな問題生起の可能性を容易に予測させる。しかし高等教育機関においてもこの問題は，ますます重要になっている。特に看護師養成教育においてはそのほとんどの教育機関は，厚生労働行政の末端機関としての管理機能に重心がかかり，よほど注意しない限り，'看護学校管理'を'看護学校の管理'と受け止める現実が起こる根拠は，このような学校経営の持つ重層性にある。

b 学校管理

　次に学校管理の語義の成立から概観する。

　『新教育学大事典』の「学校管理」という項目中，その語義[25]は，明治20年代（1887〜1896）

後半，「学校管理法」という名称に定着し，それは国家主義体制下において法令や基準に基づき教育委員会などの行政機関が初等教育を対象に行う規制作用であるとされてきた。

これに対し明治末から大正デモクラシー期に使用した‘学校経営’という用語には，不十分ながら，教育行政における包括的支配権による学校管理下のもとで，学校の‘内容充実’のための諸条件を解明し，同時に教育理想を実現する活動であると認識するようになっていった。

このように戦前すでに学校管理は法規の面，形式的方面を表し，学校経営は教育的理想の実現として識別されていた。また，双方の関連は少なくとも国家主義管理（ドイツ行政法下）のもとにおいては，学校管理が学校経営の上位概念とされた。こういった戦前の一貫した上位の教育諸法規は，各学校の内規までをも厳重に規制し，経営は偏狭な人間関係の操作技術しか生み出せないような状況を呈した。

端的にいって学校管理という用語は営造物説＝特別権力関係論をも容認した教育行政の学校に対する包括的支配とともに，行政と各学校内部の教師・児童までをも厳重に規制する権力的・上命下服的関係を強化したため，非民主的色彩をもった用語として定着してしまった。このような背景は，今日‘管理’というと一般に，その経営用語としての理解よりも，‘支配’，‘命令’というイメージと強く結びつけられる傾向として残っている。

この項目において論述されている内容には，国家主義管理のもとでは学校管理は学校経営の上位概念とされるという重要な指摘があり，社会状況の変化に沿って事典の項目選択が変化するというわが国の教育行政における教育の特性が読み取れる部分でもある。

また関連用語の明確化については，初期の学校制度創設以降，さまざまな定義が試みられ，今日でもなおそれを一義的に規定することは困難な状況にあり，これらの概念には時代により，立場によりさまざまな見解があり混乱さえあることがわかる。

ただ歴史的には，学校管理という用語は，学校の組織運営に関する法規を解釈し，学校教育の実際に適用していくという教育行政と切り離せない関係から用いられるようになったことは注目しておきたい点である。その後，学校経営という考え方が成立する。学校管理は前述したように教育法規の解釈および適用という学校運営の客観的な側面，学校経営は教育理想の実現という主観的な側面を示し，両者の調和によって，真実の学校経営は可能となるという考え方が一般に承認されていく。しかしその後はわが国の社会状況の変化に沿って教育が置かれた地位により，また識者により，両者は上位概念となったり下位概念となったりとその位置づけを変えつつ現在に至っている。

3 組織と意志決定

先述したように今日，「経営とは，一つの社会構成体としては組織であり，経営するという過程概念としては，意志決定であるというように認識されてきている」。この規定は経営という概念を理解するために，‘組織’，ならびに‘意志決定’という用語がキーワードとなることを示す。

したがって社会構成体としての学校は，1つの組織としてどのように形成され，それが機能するときに，どのような構成メンバーにより，どのような意志決定が行われ，どのように学校組織体として運営されるのかというように考えていくことができる。さらにどのような組織でも形ができあがっていくときに持つ条件は何か，それが維持されるには，ど

のような機構や機能によるのかと考えを発展させると，体系化するための基軸が現れる。そこでまず組織と意志決定につき，以下に整理した。

a 組織

「全体を構成している諸部分が，それぞれ一定の機能を分担しつつ，全体としての結合を保っているものを，一般に組織と呼ぶ」[26]。これが組織に関する広義の規定である。しかしこの規定は，医学を専門基礎学とする看護学専攻者にとってはなじみやすいが，学校をはじめ，企業体・軍隊・教会・労働組合など多様な社会組織に適用するためには，一層狭義かつ厳密な規定を用いる。この規定によれば，組織とは「2人以上の人々が，共通の目標達成を志向しながら分化した役割を担い，統一的な意志のもとに協働行為の体系を継続しているものをいう」[27]。

ここで注意すべきは，人間の集まりであっても一貫した指揮系統を持つものを「組織」とし，持たないものを「集団一般」として区別する点である。さらに組織分類の基準には，組織の規模，目的，統率者や規範の決定方法，内部秩序維持のための規制の種類，成員になるための資格，経済的基盤などさまざまな事項が使われる。また組織が大きくなるにつれ成員は複数に階層化し，階層間の受益格差や意志決定権の格差が拡大していく。

b 意志決定

社会学においては，意志決定を「選択行動につながる思考と行為の過程，すなわち行為者が目標達成に役立つと考えられる複数の代替案の中から最適なものを選択する過程」[28]と規定している。また，「個人における現実の意志決定過程は，最適性を基準にするのではなく，行動としての実行可能性を基準とする」としている。さらにその個人の組織における意志決定には，「①当面の問題の認知，②問題の明確化と分析，③可能な代替的行為の模索と発見，④代替的行為の決定後の葛藤をも含めた諸結果の予測と考察，⑤ある特定の代替的行為の選択という過程を含む」と規定している。

加えて「個々人を離れた組織的意志決定においては，組織内のどの部門，どの階層で当面の問題について最終的な決定を行うか，どの集団あるいは成員がその解に利害関係を持っているか，問題解決の枠組みや方法が前例や慣習に基づいて行われるのか，革新を求めるのか，何についてどの程度集団決定にゆだねるのかなど，その組織の構造やその組織の持つ独特な風土に起因する複雑な事情が発生する」[29]とされる。

このように社会学においては個人としての意志決定，個人が組織において行う意志決定，個人を離れ組織的に行う意志決定が，それぞれに規定されている。このことは，看護学教育組織の運営を論じる際に銘記すべき重要なことを示唆している。ことに看護学教育の変遷の中で，その個人を離れ組織的に意志決定を行う職位と，それを取り巻く特異な事情を今なお抱え続けている看護師養成の実態を重ね合わせるとき，看護学教育組織の運営に重要な影響を与え続けている要因が浮かんでくる。

158　第4章　看護学教育組織運営論

Ⅱ 看護学教育組織運営論からみた看護学教育の諸問題

1 組織形成

　指定規則や看護師等養成所の運営に関する指導ガイドライン，あるいは大学基準協会が発行している看護学教育に関する基準[30]ならびに大学評価マニュアル[31]にみられる諸項目を組織形成，組織維持，組織構造と機能に組み替えた試案を作成した（表4-2）。

　組織形成には，①組織目的の設定，②募集方法および入学者選抜方法ならびに学生収容定員と在籍学生数の比率の適切性などを含む，学生の受け入れおよび規模，③教育課程を包括する。以下それらにつき順を追って述べる。

1 組織目的の設定

a 看護学教育組織の目的設定の現状

　看護学教育組織の構成に当たっては，それが大学，短期大学，看護専門学校を問わず，まずその教育組織としての目的を決定する必要がある。

　教育組織の示す教育理念ならびに教育目的は，その組織を維持するための目標となり，日常的に展開する具体的教育活動にまで浸透している場合には，その学校の教育理念ならびに目的は効果的に学生の学習活動にいきいきと具現化され，理念・目的が生かされていない場合には，往々にしてその組織の機能障害を起こすほどの重要性を持っている。

　看護職養成を目的とした教育機関の教育目的に関する研究は，すでに30年程前から行われてはいる。しかし1995年の時点においてもなお，北から南まで看護職養成教育機関の目的には大学・短期大学間の相違は少なく，看護専門学校を含む三者間の相違もきわめて少ない。大学・短期大学の教育目的に実際には相違がない[32]という結果は，教育年限，教育内容などの教育条件に明瞭な違いのある教育機関が，学生に対し均一な価値の実現を目ざしていることを意味する。しかし実際には，教育条件が異なる教育機関において，同じ目的を達成することは困難であり，おのずと矛盾を生じる。ましてや，看護専門学校の教育目的・目標と同じという均一化現象は，矛盾どころか混乱以外のなにものでもない。

　設置主体固有の理念や役割，特徴を検討するならば，それはおのずと独自の教育目的設定につながっていくはずであり，その好例として国立看護大学校があげられる。国立看護大学校は，2001年に厚生労働省が設置した大学設置基準を満たす看護職養成教育機関であり，学生は卒業時に大学改革支援・学位授与機構より看護学士の学位を取得する。教育目的は，政策医療に携わる看護職の育成であり，政策医療とは，国民全体の健康に重大な影響を及ぼしているがん・循環器病等に関する高度先駆的医療，災害時や国際感染症への対応，国際医療協力など，広範囲な医療活動を視野に入れた「国が担うべき医療」を意味す

II．看護学教育組織運営論からみた看護学教育の諸問題　　159

表 4-2　組織の形成，維持，構造と機能による基準項目の分類

運営の視点	組織の形成	組織の維持	組織の構造と機能
指定規則第4条指定基準	1．学校教育法第90条第1項に該当する者であることを入学又は入所の資格とするものであること 2．修業年限は，3年以上であること 3．教育の内容は，別表3に定めるもの以上であること 5．1の授業科目について同時に授業を行う学生又は生徒の数は，40人以下であること。ただし，授業の方法及び施設，設備その他の教育上の諸条件を考慮して，教育効果を十分に挙げられる場合は，この限りでない	6．同時に行う授業の数に応じ，必要な数の専用の普通教室を有すること 7．図書室並びに専用の実習室及び在宅看護実習室を有すること。ただし，実習室と在宅看護実習室とは兼用とすることができる。 8．教育上必要な機械器具，標本，模型及び図書を有すること 9．別表3に掲げる実習を行うのに適当な施設を実習施設として利用することができること及び当該実習について適当な実習指導者の指導が行われること	4．別表3に掲げる各教育内容を教授するのに適当な教員を有し，かつ，そのうち8人以上は看護師の資格を有する専任教員とし，その専任教員のうち1人は教務に関する主任者であること 10．専任の事務職員を有すること 11．管理及び維持経営の方法が確実であること
看護師等養成所の運営に関する指導ガイドライン	1．課程の定義等 3．学則に関する事項 4．学生に関する事項 　1）入学資格の確認 　2）入学の選考 　3）卒業の認定 　4）学生に対する指導等 　5）外国人の留学生の受入れ 6．教育に関する事項	7．施設設備に関する事項 8．実習施設等に関する事項	5．教員に関する事項 　1）専任教員及び教務主任 　2）養成所の長及びそれを補佐する者 　3）実習調整者 　4）実習指導教員 　5）その他の教員 9．管理及び維持経営に関する事項
看護学教育に関する基準	I．看護学教育の理念・目的並びに教育研究に関する条件等について 　I-1．看護学教育の理念・目的 　I-2．教育課程 　（1）教育課程の編成 　（2）授業科目 　（3）卒業の要件及び授業時間数 II．学生への教育指導上並びに学生生活への配慮について 　II-1．学生への教育指導上の配慮 IV．生涯学習について 　IV-1．自己学習継続のための習慣づくり 　IV-2．大学院研究科との関連 　IV-3．生涯学習機会の提供	I-4．教育環境の整備 　（1）教育施設の整備 　（2）教育機器の整備 　（3）実習等に伴う安全の確保 II-2．学生生活への配慮 III-2．財政	I-3．教員組織と教員の責務・資格，教員の教育研究条件の整備 　（1）教員組織 　（2）教員の責務と資格 　（3）ファカルティ・ディベロップメント 　（4）教員の教育研究条件の整備 III．管理運営・財政について 　III-1．管理運営 V．自己点検・評価と第三者評価について 　V-1．自己点検・評価 　V-2．第三者評価
大学評価マニュアルによる主要点検・評価項目	（1）大学・学部等の理念・目的 （3）学生の受け入れ （4）教育課程 　①学部・学科等の教育課程 　②大学院研究科の教育課程 　③生涯学習 （9）学生生活への配慮	（7）施設・設備等 （8）図書等の資料及び図書館	（2）教育研究上の組織 （5）研究活動 （6）教員組織 （10）管理運営 （11）自己点検・評価の組織体制

る。この教育目的は，国民の健康に責任を持つ厚生労働省が設置した看護学士課程という特徴を十二分に反映している。

b 看護学教育組織の目的設定の背景

　先に述べた条件が異なる教育機関における教育目的・目標の均一化という現象の発生には，2つの大きな原因が考えられる。

　第1は組織の歴史的発展過程に起因する。わが国の看護師養成は1884年に溯り，養成所という形で始められた。大正・昭和と引き継がれ，昭和2年に現在の聖路加国際大学が，戦前の学校教育法による第1条に規定する学校となったが，残る養成所はそのままに経過した。戦後の占領政策としての女子教育における高等教育化は，短期大学を主流として推し進める日本の文教政策の中で，看護師養成の高等教育化は放置されたまま1992年に至るまで推移する。それ以降は看護界の絶えざる努力と社会の変革に押され，学校教育法第1条に該当する学校として設置基準を満たした看護専門学校から次第に移行し始めた。この10年間に約10倍という急激な変革に伴う問題の中には，教員の充足という避けられない問題があり，看護専門学校の教員が短期大学へ，短期大学の教員が大学教員へと移行していった。

　学校教育法第1条に該当する大学・短期大学であっても，卒業生が看護職としての国家試験受験資格を得るためには，保健師助産師看護師法の受験資格により，指定規則を無視できない。そのような複雑な制度上の問題が，今までの看護専門学校の曖昧模糊とした教育目的との境界線を一層不明瞭にし，大学の教育目的との均一化現象をきたしたとみる。

　第2には組織維持あるいは組織機能面において重要な意志決定権の所在に起因する。どのような教育組織で教育が行われても，同一の看護師免許の付与が行われるのであれば，質よりもまず量が欲しい人々の意志決定は大きく影響する。

　わが国における看護師教育は，1876年（明治9）に開始された東京府における助産師教育から遅れること8年の1884年（明治17）に始められたことはよく知られている。しかしその助産師養成開始に先立って，東京府病院院長が示した事業計画には，医師が時間を配分して教授にあたる旨の資料[33]が残っており，その考え方がいまなお，看護職養成教育に伝統的に受け継がれていることを知る関係者は少ない。

　なぜ看護職養成教育の意志決定が看護職によって行われないのか，どうして看護職はその役割を自ら果たそうとしないのかについての答えは，この1876年以来，看護師に刷り込まれた使う側からの論理が，いまなお看護職自身の中に残渣となって生き続けているからである。あるものは学校教育法第1条校へ，あるものはそれ以外の学校へと分かれていったにもかかわらず，いまだに学長，学部長，校長という職位に，なんの疑問も持たず看護職以外の者が就いて，同一免許獲得という側面からのみで組織の意志決定を行い，表札を替えただけのような組織の理念や目的を掲げる。全国において教育組織の目的が金太郎飴のように同一ということは，取りも直さず，わが国の看護職養成教育の貧困を露呈した現象とみる関係者さえ少なくない。

c 看護学教育組織における目的設定の重要性

　前述した現状は，教育組織の掲げる目的を，教育実践に当たる教授者が学習者の中に実現しようと目ざす価値として示すことができず，教育実践の方向性を定めにくくしている。さらに教育の内容や方法の選択を誤らせ，教育成果を看護職免許の取得という点に限定するために，その評価基準を正しく機能させることを妨げる。加えて看護職自身にその重要性を気づかせない。大学院看護学研究科における授業においても，院生がこの教育組織形

成の最重要事項をそのように認識するまでにはしばらく時間を要することからも，この問題は深刻である。

　組織形成の上で教育目的の設定が最重要とされる理由は，次の2点に集約される。第1は教育の実践と評価，カリキュラム開発の両局面からの理由である。教育目的の設定はそれに続くカリキュラム開発において，その第1段階としての'方向づけ段階'の決定事項の1つに位置し，あとに続く'形成段階'，'機能段階'，'評価段階'という各段階において，教育の内容や教員の配置など具体的な教育計画の基盤に影響する。また組織維持，組織構造および機能へきわめて重要で具体的な影響力を持っている。

　第2は法制上の理由である。多くの看護専門学校は，専修学校の高等課程，専門課程，一般課程のうちの専門課程に位置づけられる。第124条は「第1条に掲げるもの以外の教育施設で，職業若しくは実際生活に必要な能力を育成し，又は教養の向上を図ることを目的として次の各号に該当する組織的な教育を行うもの（省略）は，専修学校とする」と規定している。これに対し大学の教育目的は，学校教育法第83条に「大学は，学術の中心として，広く知識を授けるとともに，深く専門の学芸を教授研究し，知的，道徳的及び応用的能力を展開させることを目的とする」と定めており，短期大学に関しては第108条において，「大学は，第83条第1項に規定する目的に代えて，深く専門の学芸を教授研究し，職業又は実際生活に必要な能力を育成することを主な目的とすることができる」としている。

　1996年（平成8）6月に報告された21世紀医学・医療懇談会第1次報告の「21世紀の命と健康を守る医療人の育成を目指して」の巻末に，平成6年3月に大学基準協会・看護教育研究委員会報告が設定した「期待される看護専門職像」が付されており[34]，対象は大学設置基準の適用機関であることがわかる。

　しかし冒頭で述べた全国の教育目的均一化現象という研究結果は，看護専門学校と大学・短期大学の関係者が法令適用範囲の境界を見定めることなく，意志決定を行っていることを示す。

　先の条文がわかりにくいとか，同じように解釈できるという人々には，分解比較をしてみると少しはわかりやすいかもしれない（表4-3）。この部分は大学と比較するほうが理解しやすい。

　大学・短期大学の目的の中に，「深く専門の学芸を教授研究し」という共通文言があるから，といって同じでいいというわけにはいかない。大学の目的には短期大学にはない特定文言として，「学術の中心として」という学問研究による学術の創造という重厚な文言が明記されており，「知的，道徳的及び応用的能力を展開させる」ことを目的にする。これに対

表 4-3　大学・短期大学・専修学校の教育目的の分解比較

教育組織	適用条文	特定文言と共通文言の分解比較		
大　　学	学校教育法 第83条	「大学は，学術の中心として，広く知識を授けるとともに」	「深く専門の学芸を教授研究し」	「知的，道徳的及び応用的能力を展開させる」
短期大学	学校教育法 第108条	「大学は，第83条第1項に規定する目的に代えて」	「深く専門の学芸を教授研究し」	「職業又は実際生活に必要な能力を育成する」
専修学校	学校教育法 第124条	「第1条に掲げるもの以外の教育施設で」	「又は教養の向上を図る」	「職業若しくは実際生活に必要な能力を育成し」

し，短期大学では「職業又は実際生活に必要な能力を育成することをおもな目的とすることができる」と規定していることは，ここに短期大学の特徴を持たせることができるという大きな差異である。

注目すべきはこの文言が専修学校にみられることである。先にも触れたように，専修学校には3種類の課程がおかれ，保健師助産師看護師学校養成所指定規則（以下指定規則とする）による看護師学校養成所は専門課程に属し，准看護師を教育する課程は高等課程に属する。他の一般課程は，教養の向上を図ることを目的とし修業年限が1年以上，授業時間数が文部科学大臣の定める時間数以上であり，教育を受ける者が常時40名以上である学校などが該当する。したがって専修学校の「職業若しくは実際生活に必要な能力を育成し」という文言は，「又は」と「若しくは」の違いだけで短期大学と共通しており，看護専門学校が短期大学に昇格したような場合には，この部分が強調される可能性がある。

しかし短期大学は，学校教育法上は大学であり，大学の第83条第1項に規定する目的に代えて，この特定の目的を立てることができるとはしているものの，大学としての「深く専門の学芸を教授研究し」という部分まで省略することはできない。それは専修学校の教員が，平成8年にようやく8人以上と規定されたのに対し，従来より既にその数倍であったことだけをみても明らかである。このように組織形成から教育目的を検討していくと，組織維持，組織構造と機能の基幹部分として重要な位置づけにあることが明瞭となってくる。

学校教育法は義務教育として行われる普通教育（初等中等教育）に対し，10項目の目標を明記している。しかし高等教育には，法的には先述の目的以外はない。この違いは高等教育の求める目的の実現を，各教育組織の自律性，主体性，独自性におくからであり，このことがきわめて重要な意味を持つことを付け加えておく。以上述べてきたように，どのようにこれらの条文を解釈し，各教育組織が独自性のある教育目的・目標を設定することができるかが，戦後半世紀を経過した看護師養成教育を看護学教育組織運営から見直した本質的課題である。

2 学生の受け入れおよび規模

わが国における18歳年齢の減少は，大学・短期大学はもとより看護専門学校の存亡をかける社会現象となって久しい。特に看護系大学の急増は，それに拍車をかけて，関係者にはさまざまな知恵と工夫が求められている。どのように高名で優秀な教員集団を採用してみても，応募する学生がいなければ，学校という組織は形成されない道理である。以下に学生の募集方法および入学者選抜方法と組織の規模の適切性を学生収容定員と在籍学生数の比率の適切性から述べる。

a 募集方法および入学者選抜方法

組織の成員になるための資格として，どのような学生を，どのような方法で，何名募集するかを決定することは，その組織の主体性や独自性を社会に表明する重要事項である。私立大学系の看護専門学校では，すでに1960年後半には全国の高校から，夏休みに進路指導教員の来訪を受け入れている。また，現在では，国公立，私立を問わず，看護専門学校から大学に至るまで，進路指導教員はもとより入学希望者を対象とする自校の説明会を開催している。

Ⅱ．看護学教育組織運営論からみた看護学教育の諸問題　163

　例えば，某国立大学では，1988 年の夏から，高校生を対象に各学部ごとの大学説明会を開始し，次第に全国から来学する高校生が増えるとともに，進路指導の教員ともども保護者同伴も増える傾向をみせている。最近ではこの催しは，年々大規模となり，大学教員と入学希望者が直接膝を交えて小グループ討議を行う機会を作っている。また，大学がどのような学生を，どのような方法で募集しているのか，高校生はなぜその大学を選ぶのか等を話し合い，高校生の進路相談へ積極的に対応するようになっている。

　入学者選抜方法には，それぞれの教育機関が主力を傾注する。教員たちの中には，入学試験にかかわることは研究時間が裂かれるといって歓迎しない人々もいる。しかしそのようなことをいっている教員には，組織運営への関心がなく，組織そのものが縮小していく全体像がみえず，何もしなくとも大学に学生が押し寄せる時代が終わったことに対する認識がまったくない人々が多い。

　組織の目的設定に基づいて，教育課程の展開の中に，数種類のコースが用意されている場合などは，それぞれの入学者の選抜方法にその特性が求められるのは当然である。ことに複数の入学者選抜方法を採用している場合には，その各々の選抜方法における位置づけの適切性が問われる。例えば，個別試験の前期日程と後期日程の別が，あたかも後期日程で合格した学生が，前期日程の補欠合格者のように解釈されるようでは，何のための複数選抜かという意義が生かされない。また 3 年課程と 2 年課程を併設する教育機関でも，同じような問題を持つことがある。教育組織において，教育上の区別は必要であるが，差別があってはならない。学校当局が意識していなくても，そのように受け止められるような現象には，きわめて慎重でありたい。

ｂ 学生総定員と在籍学生数の比率の適切性

　組織の規模からみた学年の定員の決定は，組織目的の達成と深くかかわっている。また，試験別入学者数の配分は，求めた能力の違いを包括して，その学年の入学者全員を対象に授業を行う教員の質ときわめて深く関係する。例えば，学生総定員 120 名の看護専門学校に専任教員が 8 名の教育施設と学生総定員 380 名に専任教員 54 名の看護学部とを，単純に比較すれば，だれにでもわかる計算である。

　しかし学部学生の定員によって，教員数が決定され，大学院研究科生の学生数とは関係がないということは，いままで大学院研究科を持つ看護系大学が少なかったためにあまり知られていない。したがって大学院看護学研究科博士前期生 50 名，後期生 27 名を擁し，さらに研究生および科目等履修生には，定員がないことなども，まったく知られていない。

　大学教員が全員まるで非常勤講師のように自分の担当時間だけ講義し，あとは自宅で研究に専念していると思われている傾向も多く，大学の看護学教員が研究時間を作るのに四苦八苦していることもあまり知られていない。その上，大学・短期大学の専任教員は看護専門学校に比べれば多いが，非常勤の教員数には，各々に上限があることも知られていない。このようにさまざまな要因を考慮した学生総定員数と在籍学生数の比率の適切性を図ることは，教育・研究の質の向上にかかわってくる重要な事項である。

③ 教育課程

　この事項は看護学教育課程論で詳述するが，組織形成として省けない主要事項を以下に

164 第 4 章 看護学教育組織運営論

述べる。

　教育機関の理念・目的と看護の学問的体系が，その教育機関の依って立つ法規に適合しているのかという点は，前述した教育理念・目的との整合性から今後ていねいに見直す必要がある。看護専門学校の教育課程と短期大学との違いが明確でないなどという意見をときに聞くことがある。また大学では看護学を教授し，看護職を養成しているのではないという尤もそうな意見をいまだに聞く。大学では職業教育を行わず，崇高な看護学を学術として教授するという見解のようにも聞こえるが，大学の卒業生のほぼ全員が，看護師国家試験を受験している事実からみれば，詭弁である。看護職養成の各教育組織の特徴が，看護職自身に認識されていないために起こる現象である。

　皆同じでないと安心できない日本人の特性と，大学より短期大学，短期大学より専門学校の順で劣等視するこれも日本人特有の権威主義的傾向から，それぞれの特徴を，看護基礎教育課程として位置づけ，その上に各教育組織の組織上の特性を加味させることができない。特にこのような現象は，看護基礎教育課程の編成においては，大きな課題となっている。

　次に教育課程の開設授業科目，卒業所要総単位に占める一般教養的授業科目（普遍教育科目）および外国語科目と専門基礎科目ならびに専門科目などの量的配分が，程良く調和をとって編成された教育課程であるかどうかについての検討が，慎重に各教育組織の教育目的との整合性をもって考慮されなければならない。学生の主体的学習をうたいながら，実際にはまったく時間的にも空間的にもそれへの配慮がみられない教育機関をみかける。そのような教育課程は，実現可能性のない編成であり，各授業科目の特徴・教育内容および履修形態と単位計算方法との関係から妥当な編成へと責任をもって見直す必要性がある。中でも看護学実習を各専門科目の授業として展開するために十分考慮した編成が望まれる。

　単位互換を行っている教育機関にあっては，その方法の適切性を考慮した教育課程を編成しなければならない。かつて大学に短期大学の卒業者が編入学する場合，短期大学における 2 単位以下の単位を切り捨てる傾向がみられた。この制度実施後数十年が経過し，大学教員が短期大学の教育内容に精通してきたことと，入学後の学生たちの示す能力などを勘案し，最近では最大限認定する方向になってきた。

　さらに，2003 年には看護専門学校（3 年課程）の約 80％が単位制を取り入れており[35]，放送大学を含む国内の各大学間はもとより，海外の協定校との単位互換も整いつつある。加えて，外国語に関しては，学生の夏期休暇を利用した海外における外国語研修が盛んに行われており，それらの海外研修単位や入学前の既修得単位および外国語検定資格の単位認定と認定後の履修方法などについても，その実施方法の適切性と妥当性が検討されている。

　また，最近では，一般大学や短期大学の卒業者が看護専門学校に入学する数が増えている。日本看護協会の 1999 年の調査[36]によれば，調査対象となった看護専門学校の 82.6％が大学卒業者の入学を受け入れた経験を持っていた。しかし，大学を卒業している入学者に対する看護専門学校における単位認定は，1 人平均 3.9 単位という状況であった。当時は大学入学者に対する既修得単位の認定が各大学の裁量に任されているのに対し，看護専門学校においては，厚生労働省の通知により，既修得単位認定が「基礎分野の範囲のみ」，

「13 単位まで」という制限があった。しかし現在，大学・看護専門学校を問わず，既修得単位認定が「総取得単位数の2分の一を超えない範囲」まで認定できるようになった。今後，看護専門学校への大学・短期大学卒業者が入学する際，既修得単位認定のあり方について検討する上で，既修得単位認定の現状を明らかにする必要がある。

加えて社会人，外国人留学生，帰国子女を受け入れている教育機関は，教育課程編成上ならびに教育指導上の配慮を具体的にどのように行うのかを，公開する必要がある。特に開発途上国から留学生を受け入れる場合には，誤解のないように注意すべき重要な事項である。

教育上の効果測定の方法や，学生に対する履修指導の適切性とともに学生の学習の活性化と教員の教育指導方法の改善を促進するための方法が検討され，授業形態と授業方法の適切性に関する事項も教育課程編成上の重要事項になってきた。

2 組織の維持

'ハード，ソフト，ハートという3側面から，組織維持や組織経営を考える'。このような言葉を最近よく目にし耳にする。いわゆるハード面の施設・設備とそれらの円滑な運営のためのソフト面が基準化・手順化され，ついに組織維持機能が硬直化してしまい，ハートという味付けが必要になってきたというように使われる。

しかし看護専門学校の多くは，平成23年度より8名となった専任教員と兼任あるいは非常勤の事務員しかいないところも多く，1人で何役もの業務をこなすため，ソフト面を基準化しても使えない，というよりも作る暇もないという現状に置かれている。ある看護専門学校の副校長が，「随分一般社会とへだたりがあると感じるのは，このようなときだ」とつぶやいているのを聞いたことがある。このような状況から脱却し，看護専門学校を教育組織として運営するためには，まず教員の仕事と事務員の仕事を整理しなければならない。その上でこれまで教員が行っていた事務業務を事務員に委譲する必要がある。

そのためには保健師助産師看護師学校養成所指定規則の1字を昭和26年に戻す必要があるが，このことは後に触れる。教育組織の維持機能には，事務局によるところが非常に大きい。看護専門学校から短期大学に転勤して事務員の多いことと，教員が教育に専念できることに感激した教員は多い。教員によっては事務員に委譲した事務量の多さから，自分の本務がなくなってしまったような虚脱感さえ感じるという。それほどまでに組織維持機能に事務局が大きくかかわっている状況を，以下の事項ごとに検討しつつみていきたい。

1 施設・設備をめぐって

a 施設・設備について

各教育組織の目的実現のために求められる施設・設備などは，適用法規によってその最低基準に違いがある。しかし看護学系の教育組織の維持・運営は，人文科学系のそれとは，おのずと性質を異にするが，国公私立それぞれの経済的基盤の違いを超えて，看護学を教授するための施設・設備としての諸条件には共通点がある（表4-4）。

166 第4章 看護学教育組織運営論

表 4-4 看護師学校養成所の指定基準にみる施設・設備に関する事項

法規名	施設・設備に関する記載事項
保健師助産師看護師学校養成所指定規則	第4条の六 同時に行う授業の数に応じ,必要な数の専用の普通教室を有すること。 七 図書室ならびに専用の実習室及び在宅看護実習室を有すること。ただし,実習室と在宅看護実習室とは兼用とすることができる。 八 教育上必要な機械器具,標本,模型及び図書を有すること。
看護師等養成所の運営に関する指導ガイドラインについて	第七 施設設備に関する事項 1．土地及び建物の所有等 (1) 土地及び建物は,設置者の所有であることを原則とすること。ただし,貸借契約が長期にわたるものであり,恒久的に学校運営ができる場合は,この限りではないこと。 (2) 校舎は独立した建物であることが望ましいこと。ただし,やむを得ず,他施設と併設する場合は,養成所の運営上の制約を受けることのないよう配慮すること。 2．教室等 (1) 同時に授業を行う学生の数は原則として40人以下とすること。ただし以下の場合についてはこの限りではない。 ア 看護師養成所の基礎分野,准看護師養成所の基礎科目であって,教育効果を十分に挙げられる場合 イ 2年課程（通信制）の面接授業等であって,教育効果を十分に挙げられる場合 (2) 看護師養成所と准看護師養成所とを併設する場合において教育を異なった時間帯において行う場合にあっては,学生の自己学習のための教室が他に設けられているときは,同一の教室を共用とすることができること。また,2年課程（通信制）を設置する場合にあっても学生の自己学習のための教室が他に設けられているときは,2年課程（通信制）とそれ以外の課程とは同一の普通教室を共用とすることができること。さらに,看護師養成所等と助産師養成所を併設する場合において教育を異なった時間帯において行う場合にあっては,学生の自己学習のための教室が他に設けられているときは,同一の普通教室を共用とすることができること。 (3) 図書室の面積は,学生の図書閲覧に必要な閲覧机の配置及び図書の格納のために十分な広さを有すること。図書室の効果を確保するためには,他施設と兼用とすることは望ましくないこと。 (4) 実習室と在宅看護実習室とを兼用とすることは差し支えないが,設備,面積,使用に当たっての時間的制約等からみて教育効果に支障を生ずるおそれがある場合には,専用のものとすることが望ましいこと。 (5) 2以上の養成所若しくは課程を併設する場合において,教育上支障がない場合は実習室を共用とすることは差し支えないこと。この場合,「教育上支障がない」とは,設備,面積,使用に当たっての時間的制約等からみて教育効果に支障がない場合をいうものであること。また実習室を共用する場合にあっては,学生の自己学習のための場の確保について,運用上,十分に配慮すること。 (6) 図書室については,2以上の養成所を併設するものにあっては,いずれかの養成所のものは他の養成所のものと共用とすることができること。 (7) <u>視聴覚教室,演習室,情報処理室,学校長室,教員室,事務室,応接室,研究室,教材室,面接室,会議室,休養室,印刷室,更衣室,倉庫,及び講堂を設けることが望ましいこと。</u> (8) <u>臨床場面を擬似的に体験できるような用具や環境を整備することが望ましいこと。</u> (9) 2以上の養成所又は課程を併設する場合においては,共用とする施設設備は機能的に配置し,かつ,養成所又は課程ごとにまとまりを持たせること。また,総定員を考慮し教育環境を整備すること。

注：下線部は本文中の該当箇所を示す。

　例えば教室については,看護師学校養成所の指定規則は,その第4条の六に,「同時に行う授業の数に応じ,必要な数の専用の普通教室を有すること」と規定し,この項目は現在でも変化はない。3年課程と夜間2年課程の併設校では,まだ問題を残す施設もあると聞

くが，ほとんどの施設では解決してしまったとみてよい。それは1991年度に日本看護協会が行った看護教育調査から，すでにこの調査項目が削除されていることからもわかる。

　指定規則第4条の七において，1996年（平成8）より在宅看護実習室の設置を義務づけ，指導要領第六の2において，情報処理室を設置が「望ましい」教室に加えた[37]。さらに2008年（平成20）には臨床場面を疑似体験できる用具や環境の整備も「望ましい」とした。加えて，2015年（平成27），指導要領と手引きを統合した指導ガイドラインの第7の2-(7)において，指導要領又は手引きにおいて設置が望ましい教室等であった「調理実習室」「実験室」「体育室」が削除された（表4-4）。これらの事項は，最近では設置主体がその命運をかけて事情に詳しい看護職者を当面の折衝に当たらせる一方で，予算獲得面でもかなり重点的に考慮し，特に新設する看護専門学校には，短期大学の基準を満たせるような施設・設備を擁する学校がみられるようになった。

　これらに加えて，少人数によるグループ学習のためのセミナー室などがなくては，自己学習の勧めを推奨してみても実施できない。新設校には学生用ロビーならびにロッカールームをはじめ講堂，体育館，音楽室，学生自治会室及び部活室など，指定されていなくとも学生のための有効空間が立派な施設として用意されることが多くなった。

　しかし，授業時間と授業時間との間，つまり休憩時間10分という限られた時間内に，学生たちが不便を感じないで使用可能な適切な数のトイレ・ファシリティが用意されていないなど，ささいなことのようで大きな落とし穴のある学校がある。またピアノのない学校，音楽が聞こえてこない学校，絵画・彫刻の1つとして見受けられない学校，当然と考えられる施設・設備が，「規定されていない」の一言で無視され，規定されていないものは，何一つ揃えようとしない学校もいまだに見受けられる。

　そのような学校は，予算案及び配分原案の決定者が事務員であり，教員の声は，ほとんど届かないような組織維持機構にしてあることが多い。大学における予算配分の原案決定者が事務員ではないことと対照的である[38]。事務局は原案を作成するが，決定権はあくまでも教授会における教員にあることの典型例をここにみることができる。このような課題を解決するには，組織的な意志決定を行うときに，看護職者の的確な意見をいかに反映できる組織維持機能を持つかにかかっている。

ｂ 図書等の資料および図書館

　図書館および図書ならびに研究資料は，各教育組織の経済的基盤や組織維持のためのさまざまな規制の中で，大きく影響を受ける施設である。図書ならびに研究資料および教材を整備・管理する部署は，教育研究を行うその組織における知識の集積所として，非常に重要な機能を持っているために，施設・設備に含まれる事項ながら，別項目として述べる。

　看護系教育機関の図書館の規模は，実際には小さな図書室から，分館を持つ大きな図書館までさまざまである。しかし今日の看護学研究は一昔前のように，わざわざ諸外国へ出かけなくとも，日本にいながらにしてリアルタイムで，世界との情報交換ができる。これは技術革新の急速な開発とともに，図書および研究資料が情報学の中で扱われるようになったためである。

　看護系大学・短期大学・看護専門学校における図書等の資料および設備に関する1991年以後の調査結果がなかった。そのため，1991年の実態調査に基づく以下の論を残した。次

回，改訂時には新しい調査結果に基づき論を進めることを著者らの課題とする。

　看護系の学校における図書館および図書室の設備は，大学では他学部や他学科との兼用，短期大学ならびに看護専門学校では，専用施設を持つところが多い。その規模についても大学はその半数が 10 万冊以上の書籍を所蔵し，短期大学では 2 万冊から 10 万冊未満で，3 年課程の看護専門学校ではなんと 4,500 冊未満と激減する。和雑誌購入は，大学・短期大学では 99 冊未満が多く，3 年課程の看護専門学校では 29 冊未満とこれも 1/3 以下を示し，大きくへだたる。ちなみに洋雑誌購入は，大学 100 冊以上，短期大学 99 冊未満を示し，3 年課程の看護専門学校ではその半数が購入していない。図書および研究資料ならびに機器・備品の整備および管理は，大学・短期大学では司書，事務職員により適切かつ有効に行われているのに対し，3 年課程の看護専門学校では司書のいる施設は 12%にすぎない。半数近くの看護専門学校には，教員以外はいない[39]。

　このような実態からは，学生閲覧室の座席数の確保ぐらいは基準を満たすことができたとしても，図書，学術雑誌，視聴覚資料，その他の教育研究上必要な資料を，体系的・量的に整備できる図書館を持つことのできる教育機関は，大学・短期大学に限られることが浮かび上がってくる。ましてや，昼間・夜間の授業開講および社会人入学生のための休日開講に合わせた大幅な開館時間の延長，学内 LAN を基盤とした学内各所の端末からアクセス可能な図書館ネットワークの整備，学生および教職員以外の地域住民に開放した図書館利用者に対する有効で適切な対応，海外図書館との連携協力による学術情報の処理・提供システムの完備などを看護専門学校に求めることはできない。

　このような現状は，教育研究上，必要不可欠な学術情報の集積所としての図書室・図書館の面から，看護専門学校を教育・研究組織として評価することは難しい。少なくとも教育組織としての維持・管理という面から点検・評価するための，最低条件を早急に備えなければならない。

　組織形成の中の教育目的の設定の項でも述べたが，同じ教育目的を達成するためには，このような教育環境を整備した上で，学生を受け入れ，教育を学生に提供する必要がある。これほど異なる教育環境における教育目的・目標の均一化現象は，不可能なことを関係者は知る必要がある。

C 実習施設

　詳しくは実習展開論で述べるが，看護学実習には不可欠な教育施設として，施設・設備の項目から別立てとした（**表 4-5**）。

　指定規則第 4 条の九に「実習を行うのに適当な施設を実習施設として利用することができる」[40]とあるように，授業としての実習を行う場所を，教育の施設として持つことは非常に重要である。医学部の附属病院，教育学部の附属幼稚園，小学校，中学校などの附属学校，あるいは園芸学部や農学部の附属農場をみればよくわかる。平成 8 年の改正においても，この項目に変更はなかった。

　しかしそれまで第 7 条の十に規定されていた「実習施設のうち主たる施設は，学生又は生徒の定員と同数以上の病床数を有する病院であって，内科及び外科の診療科を有するものであること」は削除される[41]。この診療科の指定は，昭和 26 年の施行当時，「内科，外科のほか，小児科，産婦人科，伝染病のうちの 1 種以上を有する」となっていた。

Ⅱ．看護学教育組織運営論からみた看護学教育の諸問題　　169

表 4-5　看護師学校養成所の指定基準にみる実習施設に関する事項

法規名	実習施設に関する記載事項
保健師助産師看護師学校養成所指定規則	第4条の九　<u>別表3に掲げる実習を行うのに適当な施設を実習施設として利用することができること及び当該実習について適当な実習指導者の指導が行われること。</u>
看護師等養成所の運営に関する指導ガイドライン	第8　実習施設等に関する事項 5．看護師養成所 (1) 実習施設として，基礎看護学，成人看護学，老年看護学，小児看護学，母性看護学，精神看護学及び看護の統合と実践の実習を行う病院等を確保すること。病院以外として，診療所，訪問看護ステーション，保健所，市町村保健センター，精神保健福祉センター，助産所，介護老人保健施設，介護老人福祉施設，地域包括支援センター，保育所その他の社会福祉施設等を適宜含めること。また，在宅看護論の実習については，病院，診療所，訪問看護ステーションの他，地域包括支援センター等の実習施設を確保すること。 (2) 主たる実習施設は，実習施設のうち基礎看護学，成人看護学の実習を行う施設であり，次の条件を具備していること。 　ア　入院患者3人に対し1人以上の看護職員が配置されていること。ただし，看護職員の半数以上が看護師であること。 　イ　看護組織が次のいずれにも該当すること。 　　(ア) 組織の中で看護部門が独立して位置づけられていること。 　　(イ) 看護部門としての方針が明確であること。 　　(ウ) 看護部門の各職階及び職種の業務分担が明確であること。 　　(エ) 看護師の院内教育，学生の実習指導を調整する責任者が明記されていること。 　ウ　患者個々の看護計画を立案する上で基本とするため，看護基準（各施設が提供できる看護内容を基準化し文章化したもの）が使用しやすいよう配慮し作成され，常時活用されていること。さらに，評価され見直されていること。 　エ　看護を提供する場合に必要な看護行為別の看護手順（各施設で行われる看護業務を順序立て，一連の流れとして標準化し，文章化したもの）が作成され，常時活用されていること。さらに，評価され見直されていること。 　オ　看護に関する諸記録が次のとおり適正に行われていること。 　　(ア) 看護記録（患者の症状，観察事項等，患者の反応を中心とした看護の過程（計画，実施，実施後の評価）を記録したもの）が正確に作成されていること。 　　(イ) 各患者に対する医療の内容が正確に，かつ確実に記録されていること。 　　(ウ) 患者のケアに関するカンファレンスが行われ，記録が正確に作成されていること。 　カ　実習生が実習する看護単位には，実習指導者が2人以上配置されていることが望ましいこと。ただし，診療所での実習にあたっては，学生の指導を担当できる適当な看護師を，実習指導者とみなすことができること。 　キ　看護職員に対する継続教育が計画的に実施されていること。 (3) 主たる実習施設以外の実習施設については，医療法，介護保険法等で定められている看護職員の基準を満たしていること。他の要件については (2) ―イからキまでと同様とすること。 (4) 病院以外の実習の単位数は，在宅看護論の実習を含め指定規則に定める単位数の1割から3割程度の間で定めること。 (5) 訪問看護ステーションについては，次の要件を満たしていること。 　ア　複数の訪問看護専任者がいること。 　イ　利用者ごとに訪問看護計画が立てられ，看護記録が整備されていること。

注：下線部は本文中の該当箇所を示す。

それが昭和44年の改正から「内科，外科」となり，ついに完全な看護本位体制へと移行した。平成元年に定められた指導要領第7ならびに手引き第7（現 看護師等養成所の運営に関する指導ガイドライン第8）には，実習施設の要件として看護組織の確立，看護基準及び手順の確保，適正な看護記録の実施活用，実習指導者の配置，実習病棟における看護職員のうち半数以上の看護師配置，看護職員の計画的現任教育の実施などが規定された。

平成9年度からは，これらの評価，見直しが求められる。また看護職員の現任教育制の確立，実習指導者の配置などが明記されるだけでなく責任者の明記をも含み，さらに実習施設の選択には，看護の質を中心に据えた各看護学領域の実習を行える病院はもとより，在宅看護の実習展開のできる要件をも規定された。いい換えれば，教育環境の選択に，このような条件を提示するようになったことは，看護学の授業としての実習展開を促していることに他ならない。

医療技術の高度化に伴い病院では，ますます濃厚治療が展開され，広い知識と緻密で専門的な技術を持つ質の高い看護師を要求する。それと同時に看護を受ける人々も，高学歴時代の到来と共に意識の変化が進み，いつでも，どこでも，誰でもが最高の医療および看護を求めるバイオエシックスを基調とした患者の権利を主張できるような社会状況が形成されつつある。

臨地実習では病院で生活しなければならなくなった人間の，患者としての権利を保障することが，看護師の責務であることを体得できるような実習体験が必要となる。一方で総合保健医療システムにおける看護の役割拡大と独自の機能を学習するためには，現在の病院中心の実習環境を広い領域における多様な施設と提携し，看護学独自の実習体制を築いていく必要がある。

看護職養成教育を取り巻く，このような二律背反の諸条件に応えていくには，実習という授業を展開する施設を，家庭で実施する在宅ケア，保健センター，家庭訪問看護などの第一次医療から，第二次医療との連携を，さらに中間施設としての諸施設，できれば緩和ケアなどの幅広い領域にいたる諸施設との連携から，看護学独自の実習体制を開発拡張する必要がある。

実習施設を学生の授業として組織し，提供するためには，看護専門学校教員の業務を本来の教育業務に限定していかないかぎり実現できない。21世紀の看護を担う看護職を育成するために，看護系の学校経営者にも学校教員にも，新たなる看護学教育に挑戦する時代が到来したことを自覚していただきたい。

d 施設・設備などの維持・管理に関する責任体制

いわゆる箱物といわれる施設・設備は，高度経済成長期のうちにかなり揃った。さらに社会状況を反映し，国公立では看護・福祉関連の予算がかなり強化された時期があった。しかしそれらの維持・管理に関する責任体制については非常に幅があり，維持・管理システムを本務とする事務職員の数の少なさからみても，教員にそのしわ寄せがきていることがわかる。

例えば，1991年の実態調査によれば専任事務職員を2人以上擁する施設は，大学・短期大学では80％を超える。しかし看護専門学校では，その半数しかそれを満たしておらず，1人しかいない学校が1/3を占め，全体の15％もの学校には専任事務職員がいない[42]。1/3

とか15％などと聞くと少ないように受け止める方々もおられようが, 1/3では160校程度, 15％では約75校に相当する。

　大学・短期大学で学ぶ学生総数は約28,000名, 看護専門学校で学ぶ学生は約73,000名とすると, 看護専門学校学生の約35,000名が学校とは名ばかりの教育施設において看護学を学んでいるというこの実態は, 同じ教育目的・目標を掲げるには甚だしい乖離がある。

　このような調査結果は, 施設・設備の維持・管理の責任を専任事務職員に代えて, 非常勤事務職員担当とするか, 専任教員が学生と共に分担しながら維持・管理の責任をとる体制が一般的であることを示している。看護教員は, 最低5年間現場において事務・管理能力を身につけており, その高い事務処理能力がかえって状況の変革を遅らせている。このような実態は半世紀にもわたって継続しており, その原因には, 専任教員が本務の教育研究に専念できないのではなく, 専念しないで事務職員に業務を委譲しない特別の理由があるに違いないと周りに受け取られてもしかたがない。

　一般社会においては, このように数十年にわたって責任体制が確立されないという状況は, 当事者責任と考えられ, 確立する意志がないと解釈される。実態調査の結果は, 組織運営の責任体制に関する意志決定場面に, 看護職を関与させないこと, それと裏腹に教員は当然としてこのような状況を引き受けていることを示している。

　平成8年の改正においては, 学校組織の整備を推進するために看護学校の長をおき, 長が兼任の場合, 専任補佐をおき, 長または専任補佐のどちらかが看護職員であること[43]を決定した。看護職の自律と独立を促進する一里塚となることを期待するとともに, 教員が教育に専念できる事務局の整備が待たれる。

　この他の大学における組織運営の責任体制の中で, 購入物品の機種選定に関する取り扱いは, 特に最近重要視され強化されている。わが国では数年間隔で病院や大学研究室などにおける贈収賄にからむ事件が報道されるが, これらにはさまざまな規制を設けて対応しているのが現実である。

　現在のシステムとしては調達物品の機種選定要項などで, 購入価格の一定価格未満の物品と以上の物品について規定し, それぞれ複数名の機種選定委員が推薦されたり, 委嘱されたりして慎重を期すことになっている。看護専門学校では, 現在どのような体制が取られているのか定かではないが, 1991年の実態調査の結果からは, 4名の教員と2名以下の事務員とによる教職員が, 億単位の予算に対応していることとなり[44], これは相当な負担であろうと思いやられる。

　平成8年の指定規則改正により教員数8名以上と規定され, 2008年（平成20）には看護専門学校は平均9名[45]の教員を擁している。

　1991年の実態調査以後, 看護系大学・短期大学・看護専門学校における事務職員数, 予算について新しい調査結果がなかった。そのため, 1991年の結果に基づく論を残した。今後, 事務職員数, 予算など, 施設・設備などの維持・管理体制についての実態調査を行い, 次回改訂時には新しい調査結果に基づき論を進めることを著者らの課題とする。

② 学生生活への教育的配慮

ⓐ 学生生活を支える事務局

　学校という組織維持の中心は, 教員はもとより学生をあらゆる側面から支援する事務局

に代表される。事務局は適用法規の完全な運営・管理を遂行するために，内部秩序維持のための規約を作り，最小限の規制による最大限の機能を発揮し，学校という名の形成された教育組織を維持するために，腕をふるう。さらに国内のみならず海外との対外交渉や折衝とその範囲はきわめて広い。

国立大学は，2004年度（平成16）より行政法人化され，大幅な組織改革が行われた。しかしそれ以前の段階として1991年（平成3）大学設置基準改正を受け，教養部が廃止され，教養部教員の転属が終わった。また1996年度（平成8）から事務機構が再編成され，長年教授職にある教員が担当していた学生部長が事務職員に代わった。これなどは，教員が教育・研究に専念することを推進するための非常に大きな変革である。

看護専門学校において副校長，あるいは教育主事や教務部長，教務主任という職位についた教員は，専任教員としての教育研究よりも，学校の‘何でも屋’を引き受けている。大学の学生部長も同様で，大学事務局の4本柱としての総務部，経理部，施設部，学生部の重要な一部局の長として，教務課，学生課，厚生課，入試課，留学生課および留学生寮を抱える膨大な事務を担当している。

例えば，ある総合大学では，学部留学生が200名を超え，大学院の留学生は270名を超え，1991年（平成3）に留学生課は留学生センターとして独立した。さらに，1996年（平成8）には総務部に国際交流課が独立した。このように事務職から教授職にある教員を解放したことは，1953年（昭和28）以来の大学設置基準に基づく経験から，事務局の専門性を評価したためともいえるが，一方で教育への事務職員による官僚的な運営介入が行われないように注意する必要がある。また厚生補導という名称は1996年度（平成8）から学生相談に代わった。

大学事務局は，学生はもとより教員および大学職員を組織維持を中心にしてあらゆる側面から支援する要となる。

看護専門学校では，規模は比較にならないほど小さいが，これらすべてを誰かが担当しているはずである。専任事務職員がいない学校においては，専任教員が担当しているに違いない。80％の看護学校教員が教育の本務に自信が持てないと答えた研究結果[46]は，教員が教育に専念し，事務員が事務を担当するという，一般社会で当たり前のことが実施される組織になったとき，少しはその数値が減少するであろう。看護専門学校を教育組織とするための大きな課題は，ここにもある。

b 奨学金などの経済的支援

大学，短期大学，看護専門学校を問わず，奨学金その他学生への経済的支援は適切かつ有効に図られる必要がある。

前述した施設・設備などの維持・管理体制と同様に，看護系大学・短期大学・看護専門学校における奨学金の状況についても1991年以後の調査結果はなかった。そのため，1991年の実態調査の結果に基づく論を残した。

1991年の調査[47]によれば，公的奨学金の受給者は短期大学，大学，看護専門学校3年課程の順に10％から20％と多くなる。大学における日本育英会（現独立行政法人日本学生支援機構）の奨学金は，希望者全員が給付を受けられるわけではなく，1・2年生で希望者の20％未満，3・4年生では40％台である。かつて，卒業後の返済は教育職に就けば免除され

たが，平成 10 年以降この制度は廃止となった。また，この制度は大学院の第一種奨学金においても平成 16 年以降廃止となった。全国自治体の奨学金は，当該地域に一定期間就職した場合には，卒業後の返済が免除される例が多い。

　看護系学生対象の奨学金制度の特殊性は，附属病院の奨学金制度である。しかしその受給者は 3 年課程では 16.5％とかなりの減少傾向をみせている。それでも大学・短期大学の奨学金受給者と比べると 2 倍を示す。さらに就職義務のある奨学金受給者は，大学では 1％とほとんどいないに等しいが，短期大学および看護専門学校では 10％前後を示す。

　近年，わが国の国民所得は向上し，夏休み 1 日で数万人を超える人々が海外旅行に出かけるようになって，経済的支援などは，海外からの留学生を対象に行われると思い込んでいる人々が多くなっている。しかし就職義務のある奨学金制度を提供したいとする病院等はいまだに多く，全国から寄せられる奨学金の募集状況をみるとき，学生にとって相談の窓口の必要性はなくなっていない。

　この他に同窓会が奨学金制度を持ち，同窓生の進学を支援している例もあるが，稀な事例のようである。

c 学生の生活相談，進路相談

　学生の生活相談，進路相談は，年々計画的に強化する必要性に迫られている。それは社会環境が平和で豊かになった一方で，学生たちは年々家庭生活の中で見覚えたり，聞き知ったりして獲得するいわゆる常識を身につけられず，次第に世事に疎くなっているためである。しかしそれらに対応するには，教員が対象とする学生たちの人としての発達課題を心にとどめ，学生個々人の特性をよく知る必要がある。

　学生を対象に面接による研究を進めたある研究者は，看護専門学校の卒業者から 1 名も協力者を得られず，研究遂行に苦労した。そこで原因を調べたところ，その人たちは学生時代に人権無視と受け取られてもしかたがないようなクラス担任の面接を受けたという共通した経験を持つことがわかった。面接という研究用語がその人たちにいやな当時の感覚を思い出させたのであった。

　その後インタビューと変えて協力者を募集したところ，この問題は解決したという話を聞いたことがある。過ぎたるは及ばざるがごとしの典型で，必要のない学生にまで，自分の老婆心から面接という名の指示的意見を強要することは，教育的には評価できない。このような事例は決して稀にみるものではなく，教育投資の貧困の結果である[48]ことは，看護職養成教育に携わった者ならば，誰でも知っている。

　看護系大学の多くでは，教授会メンバーは自分の担当学科の他に，学生生活委員，就職対策委員，クラス顧問教員としてそれぞれの側面から学生の相談に対応するようになっている。看護専門学校では，1 人の教員が何役もの役割を持つため，何から何まで一緒に相談にのろうとする。そのため目的がお互いにわからなくなって，アレルギーを起こされるほど，長く不愉快な面接になって，教員にとっても労多くして効なしとなる。それだけではなくこのことは，学生によっては心に傷を持つことになる可能性や看護職や教員への嫌悪感にまで結びつくことがあり，学生の生涯にわたる心身の健康保持・増進のための配慮に関する面で重要である。ぜひそれぞれの目的に沿った企画を学生と共に立てた上で実施することを勧めたい。

174 第4章 看護学教育組織運営論

　教員が定着しない教育組織では，学生相談・進路相談はなかなか学生の期待に応えにくいといわれ，卒業生が何かにつけて集まる学校には，学生時代に精神的な傷を負った同窓生は少ないという。同窓生は建物を懐かしがって集まるわけではなく，学生時代の成長を懐かしく語り合うために来校する。その中に生活相談・進路相談などを受けたときのことをよく覚えていて，それがどれだけその学生を勇気づけ，自信を持つことに繋がったのかを話してくれる。そのような同窓生による在校生への精神的支援は，組織維持に強く貢献する。

　さらに卒業した学校と卒業生の密接な連携は，在校生や卒業生の職業的発達の支援につながり，ひいては潜在的カリキュラムとして，校風を作り上げていく。もちろんこういう教育活動は積極的な側面ばかりではなく，学閥などの弊害の温床になると憂慮すべき現実は聞かないでもない。しかし現実にはわが国だけではなく，米国においてどの大学看護学部を訪れても，同窓会および同窓生に関する話題が提供される。同窓会および同窓生の組織的結集力を強くし，母校の教育そのものに影響力を与え，大学の組織維持を推進しているといっても過言ではないという。大学当局もまた同窓会に社会的ステータスの向上はもちろんのこと，物心両面から高い関心を寄せている。わが国の看護系大学および看護専門学校においても同様のいくつかの事例をそれぞれの教育機関の出版している史誌などでみるが，あまり多くはない。

d 学生の課外活動

　学生の課外活動の有効性を否定する教員はいない。しかし実際に教員の発表する研究の多くは学生対象としているにもかかわらず，その焦点は，学生の職業的同一性，職業的社会化などに集中している。看護学生の価値意識領域の同一性達成が職業領域の同一性達成の基盤となり，この価値意識領域の同一性達成は，広範な交友関係や，課外活動を楽しむことにより促進される[49]。しかしなぜかという解答が，研究結果として得られたのは1989年である。

　看護学生の同一性達成は，学生の課外活動や広い交友関係によって，社会性の獲得，自己の可能性と存在意義の発見，自己の受け入れと解放，意志決定への試行錯誤という経験に基づいて形成されていることが明らかになった[50]（表4-6）。言葉を換えれば，看護学生は，青年期における自己の発達課題の達成と同時進行で職業的発達の達成に向かうことはかなり難しく，それを強いられると早期完了，同一性拡散，モラトリアムの状態になる傾向が大きい。人は人としての発達課題に次いで，職業的発達課題に立ち向かうという研究結果が得られた。

　21世紀の医師教育は，4年の大学学部修了者を4年制のメディカル・スクールに進学させるという新しい学校制度の創設を掲げている[51]。これらは価値意識領域の同一性達成を目ざしたものであり，はからずも先に提示した看護教育学の研究結果は，そのような構想を強く支持している。このような研究結果を組織的意志決定に活用し，教育機関としての組織維持を図ることを本格的に検討していく必要がある。

3 経済的基盤の確保

　一般的に看護関係者には，経済的観念が抜け落ちているとよくいわれる。看護専門学校

表 4-6 看護学生の同一性形成にかかわる学生時代の4つの経験

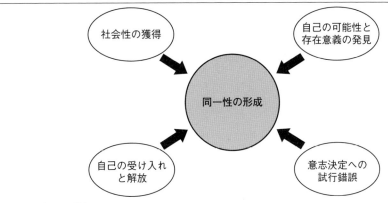

- 社会性の獲得
　この経験は，学生の自主的な参加を必要とする実習，ゼミなどの学習活動やアルバイト，クラブ活動といった課外における活動に深く関連していた。これらの学生時代の活動は，自らが積極的に行動を起こしていくことの重要性や意味を理解したり，その行動を起こすにあたって，どのように考えていけばよいかといった思考様式を獲得するという役割を果たしていた。また，これらの活動は，新しい知識を獲得させ，視野を広げるという役割を果たしていた。さらに，アルバイト，クラブ活動といった場での年齢や価値観の異なる人々との交流は，対人関係技能を向上させるという役割を果たしていた。これらは同一性の形成に向けて，社会性の獲得という経験となっていた。

- 自己の可能性と存在意義の発見
　この経験は，一般教養科目を土台とした，将来の職業と深くかかわる専門性の高い学習活動に関連していた。その学習過程で，自分が選択したその職業の価値が本当の意味で理解できたとき，自分もその学習もしくは職業を通して自分以外の誰かに役立ち，しかも，そこに自分自身が社会に存在する意義があることを見い出していた。これらは同一性の形成に向けて，自己の可能性と存在意義の発見という経験となっていた。

- 自己の受け入れと解放
　この経験は，多様な価値観や意見を持つクラスメート，教師との交流と関連している。これらの人々との交流は，自分自身の良くない側面を受け入れ，これまで持っていた偏見やこうあるべきだという考えから自分自身を解放し，自分の存在を肯定するという役割を果たしていた。これらは同一性形成に向けて，自己の受け入れと解放という経験となっていた。

- 意志決定への試行錯誤
　この経験は，職業の選択と関連している。すでに職業を決定しての専門的な学習活動には，実際に開始してみると，開始以前に抱いていた理想とは大きなギャップがあることが徐々にみえ，また，自分がその職業に向いているのかといった疑問が湧くこともあれば，「やっぱり，私の選択は正しかった」といった価値の再認識をすることもある。これらは自分が行った意志決定への価値付けと迷いを示しており，同一性の形成に向けて意志決定への試行錯誤という経験となっていた。

（舟島なをみ：看護のための人間発達学，第4版，147，医学書院，2011）

の学校行事などの式辞，祝辞等で，看護職以外の方々が形骸化した美辞麗句を並べておられるが，それが看護職の経済的，経営的視野狭窄を推し進めてきた社会化の阻害要因としての現象とは，その場にいる誰もが気づかないで100年を超えた。医師による看護師養成教育は歴史的教育の効果を最大限に発揮し，今批判を浴びている。

　100年を超える医師による看護師養成の理想像を変えるには，かなりの時間を要するであろうが，これとても看護職の職業的自立を達成させるには避けて通れない試練である。

　看護学教育組織の設置主体の違いは，その年間財政の予算額の格差も大きい。看護専門

学校の教員は，看護学教育組織運営に不可欠な費用の獲得のために，組織を超えた共働により思案を巡らし，何か新しい局面を切り開こうと研究会などを通して努力を重ねてきた。現実には設置主体の違いは財布の違いのようなもので，努力の効果は無いとついには強く思い込んでいる。せいぜい自分の周りを節約し，浪費しないことぐらいしかできないと思っている。しかし，大学で働くようになると，それが誤りであることを実感する。

例えば，某大学における予算は，'億'という単位である。しかし，このような予算規模でも，研究費は十分ではない。そこで各教員は，文部科学省科学研究費補助金の申請をはじめ，ありとあらゆる研究費補助金の獲得を試みる。そのために費やす莫大な時間とエネルギーが，次の研究を続けるためには必要不可欠となる。また，このような教員の研究活動を支える事務局の役割は重要であり，その業務量は多大である。

教育の目的設定の項目でも触れたが，大学は学術の中心として機能しなければならない。学術の創造は，研究結果なしには成り立たない。研究の続行は，学術を創造することを使命とする研究者にとっては絶対条件である。しかも，研究は根性でやるものでもなく，頭脳と時間とエネルギーさえあればできるというようなものでもない。研究結果に裏付けられた知見による教育的主張をするためには，まず経済的な基盤が必要となる。

しかし看護学研究は，学術の中心として機能しなければならない大学に所属する教員のみならず，短期大学・看護専門学校教員をも含め，熱心に取り組まれている。研究のための経済的基盤確保は，所属する機関にかかわらず看護学教員全体に関連の深い問題である。

経済性の追求などに分類される看護学研究が皆無に等しい中で，看護教育への投資を考えるという特集[52]は画期的なものであり，病院長・幹部職員セミナーにおけるシンポジウムの「看護学校運営をめぐって」[53]は，実態報告に基づいた看護学校運営の複雑なメカニズムを浮き彫りにしている。また教員に必要な経営的感覚という特集の中に看護学校運営の一般的な予算枠組みや予算要求方法を事例提示と共に，説明を試みた「経済的側面からみた看護学校の教育と経営」[54]などは，貴重な論文である。今後このような経済的基盤の確保に関する研究を積み重ね，その研究成果に基づいた看護学教育組織運営の改善や変革を推進していく大きな課題が残されている。

以上のことから組織維持に事務局がいかに重要な役割を担うかがわかる。大学の学生部の組織替えのところでも触れたように，教員が教育に専念する仕組みを作り，それぞれが専門とする役割と業務をもって組織維持を図ろうとする動きは，大学においても，動き出している。

看護専門学校の教員を教育に専念できるようにするには，指定規則の'1字'を，1951年（昭和 26）公布時に戻すことが必要なのである。それは，看護婦学校養成所の指定基準に，「専任教員のうち 1 人は教育に関する主任者であること」という項目が，1967 年（昭和 42）改正時に「教務」となり，保健婦学校，助産婦学校にも同様な項目が付加された。

教務という用語は『教育学事典』には見い出せないが一般的な事典では，「学校での教育に関する事務」[55]とされる。教員あるいは教師の同義語ではない。「教務主任」については，「校長の監督を受け，教頭の指導・助言のもとに，教務に関する事務を学校全体の立場から総括して専門的に担当する職位をさす」[56]とされる。看護学校管理は，初等中等教育の教員養成における考え方を基盤にして始められたことが，このような所に残されている。しかし今や養成所の長およびそれを補佐する教育の長を看護職へという動きが進められ，大学

における学生部長さえ事務職に委譲された。そのような中で，その動きと矛盾する‘1字’が，ひっそりと生き続けていることを見逃してはならない。

3 組織の構造と機能

　各学校組織は，必ず固有の構造を持っており，その構造を円滑に機能させるシステムを作っている。しかしながらこれら組織はその規模の大小，内部における取り決めや規則，秩序維持のための規制の種類などにより，さまざまに変貌する。ここでは組織の形成，組織の維持に引き続き，組織の‘構造（structure）と機能（function）’を，教員組織，教育研究上の組織，管理運営，生涯教育，自己点検・評価の5つの局面から述べる。

1 教員組織

a 専任教員

　教員組織を質的・量的にみた適切性ならびに妥当性は，各教育機関の理念・目的ならびに教育課程の種類・性格，学生定員数に関連すると共に，当然のことながらそれぞれの適用法規，組織の規模，経済的基盤によって異なる。しかしながら組織的教育機関として社会的に承認されている学校であり，塾や私的施設でないかぎり許容される範囲というものがある。

　看護専門学校においては平成8年の指定規則などの改正により，4名と規定されていた専任教員定数を8名に倍増した[57]。この数値が，看護学教育組織としての構造，規模，機能面からみて適切かつ妥当かという点に応えるべき研究結果はみつけられない。しかし，事実に照らして考えると，以下のようなことはいえる。

　全国的には，1996年度（平成8）までの看護専門学校の専任教員定数は4名であり，1専任教員当たり学生数は1学年30名が標準となっている。1996年度（平成8）の改正により看護専門学校の専任教員定員は8名に増員され，1専任教員当たり学生数は平均15名になる。

　これに対し，A大学看護学部では，1学年定員は80名であり，4学年学生定員320名，そこに3年次編入生10名，2学年分が加わり，学部学生総定員数は合計340名である。看護学部専任教員は56名で，1名の専任教員当たり学部学生数は約6名となる。普通にはこの数をもって大学では受け持ち学生数が少ないということになっている。

　しかし実際にはA大学看護学部には看護学研究科が開設されており，そこには専任教員定数はついていない。大学院設置基準によれば，その第8条③に，「大学院の教員は，教育研究上支障を生じない場合には，学部，研究所等の教員等がこれを兼ねることができる」とある。A大学では教育研究上の支障は生じないものと評価されたのか，専任教員数は，学部生の定員により決定され，博士課程前期・後期の制度が完成してもなお教員の増員はなかった。したがって大学院研究科の博士後期1学年9名定員の学生が3学年で27名，それに博士前期1学年定員25名の学生が2学年で50名の計77名には，教員の増員はない。

　学部学生340名に大学院生77名を加えた学生総数417名を対象に，56名の専任教員が

教育研究指導に当たる。実際には現在大学院生と研究生を合わせると116名を受け入れており，単純に計算すると1専任教員当たり学生数約8名になる。この他科目等履修生および研修生，委託研究生には定員がないから，1専任教員当たりの学生数は，かなり広がる。そのため，教員によっては，担当する学生数が，看護専門学校の1専任教員割り当て数に限りなく近いという状況もある。

平成9年からの看護専門学校においては1専任教員当たり看護学生15名となるが，この数値を大学専任教員1名当たりの学部生，大学院生など合わせて8名以上と比較すると，看護専門学校の教員が教育・研究・指導に専念できるという大前提さえ充足できれば，そんなに悪くない数値である。研究科の学生の教育・研究・指導に要求される能力は，質，時間，エネルギーとどこから比較しても学部生へのそれらとは問題にならないほど濃厚である。単純に学部生なみに計算することには問題が残るが，適切なデータがないので，あえてこのような比較検討を試みた。

ただし現実には看護専門学校では，教育・研究・指導を支援するその他の職員が極端に少ないか，いないことが普通となっている。大学・短期大学における専任事務職員，技術職員，司書，清掃ならびに警備担当の専任職員にいたるまで，整えられた人的教育環境と比較すると，教育組織としての諸条件があまりにも違いすぎる。しかし看護専門学校の専任教員が教育に専念できれば，決して絶望的な数値ではない。

例えば，大学の教員が，定員外の国費留学生の受け入れをはじめとし，学部生の授業に加え，博士前期5名，博士後期6名の大学院看護学研究科生，さらに委託研究生3名，文部科学省からの研修生1名，学部ならびに研究科の科目等履修生5名の教育を担当するということは異例ではなく，これは数的には限りなく看護専門学校の教員に近い状況である。このような中での業務遂行のためには，前述した人的バックアップ体制の整備だけではなく，セミナー室，視聴覚機器の完備した講義室，多面的条件を満たす各看護学用の実習室などの空間的環境の整備，教員の教授方法の検討や各看護学教育研究分野との時間的調整など，教員の知的総力の結集が必要である。これらにより，ある程度教員たちが妥当と判断する授業を学生に提供できる。

大学においてはこれらに研究機関としての諸条件，例えば研究用の諸施設・設備・最新の資料等が必需品とされる。看護職養成教育機関を学校教育法に基づく教育組織とするための行政上の措置を加速するためには，時間がどのようにかかっても，それらが教育としての適切性と妥当性を具備しているかどうかを社会へ公開していかなければならない。それは結局この看護職養成教育の人的，経済的諸条件を含む教育環境要件の整備がその国の人々の健康への指標となるからである。しかし看護職養成のための教員適正数に関する研究結果は見当たらない。

b 教員の募集・任免・昇格

大学・短期大学においては，教員の募集・任免・昇格に関する基準・手続きの内容とその運用状況の適切性が，その学校の教育に対する姿勢を世に問う一局面として厳しく問われる。このことは看護専門学校の専任教員に対するそれと大きく異なる。

看護専門学校の場合，教員募集は公募よりも推薦による傾向が多く，その学校の同窓生の中から優秀な人材を抜擢し採用することが慣例となっていると聞く。しかし大学・短期

大学においては，形式的とか形骸化していると非難されながらも，教員選考基準による候補適任者を選考する選考委員会が教授会によって選出される過程を必ず踏み，人事教授会による投票によって採用が決定する大学が多い。新設学部などの場合には，さらに文部科学省における大学設置審議会の議を経なければならない。

昇格問題についても看護専門学校の専任教員には，昇給問題はあっても，昇格問題はあまりないと聞いている。それは専任教員間に職位が少なく，大学・短期大学のような教授・准教授・講師・助教・助手などのような成員間の複数階層制が明確になっていないからである。

1987年（昭和62）1月に発表された臨時教育審議会の審議経過の中で，大学の組織と運営につき検討され，教員と職員について審議した結果，大学における教員の任期制が打ち出された。この検討課題は2004年度（平成16）の国立大学の行政法人化によって現実的になっており，公立・私立大学においても話題を提供している。'学問の自由'の名のもとに業績査定の基準が不透明であり，身分は一度採用されれば年功序列で昇級し，学内では同窓会のような教授会に月1回の割で出席し，先輩・後輩との情報交換を楽しみ，学部学生の教育や入学試験を嫌い，自分の研究に没頭する。

このような現実があるとは聞くが，看護学部ではとても想像しにくい。しかし任期制導入は大学活性化のためという名目をもって，少数派の排除や社会性に乏しい教員の追放などに使われる可能性があり，実施には学外に通用する公正な評価基準の作成と，再任決定に関する民主的手続きの確立がその大前提となる。さらにこのような問題が提起されて20年近く，大学教員たちが大学人の誇りをかけて真剣に対応していれば法規による規制という現段階にまで到らなかったのではないか。ここにも大学教員の浮き世離れといわれる一面をみる。

看護学教育組織においては，このような問題の発生する時間的・空間的な余裕がないことが共通部分であり，身近な問題とはいい難い。しかし社会で問題になっていることは，看護学教育組織においても早晩問題となることは避けられないであろう。大学人の轍を踏まないように事前に課題に取り組む必要があると考えるので，教員の意識改革を踏まえた管理運営に関する今後の問題点としてあげておく。

ⓒ 教育課程の目標達成を図る多様な教員組織

教育組織を開設する場合には，それが大学・短期大学，専門学校の違いにかかわらず，カリキュラムが編成される。教育施設によっては数年をサイクルに点検評価し再編成を試みて，次第に洗練させて完成に近づけていく。実際には看護専門学校において実施されるカリキュラム改正ならびに再編成は，指定規則の改正に伴う場合がもっとも多い。改正ならびに再編成されたカリキュラムを具体的な教育活動として実現するためには，学内・学外の教員間の連絡調整が不可欠であり，各学校において，さまざまな取り組みを通して，その意図を正しく教員に通達する必要がある。

筆者（杉森）は平成元年度のカリキュラム改正における教務委員長として，以下のような経験をしたので参考のために少し触れておく。

まず教務委員会の中に教授および助教授からなるワーキング・グループを組織し，そこでたたき材料となる素案を作成する。その素案を教務委員会において検討するのと並行し

て，教員間の連絡調整として，教授，助教授，講師，助手すべての教員によって構成される教員懇談会において，改正意図および本学部の再編成計画などを吟味し，実現可能性の高いカリキュラムとするための検討を行った。

このようにして少しずつ成案を作成していったが，この作業は多くの時間とエネルギーを要する複雑な過程であった。しかしこの過程を省略せず，ある特定の教員が作成したカリキュラムに落ち着かせるような事態を避けることにより，この一見無駄のように思われるこの過程が，各教員間の考え方や教育に対する思いを調整し，新しいカリキュラムの編成目的の具体的実現にきわめて役立った。

大学においては，カリキュラム変更の前後には，同時並行的に各看護学領域内の調整と，他教育研究分野との調整が繰り返される。教育を主とする教員懇談会や研究を主とする研究懇話会の各看護学領域内外の研究成果を教育課程改正という目的を踏まえて持ち寄り，それら最新の知識を教育に導入するための検討会を開催し，新たなカリキュラム編成への適切性と妥当性を評価しつつ，入念に新カリキュラム実施へと移行させる。ただこのような過程は必ずしも友好的雰囲気の中で経過するとは保証しにくい。馬鹿呼ばわりされたり，気が違ったのかとさえいわれたことも実際にはあった。要は次世代を担う看護職の養成教育に，その時点で信じる最善のカリキュラムを提出できるかどうかであって，個人的利害を超えた教育的信念に頼らざるをえないのも事実である。

このような教員組織は，他にも入学試験のためや，施設・設備の新設準備のためなど多様に組織され，目的を達成すると解散する方法をとり，教育機関としての円滑な機能を果たしていく。

d 実験・実習・実技を伴う教育，外国語教育，情報処理関連教育などに関する教員の整備と人的配置

「幅広く深い教養」，「豊かな人間性」，「総合的な判断力」の養成を根底においた平成3年の大学設置基準改正により，大学においては教養部解体を目ざし，元教養部において提供されていた学科目を，専門教育と一般教育との有機的統合を図りつつどのような学科目として学生に提供するかが大きな課題となった。

A大学では1994年度（平成6）より新カリキュラムの実施に移行したが，その準備段階にあっては，教養部所属の教員たちが各自の専門分野へ配置転換するなど，全学的な人的異動をはじめ，移行に伴う連日連夜の各種委員会の開催と大改革のための騒然とした時期を乗り超えねばならなかった。実験・実習・実技を伴う学科目の中でスポーツ・健康科目，外国語，情報処理科目を全学的に共通基礎科目と位置づけた。そのためにスポーツ・健康科目は，従来のスポーツ関連科目の教員と保健学・ケア学教員集団に属した教員による担当とし，外国語は外国語センターを開設し，情報処理科目は総合情報処理センターを開設し担当することとなった。これらは普遍教育センター開設への基礎となった。

これらの学科目に共通する組織運営上の留意点は，教育活動を効果的に実施するための人的補助体制の充実であった。ティーチング・アシスタントおよびチューターなどの制度を設け，大学院博士課程後期・前期学生をどのような基準で採用し，どのような条件下に配置するのか，また有効で適切な教育活動を担当するにはどのような課題があるのかなど熟慮すべき問題は山積していた。平成9年度をもって新カリキュラムが完成した。この移

行に伴う人的補助体制の整備状況と人的配置の適切性に関する点検評価の結果は，例えば，看護学実習におけるティーチング・アシスタントの活用が，学部学生への効果的な実習指導につながるとともに，大学院生が教授能力を高める上でも有効であったことを示している。また，その一方，ティーチング・アシスタント個々の教授能力が低い場合に教員の負担が増すこと，謝金が不十分であり大学院生自身が交通費などを負担しなければならない状況が生じたことなどの課題も残した。常にこのような点検を行い，積み重ねていくことは，教員組織の機能の円滑化につながっていく。

2 教育研究上の組織

a 教員による研究活動推進のためのシステム

　大学には各教員の専攻研究領域の研究活動を組織的に支援する科学研究費補助金以外にも大学改革推進費，カリキュラム改革調査研究経費，外部評価経費，学外体験学習実践支援経費，補習教育充実費，さらに大学教育方法等改善経費などさまざまな研究活動が年度ごとに組織される。大学におけるこのようなシステムについての適切性は，年度ごとの教員業績や，それらへの参加および研究成果の活用予定などの査定等を通し評価される。システムの適切性の評価と同時に，さまざまな研究推進のためのシステム申請率と合格率，ならびに大学によっては紀要の投稿などによって，各組織単位の自己点検・自己評価システムの導入により組織単位の評価および教員業績として評価されることが一般的であり，システムの適切性と点検評価の両面から非常に重要な管理側面を持っている。最近とみに論争の的になっている教員任用制度の導入などと関連して，この問題は次第に具体的になる様相を示している。

　システム化されていない教育組織では，教員個々の職業意識に基づいて研究活動が行われる。しかし看護学の教育内容は，研究成果の累積により学術として体系化されるものであり，教員の研究活動は教育のためには不可欠である。その研究活動を推進するためには，看護学教育の組織運営の一環として，教育の質向上を目ざし教員の研究活動を活性化するためのシステムを少しずつ作り上げていかなければならない。またその必要性はきわめて高い。短期大学および看護専門学校の教員は，まず第一歩として看護学教育関連における研究活動システムへの参加から実践していくことを勧めたい。

b 各組織単位ごとの教員による研究活動の活性化

　各教育組織は教員の研究活動の活性化を多様な側面から支援する必要がある。査読判定制による紀要の編集発行，科学研究費補助金制度の活用による研究活動の奨励，各種関連学会における発表，国際学会における講演ならびに研究発表および参加，リサーチ・アシスタントならびに学術研究員への応募など若手研究者の育成のための研究活動援助はさまざまである。

　一方で最近では学生の教育よりも研究活動を優先し，周囲を嘆かせる教員がよく話題になる。あまりにも急激な大学化が，教員たちに何らかの焦燥感をあおっている可能性は否めない。しかしすでに研究のための研究，あるいは何でも書いてあればよい時代は終わった。大学院研究科看護学専攻博士課程が制度として完成した1995年度（平成7）をもって，看護学研究の独自性がきわめて重要な時期に入っていることも事実である。

182　第4章　看護学教育組織運営論

ⓒ 教員による研究活動を活性化し促進するための条件整備

　大学・短期大学においては教員の海外（長期・短期）研修，国際シンポジウムへの参加，国公私立などの組織を超えた共同研究の促進，国際共同研究の推進などが盛んである。2009年（平成21）の調査[58]によれば，大学・短期大学の9割以上が看護教員個人の研修・研究活動への経済的支援を実施している。しかし看護専門学校は約6割しか支援していない。また，看護専門学校においては，かつて自由な研究活動の阻止，論文発表を許可制にし，発表原稿料の何割かを所属施設名の使用料として徴収するなどの研究活動の妨害にあっていると話題になったことがある。

　反対に非常に研究に理解があるとされる指導者のもとで働く看護師の中に，1か月1本の研究を義務づけられて，その無理難題に応えられない看護師の実情が話題になることがある。しかしそのような話題から，全国的な趨勢ははかりがたい。看護学教員には教育活動と同等に研究活動と実践活動が重要なことを繰り返しここで述べておきたい。

③ 管理運営

ⓐ 組織内部の秩序維持を目ざした組織構造作りと機能システムの確立

　大学・短期大学においては，教授，准教授，講師，助教，助手などの職階によって，階層間に起こる受益格差や意志決定権の格差はかなり明確である。この点は看護専門学校では，校長・副校長・教育主事等の職位はあるものの，全員が専任教員であり，階位制がみられないという特殊性があり，そのうちの1人が教務の主任という機能を果たす。このことが階位のように受け止められているが，本来はそうではなく，大学の教授がある期間だけ教務委員長となるのとを比較するとよくわかる。

　組織構造と機能システムを円滑にするためには，看護専門学校の教員会議，大学・短期大学における教授会が権限を持ち，ことに教育課程や教員人事などにおいて，その会議が適正な役割を果たす必要がある。会議は形式的に持たれはするが，会議の決定事項が上位の会議で覆ってしまうような組織は，明らかに管理運営上の機能に支障をきたしており，適切性に問題がある。このような看護学教育組織では，さらに教員の機能組織のシステム化を学生のために確立させる必要がある。多様な見解の検討・討議を重ね，教育組織としてのあるべき方向へ収斂させるには，時間もかかり，責任者のリーダーシップによるところが大きい。しかし何よりも組織構造を作り，それを円滑に機能させるシステムを確立させることが急務であり，かつ非常に重要となる。

ⓑ 組織のリーダー選任や決定方法の手続きに関する規範の確立

　組織におけるリーダーシップをとる校長，学部長，学長などを選出するための手続きや決定方法の規範を部内規則でもよいから成文化し確立させていくことが望まれる。

　看護基礎教育課程の68%を占める看護専門学校はこの点に関し大きな問題点がある。1991年の調査結果は，看護専門学校の教員が'上司との関係'，'専門性の無視'という課題を未解決のまま経過している現状[59]を明らかにしている。具体的にはある日，看護学に関する知識の一片だにない看護師以外の職種の人が，突然校長として現れたり，病棟の配置交替のように，師長職にある看護師が看護学領域の専任教員として何の審査もなく学校へ

配属されたりという状況を示す。このように大学設置基準によって運営される学校では考えられないような現状がいまだに存続している看護専門学校の体制は，教育環境として適切かつ妥当な教育組織運営のシステムとはいえない。

1991年の調査以後，前述した看護専門学校の教員の課題に関する新しい調査結果はなかった。そのため，1991年の調査結果に基づくこの論を残した。

A大学看護学部においては，組織の意志決定に看護職が参画して，その責務を果たすことがきわめて重要であるとされ，1987年（昭和62）から看護職が学部長として選出されるようになった。このような状況は，組織の構成員が，組織の運営に関する事柄をよく理解し，組織構成員として成熟しないかぎり生じない。重責を伴う要職に就くことは，看護学の自律をはかり看護職の在り方を決定し，後輩に職責を委譲していくために重要であり，単に社会的名誉心を満たすためのものではない。

最近，看護専門学校の教員は，継続勤務年数がかなり長くなり，かつてのように看護学生が一番長く学校にいるというような事態からは脱却した。しかし長い教員は長すぎ，短い教員は短すぎる傾向があり，数年ごとに職場を変えたり，替えられていては，そのような重要性に気づくこともできない。学生の職業的社会化や職業的同一性の研究はよく発表されるが，教員のこれらの側面に関する研究は存在しない。この不調和こそ看護専門学校における教育組織運営上の大きな課題といえよう。1日も早く教育組織としての客観的評価に耐え得る規範の確立をと願うものである。

4 生涯学習

大学は少子高齢社会への対応の重要な側面として数年来，生涯学習についての対策に奔走している。これは，文部科学省による生涯学習推進の提言を受けての活動でもある。特に公開講座は，地域貢献の一環として地域住民に学習機会を提供するものとして，多くの大学が開設している。2012年度（平成24）は946大学で3万6,246講座が開設され，176万4,444人が受講した[60]。例えば，某総合大学の生涯学習推進委員会は，各学部の地域住民への情報から組織機構の公開にいたるまで，年間計画に基づいた活動を提供している。総合大学に設置された看護学部では，各学部持ち回りの一環として一般社会人を対象にしたリカレント教育としての公開講座とともに，看護学部独自の主催による看護専門職へのリフレッシュ教育としての公開講座を提供している。

各大学が実施している公開講座のテーマは，それぞれの大学のホームページから入手可能である。

5 自己点検・評価の組織体制

a 教員による教育研究活動についての評価方法とその有効性

大学・短期大学における自己点検・評価は，1991年（平成3）に大学設置基準改正により努力義務化されて以来，急速にこの自己点検・評価に関する組織体制化が進められた。A総合大学看護学部においては，1991年度（平成3）から，自己点検・評価委員会を学部内特別委員会として新設し，各委員会の委員長から前年度の活動評価と次年度に対する活動計画を委員長（学部長）に提出し，今後の基礎資料を収集してきた。このような実績から大学全体として発足した自己点検・評価委員会の1995（平成7）から1996年度（平成8）

の委員長は看護学部評議員が務めた。

　本来高等教育機関としての自治および自己規制は，このような規制による義務としての側面からではなく，ましてや外部からの他律的な評価としてではないと考えられてきた。しかし現実には50年以上に及ぶ大学人のあり方は，大学人の自律性が失われたかのように映るらしい。その後，1991年（平成3）の努力義務化は，1999年（平成11）には再度の改正により義務化された。さらに2004年（平成16）には，国公私立を問わずすべての大学・短期大学が，学校教育法に基づき7年毎に認証評価機関による第三者評価を受けることとなった。高等教育機関は，このような義務や他律的な評価によって自治を失うことなく，自己点検・評価の活動を通して本来あるべき姿勢に戻していく必要がある。そのためには各教育機関が自己点検・評価の内容とその活動上の有効性を大学全体に価値づけていくことが重要となる。

　このような大学における自己点検・評価の高まりは，専修学校・各種学校にも及んでいる。2002年（平成14），専修学校設置基準等の改正により専修学校・各種学校における自己点検・評価は努力義務化された。これを受け，翌2003年（平成15）に厚生労働省は，看護師等養成所の教育活動等に関する自己評価指針を示した。この指針は9カテゴリから構成されており，教育理念・目的，教育目標，教育課程経営，教授・学習・評価過程，経営・管理過程，入学，卒業・就業・進学，地域社会/国際交流，研究に関して，それぞれ評価するようになっている。また，2007年度（平成19）には，学校教育法等の改正により，専修学校・各種学校における自己評価の実施と評価結果の公表が義務化された。同時に，保護者や地域住民等により構成された学校関係者による評価の実施と評価結果の公表が努力義務化された。

　教育機関における自己評価は，その結果を基に教育活動を再計画し，実施・評価を繰り返しながら継続することにより，教育活動の質向上を可能とする。そのため，数少ない教員体制にあっても自己点検・評価を継続して実施できるように，恒常的に行えるシステムを作り上げる必要がある。

　ちなみに図4-2，図4-3は，総合大学および単科大学の看護学部組織構造図の1例であり，各教育機関がどのような組織体制の中で自己点検・評価を行っているかを示す。

b 教員の授業評価─他者評価の導入

　1965年頃より米国においては大学教員の授業を学生が評価し，その結果を学部長に直接郵送し，その対象教員の任期制の是非の資料とする具体例が民主教育協会（現 IDE 大学協会）の発行している『IDE』（現『IDE─現代の高等教育』）で紹介されるようになった。この時期は筆者（杉森）が看護婦学校に教務主任として就任した時期であり，何を授業評価の指標とすればよいのかと思案していたところであったため，渡りに舟とその中の数例を検討した。それに基づき，自分の授業評価表を作成し，最終の講義時間において10分繰り上げて学生に授業評価を依頼するという方法をとり始めた。

　学生は自分たちの学習内容の評価には慣れていても，教員の授業評価ははじめてという場合が多かった。以来40年この学生の授業評価を分析し，次年度の授業計画や授業案の改善に努めてきた。もちろん匿名とし，強制はしない。このように個々人の教員ができる部分から看護師養成教育の場を教育機関として再構成するための工夫と努力を重ね，全体と

Ⅱ．看護学教育組織運営論からみた看護学教育の諸問題　185

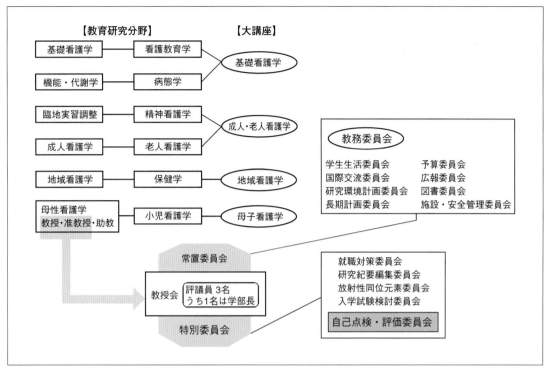

図 4-2　総合大学看護学部の組織構造図

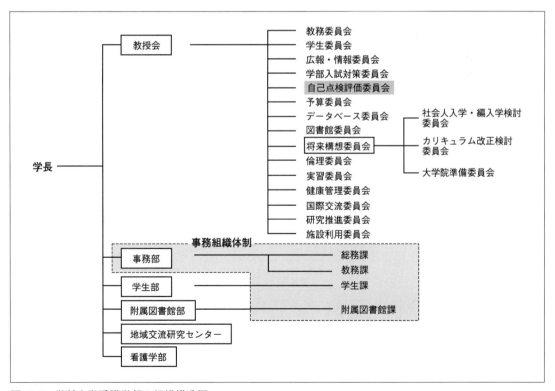

図 4-3　単科大学看護学部の組織構造図

して機能できるような教育組織運営に移行させて欲しいと願うばかりである。

　この願いは，筆者らの研究活動にも反映されており，その成果として，次のような自己評価尺度の開発につながっている。例えば，授業過程評価スケール＜看護学講義用＞＜看護技術演習用＞＜看護学実習用＞[61]，教授活動自己評価尺度＜看護学実習用＞[62]，看護学教員ロールモデル行動自己評価尺度[63]，看護学教員授業評価活動スケール[64]などである。今日，大学設置基準等における自己点検・評価の規定に伴い，看護学教育機関においても個々の教員が展開する授業はもとよりカリキュラムやその組織運営に至るまで，教員自身による評価を行うことへの関心が高まっている。これらのスケールをご活用いただければ幸いである。

C 構造と機能がわかる組織図

　教育組織の構造と機能を知る1例として，A総合大学と看護学部の関連を示した（図4-4）。その関連を学部内11の各教育研究分野と附属看護実践研究指導センターから教授が集まって構成する教務委員会を例に説明してみたい。本来教務委員会の構成メンバーは，学部学生の単位認定者としての教授であるが，稀には事情により准教授に代わることもある。この構成員には，教授会メンバーから選出された各学年の2名の顧問教員のうち1名が必ず含まれていることになっており，さらに臨地実習調整教授が含まれる。かつて実習部会は教務委員会の下部組織であったが，平成元年の指定規則改正時に，臨地実習調整教授という職位を設けたために部会は解散した経緯がある。さてこの教務委員会の委員長は，学部評議員3名のうち1名がなると同時に総合大学の大学教育委員会のメンバーを構成しているいわゆる職あてという仕組みになっている。このようにさまざまな委員会を有機的に機能できる学部ほど，円滑で有効な教育組織運営が行われているといえる。構造図と機能図の関連と共にそのあたりも参照していただきたい。

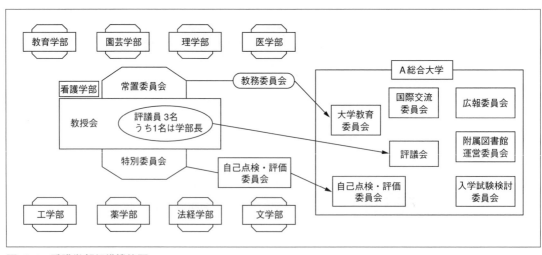

図 4-4　看護学部組織機能図

4 看護学教育組織運営の評価

看護学教育のための組織運営に当たっては，将来のさらなる発展に向けて，活動の自己点検・評価を行い，具体的改善を試みる必要がある。看護教育学研究は，この看護学教育組織運営の評価に活用可能な測定用具を開発した。1つは看護系大学・短期大学，他の1つは看護専門学校の組織運営評価に焦点を当てている。以下，各測定用具について，特徴，構成，作成過程，活用方法，測定結果の解釈，限界を概説する。

1 『看護系大学組織運営評価インベントリ』

a 『看護系大学組織運営評価インベントリ』の特徴

看護系大学組織運営評価インベントリ（以下：インベントリ）は，看護系大学・短期大学においてその組織運営に携わる教育管理責任者もしくはこの役割を担う委員会（以下，教育管理責任者）が，当該大学・短期大学における組織運営の現状を評価することを目的に開発されたものである。

インベントリは，次の2つの特徴を持つ。
(1) 看護学教育を行う高等教育機関としての看護系大学・短期大学が組織運営状況の評価を必要とする項目を網羅している。
(2) 看護系大学・短期大学における組織運営の現状を，各項目に対する評価活動の実施度の視点から明らかにする。

看護系大学・短期大学における教育管理責任者は，教育・研究の質向上を目ざし，看護学教育を行う高等教育機関として必要不可欠な内容を網羅した組織運営評価を行う責務を持つ。上述した特徴を持つインベントリは，看護系大学・短期大学における教育管理責任者が，当該校の組織運営の現状を把握し，改善することを通して，看護職養成教育機関としての質の維持，向上を実現することを支援する。

b 『看護系大学組織運営評価インベントリ』の構成

インベントリは，大学版が10評価指標77質問項目からなり（表4-7a），短期大学版は大学版から評価指標Ⅱ【教育活動】《学生の受け入れ》の編入学生に関する2項目と評価指標Ⅹ【大学院教育】の1評価指標2項目を除いた9評価指標73質問項目からなる（表4-7b）。

評価指標Ⅰは【教育理念・目的・目標】であり，4質問項目からなる。この4質問項目は，看護学教育組織の目的・目標達成のための教育・研究活動，その理念・目的・目標の定期的評価，看護学教育の視点による社会的ニードのアセスメント，将来構想を含む。

評価指標Ⅱは【教育活動】であり，31質問項目からなる。この31質問項目は，一般学生・編入学生の募集・選抜・定員の充足状況といった《学生の受け入れ》，奨学金や授業料減免制度の活用，学生生活相談の実施，学生の課外活動といった《学生生活への配慮》，カリキュラム編成と教育理念・目的・目標の一貫性，教育の内容とカリキュラム全体における位置づけ，カリキュラムの編成やその見直しといった《カリキュラムの編成》，授業概要

188　第4章　看護学教育組織運営論

表 4-7a　看護系大学組織運営評価インベントリ（大学版）

下記の質問項目について，該当しない場合はn.a.，該当する場合は実施の程度に応じて，0から3のうち1つを選び，○で囲んで下さい。なお，各選択肢は次の意味を示しています。

> n.a.（not applicable）該当しない＝制度やシステム等がないため，評価の必要がない。
> 0．評価していない　　　　　　＝制度やシステム等はあるが，評価していない。
> 1．現状を把握している　　　　＝調査したり情報を収集して現状を把握している。
> 2．問題点を明らかにしている　＝現状把握の資料に基づき，問題点の有無を明らかにしている。
> 3．評価結果を活用している　　＝評価結果を，大学の充実向上に結びつけるための方策について検討し，具体化している。

評価結果を活用している・／問題点を明らかにしている・・／現状を把握している・・・／評価していない・・・・／該当しない・・・・・

Ⅰ．教育理念・目的・目標

1．看護学部・学科・専攻の教育目的・目標達成のための教育・研究への取り組み………3・2・1・0・n.a.
2．看護学部・学科・専攻の教育理念・目的・目標の定期的な評価…………………………3・2・1・0・n.a.
3．看護学部・学科・専攻の教育理念・目的・目標への社会的ニードのアセスメントと
　　反映……………………………………………………………………………………………3・2・1・0・n.a.
4．看護学部・学科・専攻の将来構想…………………………………………………………3・2・1・0・n.a.

Ⅱ．教育活動

《学生の受け入れ》
5．学生募集や入学者選抜の方針・方法………………………………………………………3・2・1・0・n.a.
6．学生定員の充足状況（志望者数，合格者数，入学者数，在学者数等）………………3・2・1・0・n.a.
7．編入学生の募集や選抜の方針・方法………………………………………………………3・2・1・0・n.a.
8．編入学生の定員の充足状況…………………………………………………………………3・2・1・0・n.a.

《学生生活への配慮》
9．奨学金や授業料等減免制度の活用状況……………………………………………………3・2・1・0・n.a.
10．学生生活相談の実施状況……………………………………………………………………3・2・1・0・n.a.
11．学生の課外活動状況…………………………………………………………………………3・2・1・0・n.a.

《カリキュラムの編成》
12．カリキュラム編成と教育理念・目的・目標の一貫性……………………………………3・2・1・0・n.a.
13．一般教育・専門教育の内容とカリキュラム全体における位置づけ……………………3・2・1・0・n.a.
14．外国語教育の内容・カリキュラム全体における位置づけ………………………………3・2・1・0・n.a.
15．保健体育教育の内容・カリキュラム全体における位置づけ……………………………3・2・1・0・n.a.
16．カリキュラムの編成やその見直しの方法・体制…………………………………………3・2・1・0・n.a.

《教育指導のあり方》
17．各授業科目ごとの授業概要（シラバス）の作成状況……………………………………3・2・1・0・n.a.
18．カリキュラムガイダンスの実施状況………………………………………………………3・2・1・0・n.a.
19．教員1人当たりの授業時間数………………………………………………………………3・2・1・0・n.a.
20．各授業科目担当者間における授業内容の調整状況………………………………………3・2・1・0・n.a.
21．演習・実験の実施状況………………………………………………………………………3・2・1・0・n.a.
22．看護学実習施設における教育条件の整備状況……………………………………………3・2・1・0・n.a.
23．学生が他の学部・学科・専攻の授業を聴講することに関する方針と実施状況………3・2・1・0・n.a.
24．学生が他の学部・学科・専攻へ転出入することに関する方針と実施状況……………3・2・1・0・n.a.
25．他大学との単位互換の方針と実施状況……………………………………………………3・2・1・0・n.a.
26．学生の進級・卒業状況（留年，休学，退学等）…………………………………………3・2・1・0・n.a.

《教授方法の工夫・研究》
27．教授方法に関する工夫や研究のための取り組み状況（研究会等）……………………3・2・1・0・n.a.
28．教員の教育活動に対する評価の工夫状況（学生による授業評価等）…………………3・2・1・0・n.a.
29．教授方法工夫のための学生・卒業生・教員等の意見の取り入れ………………………3・2・1・0・n.a.

《成績評価・単位認定》
30．成績評価，単位認定の方針と基準…………………………………………………………3・2・1・0・n.a.

《卒業生の進路状況・卒業生の特性》

31. 卒業時の学生の就職状況……………………………………………………3・2・1・0・n.a.
32. 卒業時の学生の大学院への進学状況…………………………………………3・2・1・0・n.a.
33. 卒業時の学生の看護に関する実践能力の修得状況…………………………3・2・1・0・n.a.
34. 卒業生の資格取得状況（看護師，保健師，助産師等）……………………3・2・1・0・n.a.
35. 卒業生の職業的発達にかかわる活動状況（就業状況，職能団体活動，研究活動，
    継続教育，卒後教育等）………………………………………………………3・2・1・0・n.a.

Ⅲ. 研究活動
36. 研究誌の編集方針と発行状況…………………………………………………3・2・1・0・n.a.
37. 共同研究の実施状況……………………………………………………………3・2・1・0・n.a.
38. 研究費の配分方法………………………………………………………………3・2・1・0・n.a.
39. 研究費の財源（学外からの資金の導入状況，科学研究費補助金の採択状況等）3・2・1・0・n.a.

Ⅳ. 教員組織
40. 教育理念・目的・目標を達成するための専任教員数と非常勤講師数の充足状況……3・2・1・0・n.a.
41. 専任教員と非常勤講師の担当科目の配置と割合……………………………3・2・1・0・n.a.
42. 教員個々の担当領域の適切性（学位，専門分野，臨床経験，教育経験等と担当領域）・3・2・1・0・n.a.
43. 教員個々の活動状況（教授，研究，管理，臨床，地域社会における学外活動等）……3・2・1・0・n.a.
44. 教員個々の背景（年齢，学位，職位，勤務年数)………………………………3・2・1・0・n.a.
45. 教員の採用や昇進にかかわる基準……………………………………………3・2・1・0・n.a.
46. 教員の人事に関する長期計画…………………………………………………3・2・1・0・n.a.
47. 看護学部・学科・専攻独自の教育目標に即した教員の採用と調整………3・2・1・0・n.a.
48. 教職員の職業的満足，身体的・精神的健康，組織へのコミットメント等の状況……3・2・1・0・n.a.

Ⅴ. 施設設備
49. 看護学部・学科・専攻の教育目標を達成するための施設・設備の整備・運用状況……3・2・1・0・n.a.
50. 図書館における看護学関係の蔵書・新刊の範囲と数………………………3・2・1・0・n.a.
51. 教員と学生の図書館の利用状況………………………………………………3・2・1・0・n.a.
52. 教員と学生が図書館を自由に利用できるシステムの整備状況……………3・2・1・0・n.a.
53. 教員と学生が利用できる学術情報システムの整備状況……………………3・2・1・0・n.a.
54. 図書館運用における教員の意見の反映状況…………………………………3・2・1・0・n.a.

Ⅵ. 国際交流
55. 留学生の受け入れ状況…………………………………………………………3・2・1・0・n.a.
56. 海外からの研究者の招致状況…………………………………………………3・2・1・0・n.a.
57. 海外の大学との相互交流の実態………………………………………………3・2・1・0・n.a.
58. 学生の海外留学や研修制度……………………………………………………3・2・1・0・n.a.
59. 教員の海外研修制度……………………………………………………………3・2・1・0・n.a.

Ⅶ. 社会との連携
60. 公開講座の開設状況……………………………………………………………3・2・1・0・n.a.
61. 社会人の科目等履修生制度……………………………………………………3・2・1・0・n.a.
62. 社会人特別選抜制度……………………………………………………………3・2・1・0・n.a.
63. 看護学実習やフィールド研究における施設提携・地域社会との連携状況………3・2・1・0・n.a.
64. 看護学教育・研究活動を通した地域社会への貢献状況……………………3・2・1・0・n.a.

Ⅷ. 管理運営・財政
65. 看護学部・学科・専攻の事務組織が行っている管理・運営の状況………3・2・1・0・n.a.
66. 看護学部・学科・専攻の管理・運営への教員・管理者の参加状況………3・2・1・0・n.a.
67. 看護学部・学科・専攻の管理・運営への学生の参加のための体制………3・2・1・0・n.a.
68. 看護学部・学科・専攻の管理者の看護学領域の教育背景および教育経験に関する
    規定………………………………………………………………………………3・2・1・0・n.a.
69. 計画立案や資金配分等に対する看護学部・学科・専攻の管理者の責任と権威………3・2・1・0・n.a.
70. 看護学部・学科・専攻の管理者に対する行政管理の仕事とリーダーシップを発揮
    できる十分な時間の保証………………………………………………………3・2・1・0・n.a.
71. 看護学部・学科・専攻の予算配分・編成・執行の方針と状況……………3・2・1・0・n.a.
72. 看護学部・学科・専攻の学外資金の導入状況………………………………3・2・1・0・n.a.

Ⅸ. 自己評価体制
73. 看護学部・学科・専攻のカリキュラムの定期的な評価……………………3・2・1・0・n.a.
74. 評価結果をフィードバックするための学内組織とその活動状況…………3・2・1・0・n.a.
75. 教員の教育活動および研究活動を公表する機会の提供……………………3・2・1・0・n.a.

Ⅹ. 大学院教育
76. 博士・修士課程と看護学部の教育理念との一貫性…………………………3・2・1・0・n.a.
77. 博士・修士・学士課程におけるカリキュラムの階層性……………………3・2・1・0・n.a.

190　第4章　看護学教育組織運営論

表 4-7b　看護系大学組織運営評価インベントリ（短期大学版）

　下記の質問項目について，該当しない場合はn.a.，該当する場合は実施の程度に応じて，0から3のうち1つを選び，○で囲んで下さい。なお，各選択肢は次の意味を示しています。

n.a.（not applicable）該当しない＝制度やシステム等がないため，評価の必要がない。
0．評価していない　　　　　　　＝制度やシステム等はあるが，評価していない。
1．現状を把握している　　　　　＝調査したり情報を収集して現状を把握している。
2．問題点を明らかにしている　　＝現状把握の資料に基づき，問題点の有無を明らかにしている。
3．評価結果を活用している　　　＝評価結果を，短期大学の充実向上に結びつけるための方策について検討し，具体化している。

	評価結果を活用している	問題点を明らかにしている	現状を把握している	評価していない	該当しない

Ⅰ．教育理念・目的・目標
1．看護学科・専攻の教育目的・目標達成のための教育・研究への取り組み……… 3・2・1・0・n.a.
2．看護学科・専攻の教育理念・目的・目標の定期的な評価……………………… 3・2・1・0・n.a.
3．看護学科・専攻の教育理念・目的・目標への社会的ニードのアセスメントと反映…… 3・2・1・0・n.a.
4．看護学科・専攻の将来構想…………………………………………………………… 3・2・1・0・n.a.

Ⅱ．教育活動
《学生の受け入れ》
5．学生募集や入学者選抜の方針・方法……………………………………………… 3・2・1・0・n.a.
6．学生定員の充足状況（志望者数，合格者数，入学者数，在学者数等）………… 3・2・1・0・n.a.
《学生生活への配慮》
7．奨学金や授業料等減免制度の活用状況…………………………………………… 3・2・1・0・n.a.
8．学生生活相談の実施状況…………………………………………………………… 3・2・1・0・n.a.
9．学生の課外活動状況………………………………………………………………… 3・2・1・0・n.a.
《カリキュラムの編成》
10．カリキュラム編成と教育理念・目的・目標の一貫性…………………………… 3・2・1・0・n.a.
11．一般教育・専門教育の内容とカリキュラム全体における位置づけ…………… 3・2・1・0・n.a.
12．外国語教育の内容・カリキュラム全体における位置づけ……………………… 3・2・1・0・n.a.
13．保健体育教育の内容・カリキュラム全体における位置づけ…………………… 3・2・1・0・n.a.
14．カリキュラムの編成やその見直しの方法・体制………………………………… 3・2・1・0・n.a.
《教育指導のあり方》
15．各授業科目ごとの授業概要（シラバス）の作成状況…………………………… 3・2・1・0・n.a.
16．カリキュラムガイダンスの実施状況……………………………………………… 3・2・1・0・n.a.
17．教員1人当たりの授業時間数……………………………………………………… 3・2・1・0・n.a.
18．各授業科目担当者間における授業内容の調整状況……………………………… 3・2・1・0・n.a.
19．演習・実験の実施状況……………………………………………………………… 3・2・1・0・n.a.
20．看護学実習施設における教育条件の整備状況…………………………………… 3・2・1・0・n.a.
21．学生が他の学部・学科・専攻の授業を聴講することに関する方針と実施状況… 3・2・1・0・n.a.
22．学生が他の学科・専攻へ転出入することに関する方針と実施状況…………… 3・2・1・0・n.a.
23．他大学・短期大学との単位互換の方針と実施状況……………………………… 3・2・1・0・n.a.
24．学生の進級・卒業状況（留年，休学，退学等）………………………………… 3・2・1・0・n.a.
《教授方法の工夫・研究》
25．教授方法に関する工夫や研究のための取り組み状況（研究会等）…………… 3・2・1・0・n.a.
26．教員の教育活動に対する評価の工夫状況（学生による授業評価等）………… 3・2・1・0・n.a.
27．教授方法工夫のための学生・卒業生・教員等の意見の取り入れ……………… 3・2・1・0・n.a.
《成績評価・単位認定》
28．成績評価，単位認定の方針と基準………………………………………………… 3・2・1・0・n.a.
《卒業生の進路状況・卒業生の特性》
29．卒業時の学生の就職状況…………………………………………………………… 3・2・1・0・n.a.
30．卒業時の学生の進学状況…………………………………………………………… 3・2・1・0・n.a.

31. 卒業時の学生の看護に関する実践能力の修得状況……………………………… 3・2・1・0・n.a.
32. 卒業生の資格取得状況（看護師，保健師，助産師等）………………………… 3・2・1・0・n.a.
33. 卒業生の職業的発達にかかわる活動状況（就業状況，職能団体活動，研究活動，
    継続教育，卒後教育等）………………………………………………………… 3・2・1・0・n.a.

Ⅲ．研究活動
34. 研究誌の編集方針と発行状況…………………………………………………… 3・2・1・0・n.a.
35. 共同研究の実施状況……………………………………………………………… 3・2・1・0・n.a.
36. 研究費の配分方法………………………………………………………………… 3・2・1・0・n.a.
37. 研究費の財源（学外からの資金の導入状況，科学研究費補助金の採択状況等）……… 3・2・1・0・n.a.

Ⅳ．教員組織
38. 教育理念・目的・目標を達成するための専任教員数と非常勤講師数の充足状況……… 3・2・1・0・n.a.
39. 専任教員と非常勤講師の担当科目の配置と割合………………………………… 3・2・1・0・n.a.
40. 教員個々の担当領域の適切性（学位，専門分野，臨床経験，教育経験等と担当領域）… 3・2・1・0・n.a.
41. 教員個々の活動状況（教授，研究，管理，臨床，地域社会における学外活動等）…… 3・2・1・0・n.a.
42. 教員個々の背景（年齢，学位，職位，勤務年数）……………………………… 3・2・1・0・n.a.
43. 教員の採用や昇進にかかわる基準……………………………………………… 3・2・1・0・n.a.
44. 教員の人事に関する長期計画…………………………………………………… 3・2・1・0・n.a.
45. 看護学科・専攻独自の教育目標に即した教員の採用と調整………………… 3・2・1・0・n.a.
46. 教職員の職業的満足，身体的・精神的健康，組織へのコミットメント等の状況……… 3・2・1・0・n.a.

Ⅴ．施設設備
47. 看護学科・専攻の教育目標を達成するための施設・設備の整備・運用状況……… 3・2・1・0・n.a.
48. 図書館における看護学関係の蔵書・新刊の範囲と数………………………… 3・2・1・0・n.a.
49. 教員と学生の図書館の利用状況……………………………………………… 3・2・1・0・n.a.
50. 教員と学生が図書館を自由に利用できるシステムの整備状況……………… 3・2・1・0・n.a.
51. 教員と学生が利用できる学術情報システムの整備状況……………………… 3・2・1・0・n.a.
52. 図書館運用における教員の意見の反映状況………………………………… 3・2・1・0・n.a.

Ⅵ．国際交流
53. 留学生の受け入れ状況……………………………………………………… 3・2・1・0・n.a.
54. 海外からの研究者の招致状況……………………………………………… 3・2・1・0・n.a.
55. 海外の大学・短期大学との相互交流の実態……………………………… 3・2・1・0・n.a.
56. 学生の海外留学や研修制度………………………………………………… 3・2・1・0・n.a.
57. 教員の海外研修制度………………………………………………………… 3・2・1・0・n.a.

Ⅶ．社会との連携
58. 公開講座の開設状況………………………………………………………… 3・2・1・0・n.a.
59. 社会人の科目等履修生制度………………………………………………… 3・2・1・0・n.a.
60. 社会人特別選抜制度………………………………………………………… 3・2・1・0・n.a.
61. 看護学実習やフィールド研究における施設提携・地域社会との連携状況……… 3・2・1・0・n.a.
62. 看護学教育・研究活動を通した地域社会への貢献状況………………… 3・2・1・0・n.a.

Ⅷ．管理運営・財政
63. 看護学科・専攻の事務組織が行っている管理・運営の状況…………… 3・2・1・0・n.a.
64. 看護学科・専攻の管理・運営への教員・管理者の参加状況…………… 3・2・1・0・n.a.
65. 看護学科・専攻の管理・運営への学生の参加のための体制…………… 3・2・1・0・n.a.
66. 看護学科・専攻の管理者の看護学領域の教育背景および教育経験に関する規定……… 3・2・1・0・n.a.
67. 計画立案や資金配分等に対する看護学科・専攻の管理者の責任と権威……… 3・2・1・0・n.a.
68. 看護学科・専攻の管理者に対する行政管理の仕事とリーダーシップを発揮できる
    十分な時間の保証……………………………………………………………… 3・2・1・0・n.a.
69. 看護学科・専攻の予算配分・編成・執行の方針と状況………………… 3・2・1・0・n.a.
70. 看護学科・専攻の学外資金の導入状況…………………………………… 3・2・1・0・n.a.

Ⅸ．自己評価体制
71. 看護学科・専攻のカリキュラムの定期的な評価………………………… 3・2・1・0・n.a.
72. 評価結果をフィードバックするための学内組織とその活動状況……… 3・2・1・0・n.a.
73. 教員の教育活動および研究活動を公表する機会の提供………………… 3・2・1・0・n.a.

の作成状況，カリキュラムガイダンスの実施状況，授業時間数や授業内容の調整，実習施設の教育条件，学生の聴講・転出入，他大学の単位互換の方針と実施状況，学生の進級・卒業状況といった《教育指導のあり方》，教授方法を工夫するための評価の工夫状況や他者意見の取り入れといった《教授方法の工夫・研究》，《成績評価・単位認定》，《卒業生の進路状況・卒業生の特性》を含む。

評価指標Ⅲは【研究活動】であり，4質問項目からなる。この4質問項目は，研究誌の編集方針と発行状況，研究の実施状況，研究費の配分方法と財源を含む。

評価指標Ⅳは【教員組織】であり，9質問項目からなる。この9質問項目は，教育理念・目的・目標を達成するための教員の充足状況，教員個々の担当領域の適切性・活動状況・背景，看護学教育の視点による教員の採用や昇進の基準，人事に関する長期計画，職業的満足や心身の健康状態・組織へのコミットメントの状況を含む。

評価指標Ⅴは【施設設備】であり，6質問項目からなる。この6質問項目は，看護学教育組織の目標達成のための施設・設備の整備・運用状況，図書館における看護学関係の蔵書の範囲と数，教員と学生の図書館の利用状況，学術情報システムの整備状況，図書館運用における教員の意見反映状況を含む。

評価指標Ⅵは【国際交流】であり，5質問項目からなる。この5質問項目は，留学生の受け入れ状況，海外研究者の招致状況，海外の大学との相互交流，学生の海外留学や教員の海外研修制度を含む。

評価指標Ⅶは【社会との連携】であり，5質問項目からなる。この5質問項目は，公開講座の開設状況，科目等履修生制度，社会人特別選抜制度，看護学教育・研究活動における施設提携・地域社会との連携状況，地域社会への貢献状況を含む。

評価指標Ⅷは【管理運営・財政】であり，8質問項目からなる。この8質問項目は，事務組織の管理運営状況，看護学教育組織の管理・運営への教員・管理者の参加状況と学生の参加体制，教育管理責任者の条件に関する規定，教育管理責任者の責任と権威，時間の保証，看護学教育組織の予算配分・編成・執行・学外資金の導入状況を含む。

評価指標Ⅸは【自己評価体制】であり，3質問項目からなる。この3質問項目は，カリキュラムの定期的評価，評価結果フィードバックに向けた学内組織とその活動状況，教員の教育・研究活動の公表機会の提供を含む。

評価指標Ⅹは【大学院教育】であり，2質問項目からなる。この2質問項目は，博士・修士課程と看護学部の教育理念との一貫性，カリキュラムの階層性を含む。

◐ 『看護系大学組織運営評価インベントリ』の作成過程

●評価指標の抽出

インベントリを作成するに当たり，まず，質問項目作成の基盤となる評価指標の抽出を行った。この評価指標抽出においては，大学審議会が示した評価指標[65]を基盤とし，それに含まれない評価指標を大学基準協会看護学教育研究委員会が示した自己点検・評価の評価項目[66]，米国の全国看護連盟（NLN）による看護系高等教育機関の組織運営に関する基準認定の評価指標[67]の中から抽出，追加した。その結果，看護系大学・短期大学が組織運営評価を必要とする評価指標として，前項に示したインベントリの中核となる10評価指標が明らかになった。

Ⅱ．看護学教育組織運営論からみた看護学教育の諸問題　　193

●質問項目の作成と尺度化

　質問項目の作成においては，第1に，10評価指標に基づき，組織運営，教育研究活動に必要な項目を網羅することを意図し，80質問項目を作成した。第2に，この80質問項目を用いて看護系大学・短期大学30校を対象とする調査を実施し，質問項目間の相関係数が0.7以上であった質問項目，無効回答があった質問項目に対する検討，および反応分布に基づく質問項目内容の類似性・重複の有無の検討を行った。第3に，看護系大学・短期大学における教育管理責任者6名による専門家会議を開催し，質問項目の検討とその結果に基づく修正を行い，最終的に77質問項目を作成した。

　質問項目は，各質問項目に対する組織運営の現状を評価するための選択肢「評価していない」，「現状を把握している」，「問題点を明らかにしている」，「評価結果を活用している」を設け，各々に0から3点を配し尺度化した。同時に，自校に質問項目が示す制度やシステムなどが存在せず，評価の必要がない場合を考慮した選択肢「該当しない」を設けた。

　また，質問項目は，教育管理責任者が10評価指標に沿って評価できるように，各評価指標を明記した上で，その評価指標に属する一連の質問項目を示すという配列にした。

●妥当性

　インベントリは，その作成過程において，大学審議会が示した評価指標，大学基準協会看護学教育研究委員会が示した自己点検・評価の評価項目，米国の全国看護連盟（NLN）による看護系高等教育機関の組織運営に関する基準認定の評価指標に基づく評価指標の抽出，その評価指標に基づく質問項目の作成，教育管理責任者をメンバーとする専門家会議による検討を実施した。

　これらは，インベントリが，看護系大学・短期大学が看護学教育を行う高等教育機関として組織運営の現状を評価する必要のある評価指標および質問項目を網羅し，その内容が教育管理責任者にとって回答可能であるという内容的妥当性を確保するための手続きを経ていることを示す。

d 『看護系大学組織運営評価インベントリ』の活用方法

●測定の実施方法

〔実施時期〕

　インベントリは，大学版10評価指標77質問項目，短期大学版9評価指標73質問項目からなる。評価者は，看護系大学・短期大学の教育管理責任者である。教育管理責任者は，自校の組織運営のあり方に問題や見直しの必要性を感じる，あるいは委員会などにおいてその現状に関する客観的情報を共有する必要があるといった場合に，このインベントリを活用できる。

　また，インベントリは，看護系大学・短期大学が，看護学教育を行う高等教育機関として組織運営の現状を評価する必要がある項目を網羅し，各項目に対する組織運営の現状をその評価活動の実施度という視点から明らかにするものであり，年度ごとに定期的に用いることも有効である。

〔採点方法〕

　インベントリの実施には，約15分を要する。各質問項目への回答は「評価していない」（0点）から「評価結果を活用している」（3点）までの4段階の選択肢，あるいは当該大学・

194　第 4 章　看護学教育組織運営論

短期大学に質問項目が示す制度やシステムが存在しない場合は「該当しない」を選択することによって行う（表 4-7a, b）。「該当しない」には配点がない。これは，その質問項目が，その看護系大学・短期大学にとって組織運営評価に必要のない内容であることを示す。そのため，インベントリにおける評価指標ごとあるいは全評価指標の合計を算出する場合，その得点の範囲は，「該当しない」を選択した質問項目数により異なってくる。

　この点を考慮し，インベントリの採点は，その看護系大学・短期大学が組織運営評価を要する内容を示す質問項目の得点のみを対象として，次のように行う。

　インベントリ全体に関する得点（全体得点）は，「評価していない」（0 点）から「評価結果を活用している」（3 点）までに回答した全質問項目の得点を合計し，その質問項目数で割り，平均値を算出する。また，各評価指標に関する得点（評価指標得点）も同様の方法で平均値を算出する。これは，評価指標得点を例に説明すると，次のようになる。

　A 大学が社会人に対する科目等履修生制度を実施していない場合，評価指標Ⅶ【社会との連携】の 5 質問項目のうち＜61. 社会人の科目等履修生制度＞への回答は，「該当しない」となる。この A 大学における評価指標Ⅶの他の 4 質問項目に対する回答がすべて「問題点を明らかにしている」（2 点）である場合，A 大学の評価指標Ⅶに関する評価指標得点は 2 点 ｛(2＋2＋2＋2) 点÷4 項目｝となる。

●測定結果の解釈

〔得点の解釈〕

　インベントリの各質問項目の回答は，自己点検・評価の実施度を反映している。全体得点，各評価指標得点は，ともに 0 点から 3 点までの得点が可能であり，得点が高いほど組織運営評価の実施度が高いことを表す。教育管理責任者は，このインベントリの測定結果を次の 3 点に活用できる。

　(1) 全体得点を通して，自校の組織運営評価の現状を総合的に把握する。

　(2) 各評価指標得点を通して，その評価指標が表す側面に関する組織運営評価の現状を把握し，どの側面に関し評価活動を改善する必要があるかを理解する。

　(3) 各評価指標を構成する質問項目の得点に着目することにより，改善を要する点について具体的な示唆を得る。

　なお，全体得点，各評価指標得点をグラフ（図 4-5）に表すことにより，その特徴を視覚的に把握できる。

〔測定結果を解釈するための基礎資料〕

　以下に，測定結果とその解釈の方法の具体例として，B 大学の例を説明する。

　1）B 大学の測定結果

　B 大学は，大学院を有し，編入学制度，科目等履修生制度，社会人特別選抜制度，外国人留学制度は採用していない。また自己点検・評価を毎年実施しており，報告書を公表しているが，第三者評価は取り入れていない。

　B 大学におけるインベントリの全体得点は 1.8 点であり，各評価指標得点は，【教育理念・目的・目標】2.2 点，【教育活動】2.0 点，【研究活動】2.0 点，【教員組織】1.5 点，【施設設備】1.0 点，【国際交流】0 点，【社会との連携】1.0 点，【管理運営・財政】1.5 点，【自己評価体制】2.0 点，【大学院教育】0 点であった（図 4-5）。

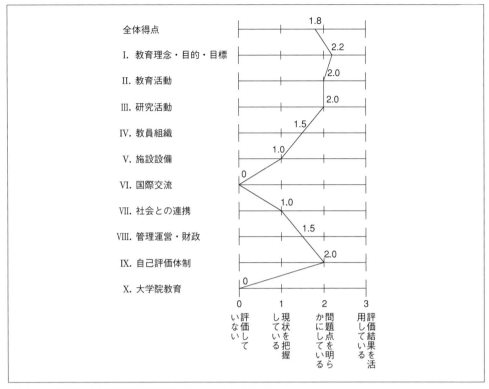

図 4-5　看護系大学組織運営評価インベントリ得点の例

2) 測定結果の解釈の具体例

　全体得点1.8点は，B大学が自己点検・評価を実施してはいるが，問題点を明らかにし，評価結果を活用するという状況には至っていないことを表している。また，各評価指標得点は，B大学における組織運営評価に関し，以下の内容を表している。

(1) 【教育理念・目的・目標】，【教育活動】，【研究活動】，【自己評価体制】は2点以上3点未満であり，これらに関する組織運営評価は問題点の解明にとどまり評価結果の活用による改善への取り組みに至っていない。
(2) 【教員組織】，【施設設備】，【社会との連携】，【管理運営・財政】は1点以上2点未満であり，これらに関する組織運営評価は現状把握にとどまり，問題点の明確化に至っていない。
(3) 【国際交流】，【大学院教育】は0点であり，これらに関しては組織運営評価が行われていない。

　B大学の教育管理責任者は，これらの結果に基づき，自校の組織運営に対する自己点検・評価活動を次のような取り組みにより改善できる。

(1) 【教育理念・目的・目標】，【教育活動】，【研究活動】，【自己評価体制】に関しては，組織運営評価を通し解明された問題点を解決し，その改善を図るために評価結果を活用する。
(2) 【教員組織】，【施設設備】，【社会との連携】，【管理運営・財政】に関しては，把握した現状から問題点を解明するための取り組みを行う。

196 第4章 看護学教育組織運営論

(3)【国際交流】,【大学院教育】に関しては,まずその現状把握から開始する。

　また,各評価指標を構成する質問項目の得点より,上述した改善に向けて次のような示唆を得られる。

　例えば,組織運営評価を通じて解明された問題点を解決し,その改善を図るために評価結果を活用する必要がある評価指標【教育理念・目的・目標】を構成する各質問項目の得点は,〈4. 看護学部・学科・専攻の将来構想〉の得点が3点であり,他の3項目〈1. 看護学部・学科・専攻の教育目的・目標達成のための教育・研究への取り組み〉,〈2. 看護学部・学科・専攻の教育理念・目的・目標の定期的な評価〉,〈3. 看護学部・学科・専攻の教育理念・目的・目標への社会的ニードのアセスメントと反映〉の得点は各々2点であった。これは,〈4. 看護学部・学科・専攻の将来構想〉に関しては,問題点の解明とその解決に向けた評価結果の活用が行われているが,他の3項目に関しては,問題点の解明にとどまり,その解決に向けて評価結果が活用されていないことを表す。教育管理責任者は,この結果に基づき,その現状について明確に把握するとともに,評価結果を活用した問題点解明への取り組みが行われていない原因を検討し,組織運営の機構,各教員の現状に対する知覚など,原因に応じた対策を講じることによって,その状況を改善できる。

　現状把握から開始する必要がある評価指標【大学院教育】は,それを構成する全2質問項目に関する得点が各々0点であり,大学院を設置しているにもかかわらず,〈76. 博士・修士課程と看護学部の教育理念との一貫性〉,〈77. 博士・修士・学士課程におけるカリキュラムの階層性〉に関し,まったく組織運営評価を実施していないことを表す。教育管理責任者は,これらを組織運営評価を要する項目として自覚するとともに,評価を実施してこなかった原因を検討し,例えば,その責任の所在が不明確である場合にはそれを明らかにする,組織運営上適切な機構が整備されていない場合には大学院教育に関する評価委員会等を新たに設置するなどにより,その評価活動の開始に結びつけることができる。

e 『看護系大学組織運営評価インベントリ』の限界

　インベントリは,教育管理責任者が自校の組織運営評価の現状を把握し,その結果をその後の評価活動に反映できる情報の提供を意図した測定用具である。そのため,各質問項目に適切に回答しなかった場合,組織運営評価の現状を正確に把握することができない。

　例えば,実際には評価の必要がある項目であり,本来「評価していない」と答える必要があるにもかかわらず,判断を誤り「該当しない」とした場合,その質問項目が示す内容,あるいはその質問項目を含む評価指標得点や全体得点を正確に把握することは困難である。そのため,自校における制度やシステムなどの有無に関する判断は,正確かつ慎重に行う必要がある。

　また,このインベントリは,看護系大学・短期大学における組織運営評価の現状を,その実施度という視点から明らかにするものであり,その方法の適切性を評価するものではない。すなわち,現状や問題点の解明方法や,評価結果の活用方法が適切であるかといった点については,明らかにすることはできない。これらに関しては,自己点検・評価の対象各々に適した,信頼性・妥当性を確保した測定用具の使用により把握する必要がある。

Ⅱ. 看護学教育組織運営論からみた看護学教育の諸問題　　197

2 『看護専門学校組織運営評価インベントリ』

a 『看護専門学校組織運営評価インベントリ』の特徴

　看護専門学校組織運営評価インベントリ（以下，専門学校インベントリ）は，看護専門学校の組織運営に携わる教育管理責任者，もしくはこの役割を担う委員会（以下，教育管理責任者）が，自校の組織運営の現状を評価することを目的に開発されたものである。看護専門学校における教育管理責任者の名称は多様であり，学校長，副学校長，教務主任，教育主事がこれに該当する。

　専門学校インベントリは，次の2つの特徴を持つ。
- （1）専門学校インベントリの項目は，質の高い看護を提供する看護師養成に向けて，看護専門学校が組織運営状況の評価を必要とする内容を網羅している。
- （2）専門学校インベントリの活用は，看護専門学校における組織運営の現状を各項目に対する評価活動の実施の視点から明らかにする。

　看護専門学校における教育管理責任者は，教育の質向上を目ざし，対象者への質の高い看護を提供する看護師養成に必要不可欠な内容を網羅した組織運営評価を行う責務を持つ。上述した特徴を持つ専門学校インベントリは，看護専門学校の教育管理責任者が，自校における組織運営の現状の把握，改善を通して，看護職養成教育機関としての質の維持，向上を実現することを支援する。

b 『看護専門学校組織運営評価インベントリ』の構成

　専門学校インベントリは，全校評価対象項目と該当校評価対象項目の2部から構成され，全9評価指標67質問項目からなる（表4-8）。第1部の全校評価対象項目は，すべての看護専門学校が評価の対象とする質問項目であり，7評価指標60質問項目からなる。第2部の該当校評価対象項目は，研究活動および国際交流に関する制度やシステムなどを持つ該当校が評価の対象とする質問項目であり，2評価指標7質問項目からなる。

●全校評価対象項目

　専門学校インベントリのうち，全校評価対象項目の7評価指標60質問項目を以下に示す。

　評価指標Ⅰは【教育理念・目的・目標】であり，4質問項目からなる。この4質問項目は，看護専門学校の教育目的・目標達成のための教育活動，その理念・目的・目標の定期的評価，看護学教育の視点による社会的ニードのアセスメント，将来構想を含む。

　評価指標Ⅱは【教育活動】であり，7下位指標27質問項目からなる。この7下位指標とは，《学生の受け入れ》，《学生生活への配慮》，《カリキュラムの編成》，《教育指導のあり方》，《教授方法の工夫》，《成績評価・単位認定》，《卒業生の進路状況・卒業生の特性》である。

　下位指標《学生の受け入れ》は，2質問項目からなり，学生の募集・選抜，定員の充足状況を含む。下位指標《学生生活への配慮》は，3質問項目からなり，奨学金や授業料減免制度の活用，学生生活相談の実施，学生の課外活動を含む。下位指標《カリキュラムの編成》は，5質問項目からなり，カリキュラム編成と教育理念・目的・目標の一貫性，教育の内容とカリキュラム全体における位置づけ，カリキュラムの編成やその見直し方法を含む。下位指標《教育指導のあり方》は，8質問項目からなり，授業概要の作成状況，カリキュラム

198 第4章 看護学教育組織運営論

表 4-8 看護専門学校組織運営評価インベントリ

貴教育課程の組織運営に関する評価の実施状況について，次の【全校評価対象項目】にお答えください。また，貴教育課程に研究活動及び国際交流に関する制度やシステム等がある場合，【該当校評価対象項目】も合わせてお答えください。なお，各番号および記号は次の意味を示しています。

n.a.（not applicable）該当しない＝制度やシステム等がないため，評価の必要がない。
0．評価していない　　　　　　＝制度やシステム等はあるが，評価していない。
1．現状を把握している　　　　＝調査したり情報を収集して現状を把握している。
2．問題点を明らかにしている　＝現状把握の資料に基づき，問題点の有無を明らかにしている。
3．評価結果を活用している　　＝評価結果を，看護専門学校の充実向上に結びつけるための方策について検討し，具体化している。

■全校評価対象項目
　Ⅰ．教育理念・目的・目標
　　1．看護専門学校の教育目的・目標達成のための教育への取り組み……………………3・2・1・0・n.a.
　　2．看護専門学校の教育理念・目的・目標の定期的な評価…………………………………3・2・1・0・n.a.
　　3．看護専門学校の教育理念・目的・目標への社会的ニードのアセスメントと反映………3・2・1・0・n.a.
　　4．看護専門学校の将来構想………………………………………………………………3・2・1・0・n.a.
　Ⅱ．教育活動
《学生の受け入れ》
　　5．学生募集や入学者選抜の方針・方法…………………………………………………3・2・1・0・n.a.
　　6．学生定員の充足状況（志望者数，合格者数，入学者数，在学者数等）………………3・2・1・0・n.a.
《学生生活への配慮》
　　7．奨学金や授業料等減免制度の活用状況………………………………………………3・2・1・0・n.a.
　　8．学生生活相談の実施状況………………………………………………………………3・2・1・0・n.a.
　　9．学生の課外活動状況……………………………………………………………………3・2・1・0・n.a.
《カリキュラムの編成》
　　10．カリキュラム編成と教育理念・目的・目標の一貫性…………………………………3・2・1・0・n.a.
　　11．一般教育・専門教育の内容とカリキュラム全体における位置づけ…………………3・2・1・0・n.a.
　　12．外国語教育の内容・カリキュラム全体における位置づけ……………………………3・2・1・0・n.a.
　　13．保健体育教育の内容・カリキュラム全体における位置づけ…………………………3・2・1・0・n.a.
　　14．カリキュラムの編成やその見直しの方法・体制………………………………………3・2・1・0・n.a.
《教育指導のあり方》
　　15．各授業科目ごとの授業概要（シラバス）の作成状況…………………………………3・2・1・0・n.a.
　　16．カリキュラムガイダンスの実施状況…………………………………………………3・2・1・0・n.a.
　　17．教員1人当たりの授業時間数…………………………………………………………3・2・1・0・n.a.
　　18．各授業科目担当者間における授業内容の調整状況……………………………………3・2・1・0・n.a.
　　19．演習・実験の実施状況…………………………………………………………………3・2・1・0・n.a.
　　20．看護学実習施設における教育条件の整備状況…………………………………………3・2・1・0・n.a.
　　21．他大学・短期大学・専門学校との単位互換の方針と実施状況………………………3・2・1・0・n.a.
　　22．学生の進級・卒業状況（留年，休学，退学等）………………………………………3・2・1・0・n.a.
《教授方法の工夫》
　　23．教授方法に関する工夫のための取り組み状況（研究会等）…………………………3・2・1・0・n.a.
　　24．教員の教育活動に対する評価の工夫状況（学生による授業評価等）………………3・2・1・0・n.a.
　　25．教授方法工夫のための学生・卒業生・教員等の意見の取り入れ……………………3・2・1・0・n.a.
《成績評価・単位認定》
　　26．成績評価，単位認定の方針と基準……………………………………………………3・2・1・0・n.a.
《卒業生の進路状況・卒業生の特性》
　　27．卒業時の学生の就職状況………………………………………………………………3・2・1・0・n.a.
　　28．卒業時の学生の進学状況………………………………………………………………3・2・1・0・n.a.

（縦書き見出し：評価結果を活用している・・・／問題点を明らかにしている・・・／現状を把握している・・・／評価していない・・・／該当しない・・・）

II. 看護学教育組織運営論からみた看護学教育の諸問題　　199

29. 卒業時の学生の看護に関する実践能力の修得状況……………………………3・2・1・0・n. a.
30. 卒業生の資格取得状況（看護師，保健師，助産師等）………………………3・2・1・0・n. a.
31. 卒業生の職業的発達にかかわる活動状況（就業状況，職能団体活動，研究活動，
　　継続教育，卒後教育等)……………………………………………………………3・2・1・0・n. a.

III. 教員組織
32. 教育理念・目的・目標を達成するための専任教員数と非常勤講師数の充足状況………3・2・1・0・n. a.
33. 専任教員と非常勤講師の担当科目の配置と割合…………………………………3・2・1・0・n. a.
34. 教員個々の担当領域の適切性（学位，専門分野，臨床経験，教育経験等と担当領域）……3・2・1・0・n. a.
35. 教員個々の活動状況（教授，研究，管理，臨床，地域社会における学外活動等)……3・2・1・0・n. a.
36. 教員個々の背景（年齢，学位，職位，勤務年数)…………………………………3・2・1・0・n. a.
37. 教員の採用や昇進にかかわる基準…………………………………………………3・2・1・0・n. a.
38. 教員の人事に関する長期計画………………………………………………………3・2・1・0・n. a.
39. 看護専門学校独自の教育目標に即した教員の採用と調整………………………3・2・1・0・n. a.
40. 教職員の職業的満足，身体的・精神的健康，組織へのコミットメント等の状況………3・2・1・0・n. a.

IV. 施設設備
41. 看護専門学校の教育目標を達成するための施設・設備の整備・運用状況………3・2・1・0・n. a.
42. 図書室における看護学関係の蔵書・新刊の範囲と数……………………………3・2・1・0・n. a.
43. 教員と学生の図書室の利用状況……………………………………………………3・2・1・0・n. a.
44. 教員と学生が図書室を自由に利用できるシステムの整備状況…………………3・2・1・0・n. a.
45. 教員と学生が利用できる学術情報システムの整備状況…………………………3・2・1・0・n. a.
46. 図書室運用における教員の意見の反映状況………………………………………3・2・1・0・n. a.

V. 社会との連携
47. 社会人特別選抜制度…………………………………………………………………3・2・1・0・n. a.
48. 看護学実習等における施設提携・地域社会との連携状況………………………3・2・1・0・n. a.
49. 看護学教育活動を通した地域社会への貢献状況…………………………………3・2・1・0・n. a.

VI. 管理運営・財政
50. 看護専門学校の事務組織が行っている管理・運営の状況………………………3・2・1・0・n. a.
51. 看護専門学校の管理・運営への教員・管理者の参加状況………………………3・2・1・0・n. a.
52. 看護専門学校の管理・運営への学生の参加のための体制………………………3・2・1・0・n. a.
53. 看護専門学校の管理者の看護学領域の教育背景および教育経験に関する規定………3・2・1・0・n. a.
54. 計画立案や資金配分等に対する看護専門学校の管理者の責任と権威…………3・2・1・0・n. a.
55. 看護専門学校の管理者に対する行政管理の仕事とリーダーシップを発揮できる十分
　　な時間の保証……………………………………………………………………………3・2・1・0・n. a.
56. 看護専門学校の予算配分・編成・執行の方針と状況……………………………3・2・1・0・n. a.
57. 看護専門学校の学外資金の導入状況………………………………………………3・2・1・0・n. a.

VII. 自己評価体制
58. 看護専門学校のカリキュラムの定期的な評価……………………………………3・2・1・0・n. a.
59. 評価結果をフィードバックするための学内組織とその活動状況………………3・2・1・0・n. a.
60. 教員の教育活動を公表する機会の提供……………………………………………3・2・1・0・n. a.

■該当校評価対象項目
VIII. 研究活動
61. 研究誌の編集方針と発行状況………………………………………………………3・2・1・0・n. a.
62. 共同研究の実施状況…………………………………………………………………3・2・1・0・n. a.
63. 研究費の配分方法……………………………………………………………………3・2・1・0・n. a.
64. 研究費の財源（学外からの資金の導入状況，科学研究費補助金の採択状況等)……3・2・1・0・n. a.

IX. 国際交流
65. 海外の学校との相互交流の実態……………………………………………………3・2・1・0・n. a.
66. 学生の海外留学や研修制度…………………………………………………………3・2・1・0・n. a.
67. 教員の海外研修制度…………………………………………………………………3・2・1・0・n. a.

　　ガイダンスの実施状況，授業時間数や授業内容の調整，実習施設の教育条件，他大学・短
期大学・専門学校との単位互換の方針と実施状況，学生の進級・卒業状況を含む。下位指
標《教授方法の工夫》は，3質問項目からなり，教授方法工夫のための取り組み，評価，他
者意見の取り入れを含む。下位指標《成績評価・単位認定》は，1質問項目からなり，成績
評価・単位認定の方針と基準である。下位指標《卒業生の進路状況・卒業生の特性》は，

5質問項目からなり，卒業時の学生の就職・進学・看護実践能力の修得状況，卒業生の資格取得・職業的発達にかかわる活動状況を含む。

評価指標Ⅲは【教員組織】であり，9質問項目からなる。この9質問項目は，教育理念・目的・目標を達成するための教員の充足状況，教員個々の担当領域の適切性・活動状況・背景，看護専門学校独自の教育目標に即した教員の採用や昇進の基準，人事に関する長期計画，職業的満足や心身の健康状態・組織へのコミットメントの状況を含む。

評価指標Ⅳは【施設設備】であり，6質問項目からなる。この6質問項目は，看護専門学校の目標達成に向けた施設設備の整備・運用状況，図書室における看護学関係の蔵書の範囲と数，学術情報システムの整備状況，教員と学生の図書室利用状況，図書室運用に対する教員の意見反映状況を含む。

評価指標Ⅴは【社会との連携】であり，3質問項目からなる。この3質問項目は，社会人特別選抜制度，教育における施設提携・地域社会との連携状況，地域社会への貢献状況を含む。

評価指標Ⅵは【管理運営・財政】であり，8質問項目からなる。この8質問項目は，事務組織の管理・運営状況，看護専門学校の管理・運営への教員・管理者の参加状況と学生の参加体制，教育管理責任者の条件に関する規定，教育管理責任者の責任と権威，時間の保証，看護専門学校の予算配分・編成・執行・学外資金の導入状況を含む。

評価指標Ⅶは【自己評価体制】であり，3質問項目からなる。この3質問項目は，カリキュラムの定期的評価，評価結果のフィードバックに向けた学内組織とその活動状況，教員の教育活動の公表機会の提供を含む。

●該当校評価対象項目

専門学校インベントリのうち，該当校評価対象項目の2評価指標7質問項目を以下に示す。

評価指標Ⅷは【研究活動】であり，4質問項目からなる。この4質問項目は，研究誌の編集方針と発行状況，研究の実施状況，研究費の配分方法と財源を含む。

評価指標Ⅸは【国際交流】であり，3質問項目からなる。この3質問項目は，海外の学校との相互交流，学生の海外留学や教員の海外研修制度を含む。

C 『看護専門学校組織運営評価インベントリ』の作成過程

●評価指標の抽出と質問項目の作成

専門学校インベントリを作成するに当たり，わが国における看護専門学校の自己点検・評価に関する文献検討を行ったが，看護専門学校独自の評価指標を示す基礎資料は存在しなかった。大学，短期大学，専門学校は，看護基礎教育課程という点で共通する一方，各々教育目的は異なっている。このことは，看護基礎教育課程に共通する評価指標が存在すると同時に，看護専門学校と大学，短期大学とでは異なる評価指標もあることを意味している。

そこで，前節の看護系大学組織運営評価インベントリ＜短期大学版＞を参考に，米国の全国看護連盟（NLN）による看護専門学校の組織運営に関する基準認定の評価指標[68]，保健婦助産婦看護婦学校指定規則[69]と照合し，追加あるいは修正・削除の必要な評価指標，質問項目を検討した。その結果，看護専門学校が組織運営評価を必要とする評価指標，質

問項目として，専門学校インベントリの中核となる9評価指標を採用し，66質問項目を作成した。

次に，この質問項目を用いた看護専門学校15校を対象とする調査の実施と，専門家会議の開催による質問紙の検討を行い，質問文および2質問項目を修正し，1質問項目を追加した。

さらに，修正した質問紙を用い，看護専門学校305校を対象とする調査を実施した。この調査結果に基づき，専門学校インベントリの構成を，ほとんどすべての看護専門学校が制度やシステムなどを持つ7評価指標と，半数以上の対象校が制度やシステムなどを持たない2評価指標に区分するとともに，質問項目の表現を一部修正した。

以上の検討により，すべての看護専門学校が評価を必要とする7評価指標60質問項目と，研究活動および国際交流に関する制度やシステムなどを持つ該当校が評価を必要とする2評価指標7質問項目からなる専門学校インベントリを作成した。

●質問項目の尺度化

質問項目は，各質問項目に対する組織運営の現状を評価するための選択肢「評価していない」，「現状を把握している」，「問題点を明らかにしている」，「評価結果を活用している」を設け，各々に0点から3点を配し，尺度化した。同時に，自校に質問項目が示す制度やシステムなどが存在せず，評価の必要がない場合を考慮した選択肢「該当しない」を設けた。

また，質問項目は，教育管理責任者が評価指標に沿って評価できるように，各評価指標を明記した上で，その評価指標に属する一連の質問項目を示すという配列にした。

●信頼性と妥当性

〔信頼性〕

専門学校インベントリの信頼性は，クロンバックα信頼性係数（以下，α係数）の算出により検討した。その結果，223名の教育管理責任者から得た回答のインベントリ全体に関するα係数は0.96であった。また，全校評価対象項目および該当校評価対象項目のα係数は，0.97と0.83であり，専門学校インベントリは内的整合性を確保していることを示した。

〔妥当性〕

専門学校インベントリの内容的妥当性は，看護専門学校15校を対象とする質問紙調査により検討した。この調査においては，無効回答があった質問項目に対する検討，反応分布に基づく質問項目内容の類似性・重複の有無の検討を行った。また，専門学校における教育管理責任者，教員経験を持つ研究者をメンバーとする専門家会議の開催により検討した。これらの検討結果に基づき，教示文および2質問項目を修正，1質問項目を追加した。

d 『看護専門学校組織運営評価インベントリ』の活用方法

●測定の実施方法

〔実施時期〕

専門学校インベントリの評価者は，看護専門学校の教育管理責任者である。教育管理責任者は，自校の組織運営のあり方に問題や見直しの必要性を感じる，あるいは委員会などにおいてその現状に関する客観的情報を共有する必要がある場合などに，このインベント

202　第4章　看護学教育組織運営論

リを用いることができる。また，専門学校インベントリは，看護専門学校が看護師養成を行う教育機関として組織運営の現状を評価する必要がある項目を網羅しており，組織運営の現状に対する評価活動の実施の程度を明らかにするため，年度ごとの定期的な活用にも有効である。

〔採点方法〕

専門学校インベントリの実施には，約15分を要する。各質問項目への回答は「評価していない」（0点）から「評価結果を活用している」（3点）までの4段階の選択肢，あるいは，質問項目が示す制度やシステムなどが存在せず，評価の必要がない場合は「該当しない」を選択することによって行う（表4-8）。「該当しない」には配点がない。これは，その質問項目が，その看護専門学校にとって組織運営評価に必要のない内容であることを示す。そのため，専門学校インベントリにおける得点を，評価指標ごと，あるいは専門学校インベントリ全体（全評価指標の合計）に対して算出する場合，得点の範囲は，「該当しない」を選択した質問項目数により異なってくる。

この点を考慮し，専門学校インベントリの採点は，その看護専門学校が組織運営評価を要する内容を示す質問項目の得点のみを対象として，次のように行う。

専門学校インベントリ全体に関する得点（全体得点）は，「評価していない」（0点）から「評価結果を活用している」（3点）までに回答した全質問項目の得点を合計し，その質問項目数で割り，平均値を算出する。また，各評価指標に関する得点（評価指標得点）も同様の方法で平均値を算出する。これは，評価指標得点を例に説明すると次のようになる。

A看護専門学校が社会人特別選抜制度を実施していない場合，評価指標V【社会との連携】の3質問項目のうち〈47. 社会人特別選抜制度〉への回答は，「該当しない」となる。このA看護専門学校における評価指標Vの他の2質問項目に対する回答がすべて「問題点を明らかにしている」（2点）である場合，A看護専門学校の評価指標Vに関する評価指標得点は2点 ｛(2+2) 点÷2項目｝ となる。

●測定結果の解釈

〔得点の解釈〕

専門学校インベントリの各質問項目の回答は，自己点検・評価の実施の程度を反映している。得点は，全体得点，各評価指標得点，各項目得点ともに，0点から3点までの得点が可能であり，得点が高いほど組織運営評価の実施の程度が高いことを表す。教育管理責任者は，このインベントリの測定結果を次の3点に活用できる。

(1) 全体得点を通して，自校の組織運営評価の現状を総合的に把握する。

(2) 各評価指標得点を通して，その評価指標が表す組織運営評価の現状を把握し，どの側面に関し評価活動を改善する必要があるかを理解する。

(3) 各評価指標を構成する質問項目の得点に着目することにより，改善を要する点について具体的な示唆を得る。

なお，全体得点，各評価指標得点をグラフ（図4-6）に表すことにより，その特徴を視覚的に把握できる。

〔測定結果を解釈するための基礎資料〕

以下に，測定結果とその解釈の方法の具体例として，B看護専門学校の例を説明する。

1）B看護専門学校の測定結果

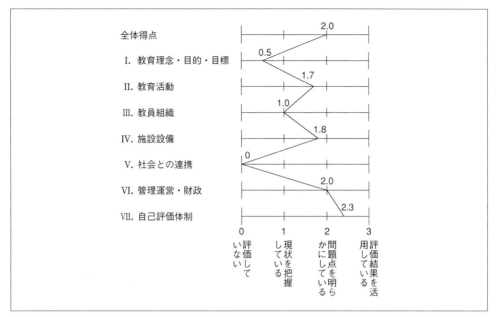

図 4-6 看護専門学校組織運営評価インベントリ得点の例

　B看護専門学校は，140名の学生が在籍する学校であり，医師が学校長を務め，4名の専任教員がいる。組織運営に関する自己点検・評価は，教育主事が責任をもって定期的に実施し，報告書を公表している。B看護専門学校には，研究活動および国際交流に関する制度やシステムがない。
　B看護専門学校における専門学校インベントリの全体得点は2.0点であり，各評価指標得点は，【教育理念・目的・目標】0.5点，【教育活動】1.7点，【教員組織】1.0点，【施設設備】1.8点，【社会との連携】0点，【管理運営・財政】2.0点，【自己評価体制】2.3点であった（図4-6）。
　2）測定結果の解釈の具体例
　全体得点の2.0点は，B看護専門学校が自己点検・評価を実施してはいるが，問題点の解明にとどまり，評価結果を活用するという状況には至っていないことを表している。また，各評価指標得点は，B看護専門学校における組織運営評価に関し，以下の内容を示している。
　(1)【管理運営・財政】，【自己評価体制】の得点は，2点以上3点未満であり，これらに関する組織運営評価は問題点の解明にとどまり，評価結果の活用による改善への取り組みに至っていない。
　(2)【教育活動】，【教員組織】，【施設設備】の得点は，1点以上2点未満であり，これらに関する組織運営評価は現状把握にとどまり，問題点の明確化に至っていない。
　(3)【教育理念・目的・目標】，【社会との連携】の得点は，0点以上1点未満であり，これらに関しては組織運営評価が行われていない。
　B看護専門学校の教育主事は，これらの結果に基づき，自校の組織運営に対する自己点検・評価活動を，次のような取り組みにより改善できる。

（1）【管理運営・財政】，【自己評価体制】に関する問題点を解決し，その改善を図るために，評価結果に基づき具体的な方策を検討する。

（2）【教育活動】，【教員組織】，【施設設備】に関する問題点を解明するために，収集し把握している情報を分析する。

（3）【教育理念・目的・目標】，【社会との連携】に関する問題点を解明し，改善のための具体策を検討するために，まず現状を把握するための活動を開始する。

また，各評価指標を構成する質問項目の得点より，上述した改善に向けて，次のような示唆が得られる。

たとえば，【自己評価体制】を構成する3つの質問項目の得点は，〈58. 看護専門学校のカリキュラムの定期的な評価〉の得点が3点であり，他の2項目〈59. 評価結果をフィードバックするための学内組織とその活動状況〉，〈60. 教員の教育活動を公表する機会の提供〉の得点が各々2点であった。これは，カリキュラムの定期的な評価に関する問題点を解明し，その解決に向けて評価結果が活用されている現状を表す。しかし，その一方で，自己評価結果のフィードバックや教育活動を公表する機会は，問題点の解明にとどまり，その解決に向けた評価結果の活用が行われていない現状を表す。

教育管理責任者は，これらの結果より，自己評価体制の現状を明確に把握できる。また，評価結果を活用した問題点の解明に向けた取り組みが行われていない原因を検討し，組織運営の機構，各教員の現状に対する知覚など，原因に応じた対策を講じることによってその改善を図ることができる。

あるいは，【教育理念・目的・目標】を構成する4つの質問項目の得点は，〈1. 看護専門学校の教育目的・目標達成のための教育・研究への取り組み〉の質問項目を除くその他3項目の得点が各々0点であった。これは，教育目的・目標達成のための教育への取り組みがなされているにもかかわらず，〈2. 看護専門学校の教育理念・目的・目標の定期的な評価〉，〈3. 看護専門学校の教育理念・目的・目標への社会的ニードのアセスメントと反映〉，〈4. 看護専門学校の将来構想〉に関し，まったく組織運営評価を実施していないことを表す。

教育管理責任者は，これらを組織運営評価を要する項目として自覚するとともに，評価を実施してこなかった原因を検討できる。たとえば，その責任の所在が不明確である場合には，それを明らかにする，教育理念・目的・目標の評価方法が明確でない場合には，評価方法に関する学習機会を新たに設けるなどにより，その評価活動の開始に結びつけることができる。

e 『看護専門学校組織運営評価インベントリ』の限界

専門学校インベントリは，教育管理責任者が自校の組織運営評価の現状を把握し，その結果をその後の評価活動に反映できる情報提供を意図した測定用具である。

専門学校インベントリは，看護専門学校の実情に則した内容を網羅できるよう，文献検討と調査を繰り返し作成した。そのため，各質問項目に対して，「該当しない」と回答することは，きわめて稀な場合であると推察できる。たとえば，ある看護学校は，開校したばかりで卒業生を輩出していないといった場合，現在のところ【卒業生の進路状況・卒業生の特性】に関する制度やシステムなどが存在しないため，その質問項目は得点化されない

可能性がある。しかし，その結果は，制度やシステムなどがないことに対する改善の必要性を示すものではなく，組織運営に対する評価活動の実施の程度を示すものである。

　また，実際には評価の必要がある項目であり，本来「評価していない」と答える必要があるにもかかわらず，判断を誤り「該当しない」とした場合，その質問項目が示す内容，あるいはその質問項目を含む評価指標得点や全体得点を正確に把握することは困難である。そのため，自校における制度やシステムなどの有無に関する判断は，正確かつ慎重に行う必要がある。

引用文献

1) 古屋かのえ他：パネル・ディスカッション「看護教育を考える」その1，全国看護教育学会誌，2，1-26，1970.
2) 前掲書1)，6.
3) 岩藤多賀子：3年課程看護学校・養成所及び専任教員実態調査について，全国看護教育学会誌，3，110-124，1971.
4) 吉本二郎，真野宮雄，永岡順他：看護学校経営の連載12回，看護教育，14(1)-14(12)，1973.
5) 内田靖子：看護教育問題研究会総括報告書1，看護，27(1)，100，1975.
6) 前掲書5)，101.
7) 岩内亮一，陣内靖彦：看護教育問題研究会総括報告書9，看護学校の組織と運営・1，看護教育，16(5)，282，1975.
8) 岩内亮一・陣内靖彦：看護教育問題研究会総括報告書9，看護学校の組織と運営・2，看護教育，16(6)，364，1975.
9) 杉森みど里：看護学校の実態と看護教育制度，看護教育，25(3)，135-154，1984.
10) 日本看護協会調査研究室：日本看護協会調査報告（No.38），1991年看護教育調査，日本看護協会出版会，1993.
11) 日本看護協会調査研究室：日本看護協会調査報告（No.42），1993年看護基礎教育の課題，日本看護協会出版会，1993.
12) 伊藤暁子他：看護学校の経営に関する特集，看護教育，36(6)-36(7)，1995.
13) 日本看護協会出版会編：平成28年版看護関係統計資料集，60，197-201，日本看護協会出版会，2017.
14) 細谷俊夫他編：教育学大事典1，「学校」の項，349-355，第一法規出版，1978.
15) 学校教育法（改正平成27年6月26日法50号），第1条.
16) 学校教育法（改正平成27年6月26日法50号），第108条.
17) 保健師助産師看護師学校養成所指定規則(改正平成27年3月31日文部科学省・厚生労働省令第2号)，第1条の2.
18) 日本看護協会出版会：日本看護協会年表，2，日本看護協会出版会，1979.
19) 吉本二郎：学校経営学—現代教職課程全書，88，国土社，1965.
20) 見田宗介他編：社会学事典，「経営」の項，242，弘文堂，1988.
21) 占部郁美編著：経営学辞典，「経営」の項，128-129，中央経済社，1980.
22) 前掲書14)，「学校経営」の項，386-391.
23) 下中邦彦編：新教育の事典，「学校経営」の項，117-119，平凡社，1979.
24) 細谷俊夫他編：新教育学大事典1，「学校経営」の項，539-543，第一法規出版，1990.
25) 前掲書24)，「学校管理」の項，506-507.
26) 下中邦彦：世界大百科事典18，「組織」の項，431，平凡社，1981.
27) 前掲書20)，「組織」の項，566-567.
28) 日本教育社会学会編集：新教育社会学辞典，「意志決定」の項，21-22，東洋館出版，1986.
29) 前掲書28)，「意志決定」の項，21-22.
30) 澤田進編：21世紀の看護学教育，財団法人大学基準協会資料第56号，3-10，大学基準協会，2002.
31) 大学基準協会編：大学評価マニュアル＜改訂版＞，128-132，大学基準協会，2000.
32) 杉森みど里：看護系大学・短期大学におけるカリキュラムに関する研究，看護教育振興事業に関わる調査報告書，千葉大学看護学部研究班（平成7年度），3，1995.
33) 髙橋みや子：東京府病院産婆教授所の本免状産婆教育に関する研究，看護教育学研究，2(1)，7，1993.
34) 財団法人大学基準協会：21世紀の看護学教育—基準の設定に向けて—Educational Criteria for Nursing Science the 21st Century，看護学教育研究委員会報告，大学基準協会資料第41号，平成6年4月.
　　＊この報告の概要は以下の文献に紹介されている.
　　平山朝子：大学基準協会看護学教育研究委員会報告の紹介，看護教育，35(11)，870-873，1994.

35) 日本看護協会政策企画室：日本看護協会調査報告＜No. 69＞2003 年看護教育基礎調査，56，日本看護協会出版会，2004.
36) 日本看護協会調査・情報管理部調査研究課：日本看護協会調査報告＜No. 57＞1999 年看護専修学校（3 年課程）における大学・短期大学卒業者の入学受け入れに関する調査，14-15，日本看護協会出版会，2000.
37) 看護婦等養成所の運営に関する指導要領について（平成 8 年 8 月 26 日健政発 731），第 6 の 2-(6).
38) 前掲書 10)，60.
39) 前掲書 10)，45.
40) 保健師助産師看護師学校養成所指定規則（改正平成 27 年 3 月 31 日文部科学省・厚生労働省令 2），第 4 条第 1 項の九.
41) 看護行政研究会監：看護六法平成 15 年版，第 3 編資料第 2 基本法令の改正経緯，「保健師助産師看護師学校養成所指定規則の一部を改正する省令（平 8.8.26 文・厚令 1）」の項，1189，新日本法規出版，2003.
42) 前掲書 10)，58.
43) 看護婦等養成所の運営に関する指導要領について（平成 8 年 8 月 26 日健政発 731），第 4 の 2.
44) 前掲書 10)，66.
45) 看護学教育の教育環境に関する実態調査プロジェクト：看護学教育の教育環境に関する実態と質向上に資するための提言，日本看護学教育学会誌，19(3)，99，2010.
46) 小川妙子他：看護学実習における教授活動に関する研究，日本看護科学会誌，15(3)，56，1995.
47) 前掲書 10)，38.
48) 中西睦子：看護教育と教育投資，看護展望，17(11)，36-39，1992.
49) グレッグ美鈴，杉森みど里：看護学教育における同一性形成に関する研究—職業領域及び価値意識領域に焦点をあてて，日本看護科学会誌，9(3)，44，1989.
50) 杉森みど里他：看護基礎教育課程における学生の同一性形成に関わる経験の分析，千葉大学看護学部紀要，15，9-15，1993.
51) 21 世紀医学・医療懇談会第 1 次報告：21 世紀の命と健康を守る医療人の育成を目指して，22，文部省，1996.
52) 特集/看護教育への投資を考える，看護展望，17(11)，1992.
53) 星源之助他：看護学校運営をめぐって，日本病院会雑誌，40(2)，189-213，1993.
54) 関根龍子：経済的側面からみた看護学校の教育と経営，看護教育，36(6)，493-497，1995.
55) 林　大監：国語大事典「言泉」，604，小学館，1987.
56) 細谷俊夫他編：新教育学大事典 2，「教務主任」の項，508-509，第一法規出版，1988.
57) 前掲書 41).
58) 前掲書 45)，119.
59) 前掲書 10)，95-96.
60) 文部科学省編：文部科学白書（平成 25 年度），122，日経印刷，2014.
61) 舟島なをみ監：看護実践・教育のための測定用具ファイル，第 3 版，141-168，医学書院，2015.
62) 前掲書 61)，190-199.
63) 前掲書 61)，232-240.
64) 舟島なをみ他編：看護学教育評価論—質の高い自己点検・評価の実現—，56，医学書院，2000.
65) 喜多村和之：新版大学評価とはなにか—自己点検・評価と基準認定，（資料）大学審議会答申「大学教育の改善について」，170-175，東信堂，1996.
66) 前掲書 34).
67) National League for Nursing：Criteria and Guidelines for the Evaluation of Baccalaureate and Higher Degree Programs in Nursing, National League for Nursing Press, 1992.
68) National League for Nursing：Criteria and Guidelines for the Evaluation of Diploma Programs in Nursing, National League for Nursing Press, 1992.
69) 看護問題研究会監修：看護六法平成 11 年度版，保健婦助産婦看護婦学校養成所指定規則，34-47，新日本法規出版，1999.

第5章

看護学教育授業展開論

はじめに

　授業とは，「相対的に独立した学習主体としての学生の活動と教授主体としての教員の活動とが相互に知的対決を展開する過程」[1]である。また，看護教育学においては，この過程の成立を，「教授＝学習過程」として表現する。それは，授業が，学習者にとって学習目標達成に向け教材を媒介にして知識や技能を獲得し，精神的・身体的諸機能を自己形成していく過程であると同時に，教員にとってそれを支援する教授活動を展開しながら，教員としての能力を開発していく過程であることに起因する。

　授業とその成立をこのように規定したとき，それを展開する教員には，いくつかの基本的知識が必要となる。

　第1は，授業にはどのような形態があるのかという「授業形態」に関する知識である。

　第2は，授業をどのような方法を用いて展開するのかという授業展開方法，すなわち「教育方法」に関する知識である。

　第3は，何を使用して授業の目的を達成するのかという「教材」に関する知識である。

　第4は，授業の過程や成果をどのように判定するのかという「評価」に関する知識である。これらの知識の上に，看護学教育独自の授業設計，展開は成立する。

　看護職養成教育の場においては，授業形態，教材，評価などの知識を重要視している歴史的経緯がある。その根拠は，看護学教員を対象とした継続教育プログラムには必ず授業形態，教材，評価などの知識の修得を目的とした学科目が盛り込まれていることにある。これらの学科目は，主に初等中等教育を専門とする教育学の専門家によって教授されてきたという経緯もある。

一方，一般の大学における教育，高等教育の場においては，看護職養成教育と同年代の学生を対象とするにもかかわらず，これまで教授活動に必要不可欠な授業形態，教育方法，評価などに関する知識はあまり重要視されていないという歴史的経緯もある。その根拠は，大学教員が初等中等教育に従事する教員と同様の教職免許を必要とされないことにある。教育に関し求められるのは，経験と教育上の業績のみである。先行学問の場と看護職養成教育の場における上記のような相違をもたらした原因は何か。看護職は長年，大学以外の場で教育を受けてきたからと単純に片づけてよいのであろうか。

この疑問に答える1冊の書物に出会った。それによれば，大学における主導権はこれまで教授団にあり，教授団は「学問の生産者としての研究機能が，学問の伝達者としての機能よりも重視されてきた」。また，「大学に入学する学生は，大学の要求する水準を満たしており，それゆえ，自分でカリキュラムを組み立て，様々な科目を選択しつつもこれを最終的には自己の学習目的に添って統合する能力を持つ者，すなわち能動的・主体的な生産者とみなされている」[2]。しかし，18歳人口の激減に伴い，学生は教育の受動的消費者[3]へと変化しつつあり，大学においても学生による授業評価の導入やFD（faculty development）が必須となっている。

このような観点からすると看護職養成教育は，今まさに大学が求められていることを既に実現してきた経緯がある。しかし，それは学生を受動的消費者としてとらえてきたというよりもむしろ看護職養成教育には国民に看護を提供する職業人の養成という具体的かつ現実的な目標があったからではないのだろうか。

その一方，看護職養成教育の高等教育化の遅れは，学問の生産者としての研究機能を果たせる教員の誕生を阻み，看護系大学は今まさに研究により看護学の知識を産出することを求められている。看護職養成教育を大学が担うようになり，大学において看護学教育に従事する教員には，これまで看護専門学校の教員の多くが受講を求められていた継続教育プログラムは提供されない。それだからこそ，学問の生産者としての研究的機能とその学問の伝達者としての教育的機能の両者を果たす能力を身につけていかなければならない。同時に，教育学の知識に学びつつ，高等教育としての看護学教育独自の知識を開発し続けることが看護教育学という学問に与えられた使命である。

以上を前提とし，第5章「看護学教育授業展開論」は，まず，看護学教育を支える理論を提示し，次に看護学教育における授業を展開するために必要となる授業形態，教材，授業設計等に関する基礎的知識を提示する。評価に関する内容は第6章に譲る。その上で，看護学教育独自の授業展開に関し論ずる。

I 看護学教育における授業展開を支える理論

1 学習理論と諸学説

　学習形態および教授形態[4]という用語は，学生を教育するときの形式を意味し，それは形式の基準に応じて「①狭義の教授法，②自習法，③相互学習法」，または「①講義法，②討議法，③発見法」などに分類される。それを学習者側と教育者側からとの分類基準の差と考えてきた。

　一方，学習理論を概説するとなると，そう単純に割り切ってしまえないことが感じられる。いずれにしても，看護学教育における授業展開に向けては，学習，教授という作用，あるいは機能を科学的に裏づける教育心理学と学習心理学とは，どのような関係なのか，また，それぞれが取り扱う内容は，どのように異なるのかなどについて理解しておく必要がある。

1 教育心理学における学習理論

　ある研究者は，教育心理学の意味について，「教育の問題を心理学的に研究し，それによって教育を科学的，合理的に行おうとするものである。しかも単に心理学を教育場面に応用するというだけでなく，教育実践上の諸問題を心理学の立場から研究しようとする。それ自身独自の体系を持つ科学であると考える傾向が強くなっている」[5]と主張し，教育現象に心理学を適用する応用心理学の立場をとらず，独自の体系を強調する。

　その一方では，教育心理学と学習心理学について「教育心理学の発展の刺激となり支えになってきたものとしては，まず児童心理学をはじめとする発達心理学や，学習心理学の進歩のことをあげねばなるまい。……しかしながら……それらがすべて直ちに，教育心理学的な知見なり技術なりに置き換えられるものではない，というところにもまた，問題の本質の一面がみられるのである」[6]と，学習心理学が児童心理学，および発達心理学とともに，教育心理学の学的自律の支えになったことを示唆している研究者もいる。

　前者の引用文における'教育'部分に'看護職養成教育'を，'心理学'部分に'教育学'を当てはめて読み直すとき，このように学問が分化，発展していくときに起こる体系化への論争は，きっと看護教育学にあって近い将来，当然起こり得る論点であろうと思われる。

　そもそも初期の教育心理学は，心理学の知識を教育に役立たせるために，教員に対して一般心理学の知識を概説するもの，あるいは教育学の一般的基礎をなす学問と位置づけ，心理学の応用部門とみなすものであったといわれる。しかしドイツの哲学者であり，教育者である Herbart, J. F. は，その『一般教育学』[7]の中で，教育の目的を倫理学，その方法を心理学に求めて科学的教育学の樹立[8]を図った。そして，それらに応えるべく「教育的状況の心理的側面や教育的行為の心理学として独自の体系化へ進んだのは第一次世界大戦

後」[9]であり，第二次世界大戦後には，技術革新の風潮に促されて飛躍的進展をみせたといわれる。

しかし現代の世界的傾向は，何といっても，スプートニク・ショックに触発された教育の現代化運動といわれる。ただし，わが国における教育心理学の事情は特殊であり，世界の潮流とは異なり第1期を経ずに，いきなり第2期を迎えたらしい。特記すべきことは，日本の学問の大勢がそうであったように，この分野もまた海外依存型であったため，ときにはドイツ流，ときにはアメリカ流にと変身し，独自の学問たり得なかった[10]という。このことは看護学のような後発学問の隣接領域として，現在のところしんがりに位置する看護教育学に籍を置く者として，大いなる好奇心と深い興味を感じるとともに，‘学の独立’の困難さを教えられる。

なお教育心理学の主な研究領域は，発達，学習，評価，適応の4領域とされている[11]。また教育心理学における発達という概念は，明らかに学習によるものを指し，学習もまた経験によって行動のしかたにある程度，持続的な変化が生ずることを指す。教育関係では教育的に積極的な価値を持つ行動傾向や認識の獲得を意味する。それが心理学関係においては，価値的にプラスの学習もマイナスの学習も，そのメカニズムにおいては違わない面もあるとして区別しないのが普通とされる。しかし看護学の概念枠組みの中にみる発達は，それらとは異なり，「身体・心理・社会的側面の総合体としての人間が変化する過程であり，その変化の過程には高度の分化や複雑さ，機能の効率を獲得していくことに加え，構造と機能の減退を含む」[12]と定義する。

2 学習心理学における学習理論

教育心理学とは異なり，学習心理学は，学習を成熟とは区別し，経験の反復によって生じる持続的な行動の変容ととらえ，その原理や方法を心理学的に解明する学問領域である[13]。その理論的流れの2大学説は，‘連合説’と‘認知説’あるいは‘形態説’であることはよく知られる。‘連合説’とは，刺激（stimulus）と反応（response）の連合という意味からS-R理論ともいわれ，それらの結合を学習の基礎という。しかしその中には，成功反応は強められ，失敗反応は弱められるとする‘効果の法則’による Thorndike, E. L. の強化説，Pavlov, I. P. の古典的条件づけの流れをくむ Guthrie, E. R. の接近説，さらに Hull, C. L. による動因-低減説や学習2段階説などがある。

一方，‘認知説’あるいは‘形態説’では，学習を試行錯誤ではなく，環境内の刺激関係に応じた認知構造の獲得を基礎としたものや，見通しに基づく行動の変容とするものがある。これは標識または記号（sign）と意味（signification）の認知という意味からS-S理論ともいわれる。これらの中には，刺激の形態（いわゆるゲシュタルト）との関係に反応するという洞察学習の概念の基礎となった Kohler, W. のゲシュタルト心理学説，Lewin, R. による認知構造の変化が学習であるとする心理学的な場理論，Tolman, E. C. のサイン・ゲシュタルト説，Bruner, J. S. の認知的構造論などがある。

これら理論の詳述は専門書に譲るが，上記の基礎理論の上に構築した Craig, R. C.[14] による学習の過程や Gagne, R. M.[15] の学習の類型などを参考にして，授業の現状を見直してみることは重要な意味を持つ。Craig, R. C. は，学習が「注意-知覚-獲得-把持-転移という5つの段階をとる」とし，学習過程が Ss-R学習（stimulus situation-response）から原理学

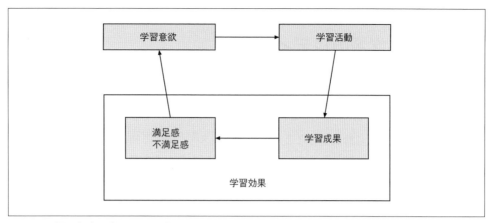

図 5-1　学習意欲と学習活動，学習効果の関係（新教育の事典，76，平凡社，1979.）

習までの学習類型として階層化され，条件反射から問題解決学習に至るまで，8つの型が低次から高次へと階層化しているとする。

3 学生の学習意欲

　学習意欲とは，自発的，能動的に学習しようとする欲求・意志をいう。心理学的に明確に定義された概念ではないが，内発性，自律性，価値志向性という特性を備えたものである。

　学習意欲は，学習活動，学習効果と関連しており（図5-1），それ自身が単独に存在するわけではない。これは，学習意欲が学習活動に，学習活動が学習成果とそれに対する満足感に影響し，それらはまた学習意欲へと循環することを意味する。また，この循環は，学習意欲と学習成果が直線的な関係ではなく，高い学習成果が高い学習意欲とともに適切な学習活動を介して結びつくことを意味する。

　いうまでもなく適切な学習活動は，多くの場合，適切な教授活動と結びつく。同時に学習成果とそれに対する満足感も教授活動に影響を受ける。これは，学習効果とそれに伴う満足感の高低が，教授活動の質にも多大なる影響を受け，学習効果の上がらない原因が学生の学習意欲の低さにのみあるのではないことを示している。学生が夜を徹して書いたレポートに評価が返ってこないなどといった状況は，教員が学習成果とそれに伴う満足感の関係，さらに満足感と学習意欲の関係も断ち切っている可能性を示す。

　また，学習意欲は心理学における「学習への動機づけ」とほぼ同義であるが，学習意欲という場合は，学習者の主体性を重視している[16]。

　動機づけに関しては，動因と目標の関係に着眼し，内発的動機づけ，外発的動機づけと分けて考える場合もある。内発的動機づけは，人が本来，学習への意欲を持つ存在と考え，意欲の働きやすい学習場面の設定を重視する。それに対して外発的動機づけは，学習目標を人の外に設定し，外からの統制によって学習を進めさせる。そのときに外からの報酬として利用する典型とされるものに成績，規則などへの賞罰があり，それらを利用することによって学習者を学習へと駆り立てていく。さらに動機づけは，生体を活動的にする作用と方向づける作用から成立しているとする考え方もある[17]。

2 学習のレディネス

1 レディネスに関する理論

　学習意欲，動機づけとともにレディネス[18]に関する知識も学生の主体的・自発的学習活動を尊重し，推し進めていくために有用である。ある目標に向かって学習する過程は，教員が学習者の外的条件を意図的・計画的に設定することを通し展開される。

　その過程は，学習者が一定の目標に到達するように支援されながら，主体的にそれにかかわることによって成立する‘教授＝学習過程’と，教員がまったく意図していない潜在的な働きかけ‘非教授＝学習過程’とによって成り立っている。そして，その両過程が混沌とした状況を呈しながら，学習者に多大な影響を与えていく。そのため，一定の外的条件を整え，意図的・計画的にそれらを学生に提供しさえすれば，いつでもそれに見合う学習成果が得られるというわけではない。外的条件がどのように一定であっても，その時点における学習者の内的条件によって，学習成果は大きく左右され，変動する。

　このような学習者の内的条件を，一定の条件下における，一定学習成果のためのレディネスと呼んでいる。いい換えるならば，あらゆる学習は，それを実現させるための外的条件と，学習者が持つレディネスによって成立するといってよい。学生が一定の学習目標へ到達するのを支援するために，外的条件をどのように系列的に統一し，制御していけばよいのかを考えていくときに，その対象である学生のレディネスを無視した教授活動は，個人的にどのように熱意を傾けても，あまり効果を上げられない場合があるのはそのためである。

　レディネス（readiness）は，準備性と訳されるが，『教育用語辞典』や『教育心理学事典』などは，そのまま片仮名を用いている。この用語は，効果的に授業を実施するための発達的・学習的・態度的・社会的準備性を指す。しかし，レディネスに関する理論も，自然に逆らわず成長するのを待つという説から，Bruner, J. S. のようにそれを批判する説へと変遷している。これらは，レディネスを成立させる要因，成立する過程などからなり，大別すると以下の4項目に分類される。

■レディネスの分類
①その成立を生得的に備わった機能の生理的成熟のみによるとするか，それとも現在のこの時，この場における内的条件は，過去の外的条件とによって作り上げた結果とみるか（成熟説 VS 習得説）。
②その成立過程を一定‘構造’の飛躍的・非連続的推移とみなすか，漸進的・連続的に起こるとみるか（飛躍説 VS 漸進説）。
③その内的条件は目標ごとに多種である（‘実質陶冶説’）とみなすか，または一種（‘形式陶冶説’あるいは‘知能の一般因子説’）とみるか（多元説 VS 一元説）。
④その発達的変化を多方向的なものとみるか，一方向を目ざすものとみなすか（多方向説 VS 一方向説）。

　上記の分類をよく知られる理論との組み合わせで示すと以下のようである。Gesell, A. L. は成熟説・漸進説・一方向説，Piaget, J. は成熟説・漸進説・一元説・一方向説，Thorndike, E. L. は習得説・漸進説・多元説である。その他，Vygotsky, L. S., Bruner, J. S. などの諸説

ある。このうち，Bruner, J. S. は，どのような内容でも'レディネス'に合った方法で教えられるという'待たない'で'教える'説を提示し，1960 年代後半からのレディネスに関する理論を変えていった。

現在においても「なお両者のどちらか一方が正しいとはいえない。教育においては，レディネスを固定的に考えないで，人間の内的な自律的調節の能力，文化的および環境的な力の影響，教授方法における進歩を広く活用していくことが必要である」[19]という説がもっとも適当に思われる。

② 看護学教育とレディネス

看護学教育においては，レディネスの規定要因を，成熟，過去の学習経験，教授方法の 3 要因であるとする示唆には容易に頷ける。しかし，それらは相互に作用し合い，それぞれを分離して影響を解明することは困難である。看護学の学習に関する場合のそれぞれにつき考えてみると，以下のようなことがあげられる。

まず成熟要因に関しては，現在，多様な年齢層の学生が看護学の学習を開始するようになったが，その多くは青年期に該当する。しかし，看護学は，人間の発生から死に至る全生涯を対象とするため，中には，人間にかかわる多くの問題に直面し，精神的な準備状況が整わないままに学習が進行することにより，混乱をきたす学生もいる。そのような状況は，健康を中核として病気への対応はもちろんのこと，生殖の問題，老化の問題，死を取り巻く問題などの学習に一挙に取り組まなければならないために起こる。

過去の学習経験にしても，看護学の専門教育を受ける学生自身が病弱な幼少期を過ごした場合，あるいは家族に病人のいる場合には，少しはこれに該当する経験のある可能性もあるが，ほとんどの場合，医学・医療・看護に関しては一般的な教養としての知識以外は皆無である。

これらは，レディネスの規定 3 要因のうち，成熟，過去の学習経験という要因が看護学教育においては期待できないことを示す。

一方，3 要因のうち，専門家による教授方法は，看護学教育に従事する教員の努力によりレディネスという観点から多様な検討が可能である。これは，学年ごとに深められるような順次性を考慮した教授方法の検討が，質の高い看護学教育に向け必要不可欠であることを示す。

各学科目を提供する学年，カリキュラムにおけるその位置づけを意識した方法により，学習の内容決定と学習内容の配列決定に取り組む必要があり，学年ごとに深められるような順次性をも期待したい。容易なものから難解なものへ，単純なものから複雑なものへ，一般的なものから専門的なものへ，正常から異常へ，通例から異例へ，日常性の高いものから非日常的なものへ，自然なものから不自然・非自然なものへと展開させる必要性の理論的根拠はこの'レディネス'にある。

このように記述すると順次性の決定は，いとも簡単なように思える。しかし，これは，教員にとって，最も困難を極める授業設計の部分でもある。それは，学習者にとって何が単純で何が複雑か，また，何が日常的で何が非日常的か，それに対する単一の回答がないことに起因する。

特に近年，学習者が多様化してきており，職業経験を持つ学生と教員にとっては単純な

214　第5章　看護学教育授業展開論

ことでも，20歳前の学生にとっては複雑であったりすることも多い。順次性を決定するための方程式は存在せず，順次性をどのように決定するかは，授業の対象となる学習者がどのような存在であるのかを理解することにつきる。

Ⅱ　看護学教育における授業展開を支える知識

1　授業形態

　授業にはさまざまな形態がある。この形態は，教員を基準に考えるとき，それは教授形態であり，学習者を基準に考えるとき，それは学習形態である。このうち，学習形態には教員と学習者の活動量を基準にした分類，学習者と教材の次元から規定した分類（**表5-1**）がある。

　この分類のうち，教員の活動の多少と学習者の活動量からみる学習形態は，大学における単位の計算方法についての理論的根拠とみてよい。

　1992年（平成4）の大学設置基準[20]の改定から，講義および演習1単位は，15時間から30時間，実験，実習，および実技1単位は30時間から45時間までの範囲とされるようになった（**表5-2**）。かつての設置基準には，授業科目の単位の計算方法が詳しく示されていた。例えば，講義は学生が教室内における1時間の受講に向け，教室外における2時間の準備学習を必要とする授業であることを前提とし，教員に対しては15時間の講義を1単

表 5-1　学習形態

教師を基準とした分類	子供-教材を基準とした分類	
①狭義の教授法（講義・展示） ②自習法（経験・観察・実験・読書・反復・家庭作業） ③相互学習法（問答・討議・劇化） 〔細谷俊夫：教育方法〕	一斉学習	講義―受容学習 発問―思考学習 討議学習
①講義法 ②討議法 ③発見法 〔Gage, N. L. : Teaching Methods〕	個人学習	発見学習 課題学習 プログラム学習

（教育学大事典，252-253，第一法規出版，1978.）

表 5-2　授業形態別にみた1単位当たりの時間数

授業形態	1単位の時間数
講義	15～30時間
演習	15～30時間
実験・実習・実技	30～45時間

（大学設置基準第21条，最終改正平成28年12月27日文科令35）

位とした。演習も同様に，教室内における2時間の演習に対して教室外における1時間の準備のための学習を必要とし，30時間の演習を1単位とした。実験，実習，実技等の授業は，すべてを実験室，実習場等で行うとし45時間をもって1単位とした[21]。これらの時間数の根拠は，設置基準制定当初から，年間授業日数ならびに授業期間を規定していることから考え合わせると合点がいくが，正解かどうかは定かではない。要するに教員の活動量からみれば，講義に費やす活動量を1とするとき，演習は2倍，実習は3倍の割合で教員の授業における活動量は多くの時間を必要とすることとなる。

　学生の活動量は，1講義を受けるために2倍の準備学習の時間を必要とし，1演習を受けるために演習時間の1/2量の準備学習の時間を必要とする。また，実験・実習・実技は生きた教育環境が必要なために，準備学習の時間を設定しない。ただし，これについても制定当初から教室外の準備のための学習が基準通りできない事情があるときや，教育効果を考慮して必要があるときは，1時間半または2時間の講義に対して，それぞれ教室外の1時間半または1時間の準備のための学習を必要とするものとして，22時間半または30時間の講義を1単位とすることができるなどの幅を持たせてあったことはあまり知られていない。このように解釈すると方法論において学習形態の分類が，どのような意義を持つかが明確に理解できる。

　授業の方法をその形態の基準から教授形態ととらえる立場と，学習形態ととらえる立場は違っても，それらは講義・演習・実習という3種類から成り立つ（図5-2）。看護学教育においても授業の形態は，学内における講義，演習などの授業と学外における臨地実習から成り立っている。授業は，これらの形態を組み合わせて進行する。大学の授業が講義-受容学習による単一の形態に偏ることは否定できないが，個々の教員が学習形態を選択・決定し，この選択・決定が教員の教授技術の重要な要素の1つとなる。学生に質の高い授業を提供するためには，学習目的・目標，学生の状況，教材の種類，教員自身の力量などを考慮した上で授業形態を選択し，具体的条件に応じて'その時'，'その場'に最適な授業を展開する必要がある。

1　学内授業

a　講義

●講義-受容学習

　講議-受容学習は原基的な授業形態である。その主要な長所は，教員から学生に概念を担っている言葉を直接提示できる点であり，概念獲得，知識習得が主要目的である学校教育においては，この形態を除外することはできない。しかし知識の部分的収集のような講

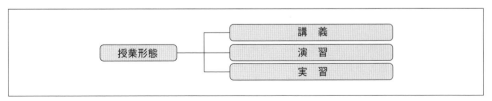

図 5-2　授業形態

義法だけで授業が終始することは，さまざまな短所を生じ，学習活動が記憶に偏りがちなために，学生の学習意欲を刺激しない。

さらに大学におけるこの形態の授業は，多数の学生が同じ授業を受けているにもかかわらず，学生相互の関係はなく実質的には教員対学生の1対1の関係が同時に進行している。そのため，3年次になっても会話したことのない級友がいたり，その学科目を選択していない学生が教室のうしろで食事をするという極端な場面が展開されることもある。その学生には，講義している教員はテレビに写っている程度にみえ，プログラム学習のようにスイッチで消せないことのほうが不思議なのであろう。このように注入教育に偏る傾向の弊害は無視できない。

教員は講義法の欠点を解決するために，それぞれが自分の授業に工夫をこらす。教育学関係の書籍にはこれらの解決方法の工夫がさまざまに記述されているので参照されたい[22]。

●発問-思考学習

発問-思考学習は，講義-受容学習とは逆方向の学習を目的としており，すでに学生が習得している知識の意味を，教材を通して引き出し，教材を媒介にしてこれを否定し，吟味し，限定して，その意味を豊かにしていく。教員には，教材の深い解釈力と学生の発言内容を的確に読み取る力，課題を作る力とが要求される。そのため，これは，教員にとって難しい学習形態とされている。教員がよほど教材解釈力に優れていないと，学生には教員の発問の意味することが伝わらない。

教員はこのような体験を乗り越え，実力をつけていく。次に説明する討議学習と併用することによって，その欠点を回避できる場合も多い。

●討議学習

討議学習は，講義による一方的コミュニケーション，発問による二方向的コミュニケーションとはまったく異なる。学生対学生という情報経路を持つことにその特色があり，この形態は学生間の相互行為を重視し，その教育的価値は早くから注目されてきた。討議学習は，対立し矛盾した意見によって，学生が今までの自分の考えを変えたり，発展させることを目標とする。

しかし，最近の学生は，討議学習にはなかなかなじめず，自己主張のできる学生の意見を聞いているといった傾向になりやすい。討議が現象的に活発に進展しているようにみえても安心できない。意見を出す学生は決まってしまい，他の学生は聞き役に回り，それぞれの考えを発展させる機会を持たぬままに終わることも多い。教員は，学生が自分の知識，能力を使って，教材についての自分の考えを持ち，それを深めていく過程を学生の発言の中に読み取り，集団の前に提出できるように支援しているかどうかを側面から査定しつつ，授業を展開していく必要がある。

●発見学習[23]

発見学習は，学生が既習の知識を用いて，与えられた教材から概念や原理を発見していく学習である。その過程は，漸進的でなく数段階，飛躍するため，学生には非常に困難な授業形態とされている。この内容と方法は多様であり，教員の援助や間接的な管理を受けながらの誘導発見（guided discovery）と，ひとり立ちの発見（independent discovery）があるが，明確には定義されていない。この形態は，次に示す4つの特徴がある。

第1は，能動性である。発見学習は，その前提条件として，学生が環境（問題場面）に積極的に働きかけることが必要である。学生が知的好奇心を持たず，探究意欲や達成動機を持っていないときには，この学習は無残な結果に終わる。教員による学習レディネスやオリエンテーションの重要性が問われる。

第2は，発展性である。学生は，共通の知識・技能を学習した上で，それらを縦横に駆使し，新しい洞察や一般化へ進展させていく。さらに，学生の個性を生かした個性的拡散を目ざすように支援できれば，それに勝るものはない。

第3は，柔軟性である。授業目標そのものにどうしても達成したい目標と，達成されることが望ましい目標すなわち期待値とが教員によって企画される。そして目標に向かって直進するのではなく，学生の学習展開をじっくりと受け止め，評価も○×式ではなく，学生の持つイメージ，認知枠，調べ方や学び方をみて修正すべきものだけを修正していく。

第4は，非厳密性である。この学習を支えている心理学の理論は，正確で厳密な実験心理学に用いられるようなものではなく，認知心理学に用いられるような理論であって，その範囲，認知枠が非常に広い。

発見学習は，教員の強力な専門的な援助が必要とされるにもかかわらず，教員の指導を抑制するところにその特徴がある。看護学実習に臨地実習指導者がいないので，発見学習の形態をとっているなどと聞くことがあるが，このような考え方は明らかに間違っている。発見学習過程の指導上の手続きは，まだ明らかになっていないことが多いといわれている。しかし決して放置した自習法としては成立しない。

●課題学習

課題学習は，課題が明示され，教材からの発見よりは，むしろ教材に対して既習の知識を用いて働きかけ，その内容を充実させたり，既習の知識を使用することに重点をおいた授業形態といえる。看護学の学習には，講義法とこの課題学習法が繰り返し使用される。学生の年齢的な成熟性を超えた学習内容や，過去の学習内容からだけでは具体的な体得感が得にくい教育内容が多いためからか，この形態が非常に多く用いられる。

●プログラム学習

プログラム学習は，講義-受容学習の同系であり，課題，学習過程を厳密に規制し，系統的に配列した質問に沿って，学生のプラスの反応を強化する。記憶を能率化するために，記憶する言葉を最小限にし，それを反復するという2つの原理に立って作成されている。したがってプログラムを画一化し，学生への対応はプラスの反応を軸にした学習速度だけに限定され，きわめて狭い学習内容について効率をねらう形態である。基礎学力を身につけるためには，この手段は避けられない。CAIはプログラム学習の典型といえる。

プログラム学習では教員の指導する余地はほとんどないとされ，プラスの反応だけを強化するために，学生は間違っていることはわかってもその理由は示されない。そのため，解答が一義的でなく，どの解答がよりよいかというような学習はできない。その他，学生の創造的思考を抑圧し，学習した知識・技能が社会化されないという欠点を持っている。

以上，主要な内容について説明をしてみたが，問題解決学習，主体的学習，プロジェクト学習，系統学習，集団思考，集団世論などさまざまな形態が，上記の形態の組み合わせであったり，目標と方法の強調点の差としてあげられる。しかし要は教育の意義づけや，

教育内容との絡みで規定される側面があることもわかって，教員たちの研究によって最適な形態を選択していくことが期待される。

授業の構造化を行うときに，教育目標を達成するために何を（内容），どのような手段で（方法，方略），何を用いて（教材，教具），どのような形態で展開するのか，教員の専門性が問われるところである。

b 演習

演習に関する定義は，教育学関連の辞典・事典類にはみつからない。したがって同じ用語を使用していても実際に展開されている教育内容や方法には，かなり多種多様な内容が盛り込まれている[24]。看護学の授業内容に限っても，実習室で行われる教員によるデモンストレーションをはじめ，学生が看護師・患者ならびにクライエントの模擬体験を通して展開する学内演習や教室内演習などがある。他の学問分野においても，教育学部における模擬授業，法学部における模擬裁判や調停，各大学院における学問領域特有の外書講読などきわめて多様である。そこで本書においては，演習を座学[25]や一斉授業[26]に代表される講義形態では修得困難な教育内容に対して用いる多様な教育方法と規定しておく。

ここに演習の1事例として，千葉大学看護学部における看護教育Ⅲ-1集中演習の授業計画を紹介する。この授業は，5日間の集中演習として展開されていた。この演習の中で，学生は，自らの問題意識を明確にし，その問題に関する研究動向を文献検索により明らかにする。学生は，このような問題解決過程を実施することにより主体的学習を体験する。教員は，学生の学習促進者すなわちファシリテータとしての役割を果たし，学生の主体的学習を促進するようにかかわる。教員が演習形態を選択することにより，授業において学習者は，他から強制されることなく，自らの意志で進んで学習していく。教員は学習者の自発性，自主性，主体性を尊重し，学習者はそれを養うことを目ざすことにより主体的学習[27]を可能にする。看護教育Ⅲ-1集中演習の授業計画案は，看護学教育における授業展開の項に提示した。演習の授業計画案として参考にしていただきたい。

2 学外授業

● 臨地実習

1996年度（平成8）に改正された指定規則以前に，臨床実習とされていた看護学実習は，改正後，臨地実習と称されるようになった。ここでは看護学における実習を臨地実習と呼ぼうが臨床実習と呼ぼうが，あくまでも授業の一形態であることを強調するにとどめる。なお，本書では，看護学実習と統一して使用する。

2 教育方法

　教育方法という用語は，一義的には決められないほど多様多彩に使われるが，大別すると以下のように3つの内容で使用されている。

■教育方法の内容
①学校教育，家庭教育，社会教育など広く教育が実施されている場所，学校体系，教育行政機関などや，そこで実施されている活動などを包括して使う場合である。
②教育学の専門用語として，教育目的を達成するための学校教育における教育作用の3分野，いわゆる学校管理，教授，訓練を包括して使う場合である。
③教授法→学習指導法→教育方法という方向で考えている立場であり，教授法は教員中心の教育観から使われる場合であり，学習指導法はその逆の教育観を前提として使われる。

　教育方法を②の立場で使用する場合，学校経営を教育方法の枠組みに入れたり，はずしたりする使われ方があるため，相手がどのような意味で使っているのかを判断する必要がある。③は，生活指導や職業指導という用語との関連が明らかでないということから，教育方法という語を用いる立場の人が多くなったという[28]。このように教育学というと看護学よりはるかに先をいく学問という観念があるけれども，教育用語には多様な規定，立場があることがわかり，看護教育学で使用するときには，同じ軌跡を踏んで，不必要な混乱と時間の浪費を避けたいと願わずにはいられない。

　しかし，言語は自分の意見や考え方のシンボルであって，自分なりの表現ができてはじめて正確に他者に伝達できる。したがって1つの用語で間に合わせておくわけにはいかないことが多い。相手がどういう意味で使っているのかをよく聞いて選択することこそ，まず誤解，曲解を避け，理解し合い，同じ土俵に立つことにもなろう。看護学用語についても，1960年代の外国文献では，よくこの用語の問題が議論されたが，最近では定義して使うという論述方法が定着した。

　各都道府県や看護継続教育機関が開催している継続教育プログラムの多くが看護教育方法という授業科目を設定している。その主たる内容は，看護学教育にかかわる基礎理論，看護学教育の目的・目標等の理解，それらを前提とした授業案の作成とその展開とされることが多い。これは，看護継続教育プログラムが教育方法を「③教授法→学習指導法→教育方法という方向で考えている立場」からとらえていることを示す。

　同時に，これらの内容に教育方法という学科目名称を付けたとき，扱っている内容があまりにも幅広く，具体的な内容をイメージしにくい。また，どの立場で教育方法という用語を使っているのかを明示しない限り，混乱をきたす可能性もある。看護教育学においては，これらを前提に，授業設計，授業展開，教授技術などの用語を可能な限り使用し，教育方法という用語に代える。

　なお学習とは，学習主体である人間が環境との相互行為を通して新しい行動様式を身につけていくことであり[29]，この行動様式には習慣，知識，概念体系，認知構造といった内的過程の獲得，組織化，再組織化を含む[30]。看護基礎教育課程における学習は，この行動様式の中にすでに学習した行動パターンに熟達することを含むとする立場をとらない。

3 教授方略・教授方術

1 教授方略・教授方術について

　教育活動の重要な一要因を占める教育方法，その関連用語であるストラテジーとタクティックは，次項に述べる教材・教具と密接な関係を持つ。日本語では，わざわざ方略だの方術だのと区別せず，すべて方法でよいという人もいるかもしれない。しかし，これは教育用語であり，勝手に使っていると，外国文献には teaching strategy とか teaching tactics という用語として出てくるため混乱することがある。蛇足ではあるが，なぜか英語の教育用語には軍隊用語が多いのもその特色である。看護学教員による教材・教具の開発は，看護教育方法の吟味に基づく，教授ストラテジー（方略）や，教授タクティック（方術）の開発に直結し，授業の水準を高めるとともに，内容の充実を図るため，きわめて重要な教育的側面である。

　『教育学大事典』によると教授ストラテジーは，タクティックの上位概念[31]とみられている。しかし，これも 2 つの概念の内包や外延を明確に規定することは，困難とされている。

　一般的には，ストラテジーは，教授＝学習過程を設計し，展開するための基本的な方針，あるいは考えを示す。また，タクティックは，教授＝学習過程において，具体的な到達目標に応じた教授活動の具体策を意味し，教員がある目的のために意図的に進める一連の教授行動群を指すとされる。これらは，教育方法がストラテジーとタクティック両用語を包括する概念であることを示す。

　研究者によっては，ストラテジーを到達目標を達成するために選択した授業形態であると，割り切った解釈をしている場合もある。しかし，1 つの学科目の授業を展開するとき，教員はその授業がカリキュラムに示された目的・目標とどのように連なるかを確認し，その学科目の果たすべき到達目標を具体的に設定し，教授＝学習過程の計画を設計し実施に移す。

　学科目の担当教員は，個々の信念や考え方によって，その目標，内容，学習者を理解し，教材を選択，構成し，教授方法を決定する。そのため，同じ学科目であっても異なる信念や考え方を持つ教員が提供する授業には相違が生ずる。

　この相違は，教員の教材観や学習観や学生観，広くは教育観，それを支える価値観によって作成される授業案の差となって具体的に表現される。しかし，この具体的なレベルを指して，ストラテジーと呼ぶ研究者もいる。一方，その授業を展開する教員が，なぜその教授行動をとり，その形態で授業を進めるかという基本的考え方や理由をストラテジーとし，それらを構造化し，焦点化して具体的な授業の展開計画を作成することを ‘計画されたタクティック＝planned tactics’ と呼ぶ研究者もいる。

　‘計画されたタクティック＝planned tactics’ に対応する用語として，‘即応的タクティック＝responsive tactics’ の存在がある。‘即応的タクティック’ は，授業で起こる学習者からの予期せぬ行動にその場で対応するために計画されたタクティックの修正もしくは追加を意味する。また，‘計画されたタクティック’ による教授行動→観察→解釈→診断→‘即応的

タクティック'による教授行動を繰り返すことを'タクティック要素のループ'と呼んでいる。これを Strasser の教授モデルという。

　これは，このモデルが授業を教員と学生の相互行為としてとらえ，教授ストラテジー・タクティック，学習行動のつながりのもとに，その授業の中でフィードバック制御の重要性を強調していることを示す。教員がその教授行動を修正し変更していくための意志決定に，モデルの焦点を絞り，タクティック要素のループが，授業評価の手順や方法を示唆しているとみることができる。

　この考え方を推し進めてくると，授業案（＝教授モデル）や，その中において展開される教授ストラテジー・タクティックは，授業研究や教授行動に関する実証的研究に利用される可能性を示唆し，授業改善や授業の科学化への1つの手段として，看護学の学的確立のための基盤と考えられてくる。各看護学教員によってさまざまな教授ストラテジー・タクティックの研究がなされている中で，'Module 方式による看護方法実習書'[32]などは参考になる。各看護学教育の授業研究を集積することにより，看護学教育の内容が一層充実されることを期待したい。

　教授ストラテジーがどのような教育特性を持つかについての研究[33]など，米国におけるこの方面の研究はかなり進んでいる。

2 教授方略と教授方術の関連

　『教育学大事典』よると教授ストラテジーとタクティックは，次のような関連を持つ。この関連は，授業研究や授業設計における意義と機能を示唆する。

■教授ストラテジーとタクティックの関連
①ストラテジーとタクティックの関連は，相互作用としての教授行動のあり方やその改善の方向を示唆する。
②ストラテジーが教授・学習の理論につながるとき，授業過程に示された個々のタクティックの理論的背景が明らかになる。
③両者の関連を明らかにすることにより，その授業が志向するものが明らかになり，授業計画の立案，修正や授業評価が容易になる。
④個々の教授行動や教授技能の意義や効果の明確化に役立ち，そのために教員が慣習的に用いている教授技能について反省の機会を持ち，その改善に役立つ。

　以下に紹介する例は，他の学問領域の教育方法学研究会における研究事例である。そこでは，初等・中等教育における研究発表をはじめとするさまざまな研究が行われており，非常に教員に刺激を与え，考えるヒントを提供している。

　例えば，自分が計画実施した授業に対して，教授者自身が'客観的分析'と'主観的分析'を行って，自己の体験の対象化を通して，授業研究における'問題解決アプローチ'の研究枠組みの開発を目ざした事例研究[34]がある。この研究は，小学校の音楽の教諭がビデオ記録を対象に客観的分析，授業記録を対象に主観的分析を行った。この研究が主観的分析にParse, R. R. らによって開発された'現象学的方法'[35]を用いていることは注目に値する。それは，Parse, R. R. はピッツバーグ大学看護学部長を務めた看護師であることに起因する。

　ここでいう'教育方法学'[36]は，教育方法についての理論，科学的研究，またそれらの研究，教授を行う大学の講座の名称である。かつては教育方法論といわれていたこの研究は，

科学的な実証的実験的研究方法を取り入れることによって，教育方法学と呼ばれるようになり，この領域の研究者を組織して1964年（昭和39）に日本教育方法学会として設立された。これらは限定された特定領域を対象にするのではなく，教育問題を方法という視点から研究することによって，あらゆる教育の領域をその対象としていく。研究方法としては，理論体系の思弁的吟味にとどまらず，実証的な調査や測定，さらに実験による仮説の検証などの方法を駆使する。

国立大学の教育方法学の講座は1974年度（昭和49）から実験講座として認められるようになったという。10年にしてその講座の社会的使命が認められたということであろう。

看護教育学においても具体的状況の中で展開する教育方法と，その効果を明らかにしていく2側面を必要とし，そのためには，客観的な実証性を重視する研究者と，特定の意図を持って教育的試みを展開する実践者とが相たずさえ，協力しながら研究の成果を上げていくことが重要であり，教育方法学講座のあり方は，大きな示唆を与えてくれる。

③ 一般的教授技術

一般的教授技術とは，教授者の意図している教育目標を，学生が達成できるように授業展開するためのコミュニケーション技術を指す。これは賞罰といった外発的動機づけのように学生に対して感情的に強い影響を与えることなく，授業としての講義，演習，実習を，円満に運営できるような展開へと促進し，方向づけていく教育技術である。これらの詳細については専門書に譲るが，説得，ゆさぶり，指さし，発問，説明，指示，助言，評価，板書，演示，机間巡視，ノート指導などがあげられる。

質の高い授業を展開していくためには，授業計画案作成とともに，一般的教授技術の修得が必要不可欠である。

看護学実習という授業を例にとり考えてみると，その一般的教授技術には演示，説明，閉じた質問や開いた質問，あるいは形式的質問などを含む発問，看護ケアの不足を補うための指示，ケア実施の指示，示唆，支持，助言，情報提供，応答，指導の調整，学習行動の観察，注意などが含まれる。

この他，学生の知識，患者把握の確認，学習課題の提示，学習課題の明確化，指導要請の受け入れ，学習状況の把握，看護ケア実施状況の把握，不足を補う看護ケアの実施などが含まれる。本章の冒頭に述べたように授業とは「相対的に独立した学習主体としての学生の活動と教授主体としての教員の活動とが相互に知的対決を展開する過程」である。このような過程が成立している場面，すなわち授業成立場面に多くみられる典型的な教授技術は，説明を伴った演示，看護ケア実施に関する支持，示唆的演示，看護ケア方法の指示であった。またこのような過程が成立していない場面，すなわち，授業未成立場面に多くみられる典型的な教授技術としては，看護ケア方法の行動の指示，正解提示，学生の学習の無視，学習行動の無視，指導放棄および回避，あるいは非難などがあげられる（図5-3）。

どのような授業形態においても教授活動には，一般的教授技術が必要である。特に，実習を担当する看護学教員は，その教授活動に夢中になるあまり，学生に息をつく暇もないほど質問を浴びせかけたり，学習行動の中断や阻止，患者の面前で学習に無関係な確認をするなど，教授技術と程遠い行動は避けなければならない。そのためには，実習が授業であり，授業の展開には，一般的教授技術を駆使した看護学実習指導を展開する必要がある

授業成立場面	授業未成立場面
説明を伴った演示	看護ケア方法の行動の指示
看護ケア実施に関する支持	正解提示
示唆的演示	学生の学習の無視
看護ケア方法の指示　など	学習行動の無視
	指導放棄および回避
	非難　など

図 5-3　授業成立・未成立場面における一般的教授技術

ことを再確認する必要がある。

4 教材・教具

① 看護教育学における教材に関する研究

　看護教育学が看護学各領域に共通して存在し，かつ普遍的な教育的要素を扱うという特徴を持つ学問であり，教材はすべての看護学領域の教育に必要とされ，しかも授業展開に向けては普遍的な要素である。これは，教材が何らかの形で，看護教育学の研究対象となることを示す。何らかの形でとあえて記述した第1の理由は，看護学各領域における教材がその領域の専門性，特殊性を反映し，その領域における研究対象となり，看護教育学の研究対象とはならないことに起因する。教材を看護教育学の研究対象とするためには，学科目「看護教育学」に使用する教材，もしくは看護学各領域に共通して存在し，しかも普遍的な教育的要素という切り口からとらえる必要がある。

　学科目「看護教育学」の教材は，看護教育学という学科目を担当する教員がその授業に向け準備，活用するものであり，詳細な説明は不要であろう。しかし，看護学各領域に共通して存在し，しかも普遍的な教育的要素という切り口から教材をとらえるということはどのようなことであろうか。このことに関する理解を促進するために，看護学実習において教員が現象をどのように教材化しているのかを表す概念を創出した研究[37]を例示する。

　この研究によれば，看護学実習において実習目標達成を目ざし，現象を教材化する教員は次の5つの概念により表される行動を示す。5つの概念とは，【学習活動査定による必須指導内容の選別と焦点化】，【必須指導内容教授のための現象の確定と再現】，【現象への教授資源投入によるモデル現象の作成】，【現象からの重要要素抜粋と連結による必須指導内容への誘導】，【教授活動査定による教授方略の検討と修正】である（詳細については256頁参照）。

　また，この5つの概念により表される行動を通して現象の教材化を実現するためには，

224 第5章 看護学教育授業展開論

教育評価，現象の構造の理解とその看護学視点からの解釈の能力とともに，豊富な教授資源を教員個々が具備する必要があることが明らかになっている。

この概念は，すべての看護学領域に適用可能であり，教材を看護学各領域に共通して存在し，しかも普遍的な教育的要素という切り口からとらえた結果として創出されたものである。この研究は既に第2段階に入っており，教員個々が現象を教材化する教授活動を発展させるための自己評価尺度の開発が始まっている。

看護教育学においてこのような存在である「教材」の規定は，わが国において，次のような歴史的変遷をたどっている。

② ‘教材’ の規定に関する歴史的変遷

わが国の教育学における「教材」という用語は，翻訳語「教授材料」の略語に由来する。近代学校制度が開始された明治の学制期の教育は，開国後の開化政策に伴う欧米型カリキュラムの影響を受けており[38]，「教材」は教育内容の意味を含む，文化財一般を示す用語として広義の意味にとらえられていた[39]。

狭義の意味における「教材」という用語の使用は，ヘルバルト学派における教育学の学理に由来する。Herbart, J. F. は，ドイツの哲学者であり，教育学を哲学から独立させ，自律的な学として体系化した[40]。そして，「教授は，『第三者』に依って媒介される教師および学習者の相互作用である」とした[41]。また，のちに Herbart, J. F. の理念を継承したヘルバルト学派は，「教師が，この第三者を学習者と共に観察し，処理することを目指して，意図的に両者の間に提示する」と主張し，この「第三者」が，狭義の意味における「教材」の起源となった[42]。

わが国においては，学制期終了後の1880年代，教育内容および教育方法の体系化の進展に伴い，ヘルバルト学派の教育観が普及した[43]。「教材」という用語の解釈も，このヘルバルト学派の学理の影響を受け続け，戦前まで教材は，「生徒をして，その中に実現せられて居る意味・価値を理解・体験せしむることを通してその精神を価値的に構成せんがために多くの文化財の中から一定の見地・条件の下に選択されたもの」[44]と定義されていた。

この定義は，教材を多くの文化財の中から選択された文化的素材，すなわち狭義の意味によりとらえていたことを示す。以上は，近代学校制度の確立に伴い，わが国の教育界における「教材」の用語が広義の意味により用いられ始め，次第に狭義の意味へと変化し，戦前までのわが国の「教材」の定義が定着していたことを示す。

1930年代から1940年代前半，わが国は戦時下にあり，すべての教育内容を国家的に統制していた。そのため，この時期には，教科書すなわち教育内容，教材であり，教科書を使用し何を教えるかという考えは，入り込む余地がなかった[45]。このことは，教科書が国家の統制した教育内容をすべて網羅しているものの，そこには教材解釈を必要としないことを示す。これは，1930年代から1940年代前半のわが国の教育界が「教材」を広義，狭義どちらの意味も付与することなく，思想統制の道具としてとらえていた[46]可能性を示す。

1940年代後半，わが国は戦時下の経験を基に，これまでの教科書を主とする教育に対する反省から，米国の哲学・教育学者である Dewey, J. の思想に基づく教材観を導入した。Dewey, J. は，教育における「思考の方法」の重要性を強調し，教育内容を社会生活における経験そのものとした。そして，Dewey, J. の思想に基づき，教材を「学習者が社会生活に

おいて遭遇する経験そのものである」とする定義が現れた[47]。この定義は，「教材」としての社会生活における経験を教育内容としてとらえており，Dewey, J. の思想に基づく教材が広義の意味を持つことを示す。すなわち，わが国の教育界が，戦時下の異常事態を乗り越え，教育に対する新たな思想を導入し，再び，教材を広義の意味によりとらえるようになったことを示す。

　1950 年代後半から 1960 年代のわが国は，米国の教育改革の影響を受け，科学の発展に貢献する「内容」の教育に関心を高めていた。その結果，学習者の経験のみを重視し，教材とする教育により，学問の基礎的・一般的概念を習得することの困難さが指摘された[48]。教科あるいは教育内容の構造に基づく授業および教育内容を習得するための教材の精選・提示が重要視されるようになり，教材を教育内容としての「科学的概念や法則」と区別し，「個々の科学的概念や法則を習得させるうえに必要とされる事実・現象などの材料」とする定義が現れた[49]。この定義は，教育内容と教材との関係を明確に示しており，前述した狭義の教材の定義に該当する。これは，わが国の教育界における教材の定義が広義から狭義の意味に移行したことを示す。

　しかし，1960 年代の教材に関する検討は，教育内容と教材の区別に論点が終始しており，教材と教具を区別するための問題意識は希薄であった。そのため，教材を教具と区別して「学習活動の直接の対象となる具体的・特殊的な事実，事件，事物，現象，さらにそれらを文章で表したもの」[50]とする定義や，教材をあえて教具と分離せず「教材・教具」[51]とする立場も現れた。また，教材と教育内容を区別する考え方は，数学や理科には有効であるが，音楽や国語等，作品そのものを鑑賞することを通して，教育目標の達成を目指す教科においては，教材としての作品そのものに教育内容としての価値が包含される[52]との指摘もある。これは，教科あるいは学科目により，教育内容と教材の区別が判然としない場合があり，初等教育における国語等の教科には，広義の教材の定義が適合することを示す。

　上記は，わが国の教材に関する定義が，広義の定義を出発し，狭義の定義へと移行したが，現在もなお，どちらかに統一することが困難であり，教科あるいは学科目，また，授業を担当する教員によってさまざまに用いられる用語であることを表す。

③ 看護学教育における ‘教材’ の規定

　以上のように，わが国の教材に関する定義は，広義の定義を出発し，狭義の定義へと移行したが，現在もなお，どちらかに統一することが困難であり，教科あるいは学科目，また，授業を担当する教員によってさまざまに用いられる用語である。

　わが国の教育学が，初等・中等教育を対象に展開されてきたことはこれまでも述べた通りである。そのため，教材についての考え方にも，それ以外の教育にそのまま適用すべきかどうか一考を要する側面がある。わが国は，‘……文部科学大臣の検定を経た教科用図書又は文部科学省が著作の名義を有する教科用図書を使用しなければならない。前項の教科用図書以外の図書その他の教材で有益適切なるものはこれを使用することができる’[53]と法律で定め，学校教育に利用される教材とその利用について，制度的に規定している。

　この考え方の影響は大きく，看護学教育においてさえ，教科書で教えるのではなく，教科書を教える教員，教科書を絶対視する教員が今なお多く存在すると聞く。看護学教育の場において教材について語るとき，それがどの立場から語られているのか，また，語ろう

としているのかを明瞭にする必要性を痛感する。また，高等教育の立場からの教材に関する定義，研究の累積が必要である。

　看護学実習における現象の教材化に関する研究においては，わが国の教材の規定の歴史的変遷を前提として，研究開始当初，看護学実習における教材を教材構成が必要な狭義の意味にとらえ，次のように定義した。すなわち，「看護学実習における教材とは，教員が，学生の遭遇する多様な現象の中から，看護学の基礎的知識，概念，法則等の教育内容を内在している現象を選択し，再構成した結果，実習目標達成に向け機能する教育的材料である」。

　この規定は，次のことを根拠としていた。看護学実習とは，学生がそこに生じた現象を教材として，看護実践に必要な基礎的能力を修得するという実習目標達成を目ざす授業である[54]。この実習目標は教育内容に該当し，看護学実習は当然のことながらあらかじめ教育内容が明確にされた授業である。教員は，この実習目標達成に向け，学生が遭遇した多様な現象の中から教育内容としての実習目標に即した現象を選択，再構成，すなわち教材構成し，学生に提供している。これは，看護学実習において，学生が遭遇した現象自体は，教育のための素材であるとともに，素材に教材構成という教授活動を行った結果，教材を作り出すことを示している。それと同時に，看護学実習における教材が狭義の意味を持つものであり，前述のような定義が適切であると考えられる。

　上記の定義の前提となった教材に関する狭義の意味とは，既に教育内容が明確化されており，その教育内容を内在した文化財や現象を選択，加工したものを教材としてとらえる。この場合，教育内容を内在した素材を選択，加工するという教材構成[55]が必要であり，「教材」の狭義の意味の中には，教材構成の過程を含む。

　しかし，看護学実習における現象の教材化に関する研究は，教員が現象を教材にするために，【学習活動査定による必須指導内容の選別と焦点化】，【必須指導内容教授のための現象の確定と再現】，【現象への教授資源投入によるモデル現象の作成】，【現象からの重要要素抜粋と連結による必須指導内容への誘導】，【教授活動査定による教授方略の検討と修正】という5つの概念により表される行動を示すことを明らかにした。この概念のうち，【現象への教授資源投入によるモデル現象の作成】は，現象の教材化に向け，観察された事実に包含される対象，性質，関係の構造を，学生が実習目標を達成しやすいように再構成する教員の行動であり，この教員の行動は「教材」狭義の意味が包含する「教材構成」に該当する。

　一方，【必須指導内容教授のための現象の確定と再現】は，教員が複雑，多様な現象を比較検討し，指導内容に最適な現象を選択，決定する行動であり，この行動は，教員が現象個々の中に内在する看護の本質を見極めることにより実現することが示唆された。現象個々の中に内在する看護の本質を見極めるという教員のこの行動は，教育学において広義の意味により「教材」をとらえたとき必要となる「教材解釈」に該当する。

　また，【現象からの重要要素抜粋と連結による必須指導内容への誘導】は，現象の教材化に向けて，教員が現象の構成要素を看護学的視点から解釈し，複数の要素の中から，必須指導内容に関連する要素を抽出し，相互に密接な結合関係を持つように組み立て直す行動であることが明らかになった。このうち，現象の構成要素を看護学的視点から解釈する行動は，広義の意味により「教材」をとらえたとき必要となる「教材解釈」，要素を抽出し，組み立て直す行動は，「教材」狭義の意味が包含する「教材構成」に該当する。

これらは，看護学実習における教材が広義，狭義の両意味を包含し，一般の教育学における教材観によってのみでは説明不可能であり，看護学教育独自の定義が必要であることを示す。そこで，以上を前提とし，研究開始に当たり，定義した内容を次のように修正した。

看護学実習における教材とは，「教員が，学生の遭遇する多様な現象を看護学的視点から解釈し，看護学の基礎的知識，概念，法則等の教育内容を内在している現象を選択し，再構成した結果，実習目標達成に向け機能する教育的材料である。この教材作成に向けては，現象に対する看護学的解釈と達成を目ざす実習目標と関連しやすいような現象への再構成を必要とする」。この定義の妥当性を確認することも，看護教育学における今後の重要な研究課題である。

Ⅲ 看護学教育における授業展開

1 授業設計と授業の組織化

1 授業設計とその必要性

授業設計とは，授業の実施に先立って行われる授業についての計画，分析，教材作成などの準備活動を意味する[56]。看護学教育における授業展開に先立ち，授業設計を綿密に行うことは，教育目標を達成する上で必要不可欠である。それは，看護学が実践の科学であり，特に看護基礎教育課程の教育においては，看護に関して白紙の状態にある学生が，看護学の知識や技術を学内授業を通して修得し，それを実際のクライエントに展開するところまでを目標とするためである。このような特徴を持つ看護学教育を綿密な授業設計なくして展開したとき，各学科目間の有機的関連が不明瞭となり，学生が学習内容を統合できないことになる。

また，看護基礎教育課程における授業設計を綿密に行わなければならない理由は，看護職養成教育において文部科学省，厚生労働省の合同省令である保健師助産師看護師学校養成所指定規則が教育内容や単位数，授業形態に至る細部までを規定しているところにもある。

本来，授業は，その目的・目標に従い，どの授業形態をどのように組み合わせ展開するのかを教員が決定し，その決定に沿って学生に提供される。しかし，指定規則は，授業形態である実習を学科目として規定し，看護職養成教育に学内ではなく，看護を提供する場における実習，すなわち臨地実習を義務づけている。

時折，「指定規則の縛り」という表現を使用し，この指定規則を自由な教育展開の阻害要因であるかのように言及する教員も存在すると聞く。しかし，指定規則は，看護職養成教育のミニマム・エッセンシャルズを示し，どのような設置主体のどのような種類の教育機関であっても，看護職の養成すなわち看護職の国家試験受験資格を付与するために，最低

限必要な教育の質と量を規定し，それ以下に教育の質を低減することを防ぐ機能を果たしている。

このような指定規則の機能を念頭に置いたとき，なおさら，綿密な授業設計の必要性を強調しなければならなくなる。それは，指定規則が他の看護専門科目と同列に臨地実習を位置づけているが，実習は本来，各看護学に包含されるべき一授業形態であり，各看護学の目的・目標と臨地実習の目的・目標は分離して考えられるものではないためである。

看護系大学の FD（faculty development）のためのプログラムや各都道府県の教員養成のためのプログラムの授業を担当すると，実習では何をどこまで教えたらよいのか，また，実習要項をどのように作成したらよいのかという質問を受けることがある。これらは，授業の目的・目標と授業形態の決定の関係に混乱をきたしているがゆえに生じる疑問であり，授業設計の考え方，指定規則の機能ととらえ方を説明することにより，多くの場合，解消する。

しかし，指定規則の存在について，一言付け加えると，看護職養成教育と同様に国家試験受験資格を付与する教育，例えば医師教育や薬剤師教育には指定規則に相当する省令の存在はない。教育の法的根拠は，学校教育法，医師法，薬剤師法と大学設置基準のみである。これは，医師や薬剤師養成が大学教育に限定され行われることに起因する。看護職は，すべてを大学教育において養成する必要はないという考え方もある。しかし，看護職養成教育も医師養成や薬剤師養成と同等に教育を大学教育へと移行しない限り，授業設計に対する教員の混乱を避けられないばかりか，看護職全体の質は向上せず，専門職としての社会的承認も受けられない。

看護職養成教育がこのような現状にあるからこそ，教員個々は綿密な授業設計による質の高い授業の提供を求められている。

2 授業の組織化

授業設計の過程において構築された明瞭な目的・目標を達成するためには，内容と方法をどのように考え実施していくのかという計画が必要になる。授業の組織化とは，目標達成に向け，内容の選択と決定，学習方法の適切化を考え，それを与えられた条件の中で最適なものにするために諸因子を組み合わせて，授業の効率を高めていくことを意味する。以下の6つの因子[57]に沿って授業の組織化について検討する。

●基本形態の決定

これは，授業のどの部分を講義，演習，実習として組織するかということを指す。当然各看護学教員が，授業計画を立案し，どの部分をどの授業形態にするかを決定する。基本形態の決定は，前述した授業設計に包含される。

●目標内容の展開過程

これは，目標を定め，目標達成に向け授業を展開し，目標とした内容が獲得できたことを確認するといった一連の過程を指す。

●授業進行の論理的展開

これは，どのような展開によりその授業の目的・目標を達成していくのかという道筋を指す。帰納的，演繹的，もしくは両者の組み合わせといった展開が考えられる。

例えば，看護学実習においては，ほとんどの看護現象が発生的，偶発的であるために，

帰納的な教授＝学習過程を展開する場合が非常に多い。実際の看護実践場面で学習活動を展開しているときには，教員がそれぞれの現象の中から，目標を効率よく達成するために看護現象を教材化し，学生に提示する。しかし，そのような指導体制がとれないとき，学生ははじめての体験が多すぎるために，何もかもが学習刺激となり，目ざした学習目標が何であったのかがわからなくなることが多い。そのような実習もまったく意味がないわけではないが，すべての実習をそれでよしとするとき，授業としての実習は偶発的，発生的な内容で満たされ，見習い式実習に逆戻りしてしまう可能性がある。授業としての看護学実習を論理的に展開するためには，重要な学習内容を示す現象について，カンファレンスなどにより，理論的な解説が必要になるのは，このような事情による。

●授業展開の様式

これは，提示的，誘導的，問題提起的などの様式を駆使して学生の学習した内容をできる限り転移するように考慮し，学習意欲を刺激することをいう。様式そのものよりも，その様式を支える学習理論を自由自在に使いこなす能力が教員に要求される。転移の特徴は，学習した知識や技能を，類似の状況や，まったく異なった状況で応用展開できることである。学習内容をいかに一般的に拡大して指導できるかが問われるこのような転移を水平的転移といい，それに対する垂直的転移とは，既習の知識・技術を基礎として，いかに高次な知識・技術が学習できるかをいう。転移には積極的・促進的に働く順行性転移，いわゆる正の転移ばかりではなく，負の転移がある。

●授業形態

授業展開としての形態，すなわち授業方法を指す。教室内において行われる授業であっても一斉講義と小グループ学習と成果発表など，授業の目的・目標を達成するために最適な形態を選択し，組み合わせていく。

●激励・制止的措置

看護学教育は初等・中等教育ではないため，多くの教員はその必要はないと考えている。しかし，特に看護学実習においては，学生にとって生まれてはじめての体験が，非常に緊張度の高い環境で実施されることを考慮すると，これは教育上重要な要素となる。

これらの要因を組み合わせることによって，授業の組織化が成立する。教員はどのようにそれらを組み合わせ，いかに質の高い授業を効果的に学生に提供できるかと常に挑戦を試みている。もちろんこのような転移を看護学実習指導者が，実施・展開するには，演示，説明，発問，指示，示唆，支持，助言，適切な応答，指導の調整，注意などの教授技術および教授行動が基本的に要求される。よい看護師はよい教員であるとよく耳にするが，それは看護学を教授する教員として，1つの条件を満たしているにすぎない。よい教員とはどのような教員かという問いには価値観が反映し，それを誰がどのような立場で考えるかにより異なる。しかし，看護学を教授する教員として最低限必要なことは，一人前の看護師であることに加え，教授行動を展開するための知識と技術を持つことであろう。

以上はあくまで教員の教育活動として考えたときの視点であるが，これに対して学習主体の看護学生の視点に立って，学生が教員と実習対象とのかかわりから，主体的に授業を組織していくことをも考えていく必要がある。この角度からの研究は，教育学の中では，比較的少ないとされるが，看護教育学ではこの視点からの研究が，今後ますます重要視され，推進される必要がある。

2 授業設計と授業の組織化の実際

　授業設計の方法は，単一ではない。授業設計と授業の組織化を行うためには，教員個々がその教育組織の理念や目的，担当する学科目を熟知することに加え，講義，演習，実習といった授業形態の特徴や活用する方法の特徴を理解することが必然である。これらの理解を前提として，授業設計と授業の組織化には次に示す過程を必要とする（図5-4）。

Step 1
　学科目全体の目的・目標を明確にし，設定する段階である。学科目の目的・目標は，その学科目の内容の要素とその教育組織の理念，目的・目標に影響を受けるだけではなく，一般教養科目や専門基礎科目で何を習得しているかにも影響を受ける。
Step 2
　学科目全体の目標を学習の順序性や内容の関連性などから検討し，複数の科目へと構成し，科目名称を決定する段階である。既に，学科目とそれを構成する科目名が決定している場合には，この目標を各科目の中にどのように配置していくかを決定していく段階と考えてよい。
Step 3
　効率よく目標を達成するための授業形態を検討，決定する段階である。各目標の効率よい達成を考えたとき，一斉講義や演習，グループワーク，ロールプレイ，ゲームといった学内における授業形態がふさわしい内容であるのか，また，臨床の場において生活する人々を対象に看護実践を展開する内容であるのかを検討し，授業形態を決定していく。
Step 4
　具体的な授業計画を立案する段階である。いつ，誰が，どこで，どのように，何を使用し，その授業の目的・目標を達成していくのかを具体的に決定する。

　授業設計と授業の組織化は，以上のような4つの段階を包含する。最終段階である授業計画の立案の実際に関しては，演習と実習を例にとり説明する。第1に，演習の例として千葉大学看護学部における学科目「看護教育Ⅲ-1」の授業計画案を紹介する。また，実習の例として，某看護系短期大学の基礎看護学実習の授業計画案を紹介する。

　授業計画案は，教育内容，教育方法，教材，教具，使用する機器，参考文献一覧などの要素を含み，それとともに，授業の導入，展開，終末などの流れの諸要素を授業過程として構造化し，立体的に授業を計画することを意味する。前者をヨコの構造化，後者をタテの構造化という用語を使うこともある。

1 授業形態「演習」における授業計画の立案

　千葉大学看護学部は，学部生を対象とした学科目「看護教育学」を，その目的・目標を達成するために3科目から構成しており，学生は必須科目として「看護教育Ⅰ」，自由選択科目として「看護教育Ⅱ-1・2」「看護教育Ⅲ-1・2」を提供される。

　「看護教育Ⅲ-1」は，5日間の集中演習として提供される授業である。この演習において，学生は，自らの問題意識を明確にし，その問題に関する研究動向を文献検索により明らかにする。このような問題解決過程を通し，学生は，主体的学習とは実際にどのようなものかを体験する。教員は，学生の学習促進者すなわちファシリテータとしての役割を果たし，学生の主体的学習を促進するようにかかわる。教員が演習形態を選択することにより，授業において学習者は，他から強制されることなく，自らの意志で進んで学習を進める。教

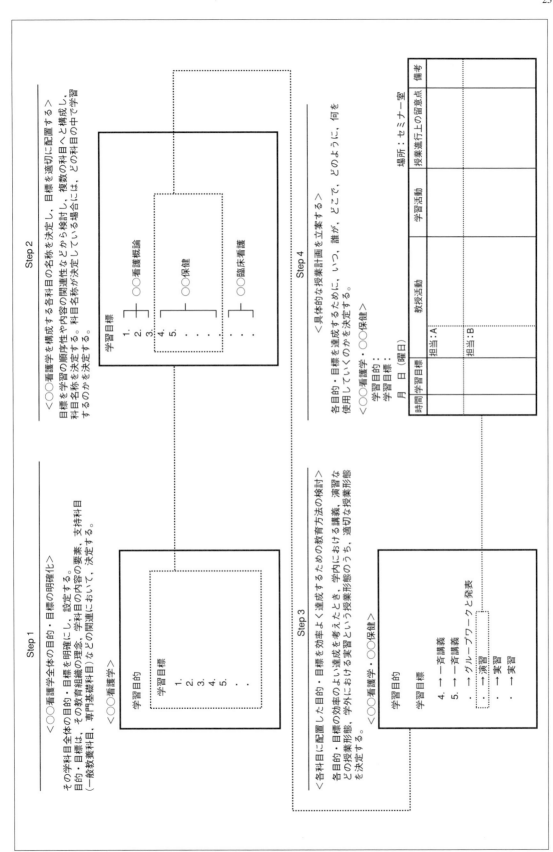

図 5-4 領域別看護学における授業設計

員は学習者の自発性，自主性，主体性を尊重し，学習者はそれを養うことを目ざすことにより主体的学習[58]を可能にする。

「看護教育Ⅲ-1」の目的は，学習者の主体的学習を促進することであり，この目的と授業科目名は，前述したStep 1からStep 3を経て決定された。この目的を達成するために，ファシリテータとして学生にかかわる教員は，綿密な授業計画を必要とし，次のように授業計画を立案した。

Step 1
　「看護教育Ⅲ-1」を構成する授業目的・目標から一般目標（GIO）を作成する。GIOから内容の諸要素を抽出し，ブルームらによる教育目標の分類体系にしたがい行動目標（SBO）を作成する（**表5-3**）。
Step 2
　学生がこの授業目的・目標を具体的な行動のレベルで理解することができるように，授業目的・GIO・SBOの詳細を作成する（**表5-4**）。同時に，作成した内容に基づき，評価方法を決定する。この授業においては，演習中の学生の最終的な行動とグループレポート，個人レポートを評価対象として，授業目的が達成されたかどうかを評価するための評価表を作成した（**表5-5**）。
Step 3
　授業目的・GIO・SBOを達成するために5日間の授業日程を作成する。この授業日程の空欄は，学生がファシリテータである教員と共にグループワークを行い，主体的学習を体験する時間となる（**表5-6**）。オリエンテーション資料として作成し学生に配付する。
Step 4
　以上の資料をもとに，5日間の授業をどのように進めるのかを具体的に計画し，各自が授業計画案を作成する（**表5-7**）。授業計画案は，教員の行動および学習内容と学習者の行動を行動目標に沿って構成し，授業の進行を具体的にイメージできるように綿密に記述する。

---

2 授業形態「実習」における授業計画の立案

「実習」の授業計画案として，某短期大学の基礎看護学実習を例示する（**表5-8**）。この短期大学は，基礎看護学実習がⅠとⅡから構成されており，基礎看護学実習Ⅰは1年次の3月に提供され，日常生活援助技術の習得を目標とする。また，基礎看護学実習Ⅱは2年次の3月に提供され，日常生活援助技術の習得に加え，看護過程展開の基礎的能力の習得を目標としていた。

この授業計画案は，看護学実習指導の中核に位置する。しかし，この計画により実習指導を展開する過程において，学生個々の目標の到達度には相違が出現し，この相違に対処するためには，この授業計画案に加え，学生個別の授業計画案が必要になることも多い。

時折，耳にする若い教員の話によれば，看護学実習指導を助手の仕事と位置づけ，目的・目標の設定からそれらを統合した実習要項の作成まで，助手に委譲しているという教育機関があるという。もちろん，直接の指導を誰が行うのかということについては，その教育機関の考え方に基づく。しかし，看護学実習は看護学教育のもっとも特徴ある授業であり，この論理は通用しない。授業設計，授業の組織化に至るまで，その学科目を担当する全教員が，時間と惜しみない努力を払い，年々，授業としての成立の程度を高くしていく必要がある。

看護基礎教育課程では，実習時間数の規定があり，Step 1の学科目全体の目的・目標の明確化において，講義の目的・目標，実習の目的・目標と分割して授業設計し混乱をきたすことがある。このような場合，実習とは，講義，演習と並ぶ授業の一形態であり，また，各学科目の目的・目標を構造化することにより，授業形態を決定していくことが可能にな

るという教育学的な原則論を想起する必要がある。例示する授業計画案は，先述した「演習」の授業計画案とほぼ同様の過程をたどり立案された。

表 5-3　行動目標化の例

授　業：看護教育Ⅲ-1（発見学習演習）
目　的：看護学教育に関して学習者個々の興味に従い，焦点を絞り，その研究動向を明らかにすることを通し，主体的学習を体験する。同時に，看護教育学教育研究分野の授業を学習者側から参加観察し，研究的態度と主体的学習について理解を深める。
期　間：6月3日（月）〜6月7日（金）
対象者：千葉大学看護学部4年生　看護教育Ⅲ選択履修者　○名
一般目標（GIO：general instructional objective）
1．文献検索の目的，方法，意義を理解する。
2．自らの問題意識を明確にし，問題解決過程を実施する。
3．授業への参加観察と文献検索を通して，研究的態度の重要性を理解する。
4．グループ活動を通して，他を尊重し，自分の役割を果たす。
5．2と4において主体的に学習活動を行う。
6．学習者個々の興味に従い，看護学教育に関する研究の動向を明らかにする。
7．文献検索の価値を認める。
8．授業の参加観察により，研究的態度と主体的学習の実際を理解する。

内容の要素 (content elements)	行動目標（SBO：specific behavioral objective）		
	認知領域	情意領域	精神運動領域
①文献検索に関連する用語の知識 （1） （　）内の数字は該当するGIOの番号	1．文献検索に関連する用語を列挙する。→文献，索引（題名，著書名），一次資料，二次資料，キーワード，遡及検索，ブラウジング，事項調査，原著，総説，報告，文献研究等 （知識：個別的因子に関する知識） 2．列挙した用語の意味を説明する。 （知識：個別的事実に関する知識）	1．探した文献が左記の項目のどれに分類されるかを口頭で表現する。 （受け入れ：意識） 2．文献検索時に用語を活用している。 （価値づけ：価値づけ）	
②文献検索の意義 （1）（3）（5）	1．文献検索の意義を述べる。→先行研究によって明らかになった部分とまだ明らかでない部分が明確になる，研究課題の重複を避けることができる，研究課題の焦点化，新しい知見を得ることができる。 （知識：個別的事実に関する知識）	1．文献検索の意義を口頭かレポートで表現する。 （受け入れ：意欲的受け入れ） 2．新たな文献が必要となったときに，文献検索にとりかかる。 （価値づけ：価値づけ）	
③文献検索の方法 （1）（2）（3） （5）（6）（7）	1．文献を検索する方法を3種類以上あげる。 （知識：個別的因子に関する知識） 2．コンピュータ用看護関係二次資料を用いた文献検索の手順を説明する。 （知識：個別的因子を扱う方法についての知識） 3．テーマに関連するキーワードを3から4語選択する。 （応用：ある特定の文献への適用）	1．コンピュータ用看護関係二次資料を用いた文献検索を手順に沿って行うことへの意欲を口頭かレポートで表現する。 （価値づけ：価値の受容） 2．テーマに関連する文献を他の方法を用いて主体的に検索する。 （反応：意欲的な反応）	1．キーワードを基に，コンピュータ用看護関係二次資料を用いた文献検索の手順を実施する。 （操作）

234　第5章　看護学教育授業展開論

表 5-4　看護教育Ⅲ-1　発見学習演習（オリエンテーション資料）

（1）授業の目的と目標
目的：看護学教育に関して学習者個々の興味に従い，焦点を絞り，その研究動向を明らかにすることを通し，主体的学習を体験する。同時に，看護教育学教育研究分野の授業を学習者側から参加観察し，研究的態度と主体的学習について理解を深める。

□一般目標□
1．文献検索の目的，方法，意義を理解する。
2．自ら問題意識を明確にし，問題解決過程を実施する。
3．授業への参加観察と文献検索を通して，研究的態度の重要性を理解する。
4．グループ活動を通して，他を尊重し，自分の役割を果たす。
5．2と4において主体的に学習活動を行う。
6．学習者個々の興味に従い，看護学教育に関する研究の動向を明らかにする。
7．文献検索の価値を認める。
8．授業の参加観察により，研究的態度と主体的学習の実際を理解する。

□行動目標□
1．主体的学習，研究的態度の定義を述べる。
2．文献検索に関連する用語を列挙する。
3．列挙した用語の意味を説明する。
4．文献検索の意義を述べる。
5．キーワードを基に文献を検索する方法を3種類以上列挙する。
6．コンピュータ用看護関係二次資料を用いた文献検索の手順を説明する。
7．文献が見つからないときに活用しうる社会的資源，および支援を得ることのできる専門的職種を述べる。
8．グループワークにおいて，自分の興味のある，看護学教育に関連するテーマを1つ以上提案する。
9．テーマに関連するキーワードを3から4語選択する。
10．キーワードを基に，コンピュータ用看護関係二次資料を用いた文献検索の手順を実施する。
11．コンピュータ用看護関係二次資料を用いた文献検索を手順に沿って行うことへの意欲を示す。
12．テーマに関連する文献を多様な方法を用いて検索する。
13．文献カードの記載事項をすべて列挙する。
14．文献カードの整理法を2種類あげる。
15．テーマと関連している文献を10件程度選択する。
16．文献の内容を要約して記述する。
17．文献カードに書誌事項を記載する。
18．カードの整理法にしたがって記載したカードを整理する。
19．選択した文献の内容について，それぞれの類似点，相違点を説明する。
20．文献の内容を正確に読みとるために他の資料を活用する。
21．文献の種類によって，文献を分類する。
22．文献検索に関連する用語を用いて，自分の考えを説明する。
23．ディスカッションの中で自分の意見を明確に述べる。
24．ディスカッション時に他者の意見を傾聴する。
25．テーマについて明らかになった点を述べる。
26．テーマについて明らかにならなかった点を述べる。
27．他のグループの発表を聞いて自分の意見を述べる。
28．伝えたいことを簡潔にわかりやすく話す。
29．聞きたいことを要領よく質問する。
30．レポートあるいは口頭で文献検索の価値を述べる。
31．グループでまとめた内容をグループレポートに書く。
32．大学院の授業において，教授者，学習者を観察する。
33．観察した学習者の態度や言動を研究的態度，主体的学習と関連づけて説明する。
34．研究的態度と主体的学習について自分の意見を述べる。

（2）方法
・看護学教育の中で自分たちが興味を持っていることをテーマとし，過去数年間の文献検索をする。
・検索した文献の要旨を文献カードにまとめる。
・文献検索の結果をまとめ，テーマに沿って考察し，グループごとに発表する。まとめた結果は，グループレポートとして提出する。
・看護教育学教育研究分野の大学院生の授業を参加観察する。
・毎日の授業終了後，所定の用紙に感想やわからなかったことなどを記入し，その日のうちに担当者に提出する。
・集中講義終了後，個人レポートを各自で看護教育学教育研究分野の第1研究室に提出する。

レポート提出期限：グループレポート─6月14日（金）
　　　　　　　　　　個人レポート─6月28日（金）

（3）用語について

〈その他〉
＊グループワークのときは第2セミナー室を利用して下さい。
＊授業を参加観察するときは，授業ができるように第1演習室のテーブルをセッティングしておいて下さい。

表 5-5　看護教育Ⅲ-1　発見学習演習（評価表）

担当者氏名：＿＿＿＿＿＿＿＿，グループ：＿＿＿＿＿

□一般目標□
1. 文献検索の目的，方法，意義を理解する。
2. 自ら問題意識を明確にし，問題解決過程を実施する。
3. 授業への参加観察と文献検索を通して，研究的態度の重要性を理解する。
4. グループ活動を通して，他を尊重し，自分の役割を果たす。
5. 2と4において主体的に学習活動を行う。
6. 学習者個々の興味に従い，看護学教育に関する研究の動向を明らかにする。
7. 文献検索の価値を認める。
8. 授業の参加観察により，研究的態度と主体的学習の実際を理解する。

	行動目標	配点	学生氏名			
認知領域36点	1. 主体的学習，研究的態度の定義を述べる。	—	—	—	—	—
	2. 文献検索に関連する用語を列挙する。	—	—	—	—	—
	3. 列挙した用語の意味を説明する。	—	—	—	—	—
	4. 文献検索の意義を述べる。	個人レポ	—	—	—	—
	5. キーワードを基に文献を検索する方法を3種類以上列挙する。	—	—	—	—	—
	6. コンピュータ用看護関係二次資料を用いた文献検索の手順を説明する。	—	—	—	—	—
	7. 文献が見つからないときに活用しうる社会的資源，および支援を得ることのできる専門的職種を述べる。	3				
	8. グループワークにおいて，自分の興味のある，看護学教育に関連するテーマを1つ以上提案する。	3				
	9. テーマに関連するキーワードを3から4語選択する。					
	13. 文献カードの記載事項をすべて列挙する。					
	14. 文献カードの整理法を2種類あげる。	3				
	15. テーマと関連している文献を10件程度選択する。	3				
	16. 文献の内容を要約して記述する。	3				
	17. 文献カードに書誌事項を記載する。	3				
	18. カードの整理法にしたがって記載したカードを整理する。	3				
	19. 選択した文献の内容について，それぞれの類似点，相違点を説明する。	3				
	20. 文献の内容を正確に読みとるために他の資料を活用する。	3				
	21. 文献の種類によって，文献を分類する。	3				
	25. テーマについて明らかになった点を述べる。	3				
	26. テーマについて明らかにならなかった点を述べる。	3				
	31. グループでまとめた内容をグループレポートに書く。	Gレポ	—	—	—	—
	33. 観察した学習者の態度や言動を研究的態度，主体的学習と関連づけて説明する。	個人レポ	—	—	—	—
情意領域21点	11. コンピュータ用看護関係二次資料を用いた文献検索を手順に沿って行うことへの意欲を示す。	個人レポ	—	—	—	—
	12. テーマに関連する文献を多様な方法を用いて検索する。	3				
	22. 文献検索に関連する用語を用いて，自分の考えを説明する。	3				
	23. ディスカッションの中で自分の意見を明確に述べる。	3				
	24. ディスカッション時に他者の意見を傾聴する。	3				
	27. 他のグループの発表を聞いて自分の意見を述べる。	2				
	28. 伝えたいことを簡潔にわかりやすく話す。	2				
	29. 聞きたいことを要領よく質問する。	2				
	30. レポートあるいは口頭で文献検索の価値を述べる。	個人レポ				
	32. 大学院の授業において，教授者，学習者を観察する。	—	—	—	—	—
	34. 研究的態度と主体的学習について自分の意見を述べる。	3				
精神運動領域3点	10. キーワードを基に，コンピュータ用看護関係二次資料を用いた文献検索の手順を実施する。	3				
レポート提出	グループ	10				
	個人	20				
	出席点	10				
	合計点	100				

＊グループレポート評価配点　計 10点

・期限までに提出	3
・テーマ選択の理由を説明している。	2
・明らかになった点，明らかにならなかった点を述べている。	2
・レポートは，形式に則ってわかりやすくまとめられている。	3

＊個人レポート評価配点　計 20点

・期限までに提出	9
・レポートの内容……………10	
文献検索の意義…………3	
主体的態度………………3	
研究的態度………………2	
グループワークについて…2	
・わかりやすく書かれている	1

評価結果
学生氏名：＿＿＿＿＿＿＿＿＿＿＿＿＿＿＿＿＿ ＿＿＿点
　　　　　＿＿＿＿＿＿＿＿＿＿＿＿＿＿＿＿＿ ＿＿＿点
　　　　　＿＿＿＿＿＿＿＿＿＿＿＿＿＿＿＿＿ ＿＿＿点
　　　　　＿＿＿＿＿＿＿＿＿＿＿＿＿＿＿＿＿ ＿＿＿点

236　第5章　看護学教育授業展開論

表 5-6　看護教育Ⅲ-1　発見学習演習（集中演習期間の授業日程）

時限	6月3日（月）	6月4日（火）	6月5日（水）	6月6日（木）	6月7日（金）
Ⅰ	10：00～11：30 ・オリエンテーション 〔ファシリテータ：A〕 ・グループ編成				9：30～11：30 ・グループワークの 　成果発表 ・講評
Ⅱ	12：30～13：30 講義 「文献検索について」 〔ファシリテータ：B〕			10：30～12：00 ＊大学院授業の参加 　観察① 「看護学演習」 〔ファシリテータ：C〕	
Ⅲ				13：30～15：00 ＊大学院授業の参加 　観察② 「修論・講座ゼミ」 〔ファシリテータ：D, E〕	
Ⅳ					15：00～16：00 ファシリテータ カンファレンス⑤
Ⅴ	16：30～17：30 ファシリテータ カンファレンス①	16：30～17：30 ファシリテータ カンファレンス②	16：30～17：30 ファシリテータ カンファレンス③	16：30～17：30 ファシリテータ カンファレンス④	

・ファシリテータカンファレンス①～④回は，各グループ担当のファシリテータがその日の授業進行状況を報告し，全員のディスカッションを基に翌日以降の授業について検討，調整する。⑤回は，1週間を通じた授業の反省，まとめを行う。
・＊の授業は第1演習室で行います。それ以外は，第2セミナー室を使用して下さい。

Ⅲ．看護学教育における授業展開　　237

表 5-7　看護教育Ⅲ-1　発見学習演習：授業計画案　1996 年 5 月 24 日　担当者名

授業目的：看護学教育に関して学習者個々の興味に従い，焦点を絞り，その研究動向を明らかにすることを通し，
　　　　　主体的学習を体験する。同時に，看護教育学教育研究分野の授業を学習者側から参加観察し，研究的態
　　　　　度と主体的学習について理解を深める。

実施日：1996 年 6 月 3 日（月）～6 月 7 日（金）

対象者：看護教育Ⅲ-1　選択履修　学部 4 年生

【一般目標】
1．文献検索の目的，方法，意義を理解する。
2．自ら問題意識を明確にし，問題解決過程を実施する。
3．授業への参加観察と文献検索を通して，研究的態度の重要性を理解する。
4．グループ活動を通して，他を尊重し，自分の役割を果たす。
5．2 と 4 において主体的に学習活動を行う。
6．学習者個々の興味に従い，看護学教育に関する研究の動向を明らかにする。
7．文献検索の価値を認める。
8．授業の参加観察により，研究的態度と主体的学習の実際を理解する。

6 月 3 日（月）第 1 日　　　　　　　　　　　　　　場所：第 2 セミナー室

時間	学習目標(SBO)	教授活動（指導方法）		学習活動	授業進行上の留意点	備考（教材他）
10：00～10：30	導入 授業の目的・目標の理解	オリエンテーション [担当：A]	①オリエンテーション資料配布 ②全体の司会は総合司会（　）が行う。 ③教員・ファシリテータ等の自己紹介 ④学生の自己紹介。簡潔に氏名と選択の動機・授業への期待について聞く。 ⑤授業の目的・意図についてS教授より，動機づけ。 ⑥より具体的な授業の目的・目標の説明をオリエンテーション資料に沿って行う。 ⑦授業の方法について説明する。 ⑧1 週間の予定を説明する。 ⑨その他の注意事項・資料室の活用法，本日の行動計画説明を行い，質問を受ける。 ⑩レポート提出期限に問題がないか確認する。	授業目的，目標について知る（全員）わからない点を質問する。	・オリエンテーションを学生と共に聞き，授業目的，1 週間の予定について学生の理解した点，そうでない点を予想する。	(配布資料)↓オリエンテーション資料学生数13 名教員 2 名ファシリテータ6 名全体総括者 2 名計 23 部
5 分間	1.主体的学習・研究的態度の定義を述べる。	「用語」に関する講義 [担当：B]	①主体的学習・研究的態度・参加観察についての用語の定義を資料で提出する。 ②OHP で定義を示す。 ③この集中演習を通して実際に体験して学んでいくことを説明する。 ④学生がより詳しく知りたい場合は，教育学事典などを個々が調べるように付言する。			

238　第5章　看護学教育授業展開論

時間	内容	項目	教員の活動	学生の活動	留意点	備考
10：35～11：30		学生のグループ編成 ファシリテータ担当：決定	①学生13名を6グループに編成する（2～3名ずつ）。②学生の興味に従って分かれるように促す。③分かれるときは学生たちで話し合う。④どのような意図で分けたかを学生に確認する。⑤各グループをファシリテータが1名ずつ担当する。⑥各グループはファシリテータと連絡をとり行動することを説明する。	自分の興味に従ってグループに分かれる（6グループ）。	・学生達でグループに分かれるように支援する。	
	（昼食・休憩）					
12：30～13：30	2.文献検索に関連する用語を列挙する。3.列挙した用語の意味を説明する。4.文献検索の意義を述べる。	文献検索講義[担当：C]	①文献検索に関する経験の有無を確認してから始める。②学生への質問の有無を確認する。③参考文献を紹介する。	文献検索についての意義,基本的知識について講義を受ける（全員）。説明を聞く。	・講義に参加し,講義の内容の把握と学生の反応の観察	
13：40～16：00	8.グループワークにおいて,自分の興味ある,看護学教育に関連するテーマを1つ以上提案する。9.テーマに関連するキーワードを3から4語選択する。	グループ学習 テーマの絞り込み ↓ キーワードの選定	①看護学教育に関しての興味・関心を自由に討議する。司会は学生が行う。②学生が困っているときは助言する。③授業目的とテーマがそれていないかを注意する。④キーワードの抽出が困難な場合は,具体例をあげて助言する。	グループワークを行い,看護学教育についてのテーマを明確にする。（自分たちで記録,進行を行う）わからない点を質問する。	・看護学教育についての関心を学生自身の体験を踏まえて話せるようできるだけ介入せずに聞く。・学生から質問があったら助言する。・関連する文献が存在したか検討しながら聞き,必要時助言する。	
16：00～16：20	1日の授業のまとめ	カンファレンス	①1日の学びの確認と疑問点の解決②最終日までの全体的計画の確認③翌日の行動計画の確認④感想文の配布（1人1枚）	S教授へ提出。翌朝学生へ返却。1日の感想文を記入提出し解散		16：00感想文用紙配布回収[担当：A]

Ⅲ．看護学教育における授業展開　　239

表 5-8　基礎看護学実習Ⅰ：授業計画案

（1）授業目的と目標
目的：疾病や障害，入院生活が個々の人間の生活に与える影響を理解すると共に，既習の看護技術を用いた患者へ
　　　の実践を通して，看護の重要性を理解する。
■一般目標
１．疾病や障害，入院が患者の日常生活に与える影響を理解する。
２．入院生活を送る患者の心情を理解する。
３．受け持ち患者に必要な看護とその方法を判断し，日常生活を援助する。
４．受け持ち患者への日常生活の援助を通して，看護の役割を理解する。
■行動目標
１．疾病や障害により受け持ち患者に生じている日常生活の変化を説明する。
２．入院により受け持ち患者に生じている日常生活の変化を説明する。
３．受け持ち患者とのコミュニケーションを展開する。
４．受け持ち患者に必要な日常生活行動の援助を列挙する。
５．受け持ち患者の状態に応じて安全な生活環境を整える。
６．受け持ち患者の状態に応じて清潔の援助を実施する。
７．受け持ち患者の状態に応じて食事の援助を実施する。
８．受け持ち患者の状態に応じて排泄の援助を実施する。
９．受け持ち患者の状態に応じて安楽な体位や移動の援助を実施する。
10．受け持ち患者のバイタルサインを正確に測定する。
11．受け持ち患者に実施した援助の内容とその効果を報告する。
12．受け持ち患者に実施した援助の過程とその意義を記述する。
13．日常生活の援助を通して得た受け持ち患者の情報を記述する。
14．受け持ち患者の看護を通して学んだ看護の役割を記述する。

（2）方法
・6名から7名の学生によって編成された各グループを1名の教員が担当し，実習を展開する。
・学生は，患者を1名受け持ち，既習の看護学の知識・技術を活用して受け持ち患者に必要な看護を実践する。
・学生にとって初回の実習であることを考慮し，既習の知識・技術を活用できる受け持ち患者を選択する。
・実習期間は5日間とする。このうち1日をオリエンテーションに，1日を患者に実施する看護の計画立案と看護
　技術の復習に使用する。残りの3日間を病棟実習に当てる。
・1日目，学生は，実習の全体およびグループごとにオリエンテーションを聞き，その後，実習病棟において受け
　持ち患者の紹介を受ける。
・2日目，学生は，受け持ち患者の状態を考慮して必要な看護を計画するとともに，その実践に必要な技術を演習
　することにより，具体的な方法を復習，確認する。
・病棟実習の3日間は，午前中を病棟における受け持ち患者の看護展開に，午後を記録とカンファレンスに当てる。
・病棟実習1日目は，受け持ち患者に必要な看護を判断するために，患者の状態を観察するための看護技術を中心
　に展開する。
・最終日のカンファレンスは，学生個々が実習全体を振り返り，今後の学習に繋げられるようにまとめをする。

実習第1日

時間	行動目標 （SBO）	教授活動（指導方法）		学習活動	授業進行上の留意点	備考 （教材他）
9：00 〜 10：30	導入 授業の目的・目標 の理解	オリエン テーショ ン ［担 当： A教員］ 〈大教室〉	①オリエンテーション 　資料配付 ②授業の目的・目標・ 　内容を実習要項に 　沿って説明する。 ③実習期間5日間のス 　ケジュールを説明す 　る。 ④実習の方法および実 　習中の注意事項につ 　いて説明する。 ⑤記録用紙・実習レ 　ポートの書き方，提 　出期限を説明する。	授業の目的・目 標・内容・方法 について理解す る。	・各担当教員は，学 生と共にオリエン テーションを聞き， 授業の目的・目標・ 内容などについて， 学生が理解できた内 容，理解できなかっ た内容を予測する。 ・授業担当責任者A が，授業の目的・意 図を確認することに より，実習への取り 組みを学生に動機づ ける。	基礎看 護学実 習Ⅰ要 項

時間					
			⑥グループメンバーを発表し，担当教員を紹介する。		
10：40 〜 11：30		各グループ別のオリエンテーション [担当：各教員] 〈演習室〉	①全体のオリエンテーションを受け，授業の目的・目標・内容・方法を理解できたか，学生に確認する。 ②学生の質問や疑問に対し，必要に応じて回答する。 ③はじめての実習を開始するに当たり考えていることや不安を個々の学生に表現してもらう。 ④実習病棟の特徴を説明する。 ⑤受け持ち患者の状態と注意事項を説明し，各学生の学習目標を考慮しながら受け持ち患者を決定する。 ⑥実習目的・目標・内容と受け持ち患者の状態を照らし，実習を行うために必要と思われる受け持ち患者の情報を整理して午後の病棟オリエンテーションに臨むよう説明する。	オリエンテーションを聞き，疑問に思ったことを質問する。 実習において学習したい内容や不安を表現し，不要な不安や心配を解決する。 受け持ち予定患者の概要を傾聴し，受け持ち患者を選択する。 受け持ち患者の状態を傾聴し，実習を行うために必要な実習病棟の情報，受け持ち患者の状態などを確認し，整理する。	・学生の質問や疑問に対し，必要に応じて内容を補足し，答える。 ・実習を開始するに当たり，学生の不安や考えを聞き，学生が不要な不安を抱いている場合には，実習に集中できるよう軽減・解消する。 ・個々の学生の心理状態を把握し，受け持ち患者の決定や実習指導上の参考にする。 ・学生がはじめて経験する臨床実習であることを意識し，学生に伝える情報は，今回の実習内容に直接関係する必要最小限とする。 ・実習に先立ち，教員は，担当する病棟の責任者および指導者と受け持ち患者について検討し，患者を選択する。 ・受け持つ可能性のある患者に対し，学生の学習進度，実習する内容・期間を説明し，事前に学生の受け持ちへの承諾を得ておく。 ・本実習の目標が患者の具体的な生活状況の理解にあることを念頭におき，受け持ち患者状態については，概要のみを説明する。
11：30 〜 14：30	〈昼食・休憩・病院への移動〉			実習病院へ移動	

時間	行動目標 (SBO)	教授活動（指導方法）	学習活動	授業進行上の留意点	備考 （教材他）
14：30 〜 16：00	1．疾病や障害により受け持ち患者に生じている日常生活の変化を説明する。 2．入院により受け持ち患者に生じている日常生活の変化を説明する。 4．受け持ち患者に必要な日常生活行動の援助を列挙する。	各病棟オリエンテーション〈実習病棟〉	①病棟の責任者および指導者と学生相互に自己紹介する。 ②今回の実習内容に関係する病棟の構造，設備，使用方法，物品の収納場所と取扱い方法，使用後の物品の処理の方法，病棟の日課を説明する。 ③上記内容について質問を受ける。 ④学生に受け持ち患者を紹介する。 ⑤受け持ち患者の状態および注意事項などについて，学生に疑問点の有無を確認し，必要に応じて回答・説明する。 ⑥受け持ち患者の状態から，環境，清潔，食事，排泄，体位変換・身体の移動について必要な看護を考えるよう説明する。 ⑦既習の看護技術を実践することだけではなく，環境，清潔，食事，排泄，体位変換・身体の移動について援助の必要性を判断するために何を観察する必要があるか，その視点を復習しておくよう説明する。 ⑧翌日のスケジュールを確認	実習着に着替えて指定された場所に集合する。 実習目的・目標・内容と照らし，実習を行う上で必要な情報を得る。 必要な情報が得られたか確認し，疑問点を質問する。 受け持ち患者に挨拶をする。 受け持ち患者の状態や生活環境を観察する。 受け持ち患者の状態について疑問点を質問し，確認する。	・受け持ち患者の生活環境や入院生活の日課は，それぞれ異なるが，オリエンテーションにおいては，実習病棟の入院患者に共通する内容を説明する。 ・病棟の構造，施設設備，患者の状態の説明は，学生に混乱をきたさないよう今回の実習に必要な最少限の内容とする。 ・患者の日常生活行動のすべてを援助するのではなく，受け持ち患者の状態をよく観察し，必要な看護を判断して行うことを強調する。 ・受け持ち患者の状態によっては，直接援助を行うだけでなく，見守ることが重要な場合もあることを説明する。	

実習第2日

時間	行動目標 (SBO)	教授活動（指導方法）	学習活動	授業進行上の留意点	備考 （教材他）
9：00 〜 12：00	1．疾病や障害により受け持ち患者に生じている日常生活の変化を説明する。 2．入院により受け持ち患者に生じている日常生活の変化を説明する。 4．受け持ち患者に必要な日常生活行動の援助を列挙する。	〈演習室〉	①本日のスケジュールを確認 ・前日の受け持ち患者の情報から，環境，清潔，食事，排泄，体位変換・身体の移動に関し，受け持ち患者に必要な看護を具体的に計画し，記録用紙に記載するよう説明する。 ・受け持ち患者の援助を行うに当たり，必要と思われる看護技術を実際に復習，練習することを説明			基礎看護学実習Ⅰ要項 看護技術に関する教科書・参考書

時間	場所				
		する。 ②受け持ち患者の環境,清潔,食事,排泄,体位変換・移動に関して必要な看護を判断するために必要となる情報を学生全員で確認する。 　例:食事への援助の必要性を判断する場合 　・座位がとれるか 　・食器が持てるか 　・嚥下運動に障害はないかなど ③学生個々に,自らの受け持ち患者に必要な看護やその判断に必要な情報を得るための観察の視点について計画を立てるよう説明する。 ④学生への個別指導を行う。 　・学生が考えた受け持ち患者への看護の必要性と具体的な看護技術の方法,その理由を聞く。 　・学生が考えた受け持ち患者の看護が,患者の状態に適合しているか検討し必要に応じて助言する。	教科書をみながら患者の生活の自立度を判断する視点を確認する。 前日の受け持ち患者についての情報から,必要な看護を具体的に計画してみる。 受け持ち患者の状態に関して不明確な点は,明日の行動計画に観察点として計画する。 計画した受け持ち患者の看護について指導を受け,必要に応じて修正する。	・受け持ち患者の生活の自立度によって,直接的な援助を必要としない患者もいることを再度説明する。 ・直接的な援助が必要かどうか,またどのようなことに援助が必要かを判断するための観察視点を確認する。 ・学生が考えた受け持ち患者への看護が病棟の看護方針と一致するか,患者の状態に適合しているか検討し,必要に応じて指導する。 ・学生が考えた看護技術とその具体的な方法について,看護技術の原則を適切に適用しているか確認し指導する。	
12:00 ～ 13:00	〈昼食・休憩〉				
13:00 ～ 16:00	〈学内実習室〉	⑤個々の学生が,受け持ち患者に実施する可能性のある看護技術を指導する。 ⑥翌日,病棟において,受け持ち患者に必要な看護を判断するための情報を収集し,確認することを主目的とした行動計画を立案するよう説明する。	立案した計画に基づき,受け持ち患者に実施する可能性のある看護技術について,反復練習する。 受け持ち患者の状態や病棟の日課に合わせ,翌日の行動計画を具体的に立案する。	・立案した計画に沿って受け持ち患者に実施する可能性のある看護技術を事前に練習するよう伝える。 ・翌日は病棟での実習1日目であるため,受け持ち患者に必要な看護を考えることを優先し,行動計画の中に患者とのコミュニケーション,バイタルサイン測定など観察,環境整備を組み入れるよう説明する。	環境整備,清潔,食事,排泄,体位変換・移動の援助に必要な物品

Ⅲ．看護学教育における授業展開　　243

実習第3日，第4日（病棟実習1日目，2日目）

時間	行動目標 （SBO）	教授活動（指導方法）	学習活動	授業進行上の留意点	備考 （教材他）
8：00 〜 12：30	3．受け持ち患者とのコミュニケーションを展開する。 4．受け持ち患者に必要な日常生活行動の援助を列挙する。 5．受け持ち患者の状態に応じて安全な生活環境を整える。 6．受け持ち患者の状態に応じて清潔の援助を実施する。 7．受け持ち患者の状態に応じて食事の援助を実施する。 8．受け持ち患者の状態に応じて排泄の援助を実施する。 9．受け持ち患者の状態に応じて安楽な体位や移動の援助を実施する。 10．受け持ち患者のバイタルサインを正確に測定する。 11．受け持ち患者に実施した援助の内容とその効果を報告する。	〈各病棟〉①学生の受け持ち患者の状態がオリエンテーション後に変化していないか確認する。 ②オリエンテーション後に受け持ち患者の状態が変化していた場合，学生の立案した行動計画が患者の状態に適合するか検討するよう学生に伝える。 ③学生の行動計画を聞く。 ・いつ，何を，どのように行うかを具体的に表現しているか ・受け持ち患者の状態や病棟の日課を考慮して計画されているか ・受け持ち患者の自立度と安全・安楽を考慮して計画されているか ・援助の効果を判断するための観察も計画に含まれているか ④学生が実施する看護技術を指導・評価する。 ・必要物品が揃っているか，確認する ・患者への説明が適切に行われたか，確認する ・安全・安楽な体位で行っているか，確認する ・確実な技術を用いて行っているか，確認する ・看護の目的が達成されているかを確認し，不十分なところを補う ・看護技術の実施中や実施後の患者の言動や表情に注意する ・適切に後始末が行われているか，確認する ・学生が行った技術を評価し，学生にフィードバックする	実習着に着替えて，受け持ち患者の所に行き，朝の挨拶をする。 受け持ち患者の状態に変化がないか観察し，立案した計画が患者の状態に適合するか検討する。 患者の状態に応じて，行動計画を変更する。 本日の行動計画を報告し，指導を受ける。 計画または修正した看護を行う。	・学生の受け持ち患者に本日予定されている検査・治療を確認しておく。 ・受け持ち患者に必要な看護を考えるために，患者とのコミュニケーション，バイタルサイン測定など観察，環境整備が計画されているか，受け持ち患者の顕在するニードを判断するための計画が具体的に立案されているかに留意して学生の行動計画を聞く。 ・学生全員の行動計画を聞き，調整した後，いつ，誰が指導・確認するか，指導者あるいは受け持ち看護師と調整する。 ・受け持ち患者の実習内容に含まれていない看護や検査・治療が行われる場合には，学生は見学とする。	

時間	行動目標	方法	教授活動		指導上の留意点	
12:30 〜 13:30	昼食・休憩					
13:30 〜 15:00	12. 受け持ち患者に実施した援助の過程とその意義を記述する。 13. 日常生活の援助を通して得た受け持ち患者の情報を記述する。	[記録] 〈カンファレンスルーム〉	⑤午前中に実習した内容を記録する。 ・立案した行動計画に沿って，観察した内容，実施した内容およびその評価を具体的に記述するよう説明する。 ⑥記録用紙には，計画通り実施できたか，具体的にはどのように行ったのか，援助に対する自己評価，患者の反応，援助を通して考えたことを具体的に表現するよう説明する。	立案した行動計画について，観察・実施した内容，考えたことを具体的に記述し，受け持ち患者により適切な看護を考える。	・学生が思考・実施した過程が具体的に記述されているかを観察し，できていない場合には助言・指導する。	
15:00 〜 16:30	1. 疾病や障害により受け持ち患者に生じている日常生活の変化を説明する。 2. 入院により受け持ち患者に生じている日常生活の変化を説明する。 4. 受け持ち患者に必要な日常生活行動の援助を列挙する。	[グループカンファレンス]	⑦受け持ち患者の観察・コミュニケーション・看護技術の実践を通して考えたことを個々に発表してもらう。 ⑧学生の経験や患者の言葉などに関する発言から，実習目標に関係することを取りあげ，学生自身が考えることを促しながら，話し合いを進める。 ⑨本日の反省を踏まえて，翌日の行動計画を立案すること，新たに収集した患者の情報を活かして受け持ち患者の状態に合った適切な看護を計画するよう説明する。 ⑩学生の実習に支障をきたすことがないか，学生に質問，確認し，問題点は早期に解決しておく。	午前中の実習において実施できたこと，その評価，または実施できなかった理由，考えたことをまとめ，発表する。 話し合いの中で，疾病や障害，入院生活が患者の生活に与える影響，患者の状態に応じた適切な看護について考える。	・カンファレンスは，教員が司会を務め，学生の発言から問題点を明確にしながら話し合い，学生間で学びを共有できるよう進行する。 ・受け持ち患者への看護が日々患者の状態に適切に対応し，ニードを満たすことができるよう指導する。	

実習第5日（病棟実習3日目）

時間	行動目標 （SBO）	教授活動（指導方法）	学習活動	授業進行上の留意点	備考 （教材他）
8：00 〜 12：30	3．受け持ち患者とのコミュニケーションを展開する。 4．受け持ち患者に必要な日常生活行動の援助を列挙する。 5．受け持ち患者の状態に応じて安全な生活環境を整える。 6．受け持ち患者の状態に応じて清潔の援助を実施する。 7．受け持ち患者の状態に応じて食事の援助を実施する。 8．受け持ち患者の状態に応じて排泄の援助を実施する。 9．受け持ち患者の状態に応じて安楽な体位や移動の援助を実施する。 10．受け持ち患者のバイタルサインを正確に測定する。 11．受け持ち患者に実施した援助の内容とその効果を報告する。	〈各病棟〉 ①学生が受け持ち患者の今朝の状態を把握しているか、確認する。 ②学生の行動計画を聞く。 ・いつ、何を、どのように行うか、具体的に表現しているか ・受け持ち患者の状態や病棟の日課を考慮して計画されているか ・受け持ち患者の自立度と安全・安楽を考慮して計画されているかどうか ・前日の反省が活かされ、患者の状態により適合した計画が立案されているかどうか ・援助の効果を判断するための観察も計画に含まれているか ③必要に応じて指導・助言する。 ④学生が実施する看護技術を指導・評価する。 ・必要物品が揃っているか、確認する ・患者への説明が適切に行われたか、確認する ・安全・安楽な体位で行っているか、確認する ・確実な技術を用いて行っているか、確認する ・看護の目的が達成されているかを確認し、不十分なところを補う ・看護技術の実施中や実施後の患者の言動や表情に注意する ・適切に後始末が行われているか、確認する ・学生が行った技術を評価し、学生にフィードバックする	実習着に着替えて、受け持ち患者の所に行き、朝の挨拶をする。 受け持ち患者の状態に変化がないか観察し、立案した計画が患者の状態に適合するか、検討する。 患者の状態に応じて行動計画を変更する。 本日の行動計画を報告し、指導を受ける。 計画または修正した看護を行う。	・学生の受け持ち患者に本日予定されている検査・治療、学生の行動計画に影響すると思われるその他の要因など、確認しておく。 ・受け持ち患者の状態を考慮し、適切な行動計画が立案されているかに留意して学生の説明を聞く。 ・学生全員の行動計画を聞き、調整した後、いつ、誰が指導・確認するか、指導者あるいは受け持ち看護師と調整する。 ・受け持ち患者に実習内容に含まれていない看護や検査・治療が行われる場合には、学生は見学とする。	

246　第5章　看護学教育授業展開論

時刻	内容	場所			
12：30〜13：30	昼食・休憩				
13：30〜15：00	12. 受け持ち患者に実施した援助の過程とその意義を記述する。 13. 日常生活の援助を通して得た受け持ち患者の情報を記述する。	[記録]〈カンファレンスルーム〉	⑤午前中の実習内容を記録する際，立案した行動計画に沿って，観察した内容，実施した内容およびその評価を具体的に記述するよう説明する。 ⑥学生が受け持ち患者への看護を思考・実施した過程が，具体的に記述されているか観察し，できていない場合には助言・指導する。	立案した行動計画に沿って，観察した内容，実施した内容，考えたことを具体的に記述し，受け持ち患者により適切な看護を考える。	・記録用紙には，計画通り実施できたか，具体的にはどのように行ったのか，援助に対する自己評価，患者の反応，援助を通して考えたことを具体的に表現するよう促す。
15：00〜16：30	1. 疾病や障害により受け持ち患者に生じている日常生活の変化を説明する。 2. 入院により受け持ち患者に生じている日常生活の変化を説明する。 4. 受け持ち患者に必要な日常生活行動の援助を列挙する。	[グループカンファレンス]	⑦受け持ち患者の観察・コミュニケーション・看護技術の実践を通して考えたことを個々に発表してもらう。 ⑧教員が観察した学生の行動や受け持ち患者の反応を学生の観察と比較し，学生が自覚していない部分について助言する。	学習目標と照らし合わせ，今回の実習において実施できたこととその評価，または実施できなかったこととその理由，実習を終えて考えたことをまとめて発表する。	・カンファレンスは教員が司会を務め，学生の発言から問題点を明確にしながら話し合い，学生間で学びを共有できるよう進行する。 ・実習の行動目標と照らし合わせ学生の目標達成度を明確にし，次の学習につなげられるように実習のまとめを行う。

Ⅳ 看護学実習展開論

1 看護師養成教育における実習の歴史的変遷

1 看護学実習における経験主義，厳格主義の起源

　看護学教育の中で，教員，医師，薬剤師といった他の職業人養成教育との最大の相違点をあげるとすれば，看護学実習の存在がある。この看護学実習は，教育学的には実験，実技と同じ学習形態ではあるが，その学習方略，時間の長さ，学習環境などいずれをとっても他に類をみない授業である。

　このような学習状況が現在まで続いているのは，歴史的背景があることは否定できない。しかし，それにしても実習の場において学生を受け止める側に立つ医療従事者の中に，実習が授業であるということ自体に，驚きを示す看護師がいることもまた事実である。そこで看護学実習の授業としての位置づけを明確にするために，看護師養成教育における実習の位置づけの推移から，それらの背景を検討し，その類型化を試みる。

　世界で初の看護師養成を目ざした専門的な訓練校は，Nightingale, F. によって 1860 年に，ロンドンの聖トーマス病院に創設された。米国はその教育計画をナイチンゲール方式教育パターンとして取り入れた。このナイチンゲール方式教育パターンとは，看護師養成教育の質の良否を左右するのが，ひとえに学校の責任であるとする彼女の主張とともに，そのカリキュラムの大部分を実地経験に当てるという形態である。

　その基本的な考え方の第 1 は，経験を重視する経験主義であり，第 2 には，その経験は苦労の多い，厳格なものであるべきことを強調する厳格主義であった。当時，訓練生が病院における実習を許されるためには，その学生が患者を安全に動かし，世話することができるということを，学校は病院に対して保証しなければならなかった[59]。

　さらに看護師養成教育の主目的は，女性にふさわしい社会的地位を確立することにあった。そのため，Nightingale, F. は訓練を受ける女性の社会的，道徳的なありかたに対して，ことさら深い関心を寄せ，学生の私生活を規制する厳格で詳細な行動規則を定めていた[60]。このような歴史的背景を持つ ‘経験主義’ であり，‘厳格主義’ であった。その考え方の影響は，初期の看護師養成教育を米国に得たわが国にも，そのまま直輸入されたことは疑う余地がない。

　この傾向は，それから 150 年を経過した今日まで世界各国に受け継がれており，わが国もその例外ではない。看護師養成教育の根幹にあるこれらの特質は，その原因をここにおく。実習に対する規範は，看護を必要とする人々，すなわち医療受益者を主体に考える医療提供者の特質として，今なお，厳然と存在し，継承されている。

　しかし一方で，経験主義も厳格主義も，その根幹としての特質の起源を忘れ，経験が豊

かであるということは，時間が多いほどよく，厳格であることは，非社会的であることの
ような形骸化した形態のみを現代の看護師養成教育に残してしまった。そのありさまはま
さに時代錯誤を感じさせる。同世代の学生たちから隔離・隔絶した実習は，そのほとんど
のものが，授業としての様態をなしていない。さらにこのような実習を展開する看護師養
成教育は，看護師国家試験に必要な知識だけ教え込み，看護師を志す学生に，昔から続い
てきた看護師という職業人の典型のような特定の態度を並行して伝えていくべきだと考え
る教員によって展開される。看護師養成教育の高等教育化が進展する現在も，わが国にお
いてこのような教育が過去の遺物であるといい切ることはできない現状が残っている。

2 看護師養成教育の類型

a 伝統的看護師養成教育型

　伝統的看護師養成教育型とは，経験主義，厳格主義を教育の基本におき，看護師国家試
験に必要な知識だけを教え込み，看護師を志す学生に，昔から続いてきた看護師という職
業人の典型のような特定の態度を並行して伝えていく。

　この養成方法は，1955年頃に厚生労働省関連の病院で作成された病院勤務看護婦業務指
針[61]を基盤とする。この規定によれば，総婦長の項目，「三ノ (2) 教務主任と相談して，各
科の生徒の勤務交代を円滑にし，……以下省略」（アンダーラインは筆者，以下同），さら
に教務主任の項目，「六ノ (1) 生徒の勤務交代表を作り，各科に配布する」，重ねて，「八ノ
(2) 学科時間の少ないときに，生徒に夜勤を経験させるように看護婦長に連絡する」，その
上に「十三ノ (4) 生徒の病室実習時間および学科時間割を定めるときは，病棟の状況をよ
く認識し，多忙なときに多少なりとも看護力の助けとなるように考慮する」などである。
これらの項目は，明らかに学生の実習を教育というよりも看護要員の勤務と受け止めてい
たことを示す。

b 近代的看護師養成教育型

　病院勤務看護婦業務指針の作成から20年ほど経過した1977年，ジュネーブにおける
ILO（国際労働機関）の第63回総会において採択された「看護職員の雇用，労働条件およ
び生活状態に関する条約並びに勧告」[62]の中に，以下のような条項がある。

　Ⅲ-7-(2) 基礎的看護教育は，適当な場合には，当該国の一般教育制度の枠内における教
育機関において，類似の職業集団に対する教育の水準と同様の水準で行われるべきである。

　XⅡ-59 看護学生は，その教育および訓練に不可欠な制限にのみ従うことを条件として，
他の課程の学生が有する権利および自由を享受すべきである。

　XⅡ-60-(1) 看護学生の実習作業は，看護学生の訓練の必要に応じて組織され，かつ，実
施されるべきである。看護学生の実習作業は，いかなる場合も通常の定員の必要を満たす
手段として用いられるべきではない。

　XⅡ-60-(2) 看護学生は，その実習作業中，その学習水準に相応する仕事にのみ就かせら
れるべきである。

　これらの勧告が採択されてから数年，わが国では日本看護協会がプロジェクトチームを
作り，勧告を受け入れた教育を行うよう積極的な活動を行った。そこでは，看護師養成教
育を学校教育制度の枠組みの中に入れ，医学，薬学など医療にかかわる職業集団の教育と

同じ水準にするよう勧告し，看護学生を他学部，他学科の学生たちと同じ権利と自由を持っているように取り扱い，その実習という作業を看護師の定員不足の補充などに当てるべきではなく，学習水準にふさわしい実践にのみ就かせるように勧告している。言葉を換えれば，看護師養成教育を医師および薬剤師の養成教育と同じ文部省管轄にし，看護学生の実習は授業であり，勤務と混同しないことを強調していた。

このような勧告によるまでもなく，教育本来の人格形成を重視する看護師養成教育も，まったくなかったわけではない。そこで伝統的看護師養成教育に人間教育を加味した教育課程を近代的看護師養成教育型として区別する。すなわち，近代的看護師養成教育型とは，経験主義，厳格主義を教育の基本としながら職業人として必要な態度や知識を教授するが，同時に1人の人間としての豊かさも追求するという教育である。しかし近代的看護師養成教育型において，実習は勤務と混同したり，定員不足を補うものと取り違えないよう留意して展開することを求められてはいるものの，指導者の存在を明確にする規定などは存在せず，実習が授業として展開されるには至っていない。

c 現代的看護師養成教育型

ILO の勧告に沿って，わが国の看護師養成教育は，その後，学校教育制度の枠内に位置づく短期大学への転換が加速し，短期大学設置基準による看護学教育の教育課程を体系化する必要にせまられた。わが国においては，1967 年の指定規則改正において，カリキュラムの中の看護学の内訳を講義，実習に区別して示しており，ここで今まで混沌としていた実習が授業に位置づけられていたことも幸いした。これを現代的看護師養成教育型とする。

現代的看護師養成教育型とは，職業に必要な能力を育成することを目的として，一般教養科目と共に学問としての看護を教授する教育である。ここでの看護学実習は，各看護学領域における授業の一形態として位置づけ，指導者に関しても規定された。

以上の記述は，看護系短期大学がすべて現代的看護師養成教育型に分類でき，短期大学以外の看護師養成教育機関における看護学実習が相変わらず経験主義的，厳格主義的に展開されているように誤解させる可能性がある。しかし，現段階においては，専門学校あるいは各種学校であっても，短期大学の看護学実習と比較して，少ない教員が多様な工夫と努力の累積により，十分に現代的な展開を実施している教育施設もある。一方，短期大学という看板を掲げながらも，教育に当たる人々の看護師養成教育に対する理念が，いまだに伝統的であったりする例も見受けられ，実態は多種多様である。

d 専門職看護師養成教育型

わが国における看護師養成教育は，急速に進展しており，看護系大学における大学院研究科も増加しつつある。ここでの実習は，各教育機関により健康査定技術の向上や看護モデルの開発，看護学教育の場における教育実践などといった個別性を持っている。

具体例を紹介しよう。大学院研究科における看護学領域の健康査定技術の向上を目標とした看護学実習は，看護基礎教育において習得した内容に加え，より専門的な観点から必要な内容を加味し，対象の健康状態を看護学的な立場から査定するという実習である。ある大学院の看護学研究科における小児看護学領域では，学内演習において打診，聴診，耳鏡・眼底鏡などを用いた視診などを多様な状況を想定して行い，加えていくつかの発達測

定の方法を学習する。さらに，看護理論の学習を通して看護モデルを作成し，習得した技術を使用しながら病棟において疾患を持つ小児を受け持ち，看護実践を経験するという看護学実習を展開している。

第2の具体例は，看護学教育の場における教育実践であり，これは大学院看護学研究科看護教育学領域における実習である。この実習は，大学院生が看護学部の4年次生の授業を通して，講義用授業計画案，グループワーク用授業計画案の立案とその展開を学習することを目的としていた。この大学の看護教育学教育研究分野は，看護学部の4年次生を対象とした「看護教育Ⅲ-1：発見学習演習」という選択科目を設けていた。この科目は，看護学教育に関し学生個々が持つ興味・疑問に基づき，課題を決める。毎年，30名前後の学生が選択する授業であり，1週間1単位の集中授業である。この授業を選択した学部学生は，看護学教育に関する興味や疑問に基づきグループを形成し，文献を検索し，それらを通して課題を克服していく。

授業を展開するに当たり看護教育学専攻の大学院生は，教員の指導のもとに授業の目的・目標を十分理解し，指導方法に関し入念な準備をした上で，TA（teaching assistant）としての役割をとる大学院生と，各グループのファシリテータとしての役割をとる大学院生に分かれて授業を運営していく。また，授業の冒頭には文献検索の意義と方法という講義も行う。大学院生は，看護学部の4年次生の授業を通して，講義用授業計画案，グループワーク用授業計画案の立案とその展開，評価を学習する。この実習に当たっては，毎日，学部学生が帰宅した後，教員と大学院生がカンファレンスを行い，その日の指導状況を確認，評価し，明日に備える。

大学院看護学研究科における実習は，学校教育法第99条が定めるように大学院が学術の理論および応用を教授研究し，その深奥をきわめて，文化の進展に寄与することを目的としており，この目的を反映したものである必要がある。

2つの具体例が示すように，実習の内容はその領域の特殊性を反映して，授業として確立し，他学部の研究科生のそれとまったく同じに考えられている。このような専門性を重視する看護師養成教育を，専門職看護師養成教育型とする。短期大学を専門職看護師養成教育移行型とし，現代的看護師養成教育型と区別する方法もある。しかし，実態調査などにみる状況は，短期大学における実習が専門学校のそれと大差がなく，授業の一環としての実習を病院職員に依存せざるを得ない結果を示している[63]ために，今後の推移により類別することとした。ただ専門職看護師養成教育型に属す教育施設は，すべて学校教育法第1条に該当する教育機関である。

以上，看護師養成教育における実習の位置づけが，どのように推移してきたかをたどりながら，実習のあり方と教育施設の看護師養成教育に対する理念とに，深い関連があることについて述べ，さらにそれらを類型化した。要約すれば，看護師養成教育の類型は伝統型，近代型，現代型，専門職型の4型であり，その4型により授業としての実習の類型も決まる。

2 看護基礎教育課程における看護学実習

1 看護基礎教育課程における看護学実習

　わが国における看護基礎教育課程の構成については，第2章の「看護教育制度論」の中で詳述した。さらに第3章の「看護学教育課程論」において，看護基礎教育課程の定義，教育の目的・目標の明確化について記述した。それらを前提とし，本項は保健師助産師看護師学校養成所指定規則にみる看護学実習の変遷を教育学的に検討する。

a 看護基礎教育課程における看護学実習の変遷

●看護学実習に該当する用語使用の変遷

　看護職養成教育において，看護学実習は時代を超えて重要な位置を占めているが，名称を微妙に変化させている。本書においては，「看護学実習」という用語を一貫して使用するが，指定規則においても各教育機関においても「看護学実習」に該当する用語の使用には多様性がある。指定規則における使用方法も同様である。1951年（昭和26）公布の指定規則は，看護学実習に該当する用語として「臨床実習」を用い，1967年（昭和42）公布の指定規則は「実習」，1989年（平成元）の指定規則は「臨床実習」，1996年（平成8）の指定規則は「臨地実習」を使用した（付表5）。

　臨床という用語は，日本語では患者の病床に臨むことを意味し，英語ではベッドサイド，あるいはクリニックが当てられる。実際には，病院のみを指す用語としてではなく，幼稚園，老人ホーム，地域における訪問看護ステーション，企業の健康管理室，学校の保健室など，現実に健康問題に関する活動を展開している場所を総じて臨床と呼んでいた。指定規則における1967年の「実習」から1989年の「臨床実習」への用語使用の変更は，実習と学内の実習室における演習（学内実習）を明瞭に区別する[64]という意図を反映している。

　しかし，社会一般の健康に関する意識が高まり，看護の場が拡大した現在も，臨床実習と呼ぶことにはいささか問題が残る。臨地とは，その地に臨むこと，現地に出かけること[65]である。1989年の「臨床実習」から1996年の「臨地実習」という用語への変更は，実習と学内の実習室における演習（学内実習）を明瞭に区別する1989年の変更の意図に加え，看護の需要，活動の場の拡大を反映している。

●看護基礎教育課程における看護学実習の位置づけの変遷

　看護学実習はその名称とともに看護基礎教育課程における位置づけもまた変化させている。1951年（昭和26）公布の指定規則は，「臨床実習」という用語を使用し，他の講義・演習による学科目と同等に位置づけ，病室その他の実習84週以上，外来実習20週以上，合計104週以上と規定した。1967年（昭和42）公布の指定規則は，はじめて各看護学の授業時間の中に「実習」という用語を使用し，看護学実習を授業と位置づけ，各看護学の中に講義時間と実習時間を示した。しかし22年が経過し，1989年（平成元）公布の指定規則は，再び臨床実習という用語を用いて，他の学科目と同様に位置づけた。1996年（平成8）の改定においても用語こそ「臨地実習」という変更があったものの，その位置づけは，1989

252　第5章　看護学教育授業展開論

年と同様である。

　教育学的に実習は，講義，演習と並ぶ授業の一形態である。1967年公布の指定規則が各看護学の中に実習を位置づけたことは，各看護学の授業形態として講義と実習を規定したと理解でき，教育学的には適切な変更である。しかし，1989年公布の指定規則における看護学実習の位置づけの変化は，看護が実践の科学であり，実習の重要性を強調した結果であり，これに関連して，実習調整者の必要性を打ち出すことを可能にした。その結果，多くの教育機関は，専任教員の定数が増加したという効果ももたらした。しかし，教育学的には，各看護学の授業時間の中に位置づけた1967年公布のありかたが正しい。それは，実習が講義，演習と同様に授業の一形態であり，実習の目的・目標は当然，各学科目の中に位置づいていなければならないからである。

b 看護教育学における「看護学実習」

●「看護学実習」という用語使用と授業としての位置づけの根拠

　看護基礎教育課程における実習という用語使用の変遷と位置づけを指定規則の中の改正に沿ってたどり，さまざまな要因が絡んで使用されたことを明らかにした。しかし看護教育学の立場からは，どのような制度，種類の教育機関が看護師養成教育を行うにせよ，「看護学実習」という用語を一貫して使用し，看護学実習を看護学という授業の一形態として位置づける必要がある。

　看護職養成教育に携わる教員の多くはすでにこのように考えているが，実習が授業と受け止められるには数十年を要したことも事実である。看護教育学において実習を臨床実習や臨地実習とせず，「看護学実習」という名称を用い，しかも授業の一形態と位置づけるには，根拠があり，それは，看護学実習が看護学という学問の教育であるということを明確にするためである。看護は職業としては長い歴史を持つが学問としては若い。中でも看護教育学は1979年に講座が開設され，それは，研究が始まったことを意味する。したがって，新しい学問の構築には用語規定はその根幹を形成する。

　臨床実習，臨地実習という用語は，前述したようにその時代における看護師養成教育の置かれた実情や社会とのかかわりにより影響を受けた用語であった。しかし，どのように時代が変化し，展開方法に無理があっても，常に実習という学習方法の重要性は看護師養成教育にとって変わることはなかった。学生が実習ではじめて看護の重要性を感じ取り，看護師になるための貴重な経験を学習すると表現するのは，その時々の政治的影響を受けることなく看護学という学問の学習目標を達成するために不可欠な授業であったことを物語っている。その授業形態を示す用語として看護実践の場で展開される実習を今後どのように指定規則が改正されても看護教育学の中では「看護学実習」という用語をもって使用していく必要がある。

　看護学実習を授業として位置づけるということは，看護師養成教育の独自性を大前提としてもなお，教育学的に整理できることは教育学による根拠に立脚していることを意味する。これまで縷々述べてきたように，教育学において実習は，講義，演習と並ぶ授業の一形態なのである。

　日本の教育史の中で，授業という用語は，いろいろな教育観の変遷をくぐり，1960年頃から再浮上してきたといわれる[66]。本書において授業という用語は，「相対的に独立した学

習主体としての学生の活動と教授主体としての教員の活動とが相互に知的対決を展開する過程」[67]を指す。

　いい換えると，実習は実地，実物について学習することを目的として，相対的に独立した学習主体としての学生の活動と教授主体としての教員の活動とが上下関係ではなく相互に知的対決を展開する過程をいう。

　看護学においてこの実地，実物に相当するものは実際の患者・クライエントが生活する場における看護実践そのものである。また，この看護実践は単に経験すればよいというものではなく，必ず，科学的な根拠を必要とする。各看護学は看護実践の前提となる科学的な根拠を講義や演習という授業形態により提供する。このような観点からすると，指定規則の中に示されているように，看護学実習は一学科目として成立することはありえない。各看護学は，学生が知識を理解することからそれを実践の場で使用するレベルに至るまでの教育目的・目標を持ち，知識として理解するレベルの教育目標は，講義やグループワークなどの授業形態をもって提供し，実践のレベルの教育目標は実習という授業形態をもって提供する。このように考えを進めてくると，看護学実習はあくまでも授業の一形態であり，学科目にはなりえないことがわかってくる。

●看護教育学における「看護学実習」という用語の定義

　教育学においては，実習を「学生自身がいろいろな教材や道具，装置を使って作業し，そこで，現実の諸現象や諸過程を探求し，調査するさまざまな活動の総体」[68]と定義する。

　この定義を基盤として，看護学教育の実習目的・目標に近づけながら，看護学実習を定義すると，次のようになる。まず「看護学実習とは，看護学生自身が，いろいろな教材や道具，装置を使って作業し，そこで現実の諸現象や諸過程を探求し，調査するさまざまな活動の総体」と置き換えてみる。看護学実習において，学生は，確かにいろいろな道具や装置を使い，看護という作業をする。しかし道具や装置を必ず使うとは限らず，使うときは，病院における最新の医療機器から生活用品まで，その範囲は非常に広い。そこで，教材や道具，装置に相当するものを選択する能力は，学生がすでに学習した知識や練習してきた技能を用いて発揮される。さらに作業を看護という明確な用語に置き換える。その上で，看護を看護の必要な人に対して行うことを付け加えると一層明らかになってくる。看護の必要な人を，クライエントあるいは患者と呼ばれる人と規定し，その看護実践を通して，現実の諸現象や諸過程を探求し，調査するさまざまな活動の総体，すなわち看護の目標達成をいう，と修正する。このように考えを進めることによって，看護学実習の定義が次第に明瞭な概念を形成し始める。

　高等教育としての実習は，その実習過程において探求・調査の域にとどまらず，より広義で包括的な研究能力の啓発が望まれ，それらを看護理論に統合・深化していく学習活動が重要になる。さらに看護学実習において，看護に対する一般社会における看護の価値づけを再吟味し，それを「業」としていく専門職として再評価し価値づけることも，看護学実習においてこそ可能な学習である。そして，これらはすべて看護学各領域の実習目的・目標として表現される。それらを付加し，以下のように定義する。

　看護学実習とは「あらゆる看護の場において，各看護学の講義，演習により得た科学的知識，技術を実際の患者・クライエントを対象に実践し，既習の理論，知識，技術を統合，深化，検証するとともに，看護の社会的価値を顕彰するという授業である」。また，看護基

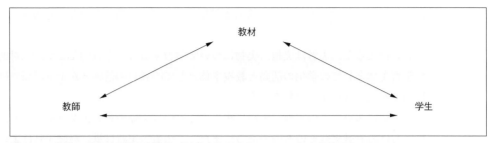
図 5-5 学生，教師と教材の関係（新教育学大事典 2, 438, 第一法規出版, 1990.）

礎教育課程における看護学実習は，上記の定義にさらに，限定を加え，「学生が既習の知識・技術を基にクライエントと相互行為を展開し，看護目標達成に向かいつつ，そこに生じた現象を教材として，看護実践能力を習得するという学習目標達成をめざす授業である」と定義する。

さてここで，たびたび本書の中で使用する学習，経験につき整理しておきたい。学習とはいわゆる「読み，書き，計算」だけを指すのではなく，広い意味で人間が環境との相互行為を通して新しい行動様式を身につけていくこと[69]であり，そのような行動の変化を可能にするような知識，概念，体系，認知構造などを獲得したり，組織化したり，再組織化したりする[70]こととされており，本書の中においてもそのように使用している。また経験と体験をわざわざ区別するのは，両者には微妙な違いを認め，区別したいからである。経験とは，主体としての人間がかかわった過去の事実を主体の側からみた内容[71]であり，人間と環境との関連のしかたやその成果を意味する[72]。したがって経験は知覚による客観の認識[73]と規定すると，体験は個々の主観に属し，客観性に乏しく知性による加工，普遍化を経ていない[74]。まさに看護学における実習という授業展開は，体験を経験とする学習場面としてきわめて重要な意味を持つ。

2 授業としての看護学実習の成立要件

a 看護学実習における教材と教材化

授業は，「相対的に独立した学習主体としての学生の活動と教授主体としての教員の活動とが相互に知的対決を展開する過程」[75]であり，この知的対決は教材を媒介に行われる（図 5-5）。この場合の教材とは，学習内容を習得していくための「学習活動の直接の対象となる具体的・特殊的な事実，事件，現象」[76]を指す。

このように考えていくと，看護学実習において，よく'患者が教材である'という表現を用いるが，この表現にはかなりの省略があることがわかってくる。看護学実習に関する過去の研究成果は，'看護学実習における教材とは何か'という疑問に答えている。

看護学実習の授業構造を明らかにした研究[77]は，授業としての看護学実習が学生の「学習活動」，教員の「教授活動」，クライエントへの「ケアの質の保証」を目的とした教員の看護活動，そして「教材」の 4 要素から構成されることを示した。この結果が示す教材とは，クライエントが提示した現象である。このことは，これまでの'患者が教材である'という表現が「患者」もしくは「クライエント」その人が教材ではなく，「患者もしくはクライエントが提示した現象」が教材であることを意味する。

また，看護学実習における学生のケア行動に関する研究[78]は，学生が受け持ちの患者にケアを提供するとき，次の6つの概念により表される行動を示すことを明らかにした。この6つの概念とは，「一般原則適用によるケア展開」，「ケア提供過程における理解の深まりによるケア進展」，「円滑なケア提供に向けた他者介入の受け入れ」，「ケア提供の混乱と中断」，「ケアの効果確認によるケアへの意欲触発と喪失」，「ケア終了による緊張からの解放」である。このうち，「円滑なケア提供に向けた他者介入の受け入れ」という概念を形成した下位概念の中には，看護師・補助者の観察・協同によるケアの展開が存在した。

このことは，学生が看護学実習の場面において受け持ち患者へのケアを看護師がどのように行うのかを観察していることを示す。すなわち，看護学実習における教材は，患者もしくはクライエントの提示する現象のみならず，看護職者が患者・クライエントに提供する看護実践も教材になっている。

患者・クライエントの提示する現象，看護職者が患者・クライエントに提供する看護実践は看護基礎教育課程における病院，保健所などの看護実践の場にあふれるほど存在する。そのため，看護学実習において教員は実習の場を確保し，学生をそこに送り出せばよいかというと，そうではない。確かにこれらの現象はいくらでも存在するが，看護学実習における教材は，学生が遭遇した現象そのものがその時期のその学科目の実習目的・目標を効率よく達成するための教材にはなりにくい。

例えば，癌末期の患者の清潔の援助場面は多様な現象を包含する。しかし，この援助場面において基礎看護学実習を展開する場合と成人看護学実習を展開する場合では，援助場面が包含する内容のどの部分を教材とするのかに相違が出現する。それは，次のことを意味する。

基礎看護学実習が生活の援助技術の習得という目標を設定している場合，学生は学内で習得した援助技術をその援助を必要とする患者に実際に展開してみることを第一義的に求められる。この段階においても，もちろん，患者の終末期という状況への配慮は必要ではあるが，学習の順序性という観点から，多くの教員は学生の配慮が不足な部分を教員自身が補足しながら，生活の援助技術の習得という目標に焦点を当て学生を支援する。

これに対し，成人看護学実習が終末期にある患者の看護の理解という目標を設定している場合，実習の対象となる学生は当然，生活の援助技術を習得していなければならず，それを前提に，終末期にある患者の理解，生活の援助技術を媒体とした患者の心理社会的側面を含む援助などの習得に臨む。そのため，教員は，終末期にある患者の理解やそれに基づく個別性に富んだ援助に焦点を当て，学生を支援していく。したがって，看護学実習における教材は，'患者の提示する現象'，'看護師の看護実践'などであり，これらは看護基礎教育課程が看護学実習として選択する場にあふれるほど存在はするが，あふれるほど存在する現象のどの部分をどのように教材とするかについては，教員の能力にかかっている。

以上は，授業としての看護学実習が，学習活動の主体者としての'学生'，教授活動の主体者である'教員'，「患者の提示する現象」，「看護師の看護実践」など'教材'という3要件により成立することを示す。これらをさらに看護学実習における特殊性という観点からみたとき，教員が看護現象を教材化する能力を持つことが必要不可欠な要件であることを意味する。なおここでいう看護現象の教材化とは，学生が看護学実習において遭遇する多様な現象の中から実習目的・目標達成に向け効果的な現象を選択し，再構成するという教員

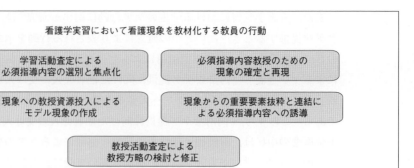

図 5-6 看護学実習における現象の教材化を表す概念

の教授活動を意味する。看護学実習において教員は次の5つの概念[79]で表される行動（図5-6）により，現象の教材化を実現していた。

【学習活動査定による必須指導内容の選別と焦点化】

この概念は，教員が，学生の学習活動を査定し，その結果に基づき，実習目標達成に向けて指導すべき内容を選別し，そこに焦点を合わせる行動を表す。

教員は，学生の看護実践場面や看護師との相互行為場面，実習記録内容等の観察を通して，実践上の問題を発見したり，看護師や患者の言動に対して戸惑う状況に着目したりしていた。教員は，発見した問題や着目した状況の原因となる学生の既習知識・技術の不足や獲得する必要のある態度，看護師や患者の言動の背景等を明確にし，その中から指導しなければ実習目標達成が困難な内容，指導を通してより効率的に実習目標を達成できる内容等を選択し，その内容の理解に焦点を合わせて指導を開始していた。

【必須指導内容教授のための現象の確定と再現】

この概念は，教員が，実習目標達成に向け指導が必要不可欠な内容を教授するために，活用する現象を確定し，再現する行動を表す。

教員は，実習目標達成に向け指導が必要不可欠な内容を教授するために，学生が観察した患者や看護師の言動，学生と共に確認した患者の問題状況等を比較し，その中からもっとも効果的かつ活用可能な現象を選択・決定していた。また，教員は，実践場面で学生に指導した内容や学生の受け持ち患者事例など学生が直接かかわる現象を選択する場合には，学生の承諾を得て提示を決定していた。さらに，教員は，提示を決定した現象に対して，学生による想起や学生間の共有を促し，実習過程で生ずるさまざまな現象を再現しようとしていた。

【現象への教授資源投入によるモデル現象の作成】

この概念は，教員が，さまざまな教授資源を現象に投入し，実習目標達成に向け必要不可欠な指導内容と遭遇した現象を結びつけやすく加工したり，指導内容と結びつきやすい現象を実際の臨床環境の中で自ら作り出す行動を表す。

教員が現象に投入した教授資源とは，成人期の対象の特徴や局所麻酔法の特徴等の学生の既習知識，実物に触れる等の学生の体験，生活経験等の学生の経験，過去に面接した助産師の話等の教員の経験，遭遇した現象に対する教員の解釈，教員が展開した看護実践等であった。教員は，これらの教授資源を現象に投入し，ある時は，指導内容と最も結びつ

きやすくなるように現象を加工していた。またある時は，個別化した看護実践を受け持ち患者に対して展開したり，学生に不足している患者の情報を学生の面前で患者から引き出すなど指導内容と結びつく可能性が高い現象を自ら作り出していた。

【現象からの重要要素抜粋と連結による必須指導内容への誘導】

　この概念は，教員が，再現した現象から重要な要素を取り出す，取り出した要素と要素あるいは，要素と学生の既習知識を関連づけ，実習目標達成に向け必須指導内容に対する学生の理解を導くという行動を表す。

　教員が現象から取り出した重要な要素とは，学生が受け持った患者や家族の発言や行動，学生が実施した援助等であった。教員は，取り出した要素と要素の関係や要素と学生の既習知識の関連を解説する，既に提示した現象に対して新たな現象を投入する等の方法を用いて，実習目標達成に向け選別し，焦点化した指導内容を学生が理解できるように促していた。

【教授活動査定による教授方略の検討と修正】

　この概念は，教員が，教授活動の効果やその展開に伴う患者や病棟業務への影響を査定し，教授方略を検討したり，必要に応じてその方略を変更する行動を表す。

　教員は，学生の発言や反応等の観察を通して，教授活動の効果を査定していた。教員は，焦点化した指導内容や学生が着目した問題現象に対して解説や発問を行った結果，学生の理解が進展したと判断した場合には，関連知識を追加したり，解説内容を総括したりしていた。一方，現象に関連づけようとした既習知識を学生が想起できなかったり，解説した内容の抽象度が高すぎると判断した場合等には，発問内容を転換したり，抽象度を下げて再度解説するなど指導方法を変更していた。また，教員は，教授活動の効果の査定と共に，これらの教授活動を患者の面前で展開することや教授活動を続けることによる病棟業務の進行等に対する影響を判断し，患者に察知されないように学生に実践上の不足部分を伝達しようとしたり，指導を中断したりしていた。

b 看護学実習における教員の存在と授業過程

　次に見逃すことのできない観点として教員の存在と授業過程，すなわち授業の主体者である学生と教員の相互行為の過程について述べる。

　授業としての看護学実習は，学習活動の主体者としての学生，教授活動の主体者である教員，「患者の提示する現象」，「看護師の看護実践」などの教材という3要件により成立するが，これらをさらに看護学実習における特殊性という観点からみたとき，教員の教材化の能力が必要不可欠な要件である。これは，看護学実習が授業として成立するためには教員の存在が必要不可欠な要素であることを示し，教員不在の実習は授業として承認されないことを意味している。教育と名のつく活動において，それが例えカルチャーセンターのようなところが主催する活動であったとしても，教員の存在しない授業など想像することさえないに違いない。

　しかし，授業における必要不可欠な要因の1つとして教員の存在があることは，看護学実習を論じるときに，どうしても省略できないことの1つである。それは，過去の調査結果[80]が看護基礎教育課程全体では，実習指導に専任の教員が存在する教育機関が少ないことを明らかにしており，専任の指導者が存在しない教育機関において看護基礎教育を受け

た看護師が現在教員となり，実習指導に携わっていることを推測させるからである。

このような教員の中には，教員が学生であった時代，専任の指導者が存在しない教育機関に在籍しても，すばらしい実習経験をしたものも多数存在するはずである。その経験を基に「私たちは専任の指導者なんかいなくてもすばらしい実習ができたわ」と看護学実習の論理を展開したとき，看護学教育はその時代と同様に実施すればよいということになりかねない。

現在なお，数の上で看護師養成教育の主流を占める看護専門学校においては，指定規則が実習調整者の必要性を明示したものの，1名の実習調整者を確保しても，学生が実習を行う各病棟単位に配置できる教員数を確保している教育機関は少数である。このような背景を考慮したとき，教育機関にどのような事情があれ，そこで働く教員がどのような価値観を持っていても，学生・教員・教材の3要因が存在し，教材を媒介として学習主体としての学生と教授主体としての教員の活動が知的対決の過程を展開できたときのみ，看護学教育の授業としての実習が成立することを繰り返し記しておく。

また，授業は，学習者にとって教材を媒介にして知識や技能を獲得し，精神的・身体的諸機能を自己形成していく過程[81]である。同時に，その授業は教員にとって学習目標達成に向かう学生の学習活動を促進し，さらに学習活動を続けていく学生への教授活動を展開し，教員としての自己の能力を開発していく過程となる。すなわち，授業は，教員と学生と教材の3要因の存在のみで成立するものではなく，教員と学生によって教授＝学習過程が展開されているときに成立し[82]，両者の発達に貢献する。

教授＝学習過程に関する記述方法は，看護学を専門とする教員の間でも意見の一致があるわけではない。看護教育学においては，上記のような観点から（＝）を用いるが，（＝）ではなく，（−）であるとか，（→）ではどうかとさまざまな見解がある。しかし，看護学教育における授業が教育学を基盤とし，なおかつ，看護学の特殊性を反映したものであるならば，教員から学生への一方向的な相互行為ではなく，両者の発達に貢献する相互行為，すなわち教授＝学習過程が展開されたときのみ，授業としての看護学実習は成立する。

3 看護学実習の特質

看護学実習はあらゆる看護の場において，各看護学の講義，演習により得た科学的知識，技術を実際のクライエントを対象に実践し，既習の理論，知識，技術を統合，深化，検証するとともに，看護の社会的価値を顕彰する授業である。この看護学実習は，学内の演習室もしくは実習室において展開する演習とは明確に区別する必要がある。このように再度，看護基礎教育課程における看護学実習をとらえたとき，その特質は次の4項目に集約できる。

1 人間を対象に展開される授業

看護学実習は，学生が看護を必要とする人々に看護を提供するという特質を持つ[83]。これは，看護学実習において学生の学習の中心が人間であることを意味する。さらにもう少

IV. 看護学実習展開論　　259

し明瞭にすると，看護学実習は看護実践の場で展開されている業務に学習の中心をおいてはいない。しかし，看護の提供を受ける人間とそこで展開される業務は，明瞭に区別することが不可能なものである。それは，看護職者が実践の場において展開する業務が，主にそこで看護の提供を受ける人間のために存在するからである。明瞭に区別こそできないが，このことは看護学実習指導に携わる教員と実習を受け入れる組織の実習関係者が理解しておかなければならない特質である。

　業務が学習の中心になった看護学実習場面を具体的に例示する。

■基礎看護学実習の事例：学生S

　学生Sは看護系大学の2年生であり，大学に入学後，はじめての実習として基礎看護学実習を経験した。この実習の目的は生活の援助技術の習得であり，ほとんどの学生がベッド上の生活を要する患者を受け持ち多様な生活の援助を展開していた。学生Sは，整形外科病棟に配置され，大腿骨頸部骨折術後のM氏を受け持っていた。実習目的は，生活の援助技術の習得であり，学生Sは術後，ギプスを装着し，ベッド上の生活を送るM氏の清潔，食事，排泄，衣生活の援助を展開していた。その日は，病棟のシーツ交換日であり，学生Sは病棟の看護師Kと共にM氏のシーツ交換を終了した。
　その後，看護師Kは，学生Sに次のようなことを話した。「看護師になってベッド1つにこんなに時間がかかっていたら，きっとあなた困ると思うわ。寝たきりの人のシーツ交換は，回数を重ねないと技術が熟練しないし，未熟だと時間が短縮できないから，私と一緒に他の患者さんのシーツ交換をやりましょう」こういわれた学生Sは，看護師Kとともに，最後まで病棟のシーツ交換に加わった。

　この事例は，架空のものではない。M氏のシーツ交換は，重要な生活の一部であり，学生にとっても実習目的にかなった生活の援助である。看護学実習が業務ではなく，人間を対象にするということを考慮したとき，M氏のシーツ交換は，その人に適した生活の援助である。しかし，その後の看護師Kの誘導は，視点が業務に移行している。看護学実習の指導に携わっているとこのようなことには数多く遭遇する。事例が示す混乱は，教員も実習を受け入れる機関の看護職者も，看護学実習の特質のうち，学生は何に働きかけるのかを明瞭に理解していないことから起こる。

　看護学実習に熱心な受け入れ機関であればあるほど，看護学実習の手引きなどを作成し，これらを手順化することを試みるところが多い。例えば，学生には受け持ち以外の患者のシーツ交換はさせない……など。このような手順化は，あまり，意味がないように思える。なぜならば，上記の事例においても，例えば，学生がうまくシーツ交換を展開できない場合，看護師Kが次のような展開をすれば，受け持ち患者以外のシーツ交換を学生が行っても，学習の中心が人間にあることは明白である。「あなたの場合，ここさえうまくやれば，寝たきりの患者のシーツ交換をもっと手際よくできると思うわ。これから，私がシーツ交換をする人の中にMさんと同じような条件の患者さんがいらっしゃるので，もう1回，チャレンジしてみましょうか」。

　これらは，看護学実習の場が複雑であるからこそ，問題や疑問が生じたとき手順化したものに依存して，解決を試みるのではなく，原則論に立ち戻りどのように対処していくのかを検討する必要があることを示す。また，看護学実習を経験する学生の多くは青年期に該当し，核家族の中で育っており，小児期や老年期にある家族との生活経験もなく，当然，人間の誕生や死を身近に体験した者も少ない。こういった特徴を持つ学生が，看護学実習

において性別，年齢はもとよりあらゆる健康のレベルにある人間に接することは，他の教育に類のない看護学実習の特質である。

2 複雑な人間関係と多様な場所と時間において展開される授業

　看護学実習は学生・指導者・クライエントの3者の関係を中心に，それぞれにその他の医療従事者，家族，他の学生が複雑に関係しあうことを必然とする授業である。この人間関係の複雑さは，教室内の授業にみる1人の教員と学生の関係からは想像を越える。

　過去5年間の看護学教育研究の動向[84]は，看護学生の実習における疲労やストレスを分析したものが数多く存在することを明らかにした。学生が実習において経験するストレスや疲労は，多様な背景に起因すると推察できるが，教室内とは異なる複雑な人間関係もまた原因となっている可能性は高い。

　看護学実習を展開する場所も，病院はもとより，病院以外の訪問看護・在宅ケアの行われる家庭，地域の保健所ならびに保健センター，企業の健康管理室，助産所，保育所，幼稚園，ナーシング・ホーム，ホスピスと非常に広範囲にわたり，なおかつ多種多様である。場所の多様性もさることながら，そのうえ看護が展開される時間もまた昼夜24時間を分かたず，日・祝祭日を問わず365日，絶え間なく行われる。このように多様な要因が複雑に絡み合った授業展開場面の繁雑さは，他に例がない特質である。

3 看護を提供する職種の専門性が問われる授業

　看護職は，人間を対象に看護を提供し，性別，年齢を問わず，あらゆる健康レベルを対象に援助を実施するという特質を持つ。看護以外にも，直接的に人間を仕事の対象にする職業は，数多く存在する。しかし，それらの職業をよく観察すると，機械を運転することによって，あるいは食べ物を作ることによって，何かをやり取りすることによってというように，人との出会いに何らかの媒介物の存在があり，さらに人間と人間の関係そのものが主体ではないことが多い。このことが看護職とはまったく異なる点であり，看護職の特質といえる。看護職者と類似性の高い性質を持つ幼稚園・小学校・中学校・高校の教員や保育士を含む教育職の場合でさえ，それは対象の健康のレベルがある程度一定であることが条件であり，対象年齢や受け持つ学問領域も確定し，働く時間も一定時間とみてよい。

　活動の場における協働がもっとも多い医師の場合は，極度に学問領域および専門性による細分化が進み，最近ではそこに問題が生じている。医師の専門性が細分化すればするほど，看護職者は包括的であるべきだとする説を支持するが，実際には，看護職者もまた以前のように全方位直接型ではなく，徐々に専門看護性が問われるようになってきている。しかしこれほどに，多様な背景を持つ人間の生活にかかわる職業であり，なおかつ専門性の高い職種は少ない。

4 多様な教育背景を持つ指導者の存在する授業

　すでに看護学実習の歴史的変遷と看護師養成教育の類型において述べたように，実習の形態は看護師養成教育に対する各施設の教育理念によって変わる。教育施設が現代型であっても，施設の責任者が伝統型の理念を持っており，実習を受け入れる現場の指導者もまた伝統型の理念を持ち，その人々に指導を依頼せざるを得ない場合も現実には多い。もっ

IV. 看護学実習展開論　261

ともこの逆もあり，まさに看護学実習の展開される現場は，多種多様の状況が続いている。

　初等・中等教育の教員養成課程の学生が実施する教育実習と非常に異なる点はここにある。ちなみに教員養成課程の学生は，教育施設に預けてしまっても，多くの場合，問題は起きない。現在，初等・中等教育の教員養成が，いじめ，校内暴力，不登校などの生徒の急増を背景に対応をせまられてはいるものの，わが国における教員養成制度は一応完備している。教育実習において，ほとんど問題が生じない原因の1つとして，現在ではどの教員も同じ水準の教育を受けていることによる影響を見逃すことはできない。

　一方，看護師養成教育においては，大学，短期大学など，3年課程の看護学生が，准看護師，2年課程専門学校の卒業生から指導を受けている状況がある。こういった環境下において，指導者としての役割を持つ人は自分の受けた教育とその学生が受けている教育の違いを理解できないことが多い。このことは，指導役割を持つその人がただ緊張して，学生を質問攻めにしたり，逆に感情的な態度をとり，クライエントに看護を提供する看護職者としては高い能力を持つにもかかわらず，不全感に陥り，職業が継続できないという状況に身を置いていることもある。このような状況は，教育実習では見い出せない。また，看護学実習における多様な教育背景を持つ指導者の存在という特質は不問に付されて問題にされないだけに，現実には学生に大きな精神的外傷を与えている。

4 看護学実習における学習活動と教授活動

　看護学実習において教員は，教員自身が展開する教授活動により実習目標の達成を目ざす学生の学習活動を支援する。看護実践を展開するとき，第1に対象を理解することが重要であることは議論の余地がない。看護学実習展開においても同様であり，この授業における対象，すなわち，学生の理解は重要である。看護学教育研究の中には，学生あるいは学習活動を理解することに資する研究が数多くみられる。

　本項においては，看護教育学が看護学各領域に普遍的に存在する教育的な要素を研究，教育する学問という定義を前提に，成人，小児，母性といった領域を越えて，活用可能な学生あるいは学習活動，教員または教授活動の理解に資する研究成果を提供する。同時に，学生の看護実践の対象となる患者の行動に関する研究成果を提示する。これらの研究成果は学生の看護学実習における学習活動の特徴を理解し，教授活動を組織化していくために必要不可欠な知識である。

1 看護学実習における学習活動

a 学生にとっての看護学実習

　看護基礎教育課程の学生は，その大部分が青年期にあり，「自分とは何か」という同一性の獲得[85]という人格形成上の重要な発達課題を持つ。このことは，看護学生が自己の内部を鋭くみつめ，「自分とは何か」を発見するという痛みを伴う発達課題の達成に挑戦している状況を示す。それと同時に，看護の対象として自分とは異なる発達段階にある人々を深く

理解し，これまで経験したことのない人間の生病老死にかかわる問題に直面し，しかも自分の手でその人の生活に深くかかわる側面に対し援助するという学習課題を持つ。これらは，青年期の学生の発達課題と看護学実習における学習課題が矛盾した内容を持ち，看護学生はこの両者を同時に達成することを求められていることを示す。そのため，看護学実習は，看護学を学ぶ青年期の学生にとって，避けることのできない困難を伴う授業となる。

　また，学生の中には，実習中の経験が外傷体験となり，退学してしまったり，また，卒業はしたものの看護職に就くことをあきらめたり，さらに看護師として日々患者の援助をしながらもその経験を乗り越えられない者も少なからず存在する。

　次のような学生がいた。その学生は，看護系短期大学においてその3年間の学習においてはかなり優秀な学業を修めていた。3年次の5月から10月までの看護学実習においても，各教員からは同様の評価を得ていた。しかし，国家試験も終了し，ほとんどの学生が就職を決定したにもかかわらず，その学生は就職について何も報告してこなかった。そのため，研究室に呼び，聞いたところ，その学生はある航空会社の客室乗務員試験に合格し，看護職には就かず，客室乗務員として社会に出ることを決定したという。なぜ，看護職ではない職業に就くのかを聞いたところ，学生は「看護師は一人ひとりの患者ときわめて個別的で接近した深いかかわりを持ちます。私は，そういうかかわりではなく，もう少し距離を持って人間とかかわる仕事に就きたいと思います」ときっぱりと言い切り，卒業式にも出席せず，客室乗務員のトレーニングへと向かった。

　卒業して数年後，彼女に会う機会があった。そのとき，「あのときは素直にお話しできなかったんですけれど……」と前置きをして，こう説明してくれた。「私，3年生のある実習のとき，ある先生から『あなたは患者さんの前をスーと通り過ぎるような看護師になるわね』といわれたことがあるんです。そのとき，もう看護師にはなれないんだと随分悩みました。その結果，人間にかかわる職業に就きたいという意志は変えることはできないことがわかり，それでは看護系の短期大学卒業でできる人間にかかわる仕事を検討した結果，スチュワーデスを選択したんです」。

　学生がどのような進路を選択しようとも，学生自身の意志決定ならば，それは学生の自由である。しかし，教員の発した一言が学生の進路を変更したという事実に驚愕した。同時にその教員は何を伝えたくてその一言を発したのであろうか，教員の意図はどこにあったのであろうかということがしばらく頭の中から消えなかった。それは，多くの教員がそうであるように，学生を傷つけるために学生にかかわる教員はいないからである。

　同時に，次のようにも考えた。本来，看護の価値を顕彰できる授業としての看護学実習の中で学生が傷つき，自己の職業選択を変更せざるを得ない状況は，教員が実習を経験する学生に対する理解を深め，その知識に基づく支援により，何とか改善できないものか。また，学生は看護学実習を開始するに当たり，これから直面するであろう状況に関する知識を持つことにより，何らかの準備状態を整えることができないだろうか。

　以上の経緯を経て，次に示す看護学実習における学生の行動を表す概念[86)]が創出された。

b 看護学実習における学生の学習活動

　看護学実習において目標達成を目ざす過程において学生は，7つの概念により表される行動[86)]を示す。この7つの概念とは【目標達成に向けた学習資源の活用と機会の獲得】，【実

Ⅳ. 看護学実習展開論　263

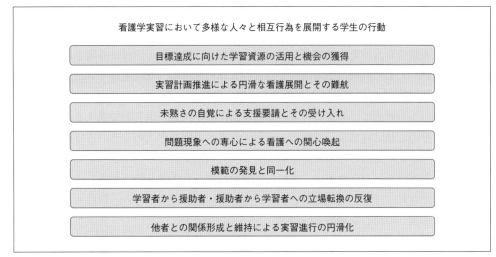

図 5-7　看護学実習における学生行動を表す概念

習計画推進による円滑な看護展開とその難航】,【未熟さの自覚による支援要請とその受け入れ】,【問題現象への専心による看護への関心喚起】,【模範の発見と同一化】,【学習者から援助者・援助者から学習者への立場転換の反復】,【他者との関係形成と維持による実習進行の円滑化】である（図5-7）。

a）学生の学習活動を表す7つの概念[86]

【目標達成に向けた学習資源の活用と機会の獲得】

　この概念は,学生が既習の内容や過去の実習経験,実際に観察した現象を学習資源として活用し,学習や看護の機会を獲得し実習目標を達成しようとする行動を表す。

　学生は実際に現象を観察して得た情報に,既習内容や過去の実習経験の内容を活用することにより,受け持ち患者に個別的な看護を展開することをめざしていた。さらに学生は,病棟業務が進行する状況を観察したり,臨床実習指導者が必要物品を準備する様子等を追跡しながら,実習計画を進行したり,技術を習得する機会を探索し,獲得しようとしていた。

【実習計画推進による円滑な看護展開とその難航】

　この概念は,学生が実習計画を立案し,この計画に沿って実習を進め,円滑に看護を展開する一方,さまざまな問題に直面し実習計画を停滞,中断させたり,計画推進に困難をきたしたりする行動を表す。

　学生は実習目標の達成状況に応じて各自の実習計画を立案し,計画を進めることにより,受け持ち患者に必要な看護実践を円滑に展開していた。その一方,これまで経験したことのない看護技術を提供することに緊張する,教員や受け持ち患者等他者からの指摘を受けて動揺する,患者の安静・安楽や病棟業務を優先させることと実習計画を進めることとが対立する等の問題に直面し,計画の推進に難渋したり,計画実施自体を断念したりしていた。

【未熟さの自覚による支援要請とその受け入れ】

　この概念は,学生が自分の知識・技術の未熟さを自覚し,それにより看護展開や学習進行に問題が生じることを心配して,円滑に実習を進めていくために教員や看護師等他者に

支援を求めたり，受け入れたりする行動を表す。

　学生が他者に求め，受け入れていた支援とは，看護を展開する具体的な方向性の提示，未熟な看護技術の補完等であった。学生は，失敗なく円滑に看護を展開し，学習を進めていくために，教員や看護師等他者にこれらを求め，受け入れていた。

【問題現象への専心による看護への関心喚起】

　この概念は，学生が患者の問題現象に心を注ぎ，患者が知覚する苦痛への理解を深めてその心情に共感し，無意識のうちに看護への関心を高めるという行動を表す。

　学生が遭遇した患者の問題現象とは，入院生活の不自由さ，疾患や治療に伴う心身の苦痛等であった。学生は，これらの問題を抱える患者と相互行為を深め，その現象に引き付けられ，患者が知覚する心身の苦痛を具体的に理解しその心情に共感することを通して，看護への関心を高めていた。

【模範の発見と同一化】

　この概念は，学生が技術・態度の習得に向けて，観察した現象の中から自らのモデルを見い出しながら，その技術・態度を観察・模倣し，同一化を試みる行動を表す。

　学生が見い出していたモデルとは，教員・臨床実習指導者・他学生の看護実践や援助者としての態度であった。学生は，教員・臨床実習指導者・他学生の観察を通して，自己の技術・態度との相違を実感し，これらをモデルとして見い出していた。また学生は，見い出した技術・態度を模倣することにより，その特徴を自分の中に取り入れようとしていた。

【学習者から援助者・援助者から学習者への立場転換の反復】

　この概念は，実習の過程において学生が，学習目標達成を目ざす学習者と看護を実践する援助者との，立場の切り替えを何度も繰り返す行動を表す。

　学生は，あるときは学習者として教員や臨床実習指導者等の看護実践を観察する過程において，実践開始を促されて援助者へと立場を切り替えていた。その一方で学生は，援助者として実践し始めたものの，その過程において教員や臨床実習指導者等から実践交代を指示され，学習者への立場の切り替えを余儀なくされていた。また学生は，実習を無事に終えたり学生だけになったときには緊張感が緩和して，援助者から学習者へと立場を切り替えていた。学生は，看護学実習を行う中で，あるときは学習者から援助者へ，あるときは援助者から学習者へと何度も立場を転換させていた。

【他者との関係形成と維持による実習進行の円滑化】

　この概念は，学生が円滑に実習を進めていくために，実習の過程においてかかわる多様な立場の人々との関係を形成し，その関係を維持していこうとする行動を表す。

　学生は，患者との関係悪化を回避するために，看護技術の失敗を謝罪したり失敗の露呈を回避しようと試み，ときには関係悪化を察知して，気まずい雰囲気に居たたまれずその場を立ち去ろうとしていた。また学生は，教員・病院スタッフとの関係を形成するために，学習態度の不適切さを自ら謝罪したり，病棟業務が円滑に進むように心を配っていた。さらに学生は，他学生との関係を形成し維持するため，他学生の学習を妨げないように物音や話しかけるタイミングに注意し，他学生の学習が滞っていると判断したときには，円滑に学習が進むように支援を提供していた。学生は，円滑に実習を進めるために，実習の過程においてかかわる多様な立場の人々との関係それぞれに配慮し，これらの関係を形成し維持しようとしていた。

b）7つの概念から得た看護学実習への示唆

　看護学実習をこれから経験する多くの看護学生が7つの概念を通し，今後，遭遇するであろう自分自身の未知の側面を理解することは，実習の準備段階としてきわめて重要である。また，実習を終了した学生は，この概念を提示されると心から，「まさしく実習中の自分自身のありさまである」と共感を示す。これらは，学生が7つの概念を使用し，実習の過程において自己の学習状況を客観的に評価する，すなわち自己評価に活用可能であることを意味する。

　自己評価とは，自分で自分の学業，行動，性格，態度などを査定し，それによって得た知見によって自分を確認し，自分の今後の学習や行動を改善・調整する[87]という一連の行動である。この自己評価は，自己を対象化してみる機会を提供する[88]一方で，自己評価に外的客観的な視点がない場合は，自己評価が単に独善を強化するものになる可能性がある[89]。

　看護基礎教育課程の学生はそのほとんどが青年期に位置し，自分自身の行動や思考を手がかりに自己をとらえる傾向があることが指摘されている[90]。また，看護学の初学者である学生は，患者の状態のアセスメントや看護に対する患者の反応を正確に知覚する能力が未熟である。これらの特徴を持つ学生は，実習中の学習状況の客観的な評価が困難である。そのため，学生は患者から感謝を受けることを目的に実習を展開したり，患者から関係の拒否を受けることを恐れるあまり，立案した計画を実行できないといった状況を起こすことがある。同時に，患者が学生の計画遂行を拒否したとき，学生は，自分自身の拒否と取り違えることもある。

　以上は，学生が自己の学習状況を客観的に評価し，学習意欲を維持，促進するためには，外的客観的な視点に基づく評価のための枠組みが必要であることを示し，7つの概念はそのための枠組みを提示する。この7つの概念は，現在看護学実習中の学生が自己の学習活動を評価する際に活用可能な自己評価尺度[91]へと発展した。

　また，この概念は教員が看護学実習展開時の学生を理解するために有効である。これまで多くの教員が看護学実習における学生の「ストレス」，「不安」，「つまずき」という用語が代表するような観点から研究を累積してきた。これらの研究はいずれも看護学実習が学生にとってストレスに満ちた不安の高い授業であることを実証している。しかし，看護学実習がストレスに満ちた不安の高い授業であったとしても，看護学教育には必要不可欠な授業である。

　この概念は，看護学実習がなぜストレスの高い授業であるのかを如実に表す。概念【実習計画推進による円滑な看護展開とその難航】は，学生が必死に計画を立案してもそれがうまく進むこともある一方，思い通り進まないことも多々あり，【未熟さの自覚による支援要請とその受け入れ】は，学生が未熟さを自覚しないわけにはいかないことを示す。また，【学習者から援助者・援助者から学習者への立場転換の反復】は，学習者と援助者という2つの役割を演じることを求められる学生がその曖昧さや役割葛藤に苦しむこともあり，【他者との関係形成と維持による実習進行の円滑化】は，これまで出会ったことのない多様な役割を持つ人々との関係を形成する努力をしない限り，実習を円滑に進めることはできないことを示す。また，【目標達成に向けた学習資源の活用と機会の獲得】は，学生が主体的に学習資源を使い，機会を獲得しながら実習目標を達成していく状況を示しており，主体的に学習する習慣を持たない学生にとって，看護学実習は苦しい授業以外の何ものでもな

い。看護学実習に難航をきたしている学生にこれらの概念を活用して，その原因がどこにあるかを教員が見極め，適切に支援できれば，学生のストレスや不安は低減できる可能性が高い。また，講義や演習の段階から学生が主体的な学習態度を習得できるような教育を展開していく必要性も示唆している。

一方，【問題現象への専心による看護への関心喚起】は，看護学実習が看護の社会的価値を顕彰するという学習目標を達成する授業であることを実証する概念である。それは，知識として看護がどのように意義ある職業だと理解していても，看護実践そのものにコミットできなければ，看護の社会的価値を顕彰することはできない。この概念は学生が，計画した看護の実践を通して受け持った患者の問題に自然に心を注ぐようになり，そのことを通して，看護への関心を高めていくことを示している。教員は，このような状況に学生を方向づける教授活動を求められている。

また，【模範の発見と同一化】は，看護学実習の場面におけるロールモデルの重要性を示す概念である。ロールモデルとは，学生が共感し，同一化を試みる看護師であり，平易な言葉を使用していい換えれば，学生が「あんな看護師になりたい」と思う対象である。ロールモデルは，学生が看護師としての専門職的態度を習得するために有効であり，その学習効果には永続性がある。

この概念は，看護学実習において学生が模範すなわちロールモデルとする看護師もしくは看護学教員に出会うことができれば，学生には看護専門職者としての態度がおのずと身に付くことを示している。このことは，学生のロールモデルとなれるようすべての教員が職業活動全般を自己評価する必要性を示唆する。以上のような観点から，看護教育学研究の成果は，ロールモデル行動自己評価尺度[92]を開発した。これは，質的帰納的の研究の成果を使用して質問項目を作成し，信頼性・妥当性を確保した尺度である。

2 看護学実習において学生の受け持ちとなる患者の行動

a 患者にとっての看護学実習

看護学実習において学生の看護の対象となる患者もしくはクライエントの存在は，その実習が授業として成立するために必要不可欠な要素である。病院は，看護基礎教育課程がもっとも長期間，看護学実習の場として使用する医療機関である。偶然にもその病院に入院し学生の受け持ちとなる患者が実習をどのようにとらえ，学生の受け持ちとなることをどのように感じているかについて，多くの教員と看護師は学生の実習進行状況と同等，もしくはそれ以上に重要視しながら，この仕事に携わっているにちがいない。このことを「うちの学生に受け持たれた患者さんは，皆さん，とっても喜んで下さるわ」ときわめて楽観的に考えている教員は存在しないに違いない。それは，受け持ち患者との人間関係が学生の学習意欲に影響するといった研究[93]が教員により行われていることに加え，受け持ち患者から快く受け止められる学生が存在する一方で，患者から拒否，拒絶される学生がいるという事実の報告[94]の存在からも明らかである。

なぜ，このように看護学実習にかかわる教員および看護師は，学生の受け持ちとなる患者の実習に対する反応を気にするのであろうか。それは，主に，2つの理由による。

第1は，患者という状況に置かれた人を含む，すべての人間は人権を擁護される権利を

持つことによる。特に患者という状況に置かれた人間にとって，病院は治療の場であり，実習の受け持ちとなるためにその場に存在するわけではない。多くの患者は，多種多様の実習がその病院において展開されていることを知らず，その実習の対象となることなど予想すらしていなかったに違いない。このような状況において，患者は，臨床の看護師や教員から学生の受け持ちになることを依頼されたとき，「承諾不可」の意志を主張しにくい立場に置かれている。また，人権擁護の観点からは，患者がたとえ，一度，学生の受け持ちになることを承諾したとしても，何らかの事情により承諾したという事実を取り消したいと思った場合，その意志を自由に主張でき，主張したことにより何ら，それ以後の入院生活には影響を受けないという権利を持つ。しかし，患者という立場に置かれた人間にとってそれもまた，しにくい。したがって，実習に携わる教員は，学生の受け持ちとなることを依頼しようと試みるその患者がそれをどのように考え，受け持ちとなっている患者がその現状をどのようにとらえているかを言外の行動に至るまで，詳細な観察と情況把握を試みる。

　第2は，学生の受け持ちとなり，学生から看護の提供を受ける患者の行動，すなわち患者の呈する現象は，前述したように，看護学実習におけるかけがえのない教材であることによる。このことに加え，この現象が多くの場合，現象の再構成，すなわち教材化という教員の教授活動を加えない限り，実習目的・目標に直結する教材とはなりにくいためである。また，学生が展開する看護実践に対する患者の反応を知り，予測することにより，看護実践能力を持つ教員もしくは臨床の指導者である看護師は，学生が患者に負の影響をもたらすことを防止できる。

　以上，患者が看護学実習において学生の受け持ちとなること，なったことをどのようにとらえているのかを知ることは，患者の人権擁護，円滑・安全，かつ効率のよい実習目的・目標の達成という観点から，見過ごすことはできない。これらを前提とし，行われた看護学実習において学生が受け持つ患者の行動に関する研究[95]は，学生から看護の提供を受ける患者が4つの概念により表わされる行動を示すことを明らかにした。この4つの概念とは，【身体・心理状態の提示と自己調整】，【看護実践の受け入れと対応】，【看護実践の質への自己対処】，【教授学習活動の容認と対応】である。これらは，看護学実習において学生から看護の提供を受ける患者が4つの概念により表される行動を呈することを示している（図5-8）。

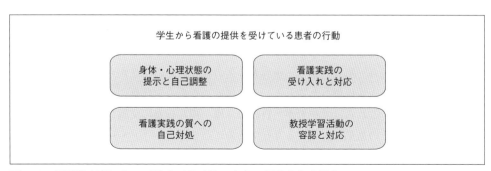

図 5-8　看護学実習において学生が受け持つ患者の行動を表す概念

268 第5章 看護学教育授業展開論

ｂ 看護学実習において学生から看護の提供を受ける患者の行動を表す4つの概念[95]

【身体・心理状態の提示と自己調整】

　この概念は，入院生活を送る患者が，学生に身体・心理的側面の多様な状況を提示し，その状況に患者自身が対応していることを表す。

　患者が提示した状況とは，疾患や治療による疼痛，その耐忍，疲労感，不眠，不安などに加え，これらの状況からの脱却，回復への真剣さ，あきらめといった治療への取り組み状況，他者への関心の低下，他者との対応停止など相互行為の状況を含む。また，これらの状況に患者は，疲労回復に向け他者との対応を放棄したり，苦痛状態緩和のための看護を受け入れる一方辞退したり，判断を委譲したり，質問や状況理解に向けた観察などを行いながら対応していた。これらは，患者が自己の直面する問題とその変化，治療への取り組み，相互行為など多様な状況を学生を含む他者に提示しつつ，これらの状況に多様な側面，多様な方法を用い対応している状況を示している。

【看護実践の受け入れと対応】

　この概念は，患者が学生の展開する看護場面において，どのようにその実践を受け入れ，どのように対応するかという患者の行動を表す。

　患者は学生が適切な内容，方法により看護を展開しているとき，協力・謝意を表現し円滑にその看護を受け入れ，学生の提案や説明に自己の正当性の主張，質問をしつつ，関心や理解も示していた。また，患者は学生が不適切な看護を提供する場合にも，ときには協力し，ときには内容を補足し，方法を訂正しながら看護を受け入れていた。さらに患者は学生から適切でない看護の提供を受け，苦痛が生じる，質問への回答が得られないなどの状況が発生すると，学生を観察する，情報の入手を諦める，相互行為を停止する，学生の看護を婉曲な表現を用い辞退するといった対応をしていた。同時に患者は，学生の指導者からも指導や援助を受け入れ，治療への理解を深め，不安や安堵感，満足感などを表出していた。

　これらは，患者が多くの場合，学生の展開する看護実践をその質にかかわらず受け入れており，その実践を契機とし問題が発生すると，多様な方法を用い対応するとともに，学生の指導者の看護実践をも受け入れていることを示している。

【看護実践の質への自己対処】

　この概念は，学生の受け持ちとなった患者が学生・指導者から多様な看護実践の提供を受け，その質に自らが対応して，必要に応じてその結果を処理するという行動を表す。

　患者が提示した自己対処とは，学生の看護実践が未熟・非個別的であると判断したとき，諦めて看護の提供を受ける，指導者からの説明を期待し，要望する，また学生からの看護の提供を辞退することを意味する。患者は，学生や指導者から提供される看護実践の質を自己の好み，患者・学生・指導者3者の相互行為の文脈から判断し，特に質の低い看護実践を学生から提供されるとき，その援助の質を一定に保つため，多様な方法を用い処理していた。これらは，患者が，自己の立場，相互行為の文脈において学生の実践を査定しており，その結果に対処する存在であることを示す。

【教授学習活動の容認と対応】

　この概念は，学生の受け持ちとなった患者が入院生活の場において教授学習活動を展開

されることを認め，それにふさわしい行動をとることを表す。

　教授学習活動の容認とは，学生の受け持ちとなった患者が，学生を学習者として受け止め，激励し，失敗を慰安し，ときには，からかいながら学生の提供する看護を受け，自分に提供される看護が学生にとって学習のための活動となっていることを許容することを示す。同時に，指導者の学生に対する示唆や補足，修正を観察・査定しつつ，学生から看護の提供を受け続けることを示す。

　教授学習活動を容認した患者は，指導者の助言によって辞退したいと思う看護実践も学習活動として受け入れ，謝意や陳謝を表し，指導者が学生をどの程度，支持しているかを査定し，その結果により，学生の援助を受け入れたり中断するなどの対応をしていた。これらは，患者が，学生に受け持たれたことにより，疾患に対する治療，看護を受ける場において看護学実習における教授学習活動の展開の容認を余儀なくされ，それに対応することを求められることを示す。

c 看護学実習において学生の受け持ちとなった患者が呈する特徴的な行動

　上記 4 概念のうち，【身体・心理状態の提示と自己調整】，【看護実践の受け入れと対応】【看護実践の質への自己対処】は，頻度や程度に相違こそあれ，看護の提供者が学生であっても看護師であっても看護実践の過程には存在する患者の行動である。

　看護師が提供する日常生活援助場面における患者の行動を看護問題という視点から概念化した研究[96]は，【問題の発生と依存】，【問題への対処と調整】，【ケアと自己対処による問題の自覚・好転・解決】，【ケアと自己対処による充足感の獲得と心理的開放】，【問題解決状況によるケア提供者との関係性の変化と発展】という 5 つの患者の行動を表す概念を明らかにした。

　この概念のうち，【問題の発生と依存】は，この概念を形成した下位概念の中に，「原疾患・治療・環境の変化・ケアによる問題の発生」という内容を含む。この下位概念は，看護学実習において学生の受け持ちとなった患者の行動を表す概念，【身体・心理状態の提示と自己調整】の中の「身体・心理状態の提示」に該当する。

　また，【身体・心理状態の提示と自己調整】の中の「自己調整」は，【問題への対処と調整】という概念の中に存在する。

　このような観点から両研究成果による患者の行動を比較すると，看護学実習において対象となった患者の行動を表す概念，【身体・心理状態の提示と自己調整】，【看護実践の受け入れと対応】，【看護実践の質への自己対処】は，先にも述べたように，看護実践の提供を受ける患者には，共通してみられる行動である。それに対し，【教授学習活動の容認と対応】という概念と共通，もしくは類似の概念，下位概念は看護師が提供する日常生活援助場面から得られた概念の中には存在しない。このことは，看護学実習において学生の受け持ちとなる患者が，【教授学習活動の容認と対応】という特徴的な行動を示す存在であることを意味している。

d 患者の「教授学習活動の容認と対応」と看護学実習指導

　看護学実習の展開に携わる教員は，患者が多くの場合，その教授学習活動を容認し，それに対応していることを常に念頭に置かなければならない。それは，学生や教員にとって

看護学実習の場が，患者にとっては生活の場，治療を受ける場であり，その場は援助を必要とする人々が安全，安楽に生活を送る権利を持ち，教員はそれを保障する義務を持つためである。したがって，学生の実習目標を達成するためにどのように効率のよい指導であっても，患者が過度に【教授学習活動の容認と対応】を強いられるような指導展開は避けなければならない。

また，この【教授学習活動の容認と対応】という概念は，教員が実習の準備段階において患者選択をする際の変数としても活用可能である。

教員が，学生の受け持ちになる患者を選択するための明瞭な基準は存在しない。多くの教員は，第1に実習の目的・目標との関連において患者を選択する。例えば，基礎看護学の「生活の援助技術の習得」に目的・目標の中心がある実習において，教員は，生活の援助をまったく必要としない定期健康診断のような対象を選択することはなく，ある程度の生活の援助を必要とする患者を学生の受け持ちとして選択する。第2に，その患者が学生の受け持ちとなることを承諾する可能性の高い患者か否かを検討し，その結果，実習目的・目標と合致し，学生の受け持ちとなることに承諾を得られる可能性を前提に次のアプローチに進む。しかし，その患者の【教授学習活動の容認と対応】の程度を学生の受け持ちとなる患者選択の第3の基準，もしくは変数として加えたとき，教員は，実習の準備段階に学生の受け持ち患者を選択する際，患者個々の【教授学習活動の容認と対応】に関し情報を収集し，容認が可能か，またどの程度対応できるかを予測し，それに基づき，学生の受け持ちとして選択するか否かを決定する必要が生じる。

これは具体的には次のようなことを意味する。

患者A，Bは共に第1，第2の受け持ち患者の選択基準は満たしている。しかし患者Aは，疾患や治療に伴う問題により困惑しており，またその困惑が患者を取り巻く職種の人々との関係性を悪化させている。これに対し，患者Bは患者Aとほぼ同じ程度と種類の疾患や治療に伴う問題を持つが，その問題を受け止めており，医師や看護師といった職種の人々ともよい関係性を築いている。このような場合，患者Aが学生の受け持ちとなり，教授学習活動を容認し，対応していかなければならないことは，重い負担を二重三重に背負わなければならないことにつながる。また，患者Bは，患者自身がその状況を受け入れ，患者を取り巻く多様な職種ともきわめて円満に相互行為が展開できている場合，看護学実習において学生の受け持ち患者となっても【教授学習活動の容認と対応】が許容範囲であると判断できる。

実習に携わる教員や臨床の看護師にとって，実習の準備段階における患者選択にこのように基準を増やしていくことは，実習指導という仕事を自分自身の手で一層複雑にそして大変なものにしているとも受け止められかねない。しかし，患者の立場からすれば，この第3の基準は患者が受け持ちとなることを承諾するという第2の基準より重要であると共に，困難なことである。それは，第2の基準には，専門的判断を必要としないが，第3の基準は患者の立場に立った見方でありながら患者自身が判断できないためである。この基準を検討するためには患者の状況を看護学的に十分理解し，その上で，それらの事実を看護教育学的な観点から査定し，判断する必要がある。

IV. 看護学実習展開論　　271

3 看護学実習における教授活動

a 看護学実習に関する研究の動向と教授活動の実態

　看護学教育研究全体の中で看護学実習に関する研究の占める比率は高い。しかし，その多くは学生を対象としており，教員を対象とした研究はきわめて少ない。このような看護学教育研究の現状の中で，看護学実習における教員の教授活動に関する実態調査[97]が全国の看護専門学校の教員を対象にして行われている。その結果は，質の高い教授活動を行っていると認識している教員は約20%のみであり，また，教授活動のうち，充実している側面として学生や患者への態度など情意領域，充実していない側面として教授技術の活用，理論や研究の活用など認知および精神運動領域を明らかにした。

　この結果は，看護学実習に携わる教員がその教授活動において，多くの課題を持っていると感じながら日々の実習指導を展開しており，教員個々が内包する基準に自分の教授活動を照らし合わせながら，看護学実習に携わる教員としてあるべき姿を求めている状況を推察させる。

　教員が自己の教授活動を自己評価するためには，看護学実習において教員はどのような教授活動を展開し，その教授活動にはどのような特徴があるのかを知ることが必要である。看護教育学研究においては，前述した学生の学習活動，看護学実習において受け持ちとなる患者の行動を概念化したように，学生の看護実践場面[98]，学生・教員の2者間相互行為場面[99]，カンファレンス場面[100]の3側面から看護学実習における教員の行動を概念化する研究を行った。このうち，看護学実習に携わる教員にとって特に有用だと思われる看護実践場面における教授活動，カンファレンス場面における教授活動を表す概念を紹介しながら，その教授活動の特質について解説する。

b 看護学実習における教授活動

(1) 看護実践場面における教授活動

a) 看護実践場面における教授活動を表す概念 (図5-9)[98]

　学生の看護実践場面における教授活動を表す概念[98]は，1年以上，看護学実習の指導場面を参加観察し，そこから得られたデータを質的帰納的研究方法論により分析し，創出されたものであり，看護学実習における教員のあるがままの指導状況を表す。

【実習目標達成のための実習環境包括的理解に基づく学生指導と評価】

　この概念は，教員が実習目標達成を目ざし，実習にかかわる多様な側面を包括的に理解し，それらに基づき学生を指導・評価するという看護学実習における中核的な教授活動を表す。実習にかかわる多様な側面とは，学生の受け持ち患者の状態，学生の学習進行状況や心理状況，実習を展開する場に存在する医療スタッフや物品などを含む。

　これらの側面の理解を前提に，教員は，学生が問題を自覚し修正へと向かうよう方向づけるとともに，学生の対応不可能な部分には，補完・演示を行い，専門的立場からの視点と学習課題を提示するといった指導を展開していた。さらに教員は，学生の患者理解が深まるよう既習の知識を活用したり，統合する方法を指導していた。このような過程を通し，教員は学生が学習課題を達成したと判断したとき，賞賛と支持という評価にかかわる行動

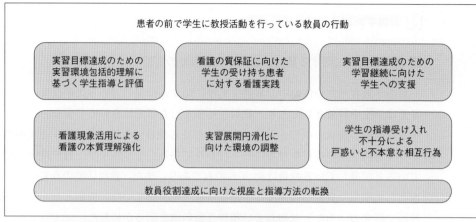

図 5-9 看護実践場面における教員の教授活動を表す概念

を示していた。

【看護の質保証に向けた学生の受け持ち患者に対する看護実践】

この概念は，教員が学生から看護を受ける患者に対して，看護の質を一定に保つために学生の対応不可能部分を補足し，補完するといった教員自身の看護実践を表す。

教員は，学生の受け持ち患者について，直接もしくは間接的な方法により情報を獲得し，問題を発見し，その問題の解決を目ざし生活・症状緩和への援助，残存機能への刺激，治療推進に向けた指導，心理的な支援などを展開していた。また，教員は，学生の看護展開が停滞せず効率よく進むように，学生に協力し，支援するという行動を示していた。

【教員役割達成に向けた視座と指導方法の転換】

この概念は，教員がその看護現象が生じている文脈の中で，必要に応じ視点や立場，指導方法を変えながら，自己の役割達成を目ざすという，複雑な環境下における授業に必要不可欠な教員の行動を表す。教員が達成を目ざした役割とは，学生の実習目標を効率よく達成すること，学生の受け持ち患者の安全・安楽を確保すること，学生の実習による病棟業務・治療の停滞を防止すること，学生が円滑に指導を受け入れられるよう調整することであった。

教員は，これら多様な役割を達成するために，必要に応じて患者から学生，学生から医師，また学生指導から病棟業務へと関心を移行していた。さらに教員は，必要に応じて指導方法を転換しながら役割の達成を目ざしていた。

【実習目標達成のための学習継続に向けた学生への支援】

この概念は，教員が，学生の実習によるつらさ，困難さを把握し，それらを乗り越え実習を継続していけるよう学生を支援するという行動を表す。教員が行った学習継続に向けた学生への支援とは，学生の緊張を緩和する，学生の学習意欲を喚起する，学生の否定的自己評価に対応する，医療スタッフや患者の言動から学生を保護することであった。

教員は，これらの支援を通し学生の外傷体験を回避し，学習活動継続へと導き実習目標の達成を目ざしていた。

【看護現象活用による看護の本質理解強化】

この概念は，教員が実習において生じる具体的な看護現象を用いて，看護学に存在する

Ⅳ．看護学実習展開論　　273

普遍的かつ重要な要素に関する学生の理解を促進するという行動を表す。教員が理解を強化した看護の本質とは，科学的基盤に立脚した看護実践や対象理解の重要性，看護実践への個別性反映の必要性であった。

　教員は，学生が看護の本質，原理・原則を確実に理解できるよう看護現象を活用していた。

【実習展開円滑化に向けた環境の調整】

　この概念は，教員が看護実践の場における授業を円滑に展開するために，人的・物的環境を整えるという行動を表す。教員の行う環境の調整とは，看護の対象を主軸とする文脈の中で指導のための空間を確保し維持すること，教員自身が患者，医療スタッフと円滑な相互行為を展開すること，学生の使用する物品を調整・調達すること，学生と医療スタッフ間のかかわりを推進することであった。

　教員は，これらの環境の調整を行うことによって，学生の看護の学習展開と指導展開および総括的な実習展開を円滑に進めるという行動を示していた。

【学生の指導受け入れ不十分による戸惑いと不本意な相互行為】

　この概念は，教員が指導を十分受け入れることができない学生の反応に対処できず，本来こうあるべきではないと思いつつも適切な対応ができないという行動を表す。

　教員の示した不本意な相互行為とは，学生の不十分な指導受け入れ状況に戸惑ってしまうこと，学生への提案を取り下げること，患者の面前で対応が不可能なため意図に反した対応をすることであった。

　教員は，学生が指導を十分に受け入れていないと判断しても，適切に対応できないとき，不本意な状態で実習を進行することがあった。

b）7つの概念から得た看護学実習展開への示唆

●実習指導と評価の前提となる教授活動

　【実習目標達成のための実習環境包括的理解に基づく学生指導と評価】という概念は，教員が実習目標達成を目ざし，実習にかかわる多様な側面を包括的に理解し，それらに基づき学生を指導・評価するという看護学実習における中核的な教授活動を表す。またこの概念は，教員が学生の受け持ち患者の状態，学生の学習進行状況や心理状況，実習を展開する場に存在する医療スタッフや物品という3つの側面の理解を前提に実習を展開していることを明らかにした。

　これらのうち，特に着目すべきは，教員が実習目標達成に向けた指導や評価をするために，教員自身が実習を展開する場に存在する医療スタッフや物品について理解している側面である。これは，病院という医療機関が，看護の対象となる人々の生活の場であることに加え，この人々が医療を受ける場であり，医療活動に従事する人々が異なる立場から異なる方法により看護の対象にかかわっている[101]ことによる。

　教員は，実習目標の達成を支援するという立場から医療活動に従事する人々と共に看護の対象にかかわる。そのため，実習を展開する教員は，その場において職業活動を展開する医療スタッフや使用されている物品の所在や使用方法について，意図的な理解なくして指導を展開できない。

　以上は，看護学実習を授業として展開する教員が実習目標達成のための指導と評価に向け，実習にかかわる環境をある部分に限定することなく，包括的に理解する必要があるこ

274 第5章 看護学教育授業展開論

とを示している。特に看護学実習が看護の対象にとって特定の目的を達成する活動の場に
おいて展開される場合には，教員がその活動にかかわる人的・物的環境を理解することは
必須であり，これなくしては，実習目標達成のための指導と評価は不可能となる。

●教員の看護実践能力と学生の受け持ち患者の権利保障

【看護の質保証に向けた学生の受け持ち患者に対する看護実践】という概念は，教員が学
生から看護を受ける患者に対して，看護の質を一定に保つために学生の対応不可能部分を
補足し，補完するといった教員自身の看護実践を表す。また，この概念は，教員が学生の
受け持ち患者の情報収集，問題の発見を前提とし，生活・症状緩和への援助，残存機能へ
の刺激，治療推進に向けた指導，心理的支援といった看護実践を展開していることを明らか
かにした。

看護師行動に関する研究[102]は，生活の援助場面において看護師が「問題解決・回避のた
めの患者生活・治療行動代行，症状緩和，生活機能維持・促進とその個別化」，「情報の組
織化と活用による問題の探索と発見」，「問題解決に向けた相互行為の円滑化」，「問題克服
に向けた心理的支援」，「問題解決への自己評価による価値意識の変動」という概念で表さ
れる行動を示すことを明らかにしている。

これらの看護師行動を表す概念のうち，「情報の組織化と活用による問題の探索と発見」
は，教員が看護の質保証に向けた看護実践者として，患者の情報収集と問題の発見を行っ
ている行動に該当する。また，看護師行動を表す概念のうち，「問題解決・回避のための患
者生活・治療行動代行，症状緩和，生活機能維持・促進とその個別化」および「問題克服
に向けた心理的支援」は，患者の問題解決を目ざした生活・症状緩和への援助，残存機能
への刺激，心理的支援などの教員の行動と一致する。

すなわち，看護学実習において教員が看護の質保証のために行う看護実践は，看護師行
動を表す5つの概念のうち，看護実践のもっとも中核的な3つの概念と一致している。こ
のことは，看護学実習において教員が，教授活動を展開しながら，看護師とほぼ同質の看
護実践を行っていることを示す。

また，看護学実習における患者の行動は，患者が学生の未熟な看護実践に対して，患者
の健康状況の許容する範囲内で自己対処し，耐忍していることを明らかにした。これは，
看護の初学者である学生の実践が，対象に負の影響を及ぼす可能性を持ち，この負の影響
が学生の実習という学習活動には付随する可能性があることを示す。

このことは，学生の実習という学習活動に対し責任のある教員によって回避されるべき
問題であり，教員が学生の対応不可能部分に対応し，欠如部分を補完することが，看護の
専門家から受けると同等な質の看護を，看護の対象に保証することを意味する。患者は，
「親切，丁寧な医療を受け」，「納得できるサービスを病院機能の範囲で要求し，期待する」[103]
権利を持つ。

したがって，教員が実習指導過程で展開する看護実践は，学生の看護実践に伴う負の影
響を回避する目的を持ち，患者の権利保障にかかわる。すなわち，教員は実習目標達成に
加え，学生の受け持ちとなる看護の対象の権利保障という2つの観点から，看護学実習に
かかわることが必要であり，これらの特徴を看護学実習における教員の教授活動は付随す
る。

これまで，教員の臨床経験年数，すなわち臨床能力は教授活動の質に影響を及ぼす[104]と

Ⅳ．看護学実習展開論　　275

表 5-9　看護学実習における教員の4つの役割

1．学生の実習目標達成とその効率化
2．学生の受け持ち患者の安全・安楽の確保
3．学生の実習による病棟業務・治療停滞の防止
4．学生の円滑な指導受け入れの調整

いう観点からとらえられてきた。しかし，この概念は，教員の看護実践が学生の看護する対象の権利保障と関連していることを示しており，これまで以上に教員が臨床能力を持つ必然性を明瞭にしている。

●看護学実習における教員の役割とその場に教員が常在する意義

　【教員役割達成に向けた視座と指導方法の転換】という概念は，その看護現象が生じている文脈の中で，教員が必要に応じ視点や立場，指導方法を変えながら，自己の役割達成を目ざすという，複雑な環境下における授業に必要不可欠な教員の行動を表す。またこの概念は，教員が，学生の実習目標達成とその効率化，学生の受け持ち患者の安全・安楽の確保，学生の実習による病棟業務・治療停滞の防止，学生の円滑な指導受け入れの調整という4つの役割を遂行していることを明らかにした（表5-9）。

　役割とは，「社会や集団から地位に対応して期待される行動様式」であり，「行為者自身もそうした行動様式を認識し，評価し，解釈しながら行為を通じてそれを実現し」[105]獲得する行動である。そのため，教員が看護学実習において遂行していた学生の実習目標達成とその効率化，学生の受け持ち患者の安全・安楽の確保，学生の実習による病棟業務・治療停滞の防止，学生の円滑な指導受け入れの調整という役割は，看護学実習が展開される社会やその構成員が実習指導という職務を持つ教員に期待した行動様式であり，その行動様式を教員自身が認識し，評価し，解釈しながら，実現していることを表す。

　すなわち，学生の実習目標達成とその効率化，学生の受け持ち患者の安全・安楽の確保，学生の実習による病棟業務・治療停滞の防止，学生の円滑な指導受け入れの調整という看護学実習における教員の4つの役割は，看護学実習の展開される社会やその構成員の教員に対する役割期待と教員の判断の結果として抽出された行動である。

　また，4つの役割のうち，「学生の実習目標達成とその効率化」，「学生の円滑な指導受け入れの調整」は，学問の特殊性を問わず，実習という授業形態を必要とするすべての学問領域の教育に携わる教員に求められる役割である。しかし，「学生の受け持ち患者の安全・安楽の確保」，「学生の実習による病棟業務・治療停滞の防止」は，看護学実習に携わる教員固有の役割である。それは，看護学実習の対象が，正常を逸脱した健康のレベルにあり，基本的な生活さえも他者に依存しなければならない状況に置かれることが多く，加えてこのような状況にある人々を対象とする実習の場が，疾病の治療や支援を受けての生活の場で展開されることから生じた役割であることに起因する。

　さらに依存状態や治療過程にある人々の生活は変化しやすく，直接的に援助者の影響を受けやすい。これらは，看護学実習に携わる教員が，変化する対象の状態を常に把握し，状況に応じた対応を求められることを示している。【教員役割達成に向けた視座と指導方法の転換】という概念のうち，視座の転換は，患者から学生へ，学生から医師へ，実習指

276　第5章　看護学教育授業展開論

導から病棟業務へと常に視座を転換し，同時に指導方法も転換しながら，教員が4つの役割の達成を試みていることを示している。

　すなわち，看護学実習における教員の役割達成に向けては，刻々と変化する対象の状態を把握し，状況に応じた柔軟な対応を求められるため，教員が常に実習の展開される「その場」に存在することが必須である。

●学習の継続に向けた学生への支援の必要性

　【実習目標達成のための学習継続に向けた学生への支援】という概念は，教員が，さまざまな原因によりつらさ，困難さを感じる学生に対して，それらを乗り越え実習を継続していけるよう学生を支援するという行動を表す。またこの概念は，教員が学生の緊張緩和，学生の学習意欲の喚起，学生の否定的自己評価への対応，医療スタッフや患者からの学生の保護という学習継続に向けた学生への支援を行っていることを明らかにした。

　看護学実習における学生の実態に関する研究[106]は，基礎看護学実習における学生が「知識と現実とのギャップ」，「新しい体験との遭遇」とともに「患者，家族，看護師，臨床実習指導者，教員との人間関係」に戸惑っている状況を明らかにした。また，看護学実習における学生の悩みに関する研究[107]は，学生が患者とのかかわりにおいて「患者の状態悪化」や患者からの「否定的な言葉」，「患者との会話」に対して危機を体験していることを明らかにした。

　これらの研究結果は，看護学実習において学生が，患者や医療スタッフなど，講義や演習という授業では出会わない他者との関係を通して，特異な心理状況に置かれる可能性があることを意味している。

　また，看護学実習を行う学生の多くは青年期にある。青年期は，自己同一性の形成[108]，すなわち「自分とは何か」という発達課題を持ち，この課題を達成するために青年期にある人々の関心は，自分自身に向けられる。これに対して，看護学実習は看護の対象となる人の理解を必要とする。

　すなわち，青年期にある学生にとって看護学実習という授業は，発達課題の達成と学習課題の達成という相反する方向性を持つという矛盾の中で進行することを意味する。これらは，患者やその家族，医療スタッフが織りなす複雑な現象の中で展開する実習そのものが，青年期にある学生にとって困難を伴うとともに，看護学実習は多くの学生にとって学習継続の危機との遭遇の可能性を内在している。

　看護学生を対象とした意識調査[109]は，「学校をやめようと思ったことがある」学生が，「実習で落ち込んだ」，「実習先の看護職が嫌だった」を理由にあげたことを明らかにした。このことは，教員が学内における講義や演習にもまして看護学実習における学生の学習継続を支援する必要性を示し，学習継続の支援として学生の不必要な緊張を緩和し，学習意欲を喚起し，医療スタッフや患者の言動の正確な意味を提示することは，看護学実習における教授活動の特徴の1つである。

●看護現象の教材化

　【看護現象活用による看護の本質理解強化】という概念は，教員が実習において生じる具体的な看護現象を用いて，看護学に存在する普遍的かつ重要な要素に関する学生の理解を促進するという行動を表す。

　看護学実習のカンファレンスにおける教授活動に関する研究[110]は，教員がカンファレン

スにおいて学生に「看護現象からの原理原則の発見」,「理論理解の定着化」,「看護現象への理論適用」を目ざした教授活動を展開していることを明らかにした。この概念は,学生の看護学実習が展開されている「その場」における教員の指導過程から生み出されたものである。これは,教員が看護の本質や原理・原則を理解するための教授活動を,カンファレンスのみならず,看護学実習を展開している「その場」においても行っていることを示している。

またこの概念は,教員が看護の原理・原則,本質の理解に学生の面前で生じた看護現象を活用していたことを示している。また,先に提示した看護学実習における学生のケア行動も,患者の提示する現象[111]に加え,看護師や教員が提示する現象[112]もまた看護学実習における教材であることを明らかにしている。これらは,実習指導における教材としての現象の活用が,看護学実習に携わる教員に共通する行動であることを示す。

現象とは,観察されうるあらゆる事実であり,本質との相関的な概念として,本質の外面的に現れた姿[113]である。看護学実習において,学生と教員が観察する事実は,多種多様である。この多種多様な現象を活用し,看護の本質や原理・原則の理解を推進するためには,多種多様な現象の中から本質と相関的な関係がある現象を選択し,本質,原理・原則理解に向け再構成する必要がある。このことは,【看護現象活用による看護の本質理解強化】という概念が,多種多様な現象の中から看護の本質や原理・原則を学習するためにもっとも効果的な現象を選択し,それを再構成する,すなわち現象の教材化という教授活動を教員が行っていることを表している。

● **実習指導過程における環境の調整**

【実習展開円滑化に向けた環境の調整】という概念は,教員が看護実践の場における授業を円滑に展開するために,人的・物的環境を整えるという行動を表す。

看護学実習における環境に関する研究[114]は,病棟管理者が実習受け入れ体制として,実習指導者の選択や施設設備・物品の調整,指導者の業務体制について調整していることを明らかにした。また,看護学実習の指導方法に関する文献[115]は,教員が実習開始前に行うスタッフへのオリエンテーションや受け持ち患者の選択,実習施設への教育方針の伝達が看護学実習の環境調整として必要であることを示している。

これらは,その多くが実習開始前の準備や調整にかかわり,実習環境は,病棟管理者や教員が主に実習開始前に調整するものととらえられてきたことを示す。しかし,この概念は,教員が実習開始前のみではなく,指導過程においても実習展開円滑化に向けた環境の調整を行っていることを示している。

また,この概念が示す指導過程における教員の環境調整は,「指導のための空間の確保と維持」,「教員自身の患者,医療スタッフとの円滑な相互行為」,「学生の使用する物品の調整・調達」,「学生と医療スタッフ間のかかわりの推進」という4つの側面を持ち,これらはすべて実習展開の円滑化に向かっている（図5-10）。

このうち,第1の側面である「指導のための空間の確保と維持」は,看護学実習が看護の対象の疾病による治療を伴う生活の場において展開されるため,教員がその文脈に融合した学生指導の場を作り,それを維持し続けるという環境の調整を示す。

第2の側面である「教員自身の患者,医療スタッフとの円滑な相互行為」は,看護学実習が看護の対象を援助する多様な職種の人々が働く場で展開されるため,教員が看護の対

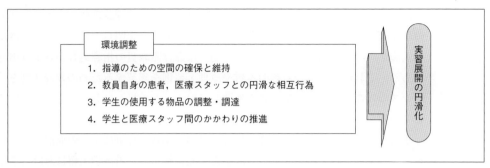

図 5-10　実習指導過程における教員の環境調整

象，対象にかかわる多様な職種の人々とその文脈に解け合い円滑な関係を作り，それを維持し続けるという環境の調整を示す。
　第3の側面である「学生の使用する物品の調整・調達」は，看護学実習が，看護の対象を多種多様な物品と方法を用い援助する場で行われるため，教員がその場に即応して実習の場にある物品を調達し工夫して使用するという環境の調整を示す。
　第4の側面である「学生と医療スタッフ間のかかわりの推進」は，看護学実習が看護の対象を援助する多様な職種の人々が働く場で展開されるため，教員が学生に実習の場に存在する多様な職種の人々と遊離しない関係を作ることを推進するという環境の調整を示す。すなわち，教員は，看護学実習における環境を，実習開始前はもとより指導過程にも調整しており，指導過程における環境の調整は，実習という教育活動と実習が展開される場の活動との人的・物的融合を目ざし，これらは実習展開の円滑化に必要不可欠な教授活動である。

●患者の面前における指導と発生した問題への対処
　【学生の指導受け入れ不十分による戸惑いと不本意な相互行為】という概念は，教員が指導を十分受け入れることができない学生の反応に対処できず，本来こうあるべきではないと考えながら適切な対応ができないという行動を表す。また，この概念は，教員が，学生の不十分な指導受け入れ状況に戸惑ってしまうこと，学生への提案を取り下げること，患者の面前で対応が不可能なため意図に反した対応をすることといった不本意な相互行為によって実習を進行することがあることを明らかにした。
　これは次のような具体的事例を意味する。

■成人看護学実習の事例：学生 T
　学生 T は，膵臓癌の末期的状態にある患者 E を受け持っており，全身清拭を行っている。学生は，E さんの妻が以前，「夫は熱いお風呂が大好きなんです」といっていたことを反映し，E さんが少しでも気持ちよく感じられるようにと，高い温度の湯を準備していた。学生はあまりに湯の温度が高すぎるため，手を赤くして，苦しそうな表情でその湯の入った洗面器でタオルをすすいでいる。
　そのような状況を観察した教員は，湯の温度が清拭をする学生にとって高すぎるのではないかと感じ，自分の手を入れてみた。すると，湯の温度は案の定，教員には手を入れることができないほど高い。そこで，教員は，「T さん，もう少し，温度を下げても E さんは気持ちよいと思うけど……」と示唆した。しかし，学生は「E さんは熱いお湯が好きなんです」といい，聞き入れない。
　教員は，看護師として患者の個別性に合った援助の必要性とともに，看護師自身が自分の身を守ることの重要性を学習してほしいとその場面で考えたが，学生は教員の提案を受け入れそうもなく，また，患者の面前であることから，その展開はそこで中断した。

なぜ，教員は，その指導を学生が確実に理解するまで継続しなかったのであろうか。それは，患者の面前において展開する学生と教員の相互行為が，患者に影響を与える可能性を持つためである。これらは，看護学実習において教員は，学生が十分に指導を受け入れていないと判断しても，その事態が患者の面前で生じたとき，不本意な相互行為を展開せざるをえない状況に陥る可能性を示す。

授業の組織化の項（228頁）において，看護学実習においてカンファレンスが授業進行の論理的展開に向け，重要であることを述べた。このことに加え，看護学実習におけるカンファレンスは，学生が教員の指導を受け入れず，そのことが患者の面前で生じてしまった場合，その相互行為を適正な方向へと修正するためにも活用可能である。

(2) 看護学実習カンファレンスにおける教授活動

わが国における実習カンファレンスの「教授活動」に焦点を当てた先行研究の約半数[116]は，実習カンファレンスを学生による討議を主体とした小集団学習ととらえていた。小集団学習とは，自主的，能動的学習活動を目ざし，集団過程や集団における相互作用を強調する授業形態[117~119]である。しかし，実際に教員は，学生間の討議，教員主導の講義，個々の学生と教員の質疑応答などを実習カンファレンスの教授方略として使用している。

このうち，学生間の討議が小集団学習に該当し，実習カンファレンスにおいて小集団学習は，教授方略の一部ではあるもののすべてではない。これは，実習カンファレンスそのものを小集団学習という単一の視点からとらえるだけでは，実習目標達成に向けて効果的な教授活動を検討するための研究成果は産出できないことを示す。

また，わが国における実習カンファレンスの「学習活動」に焦点を当てた先行研究の約半数[120]は，実習カンファレンスを学生間の討議により受け持ち患者の問題を解決する，すなわちケースカンファレンスとしてとらえていた。ケースカンファレンスとは，患者の経過や看護過程を複数の看護職者が検討する[121]ことを意味し，わが国においては看護体制としてチームナーシングが導入されて以来定着している[122]。しかし，実際には，ケースカンファレンスに限定されることなく，前述したように教員による特定内容の講義，特定の出来事を想定した学生間の問題解決に向けた討議など多様であった。実習カンファレンスの展開方法の調査[123]も同様の結果を示している。

以上のように，わが国の教員が実習カンファレンスを小集団学習やケースカンファレンスとして限定してとらえる傾向は，次のことに起因する可能性がある。

実習カンファレンスは，1950年代，米国の準学士課程への導入を契機としてわが国にも取り入れられた授業形態である。また，米国においてはこの時代，既に，多様な教授方略により実習カンファレンスを展開する必要性[124]が指摘されている。

わが国においては，チームナーシングという看護体制と共にチームメンバーである看護師が患者の問題に関し討議する場としてカンファレンスが導入[125]された。また，看護学実習においても，学生がチームナーシングに必要なカンファレンスによる患者の問題解決，その運営や参加について学習する必要性[126]が指摘された。

この学習は，学生が自主的，能動的でなければ成立しない。そして，そのことが教育学における小集団学習の目的に合致し，その結果として，わが国の看護学教員が実習カンファレンスを小集団学習やケースカンファレンスの場と限定してとらえるようになった可能性が高い。

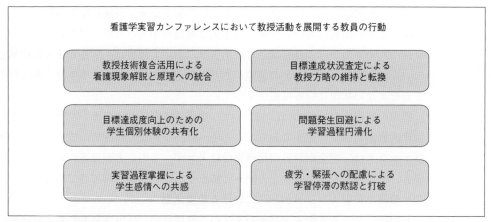

図 5-11　看護学実習カンファレンスにおける教授活動を表す概念

しかし，現実には，教員が実習カンファレンスにおいて適用していた教授方略は多様であり，このことは学生個々の目標達成状況に応じて多様な教授方略を用いる必要性を示唆する。これらは，実習カンファレンスにおいては，何を目的とし，どのような理由に基づきその教授方略に決定するのかを教員自身が明確に自覚し，学生ともそれを共有する必要性を示唆する。

以上を前提とし，看護学実習のありのままの状態を参加観察し，質的帰納的研究方法論を適用し，次に示す概念[100]が創出された。

a）看護学実習カンファレンスにおける教授活動を表す概念（図 5-11）[100]

【教授技術複合活用による看護現象解説と原理への統合】

この概念は，実習目標達成を目ざし，多様な教授技術を組み合わせて使いながら，学生が観察・体験した看護現象を看護学の本質や法則に照らし合わせて解説し，統合する教員の行動を表す。

教員が解説していた看護現象とは，学生が受け持つ患者の言動や実施した看護などであった。また，教員がこれらの看護現象を統合した看護の原理とは，対象理解の方法・看護過程の展開方法・看護技術などの看護の方法，看護の対象，個別的な看護実践の重要性などであった。教員は，看護現象を解説し原理へと統合するために，発問・説明・例示・演示など多様な教授技術を組み合わせて使いながら，学生が体験した現象を再現，説明し，患者に対する理解を促し，実施した看護を意味づけていた。

【目標達成状況査定による教授方略の維持と転換】

この概念は，学生が実習目標をどの程度達成できているかを査定し，その結果に基づき指導上の方法を検討し，それらを継続したり他の方法に変更するという教員の行動を表す。

教員は，学生個々の言動や記録物の観察，比較，検討を通して，実習目標の達成状況を査定し，カンファレンスに活用している方法の効果を確認していた。教員は，学生の理解が進んでいるときには，学生間の討議を主体とした進行や個別学生との質疑応答，全学生による課題検討時間の確保など，それまで用いてきた指導方法を継続していた。一方，学習が停滞したり，課題の解決が難航しているときには，この方法の継続を断念し，検討課

題の変更や講義形式への変換による不足知識の補完などを行っていた。さらに，カンファレンスの終了時間がせまり，学生の実習目標達成が困難な場合には，やむを得ず必要な知識を一方的に説明するなどの方法に切り替えるという行動を示していた。

【目標達成度向上のための学生個別体験の共有化】

　この概念は，全学生の実習目標の達成度を上げるため，学生個々の実習体験を他の学生が共有できるように促すという教員の行動を表す。

　教員が共有を促した学生個々の体験とは，それぞれの学生が受け持つ患者の状態や言動，実施した看護，学習上の新たな発見や疑問点などであった。教員は，不足している情報を引き出す，学生の発言を促す，正確かつ簡潔な表現に言い換える，学習進展部分を承認し強化するなどの方法を用いて，学生一人ひとりが持つ個別の体験をすべての学生が理解できるように促していた。これらの行動を通し，教員は，カンファレンスに参加する学生全員の実習目標の達成度を向上させようとしていた。

【問題発生回避による学習過程円滑化】

　この概念は，看護学実習が滞りなく進行するように，学生の学習過程におけるさまざまな問題を予測し，それらの問題の発生を未然に防ぐという教員の行動を表す。

　教員が発生を回避した問題とは，実習カンファレンスにおける学習進行の混乱や停滞，学生が立案した看護計画遂行による患者への弊害，特定学生の記録物活用による学生間の不公平感発生，学習継続意欲の低下などであった。教員は，実習カンファレンス進行に向けた学生行動の誘導，学生が立案した看護計画の修正，カンファレンス進行方針の説明，肯定的評価の伝達などを行い，これらの問題が生じないようにしていた。

【実習過程掌握による学生感情への共感】

　この概念は，学生の実習状況や学習内容を十分に把握し，実習カンファレンスにおいて学生が表出した感情を受け入れ，共感するという教員の行動を表す。

　教員が共感していた学生の感情は，終末期患者への看護実践の報告に伴うつらさや，患者に対する感情が変化したことへの自覚に伴う驚きなどであった。教員は，学生と患者の相互行為場面を想起したり，学生の対象理解状況の変化を観察しながら，学生の心情を察知し，さまざまな感情を受け止め共感していた。

【疲労・緊張への配慮による学習停滞の黙認と打破】

　この概念は，実習に伴う学生の疲労や緊張に配慮し，学習が滞っている状況を容認する一方，その状況を打ち破ろうとする教員の行動を表す。

　教員が黙認していた学習の停滞を表す学生の行動とは，実習カンファレンスにおける私語や居眠りなどであった。教員は，カンファレンスの開始遅延や目標未達成を案じながらも，複雑な臨床状況の中での学生の学習活動に伴う緊張状態の持続や心身の消耗を理解し，これらの行動をいったんは容認していた。その一方，教員は，居眠りしている学生を気遣いながら覚醒を促したり，緊張から解放されて私語を継続する学生に注目し婉曲に制止するなど，学生がカンファレンスに参加し，学習を進めることができるようにしていた。

b）6つの概念から得た看護学実習カンファレンスにおける教授活動への示唆

　看護学実習カンファレンスにおける教授活動を表す6つの概念は，カンファレンス場面のみならず，看護実践場面を含む看護学実習全過程を参加観察し，分析した結果として創出されたものである。この6つの概念は，看護学実習カンファレンスにおける教授活動に

向け，多様な示唆を与える。

第1に，看護学実習カンファレンスをどのように展開してよいのかわからない，また，うまくカンファレンスを運営できないと感じている教員は，カンファレンスが小集団学習である，ケースカンファレンスの場であるといった思い込みから解放される必要がある。

看護学実習におけるカンファレンスは，実習目標達成に向かい看護実践の場では実現不可能な教授活動を展開する場であり，その実習目標を達成するためにもっともふさわしいカンファレンスのあり方をその教員が学生の学習状況を査定しながら決定していけばよいということをこの研究成果は示唆している。もちろん，学生間の討議がその実習目標を達成するために最適であると判断したのならば，小集団学習としてその日のカンファレンスを位置づければよい。

また，その実習目標を達成するためにケースカンファレンスが最適であると判断したのならば，ケースカンファレンスとしてその日のカンファレンスを位置づければよい。同様に，達成を目ざす実習目標の種類と学生の状況によっては，カンファレンスの中に講義，演習を組み込むことも起こりうるであろう。実際に，実習指導に携わる看護学教員は，そのようにして学生の実習目標達成を支援していた。

第2に，このような看護学実習カンファレンスは，看護学教員が学習活動に対する日々の形成的評価の結果を根拠とし，教授方略と教授技術を検討，選択し，活用できるだけの知識と技術を必要とする。無手勝流に時間だけを確保しても，また，熱意だけでもカンファレンスは運営できない。当然のことではあるが「今日は何のためにどのような方法により，看護学実習カンファレンスを行うのか」を検討し，決定していかなければならない。

第3に，6つの概念のうち【教授技術複合活用による看護現象解説と原理への統合】は，学生が観察・体験した看護現象を看護学の本質や法則に照らし合わせて解説し，統合する教員の行動を表す。これは，教員が具象と抽象を結合させる教授活動を展開する能力を求められていることを示す。また，【目標達成状況査定による教授方略の維持と転換】は，学生が実習目標をどの程度達成できているかを査定し，その結果に基づき指導上の方法を検討し，それらを継続したり，他の方法に変更するという教員の行動を表し，教員の教育評価能力の上に成立する教授活動であることを示す。

同様に【問題発生回避による学習過程円滑化】は，学生の行動や発言を観察し，これから起こる可能性のある問題を予測する能力，【実習過程掌握による学生感情への共感】は，学生の気持ちを理解し共感する能力，【疲労・緊張への配慮による学習停滞の黙認と打破】は，学生を身体・心理両側面から理解し，その結果に応じて臨機応変に対応する能力の上に成立する教授活動であることを示す。

これらの示唆を前提に，この6つの概念は教授活動自己評価尺度—看護学実習カンファレンス用—[127]へと発展した。

IV. 看護学実習展開論　283

5 看護学実習の評価

「看護教育評価」，「実習指導の評価」は外部から依頼件数の多い講義内容である。この授業の開始に当たっては，必ず，大学院生，専任教員，臨床指導者といった授業の参加者に「看護教育評価，もしくは実習指導の評価という用語から連想するもの」を発表してもらう。結果は，多くの場合，類似している。どのような背景，所属の受講者でも，「成績表」，「実習評価表」といった学習活動の成果にかかわる内容を示す。

また，「指導の適・不適の反映」，「自分の指導能力」といった学生の学習成果に影響をもたらす教授活動の側面に加え，「難しい」，「できたらやりたくない」などといった評価活動に伴う主観的な側面に焦点の当たった内容も示される。これらは，看護学実習の評価が，評価者である教員にとっていくつかの側面を持つことを意味している。

第1は，当然のことながら学生が看護学実習の目的・目標をどの程度達成することができたかという学習成果にかかわる評価活動である。第2の側面は，教員が展開した看護学実習がどうであったかという教員の教授活動の評価である。これらは，表裏一体の関係にあり，理論的には教員が質の高い実習指導を展開すれば，学生も高い学習成果を修める。このような観点から，看護学実習の評価を目的・目標の到達度にかかわる評価，教員の教授活動にかかわる評価に焦点を当て，述べる。

1 看護学実習における目的・目標の到達度にかかわる評価

a 目的・目標の到達度の評価基準

看護学実習における学習成果は，個々の学生が実習目的・目標をどの程度到達できたかにより表される。この点に関しては，看護学実習の場においてかなり混乱がある。それは，本項の冒頭に記述した看護教育評価や看護学実習の評価という授業の中で，受講者が示す評価にかかわる問題の圧倒的多数が「何を基準に評価してよいかわからない」，「評価基準が曖昧である」，「評価が主観的になってしまう」という評価基準にかかわる内容から推測できる。

結論からいえば，看護学実習における評価基準は，実習の目的・目標である。看護学実習の目的・目標は，評価表の各項目となり，その各項目の達成度を点数化し，その総合点が学生の学習成果となる（図5-12）。そのためには，適切な実習目的・目標を設定する必要があり，その手続きに関しては，「授業設計と授業の組織化の実際」の項に示した。

また，適切な実習目的・目標の要件として，各目標の抽象度についての検討を十分行う必要がある。例えば，「患者を1人の人間として全人的に理解する」，「疾患を持つ小児の看護を実践できる」といったきわめて抽象度の高い実習目標を目にすることがある。このような抽象度の高い目標は，学生がどのようなことができるようになれば目標を達成できたとするのかを判定することは困難である。また，このような抽象度の高い目標を評価するためには，評価者自身の基準に照らし合わせる必要がある。すなわち，本来，学習成果の評価基準となるべき実習目標の抽象度が高い，評価者個々が持つ基準を適用するという二

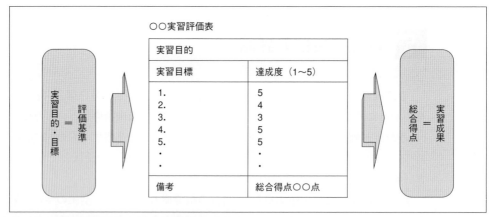

図 5-12 看護学実習における学習成果の評価

重の基準が必要になり，評価者個々の基準は各評価者によって相違があるため，評価結果の一貫性という点に問題が生じる。

これらの問題を克服するためには教育目標分類学[128]における行動目標化が有用である。

また，看護学実習は学生の多様な側面に影響を及ぼす。例えば，実習中間頃までは，実習の単位を取ることしか考えていないような学生が，自分の提供した看護実践により受け持ち患者の状態が変化したことをみて取り，それを契機に意欲的に実習に取り組むようになるといった場合がある。このようなとき，教員は，往々にしてその変化を実習の最終評定に加味したくなる。

その結果として，看護学実習の最終的な目的・目標の到達度は同じであっても，意欲的に実習に取り組んだ学生とそうでない学生に差異がない評定はおかしいといった疑問が生じる。これは，看護学実習に携わる教員にとって，きわめて自然な感情であるが，実習の評価基準はあくまでも実習の目的・目標である。このような場合，評価表のエピソード欄，コメントの欄，もしくは余白にこれらの事実を記述するという方法がある。教員によるこれらの記述は，学生が点数やA，B，Cもしくは優，良，可といった評定以外に自分自身がその実習において何を獲得し，教員はそのような学生のどこをみて何を価値づけていたのかを理解する資料となるに違いない。

b 評価の基本形態と学習成果の評価

評価は，診断的評価，形成的評価，総括的評価の3つの基本形態を持つことを教育評価論において示した。この3つの基本形態を駆使し，評価活動を展開することにより，学生はより高いレベルで目的・目標に到達することができる。

a）看護学実習における診断的評価

看護学実習における診断的評価とは，学科目ごとの実習を展開する前に，学内の学習活動において習得されているはずの知識，技術の習得度を判定するための評価活動である。看護学実習の指導は，実習の目的・目標を学生が効率よく達成できるよう教授活動を展開することであり，学生個々の目的・目標の達成度は学内の学習活動の成果，すなわち講義・

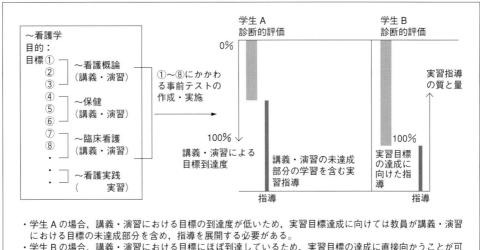

図 5-13 看護学実習における診断的評価と指導

演習における目的・目標の到達度に影響を受ける。これは、学内における講義・演習の目的・目標の到達度が高い学生と低い学生では、実習目的・目標達成に必要な指導の質と量に相違があることを意味する。そのため、学生個々がそれらをどの程度達成しているかを知ることは、限られた実習期間に目標を達成できるよう支援する個別の指導案を作成するために重要な手がかりを提供する（図5-13）。

　看護学実習における診断的評価は、実習に最低限必要な既習の知識からなる事前テスト、チェックリスト、自己申告などによる方法がある。このうち、自己申告による方法とは、学生から教員が直接、学内の講義や演習において未達成の目的・目標について聞き取ることを意味するが、この方法については懐疑的な教員が多い。しかし、この方法は事前テストやチェックリストからは知ることができない側面に関する問題の存在やその問題に対する学生の認識を知ることができる。

b）看護学実習における形成的評価

　看護学実習における形成的評価とは、実習の目的・目標を基準として、その到達度を教員と学生がともにフィードバックし、学生は自己の学習進展状況を知り、教員はそれに基づき教授活動の改善、修正に役立てるための評価活動である。

　看護学実習における形成的評価のための教授活動には、学生の看護実践の観察、実習中のカンファレンス、実習期間の中間の評価面接などがある。看護学実習における評価活動が学生のより高い学習成果の獲得にあると考えた場合、この評価活動はきわめて重要である。形成的評価をどの程度丹念に行うかは、学習成果の獲得状況に強く影響する。この形成的評価の結果は、再学習、補充学習、学習調整などの学習活動、教授活動に結びつけることができる（図5-14）。

●再学習

　形成的評価の結果、実習目的・目標のある部分に決定的な欠落が生じた場合、再度、不

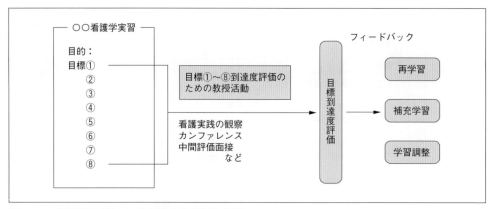

図 5-14　看護学実習における形成的評価と指導

足部分について学習し直すという学習活動である。この学習活動は、総括的評価の結果、単位を付与できないと判定した場合にも適用される。

　看護学実習は、働きかける対象が患者あるいはクライエントという状況に置かれた人間である。そのため、その患者・クライエントの状況の変化は、授業計画案通り実習を展開できないという事態を招く場合がある。また、看護学実習を経験する学生も体調の変化やその他の問題の発生により、学習展開が目標と異なる方向へ展開してしまうような場合が往々にしてある。このような場合、教員は柔軟に対処していくが、最低限度のレベルに到達できなかった目標に、再学習あるいは補習の必要性の有無を判断する。もちろん、このタイプでは学生側の問題が圧倒的に多い。

●補充学習

　形成的評価の結果、実習目的・目標のある部分に何らかの不足、欠落が生じていることを発見した場合、その欠落部分を何らかの方法により補足するという学習活動である。この学習方法を適用できる欠落は、再学習を適用する場合の欠落より程度が軽い。

　具体的には、形成的評価の結果、知識のある部分が不足していることを発見した場合、文献学習の必要性を示唆したり、技術の展開に問題があることを発見した場合、学内の技術演習室においてその技術を練習し直すなどの学習である。

　再学習と補充学習は、再学習が実習目的・目標の到達を目ざして最初からやり直すのに対して、補充学習は個々の学生が不十分な部分を明確に診断し、それに応じた学習目標を提示できる点である。

●学習調整

　形成的評価の結果、授業計画案通り実習が展開できていない、できそうにないことを発見したとき適用する教授活動である。看護学実習における学習調整は、例えば、慢性的な疾患を持つ患者の看護実践の習得を目標とする成人看護学実習において、ある学生の受け持ち患者が手術の必要な疾患を併発し、外科の病棟に転室になった場合、受け持ち患者を変更するという学習調整の必要が生じる。

　また、小児看護学実習において、学生の受け持ちとなった小児がどうしても学生にケアさせてくれないといった場合、その原因を検討し、解決に向かうとともに、その部分を他の小児のケアに代えるなども看護学実習における学習調整の1例である。

c）看護学実習における総括的評価

　看護学実習における総括的評価とは，その学科目における実習の締めくくりの意味を持ち，評価表に基づき学習成果の到達度を最終的に判定するという評価活動である。

　実習目標に設定されている項目ごとの形成的評価として，提出された資料に基づき，総合的に考察した上で，それらを活用した評価面接などを実施することによって，学習成果を最終的に判定する。

　この総括的評価の根拠になる評価面接では，学生は非常に緊張することがあるので，あくまでも，それによって学生がより豊かに成長するための動機づけとなるような教育的配慮のあるものにしたい。教員や臨床指導者の中には，正確で，精密で，方法論的厳密さのみが，評価に求められている要素と考えている者も多い。しかし，実習評価の総括的評価に重要な点は，より妥当な，より教育的な評価であって，学生個々に対する適切な総括的評価こそ，その学生がより高い価値を求めて歩み出すエネルギー源となることを銘記したい。

2　看護学実習における教授活動にかかわる評価

a　教授活動の自己評価とその指標

　看護学実習における教授活動は，先にも述べたように実習目的・目標の達成度すなわち学習成果に影響を及ぼす重要な要因である。学生が思うような学習成果を上げられないとき，教員は，学生自身の問題と共に自己の教授活動を見直す必要がある。

　また，その指標として，①実習目標達成のための実習環境包括的理解に基づく学生指導と評価，②看護の質保証に向けた学生の受け持ち患者に対する看護実践，③教員役割達成に向けた視座と指導方法の転換，④実習目標達成のための学習継続に向けた学生への支援，⑤看護現象活用による看護の本質理解強化，⑥実習展開円滑化に向けた環境の調整，⑦学生の指導受け入れ不十分による戸惑いと不本意な相互行為，という7つの概念は有用である。

　この概念は，教員の行動を実習目標の達成という視点からみたものであり，自己の教授活動をこれらの概念と照らし合わせてみることにより，実習目標の達成という視点から自己の教授活動の傾向を知ることができる。これは，看護学実習における教授活動を教員自身が評価する，すなわち，自己評価である。自己評価とは，自分で自分の学業，行動，性格，態度などを査定し，それによって得た知見によって自分を確認し，自分の今後の学習や行動を改善・調整する[129]という一連の行動である。人間は誰しも他者からの承認や保証を受けることを望むが，看護職は専門職を志向する職業であり，自律性は専門職としての要件の1つである。

　看護師養成教育の高等教育化に拍車がかかり，専門学校に在職する教員は短期大学の教員に，短期大学に在職する教員は大学の教員になることを目ざし，学士，修士，博士といったより高次な学位の獲得や業績づくりに余念がないという話を耳にすることがある。これらは，わが国における看護師養成教育の歴史と今後を考えたとき，ある意味で重要なことではある。しかし，それと共に，いやそれ以上に求められており，必要なことは，独りよがりや自己満足に陥ることなく，常に自己の教授活動を適正に評価し，その質の向上を目

288　第5章　看護学教育授業展開論

ざす教員である。

b 学生による授業過程の評価を用いた教授活動の他者評価

a）学生による授業評価の必要性

　授業評価には授業過程と授業成果の2側面からの評価があり，授業過程の評価とは学生と教員の相互行為そのものに焦点を当て，測定した結果を当該行動の目標や当該事象のより高い価値との関連で解釈して，測定時の価値の決定を行う過程のことである[130]。看護学実習が授業であることは，反復して述べてきたが，看護学実習が授業であるならばこれまで述べてきた学習成果とともに授業過程についても評価していく必要がある。

　また，米国においては1910年頃から学生による授業評価の有効性を指摘する声があり，1970年代に入り，普及してきた[131]。わが国においても，学生による授業評価は，1991年の大学設置基準の改正以後，積極的に評価を行うための準備や実施に取りかかり，教授活動の改善に向けこれらの評価活動の必要性が定着しつつある。また，看護教育学は，授業における学生と教員を相互主体的な関係としてとらえるため，講義・演習・実習といういずれの授業形態においても授業の目的・目標を達成できているかという学習成果に加え，学生にも満足がいく授業であったかという，学生の授業過程におけるニードの充足という視点を重要視する。

　しかし，学生による授業評価は，評価のための測定用具が必要であるにもかかわらず，開発されたいくつかの測定用具は授業のあるべき姿を基準にしたものが多く，学生の視点を反映したものは皆無に近い。筆者らは，これらを前提に学生が看護学実習という授業の過程をどのような視点により評価しているのかを明らかにする研究[132]に取り組んだ。この研究は，看護師養成教育を提供する大学，短期大学，専門学校の学生を対象とし，自由回答式の質問から得た回答を内容分析を用いて，分析したものである。

b）看護学実習における教授活動に対する学生の評価視点[132]

　学生は，教員の看護学実習における教授活動をどのような視点を用い評価しているのであろうか。もう少し，平易な言葉を用いれば，学生は教授活動の何をもって，「あの先生は実習指導がうまい」，「へた」，「あの先生の実習はおもしろい」，「おもしろくない」と感じているのであろうか。何をもってに対する答えは，24項目にわたることが明らかになった（表5-10）。この24項目は，すべて学生の記述を生かして命名してあり，学生が何を基準にして実習という授業を評価しているのかがわかりやすくなっている。

　このうち，「9．教員・看護師・指導者間の連携の程度，指導内容の一貫性の有無」，「15．教員による学生と患者・スタッフ関係の調整の有無」，「6．学生同士・教員・指導者・看護師・医師と学生間のコミュニケーションや連携の有無と程度」の3項目は，複雑な人間関係の中で展開される授業である看護学実習における特徴が浮き彫りになった評価視点である。

　また，この3項目は，前項で述べた教員が実習目標の達成に向け展開する教授活動を表す概念のうち，①【実習目標達成のための実習環境包括的理解に基づく学生指導と評価】の中の実習環境包括的理解，⑥【実習展開円滑化に向けた環境の調整】に深くかかわり，2項目に関し問題を指摘された教員は，自己の展開する教授活動のうち，実習環境が十分理解できているか，調整できているかを検討し直す必要性がある。

Ⅳ．看護学実習展開論　　289

表 5-10　看護学実習における授業過程に対する学生の評価視点

1．オリエンテーションの有無，内容・方法の適否
2．実習目的・目標・学習課題・根拠などの明確さの程度
3．実習開始時間の早さ，終了時間の延長・短縮，休憩の有無
4．学生に対するアドバイス，フォロー，サポート，指導，説明などの有無と方法の適否
5．教員・指導者・看護師の学生に対する態度
6．学生同士・教員・指導者・看護師・医師と学生間のコミュニケーションや連携の有無と程度
7．教員・指導者・看護師と学生間の質問の有無・量・方法
8．受け持ち患者への集中，実践の可否，一連の流れの有無
9．教員・看護師・指導者間の連携の程度，指導内容の一貫性の有無
10．学生と患者間のコミュニケーション・対人関係成立の有無
11．既習の学習内容，学生の知識や事前学習の程度，実践における学習内容との連関の有無
12．学生の主体的学習の可・不可
13．患者のニードや個別性に合った援助の可・不可
14．教員・指導者・看護師が決定した教授内容にかかわる学生の要求レベルと教員などの期待レベルの一致・不一致
15．教員による学生と患者・スタッフ関係の調整の有無
16．看護師の患者に対する態度
17．学生の記録物・提出物などの有無・量とその活用方法・指導方法の適否
18．カンファレンスの有無，内容の効用，所要時間の適否，指導者などの参加の有無
19．学習の振り返りとそれによる学習活動の進展および今後の学習の方向性の明確化の可・不可
20．学生が感じる病棟・看護師・指導者・教員・患者・実習の雰囲気・職業に対する自覚・疲労に対する印象
21．学習環境（教員の在・不在，学生の人数，施設の状況）の適否
22．受け持ち患者の健康の段階・情報量・受け持ち期間の長さとそれに伴う学生間の学習経験の相違
23．評価基準・評価方法の適否
24．実習以外の話の可・不可

（中谷啓子：授業過程を評価する学生の視点に関する研究―実習―, Quality Nursing, 4（3），47-53, 1998.）

　　同様に，「16. 看護師の患者に対する態度」は，看護学実習における教材と深くかかわる評価視点である。先に述べた通り，看護学実習においては，患者もしくはクライエントが呈する現象とともに看護師が学生の受け持ちもしくはそれ以外の対象に提供する看護実践も重要な教材である。

　　学生は，常に看護師の患者に対する看護実践やそれに伴う態度に着目しており，良きにつけ悪しきにつけ模倣もするし，逆に批判もする。しかし，「16. 看護師の患者に対する態度」は，病棟において看護実践に携わる看護師が各患者にどのような態度で接しているかが，学生にとってその看護学実習の良し悪しを決定づける要因になっており，学生がすでに看護職者として適切な態度，不適切な態度に関する評価視点を持つことを示す。

　　この項目に関し，問題が生じている場合，教員はもちろんその環境の調整を可能な範囲で試みるが，同時に，それを教材とし，授業を展開することも可能である。学生が看護師の態度を批判したとき，なぜ，それは批判の対象となるのかを看護学的に分析し，どうあるべきかを考えることは，きわめて臨場感に富んだ看護学実習ならではの学習に結びつく。これは，教員が実習目標の達成に向け展開する教授活動を表す概念の，⑤【看護現象活用による看護の本質理解強化】に関連し，看護学実習の場における教員の教材化の能力なくしては不可能な教授活動である。

　　このように学生が持つ看護学実習における授業過程の評価視点は，当然のことではあるが看護学実習における教授活動と深くかかわっており，この視点により授業過程の評価を

290　第5章　看護学教育授業展開論

この評価スケールは，学生の皆さんから今日の実習について評価していただくためのものです．結果は，今後の実習の改善のために使用します．今日の実習について，あなたが感じたままを答えてください．

※該当する番号に1つ○をつけてください．

	非常に当てはまる	かなり当てはまる	大体当てはまる	あまり当てはまらない	全く当てはまらない
1．必要に応じてオリエンテーションを受ける機会があった	5	4	3	2	1
2．オリエンテーションの内容は，実習を円滑に行うために役立った	5	4	3	2	1
3．受け持った患者の看護を中心に実習を展開できた	5	4	3	2	1
4．学習目標としていた援助を受け持ち患者に行うことができた	5	4	3	2	1
5．受け持ち患者に対し，計画・実施・評価の一連の流れにそって実習を行うことができた	5	4	3	2	1
6．今までの学習内容を活用しながら実習を展開していた	5	4	3	2	1
7．患者への理解を深め，個別性を考えながら実習を展開していた	5	4	3	2	1
8．日々の学習を振り返りながら，それを生かして実習を展開できた	5	4	3	2	1
9．患者とのコミュニケーションを深めながら実習を展開していた	5	4	3	2	1
10．患者との関係を築きながら実習を展開していた	5	4	3	2	1
11．教員や看護師は，学生の必要に応じてアドバイス・指導・説明などを行っていた	5	4	3	2	1
12．教員や看護師は，学生の意見を認めた上でアドバイス・指導・説明などを行っていた	5	4	3	2	1
13．教員や看護師の説明は，具体的でわかりやすかった	5	4	3	2	1
14．教員や看護師は，学生が困っているときに助けてくれた	5	4	3	2	1
15．教員や看護師は，学生の個別性に合わせて指導していた	5	4	3	2	1
16．教員や看護師は，学生を1人の人間として尊重していた	5	4	3	2	1
17．教員や看護師は，どの学生にも平等に接していた	5	4	3	2	1
18．教員や看護師は，学生に真剣にかかわっていた	5	4	3	2	1
19．教員や看護師は，先入観をもたずに学生に接していた	5	4	3	2	1
20．必要に応じて，教員や看護師に質問することができた	5	4	3	2	1
21．教員や看護師は，学生の質問にわかりやすく答えていた	5	4	3	2	1
22．教員や看護師は，学生が自分の考えに基づいて行動することを尊重していた	5	4	3	2	1
23．看護師の患者に対する態度から学ぶ機会の多い実習であった	5	4	3	2	1
24．教員や看護師は，実習カンファレンスに参加していた	5	4	3	2	1
25．教員や看護師の学生に対する質問の量は，多すぎることも少なすぎることもなかった	5	4	3	2	1
26．教員や看護師が学生に期待する行動は，難しすぎることもやさしすぎることもなかった	5	4	3	2	1
27．教員と看護師の連携がよくとれていた	5	4	3	2	1
28．教員と看護師の指導の間に一貫性があった	5	4	3	2	1
29．目的目標が明確に伝わる展開の実習であった	5	4	3	2	1
30．学習課題とその必要性が理解しやすい実習であった	5	4	3	2	1
31．実習中の記録物・提出物などの量は適切であった	5	4	3	2	1
32．教員や看護師は，提出した記録物を用いて指導・説明をしていた	5	4	3	2	1
33．記録物や提出物に対して，指導・助言があった	5	4	3	2	1
34．教員が授業時間をむやみに早めることや，終了時間を延長・短縮することはなかった	5	4	3	2	1
35．状況に合わせて休憩時間をとれた	5	4	3	2	1
36．カンファレンスの時間は，長すぎることも短すぎることもなかった	5	4	3	2	1
37．カンファレンスにより，実践した内容を意味づけることができた	5	4	3	2	1
38．学生同士が協力し合うことができた	5	4	3	2	1
39．教員と学生間のコミュニケーションはよかった	5	4	3	2	1
40．実習では，他の医療従事者の協力を得られた	5	4	3	2	1
41．教員は，学生が患者とうまくかかわれるように配慮していた	5	4	3	2	1
42．教員は，学生がスタッフとうまくかかわれるように配慮していた	5	4	3	2	1

図 5-15　授業過程評価スケール—看護学実習用
（舟島なをみ監：看護実践・教育のための測定用具ファイル，第3版，第5章 授業過程の質を測定する（看護基礎教育）C. 授業過程評価スケール—看護学実習用—，160-168，医学書院，2015）

学生から受けることは，看護学実習における教員の展開する教授活動に対する他者評価に結びつく。

c）学生の視点から開発された授業過程の評価用具

　以上のように，看護学実習における授業過程は学生の評価視点を用いて学生から評価を受けることにより，改善すべき点の示唆を得ることが可能である。これらを前提に，筆者らはこの24項目を概念枠組みとし看護学実習における授業過程評価スケール─看護学実習用（図5-15）[133]を開発した。この尺度は，24項目中19項目の看護学実習における授業過程の評価視点を選出し，看護学実習の授業過程の質の得点化を試みたものである。

　この尺度は，学生が授業の過程を評価するものであり，教員は評価を受け，各項目の得点の高低を知ることにより，授業過程における教授活動の改善に役立てることが可能である。同時に，教員自身もこの尺度を使用し，授業過程を自己評価することにより，学生と教員である自分自身の授業過程に対する認識の一致，相違を知ることができ，これもまた，授業過程の改善について一資料となる。

　蛇足とは承知の上，一言，補足すれば，この尺度を使用し，学生からいかに高い得点，低い得点を得たとしても，それだけで看護学実習における教授活動の質を決定づけることはできない。看護学実習も他の授業と同様に，あくまでも学習成果と授業過程の両側面からの評価が必要である[134]。

6　看護の専門職性と看護学実習

　1967年のカリキュラム改正以降の看護師養成教育においては，専門職の定義，およびその基準を扱い，専門家であることと専門職であることは，同義ではないことを記述した教科書を使用した学校もある。しかしそれは選択的な現象であって，それまでに発行された看護系の専門誌の特集などをみても，看護界の認識は，一般社会人の使用する常識的範囲を超えていない。

　わが国における専門職についての一般的理解は，プロ野球の選手，プロレスラー，将棋や碁のプロといった，アマチュアに対してのプロフェッショナルであって，趣味ではない職業としての仕事，または放送局のアナウンサーのように専門的仕事を指すことが多い。

　このような一般的理解とは別に，専門職＝プロフェッション，あるいはプロフェッショナルという用語は，西欧社会においては，特定の職種を指して用いられてきた経緯がある。古典的プロフェッショナルといわれる，聖職者，法律家，医師がそれである。20世紀初頭に至り，米国において大きな変化がもたらされ，その際に専門職と非専門職を区別する基準，標準，定義などが数多く示された。社会学，教育学において広く研究されているこの専門職の概念を，看護関係者の多くは，ノン・プロフェッショナルとの違いの吟味を行わず，自称専門職（would-be professional），あるいは半専門職（semi-professional）と専門職との本質的な差を明確に規定せずに，混同したままに使用しているのが現状である。

　すでに1912年から専門職についての諸定義などが多くの研究者によって提示されている。それらの研究者が専門職に求めた共通の資質の諸要因（表5-11）のうち，多くの研究

表 5-11 専門職についてのさまざまな定義に含められている諸要因の分析

研究者名（西暦）	1 理論的知識に基づいた熟練技術	2 訓練と教育の必要性（社会的要請）	3 成員の資格能力の試験	4 団体組織	5 職業的行動規範の遵守	6 利他的サービス	7 不特定他者への業務適用の可能性	8 公共へのサービス提供欠くことのできない	9 免許付与の公認（登録）社会的	10 職業上のクライエントとの相互関係の限定	11 クライエントとの信頼関係	12 最も公平なサービスの提供	13 同業者に対する誠実性	14 報酬の明確化（例・定められた手数料や料金）	その他
ブランダイス（1912）Brandeis, L. D.	+					+									経済的多寡がその成功を測定する基準とされない。
フレックスナー（1915）Felxner, A.	+	+		+		+	+								
ウェッブ（1917）Webb, S. and B.							+						+	+	
タウニー（1920）Tawney, R. H.			+	+	+										
クリスティー（1922）Christie, A. G.		+			+		+								
カーサウンダース&ウィルソン（1933）Carr-Saunders, A. M. & Wilson, P. A.	+	+	+	+	+									+	
ホワイトヘッド（1933）Whitehead, A. N.	+					+									理論に基づいた洞察，英知に基づいた理論
ロス（1938）Ross, E. A.	+			+	+	+						+			
マーシャル（1939）Marshall, T. H.				+		+									便覧・手引き通りでない。
パーソンズ（1939）Parsons, T.				+					+	+					
クルー（1942）Crew, A.				+	+	+		+							
ホーウィット（1950）Howitt, Sir Harold		+	+		+	+				+					専門職的発展に対する成員の寄与
リー（1950）Leigh, R. D.	+	+													実際的な職業的活動への原理の適応：複雑な過程への職業上の判断を継続的に訓練する必要性
ミラーソン（1950）Millerson, G.	+	+	+	+	+										
ライト（1951）Wright, P.	+	+			+	+		+	+						
サイモン（1951）Simon, Lord		+	+		+										営利を追求しない。
レーヴィス&モード（1952）Lewis, R. & Maude, A.		+	+	+	+						+				独立
コーガン（1953）Cogan, M. L.	+					+	+								一般化した知識による活動の修正
ドリンカー（1953）Drinker, H. S.	+					+						+	+		
パウンド（1953）Pound, R.	+			+				+							
ボーエン（1955）Bowen, H. R.	+		+	+	+										
グリーンウッド（1957）Greenwood, E.	+	+		+	+					+					
ミルーン（1959）Milne, K. L.	+			+	+			+							
ケイ（1960）Kaye, B.	+		+	+	+										雇用と収入の改善を保証するためにサービスを保証し，共同団体の威信を高める。
グッド（1961）Good, W. J.	+							+							
ウィッケンデン Wickenden, W. E.	+	+	+	+	+										社会的承認を得た地位
バーバー（1965）Barber, B.	+				+									+	

（杉森みど里：看護白書，平成元年版，66，日本看護協会出版会，1989.）

者があげる要因に，理論的知識に基づいた熟練技術，訓練と教育の必要性あるいは職業的行動規範の遵守と利他的サービスがある。これらは看護学実習の実施と深く関連し，実習をする側も受け入れる側も，専門職の資質を基盤とした実習展開が意図的に必要であり，実際に現場で起こる諸現象に対する看護行為を価値づけ，さらにそれらの理論的意味づけを行う実習を継続することにより，専門職の必須要件としての基準を満たすための理論構築の手がかりを蓄積する。

　病院における臨床看護師の業務手順や，管理基準を伝達する院内教育のような看護学実習をどのように繰り返しても，看護の体系的学識あるいは理論構築の基盤を学習することはできない。科学的に体系づけられない実習内容から学的理論が蓄積されるはずなく，専門職の基準に応える重要な諸要因の根幹は形成されない。この悪循環ともいうべき状態は，長らく続いてきた看護師養成教育の過去が示す厳しい事実である。

　看護学教育課程論の「Ⅱ-5. 大学卒業者に期待される役割」（102-103頁）で述べたように，1952年，既にWHOは，専門職看護師の機能を「いかなる国であっても専門職看護師が果たすべき基本的職務，および遂行に当たって必要な教育訓練」として，その基準を発表しているので，各教育施設における各看護学実習にどのように反映させるかを熟慮し，実習要項などに表現する必要がある。

引用文献

1) 吉本均編：現代教授学（講座現代教育学5），61，福村出版，1978.
2) 喜多村和之：現代大学の変革と政策，150-151，玉川大学出版部，2000.
3) 前掲書2），144.
4) 細谷俊夫他編：教育学大事典1，「学習形態」の項，252-255，および教育学大事典2，「教授形態」の項，340-343，第一法規出版，1979.
5) 辰野千寿：新訂・教育心理学，現代教職課程全書，10，国土社，1977.
6) 塚田毅：教育心理学，現代心理学叢書〈1〉，9，共立出版，1973.
7) ヘルバルト著，三枝孝弘訳：一般教育学，世界教育学選集，明治図書，1981.
8) 高久清吉：ヘルバルトとその時代，玉川大学出版部，1984.
9) 細谷俊夫他編：教育学大事典2，「教育心理学」の項，184，第一法規出版，1979.
10) 前掲書9），「教育心理学」の項，187.
11) 前掲書9），「教育心理学」の項，186.
12) 舟島なをみ：看護のための人間発達学，第3版，7，医学書院，2005.
13) 細谷俊夫他編：教育学大事典1，「学習心理学」の項，269，第一法規出版，1979.
14) 前掲書5），28-30.
15) Gagne, R. M.：The Conditions of Learning, 3rd ed., 142-143, Holt, Rinehart and Winston, 1977.；金子敏，平野朝久訳：学習の条件，学芸図書，1982.
16) 広岡亮蔵編：授業研究大事典，「学習意欲」の項，107，明治図書，1977.
17) 下中邦彦編：新教育の事典，「動機づけ」の項，617-619，平凡社，1979.
18) 細谷俊夫他編：教育学大事典5，「レディネス」の項，338-340，および教育学大事典1，「遺伝と環境」の項，98-101，第一法規出版，1979.
　　下中邦彦編：新教育の事典，「レディネス」の項，803，平凡社，1979.
　　広岡亮蔵編：授業研究大事典，「レディネス」の項，108-109，明治図書，1977.
　　Bruner, J. S. 著，鈴木祥蔵他訳：教育の過程，第3章学習のためのレディネス，42-69，岩波書店，1979.
19) 前掲書5），36.
20) 大学設置基準，平成3年文令24.
21) 大学設置基準，昭和45年文令21・昭和48年文令29.
22) 細谷俊夫他編：新教育学大事典3，「講義法」の項，102，第一法規出版，1990.
23) 前掲書17），「発見学習」の項，657-659.
24) 鈴木純恵他：看護学教育研究実践への提言8，看護学教育の教育方法に関する研究動向と今後の課題・

2─演習・体験学習等に関する研究に焦点を当てて─，看護教育，35(11)，890，1994.

25) 前掲書22)，「座学」の項，338.

26) 細谷俊夫他編：新教育学大事典2，「一斉授業」の項，116，第一法規出版，1990.

27) 辰野千寿他編：多項目教育心理学辞典，「主体的学習」の項，188，教育出版，1986.

28) 天城勲他編：現代教育用語辞典，「教育方法」の項，125-126，第一法規出版，1979.

29) 青木一也編：現代教育学事典，「学習」の項，64，労働旬報社，1988.

30) 細谷俊夫他編：新教育学大事典1，「学習」の項，349，第一法規出版，1990.

31) 前掲書9)，「教授ストラテジー・教授タクティック」の項，346-348.

32) 薄井坦子他：Module方式による看護方法実習書，現代社，1982.

33) Ostmoe, P. M. et al.：Learning style preferences and selection of learning strategies：consideration and implications for nurse educators, Journal of Nursing Education, 23(1)，27-30，1984.

34) 藤岡完治他：授業者による授業の客観的分析と主観的分析，教育方法学会・発表レジュメ，1985.

35) Parse, R. R. et al. (Eds.)：Nursing Research：Qualitative Methods, Brady Communications, 4-5, 42-43, 1985.

36) 前掲書9)，「教育方法学」の項，260.

37) 吉富美佐江他：看護学実習における現象の教材化の解明，看護教育学研究，13(1)，65-78，2004.

38) 海後宗臣監：日本近代教育史事典，「学制」の項，59，平凡社，1972.

39) 前掲書29)，「教材づくりとは何か」の項，215.

40) 細谷俊夫他編：新教育学大事典6，「ヘルバルト，J. F.」の項，210，第一法規出版，1990.

41) 城戸幡太郎他編：教育学辞典，「教材」の項，514，岩波書店，1936.

42) 前掲書41).

43) 前掲書38)，268.

44) 前掲書41).

45) 前掲書29)，「教材づくりとは何か」の項，215.

46) 依田新監：新・教育心理学事典，「教科書」の項，191-192，金子書房，1977.

47) 前掲書46)，「教材」の項，194.

48) 柴田義松編：現代の教授学，16，明治図書，1967.

49) 前掲書48)，14-15.

50) 吉本均編：現代授業研究大事典，424，明治図書，1987.

51) 前掲書26)，「教材・教具」の項，438.

52) 東　洋他編：授業改革事典①授業の理論，「教材解釈と教材構成」の項，313，第一法規出版，1986.

53) 学校教育法，34条，傍点筆者

54) 舟島なをみ：看護教育学研究の成果に見る看護学実習の現状と課題，Quality Nursing，7(3)，202，2001.

55) 前掲書52)，「教材解釈と教材構成」の項，312-313.

56) 細谷俊夫他編：新教育学大事典4，「授業設計」の項，69，第一法規出版，1990.

57) 前掲書16)，「授業の組織化」の項，184-185.

58) 前掲書27).

59) Shaffer, S. M. 他著，杉森みど里他訳：看護教師入門，6，医学書院，1974.

60) 前掲書59)，4.

61) 金子光：病院勤務看護婦業務指針，保健婦助産婦看護婦法の解説，265-279，中央医書，1964.

62) 国際労働機関：看護職員の雇用及び労働・生活条件に関する条約・勧告，第63回ILO総会報告書Ⅵ(1)，1977.

63) 高橋照子他：看護系大学，短期大学及び専任教員の実態に関する調査，第17回日本看護学会集録─看護教育─，183，1986.

64) 厚生省健康政策局看護課監修：看護六法，79，新日本法規出版，1989.

65) 新村出編：広辞苑，第5版，「臨地」の項，2818，岩波書店，1998.

66) 細谷俊夫他編：教育学大事典3，「授業」の項，329-333，第一法規出版，1978.

67) 前掲書1).

68) 前掲書28)，「実習」の項，232.

69) 前掲書29).

70) 前掲書30).

71) 見田宗介他編：社会学事典，「経験」の項，245，弘文堂，1988.

72) 下中弘編：哲学事典，「経験」の項，391，平凡社，1997.

73) 前掲書72)，「経験の類推」の項，394.

74) 前掲書72)，「体験の哲学」の項，888.

75) 前掲書1).

76) 前掲書50).

引用文献　295

77）杉森みど里他：看護学実習の授業構造の分析，千葉大学看護学部紀要，14，3-4，1992.
78）海野浩美他：看護学実習における学生のケア行動に関する研究，看護教育学研究，6(1)，36，1997.
79）前掲書37).
80）日本看護協会調査研究室：日本看護協会調査研究報告〈No.38〉，看護教育調査，50，日本看護協会出版会，1993.
81）前掲書50)，423.
82）前掲書9)，「教授＝学習過程」の項，336-339.
83）杉森みど里：対象が人間であるということ，月刊ナーシング，4(5)，710-715，1984.
84）安斎由貴子他：看護学実習に関する研究動向と今後の課題1，看護教育，35(13)，1122-1127，1994.
85）Erikson, E. H. 著，仁科弥生訳：幼児期と社会 I，335-338，みすず書房，1977.
86）山下暢子他：看護学実習における学生行動の概念化，看護教育学研究，12(1)，15-28，2003.
87）橋本重治：教育評価基本用語解説，「自己評価」の項，指導と評価，29(8)，38，1983.
88）梶田叡一：教育評価，第2版，184，有斐閣，1992.
89）前掲書88)，186.
90）加藤高勝他編：青年心理学概論，41，誠信書房，1997.
91）舟島なをみ監：看護実践・教育のための測定用具ファイル，第3版，第6章 B. 学習活動自己評価尺度―看護学実習用―，274-283，医学書院，2015.
92）前掲書91)，第5章 F. 看護学教員ロールモデル行動自己評価尺度，232-240.
93）野崎真奈美：臨床実習において看護学生が看護への動機づけを高めた要因の分析，日本看護科学会誌，15 (3)，180，1995.
94）山田あゆみ：看護学実習においてケア対象者となる患者の行動に関する研究成果の活用，Quality Nursing，3 (3)，230-236，1997.
95）山田あゆみ：看護学実習においてケア対象者となる患者の行動に関する研究，看護教育学研究，4(1)，18-37，1995.
96）定廣和香子他：臨床場面における看護ケアの効果に関する研究，千葉看護学会会誌，2(2)，1-7，1996.
97）小川妙子他：看護学実習における教授活動に関する研究，看護教育学研究，5(1)，22-41，1996.
98）小川妙子他：看護学実習における教授活動に関する研究，千葉看護学会会誌，4(1)，54-60，1998.
99）廣田登志子他：実習目標達成に向けた教員の行動に関する研究，看護教育学研究，10(1)，1-14，2001.
100）中山登志子他：看護学実習カンファレンスにおける教授活動，看護教育学研究，12(1)，1-14，2003.
101）杉森みど里：看護教育学，第2版増補版，203-204，医学書院，1992.
102）定廣和香子他：看護場面における看護婦（士）行動に関する研究，千葉看護学会会誌，3(1)，1-7，1997.
103）福武直他：医療と人権，89，中央法規出版，1985.
104）Wiedenbach, E.：Meeting the Realities in Clinical Teaching, Springer Publishing, 1969；都留伸子他訳：臨床実習指導の本質―看護学生援助の技術，34，現代社，1979.
105）前掲書71)，「役割」の項，878.
106）安井千明他：基礎看護 I 期実習における看護学生の戸惑いの状況とその構成要因，第26回日本看護学会集録―看護教育―，5-8，1997.
107）片岡秋子他：看護学生と患者との人間関係における危機の状況と教育的介入方法，日本看護学教育学会誌，7 (2)，137，1997.
108）前掲書85).
109）藤田和夫：看護専修学校（3年課程）の現状と問題点，日本看護協会調査研究報告＜No.42＞，24，日本看護協会出版会，1993.
110）安齋由貴子他：看護学実習のカンファレンスにおける教授活動の質的分析，日本看護科学会誌，13(3)，225-226，1993.
111）前掲書77)，1-5.
112）前掲書78)，27-43.
113）林達夫他監修：哲学事典，「現象」の項，439，平凡社，1979.
114）田川則子他：病棟管理者の臨床実習指導業務へのかかわりの実態と認識―教育的な実習環境作りと実習生へのかかわり―，日本看護学教育学会誌，7(2)，139，1997.
115）Tornyay, R. et al.：Strategies for Teaching Nursing, 3rd ed, Delmer Publishers, 1987；中西睦子他訳：看護学教育のストラテジー，142-150，医学書院，1993.
116）例えば以下のような文献を示している.
　(1) 石塚敏子他：実習カンファレンスの指導方法の検討―学生の臨床実習前半と後半の評価から―，第29回日本看護学会抄録集―看護教育―，71，1998.
　(2) 横山綾子他：実習における効果的なカンファレンスの検討―グループの凝集性を高める動機づけ―，日本赤十字武蔵野女子短期大学紀要，8，146-153，1995.
　(3) 中山利子他：学生が主体的に学べるカンファレンスのあり方，京都市立看護短期大学紀要，19，

79-85，1994.

117）前掲書50），「グループ（小集団）学習」の項，471-472.

118）前掲書26），「グループ学習」の項，558.

119）前掲書16），「小集団学習」の項，334.

120）例えば以下のような文献を示している.

  （1）三橋祐美子：臨床実習カンファレンスが効果的におこなわれる為の一考察，神奈川県立看護教育大学校看護教育研究集録，24，106-111，1999.

  （2）河合洋子他：小児看護学実習における看護のプロセスにカンファレンスがおよぼす影響，日本看護研究学会雑誌，18(4)，75，1995.

  （3）三木房枝他：カンファレンスに対する学生の評価（Ⅰ）―内科・外科実習終了時の調査結果の分析―，第17回日本看護学会集録―看護教育―，157-159，1986.

121）川島みどり他：看護カンファレンス，第2版，45，医学書院，1998.

122）前掲書121），1.

123）片岡静香他：臨床実習における実習カンファレンスの実態，第15回日本看護学会集録―看護教育―，189-193，1984.

124）Lister, D. W.：The Clinical Conference, Nursing Forum, 5（3），84-94，1966.

125）前掲書121），1.

126）Henderson, V.：The Nature of Nursing-A Definition and Its Implications for Practice, Research, and Education, 60, Macmillian, 1972.

127）前掲書91），200-209.

128）ブルーム，B. S. 他著，梶田叡一他訳：教育評価法ハンドブック，第一法規出版，1979.

129）前掲書89）.

130）前掲書27），「評価」の項，342.

131）Centra, J. A.：Determining Faculty Effectiveness, 9, Jossey-Bass, California, 1982.

132）中谷啓子他：看護学教育における授業過程の評価に関する研究―実習に焦点を当てた学生による評価視点の明確化―，看護教育学研究，6(2)，12-14，1997.

133）前掲書91），第5章 C. 授業過程評価スケール―看護学実習用―，160-168.

134）東　洋他編：現代教育評価事典，316，金子書房，1988.

第6章

看護学教育評価論

I 教育評価

1 教育評価の意義と特質

　‘評価’という概念は，看護学教育の場において，非常に狭く受け止められていることが多い。教育評価を，もう少し広く大きく柔軟にとらえることができれば，学生たちはもっと本質的な学習に関心を寄せるようになるに違いない。そこで詳細は教育評価の専門書に譲るが，看護学教育に関与している教員にとって必要不可欠な事項として，まず教育評価の意義と特質について論ずる。

　日常生活の中でも，われわれはさまざまな評価をしながら生きている。評定とか測定とか評点とか同義語のように使われているが，教育用語として用いられるときには，それぞれの意味を持っている。

　例えば，学校の先生から返されたテスト用紙を母親にみせたがらない小学生がいる。それはテスト用紙に評点が朱で示されているからである。この評点（examination marks）などは説明する必要がないほど一般的であり，‘批評してつけられた点，すなわち成績を示す点数’を意味する。では評定と評価という用語はどのように違うのであろうか。

　評定（rating）とは，ある測定したい行動や事項，測定の方法などを選択して，あらかじめ設定しておいた測定基準に基づいて，相対的に等級を判断する[1]ことを指す。判断する方法はテストの他にも，観察法，面接法，作品発表，行動記録などによって，データ（資

料）を評価し，価値段階をつける[2]。一方，評価（evaluation）とは，行動や事象の特質について測定した結果を，評価しようとしている行動の目標や事象のより高い価値との関連で解釈して，測定時の価値の決定を行う過程[3]を指す。したがって教育評価とは，教育の目的・目標を基準として学生の知識・技術・態度を調べ，あるいは測定した結果などのさまざまな条件を含めた上で，総合的に価値決定を行うことと定義できる。

以上を前提に考えると，教育評価の意義は，'教育目標の実現を目ざして行われる教育活動に関する決定に当たって，必要な資料を収集し，整理して，それらをフィードバックする手続きである'ということができる。教育目標を達成するために行われる活動の中心は，あくまでも教授＝学習過程であって，それらの調整のために行われる情報のフィードバックが，教育評価の重要な部分を占めることに議論の余地はない。しかし重要性は理解できても，実施には困難を伴うことが多く，現在の大学においても大きな教育的課題を提起している。もちろん看護学の専任教員にとってもかなり専門的な知識・技術を必要とする。

看護学教育の現状においては，評価に関する予備知識をはじめ，教育学的用意のないままにすべてを教員の自己対処に任せ，新任教員には無理な教育評価の側面を求めたり，臨床においては学生が実際に実習しているという理由から，実習評価を実習現場に求めたりという混沌とした状況が長年続いている。

教員たちが一番苦労する'教育評価'という教育活動は，一般的に次の3側面から行われるという特殊な性質を持っている。

教育評価の3側面
①学生個人の教育的処遇に関する決定
②教材や教育課程などの修正や改善のための決定
③学校組織や教員などについての教育行政的決定

さらに大学における教育評価には，次の一側面が付加される。

大学における教育評価に付加される側面
④教育目標の実現を目ざして行われる教育活動に関する
　総合的価値決定の基礎的研究活動

しかし看護学教育に関する研修会や講習会などで教員たちが問題視する教育評価の実情は，学生に関する決定がもっとも多く，評価といえばテストの評点をつけることと，実習の評価表を記入することと考えていると受け止められてもしかたがないほど，教育評価についての認識には偏りがある。

教材や教育課程の修正および改善のための決定には教育評価をあまり意識せず，学校組織および教員についての教育行政的決定には，きわめて最近までほとんどの看護学教員はかかわりを持たないか，持つ職位についていなかった。看護職養成教育機関3年課程の約23％を占めるにすぎない大学においては，平成3年の大学設置基準改正以降，教育評価としての自己点検・自己評価が重視され，平成11年から義務化され具体的に行われるようになった。また，平成15年から厚生労働省が看護師等養成所に対して自己点検，自己評価を奨励し，大学に12年遅れ看護専門学校の教員も教育評価をより一層強く意識するようになった。

I. 教育評価　299

2 教育評価の4大機能

1 教授機能

　学生に合った適切な指導を実施し，その成果をみるための働きを教育評価の教授機能という。教室で授業をしていても，実習場で実習指導をしていても，教員の関心は常に学生が教育目標にどの程度到達しているのかという点にある。遅々としていても，その目標に向かっているときには，安心する。しかし目標に向かっていないとき，またはどうしても到達できないとき，その妨げている原因は何なのかと困惑し，教員自身の教育方法のどの部分を改善すべきなのかと非常に混乱する。

　教員は自分の教育活動の効果を確認しつつ，学生の学習状態について明確に査定するための情報を必要とする。このような場合，教員は状況を打開，改善するために意図的にまたは無意図的に評価機能を使い，その機能によって助けられる。

　具体的には授業中の学生個々人の反応を観察し，発問によって確認し，教授活動のどの部分が学生の学習活動とかみ合っていないのかを把握する。または授業開始時に小テストによる診断的評価を実施し，学生の学習状態を正確に把握して授業を開始したり，あるいは授業終了前に形成的評価を実施し，学生の習得状況を正確に理解する。またあるときは，授業終了時に重要なポイントを整理し，次のステップへ進むかどうかを決定する。

　このように教員は学生個人に対して，あるいは学生集団に対して，教授活動へのフィードバックを行いつつ，教授＝学習活動を展開する上で重要なポイントとなるものを，さまざまな教授活動に内在する評価機能によって実施している。

　これが教育評価の教授機能であり，フィードバック機能といわれる側面である。

2 学習機能

　学生自身が学習の実態を客観的に認識し，主体的に学習し続ける態度を啓発する働きを教育評価の学習機能という。学生にもっとも必要とされる主体的学習・自発的学習は，無我夢中に努力すればよいというものではない。学生たちは，自分の学習活動を改善したり，学習目標に近づく努力をそれぞれに行っている。

　そういうとき，学生たちは自分の活動の適不適あるいは良否を，この調子で続けてよいとか，少し変えなければといろいろ自分なりに判断し，試行錯誤をくり返す。その判断の基準になるのは，教員から提供される学習活動の成果についての情報や，学生間で行われる情報の交換である。

　提出したまま戻ってこないレポートや，試験成績，実習記録などは学生の学習上の判断を啓発しないだけではなく，ときには学生の学習活動を停滞させてしまう一因となる。さらに改善すべき学習上の問題点を知らされないままに，学生は同じような系統的な誤り[4]（error）や系統的でない誤り（mistake）を重ねてしまう。

　日本語では，error も mistake も「誤り」と表現し，その差異を明瞭にせず用いていることが多い。しかし，教育学においては，両者を区別して用いる。その1例として，Corder,

S. P. は，言語の学習において，正しくはないかもしれないが手持ちの言語システムを使用した結果生じた誤りを 'error' とし，学習者が示す誤りは系統的なものであるとしている。一方，学習者の物理的状況などによって生じた誤りは，システム自体の誤りを意味する系統的なものとは区別し，系統的でない誤り 'mistake' としている[5]。看護学教育においても，この両者を区別し評価することが重要である。例えば，ある学生が消毒をしないまま筋肉注射を行ったとする。この誤りが，学生の消毒に関する手持ちのシステムによる系統的な誤り（error）なのか，緊張など，状況によって生じた系統的でない誤り（mistake）なのかを区別することによって，学生へのフィードバックの方法は異なる。

　このような異なる誤りの種類が存在するにもかかわらず，学生へのフィードバックを省略することは，教員の教授活動の省略と同様に，学生たちの学習成果に対する判断や測定や査定を不明確なものとする。この機能を重視することにより，学生たちは，段階的，主体的に目標を把握し，確認し，その方向へ自らを導き，適切に自己評価[6]し，自分の力を信じて歩み始める。この自己評価は自分を外側から客観的にとらえ，さらに内側から見つめ直すという意義を持ち，「わかること」と「わからないこと」，直面している問題の明確化，問題解決に向けた目標の設定，学習することの意義の理解につながる[7]。

　このような意義と特性を持つ自己評価は自己教育に結びつくという点できわめて重要な機能を持っており，最近特に注目されている。学生の学習成果に対する評価は，教授方法だけではなく，教育目標の再検討において貴重な資料を提供するという観点から，重要な学習機能を果たしており，前述した教授機能と表裏をなしている。教授過程と学習過程をイコール（＝）で表す意味がこのようなことからもよくわかる。教育評価の学習機能はペースメーカー機能といわれる側面である。

③ 管理機能

　学生に対する教育的処遇として，入学時の選抜や進級，学籍の移動など，学習者の資質と適性を選択する働きを教育評価の管理機能という。さらに看護教育学においては教育組織全体を点検評価し，有効に運営する働きをも教育評価の管理機能に包含する。

　一般に管理機能は，教育評価の一機能として非常に重要であるにもかかわらず，直ちに学生の受け入れに関する募集方法や入学者選抜方法，あるいは学生定員と在学生の比率の適切性などの規模に関する決定においてこの機能を思い描く傾向が強い。

　確かに一連の教育計画への受け入れおよび配置，学習者の能力，特性，既習事項などを適切に査定・測定し適格者の構造化に反映させ，管理・運営を円滑にすることは重要である。しかし規模に関する決定機能は評価としての管理機能の一機能にすぎない。

　看護学教育組織運営論において詳述した看護学教育に関する「組織形成」，「組織維持」，「組織構造と機能」の大部分は，この教育評価の管理機能に基づいて展開される。平成3年に改正された大学設置基準は，「アメリカの大学評価に強い影響を受けたものであり，特に基準認定事業（accreditation）の過程の中で行われている自校分析（self-study）の部分を参考にしたものではないか」[8]といわれている。

　看護系大学に関して興味のある方は，平成6年に大学基準協会から出された21世紀の看護学教育[9]の内容を参照されたい。これらの内容を充足させるためには，明らかに各教育機関がここに述べる教育評価の管理機能を活用し，教育目的・目標に照らし合わせつつ，

自己点検・評価していかなければ効果は得られないであろう。

4 研究機能

教材や教育課程や教授法などの重要な教育条件の改善のためには，外在的評価（evaluation from outside）といわれるような，外側に立ってその活動のありかたについて研究・調査する機関が必要である。その機関が産出した研究成果は改善に関する判定資料として活用される。

教育評価というと，個々の学生に関するものあるいは学校経営のためのものと考える傾向が強い。しかし並行して評価には，これらの重要な機能があることも見逃せない。

看護師養成教育を，初等・中等教育に当たる教員の養成教育と同様に，大学レベルに統一しようという要請を，強固で根拠あるものとするためには，評価におけるこの機能は今後ますます強調されていくであろう。

例えば諸外国における看護師養成教育の大学化にどのような要因が関与したのかについての研究[10]，わが国に学士取得を望む看護師が本当にいるのか，いるとすればどの程度の看護師が希望しているのかを調査した研究[11]，年々大学が増設され，短期大学卒業者の編入学制度による大学進学が増えている現状を受けて，実施した大学と短期大学のカリキュラムに関する研究[12]等々，研究機能を発揮し教育評価のための基礎資料作成は今後ますます必要度を高めることは必至である。

King, I. M. は，この研究機能をカリキュラム改訂の過程において明確に示している（図6-1）[13]。しかし，わが国ではこの中の1つである国家試験の結果だけが強調され，それが学校評価としてまかり通ってしまう傾向がある。例えば卒業生に対する評価として，有識者，医師，看護管理者によるなかなか得難い調査結果など[14]がある。学生集団の特性などに関しては大学同窓会による報告例など[15〜18]により傾向を把握することができる。このように教育評価における研究機能は大変に広く，看護師を志す若者たちに教育的基盤の確立した教育を提供するためにも大いに活用していきたい。

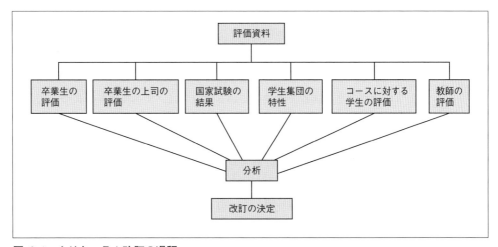

図6-1　カリキュラム改訂の過程
（King, I. M.：Curriculum and Instruction in Nursing, 206, Appleton-Century-Crofts, 1986.）

3 教育評価の基本形態と具体的類型

　前述のような機能を円滑にするには，教育の目標が明確に設定されていなければ，有効には働かない。教育目標の実現のためには，設定された個々の目標の下位目標と教授内容や教材を結びつけた具体的な行動目標を設定する必要があり，その具体的目標に照らし合わせて目標到達の判定が行われなければならない。

　この教育計画に基づく資料の収集，分析，解釈，活用を行う際には，まず事前的評価（initial evaluation）が行われる。これを Bloom, B. S. らは診断的評価（diagnostic evaluation）と名づけたが，教育活動のための一種の入力情報（input）とみなされる。

　教育活動の進行中は，途上評価＝過程評価を行い，目ざした方向に教授＝学習過程が進んでいることを確認する。その結果に基づき，必要に応じて，教育活動を修正，改善できる。Bloom, B. S. らはこれを形成的評価（formative evaluation）とし，学習活動に位置づけた。

　教育活動の終了時に行われる事後評価は，教育目標に到達したことを確認するために重要である。これを Bloom, B. S. らは総括的評価（summative evaluation）とした。これは出力情報（output）として教育目標との関連において指導の成果の判定資料には欠かせない。Bloom, B. S. らは，これらの比較を表に整理している（**表6-1**）[19,20]。

　これらに加えて，研究機能を満たすための外側に立って，教育活動のありかたを研究・調査する外在的評価を加えて，以上の4基本形態を，教授＝学習過程との関連から，詳細に分類し7つの類型に区別することができる[21]（**表6-2**）。以下，それぞれについて検討していく。

1 受け入れ・配置

　このタイプの評価は，あらかじめ教育プログラムに規定している適格性の程度に基づいて学生を選択的に受け入れること，あるいは適格性のタイプに応じて，個々のプログラムに学生を配置することなどを目的とする。

　具体的には，入学試験にその典型をみる。初等・中等教育における能力別クラス編成のための能力検査などもこれに当たる。看護師養成教育においては，超大型定員の教育施設も数校あるが，このようなテストによってクラス編成を行っているとは聞いていない。ただし3年課程と2年課程を併設している学校では，すべての科目につき同一問題による入学試験が適正とはいい難い。学生の適正な受け入れ，および配置を行うためには，評価機能を適切に活用する必要がある。学生の人物評価ではなく，学生個々の受けた教育目標の違いを教育要件として明確に評価することは，決して差別ではなく，適切な教育プログラムを提供するために避けることができない。

　入学後の受け入れ・配置に関して，看護師養成教育においては，演習・実習のために多種多様な小集団編成を行う。患者あるいはクライエントを対象に展開する授業としての演習や実習では，学生の人格特性や，希望・志望別，行動特性別，居住地区別が多い。それらは学力別・能力別という考え方よりも，学生個々人の長所を伸張し，グループ全体の水

I．教育評価　　303

表 6-1　診断的評価・形成的評価・総括的評価の比較　　　　　　　　　　　　（Bloom 他：1973）

評価のタイプ	診断的	形成的	総括的
機能	配置（クラス分け）あらかじめ必要とされる技能の有無を確認，あらかじめ習得されているレベルの確認，各種の教授方式の差に対応する学生の特性による分類学習中再三現れる問題点の原因確認	1段階の学習での学生の進歩を教師と学生にフィードバック補習的代替指導法を調整できるよう単元構造の中で学生の誤りの箇所を確認	単元・学期・課程の終わりに単位を確認したり成績をつけたりすること
実施時期	クラス分けのためには単元・学期・学年のはじめに通常の教授では学習は不十分であることが再三証明されている場合には，教授活動の進行中	教授活動の進行中	単元・学期・学年の終了時
評価の中の強調点	認知的・情意的および精神運動的能力生理的・心理的・環境的要因	一般には認知的能力，学科目により精神運動的能力を，時には情意的能力も	一般には認知的能力，学科目により精神運動的能力を，時には情意的能力も
評価の手段	予備テスト用の形成的テストと総括的テスト標準学力テスト標準診断テスト教師作成テスト観察とチェックリスト	特別に作られた形成的テスト	期末試験あるいは総括的テスト
評価項目の抽出→基準作成	あらかじめ必要とされる能力の各々に関する特性サンプルコースにより重みづけした目標のサンプル各種の教授方式の違いに対応する学生の変数のサンプル生理的・心理的・環境的要因に関連する行動のサンプル	単元が階層性を持つ場合，相互関連的な1群の課題を代表するサンプル	コースによって重みづけをした目標のサンプル
項目の困難度（通過率）	あらかじめ必要とされる技能や能力の診断には易しい項目を多く用い 65％以上の通過率	前もって困難度は決められない	平均通過率 35〜70％ を用い非常に易しい問題と非常に難しい問題を加える。
採点	集団準拠あるいは目標準拠に基づく	目標準拠に基づく	一般に集団準拠に基づく，目標準拠に基づくこともある。
得点の報告法	下位技能ごとの個人プロフィール	各階層における各課題の個人正誤得点のパターン	総合得点または目標ごとの下位得点

注）訳本の「生徒」というところはすべて「学生」に置きかえている。また，形成的評価の機能の項目が訳本では「治療的」とあるが，原文では remedial という言葉のため「補習的」とし，「処方」prescribed を「調整」とした。「単元構造」は原文では unit，訳本では「課題構造」となっている。

形成的評価の強調点の項目は訳本では認知的能力だけである。しかし実習指導における形成的評価の強調点を考えると，総括的評価に記入されている事項と同じ領域に留意すべきであり，同文とした。

（新教育の事典，257，平凡社，1979 に一部加筆，修正）

準を高めることを目標にした編成が多い。

2 教授活動展開の参考

このタイプの評価は，学生の基礎能力や学習特性，既習事項などをあらかじめ把握し，教授活動のストラテジーを立てるときの参考にする。初等・中等教育においては，この目

表 6-2　教授＝学習活動との関連のしかたからみた教育評価類型

教育評価の型		具体例	目的	評価されるもの	目的類型	基本的性格	評価対象	評価項目（観点）選択・構成の要件	適用領域 知識	思考	情意	技能
1．受け入れ・配置		・入学試験 ・クラス分け試験	一連の教育計画への受け入れ，配置	学習者の能力，特性，既習事項	管理・運営	測定・査定	個人	適格性の構造を反映したもの	○	○	(○)	○
2．教授活動展開の参考		・各種標準テスト（知能，性格，…）・教師による観察	学習者の特性の把握	性格，興味，関心，能力，学習型など	指導・教授	測定	個人・集団	必要な特性次元の測定，診断に役立つもの	○	○	○	○
3．教授活動内在的評価機能	3A	プログラム学習 CAIなどの教授＝評価項目	そのステップを再学習するか次のステップへ進むかを決定	個々の反応	指導・教授	評価	個人	カリキュラムの論理に従った最適学習系列を代表するもの	○	(○)	×	×
	3B	教師による観察（目の輝き，表情…）	・教授活動の展開が学習活動とかみ合っているかを把握 ・学習者の主体的参加度の把握	個々の反応	指導・教授	評価	集団・個人	教授＝学習活動展開上の重要なポイントとなるもの	○	○	○	○
4．教授活動へのフィードバック	4A	授業中の挙手反応分析装置の利用	・次のステップへ進むかどうかを決定 ・次のステップに関するレディネスを把握	・数分〜数十分の区切りでの教授＝学習成果 ・次のステップに関するレディネス	指導・教授	評価	集団・個人	教授＝学習活動展開上の重要なポイントとなるもの	○	(○)	×	○
	4B	形成的テスト	・学習進行過程の構造的把握 ・教授＝学習のストラテジー決定	区切り（1−数時限）ごとの教授＝学習成果	指導・教授	評価	個人・集団	カリキュラム構造を代表する教授＝学習目標群	○	○	×	○
5．成果把握・評価		・期末試験 ・成績	一定期間における教授＝学習成果の総括的評価	学期，学年などの期間における教授＝学習成果	指導・教授・管理・運営	評価・測定	個人	主要な教授＝学習目標群を代表するもの	○	○	(○)	(○)
6．認定		・単位認定 ・課程修了 資格認定（国家試験）	一定の知識や技能を持っていることを公的・社会的に認める	その資格の要件を構成する能力，特性	管理・運営	査定	個人	資格の要件を総合的に満たしていることを判断できるもの	○	○	○	○
7．実態把握		看護学教育の実態調査（＊）	教育効果の実態を把握し，教授指導法やカリキュラムの改善を図る	期待される人間的能力などを構成する諸能力，特性	調査・研究・管理・運営	測定・査定	集団	期待される人間的能力などの構造を代表するもの	○	○	○	○

＊ANA，NLNによる米国内の調査，国内では看護関係統計資料集や各種学会発表などにみられる調査が含まれる。

注）ただし，○は適用されていること，(○) は適用可能であるが現実にはなされていないこと，×は適用不可能であることを示す。

原文に「学力」とあるのを「人間的能力」とし，「能力」とあるのを「諸能力」とした。これについては，教育学大事典の'学力'の項を参照されたい。

（教育学大事典，第一巻，276，第一法規出版，1979 に一部加筆，修正）

的のために各種の標準テストが用いられるという。しかし看護師養成教育においては，各種の標準テストを用いず，教員による観察や調査による結果を参考資料として用いることが多く，かなり主観的なデータに偏ることもあり，問題が残る。

例えば，入学試験の成績がよかった学生には，'いつもよい'というレッテル貼りをしてしまい，あまり成績のよくない学生が，たまに頑張ると不思議がったりする傾向がある。学生個々人の特性に関する評価ばかりではなく，学生集団としてのクラスや学年，学校全体についても，その特性を評価することは多い。

今年の1年生はどうですかとか，今度のクラスはどんな傾向ですかなどと，教員たちの間では4月になると大いに話題に花が咲く。明るく，さわやかなクラスは，どの教員にも歓迎されるが，それに引き換え少し個性の強い，主張のあるクラスになると，教員のほうが登校拒否症を起こして，次第に講義開始時間に遅れることが多くなり，ついには休講になったりする。最近ではこのような笑えぬ現象もたまにはみかけるようになった。

3 教授活動内在的評価機能

このタイプは2つに分かれる。

第1のタイプは，例えばコンピュータによるプログラム学習であり，ディスプレイに質問が提示され，その正否のどちらかを指示すると即座にその解答を評価し，正解には次の質問が提示され，誤りにはテキスト○○ページへ戻りなさいなどと指示が出る。このような教授—学習活動は，学生に提示した刺激に対する反応に応じて，次の刺激が提示されるという原則に沿って展開する。その過程において，すでに評価機能が内在している事実を，教授と評価が一体化していると分析する。その機能を教授—評価項目の提示といったプロセスとして活用したものが上述した例やCAI（computer assisted instruction）や情報処理（information processing）などである。

第2のタイプは，第1のタイプに述べたような教具を使用しないにもかかわらず，教員が通常の授業場面や演習・実習場面において，学生の態度や表情などから学生の行動の適否を読み取りながら，教授活動や看護学実習指導を展開している過程に内在している評価機能である。看護職養成教育機関における教授活動では，圧倒的に多く，このタイプの内在的評価機能が駆使される。

4 教授活動へのフィードバック

このタイプも2つに分かれる。しかしいずれも教授＝学習過程の中間的成果を把握して教員にフィードバックし，必要に応じてその活動の軌道修正を行うために使われる。

第1のタイプは，フィードバック・サイクルが1時限の中に何回も成立する短期型である。授業中の学生の挙手がその典型である。大学生たちに挙手などを求めてもただ白々とされてしまう現状では，教員個々人は，特定の指標となる学生群を決め，その学生たちの反応によって，教授＝学習過程の中間的成果とすることが多い。

第2のタイプは，数時限程度を単位として，フィードバック・サイクルが完結するという相対的には長期型である。このタイプの評価活動は，非常に重要であるにもかかわらず，あまり重視されることなく経過してきた。しかしBloom, B. S. らは，Scriven, M. が1967年に，カリキュラム開発の中で論じたこの形成的評価の機能を学習活動に位置づけた。この

時点から，教授―学習活動の中で果たすこのタイプの評価役割とその重要性を強調するようになった[22]経過がある。

この形成的テストは，まず1つの単元についての教授―学習目標の洗い出しと精選，構造化を行い，その目標に対応する項目を設定することによって構成したテストを，単元の途中で1回から数回実施する。次にそれらの結果に基づいて全体的な教授―学習ストラテジーの軌道修正を行う。さらに学生個々人の学習の困難な部分を診断して，個別的あるいは小グループ指導（チュートリアル・システム＝tutorial system）[23]に役立てようというものである。

この両タイプはどちらにしても，独立したかたちで評価活動が行われるという点が，先にあげた教授活動内在的評価機能とは性格を異にする。

5 成果把握・評価

このタイプの評価は教育評価の原点のように考えられていて，通信簿，学籍簿に記入される成績などに代表される。学期，学年，最近ではセメスターなどが使われるが，この一定期間の教授―学習活動の成果を総括的に評価するものである。ある看護専門学校は，期末テストの成績が60点未満の場合の再試験を行うと決めている。その結果に対する教員たちの意見は，再試験でよい点をとっても60点であると評価する教員群と，再試験でどんなによい点をとっても学籍簿に第1回の成績を併記し，その学生が再試験で進級，卒業したことを明記すべきだと主張する教員群に分かれたという。

こういう事例からわれわれが学ぶことは，学習成果を，学生側からだけ評価するものと考えている教員群の存在と，適正な評価に関する考え方に一定の水準が保てない現状を認識しなければならない点である。学習成果は，教員の教授活動と同時に行われている学生の学習活動の成果である。学生が理解できないということは，とりもなおさず学生側の諸条件と同時に教員の教育技術に修正の必要があることをも示している。60点未満しかとれない学生を，その個人の能力に非のあるかのような処遇のしかたには，教育学的には問題が残る。教育評価は学生に屈辱感を与えたり，傷つけるための行為ではないことを考え，教育活動そのものの成り立ちを，もう一度考え直してもらいたい。

6 認定

このタイプの評価は，一定の知識や技能の所有者であることを，公的にまた社会的に認めるというものである。大学・短期大学における単位の認定や課程修了の認定，卒業の認定などが含まれる。生涯学習が推進される当今では，大学における一般社会人への公開講座をはじめ，地域におけるウーマン・カレッジ，老人大学等々の修了証書も，このタイプに包含される。看護師の資格審査としての国家試験も，認定とはいわないが評価機能の中では，ここに位置づく。このタイプは，きわめて査定的性格をその特色とする。

7 実態把握

このタイプの評価は，教授―学習活動とその成果とを外側から観察して，実態と問題点を明らかにし，教授方法や教育課程の見直し，教育制度や教育環境的諸条件などの改善に役立てようとするものである。カリキュラムの改正ごとに行われる実態調査などはここに

位置づく。さらに大学・短期大学・専門学校などの教育課程別に行われる卒業者の進路，同窓生の就業率，卒後5年，10年といった一定期間ごとの職業定着率に関する調査などもここに入る。

博士論文をはじめ修士論文，卒業研究のテーマが年度ごとにどのように変化し，どのように変化しないかをみて，学生の学術的関心と看護学の社会的貢献を検討する資料を作成するなどもこれに属する。また，短期大学生の編入学などの特殊な教育課程の卒業者[24]や大学院生[25]を対象に特定の視点から実態を把握する研究もここに含まれる。

ある意味では看護師の国家試験の合格率などは，先の認定とは視点を変えた解釈をすることによって，このタイプの評価に含めることもできる。

以上の7つのタイプの評価と，先に述べた4つの基本形態とは次のように対応させることができる。

評価の基本形態と具体的類型との対応
- 事前的評価＝診断的評価
  - →受け入れ・配置型評価，教授活動展開の参考型評価
- 途上評価＝過程評価＝形成的評価
  - →教授活動内在的評価機能型評価，教授活動へのフィードバック型評価
- 事後評価＝総括的評価
  - →成果把握・評価型評価，認定型評価
- 外在的評価
  - →調査研究機能型評価，実態把握型評価

---

4 評価主体と評価対象

1 評価主体

教育評価には，自己評価，他者評価，相互評価という3種類[26]があり，これは誰が何を評価するのかという観点からの分類である。

a 自己評価

自己評価とは，自分で自分の学業，行動，性格，態度を査定し，得られた結果を自分でよく吟味・確認し，その時点以降の学習や行動の改善に役立てるといった一連の行動[27]といわれている。

教育評価の4大機能の一つである学習機能の項でも触れたが，学生の自己評価，教員の自己評価をはじめ，最近では大学・短期大学の自己点検・評価など，その様態は多様になっている。特に最近このように自己評価を積極的に取り入れる背景には，自己評価が他者評価に比較すると自発的・自立的に行われるために効果が高いとされるからである。ただし適正な自己評価には適切な評価基準が必要であり，その基準となる測定用具が必要不可欠となってくる。

わが国の看護学教育における自己評価のための測定用具には，まず学生の感想，作成した評価表の活用の程度や評価表への記述内容の分析[28~30)]に基づき学習目標の達成を支援しようとするもの，次に教授方法の検討や改善への示唆を含めて，教育機関の到達目標に基づく学習到達度の解明[31~34)]に役立てるもの，さらに看護技術の定着度・到達度を知るためのものが圧倒的であり，これらは看護学生の自己評価により学習活動の成果に焦点を当てているという特徴を持つ。学習活動の過程に焦点を当てた学生のための自己評価測定用具も開発されている。

教員のために開発された自己評価方法は，教授者自身が自分自身の授業を対象に，客観的分析と主観的分析を行う授業研究方法が開発されており，これは自己評価方法としても活用できる。

また，教育実習の事前指導に活用されているマイクロ・ティーチングなどは，今後は自己評価方法として大いに活用したい。これは教員の授業案の一部分を縮小した時間に設計し，その結果を分析するものであり，複数の教員によって実施することが多く，相互評価としても使用される。さらに，看護教育学における質的帰納的研究の成果を基盤に，教員自身が自己の教授活動や授業過程を測定し，その結果に基づき行動を改善，調整することを目的とする教員のための自己評価尺度[35)]も開発されている。

b 他者評価

他者評価には，教員が学生を評価するものが圧倒的に多く，その逆の場合は少ない。しかし，他者評価にはこの他に，学生が教員の授業過程，指導方法，目標達成度を評価するもの，教員が他の教員の授業過程，指導方法，目標達成度を評価するもの，ある委員会などを構成して他校の施設・設備を含む学校組織運営を評価するものなどがある。まず学生による他者評価から述べる。

資料によれば，米国では既に1919年頃から，学生による教員の展開する授業評価の必要性と有効性が指摘されていたという。しかしその米国でさえ，実際に普及するには1970年代まで待たねばならなかった[36~38)]。1977年に全米の大学における学科主任を対象にETS（educational teaching service）が実施した調査は，教育の質の改善に学生による授業評価とともに，講義やゼミの教授活動が重要な評価領域であることを明らかにした。

わが国では学生による授業評価が話題になり始めたのは，これもまた1991年の大学設置基準の改正以降である。ある大学でこの事案が議題にあがったところ，教育学部長が真っ向から反対したという噂を聞いたことがある。しかし，徐々にその重要性に対する大学関係者の認識も高まり[39)]，2000年には，学生による授業評価を実施している大学が全体の約70%を占めるまでに至っている[40)]。

学生が教育に参加するもっとも身近な方法は，教授会に学生代表が出席したりする以前に，いま終了したばかりの授業を評価することである。1967年頃，既に米国のある大学においては授業終了後，学生たちから教授の授業展開の過程を評価し，学部長へ郵送させるという記事を読んだことがある。その姿勢がいかにも開放的で，日本における教育の閉鎖性や権威主義的な傾向の改善におおいに参考になる考え方と感心した。これを契機として授業の構造化を振り返り，自分の提供する授業内容の改善のために継続的に実施している。長期間続けてみると，1年ごとにきわめて貴重な資料となってくれたことがわかる。

実際には最終授業の15分くらいを使って，自分の授業概要（syllabus）を配布し，準備した質問紙に無記名で記入してもらう。もちろん強制ではないことを説明し，その場での回収を避け，期限を知らせ，個人の意志で参加できることを重要視する。評価項目はその時どきによって変化するが，授業による新しい知識の発見の有無，授業内容の難易度，授業内容の有効性，授業全体の評点，一番理解しにくかった授業内容と一番理解しやすかった授業内容，その他として，意見，感想，希望，注文，批判など何でも記入してもらう。来年度同じ授業を実施する場合に後輩に推薦するかどうかを尋ねることもある。

このような学生による授業評価は，米国のように，学部長へ郵送するかどうかは別としても教員の授業の構造化，適正化，弾力化のために貴重な資料を提供してくれる。また同時に授業へのある種の緊張感を教員自身に与え続ける原動力となる。

次にこれも米国の大学教授たちの話であるが，一定の契約期間の終了時に，教員同士の授業評価が実施され，次の契約の査定資料になると聞いている。これも契約更新とは関係なく，各自の授業内容の充実を目ざして実施したことがある。学部生には自由科目の看護教育（マイクロティーチング）において，看護教育学専攻の大学院生は，看護教育学の授業展開において実施する。大学院生は教員間相互評価の意義ならびに重要性についてよく理解しているが，これは他者評価でもあって，初回は非常に緊張する。しかし次第に自分らしい授業を展開していく。しかし残念ながらこれも一般的には普及せず，教員間の授業に対する考え方や時間的配慮などにつき実施以前に必要な調整が残っている。

これらに加えてある委員会などを組織して，他校を評価するタイプの他者評価は大学設置基準の改正以降，外部評価という名称で盛んに行われるようになった。某大学では第1に全国の図書館関係者および有識者による委員会を組織し，中央図書館の他者評価を実施した。次年度には，文学部の教育評価として，各学部の評議員で構成した点検・評価委員によって他者評価を行った。看護学部もその対象学部として名のりをあげている。

このような他者評価は，教育機関としての組織・運営に関して功罪ともに公開されるため，極端に回避するところも出てくるに違いない。しかし米国において病院附属の看護専門学校の認定を全米看護連盟（NLN）などの他者評価によって実施し，看護師の教育水準向上を図り，看護師養成教育の大学化を導いたことも事実である。

ⓒ 相互評価

相互評価にも学生同士，教員と学生，教員同士の3類型がある。学生同士が相互に評価し合うものには，授業の中に組み入れて実施することが多く珍しくはない。

教員と学生のものには，課程修了時に教員と学生によって総合的に相互に評価し合うものがある。著者（杉森）は，この相互評価を専門学校と短期大学の卒業時面接として実施した経験を持つ。しかし，相互評価の経験のない学生には，教員の率直な意志はなかなか伝わらず，大抵の場合は学生に脅威を与えてしまうことが多く，協力してくれた学生は少ない。しかし教員と学生の相互評価は，学生の入学から卒業までの長期間を通して，教員と学生の間に作られた信頼関係が基盤となる。相互評価を教育計画の中に位置づけ，教員および学生にその趣旨を徹底して伝えておくことがこれらを成功に導く重要な鍵となる。教員としての専門性を高め，豊かにしていくためにこれから重要性を増す評価である。

教員同士の相互評価は，授業研究という方法で実施されることが多い。これはよい面も

未熟な面も評価の対象にして，教員の質的向上を目ざすもので，あくまでも教育研究として行われる。授業シミュレーション（classroom simulation）として行うこともあるが，授業本番を評価対象にすることもある。

2 評価対象

評価の対象[41]には，主に次の 16 種類がある。

評価対象	
①知識・理解	⑨狭義の適性（特別の性能）
②思考・評価	⑩人格特性
③技能・表現	⑪道徳性
④態度・興味	⑫健康
⑤鑑賞	⑬運動能力
⑥習慣	⑭体力
⑦知能	⑮家庭環境
⑧創造力	⑯学生集団としての特性および成果　など

初等・中等教育では，これらのうち①から⑥までは教科学習の指導における教育目標と深い関係があるとし，学力と呼ぶこともできるとされる。

看護師養成教育においては，すべてを包括的に評価することが特徴である。①知識・理解と⑦知能については，研究者によって定義の一致をみていない。

そこで米国心理学会の，「知能とは学習する能力，学習によって獲得された知識および技能を，新しい場面で利用する能力であり，また獲得された知識によって選択的適応をすること」[42]という定義を用いて，最近，看護師養成教育において特に強調されている評価対象をあげておく。それらには②に含まれる批判的思考能力，⑦に含まれる意志決定能力，問題解決能力，管理能力，⑨の役割行動，専門家気質，⑩の自己概念，⑪に含まれる倫理的ジレンマなどがある。

教育的条件に関する評価対象には，主に次の 10 種類がある。

教育的条件に関する評価対象	
①教育課程	⑥教員
②教育内容	⑦学校管理
③教育方法	⑧教育費
④教材・教具	⑨学校の立地条件
⑤施設・設備	⑩地域社会環境　など

5 評価方法と用具

教育評価のための資料は多様な方法・用具により収集される。しかし，教育学の専門書にみられる内容は，極力それら専門書をひもとき，専門的な知見を獲得して欲しいと願っているため，本節においても一般的に用いられる方法および用具につき簡単な説明にとどめる。

Ⅰ. 教育評価　311

1 検査

検査は，測定する領域によってさまざまであり，例えば，次の12種類に分けられる。

検 査
①学力検査　　　　　　⑦性格検査（人格検査）[43]
②知能検査[44]　　　　　⑧興味検査[45]
③創造性検査[46]　　　　⑨道徳判断検査[47]
④レディネス・テスト[48]　⑩鑑賞力検査
⑤進学適性検査[49]　　　⑪官能検査[50]
⑥職業適性検査[51]　　　⑫運動機能検査[52]　など

また標準化の有無によって標準検査か否かにも分けられ，実施形態によって個人検査か集団検査か，また集団検査にしても，全国的に実施される大学センター試験のようなものから，看護師国家試験のようなものまでを含み，さらに学童の国際比較学力調査など，非常に大規模なものまで実施されている。

なお検査時間と内容との関連で，速度検査と力量検査とに分けられる。例えば大学院研究科の検査などでは，莫大な量の内容を課して速度検査を行うのと同時に，辞書持ち込みを許可して，外国語などの力量検査を行うところもある。速度だけを検査することは，研究科の検査として問題が残る。学力検査には，標準学力検査・教師自作客観検査・論文体検査などがあり，その内容によって概観検査・分析検査・診断検査に分けられる。また，結果の解釈の方法に関連して，達成目標準拠（内容関連）検査（criterion-referenced test）と集団基準準拠検査（norm-referenced test）とに分けられる[53]。集団知能検査は言語検査と言語不用検査とがある。

いずれの検査も，すべてその妥当性，信頼性，客観性，実用性において吟味されていなければならない。

2 質問紙法

これには集団実施法・郵送法などがあり，集団的調査に適しており，適用領域は非常に広い。看護学研究科の量的研究に使用する割合も非常に高く，その作成手続きならびに実施方法はきわめて厳しい検討を必要とする。しかし教育評価に使用するときには，一般的に検査と違って実施方法や作成手続きに一定の規則がなく，目的に応じて作成実施されることが多い。態度尺度などはこの一種である。

この質問紙法に含まれる評価の方法と用具には，主に次の5種類がある。

質問紙法
①質問紙調査法（questionnaire method）
②チェックリスト（check list）
③インベントリ（inventory method）
④尺度（scale）
⑤アンケート（enquête）　など

以下にそれぞれにつき簡単に説明する。

（1）質問紙調査法

評価を特定の研究目的のために実施する場合には，これを質問紙法あるいは質問紙調査法と呼ぶ。特に人の知識・態度・認知・意見・感情・行動的事実を知るために使われる。人間の行動には，日常生活の自然的な観察では知ることのできない内面的行動があって，これを知るためには言語的コミュニケーションを用いることが圧倒的に多い。看護学では看護師の自律性と患者の権利に関する質問紙により，その専門職としての自律性を測定する Pankratz Nursing Questionnaire（PNQ）[54] が，これに属す。

（2）チェックリスト

人の行動を観察したり，評定しようとするときに，あらかじめ対象とする項目を決めておき，該当項目に印を記入するように工夫したものをいう。評定法の一種で，実施しなければならない項目を表記しておき，終了した項目から［✓］印などを記入していく。看護学実習において使用する看護技術経験録などはこれに属す。

（3）インベントリ

チェックリストのうち，性格，態度，興味，意見などについて多数のさまざまな記述を集め，それらを行動目標の形にまとめたものを区別して，行動項目表インベントリという。この質問紙法は，測定的に使用するより診断的に使う。特によく知られる用具にミネソタ多面人格目録がある。看護学の外国文献にインベントリという用語をよくみる。

例えば，Personal Orientation Inventory（POI）[55] は，自己実現傾向を測定するためのものであり，Self-Esteem Inventory（SEI）[56] は，自尊感情テストで，ありのままの自分に対しての許容度を測定するためのものである。例えば両者ともに，エンカウンター・グループ方式による学習参加によって，どのくらい自己実現傾向が促進し，自己受容度が広がったかを測定し，自己変化の度合いを評価するなどに用いる。看護教育学においては，看護系大学組織運営評価インベントリ[57] がこれに属す。

（4）尺度

いくつもの概念を総称した言葉で，社会-心理測定に用いることが多い。尺度とはある現象をまとまった複数の項目によって測定し，1つの物差し（尺度）の上に表そうとするものである。尺度の種類には，「名義尺度」，「順序尺度」，「間隔尺度」，「比率尺度」などがある。看護学で使用するスケールにはいろいろあるが，看護学生の特性を明らかにするために用いられる教育参加尺度（Education Participation Scale）[58] はその1例である。看護師の職務満足度を測定するスケール，Index of Work Satisfaction Scale（IWS）[59] は，1978年に開発されて以来，一般化されて，洋の東西を問わず使用されている。

（5）アンケート

消費者の意向調査やダイレクトメールのように，氏名・住所・職業・店名などを印刷し，質問するようなものは，様式は同じようであっても質問紙法とはいわず，アンケートと呼び区別する。したがって教育評価用具としては余り使用しない。

③ 面接法[60]

これも集団と個人の両方があり，入学検査や進級検査に実施される口頭試問（口述試験）はこの一種である。一般に評価する項目を事前に決定しておくかどうかにより，構造化面接と非構造化面接とに分けられる。

看護学において用いられる構造化面接は，実習終了時に質問項目を設定しておき，順序にしたがって質問の解答を評価表に記入していく評価面接に例をみることができる。非構造化面接は，学生の自由な会話の展開からカリキュラムを含む総合評価を行う卒業面接に例をみる。しかし実際にはこの両者の短所を補い，長所を生かした半構造化面接を用いることが多い。

これは重要な質問事項は指定しておき，質問は自由回答の形式をとる。研究のデータ収集法として使用するときのようにワーディングの指定や聞く質問の順序を指定するといった厳密な使用は必要ない。

4 観察法[61]

この方法は言語的反応ばかりでなく，行動や表情などの非言語的反応をも対象とすることができることから適用範囲が広い。前項の面接法やこの方法では，評定尺度（rating scale method）としてチェックリストや自由記述などによって記録評定するだけでなく，最近ではビデオ・テープに録音録画した資料を再生して評定する方法も用いられるようになっている。

5 ソシオメトリック・テスト (sociometric test)[62]，ゲス・フー・テスト (guess-who test)[63]

この相互評価によく用いられる方法は，学生同士の人間関係，適応性，性格，行動などについての評価が，教員のそれと比して信頼性が高いとされる。ソシオメトリック・テストやゲス・フー・テストは，この相互評価を組織的に行う例である。

確かに学生相互評価は，教員と違った側面を観察し，異なる基準による評価が行われ，教員の評価の不足分を補う貴重な資料を提供する。しかし，評価実施事項の検討および評価結果の活用には，学生個人のプライバシー擁護に十分配慮した慎重な取り扱いが望まれる。看護学実習のための学生小グループ構成などによく使用されているが，評価する項目を最小限にして，具体的に提示し，内容ならびに結果の公開はしないことを原則とする。

6 投影法 (projective technique)[64]

これは明確な構造を持たない刺激を与えたり，さまざまな絵画刺激を与え，自由な反応をみる方法である。この方法は，与える刺激により，主に次の4種類に分けられる。

```
投影法
①視覚刺激によるもの
②言語刺激によるもの
③創作的表現を用いるもの
④心理治療法として用いられるもの　など
```

人格検査のロールシャッハテスト，TAT（thematic apperception test＝絵画統覚検査），P-F Study（the picture-association study for assessing reaction to frustration＝欲求不満評価のための絵画連想研究）などは①に当たる。これらは被験者のパーソナリティ特性を把握するため，特に精神力動的な自我内葛藤ならびに自己概念などを理解しようとするときに用いられる。

この他SCT（sentence completion test＝文章完成法）は②，バウム・テストのように木や家や人を描き，大きさ，太さ，方向，形状，筆力などにより人の深層と内面の理解に役立てようとするものは③に，箱庭療法や家族画のような本来は治療法として使用されたものが，人格評価にも貢献するということから④となっている。③および④は教育評価としてよりも，最近，大学院研究科における精神看護学において研究技法として多く使用されている。

7 セマンティック・ディファレンシャル法（semantic differential method＝SD法）[65]

これは概念についての印象を評定する方法であり，態度や人格特性の測定に用いられる。この方法は意味差判別法と呼ばれるように，外界の事象，事物の持つ内包的，情緒的意味を測定・記述する。SD法は概念と尺度から構成される。概念としては，個人に情緒的意味をもたらす言語記号，図形，色，音，匂いなどの非言語記号を指し，尺度は形容詞の反対語対からなる。この方法は教育評価だけではなく，人格研究・態度変容に関する研究はもとより，交差文化的研究，市場調査，立候補者のイメージ測定などを含む社会学，さらには建築や室内装飾などの分野にまで利用されるようになっている。

8 作品，レポート，日記，自叙伝

これらは行動の成果の評価資料となり，看護学教育では，実習レポート，実習記録，看護概念の発達をみる自分史などさまざまな形で取り入れられている。

以上，主なものをあげたが，これらの方法・用具は資料収集の方法であると同時に，それらの分析・評定の手続きをも含んでいる。すなわち，採点規準や評定尺度があり，それにしたがって結果を数値化したり分類することができる。看護学における教育評価に関する考え方を拡大するために，活用しているもの，活用可能なものをあげた。詳しくは専門書[66]に譲るが，教育評価というと，実習評価であるとしたり，各学科終了時の試験であるという狭い考え方から看護学教育を担当する教員が解放され，看護学を学ぶ学生のために目的に適した評価用具を広い視野から選択することを勧めたい。

6 評価の解釈とその活用

相対評価とか絶対評価といわれるものは，以上に述べてきた教育評価の結果の解釈についての区別である。相対評価は集団成員の中における学生個人や，ある集団が他の集団との相対的位置を示しているものであり，集団基準準拠評価である。

方法としては，順位，パーセンタイル，標準得点（偏差値など），評定法による評定値あるいは評語（5段階評価や3段階評価はその1例）などがある。絶対評価は，達成目標準拠（内容関連）評価と呼ばれる教育目標に基づいた到達度評価と，個人内評価とに分けられる。個人内評価は，学生個人について個別に規準を設けて評価するもので，横断的個人内評価と縦断的個人内評価に分けられる。

Ⅰ. 教育評価　315

表 6-3　評価の基準に関する用語

教育学者の見解	norm	criterion	standard
石田	＜基準＞ ・集団についての測定値から算出された量的な性質のもの	＜規準＞ ・科目の目標のようなかくあるべきという質的な指標	——————
続	——————	＜規準＞ ・基本集団の成績水準	＜標準＞ ・演繹的に決定される満足すべき程度
橋本	＜集団規準＞ ・相対的評価の量的指標	＜規準＞ ・相対的評価・到達度評価の質的指標	＜到達規準＞ ・到達度評価の量的指標
Bloom, B. S.	・標準の集団的な規範に基づいた測定	・達成基準に基づいた測定 ・量的であることもあり，質的であることもあり，学習者自身の内的規準と外的に与えられる外的規準がある。	——————

　前者は，全学科目の成績の平均を規準にして，どの学科目に優れ，どの学科目に劣っているかの判定に用いられる。後者は，異なった時点において実施された測定値を比較して進歩発達の程度を評価する。

　目的・目標の達成状況を示す評価の基準に関する用語はさまざまに規定されており（表6-3）[67〜70]，現状において教育学領域の一致した見解が定まっているとはいえない。本項においては，看護教育学においてもっとも活用している Bloom, B. S. の立場による用語を用いた。

　このように収集された評価結果の利用については，教授＝学習過程の調整のために，直接情報をフィードバックする場合と，配置，選択などの管理的目的や方法，あるいは教育計画改善のための研究的目的のために用いられる場合とがあり，後者は情報のフィードバックが間接的となる。この場合，次の学年の担任教員や次の臨床の実習指導者，進学する学校への伝達などに用いられる。

　大学によっては，評価結果を学生へ伝達するが，その伝達媒体として成績通知表や，調査書，あるいは成績証明書のような形式がとられることが多い。また学校には証明のための原簿として，学籍簿の保存が義務づけられているため，評価結果はその記録の資料でもある。

　このような記録の形式は，評価の解釈やその表現の方法と密接な関係があり，その記録内容が，選抜などの結果利用の方法とも関係する。そのような状況に備えた表現方法が望まれるが，現実には，常に問題視され，議論の対象になることが多い。成長して母校へ教員として帰ってきた卒業生が，たまたま自分の評価結果を目にすることもあり，温かく成長を見守る教員の表現であることが望まれる。

　最後に教育の問題は，看護学教員個々人の世界観や人生観に裏づけられた教育観に深く結びついている。教育評価はその表現に他ならないわけで，まずその客観性の確保とともに，その倫理的・社会的考察をも深めていかなければならないことを自覚したい。

7 教育評価における最近の傾向

　教育評価における近年の評価観の変遷は，昭和50年前後を契機としているといわれ，直接的な契機は，1980年（昭和55）の小・中学校の生徒指導要録の改定である[71]。この改定により，それまでの相対評価に到達度評価が導入され「指導と評価の一体化」が強調されるようになった。また，1973年（昭和48）にBloom, B. S.の『教育評価法ハンドブック』が訳出され，この理論に触発された教育研究所や大学の附属中学校によって取り組まれた目標分析と形成的評価の実践的研究が大きな影響を与えた。

　このような背景のもとに，教育評価には，次の5項目に示す傾向が生じている。

教育評価における最近の傾向
・到達結果を測る評価から，到達の過程で，教授・学習活動へのフィードバック機能を持つものとしての評価の重視へ。
・ヨコの比較—集団準拠に基づく（norm-referenced）測定・評価からタテの比較—達成基準に基づく（criterion-referenced）測定・評価へ。
・狭い範囲に限定した特定の能力の診断・測定から，認知的側面，運動・技能的側面，および情意的側面など多様な角度から判断して，人間の能力の総合的診断・測定へ。
・教員のみによる評価から，学習者の自己評価へ。
・短期間の点的な評価から，ある程度長期にわたっての変容過程の追跡，線的ないし面的な評価へ。

　これらは初等・中等教育における評価の傾向であるが，このような社会的変化を受け高等教育に位置づけられる看護学教育においても，多面的評価の導入について検討していくことが望まれる。具体的には，社会人を対象とした選抜試験においては，従来のような学力第一主義ではなく，社会経験によって修得した多面的な能力，特性を評価する必要があり，各教育機関における教員の柔軟で弾力に富んだ評価観こそ重要となる。

　また，学生の多くは青年期あるいは成人期にあり，学生が主体的に学習活動を行うためには，他者評価と共に，自己評価を効果的に取り入れることが求められる。

　自己評価とは，評価主体の項でも述べたように，自分で自分の学業，行動，性格，態度などを評価し，それにより得た知見によって自分を確認し，自分の今後の学習や行動を改善，調整する[72]という一連の過程である。高等教育化による専門職志向の看護学教育において，自律性を目ざす教育実践の中で，今後ますます重要性が高まっていくはずである。

　また，18歳年齢層の減少により，今後成人学習者が増加する傾向の中で，彼らは次のような特徴を持つ。

成人学習者の特徴[73]
・学習者としての自己概念は依存的パーソナリティから脱皮し自己管理性を増大する。
・学習者の経験は，自他の豊かな学習資源としての役割を増大する。
・学習へのレディネスは生活課題や生活問題から発達する。
・学習へのオリエンテーションは，学科中心から課題中心ないし問題中心へと変化する。
・学習への動機づけは，外部から与えられる報酬や処罰よりも，内発的な誘因がより重要となる。

　これらの特徴は，成人学習者が適切な自己評価を行うならば，自己の学習課題を見い出すことによって，学習への動機づけとしていけることを示している。

Ⅱ. 看護学教育における授業評価の実際　　317

　学生の自己評価を取り入れるためには，学生自身が自己評価の重要性を知っていること
と，学生が自己評価基準を知っていなければ実行不可能である。つまり教員は，学生が自
己評価をできるように教育目的・目標を明確に提示していく能力を持っている必要がある。
さらに，教員自身が自己評価の重要性を理解し，それに基づいて学生に説明していくこと
も不可欠である。

Ⅱ 看護学教育における授業評価の実際

　この項は，看護学教育における授業評価，主に講義・演習について述べる。実習の評価
については，第5章「看護学教育授業展開論」に，教育課程の評価については第3章「看
護学教育課程論」に，学校経営の評価については第4章「看護学教育組織運営論」におい
て詳述した。

1 講義における評価

　次に示す講義という授業形態における学生側からの評価は，教員の授業展開に対する他
者評価の1例である。これは，看護基礎教育課程に在籍する大学生，短大生，専門学校生
がどのような講義をよいとし，どのような講義をよくないと認識しているのかを，自由回
答式質問紙に彼らの意見を記述してもらい，その意味内容の類似性に基づき分類するとい
う内容分析の手法を用いて分析した結果である。これは，学生が講義の良否をどのような
視点から評価しているかを表し，23項目に分かれた（**表 6-4**）[74]。

　これらの学生が示した評価視点のうち，(2)具体例・事例・臨床経験活用による抽象と具
象の連関の有無と程度に含まれた「具体例や実践的な内容が含まれるか否か」については，
授業の中で現場の具体的な現象を，学生の想像や推測の範囲をはるかに超えた教育内容で
ある理論や原則と結びつけて話すという，看護学教育に独自にみられる視点といえる。ま
た，(7)教員の学生・授業・看護に対する態度も，教員が看護職者として，学生に看護の価
値をどのように示すかを含んでおり，これも看護学教育に独自にみられる視点である。さ
らに，(22)授業の独自性の有無は，教員が持つ学問的背景，研究活動などに影響を受けると
共に，学問の自由や学校の独自性を反映する高等教育に独自にみられる視点である。

　授業過程の評価の中で一番の難題であった部分は，ある学生によく評価される同じ部分
が，ある学生にはよくないと評価されることである。この点について，先述した研究結果
は明瞭に示している。

　例えば，(3)学生が感じる授業の雰囲気・自分の理解度・教員に対する印象に関する部分
などの個別性に関しては，良否双方の評価は重なり合うことが明らかにされた。よくよく
考えれば当然ともいえる教員の個性や学生の感性は，どのように工夫してみても好まれた
り，嫌われたりする。

318　　第6章　看護学教育評価論

表 6-4　講義における学生の評価視点

記述内容	評価視点
1. 資料の工夫がある。 2. スライドのスピードが速い。 3. 教科書とその他の資料を活用する。 4. 小さい文字で板書する。 5. 説明や資料と板書との量のバランスが良い。	（1）教材の活用度と活用方法の適否
1. 具体例を提示する，事例を提示する。 2. 臨床経験を活用する。 3. 抽象度が高すぎる，理論しかない。 4. 理論と実践の結合が行われている。	（2）具体例・事例・臨床経験活用による抽象と具象の連関の有無と程度
1. 楽しい，興味を引く。 2. わかりやすい。 3. 眠気を誘う。 4. 人柄が良い，表情が豊か。	（3）学生が感じる授業の雰囲気・自分の理解度・教員に対する印象
1. 大きく聞きやすい声で話す。 2. ゆっくり話す。 3. 抑揚をつけて話す。	（4）教員の話術（声の大きさ・調子・速度など）の適否
1. 学生が参加できる。 2. 教員から学生への一方向的なかかわりである。 3. 学生の意見を取り入れる。	（5）授業への学生参加の許否，学生の反応・意見の受け入れの有無
1. 要点が明確である，ポイントを押さえてくれる。 2. テーマの提示が明確である。 3. 結論・内容・テーマの提示が不明確である。	（6）授業内容の要点・テーマ・目的・結論などの明確さの程度
1. 学生が知りたいと思う方向に導く。 2. 学生を馬鹿にした態度を示さない。 3. 熱意を持って授業をする。	（7）教員の学生・授業・看護に対する態度
1. 余談を交えている。 2. 余談が多すぎる，自慢話が多すぎる。	（8）教員の余談・雑談の有無と量
1. 授業進行が速い，授業進行が遅すぎる。 2. 授業進行に起伏がある。 3. 授業進行にリズムがある。	（9）授業進行速度の適否，起伏・リズムの有無
1. 教員の専門性を感じさせる。 2. 新しい知見を含んでいる。 3. 新鮮さがない，粗雑である。	（10）授業内容の深さ・新鮮さ・豊富さ・粗雑さ・効用・必要性
1. 学生に質問する。 2. 学生に質問させてくれる。 3. 学生の質問にきちんと答えてくれる。	（11）学生・教員間の質問の有無・量・方法
1. 教員が十分に準備をしている。 2. 教員が講義内容を十分理解していない。 3. 教員が予定に沿って計画的に授業を進めている。	（12）教員の事前準備の程度とそれに基づく授業進行
1. 専門用語を用いてわかりやすく説明する。 2. 専門用語を使用する。 3. 難しい言葉を使用する。	（13）用語使用の適否と工夫
1. 講義内容が学生のレベルに合っている。 2. 講義内容が専門的すぎる。 3. 新しい知識の獲得がない授業をする。	（14）教員が決定した教授内容にかかわる学生の要求レベルと教員の期待レベルの一致と不一致
1. 学生自身が考えることのできる授業を行う。 2. 暗記を中心とした授業を行う。	（15）授業展開における学生の思考活動の可・不可
1. 定刻より早く終了する，時間内に終了しない。 2. 進行中に休憩を取ってくれる。	（16）授業時間の延長・短縮，休憩時間の確保
1. 内容に無駄がない，内容に重複がある。 2. 授業に復習を取り入れる。 3. 内容に脈絡がある，授業に脈絡がない。	（17）授業内容のまとまり・つながりの有無
1. 教員の考え・意見がバランス良く入っている。 2. 教員の意見がない。 3. 教員が断片的な説明をする。	（18）授業への教員の意見・考えの折り込みの程度と方法
1. ノートに書く量が多すぎない。 2. ノートを取る時間を確保している。 3. ノートが取りやすい。	（19）ノート記載時間の確保の有無・量・適否
1. 環境設定が適切である，環境設定が適切でない。 2. 静かな環境である，うるさい環境である。	（20）学習環境の適否
1. 授業中，教員が時々，教室内を歩く。 2. 授業中，教員が教室内をうろうろする。	（21）授業中の教員の動き
1. その教員にしかできない授業である。 2. 授業にオリジナリティがある。 3. 誰にでもできる授業をしている。	（22）授業の独自性の有無
1. 授業内容に学生の思考や学習方法への示唆を含んでいる。	（23）今後の学習方法への示唆を得られる授業内容

￭は授業過程の評価基準から除外する項目

関東育ちの教員の話術が喧嘩腰に聞こえてやりきれないという学生や，逆に関西育ちの教員の講義が漫才や落語のように聞こえて嫌だなど，このような個人特性に関する面は講義法の授業技術評価以外の問題である。このような両価的側面，授業の成果や事前準備などは，講義における授業過程そのものの質を決定づける要因ではなく，授業過程の評価基準としては適切ではない。そのため，学生の評価視点23項目のうち，(3)，(8)，(12)，(15)，(20)，(21)，(23)の7項目を除く16項目を基準とし，講義における授業過程を評価する尺度[75]を開発した。この尺度の活用は，授業の質の向上に役立つとともに，学生にとっても教員にとっても授業の活性化に役立つ。

2 演習における評価

　第5章「看護学教育授業展開論」のⅢ．看護学教育における授業展開の部分において，授業形態「演習」における授業計画の立案「看護教育Ⅲ」の集中演習の授業計画の紹介を行い，授業の行動目標，評価表，週間予定表，学生へのオリエンテーション資料を掲載したが，その中に評価表の具体例も示した（233～238頁参照）。

　その評価表は，授業の目的・目標が，学生の最終的に到達した行動として行動目標化されており，認知，情意，精神運動各領域について，学生のどのような行動を，どのような資料によって収集し，どのように価値を決定づけていくのかを明確に示したものである。例えばこの評価表によれば，教員は，学生の「4. 文献検索の意義を述べる」という行動については，個人レポートの記述内容から把握し，文献検索の意義に関する記述があれば3点を配点する。

　このように，授業の目的・目標を具体的に行動目標化している場合は，それをそのまま評価項目として活用することができる。学生の認知領域だけではなく，精神運動領域などの技術面を評価していく必要のある演習や実習の評価については，このような多面的な評価を，複数の評価者による評価の場合もズレが起こらないように，客観的に行うことが可能である。また，この行動目標は，オリエンテーションにおいて学生にも説明されており，学生が学習途上で目標に向かっているかを自己評価することができるため，教員と学生にとって形成的評価にも活用できる。また，看護技術演習の授業過程を評価する基準を明らかにし，そのための測定用具[76]を開発した。

3 実習における評価

　第5章「看護学教育授業展開論」において詳述した。現在さまざまな取り組みがみられる中，教員の授業展開に対する他者評価の1例として，学生側からの評価視点を明らかにし，その中から授業評価としての評価基準とすべき点を見い出そうとする，講義における評価で述べた実習版の研究[77]を実施し，看護学実習の授業過程評価を行うための測定用具[78]を開発した。

Ⅲ 大学の自己点検・評価の背景

1 自己点検・評価の背景

　大学の自己点検・評価が求められるようになったのは，大学内部からの声というよりも社会背景に起因している。現代社会状況を示すキーワードには，「IT 革命」，「アカウンタビリティ」，「社会・経済・文化のグローバル化」などがある。これらは，現代社会が「情報の高度化」，「技術のハイテク化」，「生涯学習社会の到来」などの潮流を背景として，高度の人材育成や研究開発能力の育成の必要にせまられていることを示している。またこのことは，必然的に今日の大学・高等教育の役割や使命に対する期待や要求の高まりを反映している。こうした社会的要求に応え，高等教育の使命や目的にふさわしい評価方式を樹立するために，大学の「自己点検・評価」が検討されるようになった。

　諸外国においては，米国では 1980 年代から州政府の州立大学への予算配分を学生の学力評価で行うという動きが出てきた。同じく英国においても，サッチャー政権において大学評価が重要な政策課題として取り上げられ，大学予算の削減や傾斜配分の必要から大学評価の必要性が検討され始めた。

　わが国における直接的背景は，1987 年の臨時教育審議会において「大学の教育研究状況についての情報公開」と，「大学の評価」が取り上げられたことに始まる。これはその後の，1991 年の大学審議会における大学設置基準の改定で示された，各大学の自由で多様な発展のための大学設置基準の大綱化と大学の自己点検・評価の体制の指定につながってくる。

　わが国の自己点検・評価に関する大学側および関係団体である大学基準協会からは，1987年に自己点検・評価実施方法検討委員会により自己評価項目を提示し促進を掲げていたが，1991 年に大学の設置基準に法的に明記されることによって，一気に本格化していった。

　1991 年以降，自己点検・評価を行う大学は徐々に増加し，文部科学省によれば，2000 年には全大学の 92％が実施し，その 7 割以上が結果を公表している[79]。その内容も，教育研究活動全般についての包括的な評価に加え，カリキュラム改革や学生生活，生涯学習，教員の業績といったテーマ別の評価まで多岐にわたっている。

　さらに，客観的な評価を求めて外部評価を実施する動きもあり，大学審議会の答申「21世紀の大学像と今後の改革方策について」[80]において，これまでの自己点検・評価の一層の充実とともに，より透明性の高い第三者評価の必要性とその機関設置が提言された。この提言を受け，2000 年第三者評価システムとして大学評価・学位授与機構（現独立行政法人大学改革支援・学位授与機構）が創設された。また，学校教育法の改正に伴い，2004 年度（平成 16）から大学・短期大学は自己点検・評価の他に一定の期間ごとに認証評価機関による評価（第三者評価）を受けることが義務化された。2012 年（平成 24）現在，大学の機関別認証評価機関として，大学基準協会，大学改革支援・学位授与機構，日本高等教育評価

機構が文部科学大臣の認証を受けている。これらの認証評価機関は，'学校教育法'および'学校教育法第110条第2項に規定する基準を適用するに際して必要な細目を定める省令'などに適合する大学評価基準を定めるとともに，大学の質的水準の向上を目ざして絶えず見直しながら認証評価を実施している。

このような経緯を経て，大学評価は，①自己点検・評価，②外部評価，③第三者評価の3側面から行われている。

2 米国における Accreditation と Self Study の考え方

米国においては，大学の基準認定事業（accreditation）の中で行われる各大学の自校分析（self study）が「自己点検・評価」に該当する。

この米国の基準認定方式の原理は，大学自身が自律的な自己評価の原理と方法を形成していくことにある。いい換えれば，外部からの他律的な評価ではなく，高等教育機関としての自治および自己規制を通して自律的に質的水準の向上を図っていくことである。

こうした米国の基準認定事業の成立の背景には，3,000校を超える大学・短大，1,000万人の学生の存在という米国の高等教育の大衆化のもとで，大学の質の大学間格差が大きいこと，全国規模の資格試験制度が整備されていないため，出身大学の質が問題になること，市場原理に大学の質が左右されやすいこと[81]などがあるといわれている。

基準認定とは，個別の大学が人材と資金を提供して基準協会という連合体を結成して，協会が設定した一定の学術的標準（academic standard）に基づいて，その水準に合致した大学のみに基準協会の会員校（membership）の資格を認め，水準に合致しない大学は排除することによって，個別の大学ないしはその教育プログラムの質の維持向上と改善を進めようとするものである[82]。

米国における大学の認定許可は，州政府の権限のもとに行われ，州によってその基準が異なる。そのため，全米に6か所ある地域の基準協会による大学の全体的な評価である全体的基準認定（general accreditation）が行われ，さらにこれとは別の154の専門分野制の基準認定（professional accreditation）が行われる。高等教育機関基準認定協議会（CHEA）と連邦教育省がこの基準団体の認証を行っている。

認定基準の目的
(1) ある大学が高等教育にふさわしい明確な目標を持ち，協会の基準に合致し，目的の遂行を十分期待しうる条件を確立していること，またそのように組織された教員を擁し，財政的にもその事業を継続しうる能力を有することを，教育界，社会一般ならびにその他の組織や機関に対して保証すること。
(2) 教育効果を助長するための基準を開発し，それを用いて高等教育の信頼性と優秀性を促進すること。
(3) 自校分析およびすぐれた専門家による定期的な評価を通じて，大学の改善を奨励すること。
(4) 協会の資源の許す範囲内において，州政府の教育的消費者保護の施策を補い，また健全な大学を擁護すべく，学生その他の消費者と教育機関の関係を公正かつ完全なものにならしめるよう努めること。
(5) 教育の有効性および学問の自由に脅威を与える政府あるいは他の団体からの侵害に対抗する州立・私立大学の協同的な努力を援助すること。

このような専門団体による他者評価に加えて，上記の(3)に該当するのが，大学自身が自律的に行う自校分析（self study）であり，大学の自己点検・評価である。

米国の看護系大学・短期大学の基準認定については，全米看護連盟（NLN）が具体的なガイドライン[83]を作成しており，その自己点検・評価項目は，1992年の資料によれば，①構造と管理運営（structure and governance），②物的資源（material resources），③学生，④教師，⑤カリキュラム，⑥評価，の6つの上位カテゴリからなっており，20項目にわたる詳細な指針が提示されている。それらは，わが国の看護系大学・短期大学の自己点検・評価の指標として参考になるものである。

3 大学および専修学校設置基準改正と自己点検・評価

わが国の大学の自己点検・評価は，大学設置基準の大綱化に伴い1991年の大学審議会の答申によってその実施が努力義務化された。その具体的実施に当たっては，①現行の教育研究活動などについて自己点検を通じての現状認識と，その結果を踏まえた改善を要する問題点・特色・今後の方向などの自己評価の実施，②自己点検の項目・方法の継続的検討・改善，③評価の継続的実施と経常的データの収集・分析，④各大学の自主的実施とマニュアルの作成，⑤全学・学部・学科単位の委員会の設置，⑥点検・評価の公表の6段階を踏むこととなっている[84]。さらに1999年，大学設置基準の改正に伴い努力義務であった自己点検評価は義務化された。

大学の自己点検・評価を，本来の目的である高等教育の質の向上につなげるためには，これらが単なる教育管理責任者による自己点検・評価に終わらないようにしていく必要がある。そのためには，個々の教員が自分の所属する教育機関の教育理念・目的・目標を自己の教育活動に反映しているかを自己評価することが重要である。

わが国においては，大学，短期大学，専門学校の教育目的・目標が均一化している[85]という研究結果があり，自校分析による質的水準の向上の第一歩は，自校と他校の違いを教員が認識することの重要性を示している。

わが国の看護系大学・短期大学は1990年代に急激に増加しているが，各大学が社会の要求に応えうる高等教育を行っているのかを，自己点検・評価していくことは，きわめて重要である。特に急増した大学教員の需要に応えるために，教員が業績のための研究活動中心主義に陥る危険性をはらんでおり，学生への教育活動に影響する可能性がある。

1997年に実施した看護系大学・短期大学における自己点検・評価の実態調査[86]の結果は，対象校の83％が自己点検・評価を行い，70％が実施した自己点検・評価に関する報告書を作成しており，看護系大学・短期大学が自己点検・評価に積極的に取り組んでいる状況を示した。しかし，定期的に自己点検・評価を行っている大学・短期大学は43％であり，自己点検・評価を継続していくための機構を考案するとともに，実態調査を継続し，看護系大学・短期大学における自己点検・評価活動の機能状況を明らかにすることは今後の課題である。

また，高等教育の中心的活動の1つである教育活動の質について，個々の教員が自己の

教授活動についてどのように評価しているのか，どのように改善しようとしているのかを明らかにする必要がある。それらを踏まえて，教員が教授活動の改善に活用できる現実適合性の高い，看護学教育の特徴を反映した自己評価のための尺度を開発していくことができれば，大学における看護学教員の質的向上に貢献することであろう。大学における自己点検・評価の義務化は専修学校設置基準にも影響を及ぼした。文部科学省は，2002年（平成14），専修学校設置基準を一部改正し，自己点検および評価を行い，その結果を公表することを努力義務化した。それを受け，厚生労働省は検討会を立ち上げ，2003年（平成15）「看護師等養成所の教育活動等に関する自己点検評価指針」を作成した。今後，各看護専門学校は，この指針に基づき，自己点検・自己評価を行い，その結果を公表していくようになる。この活動が，わが国の看護職養成の質維持向上に向け，どのような影響をもたらしていくのかを確認していかなければならない。

　2007年（平成19）の学校教育法の改正により，専修学校設置基準も改正された。この改正に伴い，専修学校・各種学校における自己評価の実施と評価結果の公表が義務化された。同時に，学校関係者による評価の実施と評価結果の公表が努力義務化された。

引用文献

1) 辰野千寿他編：多項目教育心理学辞典，「評定」の項，345，教育出版，1986.
2) 下中邦彦編：新教育の事典，「評定尺度法」の項，691，平凡社，1979.
3) 前掲書1），「評価」の項，342.
4) 前掲書2），「誤り」の項，6.
5) 前掲書2），「誤り」の項，6.
6) 細谷俊夫他編：新教育学大事典3，「自己評価」の項，406-407，第一法規出版，1990.
7) 安彦忠彦：自己評価，148-149，図書文化社，1987.
8) 喜多村和之：新版大学評価とはなにか―自己点検・評価と基準認定，30，東信堂，1993.
9) 看護学教育研究委員会報告：21世紀の看護学教育―基準の設定に向けて―，大学基準協会，1994.
10) 舟島なをみ他：諸外国における看護婦養成教育大学化への促進要因及び阻害要因の検討―大学化が進展しているオーストラリア・カナダ・アメリカに焦点を当てて―，千葉大学看護学部紀要，18，37-45，1996.
11) 舟島なをみ他：社会人特別選抜による学士看護婦養成コース開発に関する研究―専門，専修学校卒業の看護婦（士）の学位取得へのニードとそれに関わる要因―，第24回日本看護学会集録―看護教育，139-141，1996.
12) 杉森みど里：看護系大学・短期大学におけるカリキュラムに関する研究―看護婦（士）養成カリキュラムの現状とその問題点に焦点を当てて―，看護教育振興事業に関わる調査報告書，1996.
13) King, I. M.：Curriculum and Instruction in Nursing, 206, Appleton-Century-Crofts, New York, 1986.
14) 見藤隆子他：看護教育の在り方に関する調査研究報告書，昭和62・63年度文部省教育方法等改善経費，1989.
15) 岡崎愉加他：岡山大学医学部附属助産婦学校卒業生の動向，第22回日本看護学会集録―看護教育，339-342，1991.
16) 安達直子他：看護職の職業継続に関する意識調査―本校卒業生動態調査より―，岡山県母性衛生，7，21-25，1990.
17) 吉田時子他：聖路加看護大学卒業生動態調査（第1報），聖路加看護大学紀要，10，11-16，1988.
18) 小沢桂子他：卒業生の動向(1)―同窓会名簿の調査から―，20年のあゆみ，創立20年記念誌，61-67，1995.
19) 下中邦彦編：新教育の事典，「形成的評価」の項，257，平凡社，1979.
　　ブルーム他著，梶田叡一他訳：教育評価法ハンドブック，130-131，第一法規出版，1973.
　　梶田叡一：教育における評価の理論，104-105，金子書房，1975.
　　梶田叡一：現代教育評価論，34，金子書房，1980.
20) Bloom, B. S., Hastings, J. T., Madaus, G. F.：Handbook on Formative and Summative Evaluation of Student Learning, 91-92, McGraw-Hill, 1971.
21) 細谷俊夫他編：教育学大事典1，「学習の評価」の項図表1，276，第一法規出版，1978.

梶田叡一：教育における評価の理論，42-43，金子書房，1975.

22) 細谷俊夫他編：教育学大事典 2，「教育評価」手順の項，240-241，第一法規出版，1978.
23) 依田新監：新・教育心理学事典，「チューター制」の項，565，金子書房，1977.
24) 横山京子他：実務経験を持つ編入学生の看護学士課程における学習経験に関する研究，看護教育学研究，9(1)，1-14，2000.
25) 望月美知代他：大学院看護学研究科修士課程における学習経験に関する研究，看護教育学研究，8(1)，1-14，2000.
26) 前掲書 22)，「教育評価」領域の項，241.
27) 橋本重治：指導と評価「教育評価基本用語解説」，日本教育評価研究会誌臨時増刊号，38，1983.
28) 内尾貞子他：臨床実習における中間評価及び自己評価の学習効果について，看護教育，18(3)，157-164，1977.
29) 竹山清子他：2 年課程における看護臨床実習評価からみた教育効果判定（第 2 報），第 15 回日本看護学会集録—看護教育，112-116，1984.
30) 勝野久美子他：臨床実習におけるアセスメントに対する指導上の工夫—「看護ケア評価表」の活用状況とアセスメント内容の分析，日本看護科学会誌，14(3)，66-67，1994.
31) 吉尾千世子他：臨床実習における看護技術の到達度と学習効果，順天堂看護学，5(1)，13-24，1987.
32) 伊藤孝治：老人看護学の教育技法の研究—実習における学生の自己評価—，愛知県立看護短期大学誌，24，19-28，1992.
33) 青木恭子他：基礎実習における実習効果に関する一考察—過去 5 年間の実施状況の分析から—，第 21 回日本看護学会集録—看護教育，265-267，1990.
34) 河村圭子他：成人・老人看護実習における学習到達度に関する研究，日本看護学教育学会誌，6(2)，133，1996.
35) 舟島なをみ：看護教育学研究—発見・創造・証明の過程—，185-223，医学書院，2002.
36) 喜多村和之：大学評価の時代—競争社会アメリカにみる—，アメリカでの大学評価，IDE 現代の高等教育，10，1988.
37) 岩永雅也：アメリカの大学における教員評価の方法，IDE 現代の高等教育，25，1988.
38) Centra, J. A.：Determining Faculty Effectiveness, 9, California, Jossey-Bass, 1982.
39) 大学基準協会：大学評価の新たな地平を切り拓く（提言），わが国大学の第三者評価のあり方に関する意識調査結果，142，2000.
40) 文部科学省高等教育局大学課：大学におけるカリキュラム等の改革状況について，文部科学省高等教育局，2001.
41) 前掲書 22)，「教育評価」領域の項，241.
42) 前掲書 23)，「知能」の項，557.
43) 前掲書 23)，「性格検査」の項，461.
44) 前掲書 23)，「知能検査」の項，559.
45) 前掲書 23)，「興味検査」の項，205.
46) 前掲書 23)，「創造性検査」の項，522.
47) 前掲書 23)，「道徳性テスト」の項，606-607.
48) 前掲書 23)，「レディネス・テスト」の項，589-590.
49) 前掲書 23)，「進学適性検査」の項，423.
50) 前掲書 23)，「官能検査」の項，139.
51) 前掲書 23)，「職業適性検査」の項，418-419.
52) 前掲書 23)，「運動機能の発達検査」の項，47.
53) 前掲書 22)，「教育評価」領域の項，241.
54) Pankratz, L. et al.：Nursing autonomy and patients' rights：development of a using scale, Journal of Health and Social Behavior, 15, 211-216, 1974.
55) Carkhuff, R. R.：New directions in training for the helping professions：toward a technology for human and community resource development, Counselling Psychologist, 3, 12-30, 1972.
56) Coopersmith, S.：Self-esteem inventories. Palo Alto, CA：Consulting Psychological Press, 1990.
57) 舟島なをみ他編：看護学教育評価論—質の高い自己点検・評価の実現，64-65，文光堂，2000.
58) Boshier, R.：Education Participation Scale, Learning Press, 1982.
59) Stamps, P. L.：Nurses and Work Satisfaction：An Index for Measurement, 2nd ed., Health Administration Press, 1997.
60) 前掲書 23)，「面接法」の項，738-739.
61) 前掲書 23)，「観察法」の項，134-135.
62) 前掲書 23)，「ソシオメトリー」の項，527-529.
63) 前掲書 23)，「ゲス・フー・テスト」の項，227.
64) 前掲書 23)，「投影法」の項，590-592.

引用文献　　325

65）前掲書 2），「SD 法」の項，37-39.

66）参考文献として，東洋他編：現代教育評価事典，金子書房，1988.

67）石田恒好：第 2 章・教育評価の主要な用語．八田正夫他編著，評価の基礎知識—小学校教育評価全集 1，ぎょうせい，36，1984.

68）続有恒：教育評価，教育学叢書 21，第一法規出版，1968.

69）橋本重治：教育評価における"規準"と"基準"をどう使い分けるか，指導と評価「教育評価基本用語解説」，日本教育評価研究会誌臨時増刊号，60-63，1983.

70）ブルーム他著，梶田叡一他訳：教育評価法ハンドブック，286-290，第一法規出版，1973.

71）東洋編：現代教育評価事典，「教育評価史」の項，170-171，金子書房，1988.

72）前掲書 7），71-72.

73）細谷俊夫他編：新教育学大事典 1，「アンドラゴジー」の項，79，第一法規出版，1990.

74）中谷啓子，舟島なをみ：授業過程を評価する学生の視点に関する研究—講義—，看護教育学研究，7（1），16-30，1998.

75）舟島なをみ監：看護実践・教育のための測定用具ファイル，第 3 版，第 5 章 A. 授業過程評価スケール—看護学講義用—，141-150，医学書院，2015.

76）前掲書 75），第 5 章 B. 授業過程評価スケール—看護技術演習用—，151-159.

77）中谷啓子：授業過程を評価する学生の視点に関する研究—実習—，Quality Nursing，4（3），47-53，1998.

78）前掲書 75），第 5 章 C. 授業過程評価スケール—看護学実習用—，160-168.

79）前掲書 40）.

80）大学審議会：「21 世紀の大学像と今後の改革方策について」—競争的環境の中で個性が輝く大学—，大学審議会中間報告，1998.

81）前掲書 36），7-8.

82）飯島宗一他編：大学設置・評価の研究，大学基準協会叢書，5，東信堂，1990.

83）National League for Nursing：Criteria and Guidelines for the Evaluation of Bacclaureate and Higher Degree Programs in Nursing, National League for Nursing Press, 1992.

84）前掲書 8），30-31.

85）前掲書 12）.

86）前掲書 57），98-100.

第7章

看護継続教育論

はじめに

　看護教育学においては，看護学にかかわる教育を看護基礎教育，看護卒後教育，看護継続教育に大別してとらえる。第7章は，このうち，看護継続教育に関する内容について扱う。

　千葉大学看護学部看護教育学教育研究分野が，看護継続教育に関する研究に意識的に取り組むようになったのは，1998年のことである。それまで，病院に就業する看護職者を対象とした研究には着手していたものの，それらのほとんどが看護基礎教育の充実，発展という視点から展開されていた。

　看護継続教育にかかわる研究には，次のような経緯を経て着手することになった。看護学部の卒業生の多くは，卒業後，病院に看護師として就職する。学生は，4年次の夏休み頃より就職活動を開始する。具体的には，複数の病院を見学し，就職対策委員の教員と相談しながら試験を受け，就職先を決定していく。このとき，学生の多くには，就職先に関する共通の決定要因があり，それが院内教育の充実である。

　看護学にかかわる教育を看護基礎教育，看護卒後教育，看護継続教育に大別してとらえたとき，院内教育は看護継続教育に分類される。少なからぬ卒業生が大いに頼りにする看護継続教育としての「院内教育」には，実際にどのようなプログラムがあり，それは病院に就業する看護職者にとってどのような効果をもたらしているのであろうか。毎年，4年次生の就職活動の時期になると，院内教育に対するこのような関心が頭をもたげ，新年度が始まる頃になると脳裏から消えるという状況を数年間，繰り返した。1998年，忘れていた院内教育に対する関心が再燃したところに，大学病院において12年の臨床経験を持ち，

副看護師長として院内教育にかかわったことのある編入学生が,「院内教育」に関して研究したいと名乗りを上げた。これが,看護教育学における看護継続教育研究への第一歩である。

看護継続教育研究への第一歩を踏み出すことに貢献した前述の編入学生は,その後,博士前期課程,後期課程へと進学し修了後も看護継続教育に関する研究を累積している。

看護継続教育の基盤となる用語「継続教育」は,教育が専門分化していく過程において,成人を対象とする教育に関連し,成人教育,社会教育といった用語と共に用いられるようになった[1,2]。これらの用語は,明瞭な区別なく用いられている現状があり,継続教育という用語に対する見解もさまざまである[3]。しかし,いずれも,継続教育を「なお一層続けられる教育」[4]という意味に用いている。

1975年,国際看護師協会(ICN)が'継続教育についての宣言'を採択して以降,世界各国が看護継続教育を一層活発に進めるようになった[5]。この'継続教育についての宣言'は,看護継続教育を「自己学習,現任教育,正式な卒後教育,大学院の学術的研究を含む広範囲な教育活動」と規定した[6]。しかし,2年後の1977年,国際看護師協会4年毎大会においては,看護継続教育,看護卒後教育を区別する必要性について議論された[7]。

わが国においては,国際看護師協会4年毎大会から2年後の1979年,国内初の看護系大学院開設を機に,看護継続教育と看護卒後教育との相違点が模索された[8]。その結果,1985年,日本看護協会が看護継続教育を「資格取得後の看護職を対象として,それぞれの看護の専門分野で,日々の進歩に立ち遅れず仕事ができるようにするために計画された教育」[9],看護卒後教育を「大学院で行われている教育」[10]と規定した。これらは,看護継続教育を「この教育活動は,基本的には登録看護師がそれぞれの看護の専門分野で日々の進歩に立ち遅れず仕事ができるようにするために計画されたものであり,教育を受けたからといって職業上の高い地位を約束するものではない」[11]とする International Nursing Index の定義に基づいた規定である[12]。

また,米国の看護学事典によると,看護継続教育とは,看護職者の知識・技能・態度を育成するためにデザインされた教育プログラムであり[13],学位取得プログラムである看護卒後教育と区別している。

以上のように,看護継続教育は時代と共にそのとらえ方が変化しており,現在は,看護卒後教育と区別するとらえ方が一般的である。また,看護職者が知識・技能・態度を獲得し,時代と共に変化する人々の多様なニードに応じた看護実践を行うために活用可能な教育であることを示す。

これらに基づき,本書は看護継続教育を次のように定義する。すなわち,看護継続教育とは,看護基礎教育の上に積み上げられる学習経験であり[14],看護基礎教育課程を修了し,保健師助産師看護師法による免許を受けたすべての看護職者を対象とする。また,大学院における教育は,看護卒後教育として看護継続教育とは区別する[15]。

Ⅰ 看護継続教育の3領域

　米国においては，1900年代より，保健医療施設が施設内教育（in-servise education）として看護継続教育プログラムを提供していた[16]。また，1920年代には，アメリカ看護師協会，全国看護教育連盟等の職能団体，看護系大学等が施設外教育としての看護継続教育に着手し，1930年代以降，連邦政府・州政府は看護継続教育への財政的支援，継続教育制度の法制化を開始した[17]。1975年には，アメリカ看護師協会が「継続教育の基準」（Standards for Continuing Education in Nursing）[18]を提示し，継続教育の体系化が進展するとともに，例年多くの看護継続教育に関する研究成果が公表され，その発展に対する研究的取り組みも顕著である。

　わが国においても，現在，看護継続教育機関，保健医療施設がさまざまな教育プログラムを立案・提供している[19]。しかし，わが国の看護継続教育の体系化に向けた取り組みは，政策的にも学術的にも遅れており，近年になってようやく，厚生労働省より「看護職員生涯教育検討会報告書」[20]，日本看護協会より「継続教育の基準」[21]が公表され，その体系化に向けた活動を開始したばかりである。

　看護継続教育の体系化に向けては，研究成果の累積が不可欠であり，看護継続教育に焦点を当てた研究が，今後より一層発展し，実際の教育に反映できる成果を蓄積するためには，まず，その現状を明らかにし，研究領域および研究課題を明確にする必要がある。

　そこで，わが国の看護継続教育に関する研究の動向解明を目ざす文献研究[22]を実施し，看護継続教育研究が次の3領域から行われていることを明らかにした。3領域とは，【看護職者が所属する施設の教育】，【看護継続教育機関の教育】，【看護職者個々の自己学習とその支援】であり，今後，この3領域に着目し研究を累積していくことにより，看護継続教育の体系化を促進する可能性が高い。そこで，この結果を前提に，看護継続教育論を【看護職者が所属する施設の教育】，【看護継続教育機関の教育】，【看護職者個々の自己学習とその支援】の視点から展開する。

1 看護職者が所属する施設の教育

　看護職者が所属する代表的な施設が病院であり，日本看護協会の調査によれば，わが国の看護職者の約7割は，病院に就業している。この状況を反映して，わが国の看護継続教育研究の半数以上がここに分類され，また，その大半が医療施設内教育，すなわち，院内教育を対象としていた。具体的には，「医療施設が実施した教育プログラムの評価」，「医療施設に就業した新人看護職者の心理的側面の理解」，「医療施設に就業する看護職者の知識・技術・態度の修得状況把握」，「医療施設に就業する看護職者の学習ニード」，「医療施設における教育対象者の自己評価と教育提供者の他者評価の比較」等，9種類（表7-1）で

330　第7章　看護継続教育論

表 7-1　看護職者が所属する施設の教育（46件，54.8%）に関する研究内容

研究内容	文献数（%）
1．医療施設が実施した教育プログラムの評価	22（26.2%）
2．医療施設に就業した新人看護職者の心理的側面の理解	6（ 7.1%）
3．医療施設に就業する看護職者の知識・技術・態度の修得状況把握	5（ 5.9%）
4．医療施設に就業する看護職者の学習ニード	3（ 3.6%）
5．医療施設における教育対象者の自己評価と教育提供者の他者評価の比較	3（ 3.6%）
6．医療施設における教育プログラム評価のシステムの開発	2（ 2.4%）
7．医療施設内教育の変遷	2（ 2.4%）
8．日本の医療施設・市町村における新人保健師・看護師教育の現状	2（ 2.4%）
9．教育目標提示の有無による医療施設内教育の効果の相違	1（ 1.2%）

〔舟島なをみ他：わが国における看護継続教育研究の動向，看護研究，35(6)，7-9，2002.〕

ある。

　しかし，医療施設とは，医療を提供する施設であり，病院以外にも，診療所，助産所，介護老人保健施設等がこれに該当する。看護職者が就業する病院以外のこれらの医療施設における教育プログラムを対象とする研究は実施されていなかった。同様に，看護職者は看護職養成教育にも携わり，相当数の看護職者が大学・短期大学，専門学校に所属している。しかし，これらを対象とした研究も実施されていなかった。

　以上は，看護継続教育が看護職者の圧倒的多数が就業する病院において，実質的にも研究的にも活発に取り組まれていることを示す。しかし，現在，医療の高度化に伴い病院に就業する看護職者は，頻発する医療事故，新人看護師の技術の未熟さ等をはじめとする多様な問題に直面している。今後，施設の教育，特に病院における看護継続教育は，問題の未然防止と解決に向けた教育内容へと洗練させる必要がある。

　一方，病院以外の医療施設や看護職養成教育機関における看護継続教育に関しては研究的な取り組みがほとんどなく，これを活性化していくことは，看護継続教育を体系化していくための重要な課題である。また，施設の教育が病院に限局しているという看護継続教育の現状については，病院看護機能評価および病院機能評価の基準として職員への教育活動[23]が提唱されており，この存在が病院における看護継続教育を活性化させる要因となっている可能性がある。

　しかし1997年，介護保険法の成立に伴い，訪問看護ステーションに所属し，在宅看護に携わる看護職者が増加しており，今後，看護職者が就業する場はさまざまに拡大する可能性が高い。訪問看護ステーション，診療所，助産所，介護老人保健施設等の医療施設の場合，就業する看護職者は人数も少なく，施設内において看護継続教育を提供することは，経済的にも時間的にも困難であることは容易に推測できる。

　これらの医療施設に就業する看護職者が看護の質を維持，向上し続けるためには，施設の教育というよりはむしろ看護継続教育機関における教育を充実させ，機会を提供し続ける必要がある。また，1998年頃より「教員としてよりよくなることを助ける教育」，すなわちファカルティ・ディベロップメント（FD）の必要性が提唱されるようになり，FDの実施は，大学・短期大学における自己点検・評価の際の評価項目としてもミニマムエッセンシャルズになりつつある。これらは，質の高い教育の提供に向け，FDを目的とした看護職養成教育機関における看護継続教育が必要であることを示している。

表 7-2　看護継続教育機関の教育（22件，26.2%）に関する研究内容

研究内容	文献数（%）
1．看護継続教育機関が実施した教育プログラムの評価	15（17.8%）
2．看護継続教育機関が実施する長期研修を受ける受講生の心理的側面の理解	2（2.4%）
3．プログラム提供機関の相違による教育プログラムの効果の比較	2（2.4%）
4．看護継続教育機関における教育の変遷	2（2.4%）
5．看護継続教育機関における教育プログラム評価システムの開発	1（1.2%）

〔舟島なをみ他：わが国における看護継続教育研究の動向，看護研究，35(6)，7-9，2002.〕

2　看護継続教育機関の教育

　現在，わが国においては，文部科学省，厚生労働省，地方自治体，日本看護協会をはじめとする社団法人等が看護継続教育機関を設置し，多様な教育プログラムを提供している。看護継続教育研究のうち，看護継続教育機関の教育に分類された研究は，全体の約1/4であり，その内容は，次の5種類（**表7-2**）であった。5種類とは，「看護継続教育機関が実施した教育プログラムの評価」，「看護継続教育機関が実施する長期研修を受ける受講生の心理的側面の理解」，「プログラム提供機関の相違による教育プログラムの効果の比較」，「看護継続教育機関における教育の変遷」，「看護継続教育機関における教育プログラム評価システムの開発」である。

　施設における教育は，病院において活発に展開されているが，病院の主たる目的は，健康に障害をきたした人々に医療を提供することである。また，このような目的を持つ施設が提供する教育は，その病院の医療を提供するために必要不可欠な教育であり，その病院に就業する看護職者の学習ニードを充足したり，多様な側面の職業的発達を支援するには，おのずと限界がある。看護継続教育機関の教育は，このような限界を乗り越え展開される必要があり，現存する看護継続教育機関が提供する教育プログラムの現状をこのような視点から分析することは今後の重要な課題である。

3　看護職者個々の自己学習とその支援

　看護職は，専門職性の高い職業であり，その実践には，高度に体系化された専門的知識が必要不可欠である。また，看護職の実践を支える看護学は，学際的学問であり，関連する学問領域の発展・変化に影響を受ける。さらに，看護職者は成人学習者であり，成人学習者は，学習者としての自己概念が依存的パーソナリティから脱皮し，自己管理性を増大する方向へと変化するという特徴を持つ[24]。これは，看護職者がその職業を継続し，質の高い看護を提供していくためには，常に新しい知識・技術を獲得していく必要があることを意味する。先述した看護職者が所属する施設の教育，看護継続教育機関の教育を活用できるが，職業活動を継続している看護職者にとってそれにもおのずと限界がある。

332　第 7 章　看護継続教育論

表 7-3　看護職者個々の自己学習とその支援（16 件，19.0%）に関する研究内容

研究内容	文献数（%）
1．看護職者の学習活動・学習意欲に関連する要因	9（10.6%）
2．看護職者の知識・技術・態度の修得状況	3（3.6%）
3．看護職者の学位取得ニード	3（3.6%）
4．看護職者の実践能力に関する自己評価尺度の開発	1（1.2%）

〔舟島なをみ他：わが国における看護継続教育研究の動向，看護研究，35(6)，7-9，2002.〕

　看護職者個々が職業活動の継続に必要な内容を必要なときに学習するためには，自己学習が最適，かつ必要不可欠である。また，自己学習ができる看護職者の育成は，看護継続教育のみならず，看護基礎教育，看護卒後教育の目的でもある。それは，看護学の専門的知識と共に看護学に関連する他の学問領域の知識が，間断なく急速な進歩を遂げると共に，社会の変化は人々の健康や看護へのニードに多大なる影響をもたらすためである。既にアメリカ看護師協会は，看護職者の自主的かつ個人的な学習活動を自己教育活動（self-instructional activity）として看護継続教育の中に明確に位置づけており[25]，これらは，看護職者個々の学習活動が看護専門職者として必要不可欠な側面であることを示している。

　わが国の看護継続教育研究のうち，約 1/5 がこの領域に該当し，その内容は，次の 4 種類（表 7-3）に分類された。4 種類とは，「看護職者の学習活動・学習意欲に関連する要因」，「看護職者の知識・技術・態度の修得状況」，「看護職者の学位取得ニード」，「看護職者の実践能力に関する自己評価尺度の開発」である。このうち，「看護職者の学習活動・学習意欲に関連する要因」，「看護職者の学位取得ニード」に関する研究は，看護職者の自己学習活動にかかわる要因を解明しており，看護教育制度を通して看護職者の自己学習を支援するための重要な資料となる。

　また，「看護職者の実践能力に関する自己評価尺度の開発」は，1 件のみであったが，看護職者個々人が自分で自分の看護実践能力を査定できる尺度を開発した研究である。自己評価とは，「自分で自分の学業，行動，性格，態度等を評価し，それによって得た情報に基づき自分を確認し，自分の今後の学習や行動を改善するという一連の行動である」[26]。これは，看護職者の自己学習を活性化するために，自己評価活動の支援が有効であることを意味し，信頼性・妥当性の確保された自己評価尺度の開発が，看護職者個々の自己学習に貢献することを示す。

　アメリカ看護師協会は，個々人の学習活動を系統的に支援するために目標設定，試験実施を適切な指導者のもとに行う必要性も明示している[27]。今後，わが国においても，自己評価尺度の開発に加え，看護職者個々の学習活動支援に必要な目標設定および階層化，評価方法のシステム化等の研究に取り組む必要がある。

II 看護継続教育3領域に関連する用語と概念 (図7-1)

　看護継続教育3領域には，いくつかの関連用語や概念が輻輳し，混乱をきたすことがある。それらの中には，院内教育，集合教育，分散教育，OJT（on-the-job training），Off-JT（off-the-job training），SD（staff development），FD（faculty development），現任教育，再教育等がある。

　このうち，FDとSDは語源が同一の用語であるが，現在，FDは大学において展開される「教員としてよりよくなることを助ける教育」を表す用語として使用される。一方，SDは大学の教員を対象とする用語としては使用しなくなったが，米国の看護継続教育においては「看護スタッフとしてよりよくなることを助ける教育」を表す用語として使用される。「教員としてよりよくなる」，「看護スタッフとしてよりよくなる」ことは，看護職者が所属する施設の教育，看護継続教育機関の教育，看護職者個々の自己学習とその支援の3領域すべての目的であり，FD，SDは看護継続教育の目的を強調した表現と理解してよいであろう。

　また，院内教育とは，看護職者の所属する施設の教育の代表的なものであり，集合教育・分散教育は看護職者が所属する施設の教育としての院内教育をどのような形態により行うかを表す用語である。集合教育は対象となる看護職者が一堂に会して教育を受ける状況を意味し，分散教育は対象となる看護職者が所属する病棟において教育を受ける状況を意味する。

　さらにOJTとOff-JTは，集合教育・分散教育と同様に看護職者が所属する施設の教育としての院内教育をどのように行うかを表す用語である。OJTは日々の看護実践を通して対象者を教育することを意味し，Off-JTは院内で特別の機会を設け対象者を教育することを意味する。

　現任教育とは，現在，任ぜられている職務を遂行するために必要な能力を育成し，組織の発展に貢献することを目的とした教育[28]を意味する。具体的には，看護職者が所属する

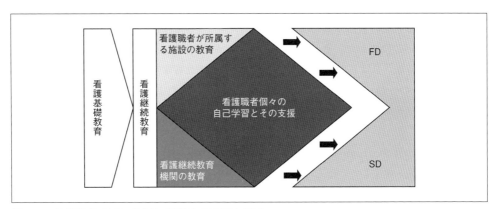

図7-1　看護継続教育3領域に関連する用語と概念

施設の教育としての看護師長研修や主任研修，また，看護継続教育機関の教育として提供される看護教員養成講習会，看護管理者講習会，教育担当者講習会がこれに該当する。

再教育とは，いったん離職した看護職者の再就職を促進することを目的とした教育，既に継続教育を終了した看護職者のさらなる教育を意味する。

III 看護継続教育の対象と学習ニード

看護継続教育について語ろうとするとき，看護職者の学習ニードの存在を見逃すことができない。それは，看護継続教育の対象者が成人学習者であり，成人学習者が次のような特徴[29]を持つことに起因する。

①学習者としての自己概念が，依存的パーソナリティから脱皮し自己管理性を増大する方向へと変化する。
②経験が，自他の豊かな学習資源となる。
③学習へのレディネスが，生活上の課題や問題から発達する。
④学習へのオリエンテーションが，学科中心から生活上の課題や問題中心へと変化する。
⑤学習への動機づけにおいて，外部から与えられる報酬や処罰よりも，内発的な要因がより重要となる。

これらは，看護継続教育の対象者が主体的に学習を進めていく存在であるとともに，内発的な要因，すなわち個々のニードにより学習へと動機づけられる存在であることを示す。このように看護継続教育と対象者の学習ニードは，深い関連を持つ。看護教育学においては，このような観点から学習ニードに着眼し，研究を累積している。その結果として，用語「学習ニード」に関し，文献を整理し，次のように規定できた。

1 用語「学習ニード」の規定

学習ニードは，看護界において一般的に用いられているにもかかわらず，明瞭に規定されていない用語である。そこで，学習ニードを概念規定するに当たり，まず，「ニード」について検討した。その結果，心理学における Maslow, A. H. のヒューマニステック心理学の分類[30]をはじめ，社会学[31]，教育学[32]，成人教育学[33]といったさまざまな学問領域に「ニード」の分類・規定があることを確認した。先述したように看護継続教育の対象となる看護職者はその発達段階から，学習者の中でも成人学習者に位置づく。そこで次に，これらの中でも，成人学習者に焦点を当てる成人教育学の観点に基づくニードの分類・規定に着目した。

1961 年，Komisar, B. P.[34]は，教育学の領域において用いられてきたニードという用語を分類・規定した。そして，「ニード」が広く用いられているにもかかわらず，不明確で多くの意味を持つ用語であることを指摘した。その後，さまざまな研究者がニードという用語を分類・規定した。

1971 年，Komisar, B. P. の分類に基づき，成人教育学者である Atwood, H. M. ら[35]は，成人学習者のニードを，真のニード，教育ニード，真の教育ニード，感じたニード，前兆を示すニードの5種類に分類・規定した。真のニードとは，個人や集団の中に，環境との関係における何らかの不足が客観的に存在していることを指す。また，教育ニードとは，教育的な視点から説明される不足や欠如，不完全さであり，しかも学習経験により充足されるものを指す。

さらに，真の教育ニードとは，真のニードと教育ニードの合成語であり，より望ましい状態との関係において個人や集団にとって獲得する必要があると判断される知識・技能・態度を指す。加えて，感じたニードは，当事者が必要であると感じたものを指し，興味・関心とほぼ同義である。残る前兆を示すニードは，それ自体充足される必要があるが，より重大な真のニードが存在する徴候を示す。

Atwood, H. M. らは，これら5つのニードのうち真の教育ニードを充足すること，すなわち，より望ましい状態に達するために知識・技能・態度を修得することが成人教育の目的そのものであるとし，その重要性を強調した。また，自己のニードを明確に知覚することによって効果的に学習を進められるという成人学習者の特徴を前提に，学習者の興味・関心にかかわる感じたニードを重視する必要性を指摘した。

1970 年，Knowles, M. S. は，教育ニードを「求められる能力水準と現在の能力水準との差異」[36]と規定した。また，1984 年には，Atwood, H. M. らと同様に，成人学習者が自己の学習ニードを知覚できる存在であるという立場をとり，感じたニード[37]をニードに対する自己査定の結果としてとらえ，その重要性を支持した。さらに，教育（education）と学習（learning）という用語各々を明確に規定した[38]上で，学習ニードという用語を用いた[39]。しかし，Knowles, M. S. は，学習ニードを教育ニードと同様に「求められる能力水準と現在の能力水準との差異」[40]と規定し，両者の相違については言及していない。

1972 年，Kaufman, R. A. は，教育ニードを「目標達成に必要な知識・技能・態度」[41]と規定した。また，1980 年，Adelson, R. ら[42]は，教育ニードを「学習者が理想とする状況と現状との差異」と規定した。

1977 年，Monette, M. L. は，Komisar, B. P. と同様に成人教育学の領域において用いられてきたニードを分類・規定した[43]。Monette, M. L. は，成人教育学において，多くの研究者がニードを分類・規定しているにもかかわらず，統一した見解が得られていない状況を指摘した。また，ニードを「望ましい水準と現在の水準との間に生じた差異」と規定すると共に，Atwood, H. M. らと同様に，成人学習者の特徴を踏まえ，感じたニードの重要性を強調した。しかし，学習ニードについては，ニードアセスメントの際に用いる用語であると述べるにとどまっている。

以上は，成人教育学においても，学習ニードが，明確に規定されていない用語であり，成人学習者が自己の興味・関心，あるいは目標とする水準に到達するために必要な知識・技能・態度を知覚することが効果的に学習を進める上で重要であることを示す。

そこで，看護継続教育論を論ずるに当たり，学習ニードを次のように規定した。

学習ニードとは　学習者の興味・関心，もしくは，学習者が目標達成に必要であると感じている知識・技術・態度であり，これは学習経験により充足または獲得可能である。

336　第7章　看護継続教育論

2　看護職者の学習ニード

1　病院に就業する看護職者が持つ学習ニード 28 種類

　上記のように学習ニードを規定し，次のような経緯を経て，特に病院に就業する看護職者に焦点を当てその学習ニードを解明した。

　第1に，わが国と米国における看護職者の学習ニードに関する文献検討を行った。その結果，複数の研究の存在を確認したが，いずれも看護職者の学習ニードを網羅することを目ざしたものではなかった。しかも，これらの多くは，各研究者が作成した択一回答式質問を用いた質問紙を測定用具として使用していた。択一回答式質問は，選択肢以外の内容を明らかにできない[44]。これは，すべての看護職者の学習ニードを明確化する際の指針として活用可能な成果を産出した研究が行われていないことを示す。

　第2に，病院に就業する看護職者の学習ニードを次のような手続きを経て解明した。

　①看護職者の学習ニードを明らかにするために探求のレベルを因子探索に設定する。

　②データ収集法には質問紙法を採用し，自由回答式質問を通して看護職者の学習ニードを調査する。

　③対象者に，臨床経験年数，所属する組織・職務の専門性，役割，教育背景の多様な看護職者が含まれることを目ざす。

　④分析には Berelson, B. の内容分析を用いる。

　解明された看護職者の学習ニードは 28 種類であった。さらに，この 28 種類の学習ニードは，個別の存在ではなく，相互に関連し，次に示す 6 つに構造化されること（図 7-2）が考察を通して明らかになった。6 つの構造とは，《所属看護単位の特徴に応じた既習内容の専門化》，《多様な教育的機能の発揮》，《組織運営への参画者としての役割遂行》，《流動する社会がもたらす実践環境変化への対応》，《研究遂行と成果活用による看護業務の効率化・看護の質保証》，《看護専門職者として発展し続けるための自律的活動》である。このことは，病院に就業する看護職者の学習ニード，すなわち学習を要望する内容が，上記 6 つの構造の中に位置づくことを意味する。

　Bruner, J. S. は，著書『教育の過程』において，教育内容の構造を解明する重要性について以下のように述べている[45]。すなわち，教育内容の構造に基づいた学習は，学習した内容を広範囲な知識，技術，態度に転移し，学習の継続を可能にする。また，構造に基づいた学習は，学習者に知的興奮をもたらすとともに，その構造に関連づく内容を細部にわたり記憶再生することを可能にする。さらに教育内容の構造に基づいた教育プログラムの編成・提供は，学習者に教育内容の構造に対する理解をもたらす。

　これらの指摘は，看護職者の学習ニード 28 種類およびその構造に次のような活用可能性があることを示唆する。第1は，病院に就業する個々の看護職者にとっての活用可能性である。看護職者は，自己の学習ニードがどの構造に位置づくかを理解することによって，単にその学習ニードの充足を目標とすることなく，その学習ニードの充足を次の目標へと関連づけ，系統的な学習を継続できる。これを通して，主体的な学習活動の継続が可能と

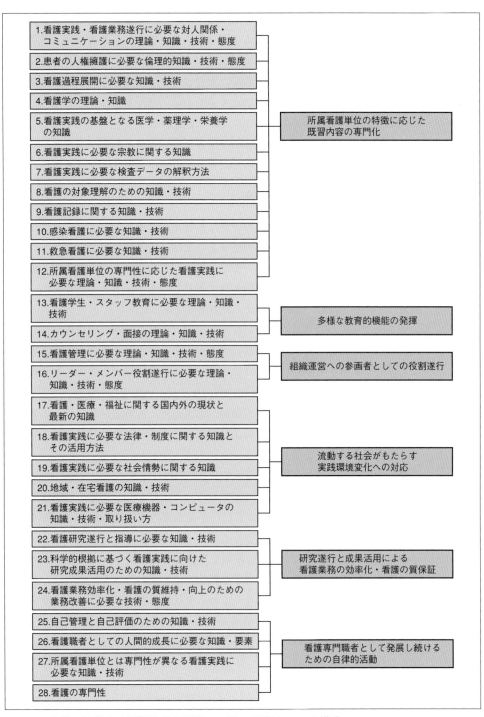

図 7-2 病院に就業する看護職者の学習ニード 28 種類と 6 つの構造
〔三浦弘恵,舟島なをみ他:看護職者の学習ニードに関する研究—病院に就業する看護職者に焦点を当てて—,看護教育学研究,11(1),40-53,2002.〕

なる。

第 2 は,看護継続教育のプログラム立案者にとっての活用可能性である。看護継続教育機関の教育プログラム立案者は,これら学習ニードの構造に基づき,そのプログラムの対

象となる看護職者の学習ニードを査定し，多くの看護職者の学習ニード充足に対応可能な普遍的要素を持つ教育プログラムを開発できる。また，各教育機関・施設の教育プログラム立案者にとっては，これらの構造に基づく学習ニードの査定結果を活用し，そこに所属する看護職者の学習ニードに合致した教育プログラムの開発・提供が可能となる。

　以上の活用可能性を現実のものとするために，2004年には，28種類の学習ニードに基づき，学習ニードアセスメントツール（臨床看護師用）[46]を開発した。このアセスメントツールの活用は，看護職者個々の主体的な学習活動の継続，教育プログラム立案者による所属する看護職者の学習ニードに合致した教育プログラム開発・提供を可能にする。

2 看護職者の特性と学習ニード

　看護職者の学習ニードは，その特性に影響を受ける。どのような看護職者がどのような学習ニードを持つのか，それを理解することは，看護継続教育プログラム立案に向け必要不可欠である。看護教育学においては，前述した学習ニードを解明するために収集した質的データを用いて，特に臨床経験年数に着目し学習ニードとの関連を明らかにする一連の研究[47]を行っている。その結果は，次の通りである。

　第1に，臨床経験年数の少ない看護師ほど《所属看護単位の特徴に応じた既習内容の専門化》にかかわる学習ニードは高いことが明らかになった。しかし，臨床経験年数の豊富な看護師であっても，特に役職に就いていない看護師は，このニードを持ち続けている。《所属看護単位の特徴に応じた既習内容の専門化》を構成した学習ニードは，コミュニケーション，医学・薬理学・栄養学の知識，看護過程，看護記録等，日々の看護実践に直結した看護の要素であり，あらゆる臨床経験年数の看護師が継続的に所属部署の特徴を反映したこの要素の学習を要望している。

　具体的には，次のようなことを示す。小児病棟に所属する看護師の場合，「看護過程」は当然，看護基礎教育課程において学習している。しかし，小児を対象とした看護の経験を累積する過程を通して，看護師が自己の小児看護の質を高めるために特に，「小児」に焦点を当てた看護過程についての学習を要望することを意味する。このような内容にかかわる学習機会は，経験年数の少ない看護師を対象として提供されることが多い。しかし，《所属看護単位の特徴に応じた既習内容の専門化》にかかわる学習ニードは，看護の基本的な要素に専門性を加味した内容であり，これらを反映したプログラムを立案する必要がある。

　看護継続教育機関はもとより看護師の所属する施設の継続教育プログラムには，《所属看護単位の特徴に応じた既習内容の専門化》にかかわる学習の機会を常に確保し，臨床経験年数により対象者を限定せず，学習ニードを持つ多様な看護師が継続的に参加できるよう計画を立案する必要がある。

　第2に，臨床経験年数の豊富な看護師ほど《組織運営への参画者としての役割遂行》にかかわる学習ニードが高いことが明らかになった。また，《組織運営への参画者としての役割遂行》にかかわる学習は，職位とも関連し，看護師長，副看護師長など何らかの役職についている臨床経験豊富な看護師が主に要望しており，これらの看護師を対象としたプログラムには必要不可欠な内容である。

　一方，豊富な臨床経験は持つが役職には就いていない看護師も多数存在する。このような看護師は，《所属看護単位の特徴に応じた既習内容の専門化》，《多様な教育的機能の発

揮》,《流動する社会がもたらす実践環境変化への対応》,《研究遂行と成果活用による看護業務の効率化・看護の質保証》,《看護専門職者として発展し続けるための自律的活動》に関する学習を要望していた。

経年別プログラムを検討する際,往々にして新人もしくは初心者に関してはそのプログラムの内容を考えやすいが,臨床経験豊富なスタッフに対するプログラムの内容を考えにくいという話を耳にすることが多い。そのようなとき,プログラム立案者はこれら5項目を念頭に置き,計画を立案することにより,そのプログラムは豊富な臨床経験を持ち,役職には就かない看護師の学習ニードも充足できる。豊富な臨床経験を持ち,役職には就かない看護師は,病棟における看護の質に多大なる影響を与える存在である。その影響は,肯定的,もしくは否定的の両側面があり,経験豊かな看護師がその病棟における看護の質に肯定的な影響を与える存在であり続けるために,学習ニードの充足はきわめて重要である。

Ⅳ 看護職者が所属する施設の教育としての「院内教育」

わが国の看護職者はその約7割が,病院に就業しており,多くの病院は何らかの教育を看護職者に提供している。この事実は,看護継続教育3領域の内,看護職者が所属する施設の教育としての「院内教育」に着眼する重要性を示唆する。そこで,本項においては,院内教育を論ずるに当たり,第1に看護教育学研究の成果をもとに,院内教育という用語がどのようにとらえられてきたのか,それを歴史的経緯に沿って整理する。第2に,院内教育プログラムについて論ずる。

1 用語「院内教育」の規定

1 わが国における「院内教育」の規定

わが国における院内教育は,1950年以降,第2次世界大戦後の看護制度改革に伴って普及し[48],「院内教育」という用語は,1960年代以降,現任教育,卒後教育,継続教育とともに用いられるようになった[49,50]。これらの用語は,明瞭な区別なく用いられており,「院内教育」という用語に対する見解もさまざまである[51~53]。

1973年,細貝[54]は,院内教育を,広義・狭義の2種類の意味にとらえた。このうち,広義の意味は,実施機関の種類,公式・非公式を問わず,病院の目的に合わせて,職員一人ひとりの能力を開発するために企画・実施される総合的な教育・訓練である。一方,狭義の意味は,職員教育のうち,病院において企画・実施されるあらゆる種類の教育・訓練である。

1979年,草刈[55]は,看護継続教育に関する概念が次々と導入され,相互の関係が整理されないまま混在している状況を指摘するとともに,院内教育を「病院内で企画し,婦長等

の指導者が行う施設内教育」と定義した。

1979年，中西[56]は，院内教育を「人として，専門職者として，より効果的に職務を遂行するために，職場において提供される，計画的な学習経験である」と定義した。

1988年，池田[57]は，現任教育および院内教育が in-service education から派生した用語であることを前提とし，現職の看護職者が受ける教育を現任教育と定義し，そのうち所属施設内で実施されるものを院内教育とした。

2000年，日本看護協会は，継続教育の体系化推進に向け，「継続教育の基準」[58]を発表したが，看護継続教育とキャリア開発という2つの用語を定義するにとどまっている。

以上のように，院内教育という用語は，わが国において，「病院において企画・実施される教育」という場を強調した意味に用いられている。また，院内教育の目的に関しては，漠然とはしているものの，組織の目的達成とともに職員の能力開発という側面が早くから成文化されている。

2 米国における「院内教育」の規定

米国においては，1900年代頃より，看護師不足解消対策として看護師に教育を提供する病院が現れ始めた[59]。また，1920年以降，大学や看護継続教育機関が，連邦・州政府，民間の慈善団体から財政的支援を受けながら多くの看護継続教育プログラムを提供してきた[60,61]。さらに，1960年代後半から，免許更新に伴う継続教育の受講義務の法制化[62]が推進され，これに伴い看護継続教育にかかわる用語を整理し，定義する試みがなされてきた。

1973年，Cooper, S. S.[63]は，院内教育を「各施設が職員に対して仕事をしながら勉強できるよう計画・実施する教育・訓練のためのプログラムであり，継続教育の一側面ではあるが同義語ではない」と定義した。

1974年，アメリカ看護師協会は，「看護継続教育の基準」[64]を発表し，その中で，院内教育を「特定の領域における能力の向上を図るために，雇用機関が職場において実施する計画的な教育・訓練プログラムである。継続教育の一側面ではあるが，同義語ではない。」と定義した。

1975年，Donovan, H. M.[65]も，Cooper, S. S. やアメリカ看護師協会と同様に，院内教育を継続教育の一側面としてとらえ，「患者に提供するサービスやケアの質を絶えず向上させていけるように，職員の知識・技能・態度を高めるために雇用機関が職場において実施するものである」と定義した。

1982年，Gillies, D. A.[66]は，院内教育を「職員の仕事を向上させるために進行中の仕事に従事している間に行われるすべての教育」と定義した。また，職場における教育には，このような組織の発展を目的とする教育活動の他に，個々人の成長と発展に向けた支援を目的とする教育活動があり，これら職場における教育活動を包括する概念として staff development という用語を用いた。

1984年，アメリカ看護師協会は，「看護継続教育の基準」の改訂[67]に伴い，院内教育を「看護師が雇用者から割り当てられた責務を遂行する能力の獲得・維持・向上を図ることを支援する活動」と再定義した。また，Gillies, D. A. と同様に，職場における教育を包括する概念として staff development という用語を用い，これを組織の目標・理念を反映する院内教育およびオリエンテーションと，学習者のニーズを反映する継続教育の3要素から構成

される活動としてとらえた。

　以上は，米国において，1970年代から，院内教育を継続教育の一側面であるが同義語ではないとする見方が定着していることを示す。また，「staff development」を職場における教育を包括する概念として用いていた。前述したように，わが国の「院内教育」に関する規定にも漠然とはしているものの職員個々の能力開発という側面が早くから織り込まれており，米国とわが国の用語「院内教育」は，ほぼ同義であることを示した。さらに，職場における教育には，看護職者が①「組織の一員としての責務を遂行する能力の獲得・維持・向上を図ることへの支援」と，②「学習ニードを充足することへの支援」という二重の目的が存在することを示した。

　加えて，職場における教育を包括する概念 staff development（SD）には「看護スタッフとしてよりよくなることを助ける教育」という意味がある。看護スタッフとしてよりよくなり，その状態を維持するためには，よりよい状態と現状の差異を明確にし，その差を埋める教育を提供する必要がある。学習ニードという用語については，既に解説したが，この関連用語として教育ニードという用語が存在する。教育ニードは，学習者が組織の目標達成，もしくは目標達成度向上に向け，学習の必要がある知識・技術・態度を包含する。組織の目標達成と達成度向上は，前述した職場における教育の目的①の「組織の一員としての責務を遂行する能力の獲得・維持・向上」と同義であり，能力を獲得・維持・向上できた状態はその組織に所属する看護スタッフとしてよりよい状態と解釈できる。これらは，職場における教育，すなわち SD の目的には，学習ニードの充足とともに職場における教育の目的①「組織の一員としての責務を遂行する能力の獲得・維持・向上を図ることへの支援」を包含する教育ニードの充足という要件を加味すべきことを表す。

　以上を前提とし，本書は，院内教育を次のように定義する。

　院内教育とは　組織の一員である看護職者が看護専門職者としての責務を遂行するために必要な能力の獲得・維持・向上とともに看護職者の学習への要望を充足することへの支援を目的とし，病院の教育担当者が企画・実施する教育活動である。

２ 院内教育の目的とプログラム立案のための5要件

　「院内教育」の規定は，院内教育が次に示す2つの目的を持つ教育活動であることを示す。目的の第1は，その病院に就業する看護職者が組織の一員として責務を遂行するために必要な教育ニードを充足することへの支援である。目的の第2は，その病院に就業する看護職者が学習ニードを充足することへの支援である。

　院内教育の目的がこのように整理できると，その教育を実際に行うためのプログラム立案に向けては，次の5要件（**表7-4**）を充足する必要がある。

　要件1として，その病院がどのような理念を持つ医療機関であり，クライエントにどのような医療，看護の提供を目ざしているのかを明瞭にする必要がある。また，要件2として，その病院の理念を反映した医療，看護を提供するために，看護師はどのような能力を持っていなければならないのか（基準）を明瞭にする必要がある。

342　第7章　看護継続教育論

表 7-4　院内教育プログラム立案のための5要件

1．病院がどのような理念を持つ医療機関であり，クライエントにどのような医療，看護の提供を目ざすのかを明瞭にする。
2．病院の理念を反映した医療，看護を提供するために，看護師はどのような能力を持っていなければならないのか（基準）を明瞭にする。また，それを基準として看護師を評価したとき，現状との差異がどこにどの程度あるのか，すなわち教育ニードを明瞭にする。
3．病院の医療，看護の目的達成を阻害するような問題の確認とその問題が院内教育により解決可能であるか否かを明瞭にする。
4．病院に就業する看護師がどのような学習ニードを持つ存在であるのかを明瞭にする。
5．プログラム立案にかかわる組織の形成と担当者の決定，教育に要する経費，場所，時間等を確保する。

　また，それを基準として看護師を評価したとき，現状との差異がどこにどの程度あるのか，すなわち教育ニードを明瞭にする必要がある。さらに，要件3として，その病院の医療，看護の目的達成を阻害するような問題の確認とその問題が院内教育により解決可能であるか否かを明瞭にする必要がある。以上の3要件は，院内教育の第1目的を達成するためのプログラム立案に向けて必要である。教育ニードアセスメントツール[68]は，これを実現するために不可欠であり，解明された看護師のロールモデル行動（表7-5，352頁参照）を用いて2004年に開発され，実用段階に入っている。

　加えて，要件4として，その病院に就業する看護師がどのような学習ニードを持つ存在であるのかを明瞭にする必要がある。これは，院内教育第2の目的を達成するためのプログラム立案に向けて必要不可欠である。教育の対象となる看護職者の学習ニードを明瞭にするためには，先述した病院に就業する看護職者の学習ニードを網羅したカテゴリシステムを使用した調査が有効である。院内教育に関する複数の研究は，院内教育の対象者と提供者の教育・学習ニードが合致していない場合があり，学習ニード充足を目的とした院内教育プログラム立案に向けては，ニード調査の必要性を示唆している。2004年，前述したカテゴリシステムを基盤とした学習ニードアセスメントツール[69]が開発され，教育ニードアセスメントツール同様，実用段階に入っている。

　上記4要件とともに，院内教育プログラム立案に向けては，プログラム立案にかかわる組織の形成と担当者の決定，教育に要する経費，場所，時間等の確保も必要であり，これを充足することが要件5となる。

　院内教育についての意思決定権を持つ看護管理者を対象とした研究[70]は，院内教育の課題の約70％がプログラム立案にかかわる内容であることを示した。具体的には「明確な教育目標に基づく系統的教育プログラムの立案」，「経年別・能力別・役割別教育プログラムの充実」，「評価結果を反映した教育プログラムの立案」，「その病院独自の院内教育プログラムの立案」にかかわる課題である。また，プログラム立案に際し，他の病院の教育プログラムを参考としているという研究成果[71]もある。各病院は，固有の理念や機能を持ち，院内教育はその固有の理念や機能を持つ病院組織の一員として責務を十分に発揮することを第1の目的としており，異なる理念と機能を持つ他の病院の教育プログラムは参考にできる部分もあろうが，独自に検討していかなければならない部分のほうが多いはずである。

　以上は，各病院が院内教育の必要性を感じながらもどのようにプログラムを立案してよいのかがわからず，担当者が苦慮しながらこの役割に携わっている状況を示唆する。これ

Ⅳ. 看護職者が所属する施設の教育としての「院内教育」　343

らの状況を打破し，院内教育の2つの目的を達成できるプログラム立案に向けては，プログラム立案者が院内教育の目的を十分理解するとともに，上記5要件を充足し，それを前提として教育プログラム立案に取り組む必要がある。

3 院内教育プログラムのタイプ

　現在，わが国の院内教育プログラムには，対象別に次の6タイプ[72]がある。院内教育プログラムは，その病院の特徴や看護師の学習ニードに応じてどのように立案してもよいが，これら6つの基本タイプを念頭に置くことにより，対象別のプログラム立案は円滑に進む。

1 経年別プログラム

　経年別プログラムとは，看護師個々の臨床経験年数に基づき対象を設定し，その経験年数の看護師個々が持つ所属部署における役割と責務の修得と発展を目的として，内容を検討・構成した教育計画である。新人看護師に対する教育計画がその代表的なものである。複数の病院が，2年目研修，3年目研修といったプログラム名称により，経年別プログラムを提供している。

　このプログラムは，対象者を臨床経験年数に基づき設定している。そのため，看護基礎教育課程卒業直後から継続してその病院に就業し続けた看護師に対しては，そこに至るまでの経験や学習の内容をプログラム立案者が把握しやすく，教育目的・目標も設定しやすい。一方，他の病院において臨床経験を持つ看護師に対しては，経験や学習の内容が異なるため，単純に経験年数のみを基準としてこのプログラムを提供することが難しい。

　また，経験年数の短い看護師に対しては，プログラムを立案，提供しやすいが，経験年数の長い看護師に対しては，能力や関心，職業に向かう態度に個別性が高く，共通のプログラムを提供しにくい。

2 能力別プログラム

　能力別プログラムとは，看護実践能力別に対象を設定し，その能力の向上を目的として，内容を検討・構成した教育計画である。このプログラムにおける看護実践能力の基準としては，複数の病院がBenner, P. の理論に基づき，新人1，新人2，一人前，中堅という分類を用いていた。また，独自の看護実践能力の基準としてレベル1，レベル2，レベル3という名称の分類を用いている病院もある。

　能力別プログラムは，対象者を看護実践能力に基づき設定するため，プログラム立案に向け，看護実践能力をどのような方法により測定するのかを決定しなければならない。看護実践能力の判定基準が曖昧であったり，抽象的であったりすると，対象者がその判定を受け入れることができず，立案したプログラムも十分機能しない。客観的に看護実践能力を測定する尺度の活用等が求められる。看護教育学研究の成果として産出された看護問題対応行動自己評価尺度（OPSN）[73]は，看護師個々が看護実践能力を査定する尺度であり，この尺度の測定結果は能力判定に使用できる。

③ 役職別プログラム

役職別プログラムとは，看護師長・副看護師長等，病院によって名称は異なるが，管理職に従事する看護師に対象を設定し，その役職に付随する役割と責務の修得と発展を目的として，内容を検討・構成した教育計画である。スタッフから管理職への移行に向けての教育計画として準備されることも多い。

経年別プログラムと能力別プログラムが，主に対象者個々の看護実践の経験量と能力に焦点を当てた教育計画であるのに対し，役職別プログラムは，対象者が管理を委譲される部署の人的・物的環境の維持・向上に焦点を当てた教育計画である。

④ 役割別プログラム

病院に就業する看護師は，看護の対象に対する看護の提供以外にも多様な役割を果たすことを求められる。役割別プログラムとは，看護の提供以外の役割を担う看護師に対象を設定し，その役割を果たすための能力の修得と発展を目的として，内容を検討・構成した教育計画である。

病院に就業する看護師が担う看護の提供以外の役割には，新人教育，実習指導，リーダー，各種委員などがあり，これらの役割を円滑に遂行するために，役割別プログラムが機能する。

⑤ 全職員プログラム

全職員プログラムとは，対象者を臨床経験年数，役職，役割により特定することなく，その病院に就業するすべての看護師に提供される教育計画である。計画は，看護師全体の学習ニードを反映した内容の場合もあれば，病院の経営者や看護管理者の教育ニードを反映した内容の場合もある。

⑥ その他のプログラム

その他のプログラムとは，対象者を前述の5タイプ以外に設定した教育計画である。このプログラムの対象者とは，非常勤看護師，外来に所属する看護師等がある。

現在，各病院は，6タイプからなる対象別プログラムを組み合わせた院内教育を提供している。また，提供される内容も多岐にわたり，【組織の理解】【日常看護の刷新と専門化】【看護研究の推進と成果の活用】【教育的機能の発揮と円滑化】【管理的機能の発揮と円滑化】【職業の継続と看護の専門職性の理解】【社会的情勢の先取りと対応】などを目的としている。

院内教育とは，看護職者が組織の一員として責務を遂行するために必要な能力の獲得・維持・向上を図ることへの支援，学習ニードを充足することへの支援を目的とし，病院において企画・実施される教育活動である。この目的を果たす教育活動を展開するために，各病院の教育担当者は，病院の規模や特徴，そこに就業する看護職者の背景や学習ニードを十分考慮した上で，効率のよい教育計画を立案する必要がある。

4 新人看護師に対する院内教育

1 新人看護師に対する研究と教育の現状

　新人看護師に対する院内教育は，上記6タイプのうち，【経年別プログラム】に該当する。わが国においては，毎年約4万9千人の看護師が誕生し[74]，新卒看護師の就業者のうち約96％が病院に就職する[75]。そのため，多くの病院が新人看護師を対象とした【経年別プログラム】には，膨大なエネルギーを注いでいる。

　それは，新人看護師が，就職と同時に，リアリティショックをはじめとする多様な問題に直面し，先輩看護師の教育や支援なくしては，職業活動を展開できるようにならないためである。多くの新人看護師にとってこの問題解決は容易ではなく，解決できない場合には就業意欲の低下をきたし，離職に至ることもある[76]。

　また，新人看護師に対する教育は，多くの病院にとって重要な課題の1つである。リアリティショック緩和に有効な教育方法とされるプリセプターシップが，1980年代後半に米国から導入[77]されて以後，全国の病院50％以上に普及した[78]ことはこれを裏づける。プリセプターシップ[79]とは，プリセプターと呼ばれる1名の先輩看護師が，ある一定期間，1名の新人看護師を教育することを指す。しかし，プリセプターシップも，新人看護師の悩みや不安の解決に有効である[80]ことが明らかになる一方，プリセプターに対する役割の過剰，曖昧さ，プリセプター自身のバーンアウトが問題として指摘[81]されており，新人看護師の教育に関する課題の全面的な解決には結びついていない。看護学の学術集会[82]や専門誌の特集[83]が新人看護師の教育を頻繁にテーマとして取り上げていることも，これが看護界における関心事であり，試行錯誤が続いていることを表す。

　新人看護師に対する効果的な教育実現を目ざし，多数の研究が，30年以上にわたり[84]継続的に発表されている。しかし，上述した通り，多くの病院による新人看護師の教育に対する試行錯誤が続いており，このことは，これまでの研究成果の累積が，新人看護師に対する効果的な教育の実現に十分につながっていないことを示す。

　これまでに実施された新人看護師に関する研究の圧倒的多数は，教育対象である新人看護師の状況理解に向け，新人看護師自身の知覚をデータとし，体験・経験[85]，直面する問題や課題[86]，就業意欲とその影響要因[87]などを解明していた。また，研究成果は，一貫して，新人看護師が職業活動を通して強い不安や恐怖，ストレスを伴う否定的な経験をしていることを示していた[88]。強い情動や否定的な経験は個々人の知覚を歪める可能性があり[89]，これは，新人看護師が自己の状況を正確に知覚することの困難さと，新人看護師自身の知覚をデータとする実態解明の限界を表す。

　長年にわたる研究の累積にもかかわらず，研究成果が効果的な教育の実現につながっていない状況は，研究の多くが新人看護師自身の知覚をデータとして状況解明を目ざしてきたことに起因する可能性が高い。新人看護師の包括的な理解に向けては，その知覚に加え，客観的な状況の解明が必要不可欠である。

　先行研究の中には，新人看護師の状況の客観的な把握に向け，観察を通し，行動の解明

346　第7章　看護継続教育論

先輩看護師追従による未修得部分の発見と獲得

看護師としての模範の発見と同一化

単独実施義務自覚による実践決行と支援要請躊躇

否定的評価回避失敗と挽回の試み

目標達成過程からの脱落と復帰

資源依存による目標達成と資源枯渇による応用開始

担当業務量時間内処理のための所要時間短縮化

他者支援受け入れによる専門領域への参入

臨床状況理解進展による看護の個別化と円滑な業務遂行

図7-3　新人看護師の行動を表す概念

を試みた研究[90]も存在した。しかし，その研究は，看護技術という特定の側面に着目しており，行動の総体を解明してはいなかった。行動の総体を解明することは，新人看護師の状況を客観的かつ包括的に理解することを促進する。

　これらを前提として看護教育学においては，新人看護師の状況を客観的に理解し，効果的な新人看護師を対象とした教育プログラムを立案するために，新人看護師が病院に就職し，病棟に配属されてから3週間の行動の総体を解明する研究[91]を行った。その結果，新人看護師の行動を表す9概念が創出された。

2 新人看護師の行動を表す概念 （図7-3）

a 先輩看護師追従による未修得部分の発見と獲得

　この概念は，新人看護師が，先輩看護師の看護や業務に同行し，その行動を観察することによって，自己の看護や業務に欠落している内容を発見したり，学生時代には修得していなかった知識や技術を獲得している行動を表す。

　新人看護師は，新人教育プログラムを受ける看護師の責務として，先輩看護師の看護や業務に同行するだけでなく，学生時代には修得していなかった処置や，その準備などに，自ら進んで同行していた。また，実践上の誤りに気づいたときには，先輩看護師の行動を観察し，適切な方法を確認していた。新人看護師は，先輩看護師と共に看護や業務を実践する中で，自己の実践に不足している内容に気づいたり新たな知識や技術を修得したりしていた。

b 看護師としての模範の発見と同一化

　この概念は，新人看護師が，先輩看護師の行動や，患者への実践の効果を観察しながら，無意識のうちに看護師としての所作や実践を模倣し，同一化していく行動を表す。

　新人看護師は，転倒し落胆している患者に対して対応できずにいるときに，先輩看護師が患者の心情に配慮しながらも転倒予防に向けて効果的に指導する態度に感心するなど，看護師として模範となる行動を発見していた。また，患者の病室を訪ねたときや申し送り

IV. 看護職者が所属する施設の教育としての「院内教育」　347

を聴取するときに先輩看護師と同じように挨拶するなど，看護師らしいふるまいを自然と模倣していた。

c 単独実施義務自覚による実践決行と支援要請躊躇

この概念は，新人看護師が，血圧測定などの既に学生時代に修得していたり，病棟に配属されて数回経験した看護実践に対して単独で実施できなくてはならないと感じ，実施が困難な状況においても何とかやり遂げようとし，そのために支援の要請をためらっている行動を表す。

新人看護師は，看護基礎教育課程において修得している血圧測定や，既に何度か経験した患者の輸液チューブの除去等に対して，自分1人でも実施できなければならないと感じ，その遂行に当たって不安や困難を感じた場合にも，実施方法を工夫しながら強引に実践を進めたり，先輩看護師への支援を要請できずに躊躇したりしていた。

d 否定的評価回避失敗と挽回の試み

この概念は，新人看護師が，患者や先輩看護師から否定的な評価を受けるのではないかと懸念し，これを回避しようとして，看護実践の失敗が発覚しないようにしたり，失敗が発覚し，否定的な評価を受けたときには，これを取り戻そうと試みている行動を表す。

新人看護師が否定的評価を受けるのではないかと懸念した内容とは，血圧測定の失敗，輸液量の調整方法不明，脈拍数の体温表未記載の発覚等であった。新人看護師は，これらの失敗が露呈しないように上腕動脈の拍動が聴診できないまま血圧測定を続行したり，計算機を用いた輸液量の算出方法がわからないまま闇雲に計算を続けたりしていた。また，失敗が明らかになり患者や先輩看護師から実践の中止や交代を指示されたときには，その後に実施する処置・検査の中から未経験ながらも対応可能な部分を見い出し，率先して行うことを通して否定的な評価を払拭しようとしていた。

e 目標達成過程からの脱落と復帰

この概念は，新人看護師が，看護師としての目標達成に向かえずに患者との相互行為が停止したり，何らかのきっかけで相互行為を再開し再び目標達成に向かい始める行動を表す。

新人看護師は，患者との信頼関係の崩壊，患者の面前での待機時間の活用困難，患者への危害誘発への不安等の理由から患者と相互行為が展開できなくなったり，行動自体が停止したりしていた。また，新人看護師は，先輩看護師から言葉を掛けられたり，引き続き業務を遂行しようとすることをきっかけに，患者との相互行為を再開したり，中断した業務や看護に再び専念し始めたりしていた。

f 資源依存による目標達成と資源枯渇による応用開始

この概念は，新人看護師が，さまざまな資源に依存し，これを活用しながら看護や業務を展開したり，資源を活用しつくしたときに，既習の知識や技術を応用し始める行動を表す。

新人看護師が依存し活用した資源とは，学生時代に修得した知識や技術，覚え書き，観

察した患者や看護師の言動などであった。新人看護師は，これらの資源を頼りに担当する複数の患者の状況を理解し，輸液管理，与薬，症状緩和・日常生活援助などの種々雑多な業務を手順や計画通りに行い，患者の個別状況に合わせた看護を展開していた。その一方，新人看護師は，それらの資源のみでは，円滑に看護や業務を遂行することが困難な場面に遭遇し，基本的な原理・知識・技術の適用範囲を拡大したり，方法を工夫したりし始めていた。

g 担当業務量時間内処理のための所要時間短縮化

この概念は，新人看護師が，担当した業務を勤務時間内に終了させ，特定時間に行われる申送りや業務引継ぎが出来るように，所要時間を短縮しようとする行動を表す。

新人看護師は，患者との会話を手短かにすませる，廊下を走るなど迅速に行動して予定時刻までに業務を終了させようとしていた。また，患者の情報を収集しながら記録をするなど，複数の技術を同時に行い業務にかかる所要時間を短縮しようとしていた。

h 他者支援受け入れによる専門領域への参入

この概念は，新人看護師が，配属された病棟独自の看護や業務を展開する際に他の看護師，医師，患者などから支援を受けながら，専門性の高い看護を実現していく行動を表す。

新人看護師が支援を受け入れた看護や業務とは，下腿の観血的整復内固定術後の患者のギプスカット，心筋梗塞の患者に対する微量持続注入ポンプによる輸液管理，大腿骨の人工骨頭置換術後2日目の患者の清拭などであった。新人看護師は，看護基礎教育課程においてこれらの看護の目標達成に向かうための知識や技術を修得しておらず，自分でも，既習の知識や技術では対応できないと判断し，指導看護師へ同行を依頼したり，医師や指導看護師からの指摘や指示を遵守したりしていた。新人看護師は，患者を含む多様な人々からの配慮により，心理的な安定を保つ一方，厳しい指摘や指示をも受け，これを懸命に遵守しながら複雑な業務や看護を遂行し，その病棟において円滑に役割を遂行するために必要な専門性の高い知識・技術を身につけていた。

i 臨床状況理解進展による看護の個別化と円滑な業務遂行

この概念は，新人看護師が就職し，配属病棟において実際の業務や看護実践を展開する中で，病棟環境を構成するさまざまな諸要素や，そこで療養する個々の患者に対する理解が進み，患者の個別性に合った看護実践と，病院に勤務する看護職員としての業務を円滑に展開できるようになる行動を表す。

新人看護師が理解した病棟環境を構成する諸要素とは，病棟の構造，物品の保管場所，備品の使用方法，病棟の規則などであった。新人看護師は，日々実践を重ねる中でこれらの要素に対する理解を深めていた。また，同じ患者を何度か受け持ち，相互行為を重ねながら，その患者の治療計画や問題状況を把握し，患者の心情に共感するようになると共に，その個別状況に合わせた看護を展開し始めていた。さらに，はじめは戸惑っていた記録，処置，輸液管理なども円滑に行うようになっていた。

Ⅳ. 看護職者が所属する施設の教育としての「院内教育」　349

③ 新人看護師の行動を表す概念が示す新人看護師教育への示唆

　新人看護師の行動を表す概念は，新人看護師を対象とした教育プログラム立案に向け，多様な示唆を提供する。

●集合教育は必要最小限に，1日も早く配属部署へ

　現在，多くの病院が新人看護師の技術修得度を向上させるために，各部署に配属する前に，集合教育という形態を用いて，病院の理念や特徴等に関する講義とともに，既に看護基礎教育課程で学習した看護技術の演習を行っている。しかし，このような方法による看護技術の再学習よりも新人看護師にとっては，1日も早く，各部署に配属され，実際，患者に看護を提供する場に身を置き，その場で学習する機会を提供されるほうが効果的である。

　それは，概念【先輩看護師追従による未修得部分の発見と獲得】，【他者支援受け入れによる専門領域への参入】が示すように，新人看護師は実際の看護の場に身を置くことを通して，何ができ何ができないかを確認するとともに，自分ができないことに対しては積極的に支援を受け，できるようになっていくためである。また，【臨床状況理解進展による看護の個別化と円滑な業務遂行】が示すように，失敗しながらも配属部署に適応していくことを通して，就職後3週間に満たない看護師であっても患者個々に適した看護を円滑に展開できるためである。

　また，これらを可能にするためには，各部署への配属当初は，新人看護師が担当する業務量をできるだけ少なくし，徐々に増加させていくといった配慮がさらに求められると共に，これを新人看護師の状況に合わせ行っていく必要がある。【担当業務量時間内処理のための所要時間短縮化】という概念の存在がその必要性を裏づける。

●基本的な看護技術に潜む医療事故発生の可能性，患者の安全保証に向け「聞く」こと，「聞ける」環境作り

　新人看護師の行動を表す概念は，新人が直面しやすい問題状況を明瞭に示している。【単独実施義務自覚による実践決行と支援要請躊躇】，【資源依存による目標達成と資源枯渇による応用開始】は，新人看護師が学生時代もしくは就職後学んだことに関して，何とか1人でやり抜きたいと考え，多少の不安はあっても先輩看護師やプリセプターに支援を要請しないまま自己流に行動する状況を示す。【否定的評価回避失敗と挽回の試み】は，先輩看護師や患者からよくない評価を受けることを恐れ，それを避けようとして失敗したり，その失敗を取り戻そうとする状況を示す。このような問題状況には，次のような共通点がある。それは，新人看護師自身も彼らを取り巻く人々も，当然，新人であっても成し遂げられると思っている業務内容を何らかの理由により遂行できないとき生じているという共通点がある。具体的には，血圧測定や脈拍測定などといった基本的な観察技術や生活援助技術を患者個々の個別状況に適用する際に生じている。また，いずれの状況も医療事故に結びつきやすいという点においても共通している。

　医療事故防止に向けては，新人看護師が前述した3概念により表される行動をできるだけとらないようにする必要がある。基本的な看護技術を患者の個別状況に合わせて適切に

展開するためには，専門的な観点からの患者の個別状況に対する理解，それに基づき看護技術を展開する専門的能力が必要である。

　これらは，基本的な看護技術を患者個々の個別性に合わせ提供することに看護の専門性の重要な側面があり，どのような状況にある患者に対しても必要な看護を必要なだけ提供できるようになることはそれほど容易なことではない。努力と経験の累積が必要である。

　新人看護師はもとより新人看護師を取り巻く看護職者がこれを確実に理解していれば，新人看護師の【単独実施義務自覚による実践決行と支援要請躊躇】，【資源依存による目標達成と資源枯渇による応用開始】，【否定的評価回避失敗と挽回の試み】という行動は確実に減少するであろう。聞くは一時の恥，聞かぬは一生の恥ということわざがある。新人看護師は基本的な看護技術に関しても円滑に展開できないときに，不安なまま自己流に実践してしまったり，支援を要請することを躊躇することなく，「聞く」こと，それは恥ではなく，それこそが看護専門職への第一歩であることを自覚する必要がある。また，新人の指導に携わる看護師もこれらを十分に理解し，新人看護師が何でも「聞ける」雰囲気を作ることが患者の安全を保証するために重要であることを理解する必要がある。

●プリセプターのみならずメンター，コーチを指導体制として組み入れる必要性

　新人看護師の行動を表す概念は，新人が多様な問題状況に直面した結果として【目標達成過程からの脱落と復帰】という行動を示すことがあることを明らかにした。このうち，目標達成過程からの脱落は，新人看護師が問題状況を何とか乗り越えようと努力しているのにもかかわらず，状況を好転させることができず，手も足も出なくなり，目標達成に向けた相互行為自体を諦めてしまう状況を意味する。

　この概念が示す目標とは，患者と看護師の人間的な相互行為を通して達成される看護の目標であり，目標達成に向けた患者と看護師の相互行為には，知覚とコミュニケーションが重要な機能を果たす。また，怒り，恐れといった強い情動や否定的な経験は知覚を歪める[92]原因となり，新人看護師の知覚を解明した複数の先行研究[93,94]が，新人看護師が強い不安や恐怖を感じており，ストレスを伴う否定的な経験をしていることを明らかにした。

　さらに，概念【目標達成過程からの脱落と復帰】のうち，目標達成を目ざす患者との相互行為から新人看護師が脱落する状況は，患者との信頼関係の崩壊，患者の面前での待機時間の活用困難，患者への危害誘発への不安などをその契機としており，前述の先行研究と同様に，新人看護師が知覚を歪める強い不安や恐怖を感じており，ストレスを伴う否定的な経験をしていることを示す。加えて，新人看護師を対象とした複数の先行研究[95,96]は，新人看護師が患者とのコミュニケーションに問題を持つことを示した。

　これらは，新人看護師が患者との相互行為に負の影響を及ぼす要因を背負いつつ目標達成に向かっていることを意味し，就職直後にもかかわらず出勤拒否，退職という事態を招く可能性も十分あることを示している。

　一方，概念【目標達成過程からの脱落と復帰】は，本研究の対象となった新人看護師が，一度，目標達成過程から脱落しても，先輩看護師から言葉を掛けられたり，引き続き業務を遂行しようとしながら，患者との相互行為や看護や業務を再開する，すなわち目標達成過程に戻ろうとするという行動を示していた。これらは，概念【目標達成過程からの脱落と復帰】が新人看護師の目標達成度に直結する行動であり，新人看護師の目標達成度を向

IV. 看護職者が所属する施設の教育としての「院内教育」 351

上させるためには，患者との相互行為からの脱落を防止すると共に，例え，脱落すること
があっても，いつまでもそこにとどまることなく，一時も早く，復帰できるよう支援する
必要がある。

　現在，わが国においては，多くの病院が新人看護師教育に向けプリセプターシップを導
入している。プリセプターは，本来，日常業務を指導する役割を持ち，米国においては，
プリセプターのみならずメンター，コーチといった役割を持つ看護師が存在し，多様な側
面から新人看護師を支援している[97]。これは，プリセプターシップの導入のみでは新人看
護師の支援には限界があり，メンター，コーチといった役割を担う看護師を指導体制の中
に組み入れる必要があることを示唆する。

●先輩看護師のロールモデル行動自己評価の必要性

　社会学にはロールモデリングという概念があり，古くから職業人養成に向け，重要視さ
れきた。この概念は，専門職者としての態度と行動を修得していくために必要な学習方法
であり，学習者が専門職者である他者の態度や行動に共感し，その人との同一化を通して，
これらの態度や行動を取り入れていくプロセス[98]と定義されている。

　新人看護師の行動を表す概念のうち【看護師としての模範の発見と同一化】は，新人看
護師が，先輩看護師の行動や，患者への実践の効果を観察しながら，無意識のうちに看護
師としての所作や実践を模倣し，同一化していく行動を表す。この行動は，新人看護師が
先輩看護師の行動を観察・模倣し，自分の中に取り入れている行動であり，臨床の看護実
践においてロールモデリングが生じていることを示す。

　ロールモデリングによる学習効果は，専門職者としての態度や行動の修得であり，概念
【看護師としての模範の発見と同一化】は，新人看護師が先輩看護師の行動の観察を通して
看護専門職者としての態度を修得していることを意味する。新人看護師の教育には多様な
側面があるが，看護専門職者としての態度の修得への支援も重要な側面である。また，ロー
ルモデリングによる学習には恒久的な効果がある。これらは，新人教育において特に看護
専門職者としての態度に関しては，新人看護師が配属された部署を構成する看護師個々に
影響を受けることを示す。

　看護教育学研究が着手している一連のロールモデル行動に関する研究[99]の中には，看護
師にとってのロールモデル行動を解明した研究がある。表7-5は病院に就業する看護師が
知覚する看護師のロールモデル行動とその特徴である。これらを参考として，新人教育に
携わる看護師が各自のロールモデル行動の質を自己評価し，その結果に基づき向上させて
いく努力も新人教育に向け非常に重要である。

352　第 7 章　看護継続教育論

表 7-5　看護師が知覚する看護師のロールモデル行動とその特徴

ロールモデル行動	記録単位数（%）	ロールモデル行動に共通する特徴
1．病棟で発生するいかなる状況に対しても冷静・迅速・的確に判断・対処する	67（11.4）	Ⅰ．専門的な知識・技術を活用し，患者の個別性と人権に配慮しながらあらゆる事態に的確かつ十分に対処する
2．的確なアセスメントに基づき看護を実践する	37（ 6.3）	
3．専門的な知識・技術に基づき看護を実践する	26（ 4.4）	
4．患者の個別状況に合った看護を実践する	17（ 2.9）	
5．幅広い知識・技術を看護実践に活用する	14（ 2.4）	
6．患者の苦痛・不安の軽減を最優先する	12（ 2.0）	
7．事態を予測しながら看護を実践する	11（ 1.9）	
8．患者の人権を擁護する	1（ 0.2）	
9．計画的・効率的に仕事に取り組む	40（ 6.8）	Ⅱ．問題の本質を見極め，計画的に効率よく独創的な発想・方法により目標の達成を目ざす
10．問題の本質を見極め対処する	3（ 0.5）	
11．独創的な発想で援助を工夫する	3（ 0.5）	
12．誰に対しても対等に毅然とした態度で接する	23（ 3.9）	Ⅲ．目標・信念・責務を明瞭に自覚し，自律して仕事に取り組む
13．熱意を持ち目標とする看護を実践する	6（ 1.0）	
14．看護専門職者としての信念を示す	6（ 1.0）	
15．誠実に物事に取り組み責任を果たす	4（ 0.7）	
16．どのような仕事に対しても積極的に取り組む	4（ 0.7）	
17．常に目標を持ち努力する	3（ 0.5）	
18．日常業務と並行しながら患者の状況をアセスメントする	4（ 0.7）	Ⅳ．複数の役割を果たしながらも看護師としての機能を十分に発揮する
19．複数の役割を同時に果たす	2（ 0.3）	
20．職業活動と私的活動を両立する	2（ 0.3）	
21．部下・後輩に教育的にかかわる	65（11.1）	Ⅴ．看護職・病院・病棟全体の発展を考慮し，その機能の維持・向上に努める
22．部下・同僚・後輩を親身になって支援する	19（ 3.2）	
23．チーム全体の士気を高める	4（ 0.7）	
24．チームメンバー・他の医療従事者に的確な情報を提供する	4（ 0.7）	
25．仕事を適切に配分する	3（ 0.5）	
26．看護職全体のために貢献する	2（ 0.3）	
27．チーム全体の看護の質向上に向けた目標を明示する	2（ 0.3）	
28．他の医療従事者と患者との関係をうまく調整する	2（ 0.3）	
29．話し合いを円滑に進める	2（ 0.3）	
30．組織全体のことを考え仕事に取り組む	1（ 0.2）	
31．個人の意志や立場を尊重する	79（13.5）	Ⅵ．成熟度の高い社会性を示しながら職業活動を展開する
32．自己の感情をコントロールしながら仕事をする	29（ 4.9）	
33．いつも明るく生き生きと働く	24（ 4.1）	
34．誰に対しても誠実に対応する	11（ 1.9）	
35．周囲の人と良い関係を作る	11（ 1.9）	
36．礼節を尊ぶ	10（ 1.7）	
37．誰に対しても公平な態度で接する	10（ 1.7）	
38．厳しさとともに優しさを示す	4（ 0.7）	
39．後輩を擁護する	3（ 0.5）	
40．身だしなみを整える	1（ 0.2）	
41．主体的に学習を継続し専門性を高める努力をする	10（ 1.7）	Ⅶ．主体的に学習・研究・自己評価活動を行い，看護専門職者としての発達を志向する
42．看護研究に積極的に取り組む	4（ 0.7）	
43．自己の能力を客観的に評価する	1（ 0.2）	
記録単位総数	586（100.0）	

V 看護職者が所属する施設の教育としての「ファカルティ・ディベロップメント（FD）」

1 用語「FD」の規定

　わが国の大学においては，1998年頃より「教員としてよりよくなることを助ける教育」，すなわちFDの必要性[100]が提唱されるようになった。ファカルティ・ディベロップメント（FD）は先述したようにfaculty developmentを語源とする外来語であり，正確には「大学教授団の資質開発」と翻訳する必要がある。しかし，この訳語にかかわる問題か，また，流行であるのかはよくわからないが，通常，FDと略記してこの用語を用いる。FDはSDとともに英国と米国において発達した概念であり，わが国へは1980年代にFDとSDの両者が導入され，1990年代後半に「教員としてよりよくなることを助ける教育」の制度化が進展する過程を通して，SDではなくFDという用語の使用が優位となった。

　FD先進国である米国の状況に着目してみると，米国の大学においては，1970年代頃よりFDの制度化が進行し始め，1980年代にはFDが本格的に発達した。その背景には，経済不振，学生人口の減少，高等教育の大衆化などがあり，人口構造や労働条件の問題を含め経済不振の問題は大学の合理化，効率化を求める要因となり，それがFDの発達を促す契機となった。その一方，FDは，大学が学問の府であり，大学における教員が学問の発展に貢献する役割を担っており，その視点から大学教員の資質を高める必要性にも影響を受け発展した。

　Nichols, E. F.[101]は，看護学教員の役割を基盤に据え，FDの6領域を明らかにした。この6領域とは「学内の教育」，「臨床の場における教育」，「研究」，「組織運営」，「地域へのサービス」，「リーダーシップ」である。また，Blackburn, R. T.[102]らは，FDプログラムが次のタイプに分類されることを明らかにした。このタイプとは，「学内研修会」，「学外研修会」，「コンサルテーション」，「休暇」，「奨学金」，「セミナー」などである。

　FD，大学をキーワードとして検索される膨大な数の文献は，そのほとんどが各大学における教育の充実に向けた研修会の取り組みなどに関する報告である。これは，2001年大学審議会が教員の教育内容・授業方法の改善に向け，FDが必要であると提言し，それを受け，各大学が一斉にFDに取り組んでいる状況を示す。また，文部科学省は，2007年大学院設置基準の改正により全ての大学院にFDを義務づけた。さらに，2008年大学設置基準・短期大学設置基準の改正により全ての大学・短期大学にFDを義務づけた。これらは，学問の府である大学が研究を中心に据えた活動を展開してきたが，研究と同様に学生の教育にもさらに力を注ぐ必要性に直面している状況を表す。

　これに対し，看護学は，学問としての体系化は遅れているものの，100年以上の看護職養成教育の歴史を持つ。また，わが国は，この教育を主に各種学校，専修学校において展開してきた。学校教育法にみる大学・短期大学と専修学校の目的の相違は，主として大学が

学問や芸術の教授と研究，専修学校が職業に必要な能力の育成に主眼を置く点にある。

短期大学は，大学と専修学校の中間に位置する。これは，看護職養成教育が経験的に教育的知見を累積してきている反面，教育以外に大学教員が担うべき役割である研究や組織運営，社会サービス等の機能を発揮する機会を十分に提供されてこなかった状況を示す。また，このような状況は，先行学問が大学審議会の提言を受け，教育内容・授業方法の改善に焦点を当てたFDを推進しているのに対し，看護学がそれらとともに大学教員が担うべき「研究」，「大学の組織運営」，「社会サービス」等にも焦点を当てつつFDを推進していく必要があることを示唆する。

以上を前提とし，本書においては，**看護学教育におけるFD**を「看護系大学・短期大学に所属する教員が教員として教育，研究，組織運営，社会サービスにかかわる役割をよりよく果たすことを目的とした教育である」と定義する。また，この教育は研修会のみならず多様な機会・方法によって提供される。

2 看護学教育におけるFD診断

FDを上記のように定義すると，当然，どの側面に対してどのような教育が必要かを明らかにする必要性が生じる。その結果を活用し，FDのプログラムを立案しなければ，系統的な教育はできず，教員としてよりよくなることは望めない。看護教育学においては，このような観点からFDを行う必要のある領域を特定するための枠組みをロールモデル行動に着眼し開発した。

ロールモデルとは，人間が何らかの社会的役割を果たすために，見習いたいと知覚する行動や態度を示す人物である。人間は，ロールモデルが示す行動に共感し同一化を試みながら，職業活動をはじめとする社会的活動に必要な行動や態度を修得する。また，いったん修得したロールモデル行動の効果は，恒久的であり，ロールモデル行動の教育的活用は，特に専門職教育に向け，重要な機能を果たす。

看護学教員が他の教員のどのような行動に着目しロールモデルとしているのかを明らかにすることができれば，看護系大学・短期大学におけるFDのプログラム立案に向けた知識基盤になる可能性がある。それは，解明されるロールモデル行動が他の教員にとって見習いたい行動であることに起因する。教員が見習いたい行動とは，「教員としてよりよい」状態を意味し，これは，「教員としてよりよくなる」ことを助ける教育としてのFDの目標と合致する。

これらを前提として，看護学教員が知覚する教員のロールモデル行動とその特徴を明らかにする因子探索研究[103]を行った。また，その結果が看護系大学・短期大学におけるFDを行う必要のある領域を特定するための指標となりうるか否かを検討した。

この研究は，ロールモデルの示す行動や態度を問う自由回答式質問からなる質問紙を用いて，145校の看護学教員1,233名を対象として郵送法によりデータを収集した。データ分析にはBerelson, B.の内容分析の手法を用いた。その結果，看護学教員が知覚する教員の48ロールモデル行動が明らかになり，それぞれの行動の性質に着目し検討した結果，次

V．看護職者が所属する施設の教育としての「ファカルティ・ディベロップメント（FD）」　355

表 7-6　看護学教員が知覚する教員のロールモデル行動とその特徴

ロールモデル行動	記録単位数（％）	ロールモデル行動に共通する特徴
1．学生の反応を確認し，具体的でわかりやすい指導・授業を展開する	32（ 5.2）	Ⅰ．学習環境を整え，質の高い教授活動を展開し，授業の目的・目標の達成を目ざす
2．学生の個別性を把握し，的確に指導する	30（ 4.9）	
3．学生の考えを引き出し，自ら問題を解決できるように指導する	30（ 4.9）	
4．内容を精選し，論理的に構成した授業を展開する	14（ 2.3）	
5．体験・経験を活用し，看護学的に教材化する	8（ 1.3）	
6．熟達した看護技術を持ち，看護実践の模範を示す	5（ 0.8）	
7．学生の学習環境を調整する	2（ 0.3）	
8．実習指導者に教育的にかかわる	1（ 0.2）	
9．学生の保護者に適切な指導を行う	1（ 0.2）	
10．研究成果を公表する	3（ 0.5）	Ⅱ．看護学とその教育の独自性を反映した研究活動を行い，教育実践の質向上，研究の発展，産出した成果の社会への還元を目ざす
11．看護実践・教育実践を基盤とした研究活動を行う	2（ 0.3）	
12．授業に自己の研究成果を活用する	1（ 0.2）	
13．同僚・部下・後輩の行う教育・研究を適切に指導・助言する	29（ 4.7）	Ⅲ．看護学教育組織構成員として自覚を持ち，その運営に携わりながら，教育・研究環境の整備，組織の維持発展を目ざす
14．部下に教員としての模範を示す	7（ 1.1）	
15．組織全体のことを考え，リーダーシップを発揮する	6（ 1.0）	
16．部下の裁量権を認め，挑戦を見守る	6（ 1.0）	
17．円滑に会議を運営する	5（ 0.8）	
18．部下に的確な指示を出す	3（ 0.5）	
19．組織の中で教員の役割を明確に示す	2（ 0.3）	
20．管理者・他部門と上手く交渉する	2（ 0.3）	
21．部下に学習の機会を提供する	2（ 0.3）	
22．部下に適切に仕事を配分する	1（ 0.2）	
23．目的・目標を持ち，主体的に学習を継続する	13（ 2.1）	Ⅳ．主体的な学習活動を継続し，看護専門職者として専門性を高める
24．自己の専門性を高める努力をする	6（ 1.0）	
25．看護・教育・自己の信念・価値観に基づき，一貫した言動を示す	55（ 9.0）	Ⅴ．自己の信念・価値観に基づき自律した職業活動を展開する
26．理路整然と自分の意見を述べる	18（ 2.9）	
27．誰に対しても対等に，毅然とした態度で接する	10（ 1.6）	
28．教育・研究活動に熱意を示す	13（ 2.1）	Ⅵ．相互に矛盾対立する役割期待を適切に処理し，意欲的に複数の役割を果たす
29．職業活動と私的活動を両立する	12（ 2.0）	
30．積極的に仕事を引き受ける	4（ 0.7）	
31．教育活動と研究活動を両立する	3（ 0.5）	
32．社会的活動に参加する	2（ 0.3）	
33．迅速・的確に意志決定し，冷静に問題に対処する	45（ 7.3）	Ⅶ．卓越した問題解決能力を基盤とし，計画的・効率的に仕事を遂行する
34．計画的・効率的に仕事を遂行する	20（ 3.3）	
35．建設的に問題をとらえ，改善に努める	13（ 2.1）	
36．新しい知識・方法を取り入れ活用する	13（ 2.1）	
37．個人の意見・主体性を尊重する	93（15.1）	Ⅷ．豊かな教養を基盤とする成熟した社会性を発揮し，他者との円満な関係性を築き保持する
38．学生・教員の問題を共に考える	24（ 3.9）	
39．厳しさと共に優しさを示す	22（ 3.6）	
40．誰に対しても公平な態度を示す	15（ 2.4）	
41．周囲の人に配慮し，よい関係を形成する	12（ 2.0）	
42．豊富な知識を示す	12（ 2.0）	
43．礼節を尊ぶ	6（ 1.0）	
44．魅力的に身だしなみを整える	3（ 0.5）	
45．謙虚な態度を示す	2（ 0.3）	
46．学生・部下を擁護する	2（ 0.3）	
47．ユーモアのセンスを発揮する	2（ 0.3）	
48．芸術を愛する	2（ 0.3）	
記録単位総数	614（100.0）	

の8つの特徴が見出された(表7-6)。また，先行研究[104]と照合したところ，この結果が，看護学教員のみならず，看護学生のロールモデル行動に対する知覚をも包含することを確認した。

Ⅰ）学習環境を整え，質の高い教授活動を展開し，授業の目的・目標の達成を目ざす

　この特徴は，9つのロールモデル行動から抽出された。これらは，【1. 学生の反応を確認し，具体的でわかりやすい指導・授業を展開する】，【2. 学生の個別性を把握し，的確に指導する】，【3. 学生の考えを引き出し，自ら問題を解決できるように指導する】，【4. 内容を精選し，論理的に構成した授業を展開する】，【5. 体験・経験を活用し，看護学的に教材化する】，【6. 熟達した看護技術を持ち，看護実践の模範を示す】，【7. 学生の学習環境を調整する】，【8. 実習指導者に教育的にかかわる】，【9. 学生の保護者に適切な指導を行う】である。

　この特徴は，授業提供に当たり，教員が授業過程に多大な影響を与える環境に配慮しながら，授業の成果である目的・目標の到達度向上を志向している状況を表す。大学は，一般に教育・研究の機能を持ち，大学に所属する教員は，教育・研究両活動にかかわる責務を持つ。特徴Ⅰは大学に所属する教員の教育活動の主要部分である授業にかかわる特徴に言及している。

　授業の質は，授業過程と授業成果両側面の評価により決定される[105]。特徴Ⅰは，授業過程と授業成果両側面の向上を意識下に置きながら授業を展開する教員の状況を表し，この状況が質の高い授業を導くであろうことは容易に推測できる。また，過程と成果の両側面に働きかけ，授業の質向上を目ざすことは，教員すべてが目標とすべき状況であり，特徴Ⅰが授業提供にかかわる教員としての「よりよい状態」であることを意味する。

Ⅱ）看護学とその教育の独自性を反映した研究活動を行い，教育実践の質向上，研究の発展，産出した成果の社会への還元を目ざす

　この特徴は，3つのロールモデル行動から抽出された。これらは，【10. 研究成果を公表する】，【11. 看護実践・教育実践を基盤とした研究活動を行う】，【12. 授業に自己の研究成果を活用する】である。

　この特徴は，大学の機能のもう一方の側面，教員の研究活動の状況を表す。特徴Ⅱが表す研究活動の状況は，教員が実践の科学である看護学とその教育の独自性から目をそらすことなく研究を推進し，その結果産出された研究成果を看護・教育の実践に還元し，質向上を志向していることを示す。

　大学は，一国の文化の最高水準を示す学術研究機関としての機能を持ち[106]，大学に所属する教員は，知識・技術を探究し学問的知識を産出する責任を担う。しかし，看護学は，実践の科学であるという独自性を持ち，研究活動も単に学問的知識の産出にとどまることなく，その成果還元による看護・教育実践の質向上を求められる。特徴Ⅱは，社会への成果還元を視野に入れ，看護学の独自性を反映した研究活動に積極的に取り組み，看護・教育実践の質向上を目ざす教員の状況を表す。この状況は，看護学教員すべての目標であり，特徴Ⅱが看護学研究にかかわる看護学教員としての「よりよい状態」であることを意味する。

Ⅲ）看護学教育組織構成員として自覚を持ち，その運営に携わりながら，教育・研究環境の整備，組織の維持発展を目ざす

　この特徴は，10のロールモデル行動から抽出された。これらは，【13. 同僚・部下・後輩の行う教育・研究を適切に指導・助言する】，【14. 部下に教員としての模範を示す】，【15.

組織全体のことを考え，リーダーシップを発揮する】，【16．部下の裁量権を認め，挑戦を見守る】，【17．円滑に会議を運営する】，【18．部下に的確な指示を出す】，【19．組織の中で教員の役割を明確に示す】，【20．管理者・他部門と上手く交渉する】，【21．部下に学習の機会を提供する】，【22．部下に適切に仕事を配分する】である。

　この特徴は，看護学教員の組織運営の状況を表す。学校は，大学も含め，一定の施設・設備と専門の教職員を有する計画的，組織的，継続的な機関であり，各教育機関は，必ず固有の組織構造を持っており，その構造を円滑に機能させるシステムを作っている。大学に所属する教員は，「組織を理解し，組織の一員としての役割を果たす」[107]ことを通して組織を円滑に機能させる役割を持ち，この役割遂行に支えられ，大学は教育・研究的機能を十分発揮できる。特徴Ⅲは，教員が明瞭な自覚のもとに教育・研究的機能の発揮を目ざし，組織を運営する状況を表す。これは，看護学教員すべてが目標とすべき状況であり，特徴Ⅲが教育組織運営にかかわる看護学教員としての「よりよい状態」であることを意味する。

Ⅳ）主体的な学習活動を継続し，看護専門職者として専門性を高める

　この特徴は，2つのロールモデル行動から抽出された。これらは，【23．目的・目標を持ち，主体的に学習を継続する】，【24．自己の専門性を高める努力をする】である。

　この特徴は，看護学教員が教育・研究・組織運営にかかわる活動に従事しながらも，学習を続け，高い専門性を確保する状況を表す。看護職は専門職であり，専門職には自律性が要求され，専門職の自律性は主体的な学習活動に影響を受ける。それは自律性が他からの指示や規制に頼ることなく自分で判断し，選択した様式により自らの行為を律していく[108]ことを意味し，そのためには主体的な学習が必要不可欠であることに起因する。特徴Ⅳは，専門職者としての教員が高い専門性を確保し続けるために主体的に学習する状況を表す。これは，看護職者のみならず専門職者すべてに必要な要件であると同時に専門職者が目標とすべき状況であり，特徴Ⅳが専門職者としての「よりよい状態」であることを意味する。

Ⅴ）自己の信念・価値観に基づき自律した職業活動を展開する

　この特徴は，3つのロールモデル行動から抽出された。これらは，【25．看護・教育・自己の信念・価値観に基づき，一貫した言動を示す】，【26．理路整然と自分の意見を述べる】【27．誰に対しても対等に，毅然とした態度で接する】である。この特徴は，看護学教員が自律した職業活動を独自の信念や価値観に基づき遂行する状況を表す。

　看護職は専門職であり，専門職には自律性が要求される。看護専門職者である教員が自分で判断し，選択した様式により自らの行為を律していくためには，看護専門職者としての普遍的法則に則った信念・価値観[109]の確立が必要不可欠である。特徴Ⅴは，教員が自律した職業活動を展開するために，看護専門職者としての普遍的法則に則った信念・価値観を確立している状況を表す。これは，看護職者のみならず専門職者すべてに必要な要件であると同時に専門職者が目標とすべきことであり，特徴Ⅴが専門職者としての「よりよい状態」であることを意味する。

Ⅵ）相互に矛盾対立する役割期待を適切に処理し，意欲的に複数の役割を果たす

　この特徴は，5つのロールモデル行動から抽出された。これらは，【28．教育・研究活動に熱意を示す】，【29．職業活動と私的活動を両立する】，【30．積極的に仕事を引き受ける】，

【31. 教育活動と研究活動を両立する】,【32. 社会的活動に参加する】に共通する特徴である。

この特徴は,看護学教員が教育と研究,そして組織運営という矛盾対立する側面を持つ役割をいずれも重要視し,意欲的に各活動の目標を達成していく状況を示す。前述したように大学は教育・研究を主な機能とするが,教育・研究の機能は教員の組織運営にかかわる活動に支えられる。特徴Ⅵは,教員が大学の機能の理解に基づき,各活動に伴う役割に意欲的に臨む状況を表す。これは,大学に所属する教員に必要な要件であると同時に大学教員が目標とすべきことであり,特徴Ⅵが大学に所属する教員としての「よりよい状態」であることを意味する。

Ⅶ）卓越した問題解決能力を基盤とし,計画的・効率的に仕事を遂行する

この特徴は,4つのロールモデル行動から抽出された。これらは,【33. 迅速・的確に意志決定し,冷静に問題に対処する】,【34. 計画的・効率的に仕事を遂行する】,【35. 建設的に問題をとらえ,改善に努める】,【36. 新しい知識・方法を取り入れ活用する】である。

この特徴は,看護学教員が問題解決能力を駆使しながら,多様な問題が山積する仕事すなわち教育・研究・組織運営の目的達成に向け,活動する状況を示す。問題とは,研究・検討などに取り上げるべきこと,解決すべき事柄[110]である。また,問題解決とは,どうにかしてその手段・道を発見して目標に達し結果を得ることである[111]。特徴Ⅶは,教員が教育・研究・組織運営にかかわる活動の中で多様な問題に直面しながらも,計画的にしかも効率のよい手段・道を発見し目標達成に向かう状況を表す。これは,すべての職業活動に従事する人々に必要な要件であると同時にこの人々が目標とすべき状況であり,特徴Ⅶが職業に従事する人間としての「よりよい状態」であることを意味する。

Ⅷ）豊かな教養を基盤とする成熟した社会性を発揮し,他者との円満な関係性を築き保持する

この特徴は,12のロールモデル行動から抽出された。これらは,【37. 個人の意見・主体性を尊重する】,【38. 学生・教員の問題を共に考える】,【39. 厳しさと共に優しさを示す】,【40. 誰に対しても公平な態度を示す】,【41. 周囲の人に配慮し,よい関係を形成する】,【42. 豊富な知識を示す】,【43. 礼節を尊ぶ】,【44. 魅力的に身だしなみを整える】,【45. 謙虚な態度を示す】,【46. 学生・部下を擁護する】,【47. ユーモアのセンスを発揮する】,【48. 芸術を愛する】である。

この特徴は,教員が成熟した社会性を前提とし,職業活動を継続する過程において良好な関係性を他者と形成する状況を示す。他者との関係性の良否は,職業継続状況に多大な影響をもたらし[112],良好な関係性なくして職業の継続は望めない。特徴Ⅷは,教員が職業を継続する過程において他者との良好な関係性を築いている状況を表す。これは,職業の継続を望むすべての人々に必要な要件であると同時にこの人々が目標とすべき状況であり,特徴Ⅷが職業継続を望む人間として「よりよい状態」であることを意味する。

以上は,ロールモデル行動の8つの特徴が,すべて目標とすべき「よりよい状態」であることを示した。しかし,特徴Ⅶと特徴Ⅷは,職業を持つ人々全般が目標とすべき状況であることが明らかになった。すなわち,8つの特徴のうち,特徴Ⅰから特徴Ⅵが大学に所属し,看護学教育・研究に従事する看護専門職者としての教員が目標とすべき状況である。この状況は,現存するロールモデルが示した行動から抽出されたものであり,看護学教員

個々の努力によって実現可能であり，大学に所属する看護学教員を対象としたFDの目標として活用可能である。

　具体的には次のような活用可能性がある。FDのプログラムは，施設内教育としての院内教育と同様に，2つの目的がある。第1は，教育ニードを充足することへの支援である。教育ニードとは，教員が所属する大学・短期大学の一員として目標達成，もしくは目標達成度向上に向け，学習すべき知識・技術・態度であり，学習によって充足または獲得可能である。第2は，学習ニードを充足することへの支援である。学習ニードとは，学習者である教員が学習を要望する知識・技術・態度であり，学習によって充足または獲得可能である。両目的を達成したとき，教員としてよりよくなるための教育，すなわちFDの目的を達成したと評価できる。この目的達成に向け，多くの大学は，FD委員会を立ち上げ，プログラムや企画を作成している。FDのプログラムや企画を作成するに当たり，FD委員会は前述の6つの特徴を基準にその大学の状況を評価し，特に問題がある状況に対し，どのような内容の教育をどのような方法により展開していくべきかを検討できる。

　例えば，A大学のFD委員会が上記6つの特徴を基準にその大学に所属する教員の状況を評価したとき，特に「Ⅱ. 看護学とその教育の独自性を反映した研究活動を行い，教育実践の質向上，研究の発展，産出した成果の社会への還元を目ざす」に問題があることが判明したとする。これは，学会発表，原著論文・著書の発表状況，文部科学省科学研究費の採択率等を情報源として評価できる。特に若手教員のこれらの状況に問題があることが明らかになったとする。この評価結果は，FDの対象と内容を示しており，この結果に基づき，予算や時間との関連も考慮しながらプログラムを立案できる。研究活動は，大学に所属する教員の使命でもあり，このプログラムは，FDの目的1「その大学・短期大学に所属する教員が組織の一員として責務を遂行する能力の獲得・維持・向上を図ることへの支援」に該当する。

　また，FDは教員個々が持つ学習ニード充足への支援も目的としている。前述したように，既に病院に就業する看護職者の学習ニードは28種類に集約されることが明らかになっており（337頁参照），この成果をもとに学習ニードアセスメントツール（臨床看護師用）[113]を開発した。また，看護学教員の学習ニードも解明され，学習ニードが27種類に集約されることが明らかになり[114]，これをもとに学習ニードアセスメントツール（看護学教員用）[115]が開発された。開発した尺度を用いた調査結果を反映させることにより，看護学教員個々が持つ学習ニードを充足できるプログラムを立案することが可能になる。

　このように考えてくると，看護職者が所属する組織内教育としてのFDとSDプログラム立案に向けては次の3点を勘案しなければならないという結論にたどりつく。

　第1は，その組織においてよりよい構成員となるために必要な学習機会の提供である。この学習は，主に就職時の新採用職員オリエンテーションプログラムとして組織化されることが多く，その組織の理念，目的・目標，特徴や将来構想などの内容を学習する。第2は，よりよい看護専門職者（臨床看護師，看護学教員）であり続けるために必要な内容，すなわち教育ニード充足に向けた学習機会の提供である。この学習は，看護学教員の場合，前述したロールモデル行動6つの特徴を指標として評価し，問題を把握し，それを克服するために計画される。同様に，病院に就業する看護師の場合，新人看護師に対する院内教育の項の表7-5（352頁）に示したロールモデル行動の特徴がこれに該当する。第3は，そ

の組織に所属する構成員の学習ニードを充足するために必要な内容の学習である。この学習に向けては，組織構成員のニード調査を行い，その結果として要望の程度が高い内容とその内容を要望する対象を特定する必要がある。

以上3点各々は有機的な関連を持つであろうことを予測させる。例えば，A大学のFD委員会が前述した看護学教員のよりよい状態6つの特徴を基準に組織構成員としての教員の状況を評価したと仮定する。その結果，特に「Ⅱ．看護学とその教育の独自性を反映した研究活動を行い，教育実践の質向上，研究の発展，産出した成果の社会への還元を目ざす」活動に問題があったとする。そして，同様の対象者の学習ニードを調査すると，その結果は，対象者が研究に関する学習を要望しているということを明らかにする可能性が高い。このような場合，教員が研究に関するどのような内容の学習を要望しているのかを把握し，プログラムを立案すれば，そのプログラムは対象者のニードを充足するとともに，対象者個々が看護専門職者（看護学教員）としてよりよい状態を維持，向上するためにも機能する。

上記のような観点から研究を継続し，2004年，FDに向け必要不可欠な教育ニードアセスメントツール（看護学教員用）[116]，学習ニードアセスメントツール（看護学教員用）[117]を開発した。

Ⅵ 看護継続教育機関の教育

1 看護継続教育機関

看護継続教育機関とは，どのような組織を意味するのであろうか。これは，看護継続教育に関する文献研究の過程において生まれた名称であり，その主たる目的の1つとして，看護継続教育を位置づけている組織を表す。このように看護継続教育機関を定義すると，それが具体的にどのような組織を指すのかがみえてくる。

例えば，病院は院内教育を行っており，院内教育も看護継続教育である。しかし，院内教育は病院の主たる目的とはならないため，病院は継続教育を行っていても看護継続教育機関とはならない。一方，日本看護協会は看護職者が組織する職能団体であり，多様な機能を発揮するが，看護職者の資質向上を組織の目的の1つとしている。また，この目的を達成するための主たる事業の中に，継続教育の推進を掲げている。そのため，日本看護協会は，看護継続教育機関に位置づく。

これらを前提とすると，次のような看護継続教育機関の存在が浮かび上がってくる（表7-7）。

第1に，厚生労働省がその管轄下にある組織において看護継続教育を展開している。看護研修研究センターは，歴史のある看護継続教育機関であり，特に看護職養成に従事する看護職者を対象にした多様なプログラムを提供してきたが，平成21年度末をもって閉校

VI．看護継続教育機関の教育　　361

表 7-7　看護継続教育機関

	教育機関・実施主体	研修会名	期間	定員
厚生労働省	国立保健医療科学院	◆研究課程 ◆専門課程Ⅲ「地域保健福祉専攻科」 ◆各種短期研修	3年間 約3ヶ月間	5 若干名
	国立看護大学校研修部	◆認定看護師教育課程「感染管理」 ◆保健師助産師看護師実習指導者講習会 ◆がん化学療法看護認定看護師フォローアップ研修 ◆各種短期講習会・研修会等	（休講中） 2日間	 50 60
	国立障害者リハビリテーションセンター学院	◆認定看護師教育課程「脳卒中リハビリテーション看護」 ◆短期研修会	7ヶ月間	20
国立大学法人（文部科学省）	千葉大学大学院看護学研究科附属看護実践研究指導センター	◆看護学教育指導者研修 ◆看護管理者研修 ◆国公私立大学病院副看護部長研修	3日間 3日間 分散型	50 100 20
	福井大学大学院医学系研究科附属地域医療高度化教育研究センター看護キャリアアップ部門	◆認定看護師教育課程「慢性呼吸器疾患看護」「手術看護」 ◆フォローアップセミナー	各8ヶ月間	30,20
	広島大学病院看護実践教育研修センター	◆認定看護管理者教育課程「ファーストレベル」 ◆がん看護に関する専門研修 ◆小児看護に関する専門研修	28日間 各3日間 3日間	45 (50,20,30) 20
	鳥取大学医学部附属病院医療スタッフ研修センター	◆認定看護師教育課程「乳がん看護」「がん化学療法看護」 ◆在宅医療推進のための看護師育成プログラム3コース	（休講中）	 (40,30,8)
	名古屋大学医学部附属病院看護キャリア支援室	◆認定看護管理者教育課程「ファーストレベル」		50
公立大学法人	札幌市立大学教育支援プロジェクトセンター	◆認定看護管理者教育課程「サードレベル」	38日間	30
	青森県立保健大学地域連携・国際センター	◆認定看護管理者教育課程「セカンドレベル」 　　　　　　　　　　　　　「サードレベル」 ◆各種研修	32日間 次回H31開講	30 20
	埼玉県立大学 地域産学連携センター	◆認定看護師教育課程「緩和ケア」	8ヶ月間	30
	首都大学東京健康福祉学部	◆認定看護師教育課程「がん化学療法看護」	7ヶ月間	30
	石川県立看護大学附属看護キャリア支援センター	◆認定看護管理者教育課程「サードレベル」 ◆認定看護師教育課程「認知症看護」 ◆各種セミナー	180時間 8ヶ月間	25 30
	愛知県立大学看護実践センター	◆認定看護師教育課程「がん化学療法看護」 　　　　　　　　　　「がん性疼痛看護」 ◆各種セミナー	6ヶ月間 6ヶ月間	15 15
	三重県立看護大学地域交流センター	◆認定看護師教育課程「認知症看護」 ◆認知症対応力向上研修等	10ヶ月間	30
	山梨県立大学看護実践開発研究センター	◆認定看護師教育課程「緩和ケア」「認知症看護」 ◆各種セミナー・研修	各約7ヶ月間	20,30
	島根県立大学しまね看護交流センター	◆認定看護師教育課程「緩和ケア」	7ヶ月間	10
	山口県立大学看護研修センター	◆認定看護師教育課程「感染管理」 ◆認定看護師教育課程フォローアップ研修 ◆各種研修等	（H29/30休講）	
	福岡県立大学 看護実践教育センター	◆認定看護師教育課程「糖尿病看護」 ◆認定看護師教育課程フォローアップ研修	10ヶ月間	18
	熊本県立大学地域連携・研究推進センター	◆認定看護管理者教育課程「サードレベル」 ◆各種研修	（H29休講）	
	宮崎県立看護大学	◆認定看護管理者教育課程「サードレベル」 ◆認定看護師教育課程「感染管理」	5ヶ月分散型 （H29/30休講）	15
都道府県	茨城県立医療大学地域貢献研究センター	◆認定看護師教育課程「摂食・嚥下障害看護」	6ヶ月間	20
	神奈川県立保健福祉大学実践教育センター	◆教員・教育担当者養成課程（看護コース） ◆認定看護管理者教育課程 　「ファーストレベル」「セカンドレベル」「サードレベル」 ◆認定看護師教育課程「急性期重症者支援（集中ケア）」 　　　　　　　　　　　「感染管理」 ◆多職種連携推進課程	1年間 5-6ヶ月間 （休講中） 9ヶ月 9ヶ月	40 (50,25,15) 30 40
	長野県看護大学看護実践国際研究センター	◆認定看護師教育課程「認知症看護」 　　　　　　　　　　「感染管理」「皮膚・排泄ケア」	8ヶ月間 （休講中）	25

362　第7章　看護継続教育論

	教育機関・実施主体	研修会名	期間	定員
都道府県	静岡県立静岡がんセンター	◆認定看護師教育課程「乳がん看護」「がん化学療法看護」「緩和ケア」「皮膚・排泄ケア」「がん放射線療法看護」 ◆認定看護師教育課程フォローアップ研修会 ◆がん看護エクセレントプログラム	各8ヶ月間	各20
	茨城県立中央病院・茨城県地域がんセンター	◆認定看護管理者教育課程「ファーストレベル」	26日間	30
	愛知県立総合看護専門学校愛知県看護研修センター	◆愛知県専任教員養成講習会 ◆愛知県臨地実習指導者講習会（年2回） ◆各種講習会・研修会等	約1年間 246時間	45 各60
	都道府県	◆専任教員養成講習会 ◆保健師助産師看護師実習指導者講習会 ◆特定分野における保健師助産師看護師実習指導者講習会 ◆看護教員継続研修 ◆研修責任者等研修，各種講習会・研修会等	855時間以上 8週間以上 39時間以上	
	都道府県 ナースセンター	◆再就業支援研修 ◆訪問看護師養成講習会 ◆各種講習会・研修会等	約30日間	
日本赤十字社	日本赤十字社 幹部看護師研修センター	◆赤十字看護管理者研修Ⅰ「ファーストレベル」 ◆赤十字看護管理者研修Ⅱ「セカンドレベル」 ◆赤十字看護管理者研修Ⅲ「サードレベル」 ◆実習指導者講習会	15週間 18週間 10週間 約40日間	50 50 20 20
	日本赤十字看護大学看護実践・教育・研究フロンティアセンター	◆実習指導者講習会 ◆各種セミナー		50-70
	日本赤十字秋田看護大学教育研究開発センター	◆認定看護師教育課程「認知症看護」	（休講中）	
	日本赤十字広島看護大学ヒューマン・ケアリングセンター	◆認定看護師教育課程「摂食・嚥下障害看護」 ◆各種セミナー・研修会等	7ヶ月間	30
	日本赤十字九州国際看護大学看護継続教育センター	◆認定看護師教育課程「救急看護」	7ヶ月間	30
独立行政法人地域医療機能推進機構	地域医療機能推進機構本部研修センター	◆認定看護管理者教育課程 「ファーストレベル」「セカンドレベル」「サードレベル」 ◆実習指導者講習会	5-7週間 8週間	（60,40,30） 40
看護協会	日本看護協会看護研修学校	◆認定看護師教育専門課程 「救急看護」「皮膚・排泄ケア」「集中ケア」「感染管理」「糖尿病看護」「小児救急看護」「認知症看護」 ◆認定看護師を対象とした特定行為研修 ◆各種短期講習会・研修会・インターネット配信研修等	H29-31休講 春期/秋期	 100
	日本看護協会神戸研修センター	◆認定看護師教育課程 「緩和ケア」「感染管理」「がん化学療法看護」 ◆認定看護師を対象とした特定行為研修 ◆認定看護管理者教育課程「サードレベル」 ◆各種短期講習会・研修会・インターネット配信研修等	H29-31休講 春期/秋期 32日間	 20 30
	都道府県看護協会	◆認定看護師教育課程 （新潟）「緩和ケア」 （大阪）「救急看護」 （愛知）「摂食・嚥下障害看護」 （愛知）「脳卒中リハビリテーション看護」 （福岡）「皮膚・排泄ケア」 （兵庫）「認知症看護」 （愛知）「訪問看護」 ◆認定看護管理者教育課程 「ファーストレベル」「セカンドレベル」「サードレベル」 ◆認定看護師教育課程フォローアップ研修 ◆各種短期講習会・研修会等	約6〜 10ヶ月間	20-30
学校法人	北海道医療大学認定看護師研修センター	◆認定看護師教育課程 「感染管理」「認知症看護」 ◆リフレッシュスクール（認定看護師）	各約7ヶ月間	各20
	岩手医科大学附属病院高度看護研修センター	◆認定看護師教育課程「緩和ケア」 ◆特定行為教育課程（呼吸器関連）（創傷管理関連）	8ヶ月間 1年間	20 各5
	高崎健康福祉大学看護実践開発センター	◆認定看護師教育課程「認知症看護」	7ヶ月間	30

	教育機関・実施主体	研修会名	期間	定員
学校法人	東京女子医科大学看護学部認定看護師教育センター	◆認定看護師教育課程「透析看護」「手術看護」	各6ヶ月間	20,30
	東京女子医科大学女性医療人キャリア形成センター看護職キャリア開発支援部門	◆認定看護管理者教育課程「ファーストレベル」 ◆スキルアップ研修	26日間(分散)	50
	国際医療福祉大学看護生涯学習センター	◆認定看護管理者教育課程 「ファーストレベル」「セカンドレベル」 「サードレベル」	30日間, 35日間 35日間	80,60 20
	国際医療福祉大学九州地区生涯教育センター	◆認定看護管理者教育課程 「ファーストレベル」「セカンドレベル」 ◆認定看護師教育課程「感染管理」 ◆保健師助産師看護師実習指導者講習会	28日間, 33日間 約7ヶ月間 40日間	70,40 30 40
	聖路加国際大学教育センター	◆認定看護師教育課程 「不妊症看護」「訪問看護」「認知症看護」 ◆認定看護管理者教育課程「ファーストレベル」 ◆各種講座等	各9ヶ月間 (15,30,35) 約1ヶ月間	 100
	杏林大学医学部付属病院	◆認定看護師教育課程「集中ケア」	7ヶ月間	30
	昭和大学看護キャリア開発・研究センター	◆認定看護管理者教育課程 「ファーストレベル」「セカンドレベル」 「サードレベル」	28日間, 33日間 32日間(分散)	70,25 20
	埼玉医科大学職員キャリアアップセンター	◆認定看護管理者教育課程「ファーストレベル」 ◆看護学生実習指導者講習会 ◆各種講習会・研修	27日間(木金土) 251時間	40 40
	北里大学看護キャリア開発・研究センター	◆認定看護師教育課程 「感染管理」「新生児集中ケア」「慢性心不全看護」 ◆認定看護管理者教育課程「ファーストレベル」 ◆実習指導者研修会 ◆各種セミナー・講習会等	各6ヶ月間 (30,30,45) 25日間 約8ヶ月間	 30 45
	東海大学看護師キャリア支援センター	◆認定看護師教育課程「救急看護」 ◆オープンセミナー等	7ヶ月	30
	京都橘大学看護教育研修センター	◆認定看護師教育課程「皮膚・排泄ケア」 ◆認定看護師教育課程フォローアップセミナー ◆各種研修	8ヶ月間	30
	藍野大学キャリア開発・研究センター	◆認定看護管理者教育課程 「ファーストレベル」「セカンドレベル」 ◆各種講演会	分散型	40,30
	兵庫医科大学医療人育成センター	◆認定看護師教育課程「手術看護」	6ヶ月間	30
	関西福祉大学看護キャリアアップセンター	◆認定看護師教育課程「脳卒中リハビリテーション看護」	(休講中)	
	川崎医療福祉大学看護実践・キャリアサポートセンター	◆認定看護管理者教育課程「ファーストレベル」 ◆看護師特定行為研修(呼吸管理)(創傷・ろう孔管理)	28日間	50 5
	西南女学院大学	◆認定看護師教育課程「集中ケア」 ◆認定看護管理者教育課程 「ファーストレベル」「セカンドレベル」	(休講中) 約6ヶ月間	 80,40
	徳島文理大学地域連携センター	◆認定看護師教育課程「糖尿病看護」	7ヶ月間	15
	久留米大学認定看護師教育センター	◆認定看護師教育課程 「緩和ケア」「がん化学療法看護」「がん放射線療法看護」 ◆認定看護師教育課程フォローアップ研修	各6ヶ月間	各30
	熊本保健科学大学キャリア教育研修センター	◆認定看護師教育課程「慢性心不全看護」 「脳卒中リハビリテーション看護」「認知症看護」	(休講中) 各6ヶ月間	各15
	目白大学メディカルスタッフ研修センター	◆認定看護師教育課程「脳卒中リハビリテーション看護」 ◆各種短期研修	7ヶ月間	30
他の法人・財団	国立がんセンター東病院	◆認定看護師教育課程「緩和ケア」「がん化学療法看護」 ◆認定看護師教育課程フォローアップ研修等	H30休, 9ヶ月間	20,15
	聖隷三方原病院	◆認定看護管理者教育課程「ファーストレベル」	28日間	50
	上尾中央医科グループ協議会キャリアサポートセンター	◆認定看護管理者教育課程「ファーストレベル」 「セカンドレベル」「サードレベル」 ◆看護学生実習指導者講習会 ◆各種短期講習会・研修会等	28日間 H29休, 33日間 43日間	90 40,30 90
	日本訪問看護財団	◆各種セミナー等		
	東京都福祉保健財団	◆認定看護管理者教育課程「ファーストレベル」 ◆看護教員養成研修(短期・長期研修)	28日間程度	70

	教育機関・実施主体	研修会名	期間	定員
他の法人・財団	東京慈恵会	◆教務主任養成講習会	約6ヶ月間	24
	日本看護学校協議会	◆教務主任養成講習会 ◆教育研修	85日間	24
	日本精神科看護技術協会	◆看護実習指導者講習会（京都研修センター） ◆各種研修会	40日間	80

＊注：インターネット上に公開された情報（2017年10月時点）に基づき確認できた看護継続教育機関・研修を掲載した。

となった。国立保健医療科学院は，平成14年に国立公衆衛生院，国立医療・病院管理研究所，国立感染症研究所の一部を統合してできた厚生労働省の管轄下にある研究・教育機関であり，地方公共団体等において保健医療およびその関連分野に従事する医師や看護職者等を対象とし，その人材養成を目的としている。また，組織独自のプログラムとともに，認定看護師の教育課程を提供している大学の附属施設もある。

第2に，地方自治体の看護職に関連する部局が看護継続教育を展開している。その内容は，看護学教員の養成および再教育にかかわるもの，実習指導者の養成にかかわるもの，看護実践にかかわるものと多様である。

第3に，都道府県のナースセンターが看護継続教育を展開している。ナースセンターは，看護師等の就業希望調査，看護師等の研修，職業紹介等を目的としており，看護技術演習，訪問看護師の養成や資質向上等を目的とした講習会を企画実施している。

第4に，日赤，地域医療機能推進機構等を設置主体とする継続教育の専門機関が看護継続教育を展開している。これらは，その設置主体に所属する看護職者を主たる対象としており，看護学教員および実習指導者，看護管理者の養成や資質向上に向けたプログラムを提供している。一部のプログラムは一般にも開かれている。

第5に，日本看護協会が看護継続教育を展開している。看護職者の職能団体である日本看護協会は，看護研修学校，神戸研修センターという独自の看護継続教育機関を組織し，認定看護師を養成するとともにその他，多様な研修を企画・実施している。また，日本看護協会の法人会員である47都道府県看護協会も看護継続教育機関として多様な講習や研修を企画・実施している。

2 看護継続教育における法的根拠

以上は，「保健師助産師看護師学校養成所指定規則」，「看護師等の人材確保の促進に関する法律」，また厚生労働省医政（旧健康政策）局長から各都道府県知事宛の基本通知「看護職員資質向上推進事業の実施について」，「看護教員に関する講習会の実施要領について」，「都道府県保健師助産師看護師実習指導者講習会実施要綱」を基盤として行われる看護継続教育である。

このうち，「保健師助産師看護師学校養成所指定規則」は，第4条の九に実習指導者の指導の必要性を掲げている。これを受け，厚生労働省医政局が各都道府県知事宛に「都道府県保健師助産師看護師実習指導者講習会実施要綱」を通知し，各都道府県はその通知に基

づき実習指導者講習会を開催している。通知された内容は，実習指導者講習会の目的，実施主体，期間，場所，受講資格と受講者数，担当者，講師等をはじめとし，講習科目と内容の細部にわたる。

また，看護職養成教育は，保健師助産師看護師法と保健師助産師看護師法施行令，保健師助産師看護師養成所指定規則に則っとるとともに，「看護師等養成所の運営に関する指導ガイドラインについて」という通知を反映し，実施することが求められている。このうち「看護師等養成所の運営に関する指導ガイドライン」は，第5教員に関する事項に看護師等養成所の教員になることのできる者の要件を規定し，その1つとして厚生労働省が認定した専任教員養成講習会を修了した者を挙げている。これを受け厚生労働省医政局は「看護教員に関する講習会の実施要領について」を各都道府県知事宛に通知している。この通知「看護教員に関する講習会の実施要領について」は，専任教員養成講習会と教務主任養成講習会の2つの実施要領を提示している。各実施要領は，講習会の目的，受講対象者，単位，教育内容，担当者，講師等を規定するとともに，細部について定めた専任教員養成講習会および教務主任養成講習会ガイドラインに沿って講習会を実施するよう求めている。

さらに，「看護師等の人材確保の促進に関する法律」は，平成4年に制定され，急速な高齢化と保健医療環境の変化による看護師の重要性が増大したことに伴い看護師等の人材確保の促進とともに，看護師等の養成，処遇の改善，資質の向上を目的としている。この法律を受け，厚生労働省医政（旧健康政策）局が各都道府県知事宛にナースセンターや看護職員資質向上推進事業の実施等に関する通知を出し，各都道府県はそれに基づき多様な教育機会を提供している。

3 看護継続教育機関の教育に関する看護教育学的課題

看護継続教育機関の教育に関しては，特に，看護教員養成講習会のプログラム評価が多側面から実施されている。その範囲は，講習会の1学科目の評価や研修内容全般に及ぶ。また，講習に参加する受講生の心理的変化を解明した研究もある。これは，看護継続教育機関の教育の中でも，教員養成講習会が原則として34単位855時間以上と規定され，他の短期講習会とは異なり，効果に対する期待も高いことに起因する。

看護教育学においては，看護学教育カリキュラムに関しては編成のための知識や方法に関する知識を蓄積しており，既に複数の大学のカリキュラム編成を経験している。しかし，看護継続教育機関が提供する看護職者を対象とした講習会のカリキュラムに関しては編成の経験がない。

わが国における看護職養成教育は急速に高等教育化が進展してはいるものの，その圧倒的多数を看護専門学校における教育に依存している。このような観点からすると，教員養成講習会の質はわが国の看護の質に多大なる影響を与えており，看護専門学校の教員として具備すべき要件をも含め，現行の講習会については検討していく必要がある。これらを前提とし，今後，看護継続教育機関に所属する研究者との共同により，法的に定められた

カリキュラムの有効性を検証するとともに，その問題も明らかにし，新たなカリキュラム編成に取り組む機会を得たいと考えている。

引用文献

1) 細谷俊夫他編：新教育学大事典 3,「継続教育」の項，19-20，第一法規出版，1990.
2) 青木一他編：現代教育学事典,「社会教育とは何か」の項，381，労働旬報社，1988.
3) 日本生涯教育学会編：生涯学習事典増補版,「継続教育」の項，38-39，東京書籍，1992.
4) 前掲書 3),「継続教育」の項，38.
5) 日本看護協会編：看護の限りない可能性を求めて，第 16 回国際看護婦協会 4 年毎大会学術プログラム集録 II 巻—看護教育の変化とその方向，86-197，1978.
6) International Council of Nurses：ICN policy statement on continuing education for nurses and guidelines, The Journal of Continuing Education in Nursing, 7(6), 47-48, 1976.
7) 前掲書 5).
8) 田中京子他：文献からみた看護継続教育に関する一考察〈2〉，看護展望，8(11)，36-45，1983.
9) 日本看護協会編：日本看護協会史・第 4 巻，781，日本看護協会出版会，1989.
10) 前掲書 9).
11) Notter, L. E. et al.：Nursing Thesaurus, "Education, Nursing, Continuing", International Nursing Index, Vol. 5, 5, 1970.
12) 前掲書 9).
13) Glanze, W. D. et al.：Mosby's Dictionary, "Continuing Education", Mosby, 392, 1998.
14) American Nurses' Association：Standards for Continuing Education in Nursing, American Nurses' Association, 10, 1975.
15) 前掲書 13).
16) Stein, A. M.：History of continuing nursing education in the United States, The Journal of Continuing Education in Nursing, 29(6), 247-248, 1998.
17) 例えば以下のような文献がある.
①Cooper, S. S. & Hornback, M. S.：Continuing Nursing Education, McGraw-Hill, 1973；壁島あや子他訳：看護継続教育，32-43，医学書院，1983.
②前掲書 16)，247-250.
18) 前掲書 14).
19) 看護教育制度研究会編：わかりやすい看護教育制度資料集，第 2 版，138-155，廣川書店，1995.
20) 厚生省健康政策局看護課：看護職員生涯教育検討会報告書—体系的な推進体制をめざして—，メヂカルフレンド社，1992.
21) 日本看護協会：継続教育の基準，看護，52(11)，72-77，2000.
22) 舟島なをみ他：わが国における看護継続教育研究の動向，看護研究，35(6)，3-14，2002.
23) 日本看護協会看護婦職能委員会編：看護婦業務指針，309-317，日本看護協会出版会，2000.
24) Knowles, M. S.：The Adult Learner：A Neglected Species, 3rd ed, 51-61, Gulf Publishing, 1984.
25) 前掲書 14)，13.
26) 橋本重治：指導と評価「教育評価基本用語解説」，日本教育評価研究会誌臨時増刊号，38，1983.
27) 前掲書 14)，12.
28) 内薗耕二他監修：看護学大事典，第 5 版，637，メヂカルフレンド社，2002.
29) 前掲書 24).
30) 細谷俊夫他編：新教育学大事典 6,「マズロー，A. H.」の項，304-305，第一法規出版，1990.
31) 森岡清美他編：新社会学辞典,「ソーシャル・ニーズ」の項，927，有斐閣，1993.
32) Komisar, B. P.："'Need' and the Needs-Curriculum", Language and Concepts in Education, 24-42, Rand McNally, 1961.
33) Atwood, H. M. & Ellis, J.：The Concept of Need：An Analysis for Adult Education, Adult Leadership, 210-212, 244, 1971.
34) 前掲書 32).
35) 前掲書 33).
36) Knowles, M. S.：The Modern Practice of Adult Education：Andragogy Versus Pedagogy, 85-86, Association Press, 1970.
37) Knowles, M. S. et al.：Andragogy in Action：Applying Modern Principles of Adult Learning, 17-18, Jossey-Bass, 1984.
38) 前掲書 24)，10.
39) 前掲書 24)，223.

40) 前掲書 24），223.

41) Kaufman, R. A.：Educational System Planning, 8, Prentice-Hall, 1972.

42) Adelson, R. et al.：Assessing Educational Needs, In Adelson, R., Watkins, F., Caplan, R., Continuing Education for the Health Professional, 16, Aspen Publications, 1980.

43) Monette, M. L.：The concept of educational need：An analysis of selected literature, Adult Education, 27 (2), 116-127, 1977.

44) Polit, D. F. & Beck, C. T.：Nursing Research-Principles and Methods-, 7th ed, 350, Williams & Wilkins, 2004.

45) Bruner, J. S.：The Process of Education, 17-32, Harvard University Press, 1977；鈴木祥蔵他訳：教育の過程，21-41, 岩波書店，1998.

46) 舟島なをみ監：看護実践・教育のための測定用具ファイル，第3版，第8章 A. 学習ニードアセスメントツール―臨床看護師用―，319-327, 医学書院，2015.

47) 例えば以下のような文献がある.
①三浦弘恵，舟島なをみ他：病院に就業する看護職者の学習ニードと臨床経験年数・職位との関連，第21回日本看護科学学会学術集会講演集，84, 2001.
②三浦弘恵，舟島なをみ：病院に就業する臨床経験2年未満の看護職者の学習ニード，第20回千葉県看護研究学会集録，76-78, 2002.
③Miura, H., Funashima, N. et al.：Hospital-Based Nurses' Learning Needs and Their Situation of Nursing Skill Acquisition, The 8th Qualitative Health Research Conference, 99, 2002.
④三浦弘恵，舟島なをみ他：病院に就業する卒後3年未満の看護職者の学習ニード―看護基礎教育課程との関連に焦点を当てて―，第22回日本看護科学学会学術集会講演集，191, 2002.

48) 玄田公子，高橋みや子：看護継続教育の変遷と課題―日本看護協会を中心に―，日本看護研究学会雑誌，24(3)，375, 2001.

49) 前掲書 8）.

50) 鵜沢陽子：戦後看護教育と継続教育，日本看護研究学会雑誌，7 (1・2合併号)，60-64, 1984.

51) 前掲書 8）.

52) 池田明子：現任教育，看護 MOOK No. 29 看護管理，139, 金原出版，1988.

53) 草刈淳子：看護における生涯教育と大学，看護教育，20(11)，686-689, 1979.

54) 細貝怜子：看護職員の院内教育の実際，1, メヂカルフレンド社，1973.

55) 前掲書 53），686-687.

56) Nakanishi, M.：In-service education for nurses in Japan, 5th Senior Nurses International Workshop Proceedings, The International Nursing Foundation of Japan, 116, 1979.

57) 前掲書 52），140.

58) 前掲書 21）.

59) 前掲書 16）.

60) 前掲書 17）-①.

61) ライダーレイコ：アメリカにおける継続教育―専門職看護婦としての責務―，看護，32(4)，44-55, 1980.

62) 島内節他：アメリカの看護継続教育の発展，看護，33(10)，75-77, 1981.

63) 前掲書 17），4.

64) 前掲書 14）.

65) Donovan, H. M.：Nursing Service Administration：Managing the Enterprise, 201, Mosby, 1975.

66) Gillies, D. A.：Nursing Management-A Systems Approach, W. B. Saunders, 1982；矢野正子監訳：看護管理―システムアプローチ，273-274, 医学書院サウンダース，1986.

67) American Nurses' Association：Standards for Continuing Education in Nursing, American Nurses' Association, 5, 1984.

68) 三浦弘恵，舟島なをみ：教育ニードアセスメントツール―臨床看護師用―の開発，千葉看護学会会誌，11(1)，25-30, 2005.

69) 前掲書 46）.

70) 三浦弘恵：看護管理者が知覚する院内教育の課題，看護研究，35(6)，27-34, 2002.

71) 三浦弘恵，永野光子，舟島なをみ：院内教育プログラムの現状に関する研究―全国調査のための質問紙作成を目指して―，千葉看護学会会誌，6(2)，17-23, 2000.

72) 前掲書 70）.

73) 定廣和香子，山下暢子：看護問題対応行動自己評価尺度 (OPSN) の開発，看護研究，35(6)，15-26, 2002.

74) 日本看護協会出版会編：平成26年看護関係統計資料集，177, 日本看護協会出版会，2015.

75) 前掲書 74），120-123.

76) 日本看護協会編：1997 看護職員実態調査，日本看護協会調査研究報告＜No. 54＞，111, 日本看護協会

出版会，1999．

77）木内妙子他：我が国におけるプリセプター制度の普及動向と今後の課題―1986年から1996年の報告研究論文を対象に―，東京都立医療技術短期大学紀要，10，205-212，1997．

78）日本看護協会編：2000年病院看護職員の需給状況調査，日本看護協会調査研究報告＜No.61＞，36，日本看護協会出版会，2001．

79）前掲書23），153．

80）例えば以下のような文献がある．
①庄崎雅子他：新人研修にプリセプターシップを導入して，看護，46(5)，64-77，1994．
②今成邦子他：アンケート結果に見るプリセプターシップ導入の意味，看護展望，17(7)，799-804，1992．
③吉井良子：「特集：プリセプターシップの評価と課題」アンケートや評価表による評価をフィードバック，看護展望，21(7)，760-767，1996．

81）例えば以下のような文献がある．
①木内妙子：臨床看護婦のプリセプター制に関する役割認識の分析―プリセプターとプリセプティの比較から―，東京都立医療技術短期大学紀要，11，139-146，1998．
②横山真澄他：問題解決には日々の看護実践の積重ねが役立つ，看護展望，21(7)，790-793，1996．

82）村上美好他：「交流セッション」プリセプター制度の現状と課題，日本看護学教育学会第11回学術集会講演集，213，2001．

83）例えば以下のような文献がある．
①神坂登世子：「特集：一人前の看護婦に早く育てる卒後3年間の教育」卒後教育の要はプリセプターシップと支柱となる'サポートシステム'，ナースエデュケーション，2(2)，41-53，2001．
②宗村美江子他：「特集：看護婦の卒後臨床研修を考える」新卒者の実践能力；臨床側からの問題認識と対策についての考え方，看護展望，26(5)，541-546，2001．
③鈴木まつ他：「特集：プリセプターへの支援」新人・プリセプターの両者が求める支援体制，看護，53(2)，46-49，2001．

84）藤本栄子他：国立名古屋病院における教育の現状と問題，日本看護学会―看護教育分科会―，197，1968．等，1970年以前に新人看護師に関する報告がみられる．

85）例えば以下のような文献がある．
①Hulsmeyer, B. S.：Nurses in Transition：First Year Challenges, University of Kentucky, 1994.
②Gerrish, K.：Still fumbling along? A comparative study of the newly qualified nurse's perception of the transition from student to qualified nurse, Journal of Advanced Nursing, 32(2), 473-480, 2000.

86）例えば以下のような文献がある．
①Charnley, E.：Occupational stress in the newly qualified staff nurse, Nursing Standard, 13(29), 33-36, 1999.
②Walker, J.：The transition to registered nurse：the experience of a group of New Zealand degree graduates, Nursing Praxis in New Zealand, 13(2), 36-43, 1998.

87）例えば以下のような文献がある．
①藤田けい子：新人看護婦の就業意欲を妨げる精神的要因―卒後1年目の看護婦へのインタビュー調査を通して―，第28回日本看護学会集録―看護管理―，116-118，1997．
②津久井澄子：卒後8か月目の新人看護婦が仕事への意欲を継続している要因―共に成長し合える職場環境に関する一考察―，神奈川県立看護教育大学校看護教育研究集録，25，279-286，2000．

88）例えば以下のような文献がある．
①Hamel, E. J.：An interpretive study of the professional socialization of neophyte nurse into the nursing subculture, University of San Diego, 1990.
②Kelly, B.：Hospital nursing：'It's a battle!' A follow-up study of English graduate nurses, Journal of Advanced Nursing, 24(5), 1063-1069, 1996.

89）King, I. M.：A Theory for Nursing-Systems, Concepts, Process-, 24, Delmar Publihers, 1981；杉森みど里訳：キング看護理論，28，医学書院，1999．

90）本田芳香他：新人看護婦の看護技術能力の分析，第21回日本看護科学学会学術集会講演集，226，2001．

91）森真由美，舟島なをみ他：新人看護師行動の概念化，看護教育学研究，13(1)，51-64，2004．

92）前掲書89）．

93）前掲書88）-①．

94）Prebble, K. et al.：Adaptation to the mental health setting：the lived experience of comprehensive nurse graduates, Australian and New Zealand Journal of Mental Health Nursing, 6(1), 30-36, 1997.

95）井部俊子他：看護教育における卒後臨床研修のあり方に関する研究―新卒者の卒後臨床研修と臨床実践能力の実態―，平成10年度厚生省科学研究，13，1999．

96）前掲書90）．

97）Yonder, L. H.：Staff nurses' career development relationships and self-reports of professionalism, job

引用文献　369

satisfaction, and intent to stay, Nursing Research, 44(5), 290-297, 1995.
98) Bidwell, A. S. et al.：Role modeling versus mentoring in nursing education, IMAGE, Journal of Nursing Scholarship, 21(1), 23, 1989.
99) 例えば以下のような文献がある.
　　①松田安弘他：看護学教員のロールモデル行動に関する研究, 千葉看護学会会誌, 6(2), 1-8, 2000.
　　②舟島なをみ他：看護学教員のロールモデル行動自己評価尺度の開発―質的帰納的研究成果を基盤として―, 千葉大学看護学部紀要, 24, 9-14, 2002.
　　③村上みち子, 舟島なをみ：看護学教員のロールモデル行動に関する研究―ファカルティ・ディベロップメントの指標の探求, 看護研究, 35(6), 35-46, 2002.
　　④舟島なをみ：看護師が知覚する看護師のロールモデル行動, 日本看護学会誌, 14(2), 40-50, 2005.
100) 大学審議会：21 世紀の大学像と今後の改革方策について（答申）, 6, 1998.
101) Nichols, E. F.：Professional Development Needs of Collegiate Nursing Faculty：Perceptions of Faculty and Administrators, Unpublished doctoral dissertation, University of Akron, Akron, 1987.
102) Blackburn, R. T. et al.：Are Instructional Improvement Programs off-Target? Current Issues in Higher Education, 1, 32-48, 1980.
103) 前掲書 99)-③.
104) 前掲書 99)-①.
105) 細谷俊夫他編：新教育学大事典 4, 「授業評価」の項, 74-76, 第一法規出版, 1990.
106) 細谷俊夫他編：新教育学大事典 5, 「大学」の項, 20-24, 第一法規出版, 1990.
107) 伊藤暁子他：看護教員および看護教育管理者に求められる能力と教育内容, 看護展望, 18(4), 469-478, 1993.
108) 前掲書 105), 「自律性」の項, 230-231.
109) 下中弘編：哲学事典, 「信念」の項, 752-753, 平凡社, 1971.
110) 梅棹忠夫他監修：日本語大辞典第 2 版, 「問題」の項, 2180-2181, 講談社, 1995.
111) 下中邦彦編：心理学事典, 「問題解決」の項, 643-645, 平凡社, 1957.
112) 野本真由美他：集中治療室で働く看護婦の仕事継続に影響を及ぼす要因の分析, 第 30 回日本看護学会論文集―看護管理―, 145-147, 2000.
113) 前掲書 46).
114) 三浦弘恵他：看護学教員の学習ニードに関する研究, 第 35 回日本看護学会抄録集―看護教育―, 20, 2004.
115) 前掲書 46), 第 8 章 F.　学習ニードアセスメントツール―看護学教員用―, 362-369.
116) 前掲書 46), 第 9 章 F.　教育ニードアセスメントツール―看護学教員用―, 424-434.
117) 前掲書 115).

用語解説

（用語解説の最後にある数字は，参照の章を示す）

一般教育　general education, universal education
　一般教育は，専門教育と対比して用いられる用語であり，小，中，高校までは，普通教育と呼ぶ。大学においては普遍教育とも呼ばれる。③

院内教育
　組織の一員である看護職者が看護専門職者としての責務を遂行するために必要な能力の獲得・維持・向上とともに学習への要望を充足することへの支援を目的とし，病院の教育担当者が企画・実施する教育活動。⑦

外発的動機づけ　extrinsic motivation
　学習目標を人の外に設定し，外からの統制によって学習を進めさせること。⑤

各種学校
　学校教育法第1条に定めた学校以外の教育施設であり，同法雑則第134条で定めた「学校教育に類する教育を行うもの」に該当する学校である。看護師養成教育の中のごく少数を占める。②

学習
　人間が環境との相互行為を通して新しい行動様式を身につけていくことであり，そのような行動の変化を可能にするような知識，概念，体系，認知構造などを獲得したり，組織化したり，再組織化したりすること。⑤

学習意欲　study volition
　自発的，能動的に学習しようとする欲求・意志をいう。心理学的に明確に定義された概念ではないが，内発性，自律性，価値志向性という特性を備えたものである。⑤

学習形態　learning-form/curricular model
　教授＝学習過程が成立する授業の進行を，学習者を基準にその形態を考えるときに用いる。⑤

学習ニード
　学習者の興味・関心，もしくは，学習者が目標達成に必要であると感じている知識・技術・態度であり，これは，学習経験により充足または獲得可能である。⑦

学生，生徒
　学校教育法は，中学校および高等学校に在学する者を生徒，高等専門学校および大学に在学する者を学生と称し，両者を区別している。これによると法規上，看護師養成教育のうち，専修学校や同法第83条に在学する者は"生徒"と称される。②

学校
　学校教育制度による文部科学大臣が指定する"学校"と，厚生労働大臣が指定する"養成所"である学校がある。保健師助産師看護師学校養成所指定規則で定める"学校"とは，学校教育法第1条の規定による学校並びに124条に規定する専修学校，134条の各種学校を含む。②④

カリキュラム開発　curriculum development
　教育課程の基準としてのカリキュラムを「作る」こと。③

カリキュラム観
　カリキュラムをどのようにとらえるかについての考え方。③

カリキュラム構成　curriculum construction
　実際の教育施設で展開する教育課程。③

カリキュラムの工学的モデル　engineering model
　米国において1950年代の後半から広く取り入れた一般的な目的・目標を行動目標化したカリキュラムモデル。③

看護
　看護とは，看護技術を媒介とし看護の目標達成に向けた，看護師とクライエントとの人間的な相互行為の過程である。

看護学　nursing science
　看護現象を研究対象とし，人間，健康，社会，役割という人間生活の分析的要素に対応し接近する学問。基礎看護学，母性，小児，成人，老年などの各看護学によって構成され，これら各論の構造と機能を研究する。①

　看護学の対象と領域：あらゆる健康段階における人間を対象とし，正常な健康状態の保持・増進への相談・支援，正常な健康状態からの逸脱には傷病者のケアと回復への援助を含み，人間の受胎から，死に至るまでのケアをもその対象とする。看護学の領域は，看護を必要とする対象者の健康状態に即応し，それぞれが置かれた社会と，その人の役割と，その人らしい生活をできる限りよく機能させつつ維持するために，看護技術を適用しつつ展開する相互行為

とそれらを良好な状態で機能させる広範囲のシステム開発などを含む。

看護学教育　education of nursing science
　内容は医学教育，薬学教育と同様に大学において行われる学部教育および大学院研究科の教育・研究を包含する。目的は看護学の学術的創造である。①

看護学教育組織運営論
　看護職養成教育機関の多様性に内在する基本的要素を教育組織運営という視点から論じ，学校教育制度の持つ普遍性へ近づけようとする考え方。④

看護学教育における FD
　看護系大学・短期大学に所属する教員が教員として教育，研究，組織運営，社会サービスに関わる役割をよりよく果すことを目的とした教育。⑦

看護学教員
　高等教育において看護学を教授しつつ，同時に看護師・保健師・助産師養成教育に従事している教員と，専修学校・各種学校において看護学を教授しつつ，看護師養成教育に携わる看護師教員の総称。専修学校には専門学校と高等専修学校があり，それらを広く包括するとともに，高等学校衛生看護科の専任教員も含む。①

看護学教員養成教育
teacher training course for nursing
　看護学を教育目標に基づき教育する教員を養成するための教育。①

看護学実習
　各看護学の講義，演習により得た科学的知識，技術を実際の患者・クライエントを対象に実践し，既習の理論，知識，技術を統合，深化，検証するとともに，看護の社会的価値を顕彰するという学習目標達成を目ざす授業。⑤

看護学実習における形成的評価
　実習の目的・目標を基準として，その到達度を評価し，その結果を教員と学生が共にフィードバックし，学生は自己の学習進展状況を知り，教員はそれに基づき教授活動の改善，修正に役立てるための評価活動。⑤

看護学実習における診断的評価
　学科目ごとの実習を展開する前に，学内の学習活動において習得されているはずの知識，技術の習得度を判定するための評価活動。⑤

看護学実習における総括的評価
　その学科目における実習の締めくくりの意味を持ち，評価表に基づき学習成果の到達度を最終的に判定するという評価活動。⑤

看護基礎学
　看護学の学習を促進したり，理解を深めたりするために不可欠な学問。看護社会学，看護心理学，看護統計学などが含まれる。①

看護基礎教育課程　basic nursing education
　看護の実践および特定の能力をのばすことを目的とした卒後教育のために，広範囲で確実な基礎を提供する正規に認められた教育課程。③

看護教育　nursing education
　看護という人類共有の営みに関する一般的，普遍的教育。教育対象を特定しない。①

看護教育学　science of nursing education
　看護学各領域の教育に共通して存在する普遍的な要素を研究対象として，看護学生を含む看護職者個々人の発達の支援を通して看護の対象に質の高い看護を提供することを目ざす学問。①

看護教育制度
　看護職養成教育の法的位置づけ。②

看護教育方法　teaching of nursing
　看護学教育において，その教育目的を達成するために教員によって意図的・計画的に行われる教育活動の方法であり，主にその教授方法を指す。⑤

看護継続教育
　看護基礎教育の上に積み上げられる学習経験であり，看護基礎教育課程を修了し，保健師助産師看護師法による免許を受けたすべての看護職者を対象とする。大学院における教育は，看護卒後教育として看護継続教育とは区別する。⑦

看護継続教育機関
　主たる目的の一つとして，看護継続教育を位置づけている組織。⑦

看護現象の教材化
　学生が看護学実習において遭遇する多様な現象の中から，実習目的・目標達成に向け効果的な現象を選択し，再構成するという教員の教授活動。⑤

看護師教育
　対象はすでに社会人として活躍している看護師とする。目的は，病院や施設内で行われる一種の企業内教育および職能団体並びにさまざまな講習会などの継続教育を含む広範な生涯教育とする。大学院において行われる卒後教育は除く。なお厳密には看護師のみを対象とする場合を指し，保健師，助産師をも対象とする場合は看護職教育とする。①

看護師養成教育
　目的は，看護基礎教育課程修了後には，看護師国家試験の受験資格を授与する職業人を育成する専門

的教育である。看護専門学校においては課程修了を認定し，短期大学においては短期大学士，大学においては学士を授与する。①

看護職
　所有する保健師，助産師，看護師の免許にこだわらずにこの3職種を含めて使用する。④

看護卒後教育
　看護の実践および特定の能力を伸ばすことを目的とし，大学院が提供する教育。⑦

教育課程
　学生たちが学校の教育目的に即して望ましい成長発達（変化）を遂げるために必要な諸経験を彼らに提供する意図的，組織的な教育内容の全体計画。③

教育評価　educational evaluation
　教育目標の実現を目ざして行われる教育活動に関する決定をするに当たって，必要な資料を収集し，整理して，それらをフィードバックする手続き。⑥

教育目的
　教育が全体として，究極的に目ざすもの，または全体としての教育を方向づけるもの。③

教育目標
　教育目的を達成する過程における中間目標，または部分目標，あるいは具体的な教育活動を方向づけるもの。③

教育目標分類学
taxonomy of educational objectives
　教育目標を体系的に分類・構造化した教育目標分類体系。「分類学」は，単なる並列的な「分類（classification）」でなく，階層的で系統性を持った分類体系をいう。③

教育理念　idea of education
　ある時代の組織における教育のありかたを根本から規定する理想主義的な教育目的の体系。③

教員
　特定の教育目的・目標を掲げる教育機関において学生の教育活動に直接かかわりを持ち，その責務を果たし，俸給を得る人間としての生活を営む者。①

教具　teaching instrument/aids to teaching
　きわめて多様な規定がみられ，最も狭義に使用するときには，黒板，実験装置，映写機，録音機など，それ自体は教材を内容としないで，教材資料の提示のために使用する機器を教具とする。⑤

教材　teaching material/resourses
　教材とは，学生が教育内容を習得するために，学習活動の直接の対象となる具体的・特殊的な事実・事件・事象とされる。したがって看護学においては，各看護学学習上の特定段階，特定単元における具体的・特殊的事実・事件・現象を教材とする。⑤

教材開発
　授業の担当教員が，授業に関する教材・教具の最適化を図ること。⑤

教材構成
　教育の内容と方法，教材の位置を規定すること。⑤

教授＝学習過程
　授業が，学習者にとって学習目標達成に向け教材を媒介にして知識や技能を獲得し，精神的・身体的諸機能を自己形成していく過程であり，同時に教員にとってそれを支援する教授活動を展開しながら，教員としての能力を開発していく過程であることを表す用語。⑤

教授形態
　教授＝学習過程が成立する授業の進行を教授者を基準にその形態を考えるときに用いる。⑤

教授方術（教授タクティック）　teaching tactics
　教授＝学習過程において，具体的な到達目標に応じて決められる教授のための具体策を意味し，教員がある目的のために，意図的にすすめる一連の教授行動群を指す。⑤

教授方略（教授ストラテジー）　teaching strategy
　教授＝学習過程を設計し，展開するための基本的な方針，あるいは考え方。⑤

近代的看護師養成教育型
　経験主義，厳格主義を教育の基本としながら職業人として必要な態度や知識を教授するが，同時に一人の人間としての豊かさも追求するという看護師養成教育。⑤

健康
　健康とは，人間が日常生活において自らの能力を最大限に発揮している動的状態を指す。

顕在的カリキュラム
manifest curriculum/overt curriculum
　目に見える形で，明確に言明されるようなカリキュラム。→潜在的カリキュラムの項を参照。③

現代的看護師養成教育型
　職業に必要な能力を育成することを目的として，一般教養科目とともに学問としての看護を教授する看護師養成教育。⑤

後期中等教育　upper secondary educaion
　中等教育を前期，後期に区分する考えや制度がある場合に，その後期の教育およびその制度を指し，現代日本の高等学校の教育がこれに当たる。②

374 用語解説

講座，講座制

大学の内部機関として置いてもよいとされている制度。大学設置基準第7条によって法的に規定された大学自治の基礎単位。①

高等教育　higher education

学校体系を教育水準や学習者の年齢などに基づいて垂直的に3つに区分する場合に初等教育，中等教育の次に接続する最終的な学校教育段階を指す。②

行動目標化　behavioral objectives

教授＝学習活動を成果として学習者に生じさせようと期待する変化の内容（到達目標）を，厳密な操作的または行動的な用語で規定すること。③

自己評価　self evaluation

評価主体が自分自身で行う評価であり，学生の自己評価，教員の自己評価などがある。⑥

実習調整者

平成元年に改正された看護師等養成所の運営に関する指導要領に，はじめて規定された。②

授業

相対的に独立した学習主体としての学生の活動と教授主体としての教員の活動とが相互に知的対決を展開する過程。⑤

授業計画案　teaching plan

教員が授業を行う際に立てる指導計画を一定の形式で記述したもの。指導案，授業案，教案とも呼ばれる。⑤

授業設計

授業の実施に先立って行われる授業についての計画，分析，教材作成などの準備活動。⑤

授業の構造化

教員の提供する教育内容が，その学校の教育目標やその学科目の目ざす目標と一貫性を持ち，延長線上に位置していることを確認し，最小限度の内容で最高水準に到達するように意図的枠組みとして授業を構造化すること。③

情意領域　affective domain

教育目標の分類学における3つの教育目標群のうちの，興味・態度・価値観の変容，鑑賞力や適応性の発達からなる教育目標群。③

省令

国による法規命令の制定形式の1つ。保健師助産師看護師学校養成所指定規則は，保健師助産師看護師法の授権による文部科学省，厚生労働省による法規命令であり，執行命令に属する合同省令である。②

職業教育　vocational education

一定の職業に従事するために必要な知識，技術を習得する目的で行われる教育をいい，普通教育に対応して用いられる。狭義には，物資の生産・流通・消費に結びつく職業，すなわち，農業・工業・商業・水産・家庭などに関する実際的な教育を指す場合がある。②

スコープ（内容決定）とシーケンス（配列決定）　scope and sequence

スコープは，学習の内容決定原理とし，学習の領域または範囲を意味し，シーケンスは学習内容の配列決定原理として，系列ないし配列を意味する。⑤

正系の教育施設

学校教育法第1条に定めた学校教育制度の中に位置づけられた学校である。看護師養成教育の中でこれに位置づくのは大学・短期大学である。②

精神運動領域　psychomotor domain

教育目標の分類学における3つの教育目標群のうちの，運動技能や操作技能からなる教育目標群。③

絶対評価　absolute interpretation

絶対評価には，教育目標の到達度を基準とした達成目標準拠評価（到達度評価）と，学生個人について個別に規準を設けて評価する個人内評価がある。さらに，個人内評価には，学生個人の全学科目の成績の平均を規準にして，どの学科目にすぐれ，どの学科目に劣っているか判定する横断的個人内評価と学生個人の異なった時点において実施された測定値を比較して進歩発達の程度を評価する縦断的個人内評価がある。⑥

潜在的カリキュラム　latent curriculum/hidden curriculum

目に見えず，しかも言明されることなく，潜在的に伝達，受容されるカリキュラム。③

専修学校

1975年，学校教育法一部改正により，同法第1条における学校とは別に，第124条に制度化された「職業もしくは実際生活に必要な能力を育成し，又は教養の向上を図ること」を目的とした学校である。②

全日制教育，定時制教育

学校教育は，それが実施される時期によって全日制の課程と定時制の課程とに分けられる。②

専門課程

学校教育法第125条は，専修学校に高等課程，専門課程又は一般課程を置く，と定めている。このうち，専門課程は，高卒後の生徒を対象とし，職業や実際生活に密着した場で教育を行う課程であり，専門学校と称することができる。看護師養成教育の大

半はこれに該当する。②

専門教育
specialized education/professional education

普遍教育の上に，あるいは並行して特定の学術に関する専門的知識・技能，あるいは一定の職業に関する専門的知識・技能の教育を指す。③

専門職看護師養成教育型

大学院における各専攻領域など，その専門性を重視する看護師養成教育。⑤

相互評価

評価主体と評価対象が相互に行う評価であり，学生同士の相互評価，教員と学生の相互評価，教員同士の相互評価などがある。⑥

相対評価　relative interpretation

集団成員の中における学生個人や，ある集団の他集団との相対的位置を示すもの。⑥

卒後教育　post-graduate education

大学院研究科における教育。⑦

他者評価

他者が評価主体となって行う評価であり，教員が学生を評価したり，学生が教員を評価する場合の他，第三者機関による評価がある。⑥

通信制教育

学校への通学を主たる教育方法とせず，通信の方法による教育を行うこと。②

通達

行政組織法上，上級機関が指揮監督権に基づき下級機関の権限行使を指揮する命令を訓令といい，書面によって発せられる訓令を通常通達という。看護師等養成所の運営に関する指導要領は，通達で，教育施設としての充実に向けて使うものであり，法的拘束性には限界があると考えられる。②

伝統的看護師養成教育型

経験主義，厳格主義を教育の基本におき，看護師国家試験に必要な知識だけを教え込み，看護師を志す学生に，昔から続いてきた看護師という職業人の典型のような特定の態度を並行して伝えていく看護師養成教育。⑤

動機づけ　motivation

動因と誘因の存在が動機を成立させ，その活動性を維持し，パターンを統制していく力学的関係を作り出す過程をいう。⑤

内発的動機づけ　intrinsic motivation

人は本来学習への意欲を持つ存在であると考え，その人の意欲が働きやすい学習場面を設定すること。⑤

認知領域　cognitive domain

教育目標の分類学における3つの教育目標群のうちの，知識の再生や再認，知的能力や知的技能の発達からなる教育目標群。③

認定

単位の認定や課程修了の認定，卒業の認定，資格認定など，一定の知識や技能の所有者であることを公的に，また社会的に認めること。⑥

評価　evaluation

教育の目的・目標を基準として，学生の知識・技術・態度を調べ，あるいは測定した結果などのさまざまな条件を含めた上で，総合的に価値決定を行うこと。⑥

評価主体

教育評価における資料の収集を行う者を評価主体といい，評価主体によって自己評価，他者評価，相互評価の3種類がある。⑥

評定　rating

ある測定したい行動や事項や，測定の方法などを選択して，あらかじめ設定しておいた測定基準に基づいて，相対的に等級を判断すること。⑥

評点　examination marks

批評してつけられた点，すなわち成績を示す点数。⑥

普通教育　general education/universal education

身分・職業にかかわりなく普遍的な基礎的教育をいう。職業教育，専門教育の対として用いられることが多い。②

傍系の教育施設

学校教育法第1条以外に定めた学校である。看護師養成教育の中でこれに位置づくのは，専修学校および各種学校である。②

Mistake, Error（誤り）

‘error’は，学生の手持ちのシステムによる系統的な誤り。‘mistake’は，学生の物理的状況によって生じた系統的でない誤り。⑥

ミニマムエッセンシャルズ　minimum essentials

教育内容の選択に関して，これだけは学習させたい最低必要量を表す言葉。③

羅生門的モデル［羅生門的方法］
Rashomon approach

米国のイリノイ大学のAtkin, J. M.の命名による目標にとらわれない評価を導入したカリキュラムモデル。③

レディネス　readiness

一定の条件下における，一定学習成果のための学習者の内的条件をいう。⑤

付表1 わが国における看護基礎教育機関設置基準比較一覧表

	指定規則 (3年課程, 但し定時制, 通信制, 統合カリキュラムを除く)	指導ガイドライン (3年課程, 但し定時制, 通信制, 統合カリキュラムを除く)	専修学校設置基準 (専門課程)
1. 入学資格	第4条 看護師学校養成所の指定基準 　法第21条第1号の大学, 同条第2号の学校及び同条第3号の看護師養成所 (以下「看護師学校養成所」という.) のうち, 学校教育法第90条第1項に該当する者 (同法に基づく大学が同法第90条第2項の規定により当該大学に入学させた者を含む.) を教育する課程を設けようとするものに係る令第11条第1項の主務省令で定める基準は, 次のとおりとする. 一 学校教育法第90条第1項に該当する者 (同法に基づく大学が同法第90条第2項の規定により当該大学に入学させた者も含む.) であることを入学又は入所の資格とするものであること.	第4 学生に関する事項 1 入学資格の確認 (1) 入学資格の確認は, 次の書類を提出させることにより確実に行うこと. イ 看護師養成所 (ア) 3年課程及び3年課程 (定時制) にあっては, 学校教育法 (昭和22年法律第26号) 第90条の規定により大学に入学することのできる者であることを証明できる次の書類 a 高等学校又は中等教育学校を卒業した者にあっては, 高等学校又は中等教育学校の卒業証明書又は卒業見込証明書 b 学校教育法施行規則 (昭和22年文部省令第11号) 第150条第5号に該当する者にあっては, 高等学校卒業程度認定試験の合格証明書, 合格成績証明書又は合格見込成績証明書 c a又はb以外の者で, 学校教育法第90条に該当するものにあっては, それを証明する書類 (2) 外国における看護師教育を修了し, 保健師養成所又は助産師養成所への入学を希望する者については, 厚生労働大臣が看護師国家試験の受験資格を認めた場合に限り, 入学資格を有するものであるので留意されたいこと. (3) 学校教育法(昭和22年法律第26号)第57条又は第90条に該当するか疑義のある者については, 当該養成所のみで判断することなく都道府県担当課等に確認すること. 2 入学の選考 (1) 入学の選考は, 提出された書類, 選考のための学力検査の成績等に基づき, 適正に行うこと. (2) 保健師, 助産師, 看護師又は准看護師としての能力や適性にかかわりのない事項 (体型, 年齢, 家族関係, 色覚, 医療機関への勤務の可否等) によって入学を制限しないこと. (3) 他の分野で働く社会人については, その経験に配慮した入学試験を設けることが望ましい	———

大学設置基準	短期大学設置基準
————	————

378　付表

（付表1のつづき）

	指定規則 (3年課程, 但し定時制, 通信制, 統合カリキュラムを除く)	指導ガイドライン (3年課程, 但し定時制, 通信制, 統合カリキュラムを除く)	専修学校設置基準 (専門課程)
1. 入学資格 （つづき）		こと. (4) 入学の選考にかかわりのない書類 (戸籍抄本, 家族調書等) は提出させないこと.	
2. 修業年限	第4条第1項 二　修業年限は, 3年以上であること.	第1　課程の定義等 (1)「3年課程」とは, 指定規則第4条第1項に規定する課程のうち, (2) に規定する課程を除くものをいう. (2)「3年課程 (定時制)」とは, 指定規則第4条第1項に規定する課程であって, 夜間その他特別の時間又は時期において授業を行う課程 (以下「定時制」という) により4年間の教育を行うものをいう.	———
3. 授業科目	第4条第1項 三　教育の内容は, 別表3に定めるもの以上であること. 別表3	第6　教育に関する事項 1　教育の内容等 (1) 教育の基本的考え方, 留意点等は, (中略) 看護師養成所にあっては, 3年課程 (定時制を含む.) については別表3, (中略) のとおりであること. (2) 各科目について, 授業要綱, 実習要綱及び実習指導要綱を作成すること. (3) 授業要綱, 実習要綱及び実習指導要綱の作成に当たっては, 看護師養成所にあっては別表13及び別表13-2を参照すること. 4　教育実施上の留意事項 (3) 臨地実習は, 実践活動の場において行う実習のみを指すものであること. ただし, 臨地実習を充実させるために実践活動の場以外で行う学習の時間を臨地実習に含めて差し支えないこと. 　実践活動の場以外で行う学習については, 学習の目的, 内容及び時間数を実習指導要綱等で明確にすること. (4) 臨地実習は, 原則として昼間に行うこと. ただし, 助産学実習及び看護の統合と実践においては, この限りでないこと. (5) 同一科目の臨地実習が2施設以上にわたる場合は, 各学生の実習内容に差が生じないよう, 教育計画を配慮すること. 第8　実習施設等に関する事項 5-(4) 病院以外の実習の単位数は, 在宅看護論の実習を含め指	第3章　教育課程等 (授業科目) 第8条-2　専修学校の専門課程においては, 高等学校における教育の基礎の上に, 深く専門的な程度において専修学校の教育を施すにふさわしい授業科目を開設しなければならない. 3　前項の専門課程の授業科目の開設に当たっては, 豊かな人間性を涵養するよう適切に配慮しなければならない.

別表3

教育内容		単位数
基礎分野	科学的思考の基盤 人間と生活・社会の理解	13
専門基礎分野	人体の構造と機能 疾病の成り立ちと回復の促進	15
	健康支援と社会保障制度	6
専門分野I	基礎看護学	10
	臨地実習 　基礎看護学	3 3
専門分野II	成人看護学	6
	老年看護学	4
	小児看護学	4
	母性看護学	4
	精神看護学	4
	臨地実習 (内訳略)	16
統合分野	在宅看護論	4
	看護の統合と実践	4
	臨地実習 (内訳略)	4
	合計	97

備考
1. 単位の計算方法は大学設置基準第21条第2項の規定の例による.
2. 次に掲げる学校等において既に履修した科目についてその科目の履修を免除することができる. (イ-ヌ略)
3. 複数の教育内容を併せて教授することが教育上適切と認められる場合において, 臨地実習23単位以上及び臨地実習以外の教育内容74単位以上(うち基礎分野13単位以上, 専門基礎分野21単位以上並びに専門分野I, 専門分野II及び統合分野を合わせて40単位以上) であるときは, この表の教育内容ごとの単位数によらないことができる.

大学設置基準	短期大学設置基準
第7章　卒業の要件等 （長期にわたる教育課程の履修） 第30条の2　大学は，大学の定めるところにより，学生が，職業を有している等の事情により，修業年限を超えて一定の期間にわたり計画的に教育課程を履修し卒業することを希望する旨を申し出たときは，その計画的な履修を認めることができる．	第5章　卒業の要件等 （長期にわたる教育課程の履修） 第16条の2　短期大学は，短期大学の定めるところにより，学生が，職業を有している等の事情により，修業年限を超えて一定の期間にわたり計画的に教育課程を履修し卒業することを希望する旨を申し出たときは，その計画的な履修を認めることができる．
第6章　教育課程 （教育課程の編成方針） 第19条　大学は，当該大学，学部及び学科又は課程等の教育上の目的を達成するために必要な授業科目を自ら開設し，体系的に教育課程を編成するものとする． 2　教育課程の編成に当たつては，大学は，学部等の専攻に係る専門の学芸を教授するとともに，幅広く深い教養及び総合的な判断力を培い，豊かな人間性を涵養するよう適切に配慮しなければならない． （教育課程の編成方法） 第20条　教育課程は，各授業科目を必修科目，選択科目及び自由科目に分け，これを各年次に配当して編成するものとする．	第4章　教育課程 （教育課程の編成方針） 第5条　短期大学は，当該短期大学及び学科の教育上の目的を達成するために必要な授業科目を自ら開設し，体系的に教育課程を編成するものとする． 2　教育課程の編成に当たつては，短期大学は，学科に係る専門の学芸を教授し，職業又は実際生活に必要な能力を育成するとともに，幅広く深い教養及び総合的な判断力を培い，豊かな人間性を涵養するよう適切に配慮しなければならない． （教育課程の編成方法） 第6条　教育課程は，各授業科目を必修科目及び選択科目に分け，これを各年次に配当して編成するものとする．

（付表1のつづき）

	指定規則（3年課程，但し定時制，通信制，統合カリキュラムを除く）	指導ガイドライン（3年課程，但し定時制，通信制，統合カリキュラムを除く）	専修学校設置基準（専門課程）
3. 授業科目（つづき）		定規則に定める単位数の1割から3割程度の間で定めること．	
4. 単位 1) 単位の計算方法	────	第6　教育に関する事項 3-(1)　単位の計算方法 ア-(ア)　臨地実習以外の授業 　1単位の授業科目を45時間の学修を必要とする内容をもって構成することを標準とし，授業の方法に応じ，当該授業による教育効果，授業時間外に必要な学修等を考慮して，1単位の授業時間数は，講義及び演習については15時間から30時間，実験，実習及び実技については30時間から45時間の範囲で定めること． ア-(イ)　臨地実習 　臨地実習については，1単位を45時間の実習をもって構成すること． ア-(ウ)　時間数 　時間数は，実際に講義，実習等が行われる時間をもって計算すること．	第3章　教育課程等 （単位時間） 第9条　専修学校の授業における1単位時間は，50分とすることを標準とする． （授業時数の単位数への換算） 第19条　専修学校の専門課程における生徒の学修の成果を証する必要がある場合において，当該生徒が履修した授業科目の授業時数を単位数に換算するときは，45時間の学修を必要とする内容の授業科目を1単位とすることを標準とし，専修学校の教育の特性を踏えつつ，授業の方法に応じ，当該授業による教育効果，授業時間外に必要な学修等を考慮して，次の基準により行うものとする． 一　講義及び演習については，15時間から30時間までの範囲で専修学校が定める授業時数をもつて1単位とする． 二　実験，実習及び実技については，30時間から45時間までの範囲で専修学校が定める授業時数をもつて1単位とする．ただし，芸術等の分野における個人指導による実技の授業については，専修学校が定める授業時数をもって1単位とすることができる． 2　前項の規定にかかわらず，卒業研究，卒業制作等の授業科目の授業時数については，これらに必要な学修等を考慮して，単位数に換算するものとする．
2) 既修得単位の認定 ・他の教育施設における授業科目履修による単位修得	────	第6　教育に関する事項 3-(2)　単位の認定 ア　単位を認定するに当たっては，講義，実習等を必要な時間数以上受けているとともに，当該科目の内容を修得していることを確認する必要があること． （後略） イ　放送大学やその他の大学若しくは高等専門学校又は以下の資格に係る学校若しくは養成所で，指定規則別表3及び3の2に規定されている教育内容と同一内容の科目を履修した者の単位の認定については，本人から	第3章　教育課程等 （他の専修学校における授業科目の履修等） 第10条-2　専修学校の専門課程においては，教育上有益と認めるときは，専修学校の定めるところにより，生徒が行う他の専修学校の専門課程における授業科目の履修を，当該専門課程の修了に必要な総授業時数の2分の1を超えない範囲で，当該専門課程における授業科目の履修とみなすことができる． （専修学校以外の教育施設等における学修）

大学設置基準	短期大学設置基準
第6章　教育課程 （単位） 第21条　各授業科目の単位数は，大学において定めるものとする． 2　前項の単位数を定めるに当たつては，1単位の授業科目を45時間の学修を必要とする内容をもつて構成することを標準とし，授業の方法に応じ，当該授業による教育効果，授業時間外に必要な学修等を考慮して，次の基準により単位数を計算するものとする． 一　講義及び演習については，15時間から30時間までの範囲で大学が定める時間の授業をもつて1単位とする． 二　実験，実習及び実技については，30時間から45時間までの範囲で大学が定める時間の授業をもつて1単位とする．ただし，芸術等の分野における個人指導による実技の授業については，大学が定める時間の授業をもつて1単位とすることができる． 三　1の授業科目について，講義，演習，実験，実習又は実技のうち2以上の方法の併用により行う場合については，その組み合わせに応じ，前2号に規定する基準を考慮して大学が定める時間の授業をもつて1単位とする． 3　前項の規定にかかわらず，卒業論文，卒業研究，卒業制作等の授業科目については，これらの学修の成果を評価して単位を授与することが適切と認められる場合には，これらに必要な学修等を考慮して，単位数を定めることができる．	第4章　教育課程 （単位） 第7条　各授業科目の単位数は，短期大学において定めるものとする． 2　前項の単位数を定めるに当たつては，1単位の授業科目を45時間の学修を必要とする内容をもつて構成することを標準とし，授業の方法に応じ，当該授業による教育効果，授業時間外に必要な学修等を考慮して，次の基準により単位数を計算するものとする． 一　講義及び演習については，15時間から30時間までの範囲で短期大学が定める時間の授業をもつて1単位とする． 二　実験，実習及び実技については，30時間から45時間までの範囲で短期大学が定める時間の授業をもつて1単位とする．ただし，芸術等の分野における個人指導による実技の授業については，短期大学が定める時間の授業をもつて1単位とすることができる． 三　1の授業科目について，講義，演習，実験，実習又は実技のうち2以上の方法の併用により行う場合については，その組み合わせに応じ，前2号に規定する基準を考慮して短期大学が定める時間の授業をもつて1単位とする． 3　前項の規定にかかわらず，卒業研究，卒業制作等の授業科目については，これらの学修の成果を評価して単位を授与することが適切と認められる場合には，これらに必要な学修等を考慮して，単位数を定めることができる．
第7章　卒業の要件等 （他の大学又は短期大学における授業科目の履修等） 第28条　大学は，教育上有益と認めるときは，学生が大学の定めるところにより他の大学又は短期大学において履修した授業科目について修得した単位を，60単位を超えない範囲で当該大学における授業科目の履修により修得したものとみなすことができる． 2　前項の規定は，学生が，外国の大学又は短期大学に留学する場合，外国の大学又は短期大学が行う通信教育における授業科目を我が国において履修する場合及び外国の大学又は短期大学の教育課程を有するものとして当該外国の学校教育制度において位置付けられた教育施設であつて，文部科学大臣が別に指定するものの当該教育課程における授業科目を我が国において履修する場合について準用する．	第5章　卒業の要件等 （他の短期大学又は大学における授業科目の履修等） 第14条　短期大学は，教育上有益と認めるときは，学生が短期大学の定めるところにより他の短期大学又は大学において履修した授業科目について修得した単位を，（中略）修業年限が3年の短期大学にあつては46単位（第19条の規定により卒業の要件として62単位以上を修得することとする短期大学にあつては30単位）を超えない範囲で当該短期大学における授業科目の履修により修得したものとみなすことができる． 2　前項の規定は，学生が，外国の短期大学又は大学に留学する場合，外国の短期大学又は大学が行う通信教育における授業科目を我が国において履修する場合及び外国の短期大学又は大学の教育課程を有するものとして当該外国の学校教育制度において位置付けられた教育施設で

（付表1のつづき）

	指定規則 (3年課程，但し定時制，通信制，統合カリキュラムを除く)	指導ガイドライン (3年課程，但し定時制，通信制，統合カリキュラムを除く)	専修学校設置基準 (専門課程)
2) 既修得単位の認定 ・他の教育施設における授業科目履修による単位修得 （つづき）		の申請に基づき個々の既修の学習内容を評価し，養成所における教育内容に相当するものと認められる場合には，総取得単位数の2分の1を超えない範囲で当該養成所における履修に替えることができること． ・歯科衛生士 ・診療放射線技師 ・臨床検査技師 ・理学療法士 ・作業療法士 ・視能訓練士 ・臨床工学技士 ・義肢装具士 ・救急救命士 ・言語聴覚士 　なお，指定規則別表3備考2及び別表3の2備考3にかかわらず，社会福祉士及び介護福祉士法（昭和62年法律第30号）第39条第1号の規定に該当する者で養成所に入学したものの単位の認定については，社会福祉士及び介護福祉士法施行規則等の一部を改正する省令（平成20年厚生労働省令第42号）による改正前の社会福祉士介護福祉士学校養成施設指定規則（昭和62年厚生省令第50号）別表第4に定める基礎分野又は社会福祉士介護福祉士養成施設指定規則別表第4若しくは社会福祉士介護福祉士学校指定規則（平成20年文部科学省・厚生労働省令第2号）別表第4に定める「人間と社会」の領域に限り本人からの申請に基づき個々の既修の学習内容を評価し，養成所における教育内容に相当するものと認められる場合には，保健師助産師看護師養成所指定規則別表3及び別表3の2に定める基礎分野の履修に替えることができること．	第11条-3　専修学校の専門課程においては，教育上有益と認めるときは，専修学校の定めるところにより，生徒が行う大学又は短期大学における学修その他文部科学大臣が別に定める学修を，当該専門課程における授業科目の履修とみなすことができる． 4　前項により当該専門課程における授業科目の履修とみなすことができる授業時数は，前条第2項により当該専門課程における授業科目の履修とみなす授業時数と合わせて当該専門課程の修了に必要な総授業時数の2分の1を超えないものとする． 5　前2項の規定は，専修学校において，当該専修学校の専門課程に相当する教育を行つていると認めた外国の教育施設に生徒が留学する場合について，それぞれ準用する． （入学前の授業科目の履修等） 第12条-3　専修学校の専門課程においては，教育上有益と認めるときは，専修学校の定めるところにより，生徒が当該専門課程に入学する前に行つた専修学校の専門課程における授業科目の履修（第15条の規定により行つた授業科目の履修を含む．）並びに生徒が当該専門課程に入学する前に行つた前条第3項及び第5項に規定する学修を，当該専門課程における授業科目の履修とみなすことができる． 4　前項により当該専門課程における授業科目の履修とみなすことができる授業時数は，転学等の場合を除き，当該専門課程において履修した授業時数以外のものについては，第10条第2項並びに前条第3項及び第5項により当該専門課程における授業科目の履修とみなす授業時数と合わせて当該専門課程の修了に必要な総授業時数の2分の1を超えないものとする．
5. 授業	────	第6　教育に関する事項 2　履修時間数等 (3) 看護師養成所 　教育課程の編成に当たって	第3章　教育課程等 （昼間学科及び夜間等学科の授業時数） 第16条　昼間学科の授業時数

大学設置基準	短期大学設置基準
(大学以外の教育施設等における学修) 第29条　大学は，教育上有益と認めるときは，学生が行う短期大学又は高等専門学校の専攻科における学修その他文部科学大臣が別に定める学修を，当該大学における授業科目の履修とみなし，大学の定めるところにより単位を与えることができる． 2　前項により与えることができる単位数は，前条第1項及び第2項により当該大学において修得したものとみなす単位数と合わせて60単位を超えないものとする． (入学前の既修得単位等の認定) 第30条　大学は，教育上有益と認めるときは，学生が当該大学に入学する前に大学又は短期大学において履修した授業科目について修得した単位（第31条第1項の規定により修得した単位を含む．）を，当該大学に入学した後の当該大学における授業科目の履修により修得したものとみなすことができる． 2　大学は，教育上有益と認めるときは，学生が当該大学に入学する前に行つた前条第1項に規定する学修を，当該大学における授業科目の履修とみなし，大学の定めるところにより単位を与えることができる． 3　前2項により修得したものとみなし，又は与えることのできる単位数は，編入学，転学等の場合を除き，当該大学において修得した単位以外のものについては，第28条第1項（同条第2項において準用する場合を含む．）及び前条第1項により当該大学において修得したものとみなす単位数と合わせて60単位を超えないものとする．	あつて，文部科学大臣が別に指定するものの当該教育課程における授業科目を我が国において履修する場合について準用する． (短期大学又は大学以外の教育施設等における学修) 第15条　短期大学は，教育上有益と認めるときは，学生が行う短期大学又は高等専門学校の専攻科における学修その他文部科学大臣が別に定める学修を，当該短期大学における授業科目の履修とみなし，短期大学の定めるところにより単位を与えることができる． 2　前項により与えることができる単位数は，(中略)修業年限が3年の短期大学にあつては前条第1項（同条第2項において準用する場合を含む．以下この項において同じ．）により当該短期大学において修得したものとみなす単位数と合わせて46単位（第19条の規定により卒業の要件として62単位以上を修得することとする短期大学にあつては30単位）を超えないものとする． (入学前の既修得単位等の認定) 第16条　短期大学は，教育上有益と認めるときは，学生が当該短期大学に入学する前に短期大学又は大学において履修した授業科目について修得した単位（第17条第1項の規定により修得した単位を含む．）を，当該短期大学に入学した後の当該短期大学における授業科目の履修により修得したものとみなすことができる． 2　短期大学は，教育上有益と認めるときは，学生が当該短期大学に入学する前に行つた前条第1項に規定する学修を，当該短期大学における授業科目の履修とみなし，短期大学の定めるところにより単位を与えることができる． 3　前2項により修得したものとみなし，又は与えることのできる単位数は，転学等の場合を除き，当該短期大学において修得した単位以外のものについては，第14条第1項及び前条第1項により当該短期大学において修得したものとみなす単位数と合わせて，(中略)修業年限が3年の短期大学にあつては，46単位（第19条の規定により卒業の要件として62単位以上を修得することとする短期大学にあつては，30単位）を超えないものとする．この場合において，第14条第2項において準用する同条第1項により当該短期大学において修得したものとみなす単位数と合わせるときは，(中略)修業年限が3年の短期大学にあつては，53単位（第19条の規定により卒業の要件として62単位以上を修得することとする短期大学にあつては45単位）を超えないものとする．
第6章　教育課程 (1年間の授業期間) 第22条　1年間の授業を行う期間は，定期試験等の期間を含め，35週にわたることを原則とする．	第4章　教育課程 (1年間の授業期間) 第8条　1年間の授業を行う期間は，定期試験等の期間を含め，35週にわたることを原則とする．

（付表1のつづき）

	指定規則 (3年課程，但し定時制，通信制，統合カリキュラムを除く)	指導ガイドライン (3年課程，但し定時制，通信制，統合カリキュラムを除く)	専修学校設置基準 (専門課程)
5. 授業 （つづき）		は，3年課程及び3年課程（定時制）にあっては，97単位以上で，3000時間以上の講義，実習等を行うようにすること．（後略） 4　教育実施上の留意事項 (1) 1週間当たりの授業時間数は，全日制の場合は30時間程度，定時制の場合は15時間から20時間程度とすること． (2) 1日当たりの授業時間数は，6時間程度を上限とすること．ただし，実習の時間数については，実習病院等の運営の都合上やむを得ない場合にあっては，6時間を超えることがあっても差し支えないこと．	は，1年間にわたり800単位時間以上とする． 2　夜間等学科の授業時数は，1年間にわたり450単位時間以上とする （授業の方法） 第13条　専修学校は，文部科学大臣が別に定めるところにより，授業を，多様なメディアを高度に利用して，当該授業を行う教室等以外の場所で履修させることができる． 2　前項の授業の方法による授業科目の履修は，専修学校の課程の修了に必要な総授業時数のうち4分の3を超えないものとする． （昼夜開講制） 第14条　専修学校は，教育上必要と認められる場合には，昼夜開講制（同一学科において昼間及び夜間の双方の時間帯において授業を行うことをいう．）により授業を行うことができる．
6. 卒業	———	第4　学生に関する事項 3　卒業の認定 (1) 学生の卒業は，学生の成績を評価してこれを認めること． (2) 欠席日数が出席すべき日数の3分の1を超える者については，原則として卒業を認めないこと．	第3章　教育課程等 （昼間学科及び夜間等学科における全課程の修了要件） 第17条　昼間学科における全課程の修了の要件は，800単位時間に修業年限の年数に相当する数を乗じて得た授業時数以上の授業科目を履修することとする． 2　夜間等学科における全課程の修了の要件は，450単位時間に修業年限の年数を乗じて得た授業時数（当該授業時数が800単位時間を下回る場合にあっては，800単位時間）以上の授業科目を履修することとする． （履修科目の登録の上限） 第24条　単位制による学科を置く専修学校は，生徒が各年次にわたつて適切に授業科目を履修するため，単位制による学科における全課程の修了の要件と

大学設置基準	短期大学設置基準
（各授業科目の授業期間） 第23条　各授業科目の授業は，10週又は15週にわたる期間を単位として行うものとする．ただし，教育上必要があり，かつ，十分な教育効果をあげることができると認められる場合は，この限りでない． （授業の方法） 第25条　授業は，講義，演習，実験，実習若しくは実技のいずれかにより又はこれらの併用により行うものとする． 2　大学は，文部科学大臣が別に定めるところにより，前項の授業を，多様なメディアを高度に利用して，当該授業を行う教室等以外の場所で履修させることができる． 3　大学は，第1項の授業を，外国において履修させることができる．前項の規定により，多様なメディアを高度に利用して，当該授業を行う教室等以外の場所で履修させる場合についても，同様とする． 4　大学は，文部科学大臣が別に定めるところにより，第1項の授業の一部を，校舎及び附属施設以外の場所で行うことができる． （昼夜開講制） 第26条　大学は，教育上必要と認められる場合には，昼夜開講制（同一学部において昼間及び夜間の双方の時間帯において授業を行うことをいう．）により授業を行うことができる． （成績評価基準等の明示等） 第25条の2　大学は，学生に対して，授業の方法及び内容並びに1年間の授業の計画をあらかじめ明示するものとする． 2　大学は，学修の成果に係る評価及び卒業の認定に当たつては，客観性及び厳格性を確保するため，学生に対してその基準をあらかじめ明示するとともに，当該基準にしたがつて適切に行うものとする．	（各授業科目の授業期間） 第9条　各授業科目の授業は，10週又は15週にわたる期間を単位として行うものとする．ただし，教育上必要があり，かつ，十分な教育効果をあげることができると認められる場合は，この限りでない． （授業の方法） 第11条　授業の方法は，講義，演習，実験，実習若しくは実技のいずれかにより又はこれらの併用により行うものとする． 2　短期大学は，文部科学大臣が別に定めるところにより，前項の授業を，多様なメディアを高度に利用して，当該授業を行う教室等以外の場所で履修させることができる． 3　短期大学は，第1項の授業を，外国において履修させることができる．前項の規定により，多様なメディアを高度に利用して，当該授業を行う教室等以外の場所で履修させる場合についても，同様とする．4　短期大学は，文部科学大臣が別に定めるところにより，第1項の授業の一部を，校舎及び附属施設以外の場所で行うことができる． （昼夜開講制） 第12条　短期大学は，教育上必要と認められる場合には，昼夜開講制（同一学科において昼間及び夜間の双方の時間帯において授業を行うことをいう．）により授業を行うことができる． （成績評価基準等の明示等） 第11条の2　短期大学は，学生に対して，授業の方法及び内容並びに1年間の授業の計画をあらかじめ明示するものとする． 2　短期大学は，学修の成果に係る評価及び卒業の認定に当たつては，客観性及び厳格性を確保するため，学生に対してその基準をあらかじめ明示するとともに，当該基準にしたがつて適切に行うものとする．
第7章　卒業の要件等 （単位の授与） 第27条　大学は，1の授業科目を履修した学生に対しては，試験の上単位を与えるものとする．ただし，第21条第3項の授業科目については，大学の定める適切な方法により学修の成果を評価して単位を与えることができる． （履修科目の登録の上限） 第27条の2　大学は，学生が各年次にわたつて適切に授業科目を履修するため，卒業の要件として学生が修得すべき単位数について，学生が1年間又は1学期に履修科目として登録することができる単位数の上限を定めるよう努めなければならない． 2　大学は，その定めるところにより，所定の単位を優れた成績をもつて修得した学生については，前項に定める上限を超えて履修科目の登録を認めることができる． （卒業の要件） 第32条　卒業の要件は，大学に4年以上在学し，124単位以上を修得することとする． 2　前項の規定にかかわらず，医学又は歯学に関する学科に係る卒業の要件は，大学に6年以上在学し，188単位以上を修得することとする．ただし，教育上必要と認められる場合には，大学は，修得すべき単位の一部の修得につい	第5章　卒業の要件等 （単位の授与） 第13条　短期大学は，1の授業科目を履修した学生に対し，試験の上単位を与えるものとする．ただし，第7条第3項の授業科目については，短期大学の定める適切な方法により学修の成果を評価して単位を与えることができる． （履修科目の登録の上限） 第13条の2　短期大学は，学生が各年次にわたつて適切に授業科目を履修するため，卒業の要件として学生が修得すべき単位数について，学生が1年間又は1学期に履修科目として登録することができる単位数の上限を定めるよう努めなければならない． 2　短期大学は，その定めるところにより，所定の単位を優れた成績をもつて修得した学生については，前項に定める上限を超えて履修科目の登録を認めることができる． （卒業の要件） 第18条　修業年限が2年の短期大学の卒業の要件は，短期大学に2年以上在学し，62単位以上を修得することとする． 2　修業年限が3年の短期大学の卒業の要件は，短期大学に3年以上在学し，93単位以上を修得することとする． 3　前2項の規定により卒業の要件として修得すべき単位

（付表1のつづき）

	指定規則 (3年課程, 但し定時制, 通信制, 統合カリキュラムを除く)	指導ガイドライン (3年課程, 但し定時制, 通信制, 統合カリキュラムを除く)	専修学校設置基準 (専門課程)
6. 卒業 （つづき）			して生徒が修得すべき単位数について，生徒が1年間又は1学期に履修する授業科目として登録することができる単位数の上限を定めるよう努めなければならない. （単位制による学科における全課程の修了要件） 第27条　第17条第1項の規定にかかわらず，単位制による学科のうち昼間学科における全課程の修了の要件は，当該昼間学科に修業年限の年数以上在学し，次の各号に掲げる課程の区分に応じ，当該各号に定める単位数以上を修得することとする. 二　専門課程　30単位に当該昼間学科の修業年限の年数に相当する数を乗じて得た単位数 2　第17条第2項の規定にかかわらず，単位制による学科のうち夜間等学科であるものにおける全課程の修了の要件は，当該夜間等学科に修業年限の年数以上在学し，次の各号に掲げる課程の区分に応じ，当該各号に掲げる単位数以上を修得することとする. 二　専門課程　17単位に当該夜間等学科の修業年限の年数に相当する数を乗じて得た単位数（当該単位数が30単位を下回る場合にあつては，30単位）
7. 基本組織	———	———	第2章　組織編制 （教育上の基本組織） 第2条　専修学校の高等課程，専門課程又は一般課程には，専修学校の目的に応じた分野の区分ごとに教育上の基本となる組織（以下「基本組織」という.）を置くものとする. 2　基本組織には，教育上必要な教員組織その他を備えなければならない. （学科） 第3条　基本組織には，専攻により1又は2以上の学科を置くものとする. 2　前項の学科は，専修学校の教育を行うため適当な規模及び内容があると認められるものでなければならない. 第4条　基本組織には，昼間に

大学設置基準	短期大学設置基準
て，これに相当する授業時間の履修をもって代えることができる． 3　第1項の規定にかかわらず，薬学に関する学科のうち臨床に係る実践的な能力を培うことを主たる目的とするものに係る卒業の要件は，大学に6年以上在学し，186単位以上（将来の薬剤師としての実務に必要な薬学に関する臨床に係る実践的な能力を培うことを目的として大学の附属病院その他の病院及び薬局で行う実習（以下「薬学実務実習」という．）に係る20単位以上を含む．）を修得することとする． 4　第1項の規定にかかわらず，獣医学に関する学科に係る卒業の要件は，大学に6年以上在学し，182単位以上を修得することとする． 5　第1項の規定により卒業の要件として修得すべき124単位のうち，第25条第2項の授業の方法により修得する単位数は60単位を超えないものとする． （授業時間制をとる場合の特例） 第33条　前条第2項ただし書により授業時間の履修をもって単位の修得に代える授業科目に係る第21条第1項又は第27条の規定の適用については，第21条第1項中「単位数」とあるのは「授業時間数」と，第27条中「1の授業科目」とあるのは「授業科目」と，「単位を与えるものとする」とあるのは「修了を認定するものとする」とする． 2　授業時間数を定めた授業科目については，当該授業科目の授業時間数をこれに相当する単位数とみなして第28条第1項(同条第2項において準用する場合を含む．)，第29条第1項又は第30条第1項若しくは第2項の規定を適用することができる．	数のうち，第11条第2項の授業の方法により修得する単位数は，修業年限が2年の短期大学にあっては30単位，修業年限が3年の短期大学にあっては46単位（第19条の規定により卒業の要件として62単位以上を修得することとする短期大学にあっては30単位）を超えないものとする． （卒業の要件の特例） 第19条　夜間において授業を行う学科その他授業を行う時間について教育上特別の配慮を必要とする学科（以下「夜間学科等」という．）に係る修業年限が3年の短期大学の卒業の要件は，前条第2項の規定にかかわらず，短期大学に3年以上在学し，62単位以上を修得することとすることができる．
第2章　教育研究上の基本組織 （学部） 第3条　学部は，専攻により教育研究の必要に応じ組織されるものであつて，教育研究上適当な規模内容を有し，教員組織，教員数その他が学部として適当であると認められるものとする． （学科） 第4条　学部には，専攻により学科を設ける． 2　前項の学科は，それぞれの専攻分野を教育研究するに必要な組織を備えたものとする． （課程） 第5条　学部の教育上の目的を達成するため有益かつ適切であると認められる場合には，学科に代えて学生の履修上の区分に応じて組織される課程を設けることができる． （学部以外の基本組織） 第6条　学校教育法第85条ただし書に規定する学部以外の教育研究上の基本となる組織（以下「学部以外の基本組織」という．）は，当該大学の教育研究上の目的を達成するため有益かつ適切であると認められるものであつて，	第2章　学科 （学科） 第3条　学科は，教育研究上の必要に応じ組織されるものであつて，教員組織その他が学科として適当な規模内容をもつと認められるものとする． 2　学科には，教育上特に必要があるときは，専攻課程を置くことができる．

（付表1のつづき）

	指定規則（3年課程，但し定時制，通信制，統合カリキュラムを除く）	指導ガイドライン（3年課程，但し定時制，通信制，統合カリキュラムを除く）	専修学校設置基準（専門課程）
7. 基本組織 　（つづき）			おいて授業を行う学科（以下「昼間学科」という.）又は夜間その他特別な時間において授業を行う学科（以下「夜間等学科」という.）を置くことができる. （通信制の学科の設置） 第5条　昼間学科又は夜間等学科を置く基本組織には，通信による教育を行う学科（当該基本組織に置かれる昼間学科又は夜間等学科と専攻分野を同じくするものに限る. 以下「通信制の学科」という.）を置くことができる. 2　通信制の学科は，通信による教育によつて十分な教育効果が得られる専攻分野について置くことができる.
8. 教員 　1) 専任教員数 　2) 兼任教員数	第4条第1項 四　別表3に掲げる各教育内容を教授するのに適当な教員を有し，かつ，そのうち8人以上は看護師の資格を有する専任教員とし，その専任教員のうち1人は教務に関する主任者であること.	第5　教員に関する事項 1　専任教員及び教務主任 （6）教員は，1の養成所の1の課程に限り専任教員となることができること. （7）専任教員は，看護師養成所にあっては専門領域ごとに配置し，学生の指導に支障を来さないようにすること. （8）専任教員は，（中略）看護師養成所では，3年課程（定時制を含む）にあっては8人以上（中略）確保すること. （9）専任教員は，看護師養成所3年課程（定時制を含む）及び2年課程（定時制）にあっては学生総定員が120人を超える場合には，学生が30人を増すごとに1人増員すること.（後略） （10）専任教員の担当する授業時間数は，過重にならないよう1人1週間当たり15時間を標準とすること. 講義1時間を担当するには準備等に2時間程度を要することから，1人の専任教員が担当できる1週間当たりの講義時間数の標準を15時間としたものであること. また，実習を担当する場合にあっては，実習3時間に対し1時間程度の準備等を要すると考えられるので，講義及び実習の担当時間を計画する際の目安とされたいこと. （13）学生の生活相談，カウン	第4章　教員 （昼間学科又は夜間等学科のみを置く専修学校の教員数） 第39条　昼間学科又は夜間等学科のみを置く専修学校における教員の数は，別表第1に定める数以上とする. 2　前項の教員の数の半数以上は，専任の教員（専ら当該専修学校における教育に従事する校長が教員を兼ねる場合にあつては，当該校長を含む. 以下この項及び次条第2項において同じ.）でなければならない. ただし，当該専任の教員の数は，3人を下ることができない. （通信制の学科を置く専修学校の教員数） 第40条　通信制の学科を置く専修学校における教員の数は，別表第1に定める数と別表第3に定める数とを合計した数以上とする. 2　前項の教員の数の半数以上は専任の教員でなければならない. ただし，当該専任の教員の数は3人を下ることができない.

大学設置基準	短期大学設置基準
次の各号に掲げる要件を備えるものとする. 一 教育研究上適当な規模内容を有すること. 二 教育研究上必要な教員組織, 施設設備その他の諸条件を備えること. 三 教育研究を適切に遂行するためにふさわしい運営の仕組みを有すること. 2 学部以外の基本組織に係る専任教員数, 校舎の面積及び学部以外の基本組織の教育研究に必要な附属施設の基準は, 当該学部以外の基本組織の教育研究上の分野に相当すると認められる分野の学部又は学科に係るこれらの基準 (第45条第1項に規定する共同学科 (第13条及び第37条の2において単に「共同学科」という.) 及び第51条第1項に規定する国際連携学科に係るものを含む.) に準ずるものとする. 3 この省令において, この章, 第13条, 第37条の2, 第39条, 第46条, 第48条, 第49条 (第39条の規定に係る附属施設について適用する場合に限る.), 別表第1, 別表第2及び別表第3を除き, 「学部」には学部以外の基本組織を, 「学科」には学部以外の基本組織を置く場合における相当の組織を含むものとする.	
第3章 教員組織 (教員組織) 第7条 大学は, その教育研究上の目的を達成するため, 教育研究組織の規模並びに授与する学位の種類及び分野に応じ必要な教員を置くものとする. 2 大学は, 教育研究の実施に当たり, 教員の適切な役割分担の下で, 組織的な連携体制を確保し, 教育研究に係る責任の所在が明確になるように教員組織を編制するものとする. 3 大学は, 教育研究水準の維持向上及び教育研究の活性化を図るため, 教員の構成が特定の範囲の年齢に著しく偏ることのないよう配慮するものとする. 4 大学は, 2以上の校地において教育を行う場合においては, それぞれの校地ごとに必要な教員を置くものとする. なお, それぞれの校地には, 当該校地における教育に支障のないよう, 原則として専任の教授又は准教授を少なくとも1人以上置くものとする. ただし, その校地が隣接している場合は, この限りでない. (授業科目の担当) 第10条 大学は, 教育上主要と認める授業科目 (以下「主要授業科目」という.) については原則として専任の教授又は准教授に, 主要授業科目以外の授業科目についてはなるべく専任の教授, 准教授, 講師, 又は助教に担当させるものとする. 2 大学は, 演習, 実験, 実習又は実技を伴う授業科目については, なるべく助手に補助させるものとする. (授業を担当しない教員) 第11条 大学には, 教育研究上必要があるときは, 授業を担当しない教員を置くことができる. (専任教員) 第12条 教員は, 1の大学に限り, 専任教員となるものとする. 2 専任教員は, 専ら前項の大学における教育研究に従事するものとする. 3 前項の規定にかかわらず, 大学は, 教育研究上特に必	第6章 教員組織 (教員組織) 第20条 短期大学は, その教育研究上の目的を達成するため, 学科の規模及び授与する学位の分野に応じ, 必要な教員を置くものとする. 2 短期大学は, 教育研究の実施に当たり, 教員の適切な役割分担の下で, 組織的な連携体制を確保し, 教育研究に係る責任の所在が明確になるように教員組織を編制するものとする. 3 短期大学は, 教育研究水準の維持向上及び教育研究の活性化を図るため, 教員の構成が特定の範囲の年齢に著しく偏ることのないよう配慮するものとする. 4 短期大学は, 2以上の校地において教育を行う場合においては, それぞれの校地ごとに必要な教員を置くものとする. なお, それぞれの校地には, 当該校地における教育に支障のないよう, 原則として専任の教授又は准教授を少なくとも1人以上置くものとする. ただし, その校地が隣接している場合は, この限りでない. (授業科目の担当) 第20条の2 短期大学は, 教育上主要と認める授業科目 (以下「主要授業科目」という.) については原則として専任の教授又は准教授に, 主要授業科目以外の授業科目についてはなるべく専任の教授, 准教授, 講師又は助教 (第22条, 第39条第1項及び第48条において「教授等」という.) に担当させるものとする. 2 短期大学は, 演習, 実験, 実習又は実技を伴う授業科目については, なるべく助手に補助させるものとする. (授業を担当しない教員) 第21条 短期大学には, 教育研究上必要があるときは, 授業を担当しない教員を置くことができる. (専任教員) 第21条の2 教員は, 1の短期大学に限り専任教員となるものとする. 2 専任教員は, 専ら前項の短期大学における教育研究に従事するものとする.

（付表1のつづき）

	指定規則 (3年課程，但し定時制，通信制，統合カリキュラムを除く)	指導ガイドライン (3年課程，但し定時制，通信制，統合カリキュラムを除く)	専修学校設置基準 (専門課程)
8. 教員 1) 専任教員数 2) 兼任教員数 　　（つづき）		セリング等を行う者が定められていることが望ましいこと．	別表第1　昼間学科又は夜間等学科に係る教員数

別表第1　昼間学科又は夜間等学科に係る教員数

課程の区分	学科の属する分野の区分	学科の属する分野ごとの生徒総定員の区分	教員数
高等課程又は専門課程	工業関係，農業関係，医療関係，衛生関係又は教育・社会福祉関係	80人まで	3
		81人から200人まで	$3+\dfrac{生徒総定員-80}{40}$
		201人から600人まで	$6+\dfrac{生徒総定員-200}{50}$
		601人以上	$14+\dfrac{生徒総定員-600}{60}$
	商業実務関係，服飾・家政関係又は文化・教養関係	80人まで	3
		81人から200人まで	$3+\dfrac{生徒総定員-80}{40}$
		201人から400人まで	$6+\dfrac{生徒総定員-200}{50}$
		401人以上	$10+\dfrac{生徒総定員-400}{60}$
一般課程	工業関係，農業関係，医療関係，衛生関係，教育・社会福祉関係，商業実務関係，服飾・家政関係又は文化・教養関係	80人まで	3
		81人から200人まで	$3+\dfrac{生徒総定員-80}{40}$
		201人以上	$6+\dfrac{生徒総定員-200}{60}$

備考
一　この表の算式中生徒総定員とあるのは，学科の属する分野ごとの生徒総定員をいう．
二　次に掲げる場合のいずれかに該当する場合においては，教育に支障のないよう，相当数の教員を増員するものとする．
イ　昼間学科と夜間等学科とを併せ置く場合
ロ　第15条の規定により当該専修学校の生徒以外の者で当該専修学校の一又は複数の授業科目を履修する者（以下「科目等履修生」という．）その他の生徒以外の者を学科の属する分野ごとの生徒総定員を超えて相当数受け入れる場合

大学設置基準

要があり，かつ，当該大学における教育研究の遂行に支障がないと認められる場合には，当該大学における教育研究以外の業務に従事する者を，当該大学の専任教員とすることができる．

（専任教員数）

第13条　大学における専任教員の数は，別表第1により当該大学に置く学部の種類及び規模に応じ定める教授等の数（共同学科を置く学部にあつては，当該学部における共同学科以外の学科を1の学部とみなして同表を適用して得られる教授等の数と第46条の規定により得られる当該共同学科に係る専任教員の数を合計した数）と別表第2により大学全体の収容定員に応じ定める教授等の数を合計した数以上とする．

別表第1
イ　医学又は歯学に関する学部以外の学部に係るもの

学部の種類	保健衛生学関係（看護学関係を除く．）	保健衛生学関係（看護学関係）	体育関係	音楽関係	美術関係	家政関係	薬学関係（臨床に係る実践的な能力を培うことを主たる目的とするものを除く．）	薬学関係（臨床に係る実践的な能力を培うことを主たる目的とするもの）	獣医学関係	農学関係	工学関係	理学関係	社会学・社会福祉学関係	経済学関係	法学関係	教育学・保育学関係	文学関係
一学科で組織する場合の　収容定員	二〇〇〜四〇〇	二〇〇〜四〇〇	二〇〇〜四〇〇	二〇〇〜四〇〇	二〇〇〜四〇〇	二〇〇〜四〇〇	三〇〇〜六〇〇	三〇〇〜六〇〇	三〇〇〜六〇〇	三〇〇〜六〇〇	三〇〇〜六〇〇	二三〇〜四〇〇	四〇〇〜八〇〇	四〇〇〜八〇〇	四〇〇〜八〇〇	三二〇〜六〇〇	三二〇〜六〇〇
専任教員数	一四	一二	一二	一〇	一〇	一四	一四	二八	二八	二八	二八	一四	一四	一四	一四	一〇	一〇
二以上の学科で組織する場合の一学科の　収容定員	一六〇〜三二〇	｜	一六〇〜三二〇	一六〇〜二四〇	一六〇〜二四〇	一六〇〜二四〇	二四〇〜三六〇	二四〇〜四八〇	一六〇〜三二〇	二四〇〜三六〇	二四〇〜四八〇	一六〇〜二四〇	一六〇〜三二〇	四〇〇〜六〇〇	四〇〇〜六〇〇	二〇〇〜四〇〇	一六〇〜三二〇
専任教員数	八	｜	八	六	六	八	八	一六	一六	一六	一六	八	八	八	八	六	六

備考

1　この表に定める教員数の半数以上は原則として教授とする（別表第2において同じ．）．

2　この表に定める教員数には，第11条の授業を担当しない教員を含まないこととする（以下ロの表及び別表第2において同じ．）．

3　収容定員が，この表に定める数に満たない場合の専任教員数は，その2割の範囲内において兼任の教員に代えることができる（別表第2において同じ．）．

4　収容定員がこの表の定める数を超える場合は，その超える収容定員に応じて400人につき教員3人（獣医学関係又は薬学関係（臨床に係る実践的な能力を培うことを主たる目的とするもの）にあつては，収容定員600人につき教員6人）の割合により算出される数の教員を増加するものとする（ロの表において同じ．）．

短期大学設置基準

3　前項の規定にかかわらず，短期大学は，教育研究上特に必要があり，かつ，当該短期大学における教育研究の遂行に支障がないと認められる場合には，当該短期大学における教育研究以外の業務に従事する者を，当該短期大学の専任教員とすることができる．

（専任教員数）

第22条　短期大学における専任教員の数は，別表第1イの表により当該短期大学に置く学科の種類及び規模に応じ定める教授等の数（第38条第1項に規定する共同学科（以下この条及び第31条において単に「共同学科」という．）が属する分野にあつては，共同学科以外の学科について同表を適用して得られる教授等の数と第39条の規定により得られる当該共同学科に係る専任教員の数を合計した数）と別表第1ロの表により短期大学全体の入学定員に応じ定める教授等の数を合計した数以上とする．

別表第1
イ　学科の種類及び規模に応じ定める専任教員数

学科の属する分野の区分	保健衛生学関係（看護学関係を除く．）	保健衛生学関係（看護学関係）	体育関係	音楽関係	美術関係	家政関係	農学関係	工学関係	理学関係	社会学・社会福祉学関係	経済学関係	法学関係	教育学・保育学関係	文学関係
一学科の入学定員	一〇〇人まで	一〇〇人まで	五〇人まで	五〇人まで	五〇人まで	一〇〇人まで	一〇〇人まで	一〇〇人まで	一〇〇人まで	一〇〇人まで	一〇〇人まで	一〇〇人まで	五〇人まで	一〇〇人まで
同一分野に属する学科を置く場合のその一学科の教員数	七	七	六	五	五	五	七	七	七	七	七	七	六	五
同一分野に属する学科を二以上置く場合のその一学科の教員数	四	｜	四	五	三	五	四	四	四	四	四	四	四	四
一学科の入学定員	一〇一人から一五〇人まで	一〇一人から一五〇人まで	五一人から一〇〇人まで	五一人から一〇〇人まで	五一人から一〇〇人まで	一〇一人から二〇〇人まで	一〇一人から一五〇人まで	一〇一人から一五〇人まで	一〇一人から一五〇人まで	一〇一人から一五〇人まで	一〇一人から一五〇人まで	一〇一人から一五〇人まで	五一人から一〇〇人まで	一〇一人から三〇〇人まで
同一分野に属する学科を置く場合のその一学科の教員数	九	九	八	七	七	七	九	九	九	七	七	七	八	七
同一分野に属する学科を二以上置く場合のその一学科の教員数	六	｜	六	七	四	六	六	六	六	四	四	四	六	六

（付表1のつづき）

	指定規則 (3年課程, 但し定時制, 通信制, 統合カリキュラムを除く)	指導ガイドライン(3年課程, 但し定時制, 通信制, 統合カリキュラムを除く)	専修学校設置基準 (専門課程)
8. 教員 1) 専任教員数 2) 兼任教員数 　（つづき）			

大学設置基準

5 夜間学部がこれと同じ種類の昼間学部と同一の施設等を使用する場合の教員数は，この表に定める教員数の3分の1以上とする．ただし，夜間学部の収容定員が当該昼間学部の収容定員を超える場合は，夜間学部の教員数はこの表に定める教員数とし，当該昼間学部の教員数はこの表に定める教員数の3分の1以上とする（別表第2において同じ．）．

6 昼夜開講制を実施する場合は，これに係る収容定員，履修方法，授業の開設状況等を考慮して，教育に支障のない限度において，この表に定める教員数を減ずることができる（別表第2において同じ．）．

7 2以上の学科で組織する学部における教員数は，同一分野に属する2以上の学科ごとにそれぞれこの表の下欄から算出される教員数の合計数とする．ただし，同一分野に属する学科が他にない場合には，当該学科については，この表の中欄から算出される教員数とする．

8 2以上の学科で組織される学部に獣医学関係の学科を置く場合における教員数は，それぞれの学科が属する分野のこの表の下欄から算出される教員数の合計数とする．

9 薬学分野に属する2以上の学科で組織される学部に薬学関係（臨床に係る実践的な能力を培うことを主たる目的とするもの）の1学科を置く場合における当該1学科に対するこの表の適用については，下欄中「16」とあるのは，「22」とする．

10 薬学関係（臨床に係る実践的な能力を培うことを主たる目的とするもの）の学部に係る専任教員のうちには，文部科学大臣が別に定めるところにより，薬剤師としての実務の経験を有する者を含むものとする．

11 この表に掲げる学部以外の学部に係る教員数については，当該学部に類似するこの表に掲げる学部の例によるものとする．ただし，教員養成に関する学部については，免許状の種類に応じ，教育職員免許法（昭和24年法律第147号）及び教育職員免許法施行規則（昭和29年文部省令第26号）に規定する教科及び教職に関する科目の所要単位を修得させるのに必要な数の教員を置くものとするほか，この表によることが適当でない場合については，別に定める．

短期大学設置基準

一〇一人から一五〇人まで	一〇一人から一五〇人まで	一〇一人から一五〇人まで		一五一人から二〇〇人まで	一五一人から二〇〇人まで	一五一人から二〇〇人まで	一〇一人から一五〇人まで	一学科の入学定員
九	八	八		九	九	九	十	同一分野に属する学科がその一の場合の教員数／教学する学科の
七	八	五		六	六	六	八	同一分野に属する学科を二以上置く場合の教員数／置く学科の

備考

1 この表に定める教員数の3割以上は教授とする（ロの表において同じ．）．

2 この表に定める教員数には，第21条の授業を担当しない教員を含まないこととする（ロの表において同じ．）．

3 この表の入学定員及び教員数は，学科に専攻課程を置く場合については，専攻課程の入学定員及び教員数とする．

4 入学定員が，この表に定める数を超える場合には，文学関係，法学関係，経済学関係，社会学・社会福祉学関係及び家政関係にあつては，同一分野に属する学科が1学科の場合については100人につき1人を，同一分野に属する学科を2以上置く場合については150人につき1人を増加するものとし，教育学・保育学関係，理学関係，工学関係，農学関係，美術関係，体育関係及び保健衛生学関係にあつては，同一分野に属する学科が1学科の場合については50人につき1人を，同一分野に属する学科を2以上置く場合については80人につき1人を増加するものとし，音楽関係にあつては，同一分野に属する学科が1学科の場合及び同一分野に属する学科を2以上置く場合については50人につき1人を，それぞれ増加するものとする．

5 第18条第2項の短期大学の学科については，この表に定める教員数（入学定員がこの表に定める数を超える場合には，前号の規定により算定した教員数とする．以下この号において同じ．）にこの表に定める教員数の3割に相当する数を加えたものとする．

6 教育課程が同一又は類似の夜間学科等を併せ置く場合の当該夜間学科等の教員数は，この表に定める教員数の3分の1以上とする．ただし，夜間学科等の入学定員が昼間学科等の入学定員を超える場合には，当該夜間学科等の教員数はこの表に定める教員数とし，当該昼間学科等の教員数はこの表に定める教員数の3分の1以上とする（ロの表において同じ．）．

7 昼夜開講制を実施する場合は，これに係る学生定員，履修方法，授業の開設状況等を考慮して，教育に支障のない限度において，この表に定める教員数を減ずることができる（ロの表において同じ．）．

8 看護に関する学科において第18条第1項に定める学科と同条第2項に定める学科とを併せ置く場合は，同条

（付表1のつづき）

	指定規則（3年課程，但し定時制，通信制，統合カリキュラムを除く）	指導ガイドライン（3年課程，但し定時制，通信制，統合カリキュラムを除く）	専修学校設置基準（専門課程）
8. 教員 1) 専任教員数 2) 兼任教員数 （つづき）			
3) 教員の資格	———	第5　教員に関する事項 1　専任教員及び教務主任 (3) 看護師養成所の専任教員となることのできる者は，次のいずれにも該当する者であること．ただし，保健師，助産師又は看護師として指定規則別表3の専門分野の教育内容（以下「専門領域」という．）のうちの1つの業務に3年以上従事した者で，大学において教育に関する科目を履修して卒業したもの又は大学院において教育に関する科目を履修したものは，これにかかわらず専任教員となることができること． ア　保健師，助産師又は看護師として5年以上業務に従事した者 イ　専任教員として必要な研修を修了した者又は看護師の教育に関し，これと同等以上の学識経験を有すると認められる者 (5) 専任教員の採用に当たっては，保健師，助産師又は看護師の業務から5年以上離れている者は好ましくないこと． (11) 専任教員は，1の養成所の1の課程に限り教務主任となることができること． (12) 専任教員は，専門領域における教授方法の研修や，看護実践現場での研修を受けるなどにより，自己研鑽に努めること． (14) 教務主任となることのできる者は，(1)から(4)までのいずれかに該当する者であって，次のいずれかに該当するものであること． ア　専任教員の経験を3年以上有する者	第4章　教員 （教員の資格） 第41条　専修学校の専門課程の教員は，次の各号の一に該当する者でその担当する教育に関し，専門的な知識，技術，技能等を有するものでなければならない． 一　専修学校の専門課程を修了した後，学校，専修学校，各種学校，研究所，病院，工場等（以下「学校，研究所等」という．）においてその担当する教育に関する教育，研究又は技術に関する業務に従事した者であつて，当該専門課程の修業年限と当該業務に従事した期間とを通算して6年以上となる者 二　学士の学位を有する者にあつては2年以上，短期大学士の学位又は準学士の称号を有する者にあつては4年以上，学校，研究所等においてその担当する教育に関する教育，研究又は技術に関する業務に従事した者 三　高等学校（中等教育学校の後期課程を含む．）において2年以上主幹教諭，指導教諭又は教諭の経験のある者 四　修士の学位又は学位規則（昭和28年文部省令第9号）第5条の2に規定する専門職学位を有する者 五　特定の分野について，特に優れた知識，技術，技能及び経験を有する者 六　その他前各号に掲げる者と同等以上の能力があると認められる者

大学設置基準	短期大学設置基準
	第1項に定める学科にあつては，入学定員が100人までの場合は2人を，100人を超える場合は3人を，同条第2項に定める学科にあつては，第4号により算定した教員数から3人を減ずることができる．
	9　この表に掲げる分野以外の分野に属する学科の教員数については，当該学科の属する分野に類似するこの表に掲げる分野の例によるものとする．ただし，教員養成に関する学科については，免許状の種類に応じ，教育職員免許法（昭和24年法律第147号）及び教育職員免許法施行規則（昭和29年文部省令第26号）に規定する教科及び教職に関する科目の所要単位を修得させるのに必要な数の教員を置くものとするほか，この表によることが適当でない場合については，別に定める．

大学設置基準	短期大学設置基準
第4章　教員の資格 （学長の資格） 第13条の2　学長となることのできる者は，人格が高潔で，学識が優れ，かつ，大学運営に関し識見を有すると認められる者とする． （教授の資格） 第14条　教授となることのできる者は，次の各号のいずれかに該当し，かつ，大学における教育を担当するにふさわしい教育上の能力を有すると認められる者とする． 一　博士の学位（外国において授与されたこれに相当する学位を含む．）を有し，研究上の業績を有する者 二　研究上の業績が前号の者に準ずると認められる者 三　学位規則（昭和28年文部省令第9号）第5条の2に規定する専門職学位（外国において授与されたこれに相当する学位を含む．）を有し，当該専門職学位の専攻分野に関する実務上の業績を有する者 四　大学において教授，准教授又は専任の講師の経歴（外国におけるこれらに相当する教員としての経歴を含む．）のある者 五　芸術，体育等については，特殊な技能に秀でていると認められる者 六　専攻分野について，特に優れた知識及び経験を有すると認められる者 （准教授の資格） 第15条　准教授となることのできる者は，次の各号のいずれかに該当し，かつ，大学における教育を担当するにふさわしい教育上の能力を有すると認められる者とする． 一　前条各号のいずれかに該当する者 二　大学において助教又はこれに準ずる職員としての経歴（外国におけるこれらに相当する職員としての経歴を含む．）のある者 三　修士の学位又は学位規則第5条の2に規定する専門職学位（外国において授与されたこれらに相当する学位を含む．）を有する者 四　研究所，試験所，調査所等に在職し，研究上の業績を有する者 五　専攻分野について，優れた知識及び経験を有すると認められる者 （講師の資格） 第16条　講師となることのできる者は，次の各号のいずれかに該当する者とする．	第7章　教員の資格 （学長の資格） 第22条の2　学長となることのできる者は，人格が高潔で，学識が優れ，かつ，大学運営に関し識見を有すると認められる者とする． （教授の資格） 第23条　教授となることのできる者は，次の各号のいずれかに該当し，かつ，短期大学における教育を担当するにふさわしい教育上の能力を有すると認められる者とする． 一　博士の学位（外国において授与されたこれに相当する学位を含む．）を有し，研究上の業績を有する者 二　研究上の業績が前号の者に準ずると認められる者 三　学位規則（昭和28年文部省令第9号）第5条の2に規定する専門職学位（外国において授与されたこれに相当する学位を含む．）を有し，当該専門職学位の専攻分野に関する実務上の業績を有する者 四　芸術上の優れた業績を有すると認められる者及び実際的な技術の修得を主とする分野にあつては実際的な技術に秀でていると認められる者 五　大学（短期大学を含む．以下同じ．）又は高等専門学校において教授，准教授又は専任の講師の経歴（外国におけるこれらに相当する教員としての経歴を含む．）のある者 六　研究所，試験所，病院等に在職し，研究上の業績を有する者 七　特定の分野について，特に優れた知識及び経験を有すると認められる者 （准教授の資格） 第24条　准教授となることのできる者は，次の各号のいずれかに該当し，かつ，短期大学における教育を担当するにふさわしい教育上の能力を有すると認められる者とする． 一　前条各号のいずれかに該当する者 二　大学又は高等専門学校において助教又はこれに準ずる職員としての経歴（外国におけるこれらに相当する職員としての経歴を含む．）のある者 三　修士の学位又は学位規則第5条の2に規定する専門職学位（外国において授与されたこれに相当する学位を含む．）を有する者 四　特定の分野について，優れた知識及び経験を有すると認められる者

（付表1のつづき）

	指定規則（3年課程，但し定時制，通信制，統合カリキュラムを除く）	指導ガイドライン（3年課程，但し定時制，通信制，統合カリキュラムを除く）	専修学校設置基準（専門課程）
3）教員の資格 （つづき）		イ　厚生労働省が認定した教務主任養成講習会修了者 ウ　旧厚生労働省看護研修研究センターの幹部看護教員養成課程修了者 エ　アからウまでと同等以上の学識経験を有すると認められる者 2　養成所の長及びそれを補佐する者 (1)　養成所の長が兼任である場合又は2以上の課程を併設する場合には，長を補佐する専任の職員を配置することが望ましいこと． (2)　養成所の長を補佐する専任の職員を置く場合は，長又は長を補佐する専任の職員のいずれかは看護職員とすること． 3　実習調整者 (1)　臨地実習全体の計画の作成，実習施設との調整等を行う者（以下「実習調整者」という．）が定められていること． (2)　実習調整者となることのできる者は，1-(1) から (4) までのいずれかに該当する者であること． 4　実習指導教員 (1)　実習施設で学生の指導に当たる看護職員を実習指導教員として確保することが望ましいこと． (2)　実習指導教員は，看護師養成所にあっては保健師，助産師または看護師とすること． (3)　臨地実習において，同一期間で実習施設が多数に及ぶ場合は実習施設数を踏まえ適当数確保することが望ましいこと． 5　その他の教員 (1)　各科目を教授する教員は，当該科目について相当の学識経験を有する者であること． (2)　各科目を担当する教員は，経歴，専門分野等を十分に考慮して選任すること． (3)　看護師養成所における基礎分野の授業は，大学において当該分野を担当している教員によって行われることが望ましいこと．	
9.　実習指導者	第4条第1項 九　別表3に掲げる実習を行う	第5　教員に関する事項 4　実習指導教員	————

大学設置基準	短期大学設置基準
一　第14条又は前条に規定する教授又は准教授となることのできる者 二　その他特殊な専攻分野について，大学における教育を担当するにふさわしい教育上の能力を有すると認められる者 （助教の資格） 第16条の2　助教となることのできる者は，次の各号のいずれかに該当し，かつ，大学における教育を担当するにふさわしい教育上の能力を有すると認められる者とする. 一　第14条各号又は第15条各号のいずれかに該当する者 二　修士の学位（医学を履修する課程，歯学を履修する課程，薬学を履修する課程のうち臨床に係る実践的な能力を培うことを主たる目的とするもの又は獣医学を履修する課程を修了した者については，学士の学位）又は学位規則第5条の2に規定する専門職学位（外国において授与されたこれらに相当する学位を含む.）を有する者 三　専攻分野について，知識及び経験を有すると認められる者 （助手の資格） 第17条　助手となることのできる者は，次の各号のいずれかに該当する者とする. 一　学士の学位（外国において授与されたこれに相当する学位を含む.）を有する者 二　前号の者に準ずる能力を有すると認められる者	（講師の資格） 第25条　講師となることのできる者は，次の各号のいずれかに該当する者とする. 一　第23条又は前条に規定する教授又は准教授となることのできる者 二　特定の分野について，短期大学における教育を担当するにふさわしい教育上の能力を有すると認められる者 （助教の資格） 第25条の2　助教となることのできる者は，次の各号のいずれかに該当し，かつ，短期大学における教育を担当するにふさわしい教育上の能力を有すると認められる者とする. 一　第23条各号又は第24条各号のいずれかに該当する者 二　修士の学位（医学を履修する課程，歯学を履修する課程，薬学を履修する課程のうち臨床に係る実践的な能力を培うことを主たる目的とするもの又は獣医学を履修する課程を修了した者については，学士の学位）又は学位規則第5条の2に規定する専門職学位（外国において授与されたこれらに相当する学位を含む.）を有する者 三　特定の分野について，知識及び経験を有すると認められる者 （助手の資格） 第26条　助手となることのできる者は，次の各号のいずれかに該当する者とする. 一　学士の学位（外国において授与されたこれに相当する学位を含む.）を有する者 二　前号の者に準ずる能力を有すると認められる者
———	———

（付表1のつづき）

	指定規則（3年課程，但し定時制，通信制，統合カリキュラムを除く）	指導ガイドライン（3年課程，但し定時制，通信制，統合カリキュラムを除く）	専修学校設置基準（専門課程）
9. 実習指導者（つづき）	のに適当な施設を実習施設として利用することができること及び当該実習について適当な実習指導者の指導が行われること．	実習施設で学生の指導に当たる看護職員を実習指導教員として確保することが望ましいこと． 第8 実習施設等に関する事項 1 実習指導者 　実習指導者となることのできる者は，担当する領域について相当の学識経験を有し，かつ，原則として厚生労働省若しくは都道府県が実施している実習指導者講習会又はこれに準ずるものが実施した研修を受けた者であること．	
10. 学生の定員・授業を行う学生数	第4条第1項 五 1の授業科目について同時に授業を行う学生又は生徒の数は，40人以下であること．ただし，授業の方法及び施設，設備その他の教育上の諸条件を考慮して，教育効果を十分に挙げられる場合は，この限りでない．	第7 施設設備に関する事項 2 教室等 (1) 同時に授業を行う学生の数は原則として40人以下とすること．ただし以下の場合についてはこの限りでない． ア 看護師養成所の基礎分野（中略）であって，教育効果を十分に挙げられる場合	第2章 組織編制 （同時に授業を行う生徒） 第6条 専修学校において，1の授業科目について同時に授業を行う生徒数は，40人以下とする．ただし，特別の事由があり，かつ，教育上支障のない場合は，この限りでない． 第7条 専修学校において，教育上必要があるときは，学年又は学科を異にする生徒を合わせて授業を行うことができる．
11. 校地・校舎などの施設	第4条第1項 六 同時に行う授業の数に応じ，必要な数の専用の普通教室を有すること． 七 図書室並びに専用の実習室及び在宅看護実習室を有すること．ただし，実習室と在宅看護実習室とは兼用とすることができる．	第7 施設設備に関する事項 1 土地及び建物の所有等 (1) 土地及び建物は，設置者の所有であることを原則とすること．ただし，貸借契約が長期にわたるものであり，恒久的に学校運営ができる場合は，この限りではないこと． (2) 校舎は独立した建物であることが望ましいこと．ただし，やむを得ず，他施設と併設する場合は，養成所の運営上の制約を受けることのないよう配慮すること． 2 教室等 (2) 看護師養成所と准看護師養成所とを併設する場合において教育を異なった時間帯において	第5章 施設及び設備等 （位置及び環境） 第44条 専修学校の校地及び校舎の位置及び環境は，教育上及び保健衛生上適切なものでなければならない． （校地等） 第45条 専修学校は，次条に定める校舎等を保有するに必要な面積の校地を備えなければならない． 2 専修学校は，前項の校地のほか，目的に応じ，運動場その他必要な施設の用地を備えなければならない． （校舎等） 第46条 専修学校の校舎には，目的，生徒数又は課程に応じ，

大学設置基準	短期大学設置基準
第5章　収容定員 （収容定員） 第18条　収容定員は，学科又は課程を単位とし，学部ごとに学則で定めるものとする．この場合において，第26条の規定による昼夜開講制を実施するときはこれに係る収容定員を，第57条の規定により外国に学部,学科その他の組織を設けるときはこれに係る収容定員を，編入学定員を設けるときは入学定員及び編入学定員を，それぞれ明示するものとする． 2　収容定員は，教員組織，校地，校舎等の施設，設備その他の教育上の諸条件を総合的に考慮して定めるものとする． 3　大学は，教育にふさわしい環境の確保のため，在学する学生の数を収容定員に基づき適正に管理するものとする． 第6章　教育課程 （授業を行う学生数） 第24条　大学が1の授業科目について同時に授業を行う学生数は，授業の方法及び施設，設備その他の教育上の諸条件を考慮して，教育効果を十分にあげられるような適当な人数とするものとする．	第3章　学生定員 （学生定員） 第4条　学生定員は，学科ごとに学則で定めるものとする．この場合において，学科に専攻課程を置くときは，専攻課程を単位として学科ごとに定めるものとする． 2　前項の場合において，第12条の規定による昼夜開講制を実施するときは，これに係る学生定員を，第50条の規定により外国に学科その他の組織を設けるときは，これに係る学生定員を，それぞれ明示するものとする． 3　学生定員は，教員組織，校地，校舎その他の教育上の諸条件を総合的に考慮して定めるものとする． 4　短期大学は，教育にふさわしい環境の確保のため，在学する学生の数を学生定員に基づき適正に管理するものとする． 第4章　教育課程 （授業を行う学生数） 第10条　1の授業科目について同時に授業を行う学生数は，授業の方法及び施設設備その他の教育上の諸条件を考慮して，教育効果を十分にあげられるような適当な人数とするものとする．
第8章　校地，校舎等の施設及び設備等 （校地） 第34条　校地は，教育にふさわしい環境をもち，校舎の敷地には，学生が休息その他に利用するのに適当な空地を有するものとする． 2　前項の規定にかかわらず，大学は，法令の規定による制限その他のやむを得ない事由により所要の土地の取得を行うことが困難であるため前項に規定する空地を校舎の敷地に有することができないと認められる場合において，学生が休息その他に利用するため，適当な空地を有することにより得られる効用と同等以上の効用が得られる措置を当該大学が講じている場合に限り，空地を校舎の敷地に有しないことができる． 3　前項の措置は，次の各号に掲げる要件を満たす施設を校舎に備えることにより行うものとする． 一　できる限り開放的であつて，多くの学生が余裕をもつて休息，交流その他に利用できるものであること． 二　休息，交流その他に必要な設備が備えられているこ	第8章　校地，校舎等の施設及び設備等 （校地） 第27条　同左（第34条） 第27条の2　同左（第35条） （校舎等） 第28条 校舎には，短期大学の組織及び規模に応じ，少なくとも次に掲げる専用の施設を備えるものとする．ただし，特別の事情があり，かつ，教育研究に支障がないと認められるときは，この限りでない． 一　学長室，会議室，事務室 二　教室（講義室，演習室，実験室，実習室等とする．），研究室 三　図書館，保健室 2　教室は，学科の種類及び学生数に応じ，必要な種類と数を備えるものとする． 3　研究室は，専任の教員に対しては必ず備えるものとする．

400　付表

（付表1のつづき）

	指定規則 (3年課程，但し定時制，通信制，統合カリキュラムを除く)	指導ガイドライン (3年課程，但し定時制，通信制，統合カリキュラムを除く)	専修学校設置基準 (専門課程)
11. 校地・校舎などの施設 （つづき）		行う場合にあっては，学生の自己学習のための教室が他に設けられているときは，同一の教室を共用とすることができること．（中略）さらに，看護師養成所等と助産師養成所を併設する場合において教育を異なった時間帯において行う場合にあっては，学生の自己学習のための教室が他に設けられているときは，同一の普通教室を共用とすることができること． (3) 図書室の面積は，学生の図書閲覧に必要な閲覧机の配置及び図書の格納のために十分な広さを有すること．図書室の効果を確保するためには，他施設と兼用とすることは望ましくないこと． (4) 実習室と在宅看護実習室とを兼用とすることは差し支えないが，設備，面積，使用に当たっての時間的制約等からみて教育効果に支障を生ずるおそれがある場合には，専用のものとすることが望ましいこと． (5) 2以上の養成所若しくは課程を併設する場合において，教育上支障がない場合は実習室を共用とすることは差し支えないこと．この場合，「教育上に支障がない」とは，設備，面積，使用に当たっての時間的制約等からみて教育効果に支障がない場合をいうものであること．また実習室を共用する場合にあっては，学生の自己学習のための場の確保について，運用上，十分に配慮すること． (6) 図書室については，2以上の養成所を併設するものにあっては，いずれかの養成所のものは他の養成所のものと共用とすることができること． (7) 視聴覚教室，演習室，情報処理室，学校長室，教員室，事務室，応接室，研究室，教材室，面接室，会議室，休養室，印刷室，更衣室，倉庫，及び講堂を設けることが望ましいこと． (8) 臨床場面を擬似的に体験できるような用具や環境を整備することが望ましいこと． (9) 2以上の養成所又は課程を併設する場合においては，共用	教室（講義室，演習室，実習室等とする．），教員室，事務室その他必要な附帯施設を備えなければならない． 2 専修学校の校舎には，前項の施設のほか，なるべく図書室，保健室，教員研究室等を備えるものとする． 3 専修学校は，目的に応じ，実習場その他の必要な施設を確保しなければならない． （昼間学科又は夜間等学科のみを置く専修学校の校舎の面積） 第47条 昼間学科又は夜間等学科のみを置く専修学校の校舎の面積は，次の各号に定める区分に応じ，当該各号に定める面積以上とする．ただし，地域の実態その他により特別の事情があり，かつ，教育上支障がない場合は，この限りでない． 一 1の課程のみを置く専修学校で当該課程に1の分野についてのみ学科を置くもの 別表第2イの表により算定した面積 二 1の課程のみを置く専修学校で当該課程に2以上の分野について学科を置くもの又は2若しくは3の課程を置く専修学校で，当該課程にそれぞれ一若しくは2以上の分野について学科を置くもの 次のイ及びロに掲げる面積を合計した面積 イ これらの課程ごとの分野のうち別表第2イの表第4欄の生徒総定員40人までの面積が最大となるいずれか1の分野について同表により算定した面積 ロ これらの課程ごとの分野のうち前イの分野以外の分野についてそれぞれ別表第2ロの表により算定した面積を合計した面積

大学設置基準	短期大学設置基準

大学設置基準

と.

（運動場）

第35条　運動場は，教育に支障のないよう，原則として校舎と同一の敷地内又はその隣接地に設けるものとし，やむを得ない場合には適当な位置にこれを設けるものとする.

2　前項の規定にかかわらず，大学は，法令の規定による制限その他のやむを得ない事由により所要の土地の取得を行うことが困難であるため前項に規定する運動場を設けることができないと認められる場合において，運動場を設けることにより得られる効用と同等以上の効用が得られる措置を当該大学が講じており，かつ，教育に支障がないと認められる場合に限り，運動場を設けないことができる.

3　前項の措置は，原則として体育館その他のスポーツ施設を校舎と同一の敷地内又はその隣接地に備えることにより行うものとする．ただし，やむを得ない特別の事情があるときは，当該大学以外の者が備える運動施設であつて次の各号に掲げる要件を満たすものを学生に利用させることにより行うことができるものとする.

一　様々な運動が可能で，多くの学生が余裕をもつて利用できること.

二　校舎から至近の位置に立地していること.

三　学生の利用に際し経済的負担の軽減が十分に図られているものであること.

（校舎等施設）

第36条　大学は，その組織及び規模に応じ，少なくとも次に掲げる専用の施設を備えた校舎を有するものとする．ただし，特別の事情があり，かつ，教育研究に支障がないと認められるときは，この限りでない.

一　学長室，会議室，事務室

二　研究室，教室（講義室，演習室，実験・実習室等とする.）

三　図書館，医務室，学生自習室，学生控室

2　研究室は，専任の教員に対しては必ず備えるものとする.

3　教室は，学科又は課程に応じ，必要な種類と数を備えるものとする.

4　校舎には，第1項に掲げる施設のほか，なるべく情報処理及び語学の学習のための施設を備えるものとする.

5　大学は，校舎のほか，原則として体育館を備えるとともに，なるべく体育館以外のスポーツ施設及び講堂並びに寄宿舎，課外活動施設その他の厚生補導に関する施設を備えるものとする.

6　夜間において授業を行う学部（以下「夜間学部」という.）を置く大学又は昼夜開講制を実施する大学にあつては，研究室，教室，図書館その他の施設の利用について，教育研究に支障のないようにするものとする.

（校地の面積）

第37条　大学における校地の面積（附属病院以外の附属施設用地及び寄宿舎の面積を除く.）は，収容定員上の学生1人当たり10平方メートルとして算定した面積に附属病院建築面積を加えた面積とする.

2　前項の規定にかかわらず，同じ種類の昼間学部（昼間において授業を行う学部をいう．以下同じ.）及び夜間学

短期大学設置基準

4　校舎には，第1項に掲げる施設のほか，なるべく情報処理及び語学の学習のための施設を備えるものとする.

5　短期大学は，第1項及び前項に掲げる施設のほか，原則として体育館を備えるとともに，なるべく体育館以外のスポーツ施設，講堂，学生自習室及び学生控室並びに寄宿舎，課外活動施設その他の厚生補導に関する施設を備えるものとする.

6　夜間学科等を置く短期大学又は昼夜開講制を実施する短期大学にあつては，研究室，教室，図書館その他の施設の利用について，教育研究に支障のないようにするものとする.

（校地の面積）

第30条　短期大学における校地の面積（附属施設用地及び寄宿舎の面積を除く.）は，学生定員上の学生1人当たり10平方メートルとして算定した面積とする.

2　前項の規定にかかわらず，同じ種類の昼間学科（昼間において授業を行う学科をいう．以下同じ.）及び夜間学科が近接した施設等を使用し，又は施設等を共用する場合の校地の面積は，当該昼間学科及び夜間学科における教育研究に支障のない面積とする.

3　昼夜開講制を実施する場合においては，これに係る収容定員，履修方法，施設の使用状況等を考慮して，教育に支障のない限度において，第1項に規定する面積を減ずることができる.

（校舎の面積）

第31条　校舎の面積は，1の分野についてのみ学科を置く短期大学にあつては，別表第2イの表に定める面積（共同学科を置く場合にあつては，第41条第1項の規定により得られる当該共同学科に係る面積を加えた面積）以上とし，2以上の分野についてそれぞれ学科を置く短期大学にあつては，当該2以上の分野（当該分野に共同学科のみが属するものを除く.）のうち同表の同一分野に属する学科の収容定員の100人までの欄の基準校舎面積が最大である分野についての同表に定める面積（共同学科が属する分野については，共同学科以外の学科について同表を適用して得られる面積に当該分野以外の分野についてのそれぞれ別表第2ロの表に定める面積（共同学科が属する分野については，共同学科以外の学科について同表を適用して得られる面積）を合計した面積を加えた面積（共同学科を置く場合にあつては，第41条第1項の規定により得られる当該学科に係る面積を加えた面積）以上とする.

（付表 1 のつづき）

	指定規則 (3年課程, 但し定時制, 通信制, 統合カリキュラムを除く)	指導ガイドライン (3年課程, 但し定時制, 通信制, 統合カリキュラムを除く)	専修学校設置基準 (専門課程)
11. 校地・校舎などの施設 (つづき)		とする施設設備は機能的に配置し，かつ，養成所又は課程ごとにまとまりを持たせること．また，総定員を考慮し教育環境を整備すること． 5　看護師養成所 (1) 専門領域の校内実習を行うのに必要な設備を備えた専用の実習室を有すること．また，2以上の課程を併設する養成所で実習室を共用とする場合においても，課程数以上の数の実習室を確保することが望ましいこと． (2) 実習室には，学生 4 人に 1 ベッド以上確保し，1 ベッド当たり 11 m² 以上の広さを有すること．なお，実習室には，沐浴槽，手術用手洗設備，給湯・給水の設備等を設けるとともに，校内実習に要する機械器具，リネン類等を格納する場所を備えること．	別表第 2 イ　基準校舎面積の表

別表第 2 イ　基準校舎面積の表

課程の区分	学科の属する分野の区分	学科の属する分野ごとの生徒総定員の区分	面積（平方メートル）
高等課程又は専門課程	工業関係,農業関係,医療関係,衛生関係又は教育・社会福祉関係	40人まで	260
		41人以上	260+3.0×(生徒総定員-40)
	商業実務関係,服飾・家政関係又は文化・教育関係	40人まで	200
		41人以上	200+2.5×(生徒総定員-40)
一般課程	工業関係,農業関係,医療関係,衛生関係又は教育・社会福祉関係	40人まで	130
		41人以上	130+2.5×(生徒総定員-40)
	商業実務関係,服飾・家政関係又は文化・教育関係	40人まで	130
		41人以上	130+2.3×(生徒総定員-40)

備考
一　この表の算式中生徒総定員とあるのは，学科の属する分野ごとの生徒総定員をいう．（ロの表において同じ.）
二　科目等履修生その他の生徒以外の者を学科の属する分野ごとの生徒総定員を超えて相当数受け入れる場合においては，教育に支障のないよう，相当の面積を増加するものとする．（ロの表において同じ.）

大学設置基準	短期大学設置基準
部が近接した施設等を使用し，又は施設等を共用する場合の校地の面積は，当該昼間学部及び夜間学部における教育研究に支障のない面積とする． 3　昼夜開講制を実施する場合においては，これに係る収容定員，履修方法，施設の使用状況等を考慮して，教育に支障のない限度において，第1項に規定する面積を減ずることができる． （校舎の面積） 第37条の2　校舎の面積は，1個の学部のみを置く大学にあつては，別表第3イ又はロの表に定める面積（共同学科を置く場合にあつては，当該学部における共同学科以外の学科を一の学部とみなして同表を適用して得られる面積に第48条第1項の規定により得られる当該共同学科に係る面積を加えた面積）以上とし，複数の学部を置く大学にあつては，当該複数の学部のうち同表に定める面積（共同学科を置く学部については，当該学部における共同学科以外の学科を1の学部とみなして同表を適用して得られる面積）が最大である学部についての同表に定める面積（共同学科を置く学部については，当該学部における共同学科以外の学科を1の学部とみなして同表を適用して得られる面積）に当該学部以外の学部についてのそれぞれ別表第3ロ又はハの表に定める面積（共同学科を置く学部については，当該学部における共同学科以外の学科を1の学部とみなして同表を適用して得られる面積）を合計した面積を加えた面積（共同学科を置く場合にあつては，第48条第1項の規定により得られる当該学科に係る面積を加えた面積）以上とする．	

（付表1のつづき）

	指定規則 (3年課程，但し定時制，通信制，統合カリキュラムを除く)	指導ガイドライン (3年課程，但し定時制，通信制，統合カリキュラムを除く)	専修学校設置基準 (専門課程)
11. 校地・校舎などの施設（つづき）			ロ 加算校舎面積の表

ロ 加算校舎面積の表

課程の区分	学科の属する分野の区分	学科の属する分野ごと生徒総定員の区分	面積（平方メートル）
高等課程又は専門課程	工業関係，農業関係，医療関係，衛生関係又は教育・社会福祉関係	40人まで	180
		41人以上	180+3.0×（生徒総定員−40）
	商業実務関係，服飾・家政関係又は文化・教育関係	40人まで	140
		41人以上	140+2.5×（生徒総定員−40）
一般課程	工業関係，農業関係，医療関係，衛生関係又は教育・社会福祉関係	40人まで	110
		41人以上	110+2.5×（生徒総定員−40）
	商業実務関係，服飾・家政関係又は文化・教養関係	40人まで	100
		41人以上	100+2.3×（生徒総定員−40）

大学設置基準	短期大学設置基準

大学設置基準

別表第3

イ　医学又は歯学に関する学部以外の学部に係る基準校舎面積

学部の種類	文学関係	教育学・保育学関係	法学関係	経済学関係	社会学・社会福祉学関係	理学関係	工学関係	農学関係	獣医学関係	薬学関係	家政学関係	美術関係	音楽関係	体育関係	保健衛生学関係（看護学関係を除く。）	保健衛生学関係（看護学関係）
収容定員二〇〇人までの場合の面積（平方メートル）	二,六四四	二,六四四	二,六四四	二,六四四	二,六四四	四,六二八	五,二二八	五,〇二四	五,〇二四	四,六二八	三,九六六	三,八三四	三,四三八	三,四三八	四,六二八	三,九六六
四〇〇人までの場合の面積（平方メートル）	（収容定員－二〇〇）×六六一÷二〇〇＋二,六四四	（収容定員－二〇〇）×六六一÷二〇〇＋二,六四四	（収容定員－二〇〇）×六六一÷二〇〇＋二,六四四	（収容定員－二〇〇）×六六一÷二〇〇＋二,六四四	（収容定員－二〇〇）×六六一÷二〇〇＋二,六四四	（収容定員－二〇〇）×一,六五三÷二〇〇＋四,六二八	（収容定員－二〇〇）×一,二三二÷二〇〇＋五,二二八	（収容定員－二〇〇）×一,二五六÷二〇〇＋五,〇二四	（収容定員－二〇〇）×一,二五六÷二〇〇＋五,〇二四	（収容定員－二〇〇）×一,五七一÷二〇〇＋四,六二八	（収容定員－二〇〇）×一,九八四÷二〇〇＋三,九六六	（収容定員－二〇〇）×二,一四〇÷二〇〇＋三,八三四	（収容定員－二〇〇）×一,九八三÷二〇〇＋三,四三八	（収容定員－二〇〇）×一,九八三÷二〇〇＋三,四三八	（収容定員－二〇〇）×一,一五七÷二〇〇＋四,六二八	（収容定員－二〇〇）×一,九九二÷二〇〇＋三,九六六
八〇〇人までの場合の面積（平方メートル）	（収容定員－四〇〇）×一,六五〇÷四〇〇＋三,三〇五	（収容定員－四〇〇）×一,六五〇÷四〇〇＋三,三〇五	（収容定員－四〇〇）×一,六五〇÷四〇〇＋三,三〇五	（収容定員－四〇〇）×一,六五三÷四〇〇＋三,三三〇	（収容定員－四〇〇）×一,六五三÷四〇〇＋三,三三〇	（収容定員－四〇〇）×五,〇二四÷四〇〇＋六,二八一	（収容定員－四〇〇）×六,二二九÷四〇〇＋六,二二九	（収容定員－四〇〇）×六,二二九÷四〇〇＋六,二二九	（収容定員－四〇〇）×五,〇二四÷四〇〇＋六,二八一	（収容定員－四〇〇）×一,五七一÷四〇〇＋六,二二九	（収容定員－四〇〇）×一,九八四÷四〇〇＋五,九五八	（収容定員－四〇〇）×二,一四〇÷四〇〇＋五,九七四	（収容定員－四〇〇）×一,九七五÷四〇〇＋五,四二一	（収容定員－四〇〇）×一,九七五÷四〇〇＋五,四二一	（収容定員－四〇〇）×三,一四〇÷四〇〇＋五,七八五	（収容定員－四〇〇）×一,九八一÷二〇〇＋五,九五八
八〇一人以上の場合の面積（平方メートル）	（収容定員－八〇〇）×一,三三〇÷四〇〇＋四,九五五	（収容定員－八〇〇）×一,三三〇÷四〇〇＋四,九五五	（収容定員－八〇〇）×一,三三〇÷四〇〇＋四,九五五	（収容定員－八〇〇）×一,三三三÷四〇〇＋四,九五五	（収容定員－八〇〇）×一,三三三÷四〇〇＋四,九五五	（収容定員－八〇〇）×六,二二九÷四〇〇＋一一,一二三	（収容定員－八〇〇）×四,六二八÷四〇〇＋一〇,九〇九	（収容定員－八〇〇）×四,六二八÷四〇〇＋一〇,九〇九	（収容定員－八〇〇）×四,六二九÷四〇〇＋一一,一二三	（収容定員－八〇〇）×五,七八五÷四〇〇＋七,七六六	（収容定員－八〇〇）×一,九八四÷四〇〇＋七,九四二	（収容定員－八〇〇）×三,一四〇÷四〇〇＋七,九四二	（収容定員－八〇〇）×一,九七五÷四〇〇＋七,七六六	（収容定員－八〇〇）×一,九七五÷四〇〇＋七,七六六	（収容定員－八〇〇）×三,一四〇÷四〇〇＋一八,九二五	（収容定員－八〇〇）×一,九八四÷四〇〇＋六,九二五

備考
1　この表に掲げる面積には，第36条第5項の施設，第39条の附属施設及び第39条の2の薬学実務実習に必要な施設の面積は含まない（ロ及びハの表において同じ。）.
2　夜間学部（同じ種類の昼間学部と同一の施設等を使用するものを除く。）における面積については，この表に掲げる学部の例によるものとする（ハの表において同じ。）.
3　夜間学部が同じ種類の昼間学部と同一の施設等を使用

短期大学設置基準

別表第2

イ　基準校舎面積

学科の種類	文学関係	教育学・保育学関係	法学関係	経済学関係	社会学・社会福祉学関係	理学関係	工学関係	農学関係	家政学関係	体育関係	美術関係	音楽関係	保健衛生学関係（看護学関係）	保健衛生学関係（看護学関係を除く。）
一〇〇人までの場合の面積（平方メートル）	一,六〇〇	一,六〇〇	一,六〇〇	一,六〇〇	一,六〇〇	二,一〇〇	二,一〇〇	二,一〇〇	二,〇〇〇	一,七〇〇	一,九〇〇	一,七〇〇	二,〇〇〇	一,八五〇
一五〇人までの場合の面積（平方メートル）	一,九〇〇	一,九〇〇	一,九〇〇	一,九〇〇	一,九〇〇	二,四〇〇	二,四〇〇	二,四〇〇	二,三五〇	二,〇五〇	二,二五〇	二,〇五〇	二,一〇〇	一,九五〇
二〇〇人までの場合の面積（平方メートル）	一,九〇〇	一,九〇〇	二,三五〇	二,四〇〇	二,四〇〇	二,九〇〇	三,〇五〇	三,〇五〇	二,三五〇	二,〇五〇	二,二五〇	二,〇五〇	二,六〇〇	二,二〇〇
二五〇人までの場合の面積（平方メートル）	二,六八〇	二,六八〇	二,三五〇	二,三五〇	二,三五〇	二,九〇〇	三,〇五〇	三,〇五〇	二,七〇〇	二,五〇〇	二,七〇〇	二,五〇〇	二,八五〇	二,四五〇
三〇〇人までの場合の面積（平方メートル）	二,六〇〇	二,六〇〇	二,八五〇	二,八五〇	二,八五〇	三,三五〇	三,五〇〇	三,五〇〇	二,七〇〇	二,五〇〇	二,七〇〇	二,五〇〇	二,八五〇	二,六八〇
三五〇人までの場合の面積（平方メートル）	二,六〇〇	二,六〇〇	二,八五〇	二,八五〇	二,八五〇	三,六五〇	三,八〇〇	三,六五〇	三,一〇〇	二,九〇〇	三,一〇〇	二,九〇〇	三,一〇〇	三,一〇〇
四〇〇人までの場合の面積（平方メートル）	二,八五〇	二,八五〇	三,三五〇	三,三五〇	二,八五〇	四,一五〇	四,二五〇	四,一〇〇	三,三五〇	三,三五〇	三,七五〇	三,四五〇	三,三五〇	三,四〇〇
四五〇人までの場合の面積（平方メートル）	二,八五〇	二,八五〇	三,三五〇	三,三五〇	二,八五〇	四,六〇〇	四,七〇〇	四,六〇〇	三,八五〇	三,六〇〇	四,一五〇	三,八〇〇	三,六〇〇	三,七五〇
五〇〇人までの場合の面積（平方メートル）	三,二六五	三,二六五	三,三五〇	三,三五〇	三,二六五	五,二五〇	五,三五〇	五,二五〇	四,一五〇	三,七五〇	四,三五〇	四,一五〇	三,八五〇	四,〇五〇
五五〇人までの場合の面積（平方メートル）	四,二五〇	四,二五〇	三,六五〇	三,六五〇	三,六五〇	五,五〇〇	五,八五〇	五,五〇〇	四,五五〇	三,七五〇	四,五五〇	四,一五〇	四,一〇〇	四,三五〇
六〇〇人までの場合の面積（平方メートル）	四,二五〇	四,二五〇	三,六五〇	三,六五〇	三,六五〇	六,一〇〇	六,一〇〇	六,一〇〇	四,〇〇〇	四,五五〇	五,三五〇	四,五五〇	四,三五〇	四,六五〇

備考
1　この表に掲げる面積には，講堂，寄宿舎，附属施設等の面積は含まない（ロの表において同じ。）.
2　同一分野に属する学科の収容定員が600人を超える場合には，50人を増すごとに，この表に定める600人までの場合の面積から550人までの場合の面積を減じて算出される数を加算するものとする.
3　同じ種類の昼間学科及び夜間学科等が近接した施設等

付表

(付表1のつづき)

	指定規則 (3年課程，但し定時制，通信制，統合カリキュラムを除く)	指導ガイドライン (3年課程，但し定時制，通信制，統合カリキュラムを除く)	専修学校設置基準 (専門課程)
11. 校地・校舎などの施設 (つづき)			

大学設置基準	短期大学設置基準
する場合は，夜間学部又は昼間学部の収容定員のいずれか多い数によりこの表に定める面積とする（ハの表において同じ.）. 4　昼夜開講制を実施する場合においては，これに係る収容定員，履修方法，授業の開設状況等を考慮して，教育に支障のない限度において，この表に定める面積を減ずることができる（ハの表において同じ.）. 5　この表に掲げる学部以外の学部における面積については，当該学部に類似するこの表に掲げる学部の例によるものとする. 6　この表に定める面積は，専用部分の面積とする．ただし，当該大学と他の学校，就学前の子どもに関する教育，保育等の総合的な提供の推進に関する法律第2条第7項に規定する幼保連携型認定こども園，専修学校又は各種学校（以下この号において「学校等」という.）が同一の敷地内又は隣接地に所在する場合であつて，それぞれの学校等の校舎の専用部分の面積及び共用部分の面積を合算した面積が，それぞれの学校等が設置の認可を受ける場合において基準となる校舎の面積を合算した面積以上のものであるときは，当該大学の教育研究に支障がない限度において，この表に定める面積に当該学校等との共用部分の面積を含めることができる（ロ及びハの表において同じ.）.	を使用し，又は施設等を共用する場合の校舎の面積は，当該昼間学科及び夜間学科等における教育研究に支障のない面積とする. 4　昼夜開講制を実施する場合においては，これに係る学生定員，履修方法，施設の使用状況等を考慮して，教育に支障のない限度において，この表に定める面積を減ずることができる（ロの表において同じ.）. 5　この表に掲げる分野以外の分野に属する学科に係る面積については，当該学科の属する分野に類似するこの表に掲げる分野の例によるものとする．ただし，これにより難い場合は別に定める（ロの表において同じ.）. 6　この表に定める面積は，専用部分の面積とする．ただし，当該短期大学と他の学校，就学前の子どもに関する教育，保育等の総合的な提供の推進に関する法律第2条第7項に規定する幼保連携型認定こども園，専修学校又は各種学校（以下この号において「学校等」という.）が同一の敷地内又は隣接地に所在する場合であつて，それぞれの学校等の校舎の専用部分の面積及び共用部分の面積を合算した面積が，それぞれの学校等が設置の認可を受ける場合において基準となる校舎の面積を合算した面積以上のものであるときは，当該短期大学の教育研究に支障がない限度において，この表に定める面積に当該学校等との共用部分の面積を含めることができる（ロの表において同じ.）.

（付表1のつづき）

	指定規則 (3年課程，但し定時制，通信制，統合カリキュラムを除く)	指導ガイドライン (3年課程，但し定時制，通信制，統合カリキュラムを除く)	専修学校設置基準 (専門課程)
11. 校地・校舎などの施設 （つづき）			

大学設置基準

別表第3

ハ　医学又は歯学に関する学部以外の学部に係る加算校舎面積

収容定員	文学関係	教育学・保育学関係	法学関係	経済学関係	社会学・社会福祉学関係	理学関係	工学関係	農学関係	獣医学関係	薬学関係	美術関係	音楽関係	体育関係	保健衛生学関係（看護学関係）	保健衛生学関係（看護学関係を除く。）
二〇〇人までの面積（平方メートル）	一・七一九	一・七一九	一・七一九	一・七一九	一・七一三	三・六三六	三・八三四	三・六三六	三・六三六	三・〇三五	三・五一二	三・六四二	二・七七六	二・五一二	三二・一七三
四〇〇人までの面積（平方メートル）	二・一四八	二・一四八	二・一四八	二・一四八	二・一四八	四・六三二	四・七九三	四・六三二	四・六三二	四・一二〇	四・一四〇	四・一四〇	三・四七一	三・一四〇	三九・六六六
六〇〇人までの面積（平方メートル）	二・九七五	二・九七五	二・九七五	二・九七五	三・六一一	六・九四二	七・一〇七	六・九四二	六・七九五	五・二二三	四・六五八	四・六二八	四・四六一	四・一三一	五六・一九
八〇〇人までの面積（平方メートル）	三・八五一	三・八五一	三・八五一	三・八五一	三・八四二	九・二五六	九・四二一	九・二五六	九・一五	六・一七五	六・六二八	六・二八一	五・四二八	五・一三三	七・一〇七
一〇〇〇人までの面積（平方メートル）	四・四六二	四・四六二	四・四六二	四・四六二	四・四六一	一一・五三五	一一・七三五	一一・五三五	一二・一五	八・七六〇	六・四二八	六・四六一	七・六〇三	六・一一五	八・七六〇
一二〇〇人までの面積（平方メートル）	五・一三三	五・一三三	五・一三三	五・一八四	五・一八四	一〇・二四七	一二・五七〇	一二・三八四	一二・三八四	九・〇五七	九・〇九六	九・七六八	七・七六七	七・一〇七	一〇・二四七
一四〇〇人までの面積（平方メートル）	七・七六八	七・七六八	七・七六八	一八・七五一	一八・七五一	一六・一九八	一六・一九八	一五・七三五	一二・五六〇	九・〇九一	一二・二六〇	一三・五一一	一〇・〇四一	九・〇九一	一三・一三一
一六〇〇人までの面積（平方メートル）	七・一〇七	七・一〇七	七・一〇七	一八・八五一	一八・八五一	一六・一九八	一六・四三二	一五・八五一	一〇・八二二	九・〇九一	一二・二六〇	一三・五一一	一〇・〇四一	一〇・〇八三	一四・〇七八
二〇〇〇人までの面積（平方メートル）	七・七六八	七・七六八	七・七六八	二一・九九五	二一・一四〇	一五・三三四	一五・六三四	一五・三三四	一二・一〇六	一三・一六五	一五・五三五	一五・五三五	一三・〇〇三	一一・〇七五	一六・一九五

備考
収容定員が2,000人を超える場合は，200人を増すごとに，この表に定める2,000人までの面積から1,800人までの面積を減じて算出される数を加算するものとする．

（附属施設）
第39条　次の表の上欄に掲げる学部を置き，又は学科を設ける大学には，その学部又は学科の教育研究に必要な施設として，それぞれ下欄に掲げる附属施設を置くものとする．
2　工学に関する学部を置く大学には，原則として実験・実習工場を置くものとする．
（薬学実務実習に必要な施設）
第39条の2　薬学に関する学部又は学科のうち臨床に係る実践的な能力を培うことを主たる目的とするものを置き，又は設ける大学は，薬学実務実習に必要な施設を確保

短期大学設置基準

別表第2

ロ　加算校舎面積

収容定員	文学関係	教育学・保育学関係	法学関係	経済学関係	社会学・社会福祉学関係	理学関係	工学関係	農学関係	家政学関係	体育関係	美術関係	音楽関係	保健衛生学関係（看護学関係）	保健衛生学関係（看護学関係を除く。）
一〇〇人までの面積（平方メートル）	一・〇〇〇	一・二五〇	一・〇〇〇	一・〇〇〇	一・〇〇〇	一・五〇〇	一・五〇〇	一・五〇〇	一・二五〇	一・四〇〇	一・三〇〇	一・二五〇	一・二五〇	一・二五〇
二〇〇人までの面積（平方メートル）	一・三一〇	一・五五〇	一・三一〇	一・三一〇	一・三一〇	一・八五〇	一・九一〇	一・八五〇	一・五五〇	一・七〇〇	一・六五〇	一・五五〇	一・五五〇	一・六〇〇
三〇〇人までの面積（平方メートル）	一・八〇〇	二・〇五〇	一・八〇〇	一・八〇〇	一・八〇〇	二・八五〇	二・八五〇	二・八五〇	二・二一〇	二・二二〇	二・三五〇	二・一五〇	二・〇五〇	二・二五〇
四〇〇人までの面積（平方メートル）	二・一三〇	二・五五〇	二・一三〇	二・一三〇	二・八五〇	三・七六五	三・七六五	三・七六五	二・八五〇	二・八五〇	三・二二〇	三・八〇〇	二・五五〇	二・八五〇
五〇〇人までの面積（平方メートル）	三・五〇〇	三・〇五〇	三・五〇〇	三・五〇〇	三・五〇〇	四・六五〇	四・七〇〇	四・六五〇	三・六五〇	三・七〇〇	四・二二〇	四・八〇〇	三・〇五〇	三・五〇〇
六〇〇人までの面積（平方メートル）	四・一〇〇	三・五五〇	四・一〇〇	四・一〇〇	五・五五〇	五・五六〇	五・五五〇	五・五五〇	四・六五〇	四・八〇〇	四・五五〇	四・五五〇	三・五五〇	四・一〇〇

備考
収容定員が600人を超える場合は，100人を増すごとに，600人までの場合の面積から500人までの場合の面積を減じて算出される数を加算するものとする．

（附属施設）
第32条　短期大学には，学科の種類に応じ，教育研究上必要な場合は，適当な規模内容を備えた附属施設を置くものとする．

（付表1のつづき）

	指定規則 (3年課程，但し定時制，通信制，統合カリキュラムを除く)	指導ガイドライン (3年課程，但し定時制，通信制，統合カリキュラムを除く)	専修学校設置基準 (専門課程)
11. 校地・校舎などの施設（つづき）			
12. 設備	第4条第1項 八　教育上必要な機械器具，標本，模型及び図書を有すること．	第7　施設設備に関する事項 7　機械器具等 (1) 教育上必要な機械器具，標本，模型及び図書は，（中略）看護師養成所にあっては別表9に（中略）掲げるものを有すること．（中略）さらに，看護師養成所等と助産師養成所を併設する場合において教育を異なった時間帯において行う場合にあっては，同一の機械器具等を共用とすることができること． (2) 機械器具，標本，模型及び図書は，学生定員数に応じ，適宜補充し更新すること．	第5章　施設及び設備等 （設備） 第49条　専修学校は，目的，生徒数又は課程に応じ，必要な種類及び数の機械，器具，標本，図書その他の設備を備えなければならない． 第50条　夜間において授業を行う専修学校は，適当な照明設備を備えなければならない． （他の学校等の施設及び設備の使用） 第51条　専修学校は，特別の事情があり，かつ，教育上及び安全上支障がない場合は，他の学校等の施設及び設備を使用することができる．
13. 実習施設	第4条第1項 九　別表3に掲げる実習を行うのに適当な施設を実習施設として利用することができること及び当該実習について適当な実習指導者の指導が行われること．	第8　実習施設等に関する事項 (1) 実習施設には，実習生の更衣室及び休憩室が準備されているとともに，実習効果を高めるため討議室が設けられていることが望ましいこと． (2) 実習施設には，実習に必要な看護用具が整備，充実されていること． (3) 実習施設は，原則として養成所が所在する都道府県内にあること． (4) 実習病院が同時に受け入れることのできる学生数は，看護単位ごとに10名を限度とすること．従って，多数の学校又は養成所が実習を行う場合には，全体の実習計画の調整が必要であること． 5　看護師養成所 (1) 実習施設として，基礎看護学，成人看護学，老年看護学，小児看護学，母性看護学，精神看護学及び看護の統合と実践の実習を行う病院等を確保すること．病院以外として，診療所，訪問看護ステーション，保健所，市町村保健センター，精神保健福祉センター，助産所，介護老人保健施設，介護老人福祉施設，地域包括支援センター，保健所	───

大学設置基準	短期大学設置基準
するものとする.	
第8章　校地，校舎等の施設及び設備等 （図書等の資料及び図書館） 第38条　大学は，学部の種類，規模等に応じ，図書，学術雑誌，視聴覚資料その他の教育研究上必要な資料を，図書館を中心に系統的に備えるものとする. 2　図書館は，前項の資料の収集，整理及び提供を行うほか，情報の処理及び提供のシステムを整備して学術情報の提供に努めるとともに，前項の資料の提供に関し，他の大学の図書館等との協力に努めるものとする. 3　図書館には，その機能を十分に発揮させるために必要な専門的職員その他の専任の職員を置くものとする. 4　図書館には，大学の教育研究を促進できるような適当な規模の閲覧室，レフアレンス・ルーム，整理室，書庫等を備えるものとする. 5　前項の閲覧室には，学生の学習及び教員の教育研究のために十分な数の座席を備えるものとする. （機械，器具等） 第40条　大学は，学部又は学科の種類，教員数及び学生数に応じて必要な種類及び数の機械，器具及び標本を備えるものとする.	第8章　校地，校舎等の施設及び設備等 （図書等の資料及び図書館） 第29条　短期大学は，学科の種類，規模等に応じ，図書，学術雑誌，視聴覚資料その他の教育研究上必要な資料を，図書館を中心に系統的に備えるものとする. 2　図書館は，前項の資料の収集，整理及び提供を行うほか，情報の処理及び提供のシステムを整備して学術情報の提供に努めるとともに，前項の資料の提供に関し，他の短期大学の図書館等との協力に努めるものとする. 3　図書館には，その機能を十分に発揮させるために必要な専門的職員その他の専任の職員を置くものとする. 4　図書館には，短期大学の教育研究を促進できるような適当な規模の閲覧室，レフアレンス・ルーム，整理室，書庫等を備えるものとする. 5　前項の閲覧室には，学生の学習及び教員の教育研究のために十分な数の座席を備えるものとする. （機械，器具等） 第33条　短期大学には，学科の種類，学生数及び教員数に応じて必要な種類及び数の機械，器具及び標本を備えるものとする.

（付表1のつづき）

	指定規則 (3年課程，但し定時制，通信制，統合カリキュラムを除く)	指導ガイドライン (3年課程，但し定時制，通信制，統合カリキュラムを除く)	専修学校設置基準 (専門課程)
13. 実習施設 （つづき）		その他の社会福祉施設等を適宜含めること．また，在宅看護論の実習については，病院，診療所，訪問看護ステーションの他，地域包括支援センター等の実習施設を確保すること． （2）主たる実習施設は，実習施設のうち基礎看護学，成人看護学の実習を行う施設であり，次の条件を具備していること． ア　入院患者3人に対し1人以上の看護職員が配置されていること．ただし，看護職員の半数以上が看護師であること． イ　看護組織が次のいずれにも該当すること． （ア）組織の中で看護部門が独立して位置づけられていること． （イ）看護部門としての方針が明確であること． （ウ）看護部門の各職階及び職種の業務分担が明確であること． （エ）看護師の院内教育，学生の実習指導を調整する責任者が明記されていること． ウ　患者個々の看護計画を立案する上で基本とするため，看護基準（各施設が提供できる看護内容を基準化し文章化したもの）が使用しやすいよう配慮し作成され，常時活用されていること．さらに，評価され見直されていること． エ　看護を提供する場合に必要な看護行為別の看護手順（各施設で行われる看護業務を順序立て，一連の流れとして標準化し，文章化したもの）が作成され，常時活用されていること．さらに，評価され見直されていること． オ　看護に関する諸記録が次のとおり適正に行われていること． （ア）看護記録（患者の症状，観察事項等，患者の反応を中心とした看護の過程（計画，実施，実施後の評価)を記録したもの)が正確に作成されていること． （イ）各患者に対する医療の内容が正確に，かつ確実に記録されていること． （ウ）患者のケアに関するカン	

大学設置基準	短期大学設置基準

（付表 1 のつづき）

	指定規則 (3年課程，但し定時制，通信制，統合カリキュラムを除く)	指導ガイドライン (3年課程，但し定時制，通信制，統合カリキュラムを除く)	専修学校設置基準 (専門課程)
13. 実習施設 （つづき）		ファレンスが行われ，記録が正確に作成されていること． カ　実習生が実習する看護単位には，実習指導者が 2 人以上配置されていることが望ましいこと．ただし，診療所での実習にあたっては，学生の指導を担当できる適当な看護師を，実習指導者とみなすことができること． キ　看護職員に対する継続教育が計画的に実施されていること． (3) 主たる実習施設以外の実習施設については，医療法，介護保険法等で定められている看護職員の基準を満たしていること．他の要件については，(2)-イからキまでと同様とすること． (5) 訪問看護ステーションについては，次の要件を満たしていること． ア　複数の訪問看護専任者がいること． イ　利用者ごとに訪問看護計画が立てられ，看護記録が整備されていること．	
14. 事務組織等	第 4 条第 1 項 十　専任の事務職員を有すること．	第 3　学則に関する事項 1　学則は，養成所ごとに定めること．ただし，2 以上の養成所を併設するものにあっては，これらの養成所を総合して学則を定めて差し支えないこと． 2　学則の中には，次の事項を記載すること． (1) 設置の目的 (2) 名称 (3) 位置 (4) 養成所名（2 以上の養成所を併設するものに限る．ただし，保健師養成所と看護師養成所(3年課程及び 3 年課程（定時制）に限る．この項において同じ．）又は助産師養成所と看護師養成所の指定を併せて受け，それらの教育内容を併せて教授する教育課程（以下「統合カリキュラム」という．）により教育を行う場合は，その旨を明記すること．) (5) 課程名（看護師養成所に限る．) (6) 定員（看護師養成所及び准看護師養成所にあっては，1 学	————

大学設置基準	短期大学設置基準
第9章　事務組織等 （事務組織） 第41条　大学は，その事務を処理するため，専任の職員を置く適当な事務組織を設けるものとする． （厚生補導の組織） 第42条　大学は，学生の厚生補導を行うため，専任の職員を置く適当な組織を設けるものとする． （社会的及び職業的自立を図るために必要な能力を培うための体制） 第42条の2　大学は，当該大学及び学部等の教育上の目的に応じ，学生が卒業後自らの資質を向上させ，社会的及び職業的自立を図るために必要な能力を，教育課程の実施及び厚生補導を通じて培うことができるよう，大学内の組織間の有機的な連携を図り，適切な体制を整えるものとする． （研修の機会等） 第42条の3　大学は，当該大学の教育研究活動等の適切かつ効果的な運営を図るため，その職員に必要な知識及び技能を習得させ，並びにその能力及び資質を向上させるための研修（第25条の3に規定する研修に該当するものを除く．）の機会を設けることその他必要な取組を行うものとする．	第9章　事務組織等 （事務組織） 第34条　短期大学には，その事務を処理するため，専任の職員を置く適当な事務組織を設けるものとする． （厚生補導の組織） 第35条　短期大学には，学生の厚生補導を行うため，専任の職員を置く適当な組織を設けるものとする． （社会的及び職業的自立を図るために必要な能力を培うための体制） 第35条の2　短期大学は，当該短期大学及び学科又は専攻課程の教育上の目的に応じ，学生が卒業後自らの資質を向上させ，社会的及び職業的自立を図るために必要な能力を，教育課程の実施及び厚生補導を通じて培うことができるよう，短期大学内の組織間の有機的な連携を図り，適切な体制を整えるものとする． （研修の機会等） 第35条の3　短期大学は，当該短期大学の教育研究活動等の適切かつ効果的な運営を図るため，その職員に必要な知識及び技能を習得させ，並びにその能力及び資質を向上させるための研修（第11条の3に規定する研修に該当するものを除く．）の機会を設けることその他必要な取組を行うものとする．

（付表1のつづき）

	指定規則 (3年課程，但し定時制，通信制，統合カリキュラムを除く)	指導ガイドライン(3年課程，但し定時制，通信制，統合カリキュラムを除く)	専修学校設置基準 (専門課程)
14. 事務組織等 （つづき）		年の入学定員及び総定員）及び1の授業科目について同時に授業を行う学生の編成に関する事項 (7) 修業年限，学期及び授業を行わない日に関する事項 (8) 教育課程及び単位数(中略)に関する事項 (9) 成績の評価及び単位の認定に関する事項 (10) 大学や他の学校養成所等で修得した単位の認定に関する事項 (11) 入学，退学，転学，休学及び卒業に関する事項 (12) 教職員の組織に関する事項 (13) 運営を行うための会議に関する事項 (14) 学生の健康管理に関する事項 (15) 授業料，入学料，その他の費用徴収に関する事項 3 次のような事項について学則の細則を定めること． 例 入学の選考 　　成績評価及び卒業の認定 　　健康管理 　　教職員の所掌事務 　　諸会議の運営 　　検定料，入学料，授業料等 　　の金額及び費用徴収の方法 　　図書室管理 　　自己点検・自己評価	
15. 教育活動の評価・改善	———	第9 管理及び維持経営に関する事項 4 養成所は，教育活動その他の養成所運営の状況について，自ら評価を行い，その結果を公表すること．評価については，「看護師等養成所の教育活動等に関する自己評価指針作成検討会」報告書（平成15年7月25日）等を参照すること．	———
16. 科目等履修生	———	———	第3章 教育課程等 (科目等履修生) 第15条 専修学校は，専修学校の定めるところにより，当該専修学校の生徒以外の者に，当該専修学校において，1又は複数の授業科目を履修させることができる．

大学設置基準	短期大学設置基準
第6章　教育課程 （教育内容等の改善のための組織的な研修等） 第25条の3　大学は，当該大学の授業の内容及び方法の改善を図るための組織的な研修及び研究を実施するものとする．	第4章　教育課程 （教育内容等の改善のための組織的な研修等） 第11条の3　短期大学は，当該短期大学の授業の内容及び方法の改善を図るための組織的な研修及び研究を実施するものとする．
第7章　卒業の要件等 （科目等履修生） 第31条　大学は，大学の定めるところにより，当該大学の学生以外の者で1又は複数の授業科目を履修する者（以下「科目等履修生」という．）に対し，単位を与えることができる． 2　科目等履修生に対する単位の授与については，第27条の規定を準用する． 3　大学は，科目等履修生その他の学生以外の者（次項において「科目等履修生等」という．）を相当数受け入れる	第5章　卒業の要件等 （科目等履修生） 第17条　短期大学は，短期大学の定めるところにより，当該短期大学の学生以外の者で1又は複数の授業科目を履修する者（以下「科目等履修生」という．）に対し，単位を与えることができる． 2　科目等履修生に対する単位の授与については，第13条の規定を準用する． 3　短期大学は，科目等履修生その他の学生以外の者（次項において「科目等履修生等」という．）を相当数受け入

（付表1のつづき）

	指定規則 (3年課程, 但し定時制, 通信制, 統合カリキュラムを除く)	指導ガイドライン (3年課程, 但し定時制, 通信制, 統合カリキュラムを除く)	専修学校設置基準 (専門課程)
16. 科目等履修生 （つづき）			
17. その他	第4条第1項 十一 管理及び維持経営の方法が確実であること. 十二 特定の医療機関に勤務する又は勤務していることを入学又は入所の条件とするなど学生若しくは生徒又はこれになろうとする者が特定の医療機関に勤務しない又は勤務していないことを理由に不利益な取扱いをしないこと.	第9 管理及び維持経営に関する事項 1 養成所の運営に関係する職員の所掌事務及び組織を明確に定め, これに基づき, 養成所の運営に関する諸会議が, 学則に基づいた細則に規定されていること. 2 養成所の運営に関する諸書類が保管されていること. 3 教育環境を整備するために必要な措置を講じること. 4 運営経費において, 講師謝金, 図書費等のほか, 必要に応じて, 機械器具費, 専任教員の研修費等を計上すること. 第4 学生に関する事項 4 学生に対する指導等 (1) 特定の医療機関に勤務する又は勤務していることを入学の条件とするなど学生又はこれになろうとする者が, 特定の医療機関に勤務しない又は勤務していないことを理由に不利益な取扱いをしないこと. (2) 奨学金の受給について, 学生又はこれになろうとする者に対して, 的確な情報を提供するとともに, 必要に応じて, 助言, 指導等を行うようにすること. (3) 医療機関に勤務している学生が看護師等の資格を有しない場合に, 法律に違反する業務を行わないように指導すること.	———
（最終改正）	（平成28年8月22日）	（平成28年11月1日）	（平成24年3月30日）

大学設置基準	短期大学設置基準
場合においては，第13条，第37条及び第37条の2に規定する基準を考慮して，教育に支障のないよう，それぞれ相当の専任教員並びに校地及び校舎の面積を増加するものとする． 4　大学は，科目等履修生等を受け入れる場合においては，1の授業科目について同時に授業を行うこれらの者の人数は，第24条の規定を踏まえ，適当な人数とするものとする．	れる場合においては，第22条，第30条及び第31条に規定する基準を考慮して，教育に支障のないよう，それぞれ相当の専任教員並びに校地及び校舎の面積を増加するものとする． 4　短期大学は，科目等履修生等を受け入れる場合においては，1の授業科目について同時に授業を行うこれらの者の人数は，第10条の規定を踏まえ，適当な人数とするものとする．
———	———
（平成28年12月27日）	（平成28年3月31日）

付表2　看護教育制度の沿革（近代看護教育の歴史と教育制度）

年月	教育機関名および資格など	修業年限	関連制度など
1874(明7)			医制発令：産婆に関して年齢、教育、免状、業務、投薬に関する規定をした実施される
1875(明8)5.			医制改正：産婆業届け出
1876(明9)	東京府病院内産婆教授所	3年	産婆養成と仮免許状下付
1879(明12)	同上産婆30名卒業		内務省より本免許状下付
1885(明18)4.	有志共立東京病院看護婦教育所（現慈恵）	3年	M.E. Reed [1884 (明17) 10招へい] による近代の看護婦育成の礎 6か月見学期間を経て、週2回の講義が行われた
1886(明19)4.	同志社病院京都看病婦学校	2年	Linda Richard による [1906 (明39). 廃校]
11.	キリスト看護婦養成所（桜井女学校、現女子学院）	2年	Mrs. True による。1年講義、1年実習。Agnes Vetch が指導
1888(明21)2.		2年	Agnes Vetch が指導
1890(明23)4.	帝国大学医科大学付属医院看護婦養成所	1年6か月	(明26.3年6か月→明29.3年）卒後2年病院勤務。20年の応招義務
10.	日本赤十字社看護婦養成所	10か月	
1896(明29)10.	帝国大学医科大学第一医院産科教室に産婆養成所を設置		講義3か月、実施3か月、卒後義務5年
1898(明31)	順天堂医院産婆法講習科	6か月	(看護婦長養成）数年で廃止。
1899(明32)7.	東京医科大学付属医院高等看護婦養成科		産婆規則制定
1900(明33)7.	◇20歳以上の女子 ◇施行前2年以上の業を営み、施行後6か月以内に出頭すれば、詮議の上無試験 ◇官公私立病院内で働く看護婦を除く		東京府看護婦規則（府令第71号）：医療行為の禁止。看護婦による看護業務制限、官公立、私立病院の看護婦を除く。派出看護婦および開業医として担当できる看護婦としており、取り締まりの要素が強い
1901(明34)12.			東京府看護婦規則改正：官立・府県立病院で3年以上の修業年限を有する学校、養成所の卒業生を無試験免許（該当は東大、東京市養育院）
1904(明37)	聖路加病院看護婦学校	2年	1920 (大9) 3年に、高女卒、アメリカの看護学校に準じた学科課程とした。昭和2.11. 女子専門学校。昭39. 大学へ（昭55大学院）
1915(大4)	◇18歳以上の女子。◇受験資格は1年以上看護の学術を修業したもの ◇従来看護の業務を行っている者は、3か月以内に願書提出。地方長官の履歴審査により無試験で免許が受けられる。◇看護婦資格を持たないのは、地方長官の履歴審査により准看護婦免許を受けられる ◇看護婦および看護人に対しては、本規則を準用 ◇官公私立病院に専属する看護婦には、本令を適用せず		《全国統一される》看護婦規則（内務省令第9号）制定 私立看護婦講習所指定指定準則制定（内務省訓令）：指定要件6項目 ※主要な科目は、適当と認める医師など（東京府においては警視総監）の免許 ◇地方長官（東京府では警視庁）が大5. に告示した指定校は18校 東京帝国大学医科大学付属病院、同付属病院分院、伝染病研究所、東京府立松沢病院、東京市駒込病院、日赤病院救護看護部卒、東京市養育所、東京市養育院、東京済生会病院、順天堂病院、泉橋慈善病院、東京鉄道病院、日本医学専門学校付属病院看護婦講習所、慶応義塾大学医学部付属病院看護婦養成所、聖路加国際病院付属高等看護学校
1917(大6)7.			産婆規則改正。外国（朝鮮、台湾、関東州、樺太）で資格を得たものに、無条件で免許下付
1922(大11)			看護婦規則改正
1925(大14)			看護婦規則改正。同上。
1937(昭12)4.			保健所法制定、保健婦の名称が初めて公認
1938(昭13)1.			厚生省設置。4月国民健康保険法制定
1941(昭16)10.			《昭和12.8. ハワイ真珠湾攻撃、アメリカ・イギリスに宣戦布告》 看護婦規則改正（厚令第46）：年齢17歳へ 保健婦規則制定 [1945 (昭20) 1〜8. 新制度により廃止される]

（次頁につづく）

(付表2のつづき)

年月	教育機関名および資格など	修業年限	関連制度など
1942 (昭17) 2.	女学校に保健科設置指令		国民医療法制定により、医師、歯科医師とともに保健婦、助産婦（産婆→助産婦）、看護婦も、医療関係者として規定される
1943 (昭18) 12.	女学校卒業生に無試験により看護婦免許発行		厚生・文部両局長通牒
1944 (昭19) 3.	各陸軍病院で看護婦の養成開始		看護婦規則改正（厚令10）：年齢16歳へ
1945 (昭20) 8.	《ポツダム宣言受諾で"敗戦"》		陸・海軍病院が国立療養所および国立病院となる
1946 (昭21) 3.	占領軍医学審議会を置く		保健婦法案の検討。時期尚早として実現せず
6.	聖路加女子専門学校と日赤女子専門学校を統合し東京看護教育模範学院を設置		看護婦規則改正（厚令39）：外国に満州国が入る
1947 (昭22) 9.	新制度3年課程大学		保助看法公布に基づいて指定規則公布（厚令28）：高卒後3年の甲種看護婦（第21条）
1948 (昭23)			保・助・看法成立（法203号）、国試受験資格　厚生省医務局看護課新設
1950 (昭25)	天使女子短大、聖母女子短大	3年	わが国初の短大看護学科誕生
1951 (昭26)	准看護学校養成所（女子の高校進学率39.6%）	2年	准助看法改正（昭和26.4）：講習終了者に無試験で免許を与える、甲・乙種の区別を廃して一本化し、知事免許・中卒2年以上の准看護制度を設ける（昭26.11）千円看護婦　第1回国試実施（保・助・看ともに第1回目）
1952 (昭27)	高知女子大学家政学部衛生看護学科	4年	わが国初の4年制、国試保2回となる
1953 (昭28)	東京大学医学部衛生看護学科	4年	1965（昭40）衛看廃止、保健学科へ
1954 (昭29)	聖路加、日赤、それぞれ短大へ	3年	1964（昭39）聖路加看護大学へ
1956 (昭31)			厚生省看護課廃止。
1957 (昭32) 7.	進学課程開設	2年	准看護婦から看護婦への移行認める
1962 (昭37) 9.	2年課程定時制を設置	3年	
1963 (昭38) 4.			厚生省看護課復活：1. 昭和25. 完全看護、昭和33. 基準看護、昭和35. からのスト：看護婦。2. 全医労が人事院への改善など事件、2・8行政措置要求、3. 医療制度調査会：保・助・看教育一元化を答申
1964 (昭39) 4.	高校衛生看護科設置	3年	
1965 (昭40) 5.			人事院判定
1966 (昭41)	熊本大学教育学部特別教科（看護）教員養成課程開設	4年	高校教員免許をもった高校衛看の教員養成
1967 (昭42)	大阪大学医療短期大学部	3年	医学部付属看護学校、学校教育法第1条校へ移行開始
11.			指定規則（文部令）一部改正
1973 (昭48) 10.			厚生省看護制度改善検討会「看護制度の改善に関する報告」准看護制度見直し、3年課程定時制検討
1975 (昭50)	千葉大学看護学部開設　3年課程定時制発足	4年　4年	国立大学にはじめて看護学部誕生
1976 (昭51)	聖路加看護大学編入制度開始	2年	
1977 (昭52)			ILOにおける「看護職員条約と勧告」の採択
1979 (昭54)	千葉大学大学院看護学研究科（修士課程）開設　千葉大学看護学部編入制度開始	2年　2年	わが国初の看護学研究科誕生
1980 (昭55)	聖路加看護大学大学院看護学研究科（修士課程）開設	2年	
1981 (昭56)	琉球大学保健学部が医学部保健学科に改組	2年	

（次頁につづく）

(付表2のつづき)

(2015年12月現在)

年月	教育機関名および資格など	修業年限	関連制度など
1986（昭61）	北里大学看護学部開設	4年	
	日赤、看護大学へ	4年	
	琉球大学大学院保健学研究科（修士課程）開設	2年	
1988（昭63）	聖路加看護大学大学院看護学研究科（博士課程）開設	3年	
1989（平1）	東京医科歯科大学医学部に保健衛生学科開設	4年	指定規則（文厚令）一部改正
3.			
1990（平2）	北里大学大学院看護学研究科（修士課程）開設	2年	
1992（平4）	東京慈恵会医科大学医学部看護学科開設	4年	日本最古の看護婦養成施設、遂に大学となる
	聖路加クリストファー看護大学開設	4年	
	広島大学医学部保健学科開設	4年	
1993（平5）	兵庫県立看護大学開設	4年	保助看法一部改正：男子においても保健士の名称を用いて保健指導に従事できることになる
	岡山県立大学保健福祉学部看護学科開設	4年	
	札幌医科大学保健医療学部看護学科開設	4年	
	東日本学園大学看護福祉学部看護学科開設	4年	
	山形大学医学部看護学科開設	4年	
	富山医科薬科大学医学部看護学科開設	4年	
	佐賀医科大学医学部看護学科開設	4年	
	千葉大学大学院看護学研究科（博士課程）開設	3年	
1994（平6）	大学30校、短期大学74校（3年課程：60校、2年課程：14校）となる	4年	
	千葉大学看護学部社会人大学制度開始	4年	
1996（平8）	東京医科歯科大学大学院医学系研究科保健衛生学専攻（博士課程）開設	3年	
	日本赤十字看護大学大学院看護学研究科（博士課程）開設	3年	
1997（平9）8.			指定規則（文厚令）一部改正：単位制の導入、統合カリキュラムの提示
1998（平10）			1997（平成9）年の学校教育法改正により専門学校卒業者が大学院入学可能になる
1999（平11）			指定規則（文厚令）一部改正 学校教育法施行規則改正により専門学校卒業者の大学院入学可能に
2001（平13）			保助看法（平成13.12）一部改正：保健師、助産師、看護師に名称変更となる
2002（平14）	国立看護大学校開設	4年	看護師の高等学校・高等学校専攻科による5年一貫教育開始
2004（平16）	大学98校、大学院53校（修士課程：54課程、博士課程：16課程）となる		「助産師（2年）及び「助産の教育」（1年6か月）」を養成する専門職大学院開設
	天使大学大学院助産研究科（専門職学位）開設	2年、1年6ヶ月	看護師養成所2年課程通信制による教育開始
	大学120校、大学院72校（修士課程：74課程、博士課程：25課程）となる		
2008（平20）	大学168校、大学院106校（修士課程：109課程、専門職学位：1課程、博士課程：46課程）となる		
2009（平21）			保助看法（平成21.7）一部改正：保健師教育、助産師教育6ヶ月以上から1年以上に変更（平成22年4月施行）
2015（平27）4.			法改正により看護師等養成所の指定・監督権限が厚生労働大臣から都道府県知事へ。それに伴い、厚生労働省医政局長より都道府県知事宛に、一部変更があるものの「指導要領」と「手引き」を統合した「看護師等養成所の運営に関する指導ガイドライン」について」通知
2016（平28）4.			学校教育法一部改正（平成27.6）により高校専攻科卒業者が大学へ編入学可能になる

付表 3 看護師養成教育制度の推移

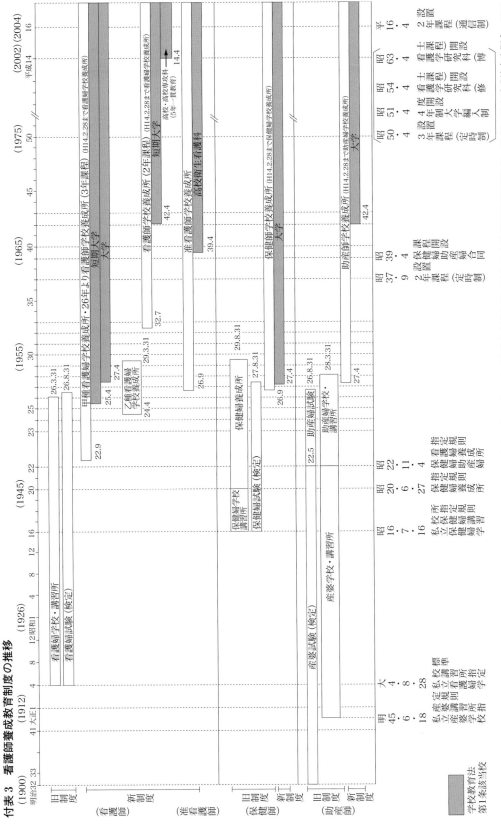

付表4　わが国における教育課程の変遷（学習指導要領の改訂の特徴を追って）

学習指導要領	第1次	第2次	第3次	第4次
関連事項及び答申	1945.8.15 　日本ポツダム宣言受諾 1946.3.31 　第1次米国教育使節団，報告書提出（6.3制，国家統制排除など） 1946.4. 　文部省教科書局監修官，視学官等を中心として教科課程改正準備委員会発足 1947.5.3 　日本国憲法施行	1950.9.22 　第2次米国教育使節団，報告書提出（民主教育の反共的役割を示唆） 1951.1.4 　教育課程審議会，道徳教育の充実方策につき答申（修身科を復活せず）	1951.11.16 　政令改正諮問委員会「教育制度の改革に関する答申」を決定（職業教育強化，標準教科書作成など） 1955.12.5 　中央教育審議会（以下中教審）「教科書制度の改善方策について」答申 1957.9.14 　文相，教育課程審議会に小中学校教育課程改善などを諮問（10.12同審議会，道徳の時間特設方針を決定）	1966.10.31 　中教審「後期中等教育の拡充整備について」最終答申（技能学科，家政高校の設置など多様化を強調〈期待される人間像〉を別記）
告示など	1947.3.20 　文部省「学習指導要領一般編—試案—」発行，12月までに各科編刊行 1947.4.1 　教育基本法，学校教育法，施行 1947.4.1 　新学制による小学校，新制中学校発足 1948.1.27 　高等学校設置基準制定 1948.4.1 　新制高等学校発足	1951.7.1 　改訂「学習指導要領一般編—試案—」発行 1955.12.5 　「高等学校指導要領」改訂	1958.8.28 　「小中学校学習指導要領道徳編」告示 1958.10.1 　「小学校・中学校学習指導要領」告示（小学校1961.4.1全面実施，中学校1962.4.1全面実施） 1960.10.15 　「高等学校学習指導要領」告示（1963.4.1全面実施）	1968.7.11 　1971年度からの「小学校学習指導要領」告示 1969.4.14 　1972年度からの「中学校学習指導要領」告示 1970.10.15 　1973年度からの「高等学校学習指導要領」官報公示
特徴および問題点	・「一応の規準」としての教科目とその時間数が示され，地域の事情，児童の要求によって時間数に弾力性をもたせた． ・一般編において，自由と責任の原則，社会の要求と児童の要求に応ずる原則などを強調した． ・小学校の新しい教科として<u>社会科</u>が設置された．従来，女子だけに課されていた家事科から<u>家庭科</u>となった． ・中学校の教科では，必修科目と選択科目とに分けられた．	・高等学校の教育課程が加えられ，小学校，中学校，高等学校を通して学習指導要領の全体にわたって総括的に扱うようになった． ・学校における教育課程構成の具体的手続きや評価の方法を示し，学校，教師への手引きとしての性格を具体化した． ・編集原則および教育の目標に相当するものとして「必要」という中心概念を設定した．	・学校教育課程の国家基準としての法的拘束力を持った． ・年間最低授業時数が規定され，各教科ごとに各学年別に明確に規定されることによって弾力性が少なくなった． ・「道徳」の時間が特設され，官制道徳教育を徹底しようとした． ・人材開発にみあった<u>能力主義的再編成</u>に一歩踏み出し，つめこみ教育を招来することになった．	・学校教育法施行規則と学習指導要領の規定間の重複が訂正された． ・「公民教育」が復活し，反動的ナショナリズムの教育内容への浸透がはかられた．（期待される人間像のイデオロギーの具体化） ・職業高校の多様化政策が展開された． ・高校学習指導要領で「数学一般」「初級英語」等を新設した． ・機械的なレベル・アップやつめこみ教育が大幅に進行し，その後「落ちこぼれ」の大量発生の原因となった．
2013現在の年齢　小学校入学 中学校入学 高校入学	73歳 79歳 81歳	68歳 74歳 77歳	59歳 64歳 66歳	49歳 54歳 56歳

参考文献：1）扇谷尚他編：現代教育課程論—カリキュラム入門—，有斐閣，1981.
　　　　　2）大田堯：戦後日本教育史，岩波書店，1985.
　　　　　3）有倉遼吉他編：解説教育六法，三省堂，1979.
　　　　　4）細谷俊夫他編：教育学大事典1，「学習指導要領」の項，263-267，第一法規出版，1979.
　　　　　5）市川須美子他編：教育小六法＜平成15年版＞，1035-1047，学陽書房，2003.
　　　　　6）教育課程検討委員会編：改訂学習指導要領批判と私たちの課題No1総論編，日本教職員組合，1989.
　　　　　7）久保義三他編：現代教育史事典，207-208，東京書籍，2001.

第5次	第6次	第7次	第8次
1971.6.11 中教審「今後における学校教育の総合的な拡充整備のための基本的施策について」最終答申 (学制, 戦後改革に次ぐ「第3の教育改革」と称する) 1976.12.18 教育課程審議会「小学校, 中学校及び高等学校の教育課程の基準の改善について」答申	1985.6.2 臨時教育審議会 (以下臨教審)「教育改革に関する第1次答申」 1987.8.7 臨教審「第4次答申 (最終答申)」 1987.12.24 教育課程審議会「幼稚園, 小学校, 中学校及び高等学校の教育課程の基準の改善について」答申	1996.7.19 中教審「21世紀を展望した我が国の教育の在り方について (第1次答申)」 1998.6.30 中教審「心の教育」に関する答申 1998.7.29 教育課程審議会答申 (完全学校週五日制に向けて授業時間数削減, 教育内容精選など提言) 2000.12.22 教育改革国民会議最終答申 (小中高での奉仕活動実施や教育基本法の見直しを提言)	2003.10.7 中教審「初等中等教育における当面の教育課程及び指導の充実・改善方策について」答申 2005.10.26 中教審「新しい時代の義務教育を創造する」答申 2008.1.17 中教審「幼稚園, 小学校, 中学校, 高等学校および特別支援学校の学習指導要領の改善について」答申
1977.7.23 「小中学校学習指導要領」告示 (小学校1980全面実施, 中学校1981全面実施) 1978.8.30 「高等学校学習指導要領」告示 (1982年から学年進行で実施)	1989.3.15 「小中高学校学習指導要領」「幼稚園教育要領」告示 (小学校1992全面実施, 中学校1993全面実施, 高校1994から学年進行により実施)	1998.12.14 小・中の新学習指導要領, 幼稚園新教育要領告示 1999.3.10 高校の新学習指導要領告示 2002.4.1 小・中新学習指導要領, 完全学校週5日制実施	2006.12.22 教育基本法全面改正 2007.6.27 学校教育法改正 2008.3.28 小・中の新学習指導要領, 幼稚園新教育要綱公示 2009.3.9 高校の新学習指導要領公示
〈小・中学校〉 ・教育内容の精選によるゆとりと充実を唱えているが機械的, 形式主義的な精選をしても機能主義と心情主義の内容編成原理は変わらなかった. ・「学習負担の適正化」により1単位時間が5分延長した. ・「創意の時間」の特設により課外自由時間が減少した. 〈高等学校〉 ・高校教育課程史上「特例」を認めた初の移行措置を告示した. ・学力別学級編成が「習熟度別学級編成」という呼称で解禁された. ・各種学校, 専修学校, 職業訓練校との連携が許され, 受験予備校化が公然と促進できるようになった.	・幼稚園から高校までの教育課程の基準を一貫した方針のもとに一斉に改訂した. ・21世紀を目指して社会の変化に自ら対応できる人間の育成を図ることをねらいとして, 基本方針を, ①心豊かな人間の育成, ②自己教育力の育成, ③基礎・基本の重視と個性教育の推進, ④文化と伝統の尊重と国際理解の推進とした. ・主な改訂内容 生活科を新設 (小学校低学年) 選択必修の幅を拡大 (中・高校) 家庭科を男女必修化 (高校) 国旗・国歌の指導を強化 ・国家主義と早期選別・多様化路線の能力主義と批判された.	・完全学校週5日制のもとで, 各学校がゆとりの中で特色ある教育を展開し, 子どもたちに生きる力をはぐくむことを基本のねらいとする. ・主な改訂内容 教育内容の厳選 「総合的な学習の時間」新設 (小学校3年生以上) 外国語必修化 (中学校) 「情報」(必修教科) 新設 (高校) 卒業に必要な修得総単位数80単位以上から74単位以上 (高校) 学校行事にボランティア活動導入 ・教育内容の30%削減で学力を維持できるかなどの批判が起こった. ・国際的な学力調査の結果, 学力低下傾向が顕著となった.	・教育基本法および学校教育法の改正を受け, これらにおいて明確となった教育の目的, 目標を踏まえ基本方針を①改正教育基本法等で明確となった教育の理念を踏まえた「生きる力」の育成, ②知識・技能の習得と思考力・判断力・表現力などの育成のバランス重視, ③道徳教育や体育などの充実による豊かな心や健やかな体の育成とした. ・主な改訂内容 確かな学力を確立するために必要な時間の確保, 授業数の増加, 言語活動, 理数教育, 伝統や文化に関する教育, 道徳教育, 体験活動, 外国語教育を充実 (小学校) 授業時数を10%程度増加 週あたりのコマ数を低学年週2コマ, 中・高学年週1コマ増加 高学年に外国語活動を追加 (中学校) 授業時数を実質10%増加 週あたりのコマ数を週1コマ増加
40歳 45歳 47歳	27歳 32歳 34歳	17歳 23歳 26歳	小学校平成23年, 中学校平成24年, 高校平成25年に新学習指導要領全面実施

付表5 看護師学校養成所指定規則の変遷

	私立看護婦学校講習所指定標準ノ件		
	大正4年8月28日公布	昭和26年8月10日公布	昭和42年11月30日公布
	第1条 看護婦規則第2条第2号ノ指定ヲ為スベキ私立看護婦学校又ハ講習所ハ左ノ各号ニ該当シソノ管理及維持ノ方法確実ニシテソノ成績良好ト認ムルモノニ限ル。	第7条第1項 法第21条第1号の学校又は同条第2号の看護婦養成所（以下「看護婦学校養成所」という。）は，次の各号に掲げる要件を具備しなければならない。	第7条第1項 法第21条第1号の学校及び同条第2号の看護婦養成所（以下「看護婦学校養成所」という。）のうち，学校教育法第56条に該当する者を教育する課程を設けるものの指定基準は次のとおりとする。
1．入学資格	生徒ノ入学資格ハ高等小学校卒業若ハ高等女学校2年以上ノ課程ヲ修業シ又ハ之ト同等以上ノ学力ヲ有スルコト。	入学資格又は入所資格は，学校教育法第56条に該当する者又は免許を得た後3年以上業務に従事している准看護婦であること。	学校教育法第56条に該当する者であることを入学又は入所の資格とするものであること。
2．修業年限	修業年限ハ学説，実習ヲ通シテ2年以上ナルコト。	修業年限は，3年以上であること。	修業年限は，3年以上であること。
3．教育内容	必修学科目トシテ少クトモ修身，人体ノ構造及主要器官ノ機能，看護法，衛生及伝染病大意，消毒方法，繃帯術及治療器械取扱法大意，救急処置ヲ教授スルコト。	教育の内容は，別表3に定めるもの以上であること。	教育の内容は，別表3に定めるもの以上であること。

別表3　学科

学科目	時間数	備考
医科学概論	15	
解剖生理	90	
細菌学	45	
化学	45	
教育学	30	教育心理を含む
心理学	30	
精神衛生	15	精神身体医学を含む
統計	15	
社会学	30	
社会福祉	20	社会保険，社会保障及び社会事業について教授すること
衛生	50	
個人衛生	20	
公衆衛生概論	30	
栄養	45	食餌療法を含む
薬理	30	
看護学	690	公衆衛生看護概論を含む
計	1,150時間以上	

看護学内訳

学科目	時間数	備考
看護史	20	保健婦及び助産婦に関する歴史を含む
看護倫理（職業的調整）	20	
看護原理及び実際	135	
公衆衛生看護概論	10	保健婦事業の原理及び実際の概論を教授すること
内科学及び看護法	90	{60 医師による / 30 看護婦による
外科学及び看護法	110	一般外科 {40 医師による / 40 看護婦による（内10 手術室勤務） 整形外科 {15 医師による / 15 看護婦による

（注）整形外科及び手術室勤務を含む

別表3　科目

科目	時間数	科目	時間数
基礎科目		微生物学	45
物理学	30	公衆衛生学	30
化学	30	社会福祉	15
生物学	30	衛生法規	15
統計学	30	看護学	2,655
社会学	30	看護学総論	360
心理学	30	成人看護学	1,665
教育学	30	小児看護学	300
外国語	120	母性看護学	330
体育	60	合　計	3,375
専門科目			
医学概論	15		
解剖学	45		
生理学	45		
生化学（栄養学を含む）	45		
薬理学（薬剤学を含む）	30		
病理学	45		

看護学内訳

科目	時間数			備考
	講義	実習	計	
看護学総論	150	210	360	
看護学概論	60		60	看護史及看護倫理含む
看護技術	90	90	180	
総合実習		120	120	
成人看護学	495	1,170	1,665	
成人看護概論	30		30	
成人保健	60		60	精神衛生含む

保健師助産師看護師学校養成所指定規則

平成元年3月29日公布	平成8年8月26日公布	平成20年1月8日公布
第7条 法第21条第1号の学校及び同条第2号の看護婦養成所(以下「看護婦学校養成所」という。)のうち,学校教育法第56条に該当する者を教育する課程を設けるものの指定基準は,次のとおりとする。	第7条 法第21条第1号の学校及び同条第2号の看護婦養成所(以下「看護婦学校養成所」という。)のうち,学校教育法第56条に該当する者を教育する課程を設けようとするものの指定基準は,次のとおりとする。	第4条 法第21条第1号の学校及び同条第2号の看護師養成所(以下「看護師学校養成所」という。)のうち,学校教育法第90条第1号に規定する文部科学大臣の指定を受けようとする学校が大学である場合において,当該大学が学校教育法第90条第2項の規定により当該大学に入学させた者を含む。)を教育する課程を設けようとするものに係る令第11条の主務省令で定める基準は,次のとおりとする。
学校教育法第56条に該当する者であることを入学又は入所の資格とするものであること。	学校教育法第56条に該当する者であることを入学又は入所の資格とするものであること。	学校教育法第90条第1項に該当する者であることを入学又は入所の資格とするものであること。
修業年限は,3年以上であること。	修業年限は,3年以上であること。	修業年限は,3年以上であること。
教育の内容は,別表3に定めるもの以上であること。	教育の内容は,別表3に定めるもの以上であること。	教育の内容は,別表3に定めるもの以上であること。

別表3(第7条関係)【平成元年】

科目	講義	実習	計	備考
基礎科目 人文科学2科目	60		60	
社会科学2科目	60		60	
自然科学2科目	60		60	
外国語	120		120	
保健体育	60		60	実技を含む
専門基礎科目 医学概論	30		30	
解剖生理学	120		120	
生化学	30		30	
栄養学	30		30	
薬理学	45		45	
病理学	75		75	
微生物学	45		45	
公衆衛生学	30		30	
社会福祉	30		30	
関係法規	30		30	
精神保健	45		45	
専門科目 基礎看護学	300		300	
看護学概論	45		45	
基礎看護技術	195		195	
臨床看護総論	60		60	
成人看護学	315		315	
成人看護概論	15		15	
成人保健	30		30	
成人臨床看護	270		270	
老人看護学	90		90	
老人看護概論	15		15	
老人保健	15		15	
老人臨床看護	60		60	
小児看護学	120		120	
小児看護概論	15		15	
小児保健	30		30	
小児臨床看護	75		75	
母性看護学	120		120	
母性看護概論	15		15	
母性保健	30		30	

別表3(第7条関係)【平成8年】

教育内容		単位数
基礎分野	科学的思考の基盤	13
	人間と人間生活の理解	
専門基礎分野	人体の構造と機能	15
	疾病の成り立ちと回復の促進	
	社会保障制度と生活者の健康	6
専門分野	基礎看護学	10
	在宅看護論	4
	成人看護学	6
	老年看護学	4
	小児看護学	4
	母性看護学	4
	精神看護学	4
	臨地実習	23
	基礎看護学	3
	在宅看護論	2
	成人看護学	8
	老年看護学	4
	小児看護学	2
	母性看護学	2
	精神看護学	2
合計		93

備考1 単位の計算方法は,大学設置基準第21条第2項の規定の例による。
2 複数の教育内容を併せて教授することが教育上適切と認められる場合において,臨地実習23単位以上及び臨地実習以外の教育内容70単位以上(うち基礎分野13単位以上,専門基礎分野21単位以上及び専門分野36単位以上)であるときは,この表の教育内容ごとの単位数によらないことができる。

別表3(第4条関係)【平成20年】

教育内容		単位数
基礎分野	科学的思考の基盤	13
	人間と生活・社会の理解	
専門基礎分野	人体の構造と機能	15
	疾病の成り立ちと回復の促進	
	健康支援と社会保障制度	6
専門分野Ⅰ	基礎看護学	10
	臨地実習	3
	基礎看護学	3
専門分野Ⅱ	成人看護学	6
	老年看護学	4
	小児看護学	4
	母性看護学	4
	精神看護学	4
	臨地実習	16
	成人看護学	6
	老年看護学	4
	小児看護学	2
	母性看護学	2
	精神看護学	2
統合分野	在宅看護論	4
	看護の統合と実践	4
	臨地実習	4
	在宅看護論	2
	看護の統合と実践	2
合計		97

備考1 単位の計算方法は,大学設置基準第21条第2項の規定の例による。
2 複数の教育内容を併せて教授することが教育上適切と認められる場合において,臨地実習23単位以上及び臨地実習以外の教育内容74単位以上(うち基礎分野13単位以上,専門基礎分野21単位以上並びに専門分野Ⅰ,専門分野Ⅱ及び統合分野を合わせて40単位以上)であるときは,この表の教育内容ごとの単位数によらないことができる。

(次頁につづく)

428　付　表

（付表5のつづき）

私立看護婦学校講習所指定標準ノ件

	大正4年8月28日公布	昭和26年8月10日公布	昭和42年11月30日公布

3．教育内容（つづき）

大正4年8月28日公布

＊臨床実習

科　目	週
病室その他の実習	
内科	16
外科	16
小児科	12
産婦人科	14
産科（分娩室）	8
（新生児室）	2
婦人科	4
伝染病（結核を含む）	10
手術室	10
特別食調理室	4
計	82週以上

科　目	週
外来実習	
内科	3
外科	2
小児科	3
産婦人科	3
耳鼻咽喉科	2
眼科	2
歯科	2
皮膚泌尿器科	2
保健所	1
計	20週以上

昭和26年8月10日公布

学科目	時間数	備考
伝染病学及び看護法（結核及び寄生虫病を含む）	80	{50 医師による / 30 看護婦による}
小児科学及び看護法（新生児を含む）	60	{40 医師による / 20 看護婦による}
産婦人科及び看護法（母性衛生及び助産法概論を含む）	70	{50 医師による / 20 看護婦による}
精神病学及び看護法	25	{15 医師による / 10 看護婦による}
眼科学，歯科学及び耳鼻咽喉科学（口腔衛生を含む）	40	
皮膚泌尿器科学（性病を含む）	15	
理学療法	15	
計	690 時間以上	

臨床実習＊（左余白中に表示）

昭和42年11月30日公布

科　目	講義	実習	計	備考
成人疾患と看護	405	1,170	1,575	
内科疾患と看護	135	435	570	伝染性疾患及び寄生虫疾患を含む
精神科疾患と看護	30	90	120	
外科疾患と看護	90	330	420	救急処置及び手術室実習を含む
整形外科疾患と看護	45	90	135	
皮膚科疾患と看護	15	}45	}75	
泌尿器科疾患と看護	15			
婦人科疾患と看護	30	45	75	
眼科疾患と看護	15	}90	}135	
耳鼻咽喉科疾患と看護	15			
歯科疾患と看護	15			
保健所等実習		45	45	
小児看護学	120	180	300	
小児看護概論	15		15	
小児保健	30	}180	}285	保健所等実習を含む
小児疾患と看護	75			
母性看護学	120	210	330	
母性看護概論	15		15	
母性保健	75	}210	}315	保健所等実習を含む
母性疾患と看護	30			
合　計	885	1,770	2,655	

4．教員

大正4年： 主要ナル学科ハ適当ト認ムル医師ヲシテ担当セシムルコト。

昭和26年： 別表3に掲げる各科目を教授するのに適当な教員の数を有し，且つ，そのうち3人以上は看護婦たる専任教員とし，3人のうち1人は教育に関する主任者であること。

昭和42年： 別表3に掲げる各科目を教授するのに適…な教員を有し，かつ，そのうち4人以上…看護婦の資格を有する専任教員とし，そ…専任教員のうち1人は教務に関する主任…であること。

5．学生の定員

昭和26年： 学生の定員は，各学級につき15人以上60人以下であること。

昭和42年： 1学級の定員は，15人以上50人以下で…ること。

6．専用教室

昭和26年： 各学年につき1以上の専用教室を有すること。

昭和42年： 同時に授業を行なう学級の数を下らない…の専用の普通教室を有すること。

7．施設，設備，実習など

大正4年： 生徒ノ定員ニ対シ実習ニ必要ナル病院並相当ナル校舎，器具，器械ノ設備アルコト。

昭和26年： 実習室，試験室及び調理室を有すること．但し，試験室及び調理室は，それぞれ適当な他の室と兼用してもよい。教育上必要な器具，器械，標本，模型，図書等を有すること。主たる実習施設は，常に生徒定員の2倍以上の入院患者を有する目算があり，内科及び外科の病室を有し，且つ，小児科の病室，産婦人科の病室及び伝染病室（結核病室を含む。以下同じ。）のうち1種以上を有すること。主たる実習施設においてなすことができない実習については，他の適当な実習施設においてなさしめることができること。

昭和42年： 専用の実習室並びに調理実習室，実験室…び図書室を有すること。教育上必要な機械器具，標本，模型及び…書を有すること。別表3に掲げる実習を行うのに適当な施…を実習施設として利用しうること及び当…実習について適当な実習指導者の指導が…なわれること。前号の実習施設のうち主たる施設は，学…又は生徒の定員の1.5倍以上の病床数を…する病院であって，内科，外科，小児科…び産婦人科（又は産科）の各診療科を有…るものであること。

		保健師助産師看護師学校養成所指定規則	
平成元年3月29日公布		平成8年8月26日公布	平成20年1月8日公布

科目		時間数			備考
		講義	実習	計	
専門科目	母性臨床看護	75		75	
	臨床実習		1,035	1,035	
	基礎看護		135	135	
	成人看護		}630	}630	
	老人看護				
	小児看護		135	135	
	母性看護		135	135	
小 計		1,815	1,035	2,850	
選択必修科目				150	
合 計				3,000	

備考1　選択必修科目は専門基礎科目又は専門科目のうちから選択して講義又は実習を行う。
　　2　演習及び校内実習は講義に含まれる。

平成元年3月29日公布

別表3に掲げる各科目を教授するのに適当な教員を有し、かつ、そのうち4人以上は看護婦の資格を有する専任教員とし、その専任教員のうち1人は教務に関する主任者であること。

1学級の定員は、15人以上50人以下であること。

同時に授業を行なう学級の数を下らない数の専用の普通教室を有すること。

専用の実習室並びに調理実習室、実験室及び図書室を有すること。
教育上必要な機械器具、標本、模型及び図書を有すること。
別表3に掲げる実習を行うのに適当な施設を実習施設として利用しうること及び当該実習について適当な実習指導者の指導が行なわれること。
前号の実習施設のうち主たる施設は、学生又は生徒の定員と同数以上の病床数を有する病院であって、内科及び外科の診療科を有するものであること。

平成8年8月26日公布

別表3に掲げる各教育内容を教授するのに適当な教員を有し、かつ、そのうち、8人以上は看護婦の資格を有する専任教員とし、その専任教員のうち1人は教務に関する主任者であること。

1の授業科目について同時に授業を行う学生又は生徒の数は、40人以下であること。ただし、授業の方法及び施設、設備その他の教育上の諸条件を考慮して、教育効果を十分に挙げられる場合は、この限りでない。

同時に行う授業の数に応じ、必要な数の専用の普通教室を有すること。

図書室並びに専用の実習室及び住宅看護実習室を有すること。ただし、実習室と在宅看護実習室とは兼用とすることができる。
教育上必要な機械器具、標本、模型及び図書を有すること。
別表3に掲げる実習を行うのに適当な施設を実習設備として利用することができること及び当該実習について適当な実習指導者の指導が行われること。

平成20年1月8日公布

別表3に掲げる各教育内容を教授するのに適当な教員を有し、かつ、そのうち8人以上は看護師の資格を有する専任教員とし、その専任教員のうち1人は教務に関する主任者であること。

1の授業科目について同時に授業を行う学生又は生徒の数は、40人以下であること。ただし、授業の方法及び施設、設備その他の教育上の諸条件を考慮して、教育効果を十分に挙げられる場合は、この限りでない。

同時に行う授業の数に応じ、必要な数の専用の普通教室を有すること。

図書室並びに専用の実習室及び在宅看護実習室を有すること。ただし、実習室と在宅看護実習室とは兼用とすることができる。
教育上必要な機械器具、標本、模型及び図書を有すること。
別表3に掲げる実習を行うのに適当な施設を実習施設として利用することができること及び当該実習について適当な実習指導者の指導が行われること。

430　付　表

（付表5のつづき）

	私立看護婦学校講習所指定標準ノ件		
	大正4年8月28日公布	昭和26年8月10日公布	昭和42年11月30日公布
8. 寄宿舎	寄宿生ニ対シ相当ナ寄宿舎ノ設ケアルコト。	適当な寄宿舎の設備を有すること。	学生又は生徒のための適当な寄宿舎を有すること。
9. 進級,卒業	学則所定ノ授業時数中授業ヲ受ケザルコト3分ノ1以上ニ及ブ生徒ハ進級若ハ卒業セシメザルコト。		
10. その他		管理及び維持の方法が確実であること。	管理及び維持経営の方法が確実であること。 専任の事務職員を有すること。

参考文献：1）看護行政研究会監修：看護六法, 新日本法規出版, 2008.
　　　　　2）金子光：保健婦助産婦看護婦法の解説, 中央医書, 1964.

保健師助産師看護師学校養成所指定規則		
平成元年3月29日公布	平成8年8月26日公布	平成20年1月8日公布
管理及び維持経営の方法が確実であること。 専任の事務職員を有すること。	管理及び維持経営の方法が確実であること。 専任の事務職員を有すること。	管理及び維持経営の方法が確実であること。 専任の事務職員を有すること。

付表6　改正前後の教育基本法の比較

(＊下線部・枠囲いは主な変更箇所)

改正後の教育基本法（平成18年法律第120号）	改正前の教育基本法（昭和22年法律第25号）
前文 　我々日本国民は，たゆまぬ努力によって築いてきた民主的で文化的な国家を更に発展させるとともに，世界の平和と人類の福祉の向上に貢献することを願うものである。 　我々は，この理想を実現するため，個人の尊厳を重んじ，真理と正義を希求し，公共の精神を尊び，豊かな人間性と創造性を備えた人間の育成を期するとともに，伝統を継承し，新しい文化の創造を目指す教育を推進する。 　ここに，我々は，日本国憲法の精神にのっとり，我が国の未来を切り拓く教育の基本を確立し，その振興を図るため，この法律を制定する。	前文 　われらは，さきに，日本国憲法を確定し，民主的で文化的な国家を建設して，世界の平和と人類の福祉に貢献しようとする決意を示した。この理想の実現は，根本において教育の力にまつべきものである。 　われらは，個人の尊厳を重んじ，真理と平和を希求する人間の育成を期するとともに，普遍的にしてしかも個性ゆたかな文化の創造をめざす教育を普及徹底しなければならない。 　ここに，日本国憲法の精神に則り，教育の目的を明示して，新しい日本の教育の基本を確立するため，この法律を制定する。
第1章　教育の目的及び理念 （教育の目的） 第1条　教育は，人格の完成を目指し，平和で民主的な国家及び社会の形成者として必要な資質を備えた心身ともに健康な国民の育成を期して行われなければならない。	第1条（教育の目的）教育は，人格の完成をめざし，平和的な国家及び社会の形成者として，真理と正義を愛し，個人の価値をたつとび，勤労と責任を重んじ，自主的精神に充ちた心身ともに健康な国民の育成を期して行われなければならない。
（教育の目標） 第2条　教育は，その目的を実現するため，学問の自由を尊重しつつ，次に掲げる目標を達成するよう行われるものとする。 　一　幅広い知識と教養を身に付け，真理を求める態度を養い，豊かな情操と道徳心を培うとともに，健やかな身体を養うこと。 　二　個人の価値を尊重して，その能力を伸ばし，創造性を培い，自主及び自律の精神を養うとともに，職業及び生活との関連を重視し，勤労を重んずる態度を養うこと。 　三　正義と責任，男女の平等，自他の敬愛と協力を重んずるとともに，公共の精神に基づき，主体的に社会の形成に参画し，その発展に寄与する態度を養うこと。 　四　生命を尊び，自然を大切にし，環境の保全に寄与する態度を養うこと。 　五　伝統と文化を尊重し，それらをはぐくんできた我が国と郷土を愛するとともに，他国を尊重し，国際社会の平和と発展に寄与する態度を養うこと。	第2条（教育の方針）教育の目的は，あらゆる機会に，あらゆる場所において実現されなければならない。この目的を達成するためには，学問の自由を尊重し，実際生活に即し，自発的精神を養い，自他の敬愛と協力によつて，文化の創造と発展に貢献するように努めなければならない。
（生涯学習の理念） 第3条　国民一人一人が，自己の人格を磨き，豊かな人生を送ることができるよう，その生涯にわたって，あらゆる機会に，あらゆる場所において学習することができ，その成果を適切に生かすことのできる社会の実現が図られなければならない。	（新設）
（教育の機会均等） 第4条　すべて国民は，ひとしく，その能力に応じた教育を受ける機会を与えられなければならず，人種，信条，性別，社会的身分，経済的地位又は門地によって，教育上差別されない。	第3条（教育の機会均等）すべて国民は，ひとしく，その能力に応ずる教育を受ける機会を与えられなければならないものであつて，人種，信条，性別，社会的身分，経済的地位又は門地によつて，教育上差別されない。
2　国及び地方公共団体は，障害のある者が，その障害の状態に応じ，十分な教育を受けられるよう，教育上必要な支援を講じなければならない。	（新設）
3　国及び地方公共団体は，能力があるにもかかわらず，経済的理由によって修学が困難な者に対して，奨学の措置を講じなければならない。	2　国及び地方公共団体は，能力があるにもかかわらず，経済的理由によつて修学困難な者に対して，奨学の方法を講じなければならない。

改正後の教育基本法（平成18年法律第120号）	改正前の教育基本法（昭和22年法律第25号）
第2章　教育の実施に関する基本 （義務教育） 第5条　国民は，その保護する子に，別に法律で定めるところにより，普通教育を受けさせる義務を負う。	第4条（義務教育）国民は，その保護する子女に，九年の普通教育を受けさせる義務を負う。
2　義務教育として行われる普通教育は，各個人の有する能力を伸ばしつつ社会において自立的に生きる基礎を培い，また，国家及び社会の形成者として必要とされる基本的な資質を養うことを目的として行われるものとする。	（新設）
3　国及び地方公共団体は，義務教育の機会を保障し，その水準を確保するため，適切な役割分担及び相互の協力の下，その実施に責任を負う。	（新設）
4　国又は地方公共団体の設置する学校における義務教育については，授業料を徴収しない。	2　国又は地方公共団体の設置する学校における義務教育については，授業料は，これを徴収しない。
（削除）	第5条（男女共学）男女は，互に敬重し，協力し合わなければならないものであつて，教育上男女の共学は，認められなければならない。
（学校教育） 第6条　法律に定める学校は，公の性質を有するものであって，国，地方公共団体及び法律に定める法人のみが，これを設置することができる。	第6条（学校教育）法律に定める学校は，公の性質をもつものであつて，国又は地方公共団体の外，法律に定める法人のみが，これを設置することができる。
2　前項の学校においては，教育の目標が達成されるよう，教育を受ける者の心身の発達に応じて，体系的な教育が組織的に行われなければならない。この場合において，教育を受ける者が，学校生活を営む上で必要な規律を重んずるとともに，自ら進んで学習に取り組む意欲を高めることを重視して行われなければならない。	（新設）
「（教員）第9条」として独立	2　法律に定める学校の教員は，全体の奉仕者であつて，自己の使命を自覚し，その職責の遂行に努めなければならない。このためには，教員の身分は，尊重され，その待遇の適正が，期せられなければならない。
（大学） 第7条　大学は，学術の中心として，高い教養と専門的能力を培うとともに，深く真理を探究して新たな知見を創造し，これらの成果を広く社会に提供することにより，社会の発展に寄与するものとする。 2　大学については，自主性，自律性その他の大学における教育及び研究の特性が尊重されなければならない。	（新設）
（私立学校） 第8条　私立学校の有する公の性質及び学校教育において果たす重要な役割にかんがみ，国及び地方公共団体は，その自主性を尊重しつつ，助成その他の適当な方法によって私立学校教育の振興に努めなければならない。	（新設）
（教員） 第9条　法律に定める学校の教員は，自己の崇高な使命を深く自覚し，絶えず研究と修養に励み，その職責の遂行に努めなければならない。 2　前項の教員については，その使命と職責の重要性にかんがみ，その身分は尊重され，待遇の適正が期せられるとともに，養成と研修の充実が図られなければならない。	【再掲】第6条（略） 2　法律に定める学校の教員は，全体の奉仕者であつて，自己の使命を自覚し，その職責の遂行に努めなければならない。このためには，教員の身分は，尊重され，その待遇の適正が，期せられなければならない。

改正後の教育基本法（平成18年法律第120号）	改正前の教育基本法（昭和22年法律第25号）
（家庭教育） 第10条　父母その他の保護者は，子の教育について第一義的責任を有するものであって，生活のために必要な習慣を身に付けさせるとともに，自立心を育成し，心身の調和のとれた発達を図るよう努めるものとする。 2　国及び地方公共団体は，家庭教育の自主性を尊重しつつ，保護者に対する学習の機会及び情報の提供その他の家庭教育を支援するために必要な施策を講ずるよう努めなければならない。	（新設）
（幼児期の教育） 第11条　幼児期の教育は，生涯にわたる人格形成の基礎を培う重要なものであることにかんがみ，国及び地方公共団体は，幼児の健やかな成長に資する良好な環境の整備その他適当な方法によって，その振興に努めなければならない。	（新設）
（社会教育） 第12条　個人の要望や社会の要請にこたえ，社会において行われる教育は，国及び地方公共団体によって奨励されなければならない。 2　国及び地方公共団体は，図書館，博物館，公民館その他の社会教育施設の設置，学校の施設の利用，学習の機会及び情報の提供その他の適当な方法によって社会教育の振興に努めなければならない。	第7条（社会教育）家庭教育及び勤労の場所その他社会において行われる教育は，国及び地方公共団体によって奨励されなければならない。 2国及び地方公共団体は，図書館，博物館，公民館等の施設の設置，学校の施設の利用その他適当な方法によって教育の目的の実現に努めなければならない。
（学校，家庭及び地域住民等の相互の連携協力） 第13条　学校，家庭及び地域住民その他の関係者は，教育におけるそれぞれの役割と責任を自覚するとともに，相互の連携及び協力に努めるものとする。	（新設）
（政治教育） 第14条　良識ある公民として必要な政治的教養は，教育上尊重されなければならない。 2　法律に定める学校は，特定の政党を支持し，又はこれに反対するための政治教育その他政治的活動をしてはならない。	第8条（政治教育）良識ある公民たるに必要な政治的教養は，教育上これを尊重しなければならない。 2　法律に定める学校は，特定の政党を支持し，又はこれに反対するための政治教育その他政治的活動をしてはならない。
（宗教教育） 第15条　宗教に関する寛容の態度，宗教に関する一般的な教養及び宗教の社会生活における地位は，教育上尊重されなければならない。 2　国及び地方公共団体が設置する学校は，特定の宗教のための宗教教育その他宗教的活動をしてはならない。	第9条（宗教教育）宗教に関する寛容の態度及び宗教の社会生活における地位は，教育上これを尊重しなければならない。 2　国及び地方公共団体が設置する学校は，特定の宗教のための宗教教育その他宗教的活動をしてはならない。
第3章　教育行政 （教育行政） 第16条　教育は，不当な支配に服することなく，この法律及び他の法律の定めるところにより行われるべきものであり，教育行政は，国と地方公共団体との適切な役割分担及び相互の協力の下，公正かつ適正に行われなければならない。	第10条（教育行政）教育は，不当な支配に服することなく，国民全体に対し直接に責任を負って行われるべきものである。 2　教育行政は，この自覚のもとに，教育の目的を遂行するに必要な諸条件の整備確立を目標として行われなければならない。
2　国は，全国的な教育の機会均等と教育水準の維持向上を図るため，教育に関する施策を総合的に策定し，実施しなければならない。	（新設）
3　地方公共団体は，その地域における教育の振興を図るため，その実情に応じた教育に関する施策を策定し，実施しなければならない。	（新設）
4　国及び地方公共団体は，教育が円滑かつ継続的に実施されるよう，必要な財政上の措置を講じなければならない。	（新設）

改正後の教育基本法（平成 18 年法律第 120 号）	改正前の教育基本法（昭和 22 年法律第 25 号）
（教育振興基本計画） 第 17 条　政府は，教育の振興に関する施策の総合的かつ計画的な推進を図るため，教育の振興に関する施策についての基本的な方針及び講ずべき施策その他必要な事項について，基本的な計画を定め，これを国会に報告するとともに，公表しなければならない。 2　地方公共団体は，前項の計画を参酌し，その地域の実情に応じ，当該地方公共団体における教育の振興のための施策に関する基本的な計画を定めるよう努めなければならない。 第 4 章　法令の制定 第 18 条　この法律に規定する諸条項を実施するため，必要な法令が制定されなければならない。	（新設） 第 11 条（補則）この法律に掲げる諸条項を実施するために必要がある場合には，適当な法令が制定されなければならない。

〔出典　文部科学省：改正前後の教育基本法の比較，http://www.mext.go.jp/b-menu/kihon/about/index.htm〕

資料1 日本国憲法

○日本国憲法

(昭和 21 年 11 月 3 日)

日本国民は，正当に選挙された国会における代表者を通じて行動し，われらとわれらの子孫のために，諸国民との協和による成果と，わが国全土にわたつて自由のもたらす恵沢を確保し，政府の行為によつて再び戦争の惨禍が起ることのないやうにすることを決意し，ここに主権が国民に存することを宣言し，この憲法を確定する．そもそも国政は，国民の厳粛な信託によるものであつて，その権威は国民に由来し，その権力は国民の代表者がこれを行使し，その福利は国民がこれを享受する．これは人類普遍の原理であり，この憲法は，かかる原理に基くものである．われらは，これに反する一切の憲法，法令及び詔勅を排除する．

日本国民は，恒久の平和を念願し，人間相互の関係を支配する崇高な理想を深く自覚するのであつて，平和を愛する諸国民の公正と信義に信頼して，われらの安全と生存を保持しようと決意した．われらは，平和を維持し，専制と隷従，圧迫と偏狭を地上から永遠に除去しようと努めてゐる国際社会において，名誉ある地位を占めたいと思ふ．われらは，全世界の国民が，ひとしく恐怖と欠乏から免かれ，平和のうちに生存する権利を有することを確認する．

われらは，いづれの国家も，自国のことのみに専念して他国を無視してはならないのであつて，政治道徳の法則は，普遍的なものであり，この法則に従ふことは，自国の主権を維持し，他国と対等関係に立たうとする各国の責務であると信ずる．

日本国民は，国家の名誉にかけ，全力をあげてこの崇高な理想と目的を達成することを誓ふ．

第1章　天皇
第1条　天皇は，日本国の象徴であり日本国民統合の象徴であつて，この地位は，主権の存する日本国民の総意に基く．

第2条　皇位は，世襲のものであつて，国会の議決した皇室典範の定めるところにより，これを継承する．

第3条　天皇の国事に関するすべての行為には，内閣の助言と承認を必要とし，内閣が，その責任を負ふ．

第4条　天皇は，この憲法の定める国事に関する行為のみを行ひ，国政に関する権能を有しない．

②　天皇は，法律の定めるところにより，その国事に関する行為を委任することができる．

第5条　皇室典範の定めるところにより摂政を置くときは，摂政は，天皇の名でその国事に関する行為を行ふ．この場合には，前条第1項の規定を準用する．

第6条　天皇は，国会の指名に基いて，内閣総理大臣を任命する．

②　天皇は，内閣の指名に基いて，最高裁判所の長たる裁判官を任命する．

第7条　天皇は，内閣の助言と承認により，国民のために，左(次)の国事に関する行為を行ふ．

一　憲法改正，法律，政令及び条約を公布すること．

二　国会を召集すること．

三　衆議院を解散すること．

四　国会議員の総選挙の施行を公示すること．

五　国務大臣及び法律の定めるその他の官吏の任免並びに全権委任状及び大使及び公使の信任状を認証すること．

六　大赦，特赦，減刑，刑の執行の免除及び復権を認証すること．

七　栄典を授与すること．

八　批准書及び法律の定めるその他の外交文書を認証すること．

九　外国の大使及び公使を接受すること．

十　儀式を行ふこと．

第8条　皇室に財産を譲り渡し，又は皇室が，財産を譲り受け，若しくは賜与することは，国会の議決に基かなければならない．

第2章　戦争の放棄
第9条　日本国民は，正義と秩序を基調とする国際平和を誠実に希求し，国権の発動たる戦争と，武力による威嚇又は武力の行使は，国際紛争を解決する手段としては，永久にこれを放棄する．

②　前項の目的を達するため，陸海空軍その他の戦力は，これを保持しない．国の交戦権は，これを認めない．

第3章　国民の権利及び義務
第10条　日本国民たる要件は，法律でこれを定める．

第11条　国民は，すべての基本的人権の享有を妨げられない．この憲法が国民に保障する基本的人権は，侵すことのできない永久の権利として，現在及び将来の国民に与へられる．

第12条　この憲法が国民に保障する自由及び権利は，国民の不断の努力によつて，これを保持しなければならない．又，国民は，これを濫用してはならないのであつて，常に公共の福祉のためにこれを利用する責任を負ふ．

第13条　すべて国民は，個人として尊重される．生命，自由及び幸福追求に対する国民の権利については，公共の福祉に反しない限り，立法その他の国政の上で，最大の尊重を必要とする．

第14条　すべて国民は，法の下に平等であつて，人種，信条，性別，社会的身分又は門地により，政治的，経済的又は社会的関係において，差別されない．

②　華族その他の貴族の制度は，これを認めない．

③　栄誉，勲章その他の栄典の授与は，いかなる特権も伴はない．栄典の授与は，現にこれを有し，又は将来これを受ける者の一代に限り，その効力を有する．

第15条　公務員を選定し，及びこれを罷免することは，国民固有の権利である．

②　すべて公務員は，全体の奉仕者であつて，一部の奉仕者ではない．

③　公務員の選挙については，成年者による普通選挙を保障する．

④　すべて選挙における投票の秘密は，これを侵してはならない．選挙人は，その選択に関し公的にも私的にも責任を問はれない．

第16条　何人も，損害の救済，公務員の罷免，法律，命令又は規則の制定，廃止又は改正その他の事項に関し，平穏に請願する権利を有し，何人も，かかる請願をしたためにいかなる差別待遇も受けない．

第17条　何人も，公務員の不法行為により，損害を受けたときは，法律の定めるところにより，国又は公共団体に，その賠償を求めることができる．

第18条　何人も，いかなる奴隷的拘束も受けない．又，犯罪に因る処罰の場合を除いては，その意に反する苦役に服させられない．

第19条　思想及び良心の自由は，これを侵してはならない．

第20条　信教の自由は，何人に対してもこれを保障する．いかなる宗教団体も，国から特権を受け，又は政治上の権力を行

使してはならない.

② 何人も, 宗教上の行為, 祝典, 儀式又は行事に参加することを強制されない.

③ 国及びその機関は, 宗教教育その他いかなる宗教的活動もしてはならない.

第21条 集会, 結社及び言論, 出版その他一切の表現の自由は, これを保障する.

② 検閲は, これをしてはならない. 通信の秘密は, これを侵してはならない.

第22条 何人も, 公共の福祉に反しない限り, 居住, 移転及び職業選択の自由を有する.

② 何人も, 外国に移住し, 又は国籍を離脱する自由を侵されない.

第23条 学問の自由は, これを保障する.

第24条 婚姻は, 両性の合意のみに基いて成立し, 夫婦が同等の権利を有することを基本として, 相互の協力により, 維持されなければならない.

② 配偶者の選択, 財産権, 相続, 住居の選定, 離婚並びに婚姻及び家族に関するその他の事項に関しては, 法律は, 個人の尊厳と両性の本質的平等に立脚して, 制定されなければならない.

第25条 すべて国民は, 健康で文化的な最低限度の生活を営む権利を有する.

② 国は, すべての生活部面について, 社会福祉, 社会保障及び公衆衛生の向上及び増進に努めなければならない.

第26条 すべて国民は, 法律の定めるところにより, その能力に応じて, ひとしく教育を受ける権利を有する.

② すべて国民は, 法律の定めるところにより, その保護する子女に普通教育を受けさせる義務を負ふ. 義務教育は, これを無償とする.

第27条 すべて国民は, 勤労の権利を有し, 義務を負ふ.

② 賃金, 就業時間, 休息その他の勤労条件に関する基準は, 法律でこれを定める.

③ 児童は, これを酷使してはならない.

第28条 勤労者の団結する権利及び団体交渉その他の団体行動をする権利は, これを保障する.

第29条 財産権は, これを侵してはならない.

② 財産権の内容は, 公共の福祉に適合するやうに, 法律でこれを定める.

③ 私有財産は, 正当な補償の下に, これを公共のために用ひることができる.

第30条 国民は, 法律の定めるところにより, 納税の義務を負ふ.

第31条 何人も, 法律の定める手続によらなければ, その生命若しくは自由を奪はれ, 又はその他の刑罰を科せられない.

第32条 何人も, 裁判所において裁判を受ける権利を奪はれない.

第33条 何人も, 現行犯として逮捕される場合を除いては, 権限を有する司法官憲が発し, 且つ理由となつてゐる犯罪を明示する令状によらなければ, 逮捕されない.

第34条 何人も, 理由を直ちに告げられ, 且つ, 直ちに弁護人に依頼する権利を与へられなければ, 抑留又は拘禁されない. 又, 何人も, 正当な理由がなければ, 拘禁されず, 要求があれば, その理由は, 直ちに本人及びその弁護人の出席する公開の法廷で示されなければならない.

第35条 何人も, その住居, 書類及び所持品について, 侵入, 捜索及び押収を受けることのない権利は, 第33条の場合を除いては, 正当な理由に基いて発せられ, 且つ捜索する場所及び押収する物を明示する令状がなければ, 侵されない.

② 捜索又は押収は, 権限を有する司法官憲が発する各別の令状により, これを行ふ.

第36条 公務員による拷問及び残虐な刑罰は, 絶対にこれを禁ずる.

第37条 すべて刑事事件においては, 被告人は, 公平な裁判所の迅速な公開裁判を受ける権利を有する.

② 刑事被告人は, すべての証人に対して審問する機会を充分に与へられ, 又, 公費で自己のために強制的手続により証人

を求める権利を有する.

③ 刑事被告人は, いかなる場合にも, 資格を有する弁護人を依頼することができる. 被告人が自らこれを依頼することができないときは, 国でこれを付する.

第38条 何人も, 自己に不利益な供述を強要されない.

② 強制, 拷問若しくは脅迫による自白又は不当に長く抑留若しくは拘禁された後の自白は, これを証拠とすることができない.

③ 何人も, 自己に不利益な唯一の証拠が本人の自白である場合には, 有罪とされ, 又は刑罰を科せられない.

第39条 何人も, 実行の時に適法であつた行為又は既に無罪とされた行為については, 刑事上の責任を問はれない. 又, 同一の犯罪について, 重ねて刑事上の責任を問はれない.

第40条 何人も, 抑留又は拘禁された後, 無罪の裁判を受けたときは, 法律の定めるところにより, 国にその補償を求めることができる.

第4章 国会

第41条 国会は, 国権の最高機関であつて, 国の唯一の立法機関である.

第42条 国会は, 衆議院及び参議院の両議院でこれを構成する.

第43条 両議院は, 全国民を代表する選挙された議員でこれを組織する.

② 両議院の議員の定数は, 法律でこれを定める.

第44条 両議院の議員及びその選挙人の資格は, 法律でこれを定める. 但し, 人種, 信条, 性別, 社会的身分, 門地, 教育, 財産又は収入によつて差別してはならない.

第45条 衆議院議員の任期は, 4年とする. 但し, 衆議院解散の場合には, その期間満了前に終了する.

第46条 参議院議員の任期は, 6年とし, 3年ごとに議員の半数を改選する.

第47条 選挙区, 投票の方法その他両議院の議員の選挙に関する事項は, 法律でこれを定める.

第48条 何人も, 同時に両議院の議員たることはできない.

第49条 両議院の議員は, 法律の定めるところにより, 国庫から相当額の歳費を受ける.

第50条 両議院の議員は, 法律の定める場合を除いては, 国会の会期中逮捕されず, 会期前に逮捕された議員は, その議院の要求があれば, 会期中これを釈放しなければならない.

第51条 両議院の議員は, 議院で行つた演説, 討論又は表決について, 院外で責任を問はれない.

第52条 国会の常会は, 毎年1回これを召集する.

第53条 内閣は, 国会の臨時会の召集を決定することができる. いづれかの議院の総議員の4分の1以上の要求があれば, 内閣は, その召集を決定しなければならない.

第54条 衆議院が解散されたときは, 解散の日から40日以内に, 衆議院議員の総選挙を行ひ, その選挙の日から30日以内に, 国会を召集しなければならない.

② 衆議院が解散されたときは, 参議院は, 同時に閉会となる. 但し, 内閣は, 国に緊急の必要があるときは, 参議院の緊急集会を求めることができる.

③ 前項但書の緊急集会において採られた措置は, 臨時のものであつて, 次の国会開会の後10日以内に, 衆議院の同意がない場合には, その効力を失ふ.

第55条 両議院は, 各々, その議員の資格に関する争訟を裁判する. 但し, 議員の議席を失はせるには, 出席議員の3分の2以上の多数による議決を必要とする.

第56条 両議院は, 各々その総議員の3分の1以上の出席がなければ, 議事を開き議決することができない.

② 両議院の議事は, この憲法に特別の定のある場合を除いては, 出席議員の過半数でこれを決し, 可否同数のときは, 議長の決するところによる.

第57条 両議院の会議は, 公開とする. 但し, 出席議員の3分の2以上の多数で議決したときは, 秘密会を開くことができる.

② 両議院は, 各々その会議の記録を保存し, 秘密会の記録の中で特に秘密を要すると認められるもの以外は, これを公表

し，且つ一般に頒布しなければならない．

③ 出席議員の5分の1以上の要求があれば，各議員の表決は，これを会議録に記載しなければならない．

第58条 両議院は，各〻その議長その他の役員を選任する．

② 両議院は，各〻その会議その他の手続及び内部の規律に関する規則を定め，又，院内の秩序をみだした議員を懲罰することができる．但し，議員を除名するには，出席議員の3分の2以上の多数による議決を必要とする．

第59条 法律案は，この憲法に特別の定のある場合を除いては，両議院で可決したとき法律となる．

② 衆議院で可決し，参議院でこれと異なつた議決をした法律案は，衆議院で出席議員の3分の2以上の多数で再び可決したときは，法律となる．

③ 前項の規定は，法律の定めるところにより，衆議院が，両議院の協議会を開くことを求めることを妨げない．

④ 参議院が，衆議院の可決した法律案を受け取つた後，国会休会中の期間を除いて60日以内に，議決しないときは，衆議院は，参議院がその法律案を否決したものとみなすことができる．

第60条 予算は，さきに衆議院に提出しなければならない．

② 予算について，参議院で衆議院と異なつた議決をした場合に，法律の定めるところにより，両議院の協議会を開いても意見が一致しないとき，又は参議院が，衆議院の可決した予算を受け取つた後，国会休会中の期間を除いて30日以内に，議決しないときは，衆議院の議決を国会の議決とする．

第61条 条約の締結に必要な国会の承認については，前条第二項の規定を準用する．

第62条 両議院は，各〻国政に関する調査を行ひ，これに関して，証人の出頭及び証言並びに記録の提出を要求することができる．

第63条 内閣総理大臣その他の国務大臣は，両議院の一に議席を有すると有しないとにかかはらず，何時でも議案について発言するため議院に出席することができる．又，答弁又は説明のため出席を求められたときは，出席しなければならない．

第64条 国会は，罷免の訴追を受けた裁判官を裁判するため，両議院の議員で組織する弾劾裁判所を設ける．

② 弾劾に関する事項は，法律でこれを定める．

第5章 内閣

第65条 行政権は，内閣に属する．

第66条 内閣は，法律の定めるところにより，その首長たる内閣総理大臣及びその他の国務大臣でこれを組織する．

② 内閣総理大臣その他の国務大臣は，文民でなければならない．

③ 内閣は，行政権の行使について，国会に対し連帯して責任を負ふ．

第67条 内閣総理大臣は，国会議員の中から国会の議決で，これを指名する．この指名は，他のすべての案件に先だつて，これを行ふ．

② 衆議院と参議院とが異なつた指名の議決をした場合に，法律の定めるところにより，両議院の協議会を開いても意見が一致しないとき，又は衆議院が指名の議決をした後，国会休会中の期間を除いて10日以内に，参議院が，指名の議決をしないときは，衆議院の議決を国会の議決とする．

第68条 内閣総理大臣は，国務大臣を任命する．但し，その過半数は，国会議員の中から選ばれなければならない．

② 内閣総理大臣は，任意に国務大臣を罷免することができる．

第69条 内閣は，衆議院で不信任の決議案を可決し，又は信任の決議案を否決したときは，10日以内に衆議院が解散されない限り，総辞職をしなければならない．

第70条 内閣総理大臣が欠けたとき，又は衆議院議員総選挙の後に初めて国会の召集があつたときは，内閣は，総辞職をしなければならない．

第71条 前二条の場合には，内閣は，あらたに内閣総理大臣が任命されるまで引き続きその職務を行ふ．

第72条 内閣総理大臣は，内閣を代表して議案を国会に提出し，一般国務及び外交関係について国会に報告し，並びに行政各

部を指揮監督する．

第73条 内閣は，他の一般行政事務の外，左（次）の事務を行ふ．

一 法律を誠実に執行し，国務を総理すること．

二 外交関係を処理すること．

三 条約を締結すること．但し，事前に，時宜によつては事後に，国会の承認を経ることを必要とする．

四 法律の定める基準に従ひ，官吏に関する事務を掌理すること．

五 予算を作成して国会に提出すること．

六 この憲法及び法律の規定を実施するために，政令を制定すること．但し，政令には，特にその法律の委任がある場合を除いては，罰則を設けることができない．

七 大赦，特赦，減刑，刑の執行の免除及び復権を決定すること．

第74条 法律及び政令には，すべて主任の国務大臣が署名し，内閣総理大臣が連署することを必要とする．

第75条 国務大臣は，その在任中，内閣総理大臣の同意がなければ，訴追されない．但し，これがため，訴追の権利は，害されない．

第6章 司法

第76条 すべて司法権は，最高裁判所及び法律の定めるところにより設置する下級裁判所に属する．

② 特別裁判所は，これを設置することができない．行政機関は，終審として裁判を行ふことができない．

③ すべて裁判官は，その良心に従ひ独立してその職権を行ひ，この憲法及び法律にのみ拘束される．

第77条 最高裁判所は，訴訟に関する手続，弁護士，裁判所の内部規律及び司法事務処理に関する事項について，規則を定める権限を有する．

② 検察官は，最高裁判所の定める規則に従はなければならない．

③ 最高裁判所は，下級裁判所に関する規則を定める権限を，下級裁判所に委任することができる．

第78条 裁判官は，裁判により，心身の故障のために職務を執ることができないと決定された場合を除いては，公の弾劾によらなければ罷免されない．裁判官の懲戒処分は，行政機関がこれを行ふことはできない．

第79条 最高裁判所は，その長たる裁判官及び法律の定める員数のその他の裁判官でこれを構成し，その長たる裁判官以外の裁判官は，内閣でこれを任命する．

② 最高裁判所の裁判官の任命は，その任命後初めて行はれる衆議院議員総選挙の際国民の審査に付し，その後10年を経過した後初めて行はれる衆議院議員総選挙の際更に審査に付し，その後も同様とする．

③ 前項の場合において，投票者の多数が裁判官の罷免を可とするときは，その裁判官は，罷免される．

④ 審査に関する事項は，法律でこれを定める．

⑤ 最高裁判所の裁判官は，法律の定める年齢に達した時に退官する．

⑥ 最高裁判所の裁判官は，すべて定期に相当額の報酬を受ける．この報酬は，在任中，これを減額することができない．

第80条 下級裁判所の裁判官は，最高裁判所の指名した者の名簿によつて，内閣でこれを任命する．その裁判官は，任期を10年とし，再任されることができる．但し，法律の定める年齢に達した時には退官する．

② 下級裁判所の裁判官は，すべて定期に相当額の報酬を受ける．この報酬は，在任中，これを減額することができない．

第81条 最高裁判所は，一切の法律，命令，規則又は処分が憲法に適合するかしないかを決定する権限を有する終審裁判所である．

第82条 裁判の対審及び判決は，公開法廷でこれを行ふ．

② 裁判所が，裁判官の全員一致で，公の秩序又は善良の風俗を害する虞があると決した場合には，対審は，公開しないでこれを行ふことができる．但し，政治犯罪，出版に関する犯罪又はこの憲法第3章で保障する国民の権利が問題となつて

ゐる事件の対審は，常にこれを公開しなければならない．

第7章　財政

第83条　国の財政を処理する権限は，国会の議決に基いて，これを行使しなければならない．

第84条　あらたに租税を課し，又は現行の租税を変更するには，法律又は法律の定める条件によることを必要とする．

第85条　国費を支出し，又は国が債務を負担するには，国会の議決に基くことを必要とする．

第86条　内閣は，毎会計年度の予算を作成し，国会に提出して，その審議を受け議決を経なければならない．

第87条　予見し難い予算の不足に充てるため，国会の議決に基いて予備費を設け，内閣の責任でこれを支出することができる．

②　すべて予備費の支出については，内閣は，事後に国会の承諾を得なければならない．

第88条　すべて皇室財産は，国に属する．すべて皇室の費用は，予算に計上して国会の議決を経なければならない．

第89条　公金その他の公の財産は，宗教上の組織若しくは団体の使用，便益若しくは維持のため，又は公の支配に属しない慈善，教育若しくは博愛の事業に対し，これを支出し，又はその利用に供してはならない．

第90条　国の収入支出の決算は，すべて毎年会計検査院がこれを検査し，内閣は，次の年度に，その検査報告とともに，これを国会に提出しなければならない．

②　会計検査院の組織及び権限は，法律でこれを定める．

第91条　内閣は，国会及び国民に対し，定期に，少くとも毎年1回，国の財政状況について報告しなければならない．

第8章　地方自治

第92条　地方公共団体の組織及び運営に関する事項は，地方自治の本旨に基いて，法律でこれを定める．

第93条　地方公共団体には，法律の定めるところにより，その議事機関として議会を設置する．

②　地方公共団体の長，その議会の議員及び法律の定めるその他の吏員は，その地方公共団体の住民が，直接これを選挙する．

第94条　地方公共団体は，その財産を管理し，事務を処理し，及び行政を執行する権能を有し，法律の範囲内で条例を制定することができる．

第95条　一の地方公共団体のみに適用される特別法は，法律の定めるところにより，その地方公共団体の住民の投票においてその過半数の同意を得なければ，国会は，これを制定することができない．

第9章　改正

第96条　この憲法の改正は，各議院の総議員の3分の2以上の賛成で，国会が，これを発議し，国民に提案してその承認を経なければならない．この承認には，特別の国民投票又は国会の定める選挙の際行はれる投票において，その過半数の賛成を必要とする．

②　憲法改正について前項の承認を経たときは，天皇は，国民の名で，この憲法と一体を成すものとして，直ちにこれを公布する．

第10章　最高法規

第97条　この憲法が日本国民に保障する基本的人権は，人類の多年にわたる自由獲得の努力の成果であつて，これらの権利は，過去幾多の試錬に堪へ，現在及び将来の国民に対し，侵すことのできない永久の権利として信託されたものである．

第98条　この憲法は，国の最高法規であつて，その条規に反する法律，命令，詔勅及び国務に関するその他の行為の全部又は一部は，その効力を有しない．

②　日本国が締結した条約及び確立された国際法規は，これを誠実に遵守することを必要とする．

第99条　天皇又は摂政及び国務大臣，国会議員，裁判官その他の公務員は，この憲法を尊重し擁護する義務を負ふ．

第11章　補則

第100条　この憲法は，公布の日から起算して6箇月を経過した日から，これを施行する．

②　この憲法を施行するために必要な法律の制定，参議院議員の選挙及び国会召集の手続並びにこの憲法を施行するために必要な準備手続は，前項の期日よりも前に，これを行ふことができる．

第101条　この憲法施行の際，参議院がまだ成立してゐないときは，その成立するまでの間，衆議院は，国会としての権限を行ふ．

第102条　この憲法による第1期の参議院議員のうち，その半数の者の任期は，これを3年とする．その議員は，法律の定めるところにより，これを定める．

第103条　この憲法施行の際現に在職する国務大臣，衆議院議員及び裁判官並びにその他の公務員で，その地位に相応する地位がこの憲法で認められてゐる者は，法律で特別の定をした場合を除いては，この憲法施行のため，当然にはその地位を失ふことはない．但し，この憲法によつて，後任者が選挙又は任命されたときは，当然その地位を失ふ．

資料2　教育基本法

○教育基本法

$$\left(\begin{array}{c}\text{平成 18 年 12 月 22 日}\\\text{法 律 第 120 号}\end{array}\right)$$

　我々日本国民は，たゆまぬ努力によって築いてきた民主的で文化的な国家を更に発展させるとともに，世界の平和と人類の福祉の向上に貢献することを願うものである．

　我々は，この理想を実現するため，個人の尊厳を重んじ，真理と正義を希求し，公共の精神を尊び，豊かな人間性と創造性を備えた人間の育成を期するとともに，伝統を継承し，新しい文化の創造を目指す教育を推進する．

　ここに，我々は，日本国憲法の精神にのっとり，我が国の未来を切り拓く教育の基本を確立し，その振興を図るため，この法律を制定する．

第1章　教育の目的及び理念

（教育の目的）

第1条　教育は，人格の完成を目指し，平和で民主的な国家及び社会の形成者として必要な資質を備えた心身ともに健康な国民の育成を期して行われなければならない．

（教育の目標）

第2条　教育は，その目的を実現するため，学問の自由を尊重しつつ，次に掲げる目標を達成するよう行われるものとする．

一　幅広い知識と教養を身に付け，真理を求める態度を養い，豊かな情操と道徳心を培うとともに，健やかな身体を養うこと．

二　個人の価値を尊重して，その能力を伸ばし，創造性を培い，自主及び自律の精神を養うとともに，職業及び生活との関連を重視し，勤労を重んずる態度を養うこと．

三　正義と責任，男女の平等，自他の敬愛と協力を重んずるとともに，公共の精神に基づき，主体的に社会の形成に参画し，その発展に寄与する態度を養うこと．

四　生命を尊び，自然を大切にし，環境の保全に寄与する態度を養うこと．

五　伝統と文化を尊重し，それらをはぐくんできた我が国と郷土を愛するとともに，他国を尊重し，国際社会の平和と発展に寄与する態度を養うこと．

（生涯学習の理念）

第3条　国民一人一人が，自己の人格を磨き，豊かな人生を送ることができるよう，その生涯にわたって，あらゆる機会に，あらゆる場所において学習することができ，その成果を適切に生かすことのできる社会の実現が図られなければならない．

（教育の機会均等）

第4条　すべて国民は，ひとしく，その能力に応じた教育を受ける機会を与えられなければならず，人種，信条，性別，社会的身分，経済的地位又は門地によって，教育上差別されない．

② 国及び地方公共団体は，障害のある者が，その障害の状態に応じ，十分な教育を受けられるよう，教育上必要な支援を講じなければならない．

③ 国及び地方公共団体は，能力があるにもかかわらず，経済的理由によって修学が困難な者に対して，奨学の措置を講じなければならない．

第2章　教育の実施に関する基本

（義務教育）

第5条　国民は，その保護する子に，別に法律で定めるところにより，普通教育を受けさせる義務を負う．

② 義務教育として行われる普通教育は，各個人の有する能力を伸ばしつつ社会において自立的に生きる基礎を培い，また，国家及び社会の形成者として必要とされる基本的な資質を養うことを目的として行われるものとする．

③ 国及び地方公共団体は，義務教育の機会を保障し，その水準を確保するため，適切な役割分担及び相互の協力の下，その実施に責任を負う．

④ 国又は地方公共団体の設置する学校における義務教育については，授業料を徴収しない．

（学校教育）

第6条　法律に定める学校は，公の性質を有するものであって，国，地方公共団体及び法律に定める法人のみが，これを設置することができる．

② 前項の学校においては，教育の目標が達成されるよう，教育を受ける者の心身の発達に応じて，体系的な教育が組織的に行われなければならない．この場合において，教育を受ける者が，学校生活を営む上で必要な規律を重んずるとともに，自ら進んで学習に取り組む意欲を高めることを重視して行われなければならない．

（大学）

第7条　大学は，学術の中心として，高い教養と専門的能力を培うとともに，深く真理を探究して新たな知見を創造し，これらの成果を広く社会に提供することにより，社会の発展に寄与するものとする．

② 大学については，自主性，自律性その他の大学における教育及び研究の特性が尊重されなければならない．

（私立学校）

第8条　私立学校の有する公の性質及び学校教育において果たす重要な役割にかんがみ，国及び地方公共団体は，その自主性を尊重しつつ，助成その他の適当な方法によって私立学校教育の振興に努めなければならない．

（教員）

第9条　法律に定める学校の教員は，自己の崇高な使命を深く自覚し，絶えず研究と修養に励み，その職責の遂行に努めなければならない．

② 前項の教員については，その使命と職責の重要性にかんがみ，その身分は尊重され，待遇の適正が期せられるとともに，養成と研修の充実が図られなければならない．

（家庭教育）

第10条　父母その他の保護者は，子の教育について第一義的責任を有するものであって，生活のために必要な習慣を身に付けさせるとともに，自立心を育成し，心身の調和のとれた発達を図るよう努めるものとする．

② 国及び地方公共団体は，家庭教育の自主性を尊重しつつ，保護者に対する学習の機会及び情報の提供その他の家庭教育を支援するために必要な施策を講ずるよう努めなければならない．

（幼児期の教育）

第11条　幼児期の教育は，生涯にわたる人格形成の基礎を培う

重要なものであることにかんがみ，国及び地方公共団体は，幼児の健やかな成長に資する良好な環境の整備その他適当な方法によって，その振興に努めなければならない．

（社会教育）
第12条　個人の要望や社会の要請にこたえ，社会において行われる教育は，国及び地方公共団体によって奨励されなければならない．
②　国及び地方公共団体は，図書館，博物館，公民館その他の社会教育施設の設置，学校の施設の利用，学習の機会及び情報の提供その他の適当な方法によって社会教育の振興に努めなければならない．

（学校，家庭及び地域住民等の相互の連携協力）
第13条　学校，家庭及び地域住民その他の関係者は，教育におけるそれぞれの役割と責任を自覚するとともに，相互の連携及び協力に努めるものとする．

（政治教育）
第14条　良識ある公民として必要な政治的教養は，教育上尊重されなければならない．
②　法律に定める学校は，特定の政党を支持し，又はこれに反対するための政治教育その他政治的活動をしてはならない．

（宗教教育）
第15条　宗教に関する寛容の態度，宗教に関する一般的な教養及び宗教の社会生活における地位は，教育上尊重されなければならない．
②　国及び地方公共団体が設置する学校は，特定の宗教のための宗教教育その他宗教的活動をしてはならない．

第3章　教育行政
（教育行政）
第16条　教育は，不当な支配に服することなく，この法律及び他の法律の定めるところにより行われるべきものであり，教育行政は，国と地方公共団体との適切な役割分担及び相互の協力の下，公正かつ適正に行われなければならない．
②　国は，全国的な教育の機会均等と教育水準の維持向上を図るため，教育に関する施策を総合的に策定し，実施しなければならない．
③　地方公共団体は，その地域における教育の振興を図るため，その実情に応じた教育に関する施策を策定し，実施しなければならない．
④　国及び地方公共団体は，教育が円滑かつ継続的に実施されるよう，必要な財政上の措置を講じなければならない．

（教育振興基本計画）
第17条　政府は，教育の振興に関する施策の総合的かつ計画的な推進を図るため，教育の振興に関する施策についての基本的な方針及び講ずべき施策その他必要な事項について，基本的な計画を定め，これを国会に報告するとともに，公表しなければならない．
②　地方公共団体は，前項の計画を参酌し，その地域の実情に応じ，当該地方公共団体における教育の振興のための施策に関する基本的な計画を定めるよう努めなければならない．

第4章　法令の制定
第18条　この法律に規定する諸条項を実施するため，必要な法令が制定されなければならない．

附則　抄

（施行期日）
1　この法律は，公布の日から施行する．

資料3　学校教育法

○学校教育法

(　　　　　　　　昭和22年3月31日法律第26号)
(最終改正年月日：平成28年5月20日法律第47号)

第1章　総則

〔学校の範囲〕

第1条　この法律で，学校とは，幼稚園，小学校，中学校，義務教育学校，高等学校，中等教育学校，特別支援学校，大学及び高等専門学校とする．

〔学校の設置者〕

第2条　学校は，国（国立大学法人法（平成15年法律第112号）第2条第1項に規定する国立大学法人及び独立行政法人国立高等専門学校機構を含む．以下同じ．），地方公共団体（地方独立行政法人法（平成15年法律第118号）第68条第1項に規定する公立大学法人（以下「公立大学法人」という．）を含む．次項及び127条において同じ．）及び私立学校法（昭和24年法律第270号）第3条に規定する学校法人（以下「学校法人」という．）のみが，これを設置することができる．

②　この法律で，国立学校とは，国の設置する学校を，公立学校とは，地方公共団体の設置する学校を，私立学校とは，学校法人の設置する学校をいう．

〔学校の設置基準〕

第3条　学校を設置しようとする者は，学校の種類に応じ，文部科学大臣の定める設備，編制その他に関する設置基準に従い，これを設置しなければならない．

〔設置廃止等の認可〕

第4条　次の各号に掲げる学校の設置廃止，設置者の変更その他政令で定める事項（次条において「設置廃止等」という．）は，それぞれ当該各号に定める者の認可を受けなければならない．これらの学校のうち，高等学校（中等教育学校の後期課程を含む．）の通常の課程（以下「全日制の課程」という．），夜間その他特別の時間又は時期において授業を行う課程（以下「定時制の課程」という．）及び通信による教育を行う課程（以下「通信制の課程」という．），大学の学部，大学院及び大学院の研究科並びに第108条第2項の大学の学科についても，同様とする．

一　公立又は私立の大学及び高等専門学校　文部科学大臣

二　市町村（市町村が単独で又は他の市町村と共同して設立する公立大学法人を含む．次条，第13条第2項，第14条，第130条第1項及び第131条において同じ．）の設置する高等学校，中等教育学校及び特別支援学校　都道府県の教育委員会

三　私立の幼稚園，小学校，中学校，義務教育学校，高等学校，中等教育学校及び特別支援学校　都道府県知事

②　前項の規定にかかわらず，同項第1号に掲げる学校を設置する者は，次に掲げる事項を行うときは，同項の認可を受けることを要しない．この場合において，当該学校を設置する者は，文部科学大臣の定めるところにより，あらかじめ，文部科学大臣に届け出なければならない．

一　大学の学部若しくは大学院の研究科又は第108条第2項の大学の学科の設置であつて，当該大学が授与する学位の種類及び分野の変更を伴わないもの

二　大学の学部若しくは大学院の研究科又は第108条第2項の大学の学科の廃止

三　前2号に掲げるもののほか，政令で定める事項

③　文部科学大臣は，前項の届出があつた場合において，その

届出に係る事項が，設備，授業その他の事項に関する法令の規定に適合しないと認めるときは，その届出をした者に対し，必要な措置をとるべきことを命ずることができる．

④　地方自治法（昭和22年法律第67号）第252条の19第1項の指定都市（以下「指定都市」という．）（指定都市が単独で又は他の都市と共同して設立する公立大学法人を含む．）の設置する高等学校，中等教育学校及び特別支援学校については，第1項の規定は，適用しない．この場合において，当該高等学校及び中等教育学校を設置する者は，同項の規定により認可を受けなければならないとされている事項を行おうとするときは，あらかじめ，都道府県の教育委員会に届け出なければならない．

⑤　第2項第1号の学位の種類及び分野の変更に関する基準は，文部科学大臣が，これを定める．

〔幼稚園の設置廃止等の届出〕

第4条の2　市町村は，その設置する幼稚園の設置廃止等を行おうとするときは，あらかじめ，都道府県の教育委員会に届け出なければならない．

〔学校の管理・経費の負担〕

第5条　学校の設置者は，その設置する学校を管理し，法令に特別の定のある場合を除いては，その学校の経費を負担する．

〔授業料の徴収〕

第6条　学校においては，授業料を徴収することができる．ただし，国立又は公立の小学校及び中学校，義務教育学校，中等教育学校の前期課程又は特別支援学校の小学部及び中学部における義務教育については，これを徴収することができない．

〔校長・教員〕

第7条　学校には，校長及び相当数の教員を置かなければならない．

〔校長・教員の資格〕

第8条　校長及び教員（教育職員免許法（昭和24年法律第147号）の適用を受ける者を除く．）の資格に関する事項は，別に法律で定めるもののほか，文部科学大臣がこれを定める．

〔校長・教員の欠格事由〕

第9条　次の各号のいずれかに該当する者は，校長又は教員となることができない．

一　成年被後見人又は被保佐人

二　禁錮以上の刑に処せられた者

三　教育職員免許法第10条第1項第2号又は第3号に該当することにより免許状がその効力を失い，当該失効の日から3年を経過しない者

四　教育職員免許法第11条第1項から第3項までの規定により免許状取上げの処分を受け，3年を経過しない者

五　日本国憲法施行の日以後において，日本国憲法又はその下に成立した政府を暴力で破壊することを主張する政党その他の団体を結成し，又はこれに加入した者

〔私立学校長の届出〕

第10条　私立学校は，校長を定め，大学及び高等専門学校にあつては文部科学大臣に，大学及び高等専門学校以外の学校にあつては都道府県知事に届け出なければならない．

〔児童・生徒等の懲戒〕

第11条　校長及び教員は，教育上必要があると認めるときは，文部科学大臣の定めるところにより，児童，生徒及び学生に

懲戒を加えることができる．ただし，体罰を加えることはできない．

〔健康診断等〕

第12条 学校においては，別に法律で定めるところにより，幼児，児童，生徒及び学生並びに職員の健康の保持増進を図るため，健康診断を行い，その他その保健に必要な措置を講じなければならない．

〔学校閉鎖命令〕

第13条 第4条第1項各号に掲げる学校が次の各号のいずれかに該当する場合においては，それぞれ同項各号に定める者は，当該学校の閉鎖を命ずることができる．
　一　法令の規定に故意に違反したとき
　二　法令の規定によりその者がした命令に違反したとき
　三　6箇月以上授業を行わなかつたとき
② 前項の規定は，市町村の設置する幼稚園に準用する．この場合において，同項中「それぞれ同項各号に定める者」とあり，及び同項第2号中「その者」とあるのは，「都道府県の教育委員会」と読み替えるものとする．

〔設備・授業等の変更命令〕

第14条 大学及び高等専門学校以外の市町村の設置する学校については都道府県の教育委員会，大学及び高等専門学校以外の私立学校については都道府県知事は，当該学校が，設備，授業その他の事項について，法令の規定又は都道府県の教育委員会若しくは都道府県知事の定める規程に違反したときは，その変更を命ずることができる．

〔大学等の設備・授業等の改善勧告・変更命令等〕

第15条 文部科学大臣は，公立又は私立の大学及び高等専門学校が，設備，授業その他の事項について，法令の規定に違反していると認めるときは，当該学校に対し，必要な措置をとるべきことを勧告することができる．
② 文部科学大臣は，前項の規定による勧告によつてもなお当該勧告に係る事項（次項において「勧告事項」という．）が改善されない場合には，当該学校に対し，その変更を命ずることができる．
③ 文部科学大臣は，前項の規定による命令によつてもなお勧告事項が改善されない場合には，当該学校に対し，当該勧告事項に係る組織の廃止を命ずることができる．
④ 文部科学大臣は，第1項の規定による勧告又は第2項若しくは前項の規定による命令を行うために必要があると認めるときは，当該学校に対し，報告又は資料の提出を求めることができる．

第2章　義務教育

〔義務教育年限〕

第16条 保護者(子に対して親権を行う者(親権を行う者のないときは，未成年後見人)をいう．以下同じ．)は，次条に定めるところにより，子に9年の普通教育を受けさせる義務を負う．

〔就学させる義務〕

第17条 保護者は，子の満6歳に達した日の翌日以後における最初の学年の初めから，満12歳に達した日の属する学年の終わりまで，これを小学校，義務教育学校の前期課程又は特別支援学校の小学部に就学させる義務を負う．ただし，子が，満12歳に達した日の属する学年の終わりまでに小学校の課程，義務教育学校の前期課程又は特別支援学校の小学部の課程を修了しないときは，満15歳に達した日の属する学年の終わり（それまでの間においてこれらの課程を修了したときには，その修了した日の属する学年の終わり）までとする．
② 保護者は，子が小学校の課程，義務教育学校の前期課程又は特別支援学校の小学部の課程を修了した日の翌日以後における最初の学年の初めから，満15歳に達した日の属する学年の終わりまで，これを中学校，義務教育学校の後期課程，中等教育学校の前期課程又は特別支援学校の中学部に就学させる義務を負う．

③ 前2項の義務の履行の督促その他これらの義務の履行に関し必要な事項は，政令で定める．

〔病弱等による就学義務の猶予・免除〕

第18条 前条第1項又は第2項の規定によつて，保護者が就学させなければならない子(以下それぞれ「学齢児童」又は「学齢生徒」という．)で，病弱，発育不完全その他やむを得ない事由のため，就学困難と認められる者の保護者に対しては，市町村の教育委員会は，文部科学大臣の定めるところにより，同条第1項又は第2項の義務を猶予又は免除することができる．

〔経済的就学困難への援助義務〕

第19条 経済的理由によつて，就学困難と認められる学齢児童又は学齢生徒の保護者に対しては，市町村は，必要な援助を与えなければならない．

〔学齢児童・生徒の使用者の義務〕

第20条 学齢児童又は学齢生徒を使用する者は，その使用によつて，当該学齢児童又は学齢生徒が，義務教育を受けることを妨げてはならない．

〔義務教育の目標〕

第21条 義務教育として行われる普通教育は，教育基本法(平成18年法律第120号)第5条第2項に規定する目的を実現するため，次に掲げる目標を達成するよう行われるものとする．
　一　学校内外における社会的活動を促進し，自主，自律及び協同の精神，規範意識，公正な判断力並びに公共の精神に基づき主体的に社会の形成に参画し，その発展に寄与する態度を養うこと．
　二　学校内外における自然体験活動を促進し，生命及び自然を尊重する精神並びに環境の保全に寄与する態度を養うこと．
　三　我が国と郷土の現状と歴史について，正しい理解に導き，伝統と文化を尊重し，それらをはぐくんできた我が国と郷土を愛する態度を養うとともに，進んで外国の文化の理解を通じて，他国を尊重し，国際社会の平和と発展に寄与する態度を養うこと．
　四　家族と家庭の役割，生活に必要な衣，食，住，情報，産業その他の事項について基礎的な理解と技能を養うこと．
　五　読書に親しませ，生活に必要な国語を正しく理解し，使用する基礎的な能力を養うこと．
　六　生活に必要な数量的な関係を正しく理解し，処理する基礎的な能力を養うこと．
　七　生活にかかわる自然現象について，観察及び実験を通じて，科学的に理解し，処理する基礎的な能力を養うこと．
　八　健康，安全で幸福な生活のために必要な習慣を養うとともに，運動を通じて体力を養い，心身の調和的発達を図ること．
　九　生活を明るく豊かにする音楽，美術，文芸その他の芸術について基礎的な理解と技能を養うこと．
　十　職業についての基礎的な知識と技能，勤労を重んずる態度及び個性に応じて将来の進路を選択する能力を養うこと．

第3章　幼稚園

〔幼稚園の目的〕

第22条 幼稚園は，義務教育及びその後の教育の基礎を培うものとして，幼児を保育し，幼児の健やかな成長のために適当な環境を与えて，その心身の発達を助長することを目的とする．

〔幼稚園教育の目標〕

第23条 幼稚園における教育は，前条に規定する目的を実現するため，次に掲げる目標を達成するよう行われるものとする．
　一　健康，安全で幸福な生活のために必要な基本的な習慣を養い，身体諸機能の調和的発達を図ること．
　二　集団生活を通じて，喜んでこれに参加する態度を養うと

ともに家族や身近な人への信頼感を深め，自主，自律及び協同の精神並びに規範意識の芽生えを養うこと．

三　身近な社会生活，生命及び自然に対する興味を養い，それらに対する正しい理解と態度及び思考力の芽生えを養うこと．

四　日常の会話や，絵本，童話等に親しむことを通じて，言葉の使い方を正しく導くとともに，相手の話を理解しようとする態度を養うこと．

五　音楽，身体による表現，造形等に親しむことを通じて，豊かな感性と表現力の芽生えを養うこと．

〔家庭・地域への教育支援〕
第24条　幼稚園においては，第22条に規定する目的を実現するための教育を行うほか，幼児期の教育に関する各般の問題につき，保護者及び地域住民その他の関係者からの相談に応じ，必要な情報の提供及び助言を行うなど，家庭及び地域における幼児期の教育の支援に努めるものとする．

〔教育課程等の保育内容〕
第25条　幼稚園の教育課程その他の保育内容に関する事項は，第22条及び第23条の規定に従い，文部科学大臣が定める．

〔入園資格〕
第26条　幼稚園に入園することのできる者は，満3歳から，小学校就学の始期に達するまでの幼児とする．

〔幼稚園職員の配置と職務〕
第27条　幼稚園には，園長，教頭及び教諭を置かなければならない．
② 　幼稚園には，前項に規定するもののほか，副園長，主幹教諭，指導教諭，養護教諭，栄養教諭，事務職員，養護助教諭その他必要な職員を置くことができる．
③ 　第1項の規定にかかわらず，副園長を置くときその他特別の事情があるときは，教頭を置かないことができる．
④ 　園長は，園務をつかさどり，所属職員を監督する．
⑤ 　副園長は，園長を助け，命を受けて園務をつかさどる．
⑥ 　教頭は，園長（副園長を置く幼稚園にあつては，園長及び副園長）を助け，園務を整理し，及び必要に応じ幼児の保育をつかさどる．
⑦ 　主幹教諭は，園長（副園長を置く幼稚園にあつては，園長及び副園長）及び教頭を助け，命を受けて園務の一部を整理し，並びに幼児の保育をつかさどる．
⑧ 　指導教諭は，幼児の保育をつかさどり，並びに教諭その他の職員に対して，保育の改善及び充実のために必要な指導及び助言を行う．
⑨ 　教諭は，幼児の保育をつかさどる．
⑩ 　特別の事情のあるときは，第1項の規定にかかわらず，教諭に代えて助教諭又は講師を置くことができる．
⑪ 　学校の実情に照らし必要があると認めるときは，第7項の規定にかかわらず，園長（副園長を置く幼稚園にあつては，園長及び副園長）及び教頭を助け，命を受けて園務の一部を整理し，並びに幼児の養護又は栄養の指導及び管理をつかさどる主幹教諭を置くことができる．

〔準用規定〕
第28条　第37条第6項，第8項及び第12項から第17項まで並びに第42条から第44条までの規定は，幼稚園に準用する．

第4章　小学校
〔小学校の目的〕
第29条　小学校は，心身の発達に応じて，義務教育として行われる普通教育のうち基礎的なものを施すことを目的とする．

〔小学校教育の目標〕
第30条　小学校における教育は，前条に規定する目的を実現するために必要な程度において第21条各号に掲げる目標を達成するよう行われるものとする．
② 　前項の場合においては，生涯にわたり学習する基盤が培われるよう，基礎的な知識及び技能を習得させるとともに，こ

れらを活用して課題を解決するために必要な思考力，判断力，表現力その他の能力をはぐくみ，主体的に学習に取り組む態度を養うことに，特に意を用いなければならない．

〔児童の体験活動の充実〕
第31条　小学校においては，前条第1項の規定による目標の達成に資するよう，教育指導を行うに当たり，児童の体験的な学習活動，特にボランティア活動など社会奉仕体験活動，自然体験活動その他の体験活動の充実に努めるものとする．この場合において，社会教育関係団体その他の関係団体及び関係機関との連携に十分配慮しなければならない．

〔修業年限〕
第32条　小学校の修業年限は，6年とする．

〔教育課程〕
第33条　小学校の教育課程に関する事項は，第29条及び第30条の規定に従い，文部科学大臣が定める．

〔教科用図書その他の教材の使用〕
第34条　小学校においては，文部科学大臣の検定を経た教科用図書又は文部科学省が著作の名義を有する教科用図書を使用しなければならない．
② 　前項の教科用図書以外の図書その他の教材で，有益適切なものは，これを使用することができる．
③ 　第1項の検定の申請に係る教科用図書に関し調査審議させるための審議会等（国家行政組織法（昭和23年法律第120号）第8条に規定する機関をいう．以下同じ．）については，政令で定める．

〔児童の出席停止〕
第35条　市町村の教育委員会は，次に掲げる行為の一又は二以上を繰り返し行う等性行不良であつて他の児童の教育に妨げがあると認める児童があるときは，その保護者に対して，児童の出席停止を命ずることができる．
一　他の児童に傷害，心身の苦痛又は財産上の損失を与える行為
二　職員に傷害又は心身の苦痛を与える行為
三　施設又は設備を損壊する行為
四　授業その他の教育活動の実施を妨げる行為
② 　市町村の教育委員会は，前項の規定により出席停止を命ずる場合には，あらかじめ保護者の意見を聴取するとともに，理由及び期間を記載した文書を交付しなければならない．
③ 　前項に規定するもののほか，出席停止の命令の手続に関し必要な事項は，教育委員会規則で定めるものとする．
④ 　市町村の教育委員会は，出席停止の命令に係る児童の出席停止の期間における学習に対する支援その他の教育上必要な措置を講ずるものとする．

〔学齢未満の子の入学禁止〕
第36条　学齢に達しない子は，小学校に入学させることができない．

〔職員〕
第37条　小学校には，校長，教頭，教諭，養護教諭及び事務職員を置かなければならない．
② 　小学校には，前項に規定するもののほか，副校長，主幹教諭，指導教諭，栄養教諭その他必要な職員を置くことができる．
③ 　第1項の規定にかかわらず，副校長を置くときその他特別の事情があるときは教頭を，養護をつかさどる主幹教諭を置くときは養護教諭を，特別の事情のあるときは事務職員を，それぞれ置かないことができる．
④ 　校長は，校務をつかさどり，所属職員を監督する．
⑤ 　副校長は，校長を助け，命を受けて校務をつかさどる．
⑥ 　副校長は，校長に事故があるときはその職務を代理し，校長が欠けたときはその職務を行う．この場合において，副校長が2人以上あるときは，あらかじめ校長が定めた順序で，その職務を代理し，又は行う．

⑦ 教頭は，校長（副校長を置く小学校にあつては，校長及び副校長）を助け，校務を整理し，及び必要に応じ児童の教育をつかさどる．

⑧ 教頭は，校長（副校長を置く小学校にあつては，校長及び副校長）に事故があるときは校長の職務を代理し，校長（副校長を置く小学校にあつては，校長及び副校長）が欠けたときは校長の職務を行う．この場合において，教頭が2人以上あるときは，あらかじめ校長が定めた順序で，校長の職務を代理し，又は行う．

⑨ 主幹教諭は，校長（副校長を置く小学校にあつては，校長及び副校長）及び教頭を助け，命を受けて校務の一部を整理し，並びに児童の教育をつかさどる．

⑩ 指導教諭は，児童の教育をつかさどり，並びに教諭その他の職員に対して，教育指導の改善及び充実のために必要な指導及び助言を行う．

⑪ 教諭は，児童の教育をつかさどる．

⑫ 養護教諭は，児童の養護をつかさどる．

⑬ 栄養教諭は，児童の栄養の指導及び管理をつかさどる．

⑭ 事務職員は，事務に従事する．

⑮ 助教諭は，教諭の職務を助ける．

⑯ 講師は，教諭又は助教諭に準ずる職務に従事する．

⑰ 養護助教諭は，養護教諭の職務を助ける．

⑱ 特別の事情のあるときは，第1項の規定にかかわらず，教諭に代えて助教諭又は講師を，養護教諭に代えて養護助教諭を置くことができる．

⑲ 学校の実情に照らし必要があると認めるときは，第9項の規定にかかわらず，校長（副校長を置く小学校にあつては，校長及び副校長）及び教頭を助け，命を受けて校務の一部を整理し，並びに児童の養護又は栄養の指導及び管理をつかさどる主幹教諭を置くことができる．

〔小学校設置義務〕
第38条 市町村は，その区域内にある学齢児童を就学させるに必要な小学校を設置しなければならない．ただし，教育上有益かつ適切であると認めるときは，義務教育学校の設置をもつてこれに代えることができる．

〔学校組合の設置〕
第39条 市町村は，適当と認めるときは，前条の規定による事務の全部又は一部を処理するため，市町村の組合を設けることができる．

〔学齢児童の教育事務の委託〕
第40条 市町村は，前2条の規定によることを不可能又は不適当と認めるときは，小学校又は義務教育学校の設置に代え，学齢児童の全部又は一部の教育事務を，他の市町村又は前条の市町村の組合に委託することができる．

② 前項の場合においては，地方自治法第252条の14第3項において準用する同法第252条の2の2第2項中「都道府県知事」とあるのは，「都道府県知事及び都道府県の教育委員会」と読み替えるものとする．

〔小学校設置の補助〕
第41条 町村が，前2条の規定による負担に堪えないと都道府県の教育委員会が認めるときは，都道府県は，その町村に対して，必要な補助を与えなければならない．

〔学校運営評価〕
第42条 小学校は，文部科学大臣の定めるところにより当該小学校の教育活動その他の学校運営の状況について評価を行い，その結果に基づき学校運営の改善を図るため必要な措置を講ずることにより，その教育水準の向上に努めなければならない．

〔学校運営情報提供義務〕
第43条 小学校は，当該小学校に関する保護者及び地域住民その他の関係者の理解を深めるとともに，これらの者との連携及び協力の推進に資するため，当該小学校の教育活動その他の学校運営の状況に関する情報を積極的に提供するものとす

る．

〔私立小学校の所管〕
第44条 私立の小学校は，都道府県知事の所管に属する．

第5章　中学校

〔中学校の目的〕
第45条 中学校は，小学校における教育の基礎の上に，心身の発達に応じて，義務教育として行われる普通教育を施すことを目的とする．

〔中学校教育の目標〕
第46条 中学校における教育は，前条に規定する目的を実現するため，第21条各号に掲げる目標を達成するよう行われるものとする．

〔修業年限〕
第47条 中学校の修業年限は，3年とする．

〔教育課程〕
第48条 中学校の教育課程に関する事項は，第45条及び第46条の規定並びに次条において読み替えて準用する第30条第2項の規定に従い，文部科学大臣が定める．

〔準用規定〕
第49条 第30条第2項，第31条，第34条，第35条及び第37条から第44条までの規定は，中学校に準用する．この場合において，第30条第2項中「前項」とあるのは，「第46条」と，第31条中「前条第1項」とあるのは「第46条」と読み替えるものとする．

第5章の2　義務教育学校

〔義務教育学校の目的〕
第49条の2 義務教育学校は，心身の発達に応じて，義務教育として行われる普通教育を基礎的なものから一貫して施すことを目的とする．

〔義務教育学校の目標〕
第49条の3 義務教育学校における教育は，前条に規定する目的を実現するため，第21条各号に掲げる目標を達成するよう行われるものとする．

〔修業年限〕
第49条の4 義務教育学校の修業年限は，9年とする．

〔課程〕
第49条の5 義務教育学校の課程は，これを前期6年の前期課程及び後期3年の後期課程に区分する．

〔各課程の目標〕
第49条の6 義務教育学校の前期課程における教育は，第49条の2に規定する目的のうち，心身の発達に応じて，義務教育として行われる普通教育のうち基礎的なものを施すことを実現するために必要な程度において第21条各号に掲げる目標を達成するよう行われるものとする．

② 義務教育学校の後期課程における教育は，第49条の2に規定する目的のうち，前期課程における教育の基礎の上に，心身の発達に応じて，義務教育として行われる普通教育を施すことを実現するため，第21条各号に掲げる目標を達成するよう行われるものとする．

〔各課程の教育課程〕
第49条の7 義務教育学校の前期課程及び後期課程の教育課程に関する事項は，第49条の2，第49条の3及び前条の規定並びに次条において読み替えて準用する第30条第2項の規定に従い，文部科学大臣が定める．

〔準用規定〕
第49条の8 第30条第2項，第31条，第34条から第37条まで及び第42条から第44条までの規定は，義務教育学校に準用する．この場合において，第30条第2項中「前項」とある

のは「第49条の3」と，第31条中「前条第1項」とあるのは
「第49条の3」と読み替えるものとする．

第6章　高等学校

〔高等学校の目的〕

第50条　高等学校は，中学校における教育の基礎の上に，心身
の発達及び進路に応じて，高度な普通教育及び専門教育を施
すことを目的とする．

〔高等学校教育の目標〕

第51条　高等学校における教育は，前条に規定する目的を実現
するため，次に掲げる目標を達成するよう行われるものとす
る．

一　義務教育として行われる普通教育の成果を更に発展拡充
させて，豊かな人間性，創造性及び健やかな身体を養い，
国家及び社会の形成者として必要な資質を養うこと．

二　社会において果たさなければならない使命の自覚に基づ
き，個性に応じて将来の進路を決定させ，一般的な教養を
高め，専門的な知識，技術及び技能を習得させること．

三　個性の確立に努めるとともに，社会について，広く深い
理解と健全な批判力を養い，社会の発展に寄与する態度を
養うこと．

〔学科・教育課程〕

第52条　高等学校の学科及び教育課程に関する事項は，前2条
の規定及び第62条において読み替えて準用する第30条第2
項の規定に従い，文部科学大臣が定める．

〔定時制の課程〕

第53条　高等学校には，全日制の課程のほか，定時制の課程を
置くことができる．

②　高等学校には，定時制の課程のみを置くことができる．

〔通信制の課程〕

第54条　高等学校には，全日制の課程又は定時制の課程のほか，
通信制の課程を置くことができる．

②　高等学校には，通信制の課程のみを置くことができる．

③　市（指定都市を除く．以下この項において同じ．）町村（市
町村が単独で又は他の市町村と共同して設立する公立大学法
人を含む．）の設置する高等学校については都道府県の教育
委員会，私立の高等学校については都道府県知事は，高等学
校の通信制の課程のうち，当該高等学校の所在する都道府県
の区域内に住所を有する者のほか，全国的に他の都道府県の
区域内に住所を有する者を併せて生徒とするものその他政令
で定めるもの（以下この項において「広域の通信制の課程」
という．）に係る第4条第1項に規定する認可（政令で定める
事項に係るものに限る．）を行うときは，あらかじめ，文部科
学大臣に届け出なければならない．都道府県（都道府県が単
独で又は他の地方公共団体と共同して設立する公立大学法人
を含む．）又は指定都市（指定都市が単独で又は他の指定都市
若しくは市町村と共同して設立する公立大学法人を含む．）
の設置する高等学校の広域の通信制の課程について，当該都
道府県又は指定都市の教育委員会（公立大学法人の設置する
高等学校にあつては，当該公立大学法人）がこの項前段の政
令で定める事項を行うときも，同様とする．

④　通信制の課程に関し必要な事項は，文部科学大臣が，これ
を定める．

〔定通制の技能教育〕

第55条　高等学校の定時制の課程又は通信制の課程に在学する
生徒が，技能教育のための施設で当該施設の所在地の都道府
県の教育委員会の指定するものにおいて教育を受けていると
きは，校長は，文部科学大臣の定めるところにより，当該施
設における学習を当該高等学校における教科の一部の履修と
みなすことができる．

②　前項の施設の指定に関し必要な事項は，政令で，これを定
める．

〔修業年限〕

第56条　高等学校の修業年限は，全日制の課程については，3
年とし，定時制の課程及び通信制の課程については，3年以
上とする．

〔入学資格〕

第57条　高等学校に入学することのできる者は，中学校若しく
はこれに準ずる学校若しくは義務教育学校を卒業した者若し
くは中等教育学校の前期課程を修了した者又は文部科学大臣
の定めるところにより，これと同等以上の学力があると認め
られた者とする．

〔専攻科・別科〕

第58条　高等学校には，専攻科及び別科を置くことができる．

②　高等学校の専攻科は，高等学校若しくはこれに準ずる学校
若しくは中等教育学校を卒業した者又は文部科学大臣の定め
るところにより，これと同等以上の学力があると認められた
者に対して，精深な程度において，特別の事項を教授し，そ
の研究を指導することを目的とし，その修業年限は，1年以
上とする．

③　高等学校の別科は，前条に規定する入学資格を有する者に
対して，簡易な程度において，特別の技能教育を施すことを
目的とし，その修業年限は，1年以上とする．

〔大学への編入学〕

第58条の2　高等学校の専攻科の課程（修業年限が2年以上で
あることその他の文部科学大臣の定める基準を満たすものに
限る．）を修了した者（第90条第1項に規定する者に限る．）
は，文部科学大臣の定めるところにより，大学に編入学する
ことができる．

〔入学・退学・転学等〕

第59条　高等学校に関する入学，退学，転学その他必要な事項
は，文部科学大臣が，これを定める．

〔職員〕

第60条　高等学校には，校長，教頭，教諭及び事務職員を置か
なければならない．

②　高等学校には，前項に規定するもののほか，副校長，主幹
教諭，指導教諭，養護教諭，栄養教諭，養護助教諭，実習助
手，技術職員その他必要な職員を置くことができる．

③　第1項の規定にかかわらず，副校長を置くときは，教頭を
置かないことができる．

④　実習助手は，実験又は実習について，教諭の職務を助ける．

⑤　特別の事情のあるときは，第1項の規定にかかわらず，教
諭に代えて助教諭又は講師を置くことができる．

⑥　技術職員は，技術に従事する．

〔2人以上の教頭の設置〕

第61条　高等学校に，全日制の課程，定時制の課程又は通信制
の課程のうち2以上の課程を置くときは，それぞれの課程に
関する校務を分担して整理する教頭を置かなければならな
い．ただし，命を受けて当該課程に関する校務をつかさどる
副校長が置かれる1の課程については，この限りでない．

〔準用規定〕

第62条　第30条第2項，第31条，第34条，第37条第4項か
ら第17項まで及び第19項並びに第42条から第44条までの
規定は，高等学校に準用する．この場合において，第30条
第2項中「前項」とあるのは「第51条」と，第31条中「前条第
1項」とあるのは「第51条」と読み替えるものとする．

第7章　中等教育学校

〔中等教育学校の目的〕

第63条　中等教育学校は，小学校における教育の基礎の上に，
心身の発達及び進路に応じて，義務教育として行われる普通
教育並びに高度な普通教育及び専門教育を一貫して施すこと
を目的とする．

〔中等教育学校教育の目標〕
第64条 中等教育学校における教育は，前条に規定する目的を実現するため，次に掲げる目標を達成するよう行われるものとする。
　一　豊かな人間性，創造性及び健やかな身体を養い，国家及び社会の形成者として必要な資質を養うこと。
　二　社会において果たさなければならない使命の自覚に基づき，個性に応じて将来の進路を決定させ，一般的な教養を高め，専門的な知識，技術及び技能を習得させること。
　三　個性の確立に努めるとともに，社会について，広く深い理解と健全な批判力を養い，社会の発展に寄与する態度を養うこと。

〔修業年限〕
第65条 中等教育学校の修業年限は，6年とする。

〔課程〕
第66条 中等教育学校の課程は，これを前期3年の前期課程及び後期3年の後期課程に区分する。

〔各課程の目標〕
第67条 中等教育学校の前期課程における教育は，第63条に規定する目的のうち，小学校における教育の基礎の上に，心身の発達に応じて，義務教育として行われる普通教育を施すことを実現するため，第21条各号に掲げる目標を達成するよう行われるものとする。
② 中等教育学校の後期課程における教育は，第63条に規定する目的のうち，心身の発達及び進路に応じて，高度な普通教育及び専門教育を施すことを実現するため，第64条各号に掲げる目標を達成するよう行われるものとする。

〔各課程の学科・教育課程〕
第68条 中等教育学校の前期課程の教育課程に関する事項並びに後期課程の学科及び教育課程に関する事項は，第63条，第64条及び前条の規定並びに第70条第1項において読み替えて準用する第30条第2項の規定に従い，文部科学大臣が定める。

〔職員〕
第69条 中等教育学校には，校長，教頭，教諭，養護教諭及び事務職員を置かなければならない。
② 中等教育学校には，前項に規定するもののほか，副校長，主幹教諭，指導教諭，栄養教諭，実習助手，技術職員その他必要な職員を置くことができる。
③ 第1項の規定にかかわらず，副校長を置くときは教頭を，養護をつかさどる主幹教諭を置くときは養護教諭を，それぞれ置かないことができる。
④ 特別の事情のあるときは，第1項の規定にかかわらず，教諭に代えて助教諭又は講師を，養護教諭に代えて養護助教諭を置くことができる。

〔準用規定〕
第70条 第30条第2項，第31条，第34条，第37条第4項から第17項まで及び第19項，第42条から第44条まで，第59条並びに第60条第4項及び第6項の規定は中等教育学校に，第53条から第55条まで，第58条，第58条の2及び第61条の規定は中等教育学校の後期課程に，それぞれ準用する。この場合において，第30条第2項中「前項」とあるのは「第64条」と，第31条中「前条第1項」とあるのは「第64条」と読み替えるものとする。
② 前項において準用する第53条又は第54条の規定により後期課程に定時制の課程又は通信制の課程を置く中等教育学校については，第65条の規定にかかわらず，当該定時制の課程又は通信制の課程に係る修業年限は，6年以上とする。この場合において，第66条中「後期3年の後期課程」とあるのは，「後期3年以上の後期課程」とする。

〔一貫教育〕
第71条 同一の設置者が設置する中学校及び高等学校において

は，文部科学大臣の定めるところにより，中等教育学校に準じて，中学校における教育と高等学校における教育を一貫して施すことができる。

第8章　特別支援教育

〔特別支援学校の目的〕
第72条 特別支援学校は，視覚障害者，聴覚障害者，知的障害者，肢体不自由者又は病弱者（身体虚弱者を含む。以下同じ。）に対して，幼稚園，小学校，中学校又は高等学校に準ずる教育を施すとともに，障害による学習上又は生活上の困難を克服し自立を図るために必要な知識技能を授けることを目的とする。

〔特別支援学校の教育責務〕
第73条 特別支援学校においては，文部科学大臣の定めるところにより，前条に規定する者に対する教育のうち当該学校が行うものを明らかにするものとする。

〔普通学校における特別支援教育の助言・援助〕
第74条 特別支援学校においては，第72条に規定する目的を実現するための教育を行うほか，幼稚園，小学校，中学校，義務教育学校，高等学校又は中等教育学校の要請に応じて，第81条第1項に規定する幼児，児童又は生徒の教育に関し必要な助言又は援助を行うよう努めるものとする。

〔障害の程度〕
第75条 第72条に規定する視覚障害者，聴覚障害者，知的障害者，肢体不自由者又は病弱者の障害の程度は，政令で定める。

〔小学部・中学部の設置義務と幼稚部・高等部〕
第76条 特別支援学校には，小学部及び中学部を置かなければならない。ただし，特別の必要のある場合においては，そのいずれかのみを置くことができる。
② 特別支援学校には，小学部及び中学部のほか，幼稚部又は高等部を置くことができ，また，特別の必要のある場合においては，前項の規定にかかわらず，小学部及び中学部を置かないで幼稚部又は高等部のみを置くことができる。

〔教育課程・学科〕
第77条 特別支援学校の幼稚部の教育課程その他の保育内容，小学部及び中学部の教育課程又は高等部の学科及び教育課程に関する事項は，幼稚園，小学校，中学校又は高等学校に準じて，文部科学大臣が定める。

〔寄宿舎の設置〕
第78条 特別支援学校には，寄宿舎を設けなければならない。ただし，特別の事情のあるときは，これを設けないことができる。

〔寄宿舎指導員〕
第79条 寄宿舎を設ける特別支援学校には，寄宿舎指導員を置かなければならない。
② 寄宿舎指導員は，寄宿舎における幼児，児童又は生徒の日常生活上の世話及び生活指導に従事する。

〔特別支援学校の設置義務〕
第80条 都道府県は，その区域内にある学齢児童及び学齢生徒のうち，視覚障害者，聴覚障害者，知的障害者，肢体不自由者又は病弱者で，その障害が第75条の政令で定める程度のものを就学させるに必要な特別支援学校を設置しなければならない。

〔特別支援学級〕
第81条 幼稚園，小学校，中学校，義務教育学校，高等学校及び中等教育学校においては，次項各号のいずれかに該当する幼児，児童及び生徒その他教育上特別の支援を必要とする幼児，児童及び生徒に対し，文部科学大臣の定めるところにより，障害による学習上又は生活上の困難を克服するための教育を行うものとする。
② 小学校，中学校，義務教育学校，高等学校及び中等教育学

校には，次の各号のいずれかに該当する児童及び生徒のために，特別支援学級を置くことができる．
一　知的障害者
二　肢体不自由者
三　身体虚弱者
四　弱視者
五　難聴者
六　その他の障害のある者で，特別支援学級において教育を行うことが適当なもの
③前項に規定する学校においては，疾病により療養中の児童及び生徒に対して，特別支援学級を設け，又は教員を派遣して，教育を行うことができる．

〔準用規定〕
第82条　第26条，第27条，第31条（第49条及び第62条において読み替えて準用する場合を含む．），第32条，第34条（第49条及び第62条において準用する場合を含む．），第36条，第37条（第28条，第49条及び第62条において準用する場合を含む．），第42条から第44条まで，第47条及び第56条から第60条までの規定は特別支援学校に，第84条の規定は，特別支援学校の高等部に，それぞれ準用する．

第9章　大学

〔大学の目的〕
第83条　大学は，学術の中心として，広く知識を授けるとともに，深く専門の学芸を教授研究し，知的，道徳的及び応用的能力を展開させることを目的とする．
②　大学は，その目的を実現するための教育研究を行い，その成果を広く社会に提供することにより，社会の発展に寄与するものとする．

〔通信による教育の実施〕
第84条　大学は，通信による教育を行うことができる．

〔学部等〕
第85条　大学には，学部を置くことを常例とする．ただし，当該大学の教育研究上の目的を達成するため有益かつ適切である場合においては，学部以外の教育研究上の基本となる組織を置くことができる．

〔夜間学部・通信教育学部〕
第86条　大学には，夜間において授業を行う学部又は通信による教育を行う学部を置くことができる．

〔修業年限〕
第87条　大学の修業年限は，4年とする．ただし，特別の専門事項を教授研究する学部及び前条の夜間において授業を行う学部については，その修業年限は，4年を超えるものとすることができる．
②　医学を履修する課程，歯学を履修する課程，薬学を履修する課程のうち臨床に係る実践的な能力を培うことを主たる目的とするもの又は獣医学を履修する課程については，前項本文の規定にかかわらず，その修業年限は，6年とする．

〔修業年限の通算〕
第88条　大学の学生以外の者として一の大学において一定の単位を修得した者が当該大学に入学する場合において，当該単位の修得により当該大学の教育課程の一部を履修したと認められるときは，文部科学大臣の定めるところにより，修得した単位数その他の事項を勘案して大学が定める期間を修業年限に通算することができる．ただし，その期間は，当該大学の修業年限の2分の1を超えてはならない．

〔3年卒業の特例〕
第89条　大学は，文部科学大臣の定めるところにより，当該大学の学生（第87条第2項に規定する課程に在学するものを除く．）で当該大学に3年（同条第1項ただし書の規定により修業年限を4年を超えるものとする学部の学生にあっては，3年以上で文部科学大臣の定める期間）以上在学したもの（こ

れに準ずるものとして文部科学大臣の定める者を含む．）が，卒業の要件として当該大学の定める単位を優秀な成績で修得したと認める場合には，同項の規定にかかわらず，その卒業を認めることができる．

〔入学資格〕
第90条　大学に入学することのできる者は，高等学校若しくは中等教育学校を卒業した者若しくは通常の課程による12年の学校教育を修了した者（通常の課程以外の課程によりこれに相当する学校教育を修了した者を含む．）又は文部科学大臣の定めるところにより，これと同等以上の学力があると認められた者とする．
②　前項の規定にかかわらず，次の各号に該当する大学は，文部科学大臣の定めるところにより，高等学校に文部科学大臣の定める年数以上在学した者（これに準ずる者として文部科学大臣が定める者を含む．）であって，当該大学の定める分野において特に優れた資質を有すると認めるものを，当該大学に入学させることができる．
一　当該分野に関する教育研究が行われている大学院が置かれていること．
二　当該分野における特に優れた資質を有する者の育成を図るのにふさわしい教育研究上の実績及び指導体制を有すること．

〔専攻科・別科〕
第91条　大学には，専攻科及び別科を置くことができる．
②　大学の専攻科は，大学を卒業した者又は文部科学大臣の定めるところにより，これと同等以上の学力があると認められた者に対して，精深な程度において，特別の事項を教授し，その研究を指導することを目的とし，その修業年限は，1年以上とする．
③　大学の別科は，前条第1項に規定する入学資格を有する者に対して，簡易な程度において，特別の技能教育を施すことを目的とし，その修業年限は，1年以上とする．

〔職員〕
第92条　大学には学長，教授，准教授，助教，助手及び事務職員を置かなければならない．ただし，教育研究上の組織編制として適切と認められる場合には，准教授，助教又は助手を置かないことができる．
②　大学には，前項のほか，副学長，学部長，講師，技術職員その他必要な職員を置くことができる．
③　学長は，校務をつかさどり，所属職員を統督する．
④　副学長は，学長を助け，命を受けて校務をつかさどる．
⑤　学部長は，学部に関する校務をつかさどる．
⑥　教授は，専攻分野について，教育上，研究上又は実務上の特に優れた知識，能力及び実績を有する者であって，学生を教授し，その研究を指導し，又は研究に従事する．
⑦　准教授は，専攻分野について，教育上，研究上又は実務上の優れた知識，能力及び実績を有する者であって，学生を教授し，その研究を指導し，又は研究に従事する．
⑧　助教は，専攻分野について，教育上，研究上又は実務上の知識及び能力を有する者であって，学生を教授し，その研究を指導し，又は研究に従事する．
⑨　助手は，その所属する組織における教育研究の円滑な実施に必要な業務に従事する．
⑩　講師は，教授又は准教授に準ずる職務に従事する．

〔教授会〕
第93条　大学に，教授会を置く．
②　教授会は，学長が次に掲げる事項について決定を行うに当たり意見を述べるものとする．
一　学生の入学，卒業及び課程の修了
二　学位の授与
三　前2号に掲げるもののほか，教育研究に関する重要な事項で，教授会の意見を聴くことが必要なものとして学長が定めるもの
③　教授会は，前項に規定するもののほか，学長及び学部長そ

の他の教授会が置かれる組織の長（以下この項において「学長等」という.）がつかさどる教育研究に関する事項について審議し，及び学長等の求めに応じ，意見を述べることができる.

④ 教授会の組織には，准教授その他の職員を加えることができる.

〔大学設置基準の諮問〕
第94条 大学について第3条に規定する設置基準を定める場合及び第4条第5項に規定する基準を定める場合には，文部科学大臣は，審議会等で政令で定めるものに諮問しなければならない.

〔設置認可の諮問〕
第95条 大学の設置の認可を行う場合及び大学に対し第4条第3項若しくは第15条第2項若しくは第3項の規定による命令又は同条第1項の規定による勧告を行う場合には，文部科学大臣は，審議会等で政令で定めるものに諮問しなければならない.

〔研究施設の附置〕
第96条 大学には，研究所その他の研究施設を附置することができる.

〔大学院〕
第97条 大学には，大学院を置くことができる.

〔公私立大学の所轄庁〕
第98条 公立又は私立の大学は，文部科学大臣の所轄とする.

〔大学院の目的〕
第99条 大学院は，学術の理論及び応用を教授研究し，その深奥をきわめ，又は高度の専門性が求められる職業を担うための深い学識及び卓越した能力を培い，文化の進展に寄与することを目的とする.

② 大学院のうち，学術の理論及び応用を教授研究し，高度の専門性が求められる職業を担うための深い学識及び卓越した能力を培うことを目的とするものは，専門職大学院とする.

〔大学院の研究科等〕
第100条 大学院を置く大学には，研究科を置くことを常例とする. ただし，当該大学の教育研究上の目的を達成するため有益かつ適切である場合においては，文部科学大臣の定めるところにより，研究科以外の教育研究上の基本となる組織を置くことができる.

〔夜間研究科・通信教育研究科〕
第101条 大学院を置く大学には，夜間において授業を行う研究科又は通信による教育を行う研究科を置くことができる.

〔大学院の入学資格〕
第102条 大学院に入学することのできる者は，第83条の大学を卒業した者又は文部科学大臣の定めるところにより，これと同等以上の学力があると認められた者とする. ただし，研究科の教育研究上必要がある場合においては，当該研究科に係る入学資格を，修士の学位若しくは第104条第1項に規定する文部科学大臣の定める学位を有する者又は文部科学大臣の定めるところにより，これと同等以上の学力があると認められた者とすることができる.

② 前項本文の規定にかかわらず，大学院を置く大学は，文部科学大臣の定めるところにより，第83条の大学に文部科学大臣の定める年数以上在学した者（これに準ずる者として文部科学大臣が定める者を含む.）であつて，当該大学院を置く大学の定める単位を優秀な成績で修得したと認めるものを，当該大学院に入学させることができる.

〔大学院大学〕
第103条 教育研究上特別の必要がある場合においては，第85条の規定にかかわらず，学部を置くことなく大学院を置くものを大学とすることができる.

〔学位の授与〕
第104条 大学（第108条第2項の大学（以下この条において「短期大学」という.）を除く. 以下この条において同じ.）は，文部科学大臣の定めるところにより，大学を卒業した者に対し学士の学位を，大学院（専門職大学院を除く.）の課程を修了した者に対し修士又は博士の学位を，専門職大学院の課程を修了した者に対し文部科学大臣の定める学位を授与するものとする.

② 大学は，文部科学大臣の定めるところにより，前項の規定により博士の学位を授与された者と同等以上の学力があると認める者に対し，博士の学位を授与することができる.

③ 短期大学は，文部科学大臣の定めるところにより，短期大学を卒業した者に対し短期大学士の学位を授与するものとする.

④ 独立行政法人大学改革支援・学位授与機構は，文部科学大臣の定めるところにより，次の各号に掲げる者に対し，当該各号に定める学位を授与するものとする.

一 短期大学若しくは高等専門学校を卒業した者又はこれに準ずる者で，大学における一定の単位の修得又はこれに相当するものとして文部科学大臣の定める学習を行い，大学を卒業した者と同等以上の学力を有すると認める者 学士

二 学校以外の教育施設で学校教育に類する教育を行うもののうち当該教育を行うにつき他の法律に特別の規定があるものに置かれる課程で，大学又は大学院に相当する教育を行うと認めるものを修了した者 学士，修士又は博士

⑤ 学位に関する事項を定めるについては，文部科学大臣は，第94条の政令で定める審議会等に諮問しなければならない.

〔特別課程〕
第105条 大学は，文部科学大臣の定めるところにより，当該大学の学生以外の者を対象とした特別の課程を編成し，これを修了した者に対し，修了の事実を証する証明書を交付することができる.

〔名誉教授〕
第106条 大学は，当該大学に学長，副学長，学部長，教授，准教授又は講師として勤務した者であつて，教育上又は学術上特に功績のあつた者に対し，当該大学の定めるところにより，名誉教授の称号を授与することができる.

〔公開講座〕
第107条 大学においては，公開講座の施設を設けることができる.

② 公開講座に関し必要な事項は，文部科学大臣が，これを定める.

〔短期大学〕
第108条 大学は，第83条第1項に規定する目的に代えて，深く専門の学芸を教授研究し，職業又は実際生活に必要な能力を育成することを主な目的とすることができる.

② 前項に規定する目的をその目的とする大学は，第87条第1項の規定にかかわらず，その修業年限を2年又は3年とする.

③ 前項の大学は，短期大学と称する.

④ 第2項の大学には，第85条及び第86条の規定にかかわらず，学部を置かないものとする.

⑤ 第2項の大学には，学科を置く.

⑥ 第2項の大学には，夜間において授業を行う学科又は通信による教育を行う学科を置くことができる.

⑦ 第2項の大学を卒業した者は，文部科学大臣の定めるところにより，第83条の大学に編入学することができる.

⑧ 第97条の規定は，第2項の大学については適用しない.

〔自己評価・認証評価〕
第109条 大学は，その教育研究水準の向上に資するため，文部科学大臣の定めるところにより，当該大学の教育及び研究，組織及び運営並びに施設及び設備（次項において「教育研究等」という.）の状況について自ら点検及び評価を行い，その結果を公表するものとする.

450　資料

② 大学は，前項の措置に加え，当該大学の教育研究等の総合的な状況について，政令で定める期間ごとに，文部科学大臣の認証を受けた者（以下「認証評価機関」という．）による評価（以下「認証評価」という．）を受けるものとする．ただし，認証評価機関が存在しない場合その他特別の事由がある場合であつて，文部科学大臣の定める措置を講じているときは，この限りでない．

③ 専門職大学院を置く大学にあつては，前項に規定するもののほか，当該専門職大学院の設置の目的に照らし，当該専門職大学院の教育課程，教員組織その他教育研究活動の状況について，政令で定める期間ごとに，認証評価を受けるものとする．ただし，当該専門職大学院の課程に係る分野について認証評価を行う認証評価機関が存在しない場合その他特別の事由がある場合であつて，文部科学大臣の定める措置を講じているときは，この限りでない．

④ 前2項の認証評価は，大学からの求めにより，大学評価基準（前2項の認証評価を行うために認証評価機関が定める基準をいう．次条において同じ．）に従つて行うものとする．

〔認証評価機関〕
第110条　認証評価機関になろうとする者は，文部科学大臣の定めるところにより，申請により，文部科学大臣の認証を受けることができる．

② 文部科学大臣は，前項の規定による認証の申請が次の各号のいずれにも適合すると認めるときは，その認証をするものとする．
　一　大学評価基準及び評価方法が認証評価を適確に行うに足りるものであること．
　二　認証評価の公正かつ適確な実施を確保するために必要な体制が整備されていること．
　三　第4項に規定する措置（同項に規定する通知を除く．）の前に認証評価の結果に係る大学からの意見の申立ての機会を付与していること．
　四　認証評価を適確かつ円滑に行うに必要な経理的基礎を有する法人（人格のない社団又は財団で代表者又は管理人の定めのあるものを含む．次号において同じ．）であること．
　五　次条第2項の規定により認証を取り消され，その取消しの日から2年を経過しない法人でないこと．
　六　その他認証評価の公正かつ適確な実施に支障を及ぼすおそれがないこと．

③ 前項に規定する基準を適用するに際して必要な細目は，文部科学大臣が，これを定める．

④ 認証評価機関は，認証評価を行つたときは，遅滞なく，その結果を大学に通知するとともに，文部科学大臣の定めるところにより，これを公表し，かつ，文部科学大臣に報告しなければならない．

⑤ 認証評価機関は，大学評価基準，評価方法その他文部科学大臣の定める事項を変更しようとするとき，又は認証評価の業務の全部若しくは一部を休止若しくは廃止しようとするときは，あらかじめ，文部科学大臣に届け出なければならない．

⑥ 文部科学大臣は，認証評価機関の認証をしたとき，又は前項の規定による届出があつたときは，その旨を官報で公示しなければならない．

〔認証の取り消し〕
第111条　文部科学大臣は，認証評価の公正かつ適確な実施が確保されないおそれがあると認めるときは，認証評価機関に対し，必要な報告又は資料の提出を求めることができる．

② 文部科学大臣は，認証評価機関が前項の求めに応じず，若しくは虚偽の報告若しくは資料の提出をしたとき，又は前条第2項及び第3項の規定に適合しなくなつたと認めるときその他認証評価の公正かつ適確な実施に著しく支障を及ぼす事由があると認めるときは，当該認証評価機関に対してこれを改善すべきことを求め，及びその求めによつてもなお改善されないときは，その認証を取り消すことができる．

③ 文部科学大臣は，前項の規定により認証評価機関の認証を取り消したときは，その旨を官報で公示しなければならない．

〔審議会への諮問〕
第112条　文部科学大臣は，次に掲げる場合には，第94条の政令で定める審議会等に諮問しなければならない．
　一　認証評価機関の認証をするとき．
　二　第110条第3項の細目を定めるとき．
　三　認証評価機関の認証を取り消すとき．

〔教育研究活動の状況の公表〕
第113条　大学は，教育研究の成果の普及及び活用の促進に資するため，その教育研究活動の状況を公表するものとする．

〔準用規定〕
第114条　第37条第14項及び第60条第6項の規定は，大学に準用する．

第10章　高等専門学校

〔高等専門学校の目的〕
第115条　高等専門学校は，深く専門の学芸を教授し，職業に必要な能力を育成することを目的とする．

② 高等専門学校は，その目的を実現するための教育を行い，その成果を広く社会に提供することにより，社会の発展に寄与するものとする．

〔学科〕
第116条　高等専門学校には，学科を置く．

② 前項の学科に関し必要な事項は，文部科学大臣が，これを定める．

〔修業年限〕
第117条　高等専門学校の修業年限は，5年とする．ただし，商船に関する学科については，5年6月とする．

〔入学資格〕
第118条　高等専門学校に入学することのできる者は，第57条に規定する者とする．

〔専攻科〕
第119条　高等専門学校には，専攻科を置くことができる．

② 高等専門学校の専攻科は，高等専門学校を卒業した者又は文部科学大臣の定めるところにより，これと同等以上の学力があると認められた者に対して，精深な程度において，特別の事項を教授し，その研究を指導することを目的とし，その修業年限は，1年以上とする．

〔職員〕
第120条　高等専門学校には，校長，教授，准教授，助教，助手及び事務職員を置かなければならない．ただし，教育上の組織編制として適切と認められる場合には，准教授，助教又は助手を置かないことができる．

② 高等専門学校には，前項のほか，講師，技術職員その他必要な職員を置くことができる．

③ 校長は，校務を掌り，所属職員を監督する．

④ 教授は，専攻分野について，教育上又は実務上の特に優れた知識，能力及び実績を有する者であつて，学生を教授する．

⑤ 准教授は，専攻分野について，教育上又は実務上の優れた知識，能力及び実績を有する者であつて，学生を教授する．

⑥ 助教は，専攻分野について，教育上又は実務上の知識及び能力を有する者であつて，学生を教授する．

⑦ 助手は，その所属する組織における教育の円滑な実施に必要な業務に従事する．

⑧ 講師は，教授又は准教授に準ずる職務に従事する．

〔準学士〕
第121条　高等専門学校を卒業した者は，準学士と称することができる．

〔卒業者の大学編入学資格〕
第122条　高等専門学校を卒業した者は，文部科学大臣の定めるところにより，大学に編入学することができる．

〔準用規定〕

第123条 第37条第14項，第59条，第60条第6項，第94条（設置基準に係る部分に限る．），第95条，第98条，第105条から第107条まで，第109条（第3項を除く．）及び第110条から第113条までの規定は，高等専門学校に準用する．

第11章　専修学校

〔専修学校の目的等〕

第124条 第1条に掲げるもの以外の教育施設で，職業若しくは実際生活に必要な能力を育成し，又は教養の向上を図ることを目的として次の各号に該当する組織的な教育を行うもの（当該教育を行うにつき他の法律に特別の規定があるもの及び我が国に居住する外国人を専ら対象とするものを除く．）は，専修学校とする．

一　修業年限が1年以上であること．

二　授業時数が文部科学大臣の定める授業時数以上であること．

三　教育を受ける者が常時40人以上であること．

〔課程〕

第125条 専修学校には，高等課程，専門課程又は一般課程を置く．

② 専修学校の高等課程においては，中学校若しくはこれに準ずる学校若しくは義務教育学校を卒業した者若しくは中等教育学校の前期課程を修了した者又は文部科学大臣の定めるところによりこれと同等以上の学力があると認められた者に対して，中学校における教育の基礎の上に，心身の発達に応じて前条の教育を行うものとする．

③ 専修学校の専門課程においては，高等学校若しくはこれに準ずる学校若しくは中等教育学校を卒業した者又は文部科学大臣の定めるところによりこれに準ずる学力があると認められた者に対して，高等学校における教育の基礎の上に，前条の教育を行うものとする．

④ 専修学校の一般課程においては，高等課程又は専門課程の教育以外の前条の教育を行うものとする．

〔高等課程，専門課程の名称〕

第126条 高等課程を置く専修学校は，高等専修学校と称することができる．

② 専門課程を置く専修学校は，専門学校と称することができる．

〔設置者〕

第127条 専修学校は，国及び地方公共団体のほか，次に該当する者でなければ，設置することができない．

一　専修学校を経営するために必要な経済的基礎を有すること．

二　設置者（設置者が法人である場合にあつては，その経営を担当する当該法人の役員とする．次号において同じ．）が専修学校を経営するために必要な知識又は経験を有すること．

三　設置者が社会的信望を有すること．

〔適合基準〕

第128条 専修学校は，次に掲げる事項について文部科学大臣の定める基準に適合していなければならない．

一　目的，生徒の数又は課程の種類に応じて置かなければならない教員の数

二　目的，生徒の数又は課程の種類に応じて有しなければならない校地及び校舎の面積並びにその位置及び環境

三　目的，生徒の数又は課程の種類に応じて有しなければならない設備

四　目的又は課程の種類に応じた教育課程及び編制の大綱

〔校長・教員〕

第129条 専修学校には，校長及び相当数の教員を置かなければならない．

② 専修学校の校長は，教育に関する識見を有し，かつ，教育，

学術又は文化に関する業務に従事した者でなければならない．

③ 専修学校の教員は，その担当する教育に関する専門的な知識又は技能に関し，文部科学大臣の定める資格を有する者でなければならない．

〔認可事項〕

第130条 国又は都道府県（都道府県が単独で又は他の地方公共団体と共同して設立する公立大学法人を含む．）が設置する専修学校を除くほか，専修学校の設置廃止（高等課程，専門課程又は一般課程の設置廃止を含む．），設置者の変更及び目的の変更は，市町村の設置する専修学校にあつては都道府県の教育委員会，私立の専修学校にあつては都道府県知事の認可を受けなければならない．

② 都道府県の教育委員会又は都道府県知事は，専修学校の設置（高等課程，専門課程又は一般課程の設置を含む．）の認可の申請があつたときは，申請の内容が第124条，第125条及び前3条の基準に適合するかどうかを審査した上で，認可に関する処分をしなければならない．

③ 前項の規定は，専修学校の設置者の変更及び目的の変更の認可の申請があつた場合について準用する．

④ 都道府県の教育委員会又は都道府県知事は，第1項の認可をしない処分をするときは，理由を付した書面をもつて申請者にその旨を通知しなければならない．

〔届出事項〕

第131条 国又は都道府県（都道府県が単独で又は他の地方公共団体と共同して設立する公立大学法人を含む．）が設置する専修学校を除くほか，専修学校の設置者は，その設置する専修学校の名称，位置又は学則を変更しようとするときその他政令で定める場合に該当するときは，市町村の設置する専修学校にあつては都道府県の教育委員会に，私立の専修学校にあつては都道府県知事に届け出なければならない．

〔大学への編入学〕

第132条 専修学校の専門課程（修業年限が2年以上であることその他の文部科学大臣の定める基準を満たすものに限る．）を修了した者（第90条第1項に規定する者に限る．）は，文部科学大臣の定めるところにより，大学に編入学することができる．

〔準用規定〕

第133条 第5条，第6条，第9条から第12条まで第13条第1項，第14条及び第42条から第44条までの規定は専修学校に，第105条の規定は専門課程を置く専修学校に準用する．この場合において，第10条中「大学及び高等専門学校にあつては文部科学大臣に，大学及び高等専門学校以外の学校にあつては都道府県知事に」とあるのは「都道府県知事に」と，同項中「第4条第1項各号に掲げる学校」とあるのは「市町村（市町村が単独で又は他の市町村と共同して設立する公立大学法人を含む．）の設置する専修学校又は私立の専修学校」と，「同項各号に定める者」とあるのは「都道府県の教育委員会又は都道府県知事」と，同項第2号中「その者」とあるのは「当該都道府県の教育委員会又は都道府県知事」と，第14条中「大学及び高等専門学校以外の市町村の設置する学校については都道府県の教育委員会，大学及び高等専門学校以外の私立学校については都道府県知事」とあるのは「市町村（市町村が単独で又は他の市町村と共同して設立する公立大学法人を含む．）の設置する専修学校については都道府県の教育委員会，私立の専修学校については都道府県知事」と読み替えるものとする．

② 都道府県の教育委員会又は都道府県知事は，前項において準用する第13条第1項の規定による処分をするときは，理由を付した書面をもつて当該専修学校の設置者にその旨を通知しなければならない．

452　資料

第12章　雑則

〔各種学校〕

第134条　第1条に掲げるもの以外のもので，学校教育に類する教育を行うもの（当該教育を行うにつき他の法律に特別の規定があるもの及び第124条に規定する専修学校の教育を行うものを除く。）は，各種学校とする．

② 第4条第1項前段，第5条から第7条まで，第9条から第11条まで，第13条第1項，第14条及び第42条から第44条までの規定は，各種学校に準用する．この場合において，第4条第1項前段中「次の各号に掲げる学校」とあるのは「市町村の設置する各種学校又は私立の各種学校」と，「当該各号に定める者」とあるのは「都道府県の教育委員会又は都道府県知事」と，第10条中「大学及び高等専門学校にあつては文部科学大臣に，大学及び高等専門学校以外の学校にあつては都道府県知事に」とあるのは「都道府県知事に」と，第13条第1項中「第4条第1項各号に掲げる学校」とあるのは「市町村の設置する各種学校又は私立の各種学校」と，「同項各号に定める者」とあるのは「都道府県の教育委員会又は都道府県知事」と，同項第2号中「当該都道府県の教育委員会又は都道府県知事」と，第14条中「大学及び高等専門学校以外の市町村の設置する学校については都道府県の教育委員会，大学及び高等専門学校以外の私立学校については都道府県知事」とあるのは「市町村の設置する各種学校については都道府県の教育委員会，私立の各種学校については都道府県知事」と読み替えるものとする．

③ 前項のほか，各種学校に関し必要な事項は，文部科学大臣が，これを定める．

〔名称の専用〕

第135条　専修学校，各種学校その他第1条に掲げるもの以外の教育施設は，同条に掲げる学校の名称又は大学院の名称を用いてはならない．

② 高等課程を置く専修学校以外の教育施設は高等専修学校の名称を，専門課程を置く専修学校以外の教育施設は専門学校の名称を，専修学校以外の教育施設は専修学校の名称を用いてはならない．

〔設置認可の申請の勧告，教育の停止命令等〕

第136条　都道府県の教育委員会（私人の経営に係るものにあつては，都道府県知事）は，学校以外のもの又は専修学校若しくは各種学校以外のものが専修学校又は各種学校の教育を行うものと認める場合においては，関係者に対して，一定の期間内に専修学校設置又は各種学校設置の認可を申請すべき旨を勧告することができる．ただし，その期間は，1箇月を下ることができない．

② 都道府県の教育委員会（私人の経営に係るものにあつては，都道府県知事）は，前項に規定する関係者が，同項の規定による勧告に従わず引き続き専修学校若しくは各種学校の教育を行つているとき，又は専修学校設置若しくは各種学校設置の認可を申請したがその認可が得られなかつた場合において引き続き専修学校若しくは各種学校の教育を行つているときは，当該関係者に対して，当該教育をやめるべき旨を命ずることができる．

③ 都道府県知事は，前項の規定による命令をなす場合においては，あらかじめ私立学校審議会の意見を聞かなければならない．

〔社会教育施設の附置・目的外利用〕

第137条　学校教育上支障のない限り，学校には，社会教育に関する施設を附置し，又は学校の施設を社会教育その他公共のために，利用させることができる．

〔行政手続法の適用除外〕

第138条　第17条第3項の政令で定める事項のうち同条第1項又は第2項の義務の履行に関する処分に該当するもので政令で定めるものについては，行政手続法（平成5年法律第88号）第3章の規定は，適用しない．

〔不服申立ての制限〕

第139条　文部科学大臣がする大学又は高等専門学校の設置の認可に関する処分又はその不作為については，審査請求をすることができない．

〔都の区の取扱〕

第140条　この法律における市には，東京都の区を含むものとする．

〔学部・研究科以外の組織への学部・研究科規定の適用〕

第141条　この法律（第85条及び第100条を除く。）及び他の法令（教育公務員特例法（昭和24年法律第1号）及び当該法令に特別の定めのあるものを除く。）において，大学の学部には第85条ただし書に規定する組織を含み，大学の大学院の研究科には第100条ただし書に規定する組織を含むものとする．

〔本法施行事項の政令・文部科学大臣への委任〕

第142条　この法律に規定するもののほか，この法律施行のため必要な事項で，地方公共団体の機関が処理しなければならないものについては政令で，その他のものについては文部科学大臣が，これを定める．

第13章　罰則(略)

附則（平成28年5月20日法律第47号）抄
（施行期日）

第1条　この法律は，平成29年4月1日から施行する．
（以下省略）

資料4　大学院設置基準

○大学院設置基準

> 昭和49年6月20日文部省令第28号
> 最終改正平成28年3月31日文部科学省令第18号

第1章　総則

（趣旨）
第1条　大学院は，学校教育法（昭和22年法律第26号）その他の法令の規定によるほか，この省令の定めるところにより設置するものとする．
②　この省令で定める設置基準は，大学院を設置するのに必要な最低の基準とする．
③　大学院は，この省令で定める設置基準より低下した状態にならないようにすることはもとより，その水準の向上を図ることに努めなければならない．

（教育研究上の目的）
第1条の2　大学院は，研究科又は専攻ごとに，人材の養成に関する目的その他の教育研究上の目的を学則等に定めるものとする．

（入学者選抜）
第1条の3　入学者の選抜は，公正かつ妥当な方法により，適切な体制を整えて行うものとする．

（大学院の課程）
第2条　大学院における課程は，修士課程，博士課程及び専門職学位課程（学校教育法第99条第2項の専門職大学院の課程をいう．以下同じ．）とする．
②　大学院には，修士課程，博士課程及び専門職学位課程のうち2以上を併せ置き，又はそのいずれかを置くものとする．

（専ら夜間において教育を行う大学院の課程）
第2条の2　大学院には，専ら夜間において教育を行う修士課程，博士課程及び専門職学位課程のうち2以上を併せ置き，又はそのいずれかを置くことができる．

（修士課程）
第3条　修士課程は，広い視野に立つて精深な学識を授け，専攻分野における研究能力又はこれに加えて高度の専門性が求められる職業を担うための卓越した能力を培うことを目的とする．
②　修士課程の標準修業年限は，2年とする．ただし，教育研究上の必要があると認められる場合には，研究科，専攻又は学生の履修上の区分に応じ，その標準修業年限は，2年を超えるものとすることができる．
③　前項の規定にかかわらず，修士課程においては，主として実務の経験を有する者に対して教育を行う場合であつて，教育研究上の必要があり，かつ，昼間と併せて夜間その他特定の時間又は時期において授業又は研究指導を行う等の適切な方法により教育上支障を生じないときは，研究科，専攻又は学生の履修上の区分に応じ，標準修業年限を1年以上2年未満の期間とすることができる．

（博士課程）
第4条　博士課程は，専攻分野について，研究者として自立して研究活動を行い，又はその他の高度に専門的な業務に従事するに必要な高度の研究能力及びその基礎となる豊かな学識を養うことを目的とする．

②　博士課程の標準修業年限は，5年とする．ただし，教育研究上の必要があると認められる場合には，研究科，専攻又は学生の履修上の区分に応じ，その標準修業年限は，5年を超えるものとすることができる．
③　博士課程は，これを前期2年及び後期3年の課程に区分し，又はこの区分を設けないものとする．ただし，博士課程を前期及び後期の課程に区分する場合において，教育研究上の必要があると認められる場合には，研究科，専攻又は学生の履修上の区分に応じ，前期の課程については2年を，後期の課程については3年を超えるものとすることができる．
④　前期2年及び後期3年の課程に区分する博士課程においては，その前期2年の課程は，これを修士課程として取り扱うものとする．前項ただし書の規定により2年を超えるものとした前期の課程についても，同様とする．
⑤　第2項及び第3項の規定にかかわらず，教育研究上必要がある場合においては，第3項に規定する後期3年の課程のみの博士課程を置くことができる．この場合において，当該課程の標準修業年限は，3年とする．ただし，教育研究上の必要があると認められる場合には，研究科，専攻又は学生の履修上の区分に応じ，その標準修業年限は，3年を超えるものとすることができる．

第2章　教育研究上の基本組織

（研究科）
第5条　研究科は，専門分野に応じて，教育研究上の目的から組織されるものであつて，専攻の種類及び数，教員数その他が大学院の基本となる組織として適当な規模内容を有すると認められるものとする．

（専攻）
第6条　研究科には，それぞれの専攻分野の教育研究を行うため，数個の専攻を置くことを常例とする．ただし，教育研究上適当と認められる場合には，1個の専攻のみを置くことができる．
②　前期及び後期の課程に区分する博士課程においては，教育研究上適当と認められる場合には，前期の課程と後期の課程で異なる専攻を置くことができるものとする．

（研究科と学部等の関係）
第7条　研究科を組織するに当たつては，学部，大学附置の研究所等と適切な連携を図る等の措置により，当該研究科の組織が，その目的にふさわしいものとなるよう配慮するものとする．

（複数の大学が協力して教育研究を行う研究科）
第7条の2　大学院には，2以上の大学が協力して教育研究（第31条第2項に規定する共同教育課程（次条第2項，第13条第2項及び第23条の2において単に「共同教育課程」という．）及び第36条第1項に規定する国際連携教育課程（第13条第2項及び第23条の2において「国際連携教育課程」という．）を編成して行うものを除く．第8条第4項において同じ．）を行う研究科を置くことができる．

（研究科以外の基本組織）
第7条の3　学校教育法第100条ただし書に規定する研究科以外の教育研究上の基本となる組織（以下「研究科以外の基本組織」という．）は，当該大学院の教育研究上の目的を達成するため有益かつ適切であると認められるものであつて，次の

各号に掲げる要件を備えるものとする.
一 教育研究上適当な規模内容を有すること.
二 教育研究上必要な相当規模の教員組織その他諸条件を備えること.
三 教育研究を適切に遂行するためにふさわしい運営の仕組みを有すること.
② 研究科以外の基本組織に係る第9条に規定する教員の配置の基準は，当該研究科以外の基本組織における専攻に相当する組織の教育研究上の分野に相当すると認められる分野の専攻に係るこれらの基準（共同教育課程を編成する専攻及び第35条第1項に規定する国際連携専攻に係るものを含む.）に準ずるものとする.
③ この省令において，この章及び第9条を除き，「研究科」には研究科以外の基本組織を，「専攻」には研究科以外の基本組織を置く場合における相当の組織を含むものとする.

第3章 教員組織

（教員組織）
第8条 大学院には，その教育研究上の目的を達成するため，研究科及び専攻の規模並びに授与する学位の種類及び分野に応じ，必要な教員を置くものとする.
② 大学院は，教員の適切な役割分担及び連携体制を確保し，組織的な教育が行われるよう特に留意するものとする.
③ 大学院の教員は，教育研究上支障を生じない場合には，学部，研究所等の教員等がこれを兼ねることができる.
④ 第7条の2に規定する研究科の教員は，教育研究上支障を生じない場合には，当該研究科における教育研究を協力して実施する大学の教員がこれを兼ねることができる.
⑤ 大学院は，教育研究水準の維持向上及び教育研究の活性化を図るため，教員の構成が特定の範囲の年齢に著しく偏ることのないよう配慮するものとする.
⑥ 大学院は，2以上の校地において教育を行う場合においては，それぞれの校地ごとに必要な教員を置くものとする. なお，その校地ごとに置く教員は，当該校地における教育に支障のないよう，原則として専任の教授又は准教授を少なくとも1人以上置くものとする. ただし，その校地が隣接している場合は，この限りでない.
第9条 大学院には，前条第1項に規定する教員のうち次の各号に掲げる資格を有する教員を，専攻ごとに，文部科学大臣が別に定める数置くものとする.
一 修士課程を担当する教員にあつては，次の一に該当し，かつ，その担当する専門分野に関し高度の教育研究上の指導能力があると認められる者
イ 博士の学位を有し，研究上の業績を有する者
ロ 研究上の業績がイの者に準ずると認められる者
ハ 芸術，体育等特定の専門分野について高度の技術・技能を有する者
ニ 専攻分野について，特に優れた知識及び経験を有する者
二 博士課程を担当する教員にあつては，次の一に該当し，かつ，その担当する専門分野に関し，極めて高度の教育研究上の指導能力があると認められる者
イ 博士の学位を有し，研究上の顕著な業績を有する者
ロ 研究上の業績がイの者に準ずると認められる者
ハ 専攻分野について，特に優れた知識及び経験を有する者
② 博士課程（前期及び後期の課程に区分する博士課程における前期の課程を除く.）を担当する教員は，教育研究上支障を生じない場合には，1個の専攻に限り，修士課程を担当する教員のうち前項第2号の資格を有する者がこれを兼ねることができる.

（一定規模数以上の入学定員の大学院研究科の教員組織）
第9条の2 研究科の基礎となる学部の学科の数を当該研究科の専攻の数とみなして算出される1個の専攻当たりの入学定員が，専門分野ごとに文部科学大臣が別に定める数（以下「一定規模数」という.）以上の場合には，当該研究科に置かれる

前条に規定する教員のうち，一定規模数を超える部分について当該一定規模数ごとに1人を，大学設置基準（昭和31年文部省令第28号）第13条に定める専任教員の数に算入できない教員とする.

第4章 収容定員

（収容定員）
第10条 収容定員は，教員組織及び施設設備その他の教育研究上の諸条件を総合的に考慮し，課程の区分に応じ専攻を単位として研究科ごとに定めるものとする.
② 前項の場合において，第45条の規定により外国に研究科，専攻その他の組織を設けるときは，これに係る収容定員を明示するものとする.
③ 大学院は，教育研究にふさわしい環境の確保のため，在学する学生の数を収容定員に基づき適正に管理するものとする.

第5章 教育課程

（教育課程の編成方針）
第11条 大学院は，当該大学院，研究科及び専攻の教育上の目的を達成するために必要な授業科目を自ら開設するとともに学位論文の作成等に対する指導（以下「研究指導」という.）の計画を策定し，体系的に教育課程を編成するものとする.
② 教育課程の編成に当たつては，大学院は，専攻分野に関する高度の専門的知識及び能力を修得させるとともに，当該専攻分野に関連する分野の基礎的素養を涵養するよう適切に配慮しなければならない.

（授業及び研究指導）
第12条 大学院の教育は，授業科目の授業及び研究指導によつて行うものとする.

（研究指導）
第13条 研究指導は，第9条の規定により置かれる教員が行うものとする.
② 大学院は，教育上有益と認めるときは，学生が他の大学院又は研究所等において必要な研究指導（共同教育課程を編成する専攻の学生が当該共同教育課程を編成する大学院において受けるもの及び国際連携教育課程を編成する専攻の学生が当該国際連携教育課程を編成する大学院において受けるものを除く. 以下この項において同じ.）を受けることを認めることができる. ただし，修士課程の学生について認める場合には，当該研究指導を受ける期間は，1年を超えないものとする.

（教育方法の特例）
第14条 大学院の課程においては，教育上特別の必要があると認められる場合には，夜間その他特定の時間又は時期において授業又は研究指導を行う等の適当な方法により教育を行うことができる.

（成績評価基準等の明示等）
第14条の2 大学院は，学生に対して，授業及び研究指導の方法及び内容並びに1年間の授業及び研究指導の計画をあらかじめ明示するものとする.
② 大学院は，学修の成果及び学位論文に係る評価並びに修了の認定に当たつては，客観性及び厳格性を確保するため，学生に対してその基準をあらかじめ明示するとともに，当該基準にしたがつて適切に行うものとする.

（教育内容等の改善のための組織的な研修等）
第14条の3 大学院は，当該大学院の授業及び研究指導の内容及び方法の改善を図るための組織的な研修及び研究を実施するものとする.

（大学設置基準の準用）
第15条 大学院の各授業科目の単位，授業日数，授業期間，授業を行う学生数，授業の方法及び単位の授与，他の大学院における授業科目の履修等，入学前の既修得単位等の認定，長

期にわたる教育課程の履修並びに科目等履修生等については，大学設置基準第21条から第25条まで，第27条，第28条第1項（同条第2項において準用する場合を含む．），第30条第1項及び第3項，第30条の2並びに第31条（第3項を除く．）の規定を準用する．この場合において，第28条第1項中「60単位」とあるのは「10単位」と，同条第2項中「及び外国の」とあるのは「，外国の」と，「当該教育課程における授業科目を我が国において」とあるのは「当該教育課程における授業科目を我が国において履修する場合及び国際連合大学本部に関する国際連合と日本国との間の協定の実施に伴う特別措置法（昭和51年法律第72号）第1条第2項に規定する1972年12月11日の国際連合総会決議に基づき設立された国際連合大学（第35条第1項において「国際連合大学」という．）の教育課程における授業科目を」と，第30条第3項中「前2項」とあるのは「第1項」と，「第28条第1項（同条第2項において準用する場合を含む．）及び前条第1項により当該大学において修得したものとみなす単位数と合わせて60単位」とあるのは「10単位」と，第30条の2中「修業年限」とあるのは「標準修業年限」と，「卒業」とあるのは「課程を修了」と読み替えるものとする．

第6章　課程の修了要件等

（修士課程の修了要件）

第16条　修士課程の修了の要件は，大学院に2年（2年以外の標準修業年限を定める研究科，専攻又は学生の履修上の区分にあつては，当該標準修業年限）以上在学し，30単位以上を修得し，かつ，必要な研究指導を受けた上，当該大学院の行う修士論文又は特定の課題についての研究の成果の審査及び試験に合格することとする．ただし，在学期間に関しては，優れた業績を上げた者については，大学院に1年以上在学すれば足りるものとする．

（博士課程の前期の課程の取扱い）

第16条の2　第4条第4項の規定により修士課程として取り扱うものとする博士課程の前期の課程の修了の要件は，当該博士課程の目的を達成するために必要と認められる場合には，前条に規定する大学院の行う修士論文又は特定の課題についての研究の成果の審査及び試験に合格することに代えて，大学院が行う次に掲げる試験及び審査に合格することとすることができる．

一　専攻分野に関する高度の専門的知識及び能力並びに当該専攻分野に関連する分野の基礎的素養であつて当該前期の課程において修得し，又は涵養すべきものについての試験

二　博士論文に係る研究を主体的に遂行するために必要な能力であつて当該前期の課程において修得すべきものについての審査

（博士課程の修了要件）

第17条　博士課程の修了の要件は，大学院に5年（5年を超える標準修業年限を定める研究科，専攻又は学生の履修上の区分にあつては，当該標準修業年限とし，修士課程（第3条第3項の規定により標準修業年限を1年以上2年未満とした修士課程を除く．以下この項において同じ．）に2年（2年を超える標準修業年限を定める研究科，専攻又は学生の履修上の区分にあつては，当該標準修業年限．以下この条本文において同じ．）以上在学し，当該課程を修了した者にあつては，当該課程における2年の在学期間を含む．）以上在学し，30単位以上を修得し，かつ，必要な研究指導を受けた上，当該大学院の行う博士論文の審査及び試験に合格することとする．ただし，在学期間に関しては，優れた研究業績を上げた者については，大学院に三年（修士課程に2年以上在学し，当該課程を修了した者にあつては，当該課程における2年の在学期間を含む．）以上在学すれば足りるものとする．

②　第3条第3項の規定により標準修業年限を1年以上2年未満とした修士課程を修了した者及び第16条ただし書の規定による在学期間をもつて修士課程を修了した者の博士課程の修了の要件については，前項中「5年（5年を超える標準修業

年限を定める研究科，専攻又は学生の履修上の区分にあつては，当該標準修業年限とし，修士課程（第3条第3項の規定により標準修業年限を1年以上2年未満とした修士課程を除く．以下この項において同じ．）に2年（2年を超える標準修業年限を定める研究科，専攻又は学生の履修上の区分にあつては，当該標準修業年限．以下この条本文において同じ．）以上在学し，当該課程を修了した者にあつては，当該課程における2年の在学期間を含む．）」とあるのは「修士課程における在学期間に3年（第4条第3項ただし書の規定により博士課程の後期の課程について3年を超える標準修業年限を定める研究科，専攻又は学生の履修上の区分にあつては，当該標準修業年限）を加えた期間」と，「3年（修士課程に2年以上在学し，当該課程を修了した者にあつては，当該課程における2年の在学期間を含む．）」とあるのは「3年（第3条第3項の規定により標準修業年限を1年以上2年未満とした修士課程を修了した者にあつては，当該1年以上2年未満の期間を，第16条ただし書の規定による在学期間をもつて修士課程を修了した者にあつては，当該課程における在学期間（2年を限度とする．）を含む．）」と読み替えて，同項の規定を適用する．

③　第1項及び前項の規定にかかわらず，修士の学位若しくは専門職学位（学位規則（昭和28年文部省令第9号）第5条の2に規定する専門職学位をいう．以下この項において同じ．）を有する者又は学校教育法施行規則（昭和22年文部省令第11号）第156条の規定により大学院への入学資格に関し修士の学位若しくは専門職学位を有する者と同等以上の学力があると認められた者が，博士課程の後期の課程に入学した場合の博士課程の修了の要件は，大学院（専門職大学院を除く．以下この項において同じ．）に3年（第4条第3項ただし書の規定により博士課程の後期の課程について3年を超える標準修業年限を定める研究科，専攻又は学生の履修上の区分にあつては，当該標準修業年限とし，専門職大学院設置基準（平成15年文部科学省令第16号）第18条第1項の法科大学院の課程を修了した者にあつては，2年（第4条第3項ただし書の規定により博士課程の後期の課程について3年を超える標準修業年限を定める研究科，専攻又は学生の履修上の区分にあつては，当該標準修業年限から1年の期間を減じた期間）とする．）以上在学し，必要な研究指導を受けた上，当該大学院の行う博士論文の審査及び試験に合格することとする．ただし，在学期間に関しては，優れた研究業績を上げた者については，大学院に1年（第3条第3項の規定により標準修業年限を1年以上2年未満とした修士課程を修了した者及び専門職大学院設置基準第2条第2項の規定により標準修業年限を1年以上2年未満とした専門職学位課程を修了した者にあつては，3年から当該1年以上2年未満の期間を減じた期間とし，第16条ただし書の規定による在学期間をもつて修士課程を修了した者にあつては，3年から当該課程における在学期間（2年を限度とする．）を減じた期間とする．）以上在学すれば足りるものとする．

第18条　削除

第7章　施設及び設備等

（講義室等）

第19条　大学院には，当該大学院の教育研究に必要な専用の講義室，研究室，実験・実習室，演習室等を備えるものとする．ただし，特別の事情があり，かつ，教育研究に支障がないと認められるときは，この限りではない．

（機械，器具等）

第20条　大学院には，研究科又は専攻の種類，教員数及び学生数に応じて必要な種類及び数の機械，器具及び標本を備えるものとする．

（図書等の資料）

第21条　大学院には，研究科及び専攻の種類に応じ，図書，学術雑誌，視聴覚資料その他の教育研究上必要な資料を系統的に整理して備えるものとする．

456　資料

（学部等の施設及び設備の共用）
第22条　大学院は，教育研究上支障を生じない場合には，学部，大学附置の研究所等の施設及び設備を共用することができる．

（2以上の校地において教育研究を行う場合における施設及び設備）
第22条の2　大学院は，2以上の校地において教育研究を行う場合においては，それぞれの校地ごとに教育研究に支障のないよう必要な施設及び設備を備えるものとする．ただし，その校地が隣接している場合は，この限りでない．

（教育研究環境の整備）
第22条の3　大学院は，その教育研究上の目的を達成するため，必要な経費の確保等により，教育研究にふさわしい環境の整備に努めるものとする．

（研究科等の名称）
第22条の4　研究科及び専攻（以下「研究科等」という．）の名称は，研究科等として適当であるとともに，当該研究科等の教育研究上の目的にふさわしいものとする．

第8章　独立大学院
（独立大学院）
第23条　学校教育法第103条に定める大学に置く大学院（以下「独立大学院」という．）の研究科の種類及び数，教員数その他は，当該大学院の教育研究上の目的に応じ適当な規模内容を有すると認められるものとする．
第23条の2　独立大学院は，共同教育課程及び国際連携教育課程のみを編成することはできない．
第24条　独立大学院は，当該大学院の教育研究上の必要に応じた十分な規模の校舎等の施設を有するものとする．
② 独立大学院が研究所等との緊密な連係及び協力の下に教育研究を行う場合には，当該研究所等の施設及び設備を共用することができる．ただし，その利用に当たつては，十分な教育上の配慮等を行うものとする．

第9章　通信教育を行う課程を置く大学院
（通信教育を行う課程）
第25条　大学院には，通信教育を行う修士課程，博士課程及び専門職学位課程のうち2以上を併せ置き，又はそのいずれかを置くことができる．

（通信教育を行い得る専攻分野）
第26条　大学院は，通信教育によつて十分な教育効果が得られる専攻分野について，通信教育を行うことができるものとする．

（通信教育を併せ行う場合の教員組織）
第27条　昼間又は夜間において授業を行う大学院が通信教育を併せ行う場合においては，通信教育を行う専攻ごとに，第9条に規定する教員を，教育に支障のないよう相当数増加するものとする．

（大学通信教育設置基準の準用）
第28条　通信教育を行う課程の授業の方法及び単位の計算方法等については，大学通信教育設置基準（昭和56年文部省令第33号）第3条から第5条までの規定を準用する．

（通信教育を行う課程を置く大学院の施設）
第29条　通信教育を行う課程を置く大学院は，添削等による指導並びに印刷教材等の保管及び発送のための施設について，教育に支障のないようにするものとする．

（添削等のための組織等）
第30条　通信教育を行う課程を置く大学院は，添削等による指導及び教育相談を円滑に処理するため，適当な組織等を設けるものとする．

第10章　共同教育課程に関する特例
（共同教育課程の編成）
第31条　2以上の大学院は，その大学院，研究科及び専攻の教育上の目的を達成するために必要があると認められる場合には，第11条第1項の規定にかかわらず，当該2以上の大学院のうち1の大学院が開設する授業科目を，当該2以上の大学院のうち他の大学院の教育課程の一部とみなして，それぞれの大学院ごとに同一内容の教育課程（通信教育に係るもの及び大学院を置く大学が外国に設ける研究科，専攻その他の組織において開設される授業科目の履修により修得する単位を当該課程に係る修了の要件として修得すべき単位の全部又は一部として修得するものを除く．）を編成することができる．
② 前項に規定する教育課程（以下「共同教育課程」という．）を編成する大学院（以下「構成大学院」という．）は，当該共同教育課程を編成し，及び実施するための協議の場を設けるものとする．

（共同教育課程に係る単位の認定等）
第32条　構成大学院は，学生が当該構成大学院のうち1の大学院において履修した共同教育課程に係る授業科目について修得した単位を，当該構成大学院のうち他の大学院における当該共同教育課程に係る授業科目の履修により修得したものとそれぞれみなすものとする．
② 構成大学院は，学生が当該構成大学院のうち1の大学院において受けた共同教育課程に係る研究指導を，当該構成大学院のうち他の大学院において受けた当該共同教育課程に係るものとそれぞれみなすものとする．

（共同教育課程に係る修了要件）
第33条　共同教育課程である修士課程の修了の要件は，第16条（第4条第4項の規定により修士課程として取り扱うものとする博士課程の前期の課程にあつては，第16条及び第16条の2）に定めるもののほか，それぞれの大学院において当該共同教育課程に係る授業科目の履修により10単位以上を修得することとする．
② 共同教育課程である博士課程の修了の要件（第17条第3項本文に規定する場合を除く．）は，第17条（第3項を除く．）に定めるもののほか，それぞれの大学院において当該共同教育課程に係る授業科目の履修により10単位以上を修得することとする．
③ 前2項の規定によりそれぞれの大学院において当該共同教育課程に係る授業科目の履修により修得する単位数には，第15条において読み替えて準用する大学設置基準第28条第1項（同条第2項において準用する場合を含む．），第15条において準用する同省令第30条第1項又は前条の規定により修得したものとみなすことができ，又はみなすものとする単位を含まないものとする．

（共同教育課程を編成する専攻に係る施設及び設備）
第34条　第19条から第21条までの規定にかかわらず，共同教育課程を編成する専攻に係る施設及び設備については，それぞれの大学院に置く当該共同教育課程を編成する専攻を合わせて1の研究科又は専攻とみなしてその種類，教員数及び学生数に応じ必要な施設及び設備を備え，かつ，教育研究に支障がないと認められる場合には，それぞれの大学院ごとに当該専攻に係る施設及び設備を備えることを要しない．

第11章　国際連携専攻に関する特例
（国際連携専攻の設置）
第35条　大学院は，その研究科の教育上の目的を達成するために必要があると認められる場合には，研究科に，文部科学大臣が別に定めるところにより，外国の大学院（国際連合大学を含む．以下同じ．）と連携して教育研究を実施するための専攻（以下「国際連携専攻」という．）を設けることができる．
② 大学院は，研究科に国際連携専攻のみを設けることはできない．
③ 国際連携専攻の収容定員は，当該専攻を設ける研究科の収容定員の2割（1の研究科に複数の国際連携専攻を設けると

きは，それらの収容定員の合計が当該研究科の収容定員の2割）を超えない範囲で定めるものとする．

（国際連携教育課程の編成）
第36条　国際連携専攻を設ける大学院は，第11条第1項の規定にかかわらず，国際連携専攻において連携して教育研究を実施する1以上の外国の大学院（以下「連携外国大学院」という．）が開設する授業科目を当該大学院の教育課程の一部とみなして，当該連携外国大学院と連携した教育課程（通信教育に係るものを除く．）（以下「国際連携教育課程」という．）を編成することができる．
②　国際連携専攻を設ける大学院は，国際連携教育課程を編成し，及び実施するため，連携外国大学院と文部科学大臣が別に定める事項についての協議の場を設けるものとする．

（共同開設科目）
第37条　国際連携専攻を設ける大学院は，第11条第1項の規定にかかわらず，連携外国大学院と共同して授業科目を開設することができる．
②　国際連携専攻を設ける大学院が前項の授業科目（以下この項において「共同開設科目」という．）を開設した場合，当該大学院の国際連携専攻の学生が当該共同開設科目の履修により修得した単位は，5単位を超えない範囲で，当該大学院又は連携外国大学院のいずれかにおいて修得した単位とすることができる．ただし，連携外国大学院において修得した単位数が，第39条第1項及び第2項の規定により連携外国大学院において修得することとされている単位数に満たない場合は，共同開設科目の履修により修得した単位を連携外国大学院において修得した単位とすることはできない．

（国際連携教育課程に係る単位の認定等）
第38条　国際連携専攻を設ける大学院は，学生が連携外国大学院において履修した国際連携教育課程に係る授業科目について修得した単位を，当該国際連携教育課程に係る授業科目の履修により修得したものとみなすものとする．
②　国際連携専攻を設ける大学院は，学生が連携外国大学院において受けた国際連携教育課程に係る研究指導を，当該国際連携教育課程に係るものとみなすものとする．

（国際連携専攻に係る修了要件）
第39条　国際連携教育課程である修士課程の修了の要件は，第16条（第4条第4項の規定により修士課程として取り扱うものとする博士課程の前期の課程にあつては，第16条及び第16条の2）に定めるもののほか，国際連携専攻を設ける大学院において国際連携教育課程に係る授業科目の履修により15単位以上を修得するとともに，それぞれの連携外国大学院において当該国際連携教育課程に係る授業科目の履修により10単位以上を修得することとする．
②　国際連携教育課程である博士課程の修了の要件（第17条第3項本文に規定する場合を除く．）は，第17条（第3項を除く．）に定めるもののほか，国際連携専攻を設ける大学院において国際連携教育課程に係る授業科目の履修により15単位以上を修得するとともに，それぞれの連携外国大学院において当該国際連携教育課程に係る授業科目の履修により10単位以上を修得することとする．
③　前2項の規定により国際連携専攻を設ける大学院及びそれぞれの連携外国大学院において国際連携教育課程に係る授業科目の履修により修得する単位数には，第15条において読み替えて準用する大学設置基準第28条第1項（同条第2項において準用する場合を含む．），第15条において準用する同省令第30条第1項又は前条第1項の規定により修得したものとみなすことができ，又はみなすものとする単位を含まないものとする．

（国際連携専攻に係る専任教員数）
第40条　国際連携専攻を置く研究科に係る専任教員の数のうち1人（1の研究科に複数の国際連携専攻を置く場合には，1の国際連携専攻ごとに1人）を大学設置基準第13条に定める

専任教員の数に算入できない教員とする．
②　第9条第1項の規定にかかわらず，国際連携専攻の教員であつて同項の規定により専攻ごとに置く教員は，教育研究上支障を生じない場合には，当該専攻を置く研究科の他の専攻の教員であつて同項各号に定める資格を有するものがこれを兼ねることができる．

（国際連携専攻に係る施設及び設備）
第41条　第19条から第21条までの規定にかかわらず，国際連携専攻に係る施設及び設備については，当該専攻を置く研究科の施設及び設備を利用することができるものとし，教育研究に支障がないと認められる場合には，当該専攻に係る施設及び設備を備えることを要しない．
②　前項の規定にかかわらず，国際連携専攻を設ける大学院が外国において国際連携教育課程に係る教育研究を行う場合においては，教育研究に支障のないよう必要な施設及び設備を備えるものとする．

第12章　雑則
（事務組織）
第42条　大学院を置く大学には，大学院の事務を処理するため，適当な事務組織を設けるものとする．

（研修の機会等）
第43条　大学院は，当該大学院の教育研究活動等の適切かつ効果的な運営を図るため，その職員に必要な知識及び技能を習得させ，並びにその能力及び資質を向上させるための研修（第14条の3に規定する研修に該当するものを除く．）の機会を設けることその他必要な取組を行うものとする．

（医学，歯学，薬学又は獣医学を履修する博士課程に関する特例）
第44条　医学を履修する博士課程，歯学を履修する博士課程，薬学を履修する博士課程（当該課程に係る研究科の基礎となる学部の修業年限が6年であるものに限る．）又は獣医学を履修する博士課程については，第4条第2項中「5年」とあるのは「4年」と，第17条第1項中「5年（5年を超える標準修業年限を定める研究科，専攻又は学生の履修上の区分にあつては，当該標準修業年限とし，修士課程（第3条第3項の規定により標準修業年限を1年以上2年未満とした修士課程を除く．以下この項において同じ．）に2年（2年を超える標準修業年限を定める研究科，専攻又は学生の履修上の区分にあつては，当該標準修業年限．以下この条本文において同じ．）以上在学し，当該課程を修了した者にあつては，当該課程における2年の在学期間を含む．）」とあるのは「4年（4年を超える標準修業年限を定める研究科，専攻又は学生の履修上の区分にあつては，当該標準修業年限）」と，「3年（修士課程に2年以上在学し，当該課程を修了した者にあつては，当該課程における2年の在学期間を含む．）」とあるのは「3年」と読み替えて，これらの規定を適用し，第4条第3項から第5項まで並びに第17条第2項及び第3項の規定は，適用しない．

（外国に設ける組織）
第45条　大学院を置く大学は，文部科学大臣が別に定めるところにより，外国に研究科，専攻その他の組織を設けることができる．

（段階的整備）
第46条　新たに大学院及び研究科等を設置する場合の教員組織，校舎等の施設及び設備については，別に定めるところにより，段階的に整備することができる．

　附則　（抄）
①　この省令は，昭和50年4月1日から施行する．〔ただし書略〕
　　附則（平成28年3月31日文部科学省令第18号）
　この省令は，平成29年4月1日から施行する．

資料5 大学設置基準

○大学設置基準

```
（　昭和 31 年 10 月 22 日文部省令第 28 号　）
（　最終改正平成 28 年 12 月 27 日文部科学省令第 35 号　）
```

第1章　総則

（趣旨）

第1条　大学（短期大学を除く．以下同じ．）は，学校教育法（昭和 22 年法律第 26 号）その他の法令の規定によるほか，この省令の定めるところにより設置するものとする．

②　この省令で定める設置基準は，大学を設置するのに必要な最低の基準とする．

③　大学は，この省令で定める設置基準より低下した状態にならないようにすることはもとより，その水準の向上を図ることに努めなければならない．

（教育研究上の目的）

第2条　大学は，学部，学科又は課程ごとに，人材の養成に関する目的その他の教育研究上の目的を学則等に定めるものとする．

（入学者選抜）

第2条の2　入学者の選抜は，公正かつ妥当な方法により，適切な体制を整えて行うものとする．

第2章　教育研究上の基本組織

（学部）

第3条　学部は，専攻により教育研究の必要に応じ組織されるものであつて，教育研究上適当な規模内容を有し，教員組織，教員数その他が学部として適当であると認められるものとする．

（学科）

第4条　学部には，専攻により学科を設ける．

②　前項の学科は，それぞれの専攻分野を教育研究するに必要な組織を備えたものとする．

（課程）

第5条　学部の教育上の目的を達成するため有益かつ適切であると認められる場合には，学科に代えて学生の履修上の区分に応じて組織される課程を設けることができる．

（学部以外の基本組織）

第6条　学校教育法第 85 条ただし書に規定する学部以外の教育研究上の基本となる組織（以下「学部以外の基本組織」という．）は，当該大学の教育研究上の目的を達成するため有益かつ適切であると認められるものであつて，次の各号に掲げる要件を備えるものとする．

一　教育研究上適当な規模内容を有すること．

二　教育研究上必要な教員組織，施設設備その他の諸条件を備えること．

三　教育研究を適切に遂行するためにふさわしい運営の仕組みを有すること．

②　学部以外の基本組織に係る専任教員数，校舎の面積及び学部以外の基本組織の教育研究に必要な附属施設の基準は，当該学部以外の基本組織の教育研究上の分野に相当すると認められる分野の学部又は学科に係るこれらの基準（第 45 条第 1 項に規定する共同学科（第 13 条及び第 37 条の 2 において単に「共同学科」という．）及び第 51 条第 1 項に規定する国際連携学科に係るものを含む．）に準ずるものとする．

③　この省令において，この章，第 13 条，第 37 条の 2，第 39 条，第 46 条，第 48 条，第 49 条（第 39 条の規定に係る附属施設について適用する場合に限る．），別表第 1，別表第 2 及び別表第 3 を除き，「学部」には学部以外の基本組織を，「学科」には学部以外の基本組織を置く場合における相当の組織を含むものとする．

第3章　教員組織

（教員組織）

第7条　大学は，その教育研究上の目的を達成するため，教育研究組織の規模並びに授与する学位の種類及び分野に応じ，必要な教員を置くものとする．

②　大学は，教育研究の実施に当たり，教員の適切な役割分担の下で，組織的な連携体制を確保し，教育研究に係る責任の所在が明確になるように教員組織を編制するものとする．

③　大学は，教育研究水準の維持向上及び教育研究の活性化を図るため，教員の構成が特定の範囲の年齢に著しく偏ることのないよう配慮するものとする．

④　大学は，2 以上の校地において教育を行う場合においては，それぞれの校地ごとに必要な教員を置くものとする．なお，それぞれの校地には，当該校地における教育に支障のないよう，原則として専任の教授又は准教授を少なくとも 1 人以上置くものとする．ただし，その校地が隣接している場合は，この限りでない．

第8条　削除

第9条　削除

（授業科目の担当）

第10条　大学は，教育上主要と認める授業科目（以下「主要授業科目」という．）については原則として専任の教授又は准教授に，主要授業科目以外の授業科目についてはなるべく専任の教授，准教授，講師，又は助教（第 13 条，第 46 条第 1 項及び第 55 条において「教授等」という．）に担当させるものとする．

②　大学は，演習，実験，実習又は実技を伴う授業科目については，なるべく助手に補助させるものとする．

（授業を担当しない教員）

第11条　大学には，教育研究上必要があるときは，授業を担当しない教員を置くことができる．

（専任教員）

第12条　教員は，一の大学に限り，専任教員となるものとする．

②　専任教員は，専ら前項の大学における教育研究に従事するものとする．

③　前項の規定にかかわらず，大学は，教育研究上特に必要があり，かつ，当該大学における教育研究の遂行に支障がないと認められる場合には，当該大学における教育研究以外の業務に従事する者を，当該大学の専任教員とすることができる．

（専任教員数）

第13条　大学における専任教員の数は，別表第 1 により当該大学に置く学部の種類及び規模に応じ定める教授等の数（共同学科を置く学部にあつては，当該学部における共同学科以外の学科を 1 の学部とみなして同表を適用して得られる教授等の数と第 46 条の規定により得られる当該共同学科に係る専任教員の数を合計した数）と別表第 2 により大学全体の収容定員に応じ定める教授等の数を合計した数以上とする．

第4章 教員の資格

（学長の資格）

第13条の2 学長となることのできる者は，人格が高潔で，学識が優れ，かつ，大学運営に関し識見を有すると認められる者とする．

（教授の資格）

第14条 教授となることのできる者は，次の各号のいずれかに該当し，かつ，大学における教育を担当するにふさわしい教育上の能力を有すると認められる者とする．

一 博士の学位（外国において授与されたこれに相当する学位を含む．）を有し，研究上の業績を有する者

二 研究上の業績が前号の者に準ずると認められる者

三 学位規則（昭和28年文部省令第9号）第5条の2に規定する専門職学位（外国において授与されたこれに相当する学位を含む．）を有し，当該専門職学位の専攻分野に関する実務上の業績を有する者

四 大学において教授，准教授又は専任の講師の経歴（外国におけるこれらに相当する教員としての経歴を含む．）のある者

五 芸術，体育等については，特殊な技能に秀でていると認められる者

六 専攻分野について，特に優れた知識及び経験を有すると認められる者

（准教授の資格）

第15条 准教授となることのできる者は，次の各号のいずれかに該当し，かつ，大学における教育を担当するにふさわしい教育上の能力を有すると認められる者とする．

一 前条各号のいずれかに該当する者

二 大学において助教又はこれに準ずる職員としての経歴（外国におけるこれらに相当する職員としての経歴を含む．）のある者

三 修士の学位又は学位規則第5条の2に規定する専門職学位（外国において授与されたこれらに相当する学位を含む．）を有する者

四 研究所，試験所，調査所等に在職し，研究上の業績を有する者

五 専攻分野について，優れた知識及び経験を有すると認められる者

（講師の資格）

第16条 講師となることのできる者は，次の各号のいずれかに該当する者とする．

一 第14条又は前条に規定する教授又は准教授となることのできる者

二 その他特殊な専攻分野について，大学における教育を担当するにふさわしい教育上の能力を有すると認められる者

（助教の資格）

第16条の2 助教となることのできる者は，次の各号のいずれかに該当し，かつ，大学における教育を担当するにふさわしい教育上の能力を有すると認められる者とする．

一 第14条各号又は第15条各号のいずれかに該当する者

二 修士の学位（医学を履修する課程，歯学を履修する課程，薬学を履修する課程のうち臨床に係る実践的な能力を培うことを主たる目的とするもの又は獣医学を履修する課程を修了した者については，学士の学位）又は学位規則第5条の2に規定する専門職学位（外国において授与されたこれらに相当する学位を含む．）を有する者

三 専攻分野について，知識及び経験を有すると認められる者

（助手の資格）

第17条 助手となることのできる者は，次の各号のいずれかに該当する者とする．

一 学士の学位（外国において授与されたこれに相当する学位を含む．）を有する者

二 前号の者に準ずる能力を有すると認められる者

第5章 収容定員

（収容定員）

第18条 収容定員は，学科又は課程を単位とし，学部ごとに学則で定めるものとする．この場合において，第26条の規定による昼夜開講制を実施するときはこれに係る収容定員を，第57条の規定により外国に学部，学科その他の組織を設けるときはこれに係る収容定員を，編入学定員を設けるときは入学定員及び編入学定員を，それぞれ明示するものとする．

② 収容定員は，教員組織，校地，校舎等の施設，設備その他の教育上の諸条件を総合的に考慮して定めるものとする．

③ 大学は，教育にふさわしい環境の確保のため，在学する学生の数を収容定員に基づき適正に管理するものとする．

第6章 教育課程

（教育課程の編成方針）

第19条 大学は，当該大学，学部及び学科又は課程等の教育上の目的を達成するために必要な授業科目を自ら開設し，体系的に教育課程を編成するものとする．

② 教育課程の編成に当たつては，大学は，学部等の専攻に係る専門の学芸を教授するとともに，幅広く深い教養及び総合的な判断力を培い，豊かな人間性を涵養するよう適切に配慮しなければならない．

（教育課程の編成方法）

第20条 教育課程は，各授業科目を必修科目，選択科目及び自由科目に分け，これを各年次に配当して編成するものとする．

（単位）

第21条 各授業科目の単位数は，大学において定めるものとする．

② 前項の単位数を定めるに当たつては，1単位の授業科目を45時間の学修を必要とする内容をもつて構成することを標準とし，授業の方法に応じ，当該授業による教育効果，授業時間外に必要な学修等を考慮して，次の基準により単位数を計算するものとする．

一 講義及び演習については，15時間から30時間までの範囲で大学が定める時間の授業をもつて1単位とする．

二 実験，実習及び実技については，30時間から45時間までの範囲で大学が定める時間の授業をもつて1単位とする．ただし，芸術等の分野における個人指導による実技の授業については，大学が定める時間の授業をもつて1単位とすることができる．

三 1の授業科目について，講義，演習，実験，実習又は実技のうち2以上の方法の併用により行う場合については，その組み合わせに応じ，前2号に規定する基準を考慮して大学が定める時間の授業をもつて1単位とする．

③ 前項の規定にかかわらず，卒業論文，卒業研究，卒業制作等の授業科目については，これらの学修の成果を評価して単位を授与することが適切と認められる場合には，これらに必要な学修等を考慮して，単位数を定めることができる．

（1年間の授業期間）

第22条 1年間の授業を行う期間は，定期試験等の期間を含め，35週にわたることを原則とする．

（各授業科目の授業期間）

第23条 各授業科目の授業は，10週又は15週にわたる期間を単位として行うものとする．ただし，教育上必要があり，かつ，十分な教育効果をあげることができると認められる場合は，この限りでない．

（授業を行う学生数）

第24条 大学が1の授業科目について同時に授業を行う学生数は，授業の方法及び施設，設備その他の教育上の諸条件を考慮して，教育効果を十分にあげられるような適当な人数とするものとする．

（授業の方法）

第25条 授業は，講義，演習，実験，実習若しくは実技のいず

460　資料

れかにより又はこれらの併用により行うものとする.

② 大学は, 文部科学大臣が別に定めるところにより, 前項の授業を, 多様なメディアを高度に利用して, 当該授業を行う教室等以外の場所で履修させることができる.

③ 大学は, 第1項の授業を, 外国において履修させることができる. 前項の規定により, 多様なメディアを高度に利用して, 当該授業を行う教室等以外の場所で履修させる場合についても, 同様とする.

④ 大学は, 文部科学大臣が別に定めるところにより, 第1項の授業の一部を, 校舎及び附属施設以外の場所で行うことができる.

（成績評価基準等の明示等）

第25条の2 大学は, 学生に対して, 授業の方法及び内容並びに1年間の授業の計画をあらかじめ明示するものとする.

② 大学は, 学修の成果に係る評価及び卒業の認定に当たつては, 客観性及び厳格性を確保するため, 学生に対してその基準をあらかじめ明示するとともに, 当該基準にしたがつて適切に行うものとする.

（教育内容等の改善のための組織的な研修等）

第25条の3 大学は, 当該大学の授業の内容及び方法の改善を図るための組織的な研修及び研究を実施するものとする.

（昼夜開講制）

第26条 大学は, 教育上必要と認められる場合には, 昼夜開講制（同一学部において昼間及び夜間の双方の時間帯において授業を行うことをいう.）により授業を行うことができる.

第7章 卒業の要件等

（単位の授与）

第27条 大学は, 1の授業科目を履修した学生に対しては, 試験の上単位を与えるものとする. ただし, 第21条第3項の授業科目については, 大学の定める適切な方法により学修の成果を評価して単位を与えることができる.

（履修科目の登録の上限）

第27条の2 大学は, 学生が各年次にわたつて適切に授業科目を履修するため, 卒業の要件として学生が修得すべき単位数について, 学生が1年間又は1学期に履修科目として登録することができる単位数の上限を定めるよう努めなければならない.

② 大学は, その定めるところにより, 所定の単位を優れた成績をもつて修得した学生については, 前項に定める上限を超えて履修科目の登録を認めることができる.

（他の大学又は短期大学における授業科目の履修等）

第28条 大学は, 教育上有益と認めるときは, 学生が大学の定めるところにより他の大学又は短期大学において履修した授業科目について修得した単位を, 60単位を超えない範囲で当該大学における授業科目の履修により修得したものとみなすことができる.

② 前項の規定は, 学生が, 外国の大学又は短期大学に留学する場合, 外国の大学又は短期大学が行う通信教育における授業科目を我が国において履修する場合及び外国の大学又は短期大学の教育課程を有するものとして当該外国の学校教育制度において位置付けられた教育施設であつて, 文部科学大臣が別に指定するものの当該教育課程における授業科目を我が国において履修する場合について準用する.

（大学以外の教育施設等における学修）

第29条 大学は, 教育上有益と認めるときは, 学生が行う短期大学又は高等専門学校の専攻科における学修その他文部科学大臣が別に定める学修を, 当該大学における授業科目の履修とみなし, 大学の定めるところにより単位を与えることができる.

② 前項により与えることができる単位数は, 前条第1項及び第2項により当該大学において修得したものとみなす単位数と合わせて60単位を超えないものとする.

（入学前の既修得単位等の認定）

第30条 大学は, 教育上有益と認めるときは, 学生が当該大学に入学する前に大学又は短期大学において履修した授業科目について修得した単位（第31条第1項の規定により修得した単位を含む.）を, 当該大学に入学した後の当該大学における授業科目の履修により修得したものとみなすことができる.

② 大学は, 教育上有益と認めるときは, 学生が当該大学に入学する前に行つた前条第1項に規定する学修を, 当該大学における授業科目の履修とみなし, 大学の定めるところにより単位を与えることができる.

③ 前2項により修得したものとみなし, 又は与えることのできる単位数は, 編入学, 転学等の場合を除き, 当該大学において修得した単位以外のものについては, 第28条第1項（同条第2項において準用する場合を含む.）及び前条第1項により当該大学において修得したものとみなす単位数と合わせて60単位を超えないものとする.

（長期にわたる教育課程の履修）

第30条の2 大学は, 大学の定めるところにより, 学生が, 職業を有している等の事情により, 修業年限を超えて一定の期間にわたり計画的に教育課程を履修し卒業することを希望する旨を申し出たときは, その計画的な履修を認めることができる.

（科目等履修生等）

第31条 大学は, 大学の定めるところにより, 当該大学の学生以外の者で1又は複数の授業科目を履修する者（以下「科目等履修生」という.）に対し, 単位を与えることができる.

② 科目等履修生に対する単位の授与については, 第27条の規定を準用する.

③ 大学は, 科目等履修生その他の学生以外の者（次項において「科目等履修生等」という.）を相当数受け入れる場合においては, 第13条, 第37条及び第37条の2に規定する基準を考慮して, 教育に支障のないよう, それぞれ相当の専任教員並びに校地及び校舎の面積を増加するものとする.

④ 大学は, 科目等履修生等を受け入れる場合においては, 1の授業科目について同時に授業を行うこれらの者の人数は, 第24条の規定を踏まえ, 適当な人数とするものとする.

（卒業の要件）

第32条 卒業の要件は, 大学に4年以上在学し, 124単位以上を修得することとする.

② 前項の規定にかかわらず, 医学又は歯学に関する学科に係る卒業の要件は, 大学に6年以上在学し, 188単位以上を修得することとする. ただし, 教育上必要と認められる場合には, 大学は, 修得すべき単位の一部の修得について, これに相当する授業時間の履修をもつて代えることができる.

③ 第1項の規定にかかわらず, 薬学に関する学科のうち臨床に係る実践的な能力を培うことを主たる目的とするものに係る卒業の要件は, 大学に6年以上在学し, 186単位以上（将来の薬剤師としての実務に必要な薬学に関する臨床に係る実践的な能力を培うことを目的として大学の附属病院その他の病院及び薬局で行う実習（以下「薬学実務実習」という.）に係る20単位以上を含む.）を修得することとする.

④ 第1項の規定にかかわらず, 獣医学に関する学科に係る卒業の要件は, 大学に6年以上在学し, 182単位以上を修得することとする.

⑤ 第1項の規定により卒業の要件として修得すべき124単位のうち, 第25条第2項の授業の方法により修得する単位数は60単位を超えないものとする.

（授業時間制をとる場合の特例）

第33条 前条第2項ただし書により授業時間の履修をもつて単位の修得に代える授業科目に係る第21条第1項又は第27条の規定の適用については, 第21条第1項中「単位数」とあるのは「授業時間数」と, 第27条中「1の授業科目」とあるのは「授業科目」と, 「単位を与えるものとする」とあるのは「修了を認定するものとする」とする.

② 授業時間数を定めた授業科目については，当該授業科目の授業時間数をこれに相当する単位数とみなして第28条第1項（同条第2項において準用する場合を含む．），第29条第1項又は第30条第1項若しくは第2項の規定を適用することができる．

第8章　校地，校舎等の施設及び設備等

（校地）

第34条　校地は，教育にふさわしい環境をもち，校舎の敷地には，学生が休息その他に利用するのに適当な空地を有するものとする．

②前項の規定にかかわらず，大学は，法令の規定による制限その他のやむを得ない事由により所要の土地の取得を行うことが困難であるため前項に規定する空地を校舎の敷地に有することができないと認められる場合において，学生が休息その他に利用するため，適当な空地を有することにより得られる効用と同等以上の効用が得られる措置を当該大学が講じている場合に限り，空地を校舎の敷地に有しないことができる．

③前項の措置は，次の各号に掲げる要件を満たす施設を校舎に備えることにより行うものとする．

一　できる限り開放的であつて，多くの学生が余裕をもつて休息，交流その他に利用できるものであること．

二　休息，交流その他に必要な設備が備えられていること．

（運動場）

第35条　運動場は，教育に支障のないよう，原則として校舎と同一の敷地内又はその隣接地に設けるものとし，やむを得ない場合には適当な位置にこれを設けるものとする．

②前項の規定にかかわらず，大学は，法令の規定による制限その他のやむを得ない事由により所要の土地の取得を行うことが困難であるため前項に規定する運動場を設けることができないと認められる場合において，運動場を設けることにより得られる効用と同等以上の効用が得られる措置を当該大学が講じており，かつ，教育に支障がないと認められる場合に限り，運動場を設けないことができる．

③前項の措置は，原則として体育館その他のスポーツ施設を校舎と同一の敷地内又はその隣接地に備えることにより行うものとする．ただし，やむを得ない特別の事情があるときは，当該大学以外の者が備える運動施設であつて次の各号に掲げる要件を満たすものを学生に利用させることにより行うことができるものとする．

一　様々な運動が可能で，多くの学生が余裕をもつて利用できること．

二　校舎から至近の位置に立地していること．

三　学生の利用に際し経済的負担の軽減が十分に図られているものであること．

（校舎等施設）

第36条　大学は，その組織及び規模に応じ，少なくとも次に掲げる専用の施設を備えた校舎を有するものとする．ただし，特別の事情があり，かつ，教育研究に支障がないと認められるときは，この限りでない．

一　学長室，会議室，事務室

二　研究室，教室（講義室，演習室，実験・実習室等とする．）

三　図書館，医務室，学生自習室，学生控室

② 研究室は，専任の教員に対しては必ず備えるものとする．

③ 教室は，学科又は課程に応じ，必要な種類と数を備えるものとする．

④ 校舎には，第1項に掲げる施設のほか，なるべく情報処理及び語学の学習のための施設を備えるものとする．

⑤ 大学は，校舎のほか，原則として体育館を備えるとともに，なるべく体育館以外のスポーツ施設及び講堂並びに寄宿舎，課外活動施設その他の厚生補導に関する施設を備えるものとする．

⑥ 夜間において授業を行う学部（以下「夜間学部」という．）を置く大学又は昼夜開講制を実施する大学にあつては，研究室，教室，図書館その他の施設の利用について，教育研究に支障のないようにするものとする．

（校地の面積）

第37条　大学における校地の面積（附属病院以外の附属施設用地及び寄宿舎の面積を除く．）は，収容定員上の学生1人当たり10平方メートルとして算定した面積に附属病院建築面積を加えた面積とする．

② 前項の規定にかかわらず，同じ種類の昼間学部（昼間において授業を行う学部をいう．以下同じ．）及び夜間学部が近接した施設等を使用し，又は施設等を共用する場合の校地の面積は，当該昼間学部及び夜間学部における教育研究に支障のない面積とする．

③ 昼夜開講制を実施する場合においては，これに係る収容定員，履修方法，施設の使用状況等を考慮して，教育に支障のない限度において，第1項に規定する面積を減ずることができる．

（校舎の面積）

第37条の2　校舎の面積は，1個の学部のみを置く大学にあつては，別表第3イ又はロの表に定める面積（共同学科を置く場合にあつては，当該学部における共同学科以外の学科を1の学部とみなして同表を適用して得られる面積に第48条第1項の規定により得られる当該共同学科に係る面積を加えた面積）以上とし，複数の学部を置く大学にあつては，当該複数の学部のうち同表に定める面積（共同学科を置く学部については，当該学部における共同学科以外の学科を1の学部とみなして同表を適用して得られる面積）が最大である学部についての同表に定める面積（共同学科を置く学部については，当該学部における共同学科以外の学科を1の学部とみなして同表を適用して得られる面積）に当該学部以外の学部についてのそれぞれ別表第3ロ又はハの表に定める面積（共同学科を置く学部については，当該学部における共同学科以外の学科を1の学部とみなして同表を適用して得られる面積）を合計した面積を加えた面積（共同学科を置く場合にあつては，第48条第1項の規定により得られる当該学科に係る面積を加えた面積）以上とする．

（図書等の資料及び図書館）

第38条　大学は，学部の種類，規模等に応じ，図書，学術雑誌，視聴覚資料その他の教育研究上必要な資料を，図書館を中心に系統的に備えるものとする．

② 図書館は，前項の資料の収集，整理及び提供を行うほか，情報の処理及び提供のシステムを整備して学術情報の提供に努めるとともに，前項の資料の提供に関し，他の大学の図書館等との協力に努めるものとする．

③ 図書館には，その機能を十分に発揮させるために必要な専門的職員その他の専任の職員を置くものとする．

④ 図書館には，大学の教育研究を促進できるような適当な規模の閲覧室，レファレンス・ルーム，整理室，書庫等を備えるものとする．

⑤ 前項の閲覧室には，学生の学習及び教員の教育研究のために十分な数の座席を備えるものとする．

（附属施設）

第39条　次の表の上欄（左欄）に掲げる学部を置き，又は学科を設ける大学には，その学部又は学科の教育研究に必要な施設として，それぞれ下欄（右欄）に掲げる附属施設を置くものとする．

462　資料

学部又は学科	附属施設
教員養成に関する学部又は学科	附属学校又は附属幼保連携型認定こども園（就学前の子どもに関する教育，保育等の総合的な提供の推進に関する法律（平成18年法律第77号）第2条第7項に規定する幼保連携型認定こども園であつて，大学に附属して設置されるものをいう.）
医学又は歯学に関する学部	附属病院（医療法（昭和23年法律第205）第70条第1項に規定する参加法人が開設する病院（医学又は歯学に関する学部の教育研究に必要な病院の機能が確保される場合として文部科学大臣が別に定める場合に限る.）を含む.）
農学に関する学部	農場
林学に関する学科	演習林
獣医学に関する学部又は学科	家畜病院
畜産学に関する学部又は学科	飼育場又は牧場
水産学又は商船に関する学部	練習船（共同利用による場合を含む.）
水産増殖に関する学科	養殖施設
薬学に関する学部又は学科	薬用植物園（薬草園）
体育に関する学部又は学科	体育館

② 工学に関する学部を置く大学には，原則として実験・実習工場を置くものとする.

（薬学実務実習に必要な施設）
第39条の2　薬学に関する学部又は学科のうち臨床に係る実践的な能力を培うことを主たる目的とするものを置き，又は設ける大学は，薬学実務実習に必要な施設を確保するものとする.

（機械，器具等）
第40条　大学は，学部又は学科の種類，教員数及び学生数に応じて必要な種類及び数の機械，器具及び標本を備えるものとする.

（2以上の校地において教育研究を行う場合における施設及び設備）
第40条の2　大学は，2以上の校地において教育研究を行う場合においては，それぞれの校地ごとに教育研究に支障のないよう必要な施設及び設備を備えるものとする. ただし，その校地が隣接している場合は，この限りでない.

（教育研究環境の整備）
第40条の3　大学は，その教育研究上の目的を達成するため，必要な経費の確保等により，教育研究にふさわしい環境の整備に努めるものとする.

（大学等の名称）
第40条の4　大学，学部及び学科（以下「大学等」という.）の名称は，大学等として適当であるとともに，当該大学等の教育研究上の目的にふさわしいものとする.

第9章　事務組織等
（事務組織）
第41条　大学は，その事務を処理するため，専任の職員を置く適当な事務組織を設けるものとする.

（厚生補導の組織）
第42条　大学は，学生の厚生補導を行うため，専任の職員を置く適当な組織を設けるものとする.

（社会的及び職業的自立を図るために必要な能力を培うための体制）
第42条の2　大学は，当該大学及び学部等の教育上の目的に応じ，学生が卒業後自らの資質を向上させ，社会的及び職業的自立を図るために必要な能力を，教育課程の実施及び厚生補導を通じて培うことができるよう，大学内の組織間の有機的な連携を図り，適切な体制を整えるものとする.

（研修の機会等）
第42条の3　大学は，当該大学の教育研究活動等の適切かつ効果的な運営を図るため，その職員に必要な知識及び技能を習得させ，並びにその能力及び資質を向上させるための研修（第25条の3に規定する研修に該当するものを除く.）の機会を設けることその他必要な取組を行うものとする.

第10章　共同教育課程に関する特例
（共同教育課程の編成）
第43条　2以上の大学は，その大学，学部及び学科の教育上の目的を達成するために必要があると認められる場合には，第19条第1項の規定にかかわらず，当該2以上の大学のうち1の大学が開設する授業科目を，当該2以上の大学のうち他の大学の教育課程の1部とみなして，それぞれの大学ごとに同一内容の教育課程（通信教育に係るもの及び大学が外国に設ける学部，学科その他の組織において開設される授業科目の履修により修得する単位を当該学科に係る卒業の要件として修得すべき単位の全部又は一部として修得するものを除く. 以下「共同教育課程」という.）を編成することができる. ただし，共同教育課程を編成する大学（以下「構成大学」という.）は，それぞれ当該共同教育課程に係る主要授業科目の一部を必修科目として自ら開設するものとする.
② 大学は，共同教育課程（大学院の課程に係るものを含む.）のみを編成することはできない.
③ 構成大学は，当該共同教育課程を編成し，及び実施するための協議の場を設けるものとする.

（共同教育課程に係る単位の認定）
第44条　構成大学は，学生が当該構成大学のうち1の大学において履修した共同教育課程に係る授業科目について修得した単位（第32条第2項ただし書により授業時間の履修をもつて代えるものを含む.）を，当該構成大学のうち他の大学における当該共同教育課程に係る授業科目の履修により修得したものとそれぞれみなすものとする.

（共同学科に係る卒業の要件）
第45条　共同教育課程を編成する学科（以下「共同学科」という.）に係る卒業の要件は，第32条第1項，第3項又は第4項に定めるもののほか，それぞれの大学において当該共同教育課程に係る授業科目の履修により31単位以上を修得することとする.
② 前項の規定にかかわらず，医学又は歯学に関する共同学科に係る卒業の要件は，第32条第2項に定めるもののほか，それぞれの大学において当該共同教育課程に係る授業科目の履修により32単位（同項ただし書により授業時間の履修をもつて代えるものを含む.）以上を修得することとする.
③ 前2項の規定によりそれぞれの大学において当該共同教育課程に係る授業科目の履修により修得する単位数には，第28条第1項（同条第2項において準用する場合を含む.），第29条第1項，第30条第1項若しくは第2項又は前条の規定により修得したものとみなし，若しくは与えることができ，又はみなすものとする単位を含まないものとする.

（共同学科に係る専任教員数）
第46条　共同学科に係る専任教員の数は，それぞれの大学に置く当該共同教育課程を編成する学科を合わせて一の学部とみなして，その種類及び規模に応じ別表第1イの表の中欄又はロの表を適用して得られる教授等の数（次項において「全体専任教員数」という.）をこれらの学科に係る収容定員の割合に応じて按分した数（その数に1に満たない端数があるとき

はこれを切り捨てる．以下この条において「大学別専任教員数」という．）以上とする．

② 前項に規定する当該共同教育課程を編成する学科に係る大学別専任教員数の合計が全体専任教員数に満たないときは，その不足する数の専任教員をいずれかの大学の当該共同教育課程を編成する学科に置くものとする．

③ 第1項の規定による当該共同教育課程を編成する学科に係る大学別専任教員数（前項の規定により当該学科に不足する数の専任教員を置くときは，当該専任教員の数を加えた数）が，当該学科の種類に応じ，別表第1イの表の下欄（保健衛生学関係（看護学関係）にあつては，中欄）に定める専任教員の数の8割に相当する数又は別表第1ロの表の収容定員360人までの場合の専任教員数の欄の数（以下これらをこの項において「最小大学別専任教員数」という．）に満たないときは，前2項の規定にかかわらず，当該学科に係る専任教員の数は，最小大学別専任教員数以上とする．

（共同学科に係る校地の面積）

第47条 第37条第1項の規定にかかわらず，共同学科に係る校地の面積については，それぞれの大学に置く当該共同教育課程を編成する学科に係る校地の面積を合計した面積がこれらの学科に係る収容定員を合計した数に十平方メートルを乗じて得た面積を超え，かつ，教育研究に支障がないと認められる場合には，それぞれの大学ごとに当該学科に係る収容定員上の学生1人当たり十平方メートルとして算定した面積を有することを要しない．

（共同学科に係る校舎の面積）

第48条 共同学科に係る校舎の面積は，それぞれの大学に置く当該共同教育課程を編成する学科を合わせて1の学部とみなしてその種類に応じ別表第3イ又はロの表を適用して得られる面積（次項において「全体校舎面積」という．）をこれらの学科に係る収容定員の割合に応じて按分した面積（次項において「大学別校舎面積」という．）以上とする．

② 第37条の2及び前項の規定にかかわらず，共同学科に係る校舎の面積については，それぞれの大学に置く当該共同教育課程を編成する学科に係る校舎の面積を合計した面積が全体校舎面積を超え，かつ，教育研究に支障がないと認められる場合には，それぞれの大学ごとに大学別校舎面積を有することを要しない．

（共同学科に係る施設及び設備）

第49条 前2条に定めるもののほか，第34条から第36条まで及び第38条から第40条までの規定にかかわらず，共同学科に係る施設及び設備については，それぞれの大学に置く当該共同教育課程を編成する学科を合わせて1の学部又は学科とみなしてその種類，教員数及び学生数に応じて必要な施設及び設備を備え，かつ，教育研究に支障がないと認められる場合には，それぞれの大学ごとに当該学科に係る施設及び設備を備えることを要しない．

第11章　国際連携学科に関する特例

（国際連携学科の設置）

第50条 大学は，その学部の教育上の目的を達成するために必要があると認められる場合には，学部に，文部科学大臣が別に定めるところにより，外国の大学と連携して教育研究を実施するための学科（第5条の課程を含む．）（以下「国際連携学科」という．）を設けることができる．

② 大学は，学部に国際連携学科のみを設けることはできない．

③ 国際連携学科の収容定員は，当該学科を設ける学部の収容定員の2割（1の学部に複数の国際連携学科を設けるときは，それらの収容定員の合計が当該学部の収容定員の2割）を超えない範囲で定めるものとする．

（国際連携教育課程の編成）

第51条 国際連携学科を設ける大学は，第19条第1項の規定にかかわらず，国際連携学科において連携して教育研究を実施する1以上の外国の大学（以下「連携外国大学」という．）

が開設する授業科目を教育課程の一部とみなして，当該連携外国大学と連携した教育課程（通信教育に係るものを除く．）（以下「国際連携教育課程」という．）を編成することができる．ただし，国際連携学科を設ける大学は，国際連携教育課程に係る主要授業科目の一部を必修科目として自ら開設するものとする．

② 国際連携学科を設ける大学は，国際連携教育課程を編成し，及び実施するため，連携外国大学と文部科学大臣が別に定める事項についての協議の場を設けるものとする．

（共同開設科目）

第52条 国際連携学科を設ける大学は，第19条第1項の規定にかかわらず，連携外国大学と共同して授業科目を開設することができる．

② 国際連携学科を設ける大学が前項の授業科目（以下この項において「共同開設科目」という．）を開設した場合，当該大学の国際連携学科の学生が当該共同開設科目の履修により修得した単位は，30単位を超えない範囲で，当該大学又は連携外国大学のいずれかにおいて修得した単位とすることができる．ただし，連携外国大学において修得した単位数が，第54条第1項及び第2項の規定により連携外国大学において修得することとされている単位数に満たない場合は，共同開設科目の履修により修得した単位を連携外国大学において修得した単位とすることはできない．

（国際連携教育課程に係る単位の認定）

第53条 国際連携学科を設ける大学は，学生が連携外国大学において履修した国際連携教育課程に係る授業科目について修得した単位（第32条第2項ただし書により授業時間の履修をもつて代えるものを含む．）を，当該国際連携教育課程に係る授業科目の履修により修得したものとみなすものとする．

（国際連携学科に係る卒業の要件）

第54条 国際連携学科に係る卒業の要件は，第32条第1項，第3項又は第4項に定めるもののほか，国際連携学科を設ける大学において国際連携教育課程に係る授業科目の履修により62単位以上（薬学に関する学科のうち臨床に係る実践的な能力を培うことを主たる目的とするものを履修する課程にあつては93単位以上，獣医学を履修する課程にあつては91単位以上）を修得するとともに，それぞれの連携外国大学において当該国際連携教育課程に係る授業科目の履修により31単位以上を修得することとする．

② 前項の規定にかかわらず，医学又は歯学に関する国際連携学科に係る卒業の要件は，第32条第2項に定めるもののほか，国際連携学科を設ける大学において国際連携教育課程に係る授業科目の履修により94単位以上（同項ただし書により授業時間の履修をもつて代えるものを含む．）を修得するとともに，それぞれの連携外国大学において当該国際連携教育課程に係る授業科目の履修により32単位以上を修得することとする．

③ 前2項の規定により国際連携学科を設ける大学及びそれぞれの連携外国大学において国際連携教育課程に係る授業科目の履修により修得する単位数には，第28条第1項（同条第2項において準用する場合を含む．），第29条第1項，第30条第1項若しくは第2項又は前条の規定により修得したものとみなし，若しくは与えることができ，又はみなすものとする単位を含まないものとする．

（国際連携学科に係る専任教員数）

第55条 国際連携学科を置く学部に係る専任教員の数は，第13条に定める学部の種類及び規模に応じて定める教授等の数に，1の国際連携学科ごとに1人の専任教員を加えた数を合計した数以上とする．

（国際連携学科に係る施設及び設備）

第56条 第34条から第36条まで及び第38条から第40条までの規定にかかわらず，国際連携学科に係る施設及び設備については，当該学科を置く学部の施設及び設備を利用すること

464 資料

ができるものとし，教育研究に支障がないと認められる場合には，当該学科に係る施設及び設備を備えることを要しない.

② 前項の規定にかかわらず，国際連携学科を設ける大学が外国において国際連携教育課程に係る教育研究を行う場合においては，教育研究に支障のないよう必要な施設及び設備を備えるものとする.

第12章 雑則

（外国に設ける組織）

第57条 大学は，文部科学大臣が別に定めるところにより，外国に学部，学科その他の組織を設けることができる.

（学校教育法第103条に定める大学についての適用除外）

第58条 第34条，第35条，第36条第4項及び第5項，第37条，第37条の2，第47条，第48条並びに第49条（第34条，第35条並びに第36条第4項及び第5項の規定に係る施設及び設備について適用する場合に限る.）の規定は，学校教育法第103条に定める大学には適用しない.

（その他の基準）

第59条 大学院その他に関する基準は，別に定める.

（段階的整備）

第60条 新たに大学等を設置し，又は薬学を履修する課程の修業年限を変更する場合の教員組織，校舎等の施設及び設備については，別に定めるところにより，段階的に整備することができる.

　　附則（抄）

① この省令は，公布の日から施行する.

② この省令施行の際，現に設置されている大学に在職する教員については，その教員が現に在職する教員の職に在る限り，この省令の教員の資格に関する規定は，適用しない.

③ この省令施行の際，現に設置されている大学の組織，編制，施設及び設備でこの省令施行の日前に係るものについては，当分の間，なお従前の例によることができる.

④ 昭和61年度から平成4年度までの間に期間（昭和61年度から平成11年度までの間の年度間に限る.）を付して入学定員を増加する大学（次項において「期間を付して入学定員を増加する大学」という.）の専任教員数については，第13条の規定により算定し，当該入学定員の増加に伴い必要とされる専任教員数が増加することとなるときは，当該増加することとなる専任教員数は，教育に支障のない限度において，兼任の教員をもつて充てることができるものとする.

⑤ 期間を付して入学定員を増加する大学の校地の面積の算定については，当該入学定員の増加はないものとみなして第37条第1項の規定を適用する.

⑥ 昭和61年度以降に期間（平成11年度を終期とするものに限る.）を付して入学定員を増加又は設定した大学であつて，当該期間の経過後引き続き，当該入学定員の範囲内で期間（平成12年度から平成16年度までの間の年度間に限る.）を付して入学定員を増加するものの専任教員数及び校地の面積の算定については，前2項の例による.

⑦ 平成22年度以降に期間（平成36年度までの間の年度間に限る.）を付して医学に関する学部の学科に係る収容定員を，720人を超えて，地域における医療及び介護の総合的な確保の促進に関する法律（平成元年法律第64号）第4条第1項に規定する都道府県計画その他の都道府県が作成する医療に関する計画に記載された大学の入学定員及び編入学定員の増加により算出される収容定員の増加のみにより840人までの範囲で増加する大学（次項及び附則第9項において「医学部の収容定員を720人を超えて増加する大学」という.）の専任教員数の算定については，別表第1ロに定める医学関係の専任教員数は，収容定員が780人までの場合にあつては150人，収容定員が840人までの場合にあつては160人とし，かつ，文部科学大臣が別に定める基準に適合することとして，第13条の規定を適用する.

⑧ 医学部の収容定員を720人を超えて増加する大学の校地の面積の算定については，当該大学の医学に関する学部の学科における720人を超える部分の収容定員の増加はないものとみなして第37条第1項の規定を適用する.

⑨ 医学部の収容定員を720人を超えて増加する大学の校舎の面積の算定については，別表第3ロに定める医学関係の校舎の面積を別表第3ロに定める収容定員720人までの場合の医学関係の校舎の面積に720人を超える収容定員に応じて6人につき75平方メートルの割合により算出される面積を増加した面積とし，及び別表第3ロに定める医学関係の附属病院の面積を別表第3ロに定める収容定員720人までの場合の医学関係の附属病院の面積に720人を超える収容定員に応じて6人につき百平方メートルの割合により算出される面積を増加した面積として，第37条の2の規定を適用する.

　　附則（平成26年11月14日文部科学省令第34号）

（施行期日）

① この省令は，公布の日から施行する.

（医学を履修する課程等に関する経過措置）

② 大学は，この省令による改正後の大学設置基準第50条第1項の規定にかかわらず，当分の間，医学を履修する課程，歯学を履修する課程，薬学を履修する課程のうち臨床に係る実践的な能力を培うことを主たる目的とするもの及び獣医学を履修する課程に係る国際連携学科を設置することができない.

　　附則（平成28年12月27日文部科学省令第35号）

この省令は，平成29年4月2日から施行する.

別表第1 学部の種類及び規模に応じ定める専任教員数（第13条関係）

イ　医学又は歯学に関する学部以外の学部に係るもの

学部の種類	1学科で組織する場合の専任教員数		2以上の学科で組織する場合の1学科の収容定員並びに専任教員数	
	収容定員	専任教員数	収容定員	専任教員数
文学関係	320-600	10	200-400	6
教育学・保育学関係	320-600	10	200-400	6
法学関係	400-800	14	400-600	10
経済学関係	400-800	14	400-600	10
社会学・社会福祉学関係	400-800	14	400-600	10
理学関係	200-400	14	160-320	8
工学関係	200-400	14	160-320	8
農学関係	200-400	14	160-320	8
獣医学関係	300-600	28	240-480	16
薬学関係（臨床に係る実践的な能力を培うことを主たる目的とするもの）	300-600	28	240-360	16
薬学関係（臨床に係る実践的な能力を培うことを主たる目的とするものを除く．）	200-400	14	160-240	8
家政関係	200-400	10	160-240	6
美術関係	200-400	10	160-240	6
音楽関係	200-400	10	160-240	6
体育関係	200-400	12	160-320	8
保健衛生学関係（看護学関係）	200-400	12	—	
保健衛生学関係（看護学関係を除く．）	200-400	14	160-320	8

備考
一　この表に定める教員数の半数以上は原則として教授とする（別表第2において同じ．）．
二　この表に定める教員数には，第11条の授業を担当しない教員を含まないこととする（以下ロの表及び別表第2において同じ．）．
三　収容定員がこの表に定める数に満たない場合の専任教員数は，その二割の範囲内において兼任の教員に代えることができる（別表第2において同じ．）．
四　収容定員がこの表の定める数を超える場合は，その超える収容定員に応じて400人につき教員3人（獣医学関係又は薬学関係（臨床に係る実践的な能力を培うことを主たる目的とするもの）にあつては，収容定員600人につき教員6人）の割合により算出される数の教員を増加するものとする（ロの表において同じ．）．
五　夜間学部がこれと同じ種類の昼間学部と同一の施設等を使用する場合の教員数は，この表に定める教員数の3分の1以上とする．ただし，夜間学部の収容定員が当該昼間学部の収容定員を超える場合は，夜間学部の教員数はこの表に定める教員数とし，当該昼間学部の教員数はこの表に定める教員数の3分の1以上とする（別表第2において同じ．）．
六　昼夜開講制を実施する場合は，これに係る収容定員，履修方法，授業の開設状況等を考慮して，教育に支障のない限度において，この表に定める教員数を減ずることができる（別表第2において同じ．）．
七　2以上の学科で組織する学部における教員数は，同一分野に属する2以上の学科ごとにそれぞれこの表の下欄（右欄）から算出される教員数の合計数とする．ただし，同一分野に属する学科が他にない場合には，当該学科については，この表の中欄から算出される教員数とする．
八　2以上の学科で組織される学部に獣医学関係の学科を置く場合における教員数は，それぞれの学科が属する分野のこの表の下欄（右欄）から算出される教員数の合計数とする．
九　薬学分野に属する2以上の学科で組織される学部に薬学関係（臨床に係る実践的な能力を培うことを主たる目的とするもの）の1学科を置く場合における当該1学科に対するこの表の適用については，下欄（右欄）中「16」とあるのは，「22」とする．
十　薬学関係（臨床に係る実践的な能力を培うことを主たる目的とするもの）の学部に係る専任教員のうちには，文部科学大臣が別に定めるところにより，薬剤師としての実務の経験を有する者を含むものとする．
十一　この表に掲げる学部以外の学部に係る教員数については，当該学部に類似するこの表に掲げる学部の例によるものとする．ただし，教員養成に関する学部については，免許状の種類に応じ，教育職員免許法（昭和24年法律第147号）及び教育職員免許法施行規則（昭和29年文部省令第26号）に規定する教科及び教職に関する科目の所要単位を修得させるのに必要な数の教員を置くものとするほか，この表によることが適当でない場合については，別に定める．

ロ　医学又は歯学に関する学部に係るもの

学部の種類 ＼ 収容定員	収容定員360人までの場合の専任教員数	収容定員480人までの場合の専任教員数	収容定員600人までの場合の専任教員数	収容定員720人までの場合の専任教員数	収容定員840人までの場合の専任教員数	収容定員960人までの場合の専任教員数
医学関係	130	140	140	140	—	—
歯学関係	75	85	92	99	106	113

備考
一　この表に定める医学に関する学部に係る専任教員数のうち教授，准教授又は講師の合計数は，60人以上とし，そのうち30人以上は教授とする．
二　この表に定める歯学に関する学部に係る専任教員数のうち，教授，准教授又は講師の合計数は，36人以上とし，そのうち18人以上は教授とする．
三　附属病院における教育，研究及び診療に主として従事する相当数の専任教員を別に置くものとする．
四　この表に定める専任教員数は，医学又は歯学に関する学科のみを置く場合に係る専任教員数とし，その他の学科を置く場合に係る専任教員数については，医学又は歯学に関する学科についてこの表に定める教員数と当該医学又は歯学に関する学科以外の学科についてイの表に定める教員数の合計数とする．

別表第2 大学全体の収容定員に応じ定める専任教員数（第13条関係）

大学全体の収容定員	400人	800人
専任教員数	7	12

備考
一　この表に定める収容定員は，医学又は歯学に関する学部以外の学部の収容定員を合計した数とする．
二　収容定員がこの表に定める数を超える場合は，収容定員が400人を超え800人未満にあつては80人につき教員1人の割合により，収容定員が800人を超える場合にあつては収容定員400人につき教員3人の割合により算出される数の教員を増加するものとする．
三　医学又は歯学に関する学部を置く場合（当該学部に医学又は歯学に関する学科のみを置く場合に限る．）においては，当該学部の収容定員が480人の場合にあつては7人，720人の場合にあつては8人をこの表に定める数に加えるものとする．ただし，当該学部の収容定員が480人未満の場合には，その加える数を6人とすることができる．
四　医学又は歯学に関する学部を置く場合で当該学部に医学又は歯学に関する学科以外の学科を置く場合においては，

当該医学又は歯学に関する学科については前号により算出される教員数とし，当該医学又は歯学に関する学科以外の学科についてはその収容定員と他の学部の収容定員の合計数から第1号により算出される教員数とする．

別表第3 学部の種類に応じ定める校舎の面積（第37条の2関係）

イ 医学又は歯学に関する学部以外の学部に係る基準校舎面積

収容定員／学部の種類	200人までの場合の面積（平方メートル）	400人までの場合の面積（平方メートル）	800人までの場合の面積（平方メートル）	801人以上の場合の面積（平方メートル）
文学関係	2,644	（収容定員−200）×661÷200+2,644	（収容定員−400）×1,653÷400+3,305	（収容定員−800）×1,322÷400+4,958
教育学・保育学関係	2,644	（収容定員−200）×661÷200+2,644	（収容定員−400）×1,653÷400+3,305	（収容定員−800）×1,322÷400+4,958
法学関係	2,644	（収容定員−200）×661÷200+2,644	（収容定員−400）×1,653÷400+3,305	（収容定員−800）×1,322÷400+4,958
経済学関係	2,644	（収容定員−200）×661÷200+2,644	（収容定員−400）×1,653÷400+3,305	（収容定員−800）×1,322÷400+4,958
社会学・社会福祉学関係	2,644	（収容定員−200）×661÷200+2,644	（収容定員−400）×1,653÷400+3,305	（収容定員−800）×1,322÷400+4,958
理学関係	4,628	（収容定員−200）×1,157÷200+4,628	（収容定員−400）×3,140÷400+5,785	（収容定員−800）×3,140÷400+8,925
工学関係	5,289	（収容定員−200）×1,322÷200+5,289	（収容定員−400）×4,628÷400+6,611	（収容定員−800）×4,628÷400+11,239
農学関係	5,024	（収容定員−200）×1,256÷200+5,024	（収容定員−400）×4,629÷400+6,280	（収容定員−800）×4,629÷400+10,909
獣医学関係	5,024	（収容定員−200）×1,256÷200+5,024	（収容定員−400）×4,629÷400+6,280	（収容定員−800）×4,629÷400+10,909
薬学関係	4,628	（収容定員−200）×1,157÷200+4,628	（収容定員−400）×1,983÷400+5,785	（収容定員−800）×1,983÷400+7,768
家政関係	3,966	（収容定員−200）×992÷200+3,966	（収容定員−400）×1,984÷400+4,958	（収容定員−800）×1,984÷400+6,942
美術関係	3,834	（収容定員−200）×959÷200+3,834	（収容定員−400）×3,140÷400+4,793	（収容定員−800）×3,140÷400+7,933
音楽関係	3,438	（収容定員−200）×859÷200+3,438	（収容定員−400）×2,975÷400+4,297	（収容定員−800）×2,975÷400+7,272
体育関係	3,438	（収容定員−200）×859÷200+3,438	（収容定員−400）×1,983÷400+4,297	（収容定員−800）×1,983÷400+6,280
保健衛生学関係（看護学関係）	3,966	（収容定員−200）×992÷200+3,966	（収容定員−400）×1,984÷400+4,958	（収容定員−800）×1,984÷400+6,942
保健衛生学関係（看護学関係を除く．）	4,628	（収容定員−200）×1,157÷200+4,628	（収容定員−400）×3,140÷400+5,785	（収容定員−800）×3,140÷400+8,925

備考
一 この表に掲げる面積には，第36条第5項の施設，第39条の附属施設及び第39条の2の薬学実務実習に必要な施設の面積は含まない（ロ及びハの表において同じ．）．
二 夜間学部（同じ種類の昼間学部と同一の施設等を使用するものを除く．）における面積については，この表に掲げる学部の例によるものとする（ハの表において同じ．）．
三 夜間学部が同じ種類の昼間学部と同一の施設等を使用する場合は，夜間学部又は昼間学部の収容定員のいずれか多い数によりこの表に定める面積とする（ハの表において同じ．）．
四 昼夜開講制を実施する場合においては，これに係る収容定員，履修方法，授業の開設状況等を考慮して，教育に支障のない限度において，この表に定める面積を減ずることができる（ハの表において同じ．）．
五 この表に掲げる学部以外の学部における面積については，当該学部に類似するこの表に掲げる学部の例によるものとする．
六 この表に定める面積は，専用部分の面積とする．ただし，当該大学と他の学校，就学前の子どもに関する教育，保育等の総合的な提供の推進に関する法律第2条第7項に規定する幼保連携型認定こども園，専修学校又は各種学校（以下この号において「学校等」という．）が同一の敷地内又は隣接地に所在する場合であつて，それぞれの学校等の校舎の専用部分の面積及び共用部分の面積を合算した面積が，それぞれの学校等が設置の認可を受ける場合において基準となる校舎の面積を合算した面積以上のものであるときは，当該大学の教育研究に支障がない限度において，この表に定める面積に当該学校等との共用部分の面積を含めることができる（ロ及びハの表において同じ．）．

ロ 医学又は歯学に関する学部に係るもの

収容定員／学部の種類	区分	360人までの場合の面積（平方メートル）	480人までの場合の面積（平方メートル）	600人までの場合の面積（平方メートル）	720人までの場合の面積（平方メートル）	840人までの場合の面積（平方メートル）	960人までの場合の面積（平方メートル）
医学関係	校舎	12,650	14,300	16,750	18,250	—	—
	附属病院	28,050	31,100	33,100	35,100	—	—
歯学関係	校舎	8,850	9,600	10,350	11,200	11,950	13,100
	附属病院	5,700	5,800	5,900	6,000	6,100	6,200

備考
　この表に定める面積は，医学又は歯学に関する学科のみを置く場合に係る面積とし，その他の学科を置く場合に係る面積については，医学又は歯学に関する学科についてこの表に定める面積と当該医学又は歯学に関する学科以外の学科についてイの表に定める面積の合計とする．

ハ 医学又は歯学に関する学部以外の学部に係る加算校舎面積

収容定員／学部の種類	200人までの面積（平方メートル）	400人までの面積（平方メートル）	600人までの面積（平方メートル）	800人までの面積（平方メートル）	1,000人までの面積（平方メートル）	1,200人までの面積（平方メートル）	1,400人までの面積（平方メートル）	1,600人までの面積（平方メートル）	1,800人までの面積（平方メートル）	2,000人までの面積（平方メートル）
文学関係	1,719	2,148	2,975	3,801	4,462	5,123	5,785	6,446	7,107	7,768
教育学・保育学関係	1,719	2,148	2,975	3,801	4,462	5,123	5,785	6,446	7,107	7,768
法学関係	1,719	2,148	2,975	3,801	4,462	5,123	5,785	6,446	7,107	7,768
経済学関係	1,719	2,148	2,975	3,801	4,462	5,123	5,785	6,446	7,107	7,768
社会学・社会福祉学関係	1,719	2,148	2,975	3,801	4,462	5,123	5,785	6,446	7,107	7,768
理学関係	3,173	3,966	5,619	7,107	8,760	10,147	11,734	13,221	14,708	16,195
工学関係	3,834	4,793	7,107	9,421	11,735	14,049	16,363	18,677	20,991	23,305
農学関係	3,636	4,628	6,942	9,258	11,570	13,884	16,198	18,512	20,826	23,140
獣医学関係	3,636	4,628	6,942	9,258	11,570	13,884	16,198	18,512	20,826	23,140
薬学関係	3,305	4,132	5,123	6,115	7,107	8,099	9,091	10,083	11,075	12,067
家政関係	2,512	3,140	4,132	5,123	6,115	7,107	8,099	9,091	10,083	11,075
美術関係	2,644	3,305	4,958	6,611	8,099	9,586	11,073	12,560	14,047	15,534
音楽関係	2,512	3,140	4,628	6,280	7,603	9,090	10,577	12,064	13,551	15,038
体育関係	2,776	3,471	4,462	5,454	6,446	7,768	9,090	10,412	11,734	13,056
保健衛生学関係（看護学関係）	2,512	3,140	4,132	5,123	6,115	7,107	8,099	9,091	10,083	11,075
保健衛生学関係（看護学関係を除く．）	3,173	3,966	5,619	7,107	8,760	10,147	11,734	13,221	14,708	16,195

備考

収容定員が 2,000 人を超える場合は，200 人を増すごとに，この表に定める 2,000 人までの面積から 1,800 人までの面積を減じて算出される数を加算するものとする．

資料6 短期大学設置基準

○短期大学設置基準

$$\left(\begin{array}{l}\text{昭和50年4月28日文部省令第21号}\\\text{最終改正平成28年3月31日文部科学省令第18号}\end{array}\right)$$

第1章 総則

（趣旨）

第1条 短期大学は，学校教育法（昭和22年法律第26号）その他の法令の規定によるほか，この省令の定めるところにより設置するものとする．

② この省令で定める設置基準は，短期大学を設置するのに必要な最低の基準とする．

③ 短期大学は，この省令で定める設置基準より低下した状態にならないようにすることはもとより，その水準の向上を図ることに努めなければならない．

（教育研究上の目的）

第2条 短期大学は，学科又は専攻課程ごとに，人材の養成に関する目的その他の教育研究上の目的を学則等に定めるものとする．

（入学者選抜）

第2条の2 入学者の選抜は，公正かつ妥当な方法により，適切な体制を整えて行うものとする．

第2章 学科

（学科）

第3条 学科は，教育研究上の必要に応じ組織されるものであつて，教員組織その他が学科として適当な規模内容をもつと認められるものとする．

② 学科には，教育上特に必要があるときは，専攻課程を置くことができる．

第3章 学生定員

（学生定員）

第4条 学生定員は，学科ごとに学則で定めるものとする．この場合において，学科に専攻課程を置くときは，専攻課程を単位として学科ごとに定めるものとする．

② 前項の場合において，第12条の規定による昼夜開講制を実施するときは，これに係る学生定員を，第50条の規定により外国に学科その他の組織を設けるときは，これに係る学生定員を，それぞれ明示するものとする．

③ 学生定員は，教員組織，校地，校舎その他の教育上の諸条件を総合的に考慮して定めるものとする．

④ 短期大学は，教育にふさわしい環境の確保のため，在学する学生の数を学生定員に基づき適正に管理するものとする．

第4章 教育課程

（教育課程の編成方針）

第5条 短期大学は，当該短期大学及び学科の教育上の目的を達成するために必要な授業科目を自ら開設し，体系的に教育課程を編成するものとする．

② 教育課程の編成に当たつては，短期大学は，学科に係る専門の学芸を教授し，職業又は実際生活に必要な能力を育成するとともに，幅広く深い教養及び総合的な判断力を培い，豊かな人間性を涵養するよう適切に配慮しなければならない．

（教育課程の編成方法）

第6条 教育課程は，各授業科目を必修科目及び選択科目に分け，これを各年次に配当して編成するものとする．

（単位）

第7条 各授業科目の単位数は，短期大学において定めるものとする．

② 前項の単位数を定めるに当たつては，1単位の授業科目を45時間の学修を必要とする内容をもつて構成することを標準とし，授業の方法に応じ，当該授業による教育効果，授業時間外に必要な学修等を考慮して，次の基準により単位数を計算するものとする．

一 講義及び演習については，15時間から30時間までの範囲で短期大学が定める時間の授業をもつて1単位とする．

二 実験，実習及び実技については，30時間から45時間までの範囲で短期大学が定める時間の授業をもつて1単位とする．ただし，芸術等の分野における個人指導による実技の授業については，短期大学が定める時間の授業をもつて1単位とすることができる．

三 1の授業科目について，講義，演習，実験，実習又は実技のうち2以上の方法の併用により行う場合については，その組み合わせに応じ，前2号に規定する基準を考慮して短期大学が定める時間の授業をもつて1単位とする．

③ 前項の規定にかかわらず，卒業研究，卒業制作等の授業科目については，これらの学修の成果を評価して単位を授与することが適切と認められる場合には，これらに必要な学修等を考慮して，単位数を定めることができる．

（1年間の授業期間）

第8条 1年間の授業を行う期間は，定期試験等の期間を含め，35週にわたることを原則とする．

（各授業科目の授業期間）

第9条 各授業科目の授業は，10週又は15週にわたる期間を単位として行うものとする．ただし，教育上必要があり，かつ，十分な教育効果をあげることができると認められる場合は，この限りでない．

（授業を行う学生数）

第10条 1の授業科目について同時に授業を行う学生数は，授業の方法及び施設設備その他の教育上の諸条件を考慮して，教育効果を十分にあげられるような適当な人数とするものとする．

（授業の方法）

第11条 授業は，講義，演習，実験，実習若しくは実技のいずれかにより又はこれらの併用により行うものとする．

② 短期大学は，文部科学大臣が別に定めるところにより，前項の授業を，多様なメディアを高度に利用して，当該授業を行う教室等以外の場所で履修させることができる．

③ 短期大学は，前項の授業を，外国において履修させることができる．前項の規定により，多様なメディアを高度に利用して，当該授業を行う教室等以外の場所で履修させる場合についても，同様とする．

④ 短期大学は，文部科学大臣が別に定めるところにより，第1項の授業の一部を，校舎及び附属施設以外の場所で行うことができる．

（成績評価基準等の明示等）

第11条の2 短期大学は，学生に対して，授業の方法及び内容並びに1年間の授業の計画をあらかじめ明示するものとする．

② 短期大学は，学修の成果に係る評価及び卒業の認定に当たつては，客観性及び厳格性を確保するため，学生に対してその基準をあらかじめ明示するとともに，当該基準にしたがつ

て適切に行うものとする.

(教育内容等の改善のための組織的な研修等)
第11条の3 短期大学は,当該短期大学の授業の内容及び方法の改善を図るための組織的な研修及び研究を実施するものとする.

(昼夜開講制)
第12条 短期大学は,教育上必要と認められる場合には,昼夜開講制(同一学科において昼間及び夜間の双方の時間帯において授業を行うことをいう.)により授業を行うことができる.

第5章 卒業の要件等
(単位の授与)
第13条 短期大学は,1の授業科目を履修した学生に対し,試験の上単位を与えるものとする.ただし,第7条第3項の授業科目については,短期大学の定める適切な方法により学修の成果を評価して単位を与えることができる.

(履修科目の登録の上限)
第13条の2 短期大学は,学生が各年次にわたつて適切に授業科目を履修するため,卒業の要件として学生が修得すべき単位数について,学生が1年間又は1学期に履修科目として登録することができる単位数の上限を定めるよう努めなければならない.
② 短期大学は,その定めるところにより,所定の単位を優れた成績をもつて修得した学生については,前項に定める上限を超えて履修科目の登録を認めることができる.

(他の短期大学又は大学における授業科目の履修等)
第14条 短期大学は,教育上有益と認めるときは,学生が短期大学の定めるところにより他の短期大学又は大学において履修した授業科目について修得した単位を,修業年限が2年の短期大学にあつては30単位,修業年限が3年の短期大学にあつては46単位(第19条の規定により卒業の要件として62単位以上を修得することとする短期大学にあつては30単位)を超えない範囲で当該短期大学における授業科目の履修により修得したものとみなすことができる.
② 前項の規定は,学生が,外国の短期大学又は大学に留学する場合,外国の短期大学又は大学が行う通信教育における授業科目を我が国において履修する場合及び外国の短期大学又は大学の教育課程を有するものとして当該外国の学校教育制度において位置付けられた教育施設であつて,文部科学大臣が別に指定するものの当該教育課程における授業科目を我が国において履修する場合について準用する.

(短期大学又は大学以外の教育施設等における学修)
第15条 短期大学は,教育上有益と認めるときは,学生が行う短期大学又は高等専門学校の専攻科における学修その他文部科学大臣が別に定める学修を,当該短期大学における授業科目の履修とみなし,短期大学の定めるところにより単位を与えることができる.
② 前項により与えることができる単位数は,修業年限が2年の短期大学にあつては前条第1項(同条第2項において準用する場合を含む.以下この項において同じ.)により当該短期大学において修得したものとみなす単位数と合わせて30単位,修業年限が3年の短期大学にあつては前条第1項により当該短期大学において修得したものとみなす単位数と合わせて46単位(第19条の規定により卒業の要件として62単位以上を修得することとする短期大学にあつては30単位)を超えないものとする.

(入学前の既修得単位等の認定)
第16条 短期大学は,教育上有益と認めるときは,学生が当該短期大学に入学する前に短期大学又は大学において履修した授業科目について修得した単位(第17条第1項の規定により修得した単位を含む.)を,当該短期大学に入学した後の当該短期大学における授業科目の履修により修得したものとみ

なすことができる.
② 短期大学は,教育上有益と認めるときは,学生が当該短期大学に入学する前に行つた前条第1項に規定する学修を,当該短期大学における授業科目の履修とみなし,短期大学の定めるところにより単位を与えることができる.
③ 前2項により修得したものとみなし,又は与えることのできる単位数は,転学等の場合を除き,当該短期大学において修得した単位以外のものについては,第14条第1項及び前条第1項により当該短期大学において修得したものとみなす単位数と合わせて,修業年限が2年の短期大学にあつては,30単位,修業年限が3年の短期大学にあつては,46単位(第19条の規定により卒業の要件として62単位以上を修得することとする短期大学にあつては,30単位)を超えないものとする.この場合において,第14条第2項において準用する同条第1項により当該短期大学において修得したものとみなす単位数と合わせるときは,修業年限が2年の短期大学にあつては,45単位,修業年限が3年の短期大学にあつては,53単位(第19条の規定により卒業の要件として62単位以上を修得することとする短期大学にあつては45単位)を超えないものとする.

(長期にわたる教育課程の履修)
第16条の2 短期大学は,短期大学の定めるところにより,学生が,職業を有している等の事情により,修業年限を超えて一定の期間にわたり計画的に教育課程を履修し卒業することを希望する旨を申し出たときは,その計画的な履修を認めることができる.

(科目等履修生等)
第17条 短期大学は,短期大学の定めるところにより,当該短期大学の学生以外の者で1又は複数の授業科目を履修する者(以下「科目等履修生」という.)に対し,単位を与えることができる.
② 科目等履修生に対する単位の授与については,第13条の規定を準用する.
③ 短期大学は,科目等履修生その他の学生以外の者(次項において「科目等履修生等」という.)を相当数受け入れる場合においては,第22条,第30条及び第31条に規定する基準を考慮して,教育に支障のないよう,それぞれ相当の専任教員並びに校地及び校舎の面積を増加するものとする.
④ 短期大学は,科目等履修生等を受け入れる場合においては,1の授業科目について同時に授業を行うこれらの者の人数は,第10条の規定を踏まえ,適当な人数とするものとする.

(卒業の要件)
第18条 修業年限が2年の短期大学の卒業の要件は,短期大学に2年以上在学し,62単位以上を修得することとする.
② 修業年限が3年の短期大学の卒業の要件は,短期大学に3年以上在学し,93単位以上を修得することとする.
③ 前2項の規定により卒業の要件として修得すべき単位数のうち,第11条第2項の授業の方法により修得する単位数は,修業年限が2年の短期大学にあつては30単位,修業年限が3年の短期大学にあつては46単位(第19条の規定により卒業の要件として62単位以上を修得することとする短期大学にあつては30単位)を超えないものとする.

(卒業の要件の特例)
第19条 夜間において授業を行う学科その他授業を行う時間について教育上特別の配慮を必要とする学科(以下「夜間学科等」という.)に係る修業年限が3年の短期大学の卒業の要件は,前条第2項の規定にかかわらず,短期大学に3年以上在学し,62単位以上を修得することとすることができる.

第6章 教員組織
(教員組織)
第20条 短期大学は,その教育研究上の目的を達成するため,学科の規模及び授与する学位の分野に応じ,必要な教員を置くものとする.

470　資料

② 短期大学は，教育研究の実施に当たり，教員の適切な役割分担の下で，組織的な連携体制を確保し，教育研究に係る責任の所在が明確になるように教員組織を編制するものとする．

③ 短期大学は，教育研究水準の維持向上及び教育研究の活性化を図るため，教員の構成が特定の範囲の年齢に著しく偏ることのないよう配慮するものとする．

④ 短期大学は，2以上の校地において教育を行う場合においては，それぞれの校地ごとに必要な教員を置くものとする．なお，前項の校地には，当該校地における教育に支障のないよう，原則として専任の教授又は准教授を少なくとも1人以上置くものとする．ただし，その校地が隣接している場合は，この限りでない．

（授業科目の担当）

第20条の2 短期大学は，教育上主要と認める授業科目（以下「主要授業科目」という．）については原則として専任の教授又は准教授に，主要授業科目以外の授業科目についてはなるべく専任の教授，准教授，講師又は助教（第22条，第39条第1項及び第48条において「教授等」という．）に担当させるものとする．

② 短期大学は，演習，実験，実習又は実技を伴う授業科目については，なるべく助手に補助させるものとする．

（授業を担当しない教員）

第21条 短期大学には，教育研究上必要があるときは，授業を担当しない教員を置くことができる．

（専任教員）

第21条の2 教員は，1の短期大学に限り，専任教員となるものとする．

② 専任教員は，専ら前項の短期大学における教育研究に従事するものとする．

③ 前項の規定にかかわらず，短期大学は，教育研究上特に必要があり，かつ，当該短期大学における教育研究の遂行に支障がないと認められる場合には，当該短期大学における教育研究以外の業務に従事する者を，当該短期大学の専任教員とすることができる．

（専任教員数）

第22条 短期大学における専任教員の数は，別表第1イの表により当該短期大学に置く学科の種類及び規模に応じ定める教授等の数（第38条第1項に規定する共同学科（以下この条及び第31条において単に「共同学科」という．）が属する分野にあつては，共同学科以外の学科について同表を適用して得られる教授等の数と第39条の規定により得られる当該共同学科に係る専任教員の数を合計した数）と別表第1ロの表により短期大学全体の入学定員に応じ定める教授等の数を合計した以上とする．

第7章　教員の資格

（学長の資格）

第22条の2 学長となることのできる者は，人格が高潔で，学識が優れ，かつ，大学運営に関し識見を有すると認められる者とする．

（教授の資格）

第23条 教授となることのできる者は，次の各号のいずれかに該当し，かつ，短期大学における教育を担当するにふさわしい教育上の能力を有すると認められる者とする．

　一　博士の学位（外国において授与されたこれに相当する学位を含む．）を有し，研究上の業績を有する者

　二　研究上の業績が前号の者に準ずると認められる者

　三　学位規則（昭和28年文部省令第9号）第5条の2に規定する専門職学位（外国において授与されたこれに相当する学位を含む．）を有し，当該専門職学位の専攻分野に関する実務上の業績を有する者

　四　芸術上の優れた業績を有すると認められる者及び実際的

な技術の修得を主とする分野にあつては実際的な技術に秀でていると認められる者

　五　大学（短期大学を含む．以下同じ．）又は高等専門学校において教授，准教授又は専任の講師の経歴（外国におけるこれらに相当する教員としての経歴を含む．）のある者

　六　研究所，試験所，病院等に在職し，研究上の業績を有する者

　七　特定の分野について，特に優れた知識及び経験を有すると認められる者

（准教授の資格）

第24条 准教授となることのできる者は，次の各号のいずれかに該当し，かつ，短期大学における教育を担当するにふさわしい教育上の能力を有すると認められる者とする．

　一　前条各号のいずれかに該当する者

　二　大学又は高等専門学校において助教又はこれに準ずる職員としての経歴（外国におけるこれらに相当する職員としての経歴を含む．）のある者

　三　修士の学位又は学位規則第5条の2に規定する専門職学位（外国において授与されたこれらに相当する学位を含む．）を有する者

　四　特定の分野について，優れた知識及び経験を有すると認められる者

（講師の資格）

第25条 講師となることのできる者は，次の各号のいずれかに該当する者とする．

　一　第23条又は前条に規定する教授又は准教授となることのできる者

　二　特定の分野について，短期大学における教育を担当するにふさわしい教育上の能力を有すると認められる者

（助教の資格）

第25条の2 助教となることのできる者は，次の各号のいずれかに該当し，かつ，短期大学における教育を担当するにふさわしい教育上の能力を有すると認められる者とする．

　一　第23条各号又は第24条各号のいずれかに該当する者

　二　修士の学位（医学を履修する課程，歯学を履修する課程，薬学を履修する課程のうち臨床に係る実践的な能力を培うことを主たる目的とするもの又は獣医学を履修する課程を修了した者については，学士の学位）又は学位規則第5条の2に規定する専門職学位（外国において授与されたこれらに相当する学位を含む．）を有する者

　三　特定の分野について，知識及び経験を有すると認められる者

（助手の資格）

第26条 助手となることのできる者は，次の各号のいずれかに該当する者とする．

　一　学士の学位（外国において授与されたこれに相当する学位を含む．）を有する者

　二　前号の者に準ずる能力を有すると認められる者

第8章　校地，校舎等の施設及び設備等

（校地）

第27条 校地は，教育にふさわしい環境をもち，校舎の敷地には，学生が休息その他に利用するのに適当な空地を有するものとする．

②前項の規定にかかわらず，短期大学は，法令の規定による制限その他のやむを得ない事由により所要の土地の取得を行うことが困難であるため前項に規定する空地を校舎の敷地に有することができないと認められる場合において，学生が休息その他に利用するため，適当な空地を有することにより得られる効用と同等以上の効用が得られる措置を当該短期大学が講じている場合に限り，空地を校舎の敷地に有しないことができる．

③前項の措置は，次の各号に掲げる要件を満たす施設を校舎に備えることにより行うものとする．

一 できる限り開放的であつて，多くの学生が余裕をもつて休息，交流その他に利用できるものであること．
二 休息，交流その他に必要な設備が備えられていること．

（運動場）
第27条の2 運動場は，教育に支障のないよう，原則として校舎と同一の敷地内又はその隣接地に設けるものとし，やむを得ない場合には適当な位置にこれを設けるものとする．
② 前項の規定にかかわらず，短期大学は，法令の規定による制限その他のやむを得ない事由により所要の土地の取得を行うことが困難であるため前項に規定する運動場を設けることができないと認められる場合において，運動場を設けることにより得られる効用と同等以上の効用が得られる措置を当該短期大学が講じており，かつ，教育に支障がないと認められる場合に限り，運動場を設けないことができる．
③ 前項の措置は，原則として体育館その他のスポーツ施設を校舎と同一の敷地内又はその隣接地に備えることにより行うものとする．ただし，やむを得ない特別の事情があるときは，当該短期大学以外の者が備える運動施設であつて次の各号に掲げる要件を満たすものを学生に利用させることにより行うことができるものとする．
一 様々な運動が可能で，多くの学生が余裕をもつて利用できること．
二 校舎から至近の位置に立地していること．
三 学生の利用に際し経済的負担の軽減が十分に図られているものであること．

（校舎等）
第28条 校舎には，短期大学の組織及び規模に応じ，少なくとも次に掲げる専用の施設を備えるものとする．ただし，特別の事情があり，かつ，教育研究に支障がないと認められるときは，この限りでない．
一 学長室，会議室，事務室
二 教室（講義室，演習室，実験室，実習室等とする．），研究室
三 図書館，保健室
② 教室は，学科の種類及び学生数に応じ，必要な種類と数を備えるものとする．
③ 研究室は，専任の教員に対しては必ず備えるものとする．
④ 校舎には，第1項に掲げる施設のほか，なるべく情報処理及び語学の学習のための施設を備えるものとする．
⑤ 短期大学は，第1項及び前項に掲げる施設のほか，原則として体育館を備えるとともに，なるべく体育館以外のスポーツ施設，講堂，学生自習室及び学生控室並びに寄宿舎，課外活動施設その他の厚生補導に関する施設を備えるものとする．
⑥ 夜間学科等を置く短期大学又は昼夜開講制を実施する短期大学にあつては，研究室，教室，図書館その他の施設の利用について，教育研究に支障のないようにするものとする．

（図書等の資料及び図書館）
第29条 短期大学は，学科の種類，規模等に応じ，図書，学術雑誌，視聴覚資料その他の教育研究上必要な資料を，図書館を中心に系統的に備えるものとする．
② 図書館は，前項の資料の収集，整理及び提供を行うほか，情報の処理及び提供のシステムを整備して学術情報の提供に努めるとともに，前項の資料の提供に関し，他の短期大学の図書館等との協力に努めるものとする．
③ 図書館には，その機能を十分に発揮させるために必要な専門的職員その他の専任の職員を置くものとする．
④ 図書館には，短期大学の教育研究を促進できるような適当な規模の閲覧室，レファレンス・ルーム，整理室，書庫等を備えるものとする．
⑤ 前項の閲覧室には，学生の学習及び教員の教育研究のために十分な数の座席を備えるものとする．

（校地の面積）
第30条 短期大学における校地の面積（附属施設用地及び寄宿舎の面積を除く．）は，学生定員上の学生1人当たり10平方メートルとして算定した面積とする．
② 前項の規定にかかわらず，同じ種類の昼間学科（昼間において授業を行う学科をいう．以下同じ．）及び夜間学科が近接した施設等を使用し，又は施設等を共用する場合の校地の面積は，当該昼間学科及び夜間学科における教育研究に支障のない面積とする．
③ 昼夜開講制を実施する場合においては，これに係る収容定員，履修方法，施設の使用状況等を考慮して，教育に支障のない限度において，第1項に規定する面積を減ずることができる．

（校舎の面積）
第31条 校舎の面積は，1の分野についてのみ学科を置く短期大学にあつては，別表第2イの表に定める面積（共同学科を置く場合にあつては，共同学科以外の学科について同表を適用して得られる面積に第41条第1項の規定により得られる当該共同学科に係る面積を加えた面積）以上とし，2以上の分野についてそれぞれ学科を置く短期大学にあつては，当該2以上の分野（当該分野に共同学科のみが属するものを除く．）のうち同表の同一分野に属する学科の収容定員の100人までの欄の基準校舎面積が最大である分野についての同表に定める面積（共同学科が属する分野については，共同学科以外の学科について同表を適用して得られる面積）に当該分野以外の分野についてのそれぞれ別表第2ロの表に定める面積（共同学科が属する分野については，共同学科以外の学科について同表を適用して得られる面積）を合計した面積を加えた面積（共同学科を置く場合にあつては，第41条第1項の規定により得られる当該学科に係る面積を加えた面積）以上とする．

（附属施設）
第32条 短期大学には，学科の種類に応じ，教育研究上必要な場合は，適当な規模内容を備えた附属施設を置くものとする．

（機械，器具等）
第33条 短期大学には，学科の種類，学生数及び教員数に応じて必要な種類及び数の機械，器具及び標本を備えるものとする．

（2以上の校地において教育研究を行う場合における施設及び設備）
第33条の2 短期大学は，2以上の校地において教育研究を行う場合においては，それぞれの校地ごとに教育研究に支障のないよう必要な施設及び設備を備えるものとする．ただし，その校地が隣接している場合は，この限りでない．

（教育研究環境の整備）
第33条の3 短期大学は，その教育研究上の目的を達成するため，必要な経費の確保等により，教育研究にふさわしい環境の整備に努めるものとする．

（短期大学等の名称）
第33条の4 短期大学及び学科（以下「短期大学等」という．）の名称は，短期大学等として適当であるとともに，当該短期大学等の教育研究上の目的にふさわしいものとする．

第9章 事務組織等
（事務組織）
第34条 短期大学には，その事務を処理するため，専任の職員を置く適当な事務組織を設けるものとする．

（厚生補導の組織）
第35条 短期大学には，学生の厚生補導を行うため，専任の職員を置く適当な組織を設けるものとする．

（社会的及び職業的自立を図るために必要な能力を培うための体制）
第35条の2 短期大学は，当該短期大学及び学科又は専攻課程の教育上の目的に応じ，学生が卒業後自らの資質を向上させ，社会的及び職業的自立を図るために必要な能力を，教育課程

の実施及び厚生補導を通じて培うことができるよう，短期大学内の組織間の有機的な連携を図り，適切な体制を整えるものとする．

（研修の機会等）

第35条の3 短期大学は，当該短期大学の教育研究活動等の適切かつ効果的な運営を図るため，その職員に必要な知識及び技能を習得させ，並びにその能力及び資質を向上させるための研修（第11条の3に規定する研修に該当するものを除く．）の機会を設けることその他必要な取組を行うものとする．

第10章 共同教育課程に関する特例

（共同教育課程の編成）

第36条 2以上の短期大学は，その短期大学及び学科の教育上の目的を達成するために必要があると認められる場合には，第5条第1項の規定にかかわらず，当該2以上の短期大学のうち1の短期大学が開設する授業科目を，当該2以上の短期大学のうち他の短期大学の教育課程の一部とみなして，それぞれの短期大学ごとに同一内容の教育課程（通信教育に係るもの及び短期大学が外国に設ける学科その他の組織において開設される授業科目の履修により修得する単位を当該学科に係る卒業の要件として修得すべき単位の全部又は一部として修得するものを除く．以下「共同教育課程」という．）を編成することができる．ただし，共同教育課程を編成する短期大学（以下「構成短期大学」という．）は，それぞれ当該共同教育課程に係る主要授業科目の一部を必修科目として自ら開設するものとする．

② 短期大学は，共同教育課程のみを編成することはできない．

③ 構成短期大学は，当該共同教育課程を編成し，及び実施するための協議の場を設けるものとする．

（共同教育課程に係る単位の認定）

第37条 構成短期大学は，学生が当該構成短期大学のうち1の短期大学において履修した共同教育課程に係る授業科目について修得した単位を，当該構成短期大学のうち他の短期大学における当該共同教育課程に係る授業科目の履修により修得したものとそれぞれみなすものとする．

（共同学科に係る卒業の要件）

第38条 修業年限が2年の短期大学の共同教育課程を編成する学科（以下「共同学科」という．）に係る卒業の要件は，第18条第1項に定めるもののほか，それぞれの短期大学において当該共同教育課程に係る授業科目の履修により10単位以上を修得することとする．

② 修業年限が3年の短期大学の共同学科に係る卒業の要件は，第18条第2項に定めるもののほか，それぞれの短期大学において当該共同教育課程に係る授業科目の履修により20単位以上を修得することとする．

③ 前項の規定にかかわらず，夜間学科等に係る修業年限が3年の短期大学の共同学科に係る卒業の要件は，第19条に規定するもののほか，それぞれの短期大学において当該共同教育課程に係る授業科目の履修により10単位以上を修得することとする．

④ 前3項の規定によりそれぞれの短期大学において当該共同教育課程に係る授業科目の履修により修得する単位数には，第14条第1項（同条第2項において準用する場合を含む．），第15条第1項，第16条第1項若しくは第2項又は前条の規定により修得したものとみなし，若しくは与えることができ，又はみなすものとする単位を含まないものとする．

（共同学科に係る専任教員数）

第39条 共同学科に係る専任教員の数は，それぞれの短期大学に置く当該共同教育課程を編成する学科を合わせて1の学科とみなして，その種類及び規模に応じ別表第1イの表を適用して得られる教授等の数（次項において「全体専任教員数」という．）をこれらの学科に係る入学定員の割合に応じて按分した数（その数に1に満たない端数があるときはこれを切り捨てる．以下この条において「短期大学別専任教員数」と

いう．）以上とする．

② 前項に規定する当該共同教育課程を編成する学科に係る短期大学別専任教員数の合計が全体専任教員数に満たないときは，その不足する数の専任教員をいずれかの短期大学の当該共同教育課程を編成する学科に置くものとする．

③ 第1項の規定による当該共同教育課程を編成する学科に係る短期大学別専任教員数（前項の規定により当該学科に不足する数の専任教員を置くときは，当該専任教員の数を加えた数）が，当該学科の種類に応じ，別表第1イの表の第4欄（保健衛生学関係（看護学関係）にあつては，第3欄）に定める専任教員数（以下この項において「最小短期大学別専任教員数」という．）に満たないときは，前2項の規定にかかわらず，当該学科に係る専任教員の数は，最小短期大学別専任教員数以上とする．

（共同学科に係る校地の面積）

第40条 第30条第1項の規定にかかわらず，共同学科に係る校地の面積については，それぞれの短期大学に置く当該共同教育課程を編成する学科に係る校地の面積を合計した面積がこれらの学科に係る学生定員を合計した数に十平方メートルを乗じて得た面積を超え，かつ，教育研究に支障がないと認められる場合には，それぞれの短期大学ごとに当該学科に係る学生定員上の学生一人当たり十平方メートルとして算定した面積を有することを要しない．

（共同学科に係る校舎の面積）

第41条 共同学科に係る校舎の面積は，それぞれの短期大学に置く当該共同教育課程を編成する学科を合わせて1の学科とみなしてその種類に応じ別表第2イの表を適用して得られる面積（次項において「全体校舎面積」という．）をこれらの学科に係る収容定員の割合に応じて按分した面積（次項において「短期大学別校舎面積」という．）以上とする．

② 第31条及び前項の規定にかかわらず，共同学科に係る校舎の面積については，それぞれの短期大学に置く当該共同教育課程を編成する学科に係る校舎の面積を合計した面積が全体校舎面積を超え，かつ，教育研究に支障がないと認められる場合には，それぞれの短期大学ごとに短期大学別校舎面積を有することを要しない．

（共同学科に係る施設及び設備）

第42条 前2条に定めるもののほか，第27条から第29条まで，第32条及び第33条の規定にかかわらず，共同学科に係る施設及び設備については，それぞれの短期大学に置く当該共同教育課程を編成する学科を合わせて1の学科とみなしてその種類，教員数及び学生数に応じて必要な施設及び設備を備え，かつ，教育研究に支障がないと認められる場合には，それぞれの短期大学ごとに当該学科に係る施設及び設備を備えることを要しない．

第11章 国際連携学科に関する特例

（国際連携学科の設置）

第43条 短期大学は，その教育上の目的を達成するために必要があると認められる場合には，短期大学に，文部科学大臣が別に定めるところにより，外国の短期大学と連携して教育研究を実施するための学科（以下「国際連携学科」という．）を設けることができる．

② 短期大学は，国際連携学科のみを設けることはできない．

③ 国際連携学科の学生定員は，当該短期大学の学生定員の2割（1の短期大学に複数の国際連携学科を設けるときは，それらの学生定員の合計が当該短期大学の学生定員の2割）を超えない範囲で定めるものとする．

（国際連携教育課程の編成）

第44条 国際連携学科を設ける短期大学は，第5条第1項の規定にかかわらず，国際連携専攻において連携して教育研究を実施する1以上の外国の短期大学（以下「連携外国短期大学」という．）が開設する授業科目を教育課程の一部とみなして，当該連携外国短期大学と連携した教育課程（通信教育に係る

別表第 1 （第 22 条関係）
イ　学科の種類及び規模に応じ定める専任教員数

学科の属する分野の区分	1学科の入学定員	同一分野に属する学科が1学科の場合の教員数	同一分野に属する学科を2以上置く場合の1学科の教員数	1学科の入学定員	同一分野に属する学科が1学科の場合の教員数	同一分野に属する学科を2以上置く場合の1学科の教員数	1学科の入学定員	同一分野に属する学科が1学科の場合の教員数	同一分野に属する学科を2以上置く場合の1学科の教員数
文学関係	100 人まで	5	4	101 人から200 人まで	7	6			
教育学・保育学関係	50 人まで	6	4	51 人から100 人まで	8	6	101 人から150 人まで	10	8
法学関係	100 人まで	7	4	101 人から150 人まで	7	4	151 人から200 人まで	9	6
経済学関係	100 人まで	7	4	101 人から150 人まで	7	4	151 人から200 人まで	9	6
社会学・社会福祉学関係	100 人まで	7	4	101 人から150 人まで	7	4	151 人から200 人まで	9	6
理学関係	100 人まで	7	4	101 人から150 人まで	9	6			
工学関係	100 人まで	7	4	101 人から150 人まで	9	6			
農学関係	100 人まで	7	4	101 人から150 人まで	9	6			
家政関係	100 人まで	5	4	101 人から200 人まで	7	6			
美術関係	50 人まで	5	3	51 人から100 人まで	7	4	101 人から150 人まで	8	5
音楽関係	50 人まで	5	5	51 人から100 人まで	7	7	101 人から150 人まで	8	8
体育関係	50 人まで	6	4	51 人から100 人まで	8	6	101 人から150 人まで	9	7
保健衛生学関係（看護学関係）	100 人まで	7	—	101 人から150 人まで	9	—			
保健衛生学関係（看護学関係を除く.）	100 人まで	7	4	101 人から150 人まで	9	6			

備考
一　この表に定める教員数の三割以上は教授とする（ロの表において同じ.）.
二　この表に定める教員数には，第 21 条の授業を担当しない教員を含まないこととする（ロの表において同じ.）.
三　この表の入学定員及び教員数は，学科に専攻課程を置く場合については，専攻課程の入学定員及び教員数とする.
四　入学定員が，この表に定める数を超える場合には，文学関係，法学関係，経済学関係，社会学・社会福祉学関係及び家政関係にあつては，同一分野に属する学科が1学科の場合については100人につき1人を，同一分野に属する学科を2以上置く場合については150人につき1人を増加するものとし，教育学・保育学関係，理学関係，工学関係，農学関係，美術関係，体育関係及び保健衛生学関係にあつては，同一分野に属する学科が1学科の場合については50人につき1人を，同一分野に属する学科を2以上置く場合については80人につき1人を増加するものとし，音楽関係にあつては，同一分野に属する学科が1学科の場合及び同一分野に属する学科を2以上置く場合については50人につき1人を，それぞれ増加するものとする.
五　第 18 条第 2 項の短期大学の学科については，この表に定める教員数（入学定員がこの表に定める数を超える場合には，前号の規定により算定した教員数とする. 以下この号において同じ.）にこの表に定める教員数の三割に相当する数を加えたものとする.
六　教育課程が同一又は類似の夜間学科等を併せ置く場合の当該夜間学科等の教員数は，この表に定める教員数の 3 分の 1 以上とする. ただし，夜間学科等の入学定員が昼間学科等の入学定員を超える場合には，当該夜間学科等の教員数はこの表に定める教員数とし，当該昼間学科等の教員数はこの表に定める教員数の 3 分の 1 以上とする（ロの表において同じ.）.
七　昼夜開講制を実施する場合は，これに係る学生定員，履修方法，授業の開設状況等を考慮して，教育に支障のない限度において，この表に定める教員数を減ずることができる（ロの表において同じ.）.
八　看護に関する学科において第 18 条第 1 項に定める学科と同条第 2 項に定める学科とを併せ置く場合は，同条第 1 項に定める学科にあつては，入学定員が 100 人までの場合は 2 人を，100 人を超える場合は 3 人を，同条第 2 項に定める学科にあつては，第 4 号により算定した教員数から 3 人を減ずることができる.
九　この表に掲げる分野以外の分野に属する学科の教員数については，当該学科の属する分野に類似するこの表に掲げる分野の例によるものとする. ただし，教員養成に関する学科については，免許状の種類に応じ，教育職員免許法（昭和 24 年法律第 147 号）及び教育職員免許法施行規則（昭和 29 年文部省令第 26 号）に規定する教科及び教職に関する科目の所要単位を修得させるのに必要な数の教員を置くものとするほか，この表によることが適当でない場合については，別に定める.

474 資料

ロ 短期大学全体の入学定員に応じ定める専任教員数

入学定員	50人まで	150人まで	250人まで	400人まで	600人まで
教 員 数	2	3	4	5	6

備考
入学定員が600人を超える場合には，この表に定める教員数に，入学定員200人につき教員1人を加えるものとする．

別表第2 （第31条関係）
イ 基準校舎面積

学科の種類 ＼ 収容定員	100人までの場合の面積（平方メートル）	150人までの場合の面積（平方メートル）	200人までの場合の面積（平方メートル）	250人までの場合の面積（平方メートル）	300人までの場合の面積（平方メートル）	350人までの場合の面積（平方メートル）
文学関係	1,600	1,700	1,900	2,100	2,350	2,600
教育学・保育学関係	2,000	2,100	2,350	2,600	2,850	3,100
法学関係	1,600	1,700	1,900	2,100	2,350	2,600
経済学関係	1,600	1,700	1,900	2,100	2,350	2,600
社会学・社会福祉学関係	1,600	1,700	1,900	2,100	2,350	2,600
理学関係	2,000	2,150	2,400	2,750	3,200	3,650
工学関係	2,100	2,250	2,500	2,900	3,350	3,800
農学関係	2,000	2,150	2,400	2,750	3,200	3,650
家政関係	2,000	2,100	2,350	2,600	2,850	3,100
体育関係	1,700	1,850	2,050	2,250	2,500	2,750
美術関係	1,900	2,050	2,250	2,600	3,000	3,350
音楽関係	1,700	1,850	2,050	2,350	2,700	3,100
保健衛生学関係（看護学関係）	2,000	2,100	2,350	2,600	2,850	3,100
保健衛生学関係（看護学関係を除く．）	1,850	1,950	2,200	2,450	2,800	3,100

学科の種類 ＼ 収容定員	400人までの場合の面積（平方メートル）	450人までの場合の面積（平方メートル）	500人までの場合の面積（平方メートル）	550人までの場合の面積（平方メートル）	600人までの場合の面積（平方メートル）
文学関係	2,850	3,050	3,250	3,450	3,650
教育学・保育学関係	3,350	3,600	3,850	4,100	4,350
法学関係	2,850	3,050	3,250	3,450	3,650
経済学関係	2,850	3,050	3,250	3,450	3,650
社会学・社会福祉学関係	2,850	3,050	3,250	3,450	3,650
理学関係	4,150	4,600	5,050	5,500	6,000
工学関係	4,250	4,750	5,200	5,650	6,100
農学関係	4,150	4,600	5,050	5,500	6,000
家政関係	3,350	3,600	3,850	4,100	4,350
体育関係	3,000	3,250	3,500	3,750	4,000
美術関係	3,750	4,150	4,550	4,950	5,350
音楽関係	3,450	3,800	4,200	4,550	4,950
保健衛生学関係（看護学関係）	3,350	3,600	3,850	4,100	4,350
保健衛生学関係（看護学関係を除く．）	3,400	3,750	4,050	4,350	4,650

備考
一 この表に掲げる面積には，講堂，寄宿舎，附属施設等の面積は含まない（ロの表において同じ．）．
二 同一分野に属する学科の収容定員が600人を超える場合には，50人を増すごとに，この表に定める600人までの場合の面積から550人までの場合の面積を減じて算出される数を加算するものとする．
三 同じ種類の昼間学科及び夜間学科等が近接した施設等を使用し，又は施設等を共用する場合の校舎の面積は，当該昼間学科及び夜間学科等における教育研究に支障のない面積とする．
四 昼夜開講制を実施する場合においては，これに係る学生定員，履修方法，施設の使用状況等を考慮して，教育に支障のない限度において，この表に定める面積を減ずることができる（ロの表において同じ．）．
五 この表に掲げる分野以外の分野に属する学科に係る面積

については，当該学科の属する分野に類似するこの表に掲げる分野の例によるものとする．ただし，これにより難い場合は別に定める（ロの表において同じ．）．
六 この表に定める面積は，専用部分の面積とする．ただし，当該短期大学と他の学校，就学前の子どもに関する教育，保育等の総合的な提供の推進に関する法律第2条第7項に規定する幼保連携型認定こども園，専修学校又は各種学校（以下この号において「学校等」という．）が同一の敷地内又は隣接地に所在する場合であつて，それぞれの学校等の校舎の専用部分の面積及び共用部分の面積を合算した面積が，それぞれの学校等が設置の認可を受ける場合において基準となる校舎の面積を合算した面積以上のものであるときは，当該短期大学の教育研究に支障がない限度において，この表に定める面積に当該学校等との共用部分の面積を含めることができる（ロの表において同じ．）．

6. 短期大学設置基準　475

ロ　加算校舎面積

収容定員＼学科の種類	100人までの面積（平方メートル）	200人までの面積（平方メートル）	300人までの面積（平方メートル）	400人までの面積（平方メートル）	500人までの面積（平方メートル）	600人までの面積（平方メートル）
文学関係	1,000	1,300	1,800	2,300	2,700	3,050
教育学・保育学関係	1,250	1,550	2,050	2,550	3,050	3,550
法学関係	1,000	1,300	1,800	2,300	2,700	3,050
経済学関係	1,000	1,300	1,800	2,300	2,700	3,050
社会学・社会福祉学関係	1,000	1,300	1,800	2,300	2,700	3,050
理学関係	1,500	1,850	2,800	3,700	4,650	5,550
工学関係	1,500	1,900	2,850	3,750	4,700	5,600
農学関係	1,500	1,850	2,800	3,700	4,650	5,550
家政関係	1,250	1,550	2,050	2,550	3,050	3,550
体育関係	1,400	1,700	2,200	2,700	3,200	3,850
美術関係	1,300	1,650	3,300	3,300	4,050	4,800
音楽関係	1,250	1,550	3,150	3,150	3,800	4,550
保健衛生学関係（看護学関係）	1,250	1,550	2,050	2,550	3,050	3,550
保健衛生学関係（看護学関係を除く．）	1,250	1,600	2,250	2,850	3,500	4,100

備考
収容定員が600人を超える場合は，100人を増すごとに，600人までの場合の面積から500人までの場合の面積を減じて算出される数を加算するものとする．

ものを除く．）（以下「国際連携教育課程」という．）を編成することができる．ただし，国際連携学科を設ける短期大学は，国際連携教育課程に係る主要授業科目の一部を必修科目として自ら開設するものとする．

②　国際連携学科を設ける短期大学は，国際連携教育課程を編成し，及び実施するため，連携外国短期大学と文部科学大臣が別に定める事項についての協議の場を設けるものとする．

（共同開設科目）

第45条　国際連携学科を設ける短期大学は，第5条第1項の規定にかかわらず，連携外国短期大学と共同して授業科目を開設することができる．

②　国際連携学科を設ける短期大学が前項の授業科目（以下この項において「共同開設科目」という．）を開設した場合，当該短期大学の国際連携学科の学生が当該共同開設科目の履修により修得した単位は，修業年限が2年の短期大学にあつては15単位，修業年限が3年の短期大学にあつては23単位（第19条の規定により卒業の要件として62単位以上を修得することとする短期大学にあつては15単位）を超えない範囲で，当該短期大学又は連携外国短期大学のいずれかにおいて修得した単位とすることができる．ただし，連携外国短期大学において修得した単位数が，第47条第1項から第3項までの規定により連携外国短期大学において修得することとされている単位数に満たない場合は，共同開設科目の履修により修得した単位を連携外国短期大学において修得した単位とすることはできない．

（国際連携教育課程に係る単位の認定）

第46条　国際連携学科を設ける短期大学は，学生が連携外国短期大学において履修した国際連携教育課程に係る授業科目について修得した単位を，当該国際連携教育課程に係る授業科目の履修により修得したものとみなすものとする．

（国際連携学科に係る卒業の要件）

第47条　修業年限が2年の短期大学の国際連携学科に係る卒業の要件は，第18条第1項に定めるもののほか，国際連携学科を設ける短期大学において国際連携教育課程に係る授業科目の履修により31単位以上を修得するとともに，それぞれの連携外国短期大学において当該国際連携教育課程に係る授業科目の履修により10単位以上を修得することとする．

②　修業年限が3年の短期大学の国際連携学科に係る卒業の要件は，第18条第2項に定めるもののほか，国際連携学科を設ける短期大学において国際連携教育課程に係る授業科目の履

修により47単位以上を修得するとともに，それぞれの連携外国短期大学において当該国際連携教育課程に係る授業科目の履修により20単位以上を修得することとする．

③　前2項の規定にかかわらず，夜間学科等に係る修業年限が3年の短期大学の国際連携学科に係る卒業の要件は，第19条に定めるもののほか，国際連携学科を設ける短期大学において国際連携教育課程に係る授業科目の履修により31単位以上を修得するとともに，それぞれの連携外国短期大学において当該国際連携教育課程に係る授業科目の履修により10単位以上を修得することとする．

④　前3項の規定により国際連携学科を設ける短期大学及びそれぞれの連携外国短期大学において国際連携教育課程に係る授業科目の履修により修得する単位数には，第14条第1項（同条第2項において準用する場合を含む．），第15条第1項，第16条第1項若しくは第2項又は前条の規定により修得したものとみなし，若しくは与えることができ，又はみなすものとする単位を含まないものとする．

（国際連携学科に係る専任教員数）

第48条　国際連携学科に係る専任教員の数は，第22条に定める学科の種類及び規模に応じて定める教授等の数に，1国際連携学科ごとに1人の専任教員を加えた数を合計した数以上とする．

（国際連携学科に係る施設及び設備）

第49条　第27条から第30条まで並びに第32条及び第33条の規定にかかわらず，国際連携学科に係る施設及び設備については，当該学科を設ける短期大学の施設及び設備を利用することができるものとし，教育研究に支障がないと認められる場合には，当該学科に係る施設及び設備を備えることを要しない．

②　前項の規定にかかわらず，国際連携学科を設ける短期大学が外国において国際連携教育課程に係る教育研究を行う場合においては，教育研究に支障のないよう必要な施設及び設備を備えるものとする．

第12章　雑則

（外国に設ける組織）

第50条　短期大学は，文部科学大臣が別に定めるところにより，外国に学科その他の組織を設けることができる．

（その他の基準）

第51条　専攻科及び別科に関する基準は，別に定める．

（段階的整備）

第52条 新たに短期大学等を設置する場合の教員組織，校舎等の施設及び設備については，別に定めるところにより，段階的に整備することができる．

附則

① この省令は，昭和51年4月1日から施行する．ただし，次項の規定は，公布の日から施行する．

② 昭和51年度又は昭和52年度に開設しようとする短期大学又は短期大学の学科の設置認可の申請に係る審査に当たつては，この省令の規定の適用があるものとする．

③ この省令施行の際，現に設置されている短期大学に在職する教員については，その教員が現に在職する教員の職に在る限り，この省令の教員の資格に関する規定は，適用しない．

④ この省令施行の際，現に設置されている短期大学の組織，編制，施設及び設備でこの省令施行の日前に係るものについては，当分の間，従前の例によることができる．

⑤ 昭和61年度から平成4年度までの間に期間（昭和61年度から平成11年度までの間の年度間に限る．）を付して入学定員を増加する短期大学（次項において「期間を付して入学定員を増加する短期大学」という．）の専任教員数については，第22条の規定により算定し，当該入学定員の増加に伴い必要とされる専任教員数が増加することとなるときは，当該増加することとなる専任教員数は，教育に支障のない限度において，兼任の教員をもつて充てることができるものとする．

⑥ 期間を付して入学定員を増加する短期大学の校地の面積の算定については，当該入学定員の増加はないものとみなして第30条の規定を適用する．

⑦ 昭和61年度以降に期間（平成11年度を終期とするものに限る．）を付して入学定員を増加又は設定した短期大学であつて，当該期間の経過後引き続き，当該入学定員の範囲内で期間（平成12年度から平成16年度までの間の年度間に限る．）を付して入学定員を増加するものの専任教員数及び校地の面積の算出については，前2項の例による．

附則（平成28年3月31日文部科学省令第18号）

この省令は，平成29年4月1日から施行する．

資料7　専修学校設置基準

○専修学校設置基準

$$\left(\begin{array}{l}\text{昭和 51 年 1 月 10 日文部省令第 2 号}\\\text{最終改正平成 24 年 3 月 30 日文部科学省令第 14 号}\end{array}\right)$$

第1章　総則
（趣旨）

第1条　専修学校は，学校教育法（昭和22年法律第26号）その他の法令の規定によるほか，この省令の定めるところにより設置するものとする.

② この省令で定める設置基準は，専修学校を設置するのに必要な最低の基準とする.

③ 専修学校は，この省令で定める設置基準より低下した状態にならないようにすることはもとより，広く社会の要請に応じ，専修学校の目的を達成するため多様な分野にわたり組織的な教育を行うことをその使命とすることにかんがみ，常にその教育水準の維持向上に努めなければならない.

第2章　組織編制
（教育上の基本組織）

第2条　専修学校の高等課程，専門課程又は一般課程には，専修学校の目的に応じた分野の区分ごとに教育上の基本となる組織（以下「基本組織」という）を置くものとする.

② 基本組織には，教育上必要な教員組織その他を備えなければならない.

（学科）

第3条　基本組織には，専攻により1又は2以上の学科を置くものとする.

② 前項の学科は，専修学校の教育を行うため適当な規模及び内容があると認められるものでなければならない.

第4条　基本組織には，昼間において授業を行う学科（以下「昼間学科」という.）又は夜間その他特別な時間において授業を行う学科（以下「夜間等学科」という.）を置くことができる.

（通信制の学科の設置）

第5条　昼間学科又は夜間等学科を置く基本組織には，通信による教育を行う学科（当該基本組織に置かれる昼間学科又は夜間等学科と専攻分野を同じくするものに限る.以下「通信制の学科」という.）を置くことができる.

②通信制の学科は，通信による教育によつて十分な教育効果が得られる専攻分野について置くことができる.

（同時に授業を行う生徒）

第6条　専修学校において，1の授業科目について同時に授業を行う生徒数は，40人以下とする.ただし，特別の事由があり，かつ，教育上支障のない場合は，この限りでない.

第7条　専修学校において，教育上必要があるときは，学年又は学科を異にする生徒を合わせて授業を行うことができる.

第3章　教育課程等
第1節　通則
（授業科目）

第8条　専修学校の高等課程においては，中学校における教育の基礎の上に，心身の発達に応じて専修学校の教育を施すにふさわしい授業科目を開設しなければならない.

② 専修学校の専門課程においては，高等学校における教育の基礎の上に，深く専門的な程度において専修学校の教育を施すにふさわしい授業科目を開設しなければならない.

③ 前項の専門課程の授業科目の開設に当たつては，豊かな人

間性を涵養するよう適切に配慮しなければならない.

④ 専修学校の一般課程においては，その目的に応じて専修学校の教育を施すにふさわしい授業科目を開設しなければならない.

（単位時間）

第9条　専修学校の授業における1単位時間は，50分とすることを標準とする.

（他の専修学校における授業科目の履修等）

第10条　専修学校の高等課程においては，教育上有益と認めるときは，専修学校の定めるところにより，生徒が行う他の専修学校の高等課程又は専門課程における授業科目の履修を，当該高等課程の修了に必要な総授業時数の2分の1を超えない範囲で，当該高等課程における授業科目の履修とみなすことができる.

② 専修学校の専門課程においては，教育上有益と認めるときは，専修学校の定めるところにより，生徒が行う他の専修学校の専門課程における授業科目の履修を，当該専門課程の修了に必要な総授業時数の2分の1を超えない範囲で，当該専門課程における授業科目の履修とみなすことができる.

（専修学校以外の教育施設等における学修）

第11条　専修学校の高等課程においては，教育上有益と認めるときは，専修学校の定めるところにより，生徒が行う高等学校又は中等教育学校の後期課程における科目の履修その他文部科学大臣が別に定める学修を，当該高等課程における授業科目の履修とみなすことができる.

② 前項により当該高等課程における授業科目の履修とみなすことができる授業時数は，前条第1項により当該高等課程における授業科目の履修とみなす授業時数と合わせて当該高等課程の修了に必要な総授業時数の2分の1を超えないものとする.

③ 専修学校の専門課程においては，教育上有益と認めるときは，専修学校の定めるところにより，生徒が行う大学又は短期大学における学修その他文部科学大臣が別に定める学修を，当該専門課程における授業科目の履修とみなすことができる.

④ 前項により当該専門課程における授業科目の履修とみなすことができる授業時数は，前条第2項により当該専門課程における授業科目の履修とみなす授業時数と合わせて当該専門課程の修了に必要な総授業時数の2分の1を超えないものとする.

⑤ 第1項及び第2項の規定は，専修学校において，当該専修学校の高等課程に相当する教育を行つていると認めた外国の教育施設に生徒が留学する場合について，前2項の規定は，専修学校において，当該専修学校の専門課程に相当する教育を行つていると認めた外国の教育施設に生徒が留学する場合について，それぞれ準用する.

（入学前の授業科目の履修等）

第12条　専修学校の高等課程においては，教育上有益と認めるときは，専修学校の定めるところにより，生徒が当該高等課程に入学する前に行つた専修学校の高等課程又は専門課程における授業科目の履修（第15条の規定により行つた授業科目の履修を含む.）並びに生徒が当該高等課程に入学する前に行つた前条第1項及び第5項に規定する学修を，当該高等課程における授業科目の履修とみなすことができる.

② 前項により当該高等課程における授業科目の履修とみなすことができる授業時数は，転学等の場合を除き，当該高等課

478　資料

程において履修した授業時数以外のものについては，第10条第1項並びに前条第1項及び第5項により当該高等課程における授業科目の履修とみなす授業時数と合わせて当該高等課程の修了に必要な総授業時数の2分の1を超えないものとする．

③　専修学校の専門課程においては，教育上有益と認めるときは，専修学校の定めるところにより，生徒が当該専門課程に入学する前に行つた専修学校の専門課程における授業科目の履修（第15条の規定により行つた授業科目の履修を含む．）並びに生徒が当該専門課程に入学する前に行つた前条第3項及び第5項に規定する学修を，当該専門課程における授業科目の履修とみなすことができる．

④　前項により当該専門課程における授業科目の履修とみなすことができる授業時数は，転学等の場合を除き，当該専門課程において履修した授業時数以外のものについては，第10条第2項並びに前条第3項及び第5項により当該専門課程における授業科目の履修とみなす授業時数と合わせて当該専門課程の修了に必要な総授業時数の2分の1を超えないものとする．

（授業の方法）
第13条　専修学校は，文部科学大臣が別に定めるところにより，授業を，多様なメディアを高度に利用して，当該授業を行う教室等以外の場所で履修させることができる．

②　前項の授業の方法による授業科目の履修は，専修学校の課程の修了に必要な総授業時数のうち4分の3を超えないものとする．

（昼夜開講制）
第14条　専修学校は，教育上必要と認められる場合には，昼夜開講制（同一学科において昼間及び夜間の双方の時間帯において授業を行うことをいう．）により授業を行うことができる．

（科目等履修生）
第15条　専修学校は，専修学校の定めるところにより，当該専修学校の生徒以外の者に，当該専修学校において，1又は複数の授業科目を履修させることができる．

第2節　昼間学科及び夜間等学科の教育課程等
（昼間学科及び夜間等学科の授業時数）
第16条　昼間学科の授業時数は，1年間にわたり800単位時間以上とする．

②　夜間等学科の授業時数は，1年間にわたり450単位時間以上とする．

（昼間学科及び夜間等学科における全課程の修了要件）
第17条　昼間学科における全課程の修了の要件は，800単位時間に修業年限の年数に相当する数を乗じて得た授業時数以上の授業科目を履修することとする．

②　夜間等学科における全課程の修了の要件は，450単位時間に修業年限の年数を乗じて得た授業時数（当該授業時数が800単位時間を下回る場合にあつては，800単位時間）以上の授業科目を履修することとする．

（授業時数の単位数への換算）
第18条　専修学校の高等課程における生徒の学修の成果を証する必要がある場合において，当該生徒が履修した授業科目の授業時数を単位数に換算するときは，35単位時間をもつて1単位とする．

第19条　専修学校の専門課程における生徒の学修の成果を証する必要がある場合において，当該生徒が履修した授業科目の授業時数を単位数に換算するときは，45時間の学修を必要とする内容の授業科目を1単位とすることを標準とし，専修学校の教育の特性を踏まえつつ，授業の方法に応じ，当該授業による教育効果，授業時間外に必要な学修等を考慮して，次の基準により行うものとする．

一　講義及び演習については，15時間から30時間までの範囲で専修学校が定める授業時数をもつて1単位とする．

二　実験，実習及び実技については，30時間から45時間までの範囲で専修学校が定める授業時数をもつて1単位とする．ただし，芸術等の分野における個人指導による実技の授業については，専修学校が定める授業時数をもつて1単位とすることができる．

②　前項の規定にかかわらず，卒業研究，卒業制作等の授業科目の授業時数については，これらに必要な学修等を考慮して，単位数に換算するものとする．

第3節　単位制による昼間学科及び夜間等学科の教育課程等
（単位制による昼間学科及び夜間等学科の授業時数）
第20条　第16条第1項の規定にかかわらず，学校教育法施行規則第183条の2第2項の規定により学年による教育課程の区分を設けない学科（以下「単位制による学科」という．）のうち昼間学科であるものの1年間の授業時数は，800単位時間以上であり，かつ，次の各号に掲げる課程の区分に応じ，当該各号に定める単位数を修得させるために必要な授業時数を下らないものとする．
一　高等課程又は一般課程23単位
二　専門課程30単位

②　第16条第2項の規定にかかわらず，単位制による学科のうち夜間等学科であるものの1年間の授業時数は，450単位時間以上であり，かつ，次の各号に掲げる課程の区分に応じ，当該各号に定める単位数を修得させるために必要な授業時数を下らないものとする．
一　高等課程又は一般課程13単位
二　専門課程17単位

（多様な授業科目の開設等）
第21条　単位制による学科を置く専修学校においては，専修学校における教育の機会に対する多様な要請にこたえ，当該専修学校の教育の目的に応じ，多様な授業科目の開設，複数の時間帯又は特定の時期における授業の実施その他の措置を講ずるよう努めるものとする．

（単位の授与）
第22条　単位制による学科においては，1の授業科目を履修した生徒に対しては，専修学校の定めるところにより，審査，試験その他の専修学校の教育の特性を踏まえた適切な方法で，学修の成果を評価した上，単位を与えるものとする．

（各授業科目の単位数）
第23条　単位制による学科における各授業科目の単位数は，専修学校において定めるものとする．

②　高等課程又は一般課程における授業科目について，前項の単位数を定めるに当たつては，35単位時間の授業をもつて1単位とする．

③　専門課程における授業科目について，第1項の単位数を定めるに当たつては，1単位の授業科目を45時間の学修を必要とする内容をもつて構成することを標準とし，専修学校の教育の特性を踏まえつつ，授業の方法に応じ，当該授業による教育効果，授業時間外に必要な学修等を考慮して，次の基準により単位数を計算するものとする．

一　講義及び演習については，15時間から30時間までの範囲で専修学校が定める時間の授業をもつて1単位とする．

二　実験，実習及び実技については，30時間から45時間までの範囲で専修学校が定める時間の授業をもつて1単位とする．ただし，芸術等の分野における個人指導による実技の授業については，専修学校が定める時間の授業をもつて1単位とすることができる．

三　1の授業科目について，講義若しくは演習又は実験，実習若しくは実技のうち2以上の方法の併用により行う場合については，その組合せに応じ，前2号に規定する基準を考慮して専修学校が定める時間の授業をもつて1単位とする．

④　前項の規定にかかわらず，卒業研究，卒業制作等の授業科目については，これらの学修の成果を評価して単位を授与することが適切と認められる場合には，これらに必要な学修等

を考慮して，単位数を定めることができる．

（履修科目の登録の上限）
第24条 単位制による学科を置く専修学校は，生徒が各年次にわたつて適切に授業科目を履修するため，単位制による学科における全課程の修了の要件として生徒が修得すべき単位数について，生徒が1年間又は1学期に履修する授業科目として登録することができる単位数の上限を定めるよう努めなければならない．

（長期にわたる教育課程の履修）
第25条 単位制による学科を置く専修学校は，専修学校の定めるところにより，生徒が，職業を有している等の事情により，修業年限を超えて一定の期間にわたり計画的に当該単位制による学科の教育課程を履修し卒業することを希望する旨を申し出たときは，その計画的な履修を認めることができる．

（単位制による学科を置く専修学校における科目等履修生）
第26条 単位制による学科を置く専修学校においては，第15条の規定により専修学校の授業科目を履修する者（以下「科目等履修生」という．）に対し，多様な教育の機会の確保について配慮するよう努めるものとする．
② 高等課程の単位制による学科を置く専修学校は，当該単位制による学科の生徒が当該専修学校に入学する前に科目等履修生として専修学校の高等課程又は専門課程における授業科目を履修している場合，教育上有益と認めるときは，当該科目等履修生としての履修を，当該入学した専修学校の高等課程の単位制による学科における授業科目の履修とみなし，その成果について単位を与えることができる．
③ 専門課程の単位制による学科を置く専修学校は，当該単位制による学科の生徒が当該専修学校に入学する前に科目等履修生として専修学校の専門課程における授業科目を履修している場合，教育上有益と認めるときは，当該科目等履修生としての履修を，当該入学した専修学校の専門課程の単位制による学科における授業科目の履修とみなし，その成果について単位を与えることができる．

（単位制による学科における全課程の修了要件）
第27条 第17条第1項の規定にかかわらず，単位制による学科のうち昼間学科における全課程の修了の要件は，当該昼間学科に修業年限の年数以上在学し，次の各号に掲げる課程の区分に応じ，当該各号に定める単位数以上を修得することとする．
　一 高等課程又は一般課程 23単位に当該昼間学科の修業年限の年数に相当する数を乗じて得た単位数
　二 専門課程 30単位に当該昼間学科の修業年限の年数に相当する数を乗じて得た単位数
② 第17条第2項の規定にかかわらず，単位制による学科のうち夜間等学科であるものにおける全課程の修了の要件は，当該夜間等学科に修業年限の年数以上在学し，次の各号に掲げる課程の区分に応じ，当該各号に掲げる単位数以上を修得することとする．
　一 高等課程又は一般課程 13単位に当該夜間等学科の修業年限の年数に相当する数を乗じて得た単位数（当該単位数が23単位を下回る場合にあつては，23単位）
　二 専門課程 17単位に当該夜間等学科の修業年限の年数に相当する数を乗じて得た単位数（当該単位数が30単位を下回る場合にあつては，30単位）

（単位制による学科に係る読替え）
第28条 単位制による学科に係る第10条から第13条までの規定の適用については，これらの規定中「授業時数」とあるのは「単位数」と，第10条，第11条第1項及び第3項並びに第12条第1項及び第3項の規定中「履修とみなす」とあるのは「履修とみなし，単位を与える」と，第11条第2項及び第12条第2項の規定中「前項により当該高等課程における授業科目の履修とみなす」とあるのは「前項により与える」と，第11条第4項及び第12条第4項の規定中「当該専門課程に

おける授業科目の履修とみなす」とあるのは「前項により与える」と，第12条第2項及び第4項の規定中「履修した」とあるのは「修得した」と，第13条第2項の規定中「授業の方法による授業科目の履修」とあるのは「授業の方法により修得する単位数」とする．

第4節 通信制の学科の教育課程等
（通信制の学科の授業時数）
第29条 通信制の学科における対面により行う実習，実技，実験，演習又は講義の授業（以下「対面授業」という．）の授業時数は，1年間にわたり120単位時間以上とする．

（通信制の学科における授業の方法等）
第30条 通信制の学科における授業は，印刷教材その他これに準ずる教材を送付又は指定し，主としてこれらにより学修させる授業（以下「印刷教材等による授業」という．）と対面授業との併用により行うものとする．
② 通信制の学科においては，前項に掲げる授業のほか，第13条第1項の方法による授業（以下「遠隔授業」という．）を加えて行うことができる．
③ 印刷教材等による授業の実施に当たつては，添削等による指導を併せ行うものとする．
第31条 通信制の学科における授業は，定期試験等を含め，年間を通じて適切に行うものとする．

（通信制の学科における添削等のための組織等）
第32条 通信制の学科を置く専修学校は，添削等による指導及び教育相談を円滑に処理するため，適当な組織等を設けるものとする．

（主たる校地から遠く隔たつた場所に設けられる施設における指導の体制等）
第33条 通信制の学科を置く専修学校は，主たる校地から遠く隔たつた場所に面接による指導を行うための施設を設ける場合には，主たる校地において指導を行う教員組織との連携を図りつつ，当該施設における指導を適切に行うための体制を整えるものとする．この場合において，当該施設は，主たる校地の所在する都道府県の区域内に置かなければならない．

（授業科目の開設等に関する規定の準用）
第34条 第21条及び第24条から第26条までの規定は，通信制の学科を置く専修学校に，第22条及び第23条の規定は通信制の学科に準用する．

（印刷教材等による授業科目の単位数）
第35条 通信制の学科における印刷教材等による授業の授業科目について単位数を定めるに当たつては，前条において準用する第23条第2項及び第3項の規定にかかわらず，次の各号に掲げる課程の区分に応じ，当該各号に定める基準により単位数を計算するものとする．
　一 高等課程又は一般課程 35時間の学修を必要とする印刷教材等の学修をもつて1単位とする．
　二 専門課程 45時間の学修を必要とする印刷教材等の学修をもつて1単位とする．
第36条 1の授業科目について，印刷教材等による授業と対面授業又は遠隔授業との併用により行う場合においては，その組合せに応じ，第34条において準用する第23条第2項及び第3項並びに前条に規定する基準を考慮して，当該授業科目の単位数を定めるものとする．

（通信制の学科における全課程の修了要件）
第37条 通信制の学科における全課程の修了の要件は，次の各号のいずれにも該当することとする．
　一 当該通信制の学科に修業年限の年数以上在学し，次のイ及びロに掲げる課程の区分に応じ，それぞれイ及びロに掲げる単位数以上を修得すること
　　イ 高等課程又は一般課程 13単位に当該通信制の学科の修業年限の年数に相当する数を乗じて得た単位数（当該単位数が23単位を下回る場合にあつては，23単位）

ロ 専門課程 17単位に当該通信制の学科の修業年限の年数に相当する数を乗じて得た単位数（当該単位数が30単位を下回る場合にあつては，30単位）
二 120単位時間に当該通信制の学科の修業年限の年数に相当する数を乗じて得た授業時数以上の対面授業を履修すること

（通信制の学科に係る読替え）
第38条 通信制の学科に係る第10条から第13条までの規定の適用については，これらの規定中「授業時数」とあるのは「単位数」と，第10条，第11条第1項及び第3項並びに第12条第1項及び第3項の規定中「履修とみなす」とあるのは「履修とみなし，単位を与える」と，第11条第2項及び第12条第2項の規定中「前項により当該高等課程における授業科目の履修とみなす」とあるのは「前項により与える」と，第11条第4項及び第12条第4項の規定中「当該専門課程における授業科目の履修とみなす」とあるのは「前項により与える」と，第12条第2項及び第4項の規定中「履修した」とあるのは「修得した」と，第13条第2項の規定中「授業の方法による授業科目の履修」とあるのは「授業の方法により修得する単位数」とする．

第4章 教員
（昼間学科又は夜間等学科のみを置く専修学校の教員数）
第39条 昼間学科又は夜間等学科のみを置く専修学校における教員の数は，別表第1に定める数以上とする．
② 前項の教員の数の半数以上は，専任の教員（専ら当該専修学校における教育に従事する校長が教員を兼ねる場合にあつては，当該校長を含む．以下この項及び次条第2項において同じ．）でなければならない．ただし，当該専任の教員の数は，3人を下ることができない．

（通信制の学科を置く専修学校の教員数）
第40条 通信制の学科を置く専修学校における教員の数は，別表第1に定める数と別表第3に定める数とを合計した数以上とする．
② 前項の教員の数の半数以上は専任の教員でなければならない．ただし，当該専任の教員の数は3人を下ることができない．

（教員の資格）
第41条 専修学校の専門課程の教員は，次の各号の一に該当する者でその担当する教育に関し，専門的な知識，技術，技能等を有するものでなければならない．
一 専修学校の専門課程を修了した後，学校，専修学校，各種学校，研究所，病院，工場等（以下「学校，研究所等」という．）においてその担当する教育に関する教育，研究又は技術に関する業務に従事した者であつて，当該専門課程の修業年限と当該業務に従事した期間とを通算して6年以上となる者
二 学士の学位を有する者にあつては2年以上，短期大学士の学位又は準学士の称号を有する者にあつては4年以上，学校，研究所等においてその担当する教育に関する教育，研究又は技術に関する業務に従事した者
三 高等学校（中等教育学校の後期課程を含む．）において2年以上主幹教諭，指導教諭又は教諭の経験のある者
四 修士の学位又は学位規則（昭和28年文部省令第9号）第5条の2に規定する専門職学位を有する者
五 特定の分野について，特に優れた知識，技術，技能及び経験を有する者
六 その他前各号に掲げる者と同等以上の能力があると認められる者
第42条 専修学校の高等課程の教員は，次の各号の一に該当する者でその担当する教育に関し，専門的な知識，技術，技能等を有するものでなければならない．
一 前条各号の一に該当する者
二 専修学校の専門課程を修了した後，学校，研究所等においてその担当する教育に関する教育，研究又は技術に関す

る業務に従事した者であつて，当該専門課程の修業年限と当該業務に従事した期間とを通算して4年以上となる者
三 短期大学士の学位又は準学士の称号を有する者で，2年以上，学校，研究所等においてその担当する教育に関する教育，研究又は技術に関する業務に従事した者
四 学士の学位を有する者
五 その他前各号に掲げる者と同等以上の能力があると認められる者
第43条 専修学校の一般課程の教員は，次の各号の一に該当する者でその担当する教育に関し，専門的な知識，技術，技能等を有するものでなければならない．
一 前2条各号の一に該当する者
二 高等学校又は中等教育学校卒業後，4年以上，学校，研究所等においてその担当する教育に関する教育，研究又は技術に関する業務に従事した者
三 その他前各号に掲げる者と同等以上の能力があると認められる者

第5章 施設及び設備等
（位置及び環境）
第44条 専修学校の校地及び校舎の位置及び環境は，教育上及び保健衛生上適切なものでなければならない．

（校地等）
第45条 専修学校は，次条に定める校舎等を保有するに必要な面積の校地を備えなければならない．
② 専修学校は，前項の校地のほか，目的に応じ，運動場その他必要な施設の用地を備えなければならない．

（校舎等）
第46条 専修学校の校舎には，目的，生徒数又は課程に応じ，教室（講義室，演習室，実習室等とする．），教員室，事務室その他必要な附帯施設を備えなければならない．
② 専修学校の校舎には，前項の施設のほか，なるべく図書室，保健室，教員研究室等を備えるものとする．
③ 専修学校は，目的に応じ，実習場その他の必要な施設を確保しなければならない．

（昼間学科又は夜間等学科のみを置く専修学校の校舎の面積）
第47条 昼間学科又は夜間等学科のみを置く専修学校の校舎の面積は，次の各号に定める区分に応じ，当該各号に定める面積以上とする．ただし，地域の実態その他により特別の事情があり，かつ，教育上支障がない場合は，この限りでない．
一 1の課程のみを置く専修学校で当該課程に1の分野についてのみ学科を置くもの 別表第2イの表により算定した面積
二 1の課程のみを置く専修学校で当該課程に2以上の分野について学科を置くもの又は2若しくは3の課程を置く専修学校で，当該課程にそれぞれ1若しくは2以上の分野について学科を置くもの 次のイ及びロに掲げる面積を合計した面積
イ これらの課程ごとの分野のうち別表第2イの表第4欄の生徒総定員40人までの面積が最大となるいずれか1の分野について同表により算定した面積
ロ これらの課程ごとの分野のうち前イの分野以外の分野についてそれぞれ別表第2ロの表により算定した面積を合計した面積

（通信制の学科を置く専修学校の校舎等）
第48条 通信制の学科を置く専修学校は，目的，生徒数又は課程に応じ，当該通信制の学科に係る第46条各項に規定する施設を備えるほか，特に添削等による指導並びに印刷教材等の保管及び発送のための施設について，教育に支障のないようにするものとする．
②通信制の学科を置く専修学校の校舎の面積は，当該専修学校の昼間学科又は夜間等学科の校舎について前条の規定に準じて算定した面積と，当該専修学校の通信制の学科の校舎について次の各号に掲げる区分に応じ，当該各号に定める面積と

7. 専修学校設置基準　481

を合計した面積以上とする．ただし，地域の実態その他により特別の事情があり，かつ，教育上支障がない場合は，この限りでない．

一　1の課程に1の分野についてのみ通信制の学科を置くもの　別表第4イの表により算定した面積

二　1の課程に2以上の分野について通信制の学科を置くもの又は2若しくは3の課程にそれぞれ1若しくは2以上の分野について通信制の学科を置くもの　次のイ及びロに掲げる面積を合計した面積

イ　これらの課程ごとの分野のうち別表第4イの表第4欄の生徒総定員80人までの面積が最大となるいずれか1の分野について同表により算定した面積

ロ　これらの課程ごとの分野のうち前のイの分野以外の分野についてそれぞれ別表第4ロの表により算定した面積を合計した面積

（設備）

第49条　専修学校は，目的，生徒数又は課程に応じ，必要な種

類及び数の機械，器具，標本，図書その他の設備を備えなければならない．

第50条　夜間において授業を行う専修学校は，適当な照明設備を備えなければならない．

（他の学校等の施設及び設備の使用）

第51条　専修学校は，特別の事情があり，かつ，教育上及び安全上支障がない場合は，他の学校等の施設及び設備を使用することができる．

（名称）

第52条　専修学校の名称は，専修学校として適当であるとともに，当該専修学校の目的にふさわしいものでなければならない．

　　附則（抄）

①　この省令は，昭和51年1月11日から施行する．
　　附則（平成24年3月30日文部科学省令第14号）
　　この省令は，平成24年4月1日から施行する．

別表第1　昼間学科又は夜間等学科に係る教員数（第39条関係）

課程の区分	学科の属する分野の区分	学科の属する分野ごとの生徒総定員の区分	教員数
高等課程又は専門課程	工業関係，農業関係，医療関係，衛生関係又は教育・社会福祉関係	80人まで	3
		81人から200人まで	$3+\dfrac{生徒総定員-80}{40}$
		201人から600人まで	$6+\dfrac{生徒総定員-200}{50}$
		601人以上	$14+\dfrac{生徒総定員-600}{60}$
	商業実務関係，服飾・家政関係又は文化・教養関係	80人まで	3
		81人から200人まで	$3+\dfrac{生徒総定員-80}{40}$
		201人から400人まで	$6+\dfrac{生徒総定員-200}{50}$
		401人以上	$10+\dfrac{生徒総定員-400}{60}$
一般課程	工業関係，農業関係，医療関係，衛生関係，教育・社会福祉関係，商業実務関係，服飾・家政関係又は文化・教養関係	80人まで	3
		81人から200人まで	$3+\dfrac{生徒総定員-80}{40}$
		201人以上	$6+\dfrac{生徒総定員-200}{60}$

備考

一　この表の算式中生徒総定員とあるのは，学科の属する分野ごとの生徒総定員をいう．

二　次に掲げる場合のいずれかに該当する場合においては，教育に支障のないよう，相当数の教員を増員するものとする．

イ　昼間学科と夜間等学科とを併せ置く場合

ロ　第15条の規定により当該専修学校の生徒以外の者で当該専修学校の一又は複数の授業科目を履修する者（以下「科目等履修生」という．）その他の生徒以外の者を学科の属する分野ごとの生徒総定員を超えて相当数受け入れる場合

別表第2　昼間学科又は夜間等学科に係る校舎面積（第47条関係）

イ　基準校舎面積の表

課程の区分	学科の属する分野の区分	学科の属する分野ごとの生徒総定員の区分	面積（平方メートル）
高等課程又は専門課程	工業関係，農業関係，医療関係，衛生関係又は教育・社会福祉関係	40人まで	260
		41人以上	260+3.0×（生徒総定員-40）
	商業実務関係，服飾・家政関係又は文化・教養関係	40人まで	200
		41人以上	200+2.5×（生徒総定員-40）
一般課程	工業関係，農業関係，医療関係，衛生関係又は教育・社会福祉関係	40人まで	130
		41人以上	130+2.5×（生徒総定員-40）
	商業実務関係，服飾・家政関係又は文化・教養関係	40人まで	130
		41人以上	130+2.3×（生徒総定員-40）

備考

一　この表の算式中生徒総定員とあるのは，学科の属する分野ごとの生徒総定員をいう．（ロの表において同じ．）

二　科目等履修生その他の生徒以外の者を学科の属する分野ごとの生徒総定員を超えて相当数受け入れる場合においては，教育に支障のないよう，相当の面積を増加するものとする．（ロの表において同じ．）

ロ　加算校舎面積の表

課程の区分	学科の属する分野の区分	学科の属する分野ごとの生徒総定員の区分	面積（平方メートル）
高等課程又は専門課程	工業関係，農業関係，医療関係，衛生関係又は教育・社会福祉関係	40人まで	180
		41人以上	180+3.0×（生徒総定員-40）
	商業実務関係，服飾・家政関係又は文化・教養関係	40人まで	140
		41人以上	140+2.5×（生徒総定員-40）
一般課程	工業関係，農業関係，医療関係，衛生関係又は教育・社会福祉関係	40人まで	110
		41人以上	110+2.5×（生徒総定員-40）
	商業実務関係，服飾・家政関係又は文化・教養関係	40人まで	100
		41人以上	100+2.3×（生徒総定員-40）

482 資料

別表第3 通信制の学科に係る教員数（第40条関係）

課程の区分	学科の属する分野の区分	学科の属する分野ごとの生徒総定員の区分	教員数
高等課程又は専門課程	工業関係，農業関係，医療関係，衛生関係，又は教育・社会福祉関係	80人まで	3
		81人から200人まで	$3+\dfrac{生徒総定員-80}{60}$
		201人から800人まで	$5+\dfrac{生徒総定員-200}{75}$
		801人から1700人まで	$13+\dfrac{生徒総定員-800}{90}$
		1701人以上	$23+\dfrac{生徒総定員-1700}{105}$
	商業実務関係，服飾・家政関係又は文化・教育関係	80人まで	3
		81人から200人まで	$3+\dfrac{生徒総定員-80}{60}$
		201人から650人まで	$5+\dfrac{生徒総定員-200}{75}$
		651人から1370人まで	$11+\dfrac{生徒総定員-650}{90}$
		1371人以上	$19+\dfrac{生徒総定員-1370}{105}$
一般課程	工業関係，農業関係，医療関係，衛生関係，教育・社会福祉関係，商業実務関係，服飾・家政関係又は文化・教育関係	80人まで	3
		81人から200人まで	$3+\dfrac{生徒総定員-80}{60}$
		201人から1100人まで	$5+\dfrac{生徒総定員-200}{90}$
		1101人以上	$15+\dfrac{生徒総定員-1100}{105}$

備考
一　この表の算式中生徒総定員とあるのは，学科の属する分野ごとの生徒総定員をいう．
二　次に掲げる場合のいずれかに該当する場合においては，教育に支障のないよう，相当数の教員を増員するものとする．
　イ　科目等履修生その他の生徒以外の者を学科の属する分野ごとの生徒総定員を超えて相当数受け入れる場合
　ロ　主たる校地から遠く隔つた場所に面接による指導を行うための施設を設ける場合

別表第4 通信制の学科の校舎に係る校舎面積（第48条関係）

イ　基準校舎面積の表

課程の区分	通信制の学科の属する分野の区分	通信制の学科の属する分野ごとの生徒総定員の区分	面積（平方メートル）
高等課程又は専門課程	工業関係，農業関係，医療関係，衛生関係，又は教育・社会福祉関係	80人まで	260
		81人以上	$260+1.8\times$（生徒総定員-80）
	商業実務関係，服飾・家政関係又は文化・教育関係	80人まで	200
		81人以上	$200+1.5\times$（生徒総定員-80）
一般課程	工業関係，農業関係，医療関係，衛生関係，又は教育・社会福祉関係	80人まで	130
		81人以上	$130+1.5\times$（生徒総定員-80）
	商業実務関係，服飾・家政関係又は文化・教育関係	80人まで	130
		81人以上	$130+1.4\times$（生徒総定員-80）

備考
一　この表の算式中生徒総定員とあるのは，学科の属する分野ごとの生徒総定員をいう．（ロの表において同じ．）
二　次に掲げる場合のいずれかに該当する場合においては，教育に支障のないよう，相当の面積を増加するものとする．（ロの表において同じ．）
　イ　科目等履修生その他の生徒以外の者を学科の属する分野ごとの生徒総定員を超えて相当数受け入れる場合
　ロ　主たる校地から遠く隔つた場所に面接による指導を行うための施設を設ける場合

ロ　加算校舎面積の表

課程の区分	通信制の学科の属する分野の区分	通信制の学科の属する分野ごとの生徒総定員の区分	面積（平方メートル）
高等課程又は専門課程	工業関係，農業関係，医療関係，衛生関係，又は教育・社会福祉関係	80人まで	180
		81人以上	$180+1.8\times$（生徒総定員-80）
	商業実務関係，服飾・家政関係又は文化・教育関係	80人まで	140
		81人以上	$140+1.5\times$（生徒総定員-80）
一般課程	工業関係，農業関係，医療関係，衛生関係，又は教育・社会福祉関係	80人まで	110
		81人以上	$110+1.5\times$（生徒総定員-80）
	商業実務関係，服飾・家政関係又は文化・教育関係	80人まで	100
		81人以上	$100+1.4\times$（生徒総定員-80）

資料8　各種学校規程

○各種学校規程

> 昭和31年12月5日文部省令第31号
> 最終改正平成19年10月30日文部科学省令第34号

（趣旨）

第1条　各種学校に関し必要な事項は，学校教育法（昭和22年法律第26号）その他の法令に規定するもののほか，この省令の定めるところによる.

（水準の維持，向上）

第2条　各種学校は，この省令に定めるところによることはもとより，その水準の維持，向上を図ることに努めなければならない.

（修業期間）

第3条　各種学校の修業期間は，1年以上とする. ただし，簡易に修得することができる技術，技芸等の課程については，3月以上1年未満とすることができる.

（授業時数）

第4条　各種学校の授業時数は，その修業期間が，1年以上の場合にあつては1年間にわたり680時間以上を基準として定めるものとし，1年未満の場合にあつてはその修業期間に応じて授業時数を減じて定めるものとする.

（生徒数）

第5条　各種学校の収容定員は，教員数，施設及び設備その他の条件を考慮して，適当な数を定めるものとする.

2　各種学校の同時に授業を行う生徒数は，40人以下とする. ただし，特別の事由があり，かつ，教育上支障のない場合は，この限りでない.

（入学資格の明示）

第6条　各種学校は，課程に応じ，一定の入学資格を定め，これを適当な方法によつて明示しなければならない.

（校長）

第7条　各種学校の校長は，教育に関する識見を有し，かつ，教育，学術又は文化に関する職又は業務に従事した者でなければならない.

（教員）

第8条　各種学校には，課程及び生徒数に応じて必要な数の教員を置かなければならない. ただし，3人を下ることができない.

2　各種学校の教員は，その担当する教科に関して専門的な知識，技術，技能等を有する者でなければならない.

3　各種学校の教員は，つねに前項の知識，技術，技能等の向上に努めなければならない.

（位置及び施設，設備）

第9条　各種学校の位置は，教育上及び保健衛生上適切な環境に定めなければならない.

2　各種学校には，その教育の目的を実現するために必要な校地，校舎，校具その他の施設，設備を備えなければならない.

第10条　各種学校の校舎の面積は，115.70平方メートル以上とし，かつ，同時に授業を行う生徒1人当り2.31平方メートル以上とする. ただし，地域の実態その他により特別の事情があり，かつ，教育上支障がない場合は，この限りでない.

2　校舎には，教室，管理室，便所その他必要な施設を備えなければならない.

3　各種学校は，課程に応じ，実習場その他の必要な施設を備えなければならない.

4　各種学校は，特別の事情があり，かつ，教育上及び安全上支障のない場合は，他の学校等の施設及び設備を使用することができる.

第11条　各種学校は，課程及び生徒数に応じ，必要な種類及び数の校具，教具，図書その他の設備を備えなければならない.

2　前項の設備は，学習上有効適切なものであり，かつ，つねに補充し，改善されなければならない.

3　夜間において授業を行う各種学校は，適当な照明設備を備えなければならない.

（名称）

第12条　各種学校の名称は，各種学校として適当であるとともに，課程にふさわしいものでなければならない.

（標示）

第13条　各種学校は，設置の認可を受けたことを，公立の各種学校については都道府県教育委員会，私立の各種学校については都道府県知事の定めるところにより標示することができる.

（各種学校の経営）

第14条　各種学校の経営は，その設置者が学校教育以外の事業を行う場合には，その事業の経営と区別して行わなければならない.

2　各種学校の設置者が個人である場合には，教育に関する識見を有し，かつ，各種学校を経営するにふさわしい者でなければならない.

　　附則（抄）

1　この省令は，昭和32年1月1日から施行する.

2　この省令施行の際，現に存する各種学校については，第6条，第7条，第8条第2項及び第3項，第13条並びに第14条の規定を除くほか，当分の間，なお，従前の例による.

　　附則（平成19年10月30日文部科学省令第34号）

この省令は，学校教育法等の一部を改正する法律（平成19年法律第96号）の施行の日から施行する.

資料9　保健師助産師看護師法

○保健師助産師看護師法

$$\left(\begin{array}{l}\text{昭和23年7月30日法律第203号}\\\text{最終改正平成26年6月25日法律第83号}\end{array}\right)$$

第1章　総則

〔法律の目的〕

第1条　この法律は，保健師，助産師及び看護師の資質を向上し，もつて医療及び公衆衛生の普及向上を図ることを目的とする．

〔保健師の定義〕

第2条　この法律において「保健師」とは，厚生労働大臣の免許を受けて，保健師の名称を用いて，保健指導に従事することを業とする者をいう．

〔助産師の定義〕

第3条　この法律において「助産師」とは，厚生労働大臣の免許を受けて，助産又は妊婦，じよく婦若しくは新生児の保健指導を行うことを業とする女子をいう．

第4条　削除

〔看護師の定義〕

第5条　この法律において「看護師」とは，厚生労働大臣の免許を受けて，傷病者若しくはじよく婦に対する療養上の世話又は診療の補助を行うことを業とする者をいう．

〔准看護師の定義〕

第6条　この法律において「准看護師」とは，都道府県知事の免許を受けて，医師，歯科医師又は看護師の指示を受けて，前条に規定することを行うことを業とする者をいう．

第2章　免許

〔保健師・助産師・看護師の免許〕

第7条　保健師になろうとする者は，保健師国家試験及び看護師国家試験に合格し，厚生労働大臣の免許を受けなければならない．

②　助産師になろうとする者は，助産師国家試験及び看護師国家試験に合格し，厚生労働大臣の免許を受けなければならない．

③　看護師になろうとする者は，看護師国家試験に合格し，厚生労働大臣の免許を受けなければならない．

〔准看護師の免許〕

第8条　准看護師になろうとする者は，准看護師試験に合格し，都道府県知事の免許を受けなければならない．

〔欠格事由〕

第9条　次の各号のいずれかに該当する者には，前2条の規定による免許（以下「免許」という．）を与えないことがある．

一　罰金以上の刑に処せられた者

二　前号に該当する者を除くほか，保健師，助産師，看護師又は准看護師の業務に関し犯罪又は不正の行為があつた者

三　心身の障害により保健師，助産師，看護師又は准看護師の業務を適正に行うことができない者として厚生労働省令で定めるもの

四　麻薬，大麻又はあへんの中毒者

〔保健師籍・助産師籍・看護師籍〕

第10条　厚生労働省に保健師籍，助産師籍及び看護師籍を備え，登録年月日，第14条第1項の規定による処分に関する事項その他の保健師免許，助産師免許及び看護師免許に関する事項を登録する．

〔准看護師籍〕

第11条　都道府県に准看護師籍を備え，登録年月日，第14条第2項の規定による処分に関する事項その他の准看護師免許に関する事項を登録する．

〔免許の付与及び免許証の交付〕

第12条　保健師免許は，保健師国家試験及び看護師国家試験に合格した者の申請により，保健師籍に登録することによつて行う．

②　助産師免許は，助産師国家試験及び看護師国家試験に合格した者の申請により，助産師籍に登録することによつて行う．

③　看護師免許は，看護師国家試験に合格した者の申請により，看護師籍に登録することによつて行う．

④　准看護師免許は，准看護師試験に合格した者の申請により，准看護師籍に登録することによつて行う．

⑤　厚生労働大臣又は都道府県知事は，免許を与えたときは，それぞれ保健師免許証，助産師免許証若しくは看護師免許証又は准看護師免許証を交付する．

〔意見の聴取〕

第13条　厚生労働大臣は，保健師免許，助産師免許又は看護師免許を申請した者について，第9条第3号に掲げる者に該当すると認め，同条の規定により当該申請に係る免許を与えないこととするときは，あらかじめ，当該申請者にその旨を通知し，その求めがあつたときは，厚生労働大臣の指定する職員にその意見を聴取させなければならない．

②　都道府県知事は，准看護師免許を申請した者について，第9条第3号に掲げる者に該当すると認め，同条の規定により准看護師免許を与えないこととするときは，あらかじめ，当該申請者にその旨を通知し，その求めがあつたときは，当該都道府県知事の指定する職員にその意見を聴取させなければならない．

〔免許の取消，業務停止及び再免許〕

第14条　保健師，助産師若しくは看護師が第9条各号のいずれかに該当するに至つたとき，又は保健師，助産師若しくは看護師としての品位を損するような行為のあつたときは，厚生労働大臣は，次に掲げる処分をすることができる．

一　戒告

二　3年以内の業務の停止

三　免許の取消し

②　准看護師が第9条各号のいずれかに該当するに至つたとき，又は准看護師としての品位を損するような行為のあつたときは，都道府県知事は，次に掲げる処分をすることができる．

一　戒告

二　3年以内の業務の停止

三　免許の取消し

③　前2項の規定による取消処分を受けた者（第9条第1号若しくは第2号に該当し，又は保健師，助産師，看護師若しくは准看護師としての品位を損するような行為のあつた者として前2項の規定による取消処分を受けた者にあつては，その処分の日から起算して5年を経過しない者を除く．）であつても，その者がその取消しの理由となつた事項に該当しなくなつたとき，その他その後の事情により再び免許を与えるのが適当であると認められるに至つたときは，再免許を与えることができる．この場合においては，第12条の規定を準用する．

9. 保健師助産師看護師法　485

〔免許取消又は業務停止の処分の手続〕

第15条　厚生労働大臣は，前条第1項又は第3項に規定する処分をしようとするときは，あらかじめ医道審議会の意見を聴かなければならない．

② 都道府県知事は，前条第2項又は第3項に規定する処分をしようとするときは，あらかじめ准看護師試験委員の意見を聴かなければならない．

③ 厚生労働大臣は，前条第1項の規定による免許の取消処分をしようとするときは，都道府県知事に対し，当該処分に係る者に対する意見の聴取を行うことを求め，当該意見の聴取をもって，厚生労働大臣による聴聞に代えることができる．

④ 行政手続法（平成5年法律第88号）第3章第2節（第25条，第26条及び第28条を除く．）の規定は，都道府県知事が前項の規定により意見の聴取を行う場合について準用する．この場合において，同節中「聴聞」とあるのは「意見の聴取」と，同法第15条第1項中「行政庁」とあるのは「都道府県知事」と，同条第3項（同法第22条第3項において準用する場合を含む．）中「行政庁は」とあるのは「都道府県知事が」と，「当該行政庁の」とあるのは「当該都道府県の」と，同法第16条第4項並びに第18条第1項及び第3項中「行政庁」とあるのは「都道府県知事」と，同法第19条第1項中「行政庁が指名する職員その他政令で定める者」とあるのは「都道府県知事が指名する職員」と，同法20条第1項，第2項及び第4項中「行政庁」とあるのは「都道府県」と，同条第6項，同法第24条第3項及び第27条第1項中「行政庁」とあるのは「都道府県知事」と読み替えるものとする．

⑤ 厚生労働大臣は，都道府県知事から当該処分の原因となる事実を証する書類その他意見の聴取を行う上で必要となる書類を求められた場合には，速やかにそれらを当該都道府県知事あて送付しなければならない．

⑥ 都道府県知事は，第3項の規定により意見の聴取を行う場合において，第4項において読み替えて準用する行政手続法第24条第3項の規定により同条第1項の調書及び同条第3項の報告書の提出を受けたときは，これらを保存するとともに，当該調書及び報告書の写しを厚生労働大臣に提出しなければならない．この場合において，当該処分の決定についての意見があるときは，当該写しのほか当該意見を記載した意見書を提出しなければならない．

⑦ 厚生労働大臣は，意見の聴取の終結後に生じた事情に鑑み必要があると認めるときは，都道府県知事に対し，前項前段の規定により提出された調書及び報告書の写し並びに同項後段の規定により提出された意見書を返戻して主宰者に意見の聴取の再開を命ずるよう求めることができる．行政手続法第22条第2項本文及び第3項の規定は，この場合について準用する．

⑧ 厚生労働大臣は，当該処分の決定をするときは，第6項の規定により提出された意見書並びに調書及び報告書の写しの内容を十分参酌してこれをしなければならない．

⑨ 厚生労働大臣は，前条第1項の規定による業務の停止の命令をしようとするときは，都道府県知事に対し，当該処分に係る者に対する弁明の聴取を行うことを求め，当該弁明の聴取をもって，厚生労働大臣による弁明の機会の付与に代えることができる．

⑩ 前項の規定により弁明の聴取を行う場合において，都道府県知事は，弁明の聴取を行うべき日時までに相当な期間をおいて，当該処分に係る者に対し，次に掲げる事項を書面により通知しなければならない．

一　前条第1項の規定を根拠として当該処分をしようとする旨及びその内容

二　当該処分の原因となる事実

三　弁明の聴取の日時及び場所

⑪ 厚生労働大臣は，第9項に規定する場合のほか，厚生労働大臣による弁明の機会の付与に代えて，医道審議会の委員に，当該処分に係る者に対する弁明の聴取を行わせることができる．この場合において，前項中「前項」とあるのは「次項」と，「都道府県知事」とあるのは「厚生労働大臣」と読み替え

て，同項の規定を適用する．

⑫ 第10項（前項の規定により読み替えて適用する場合を含む．）の通知を受けた者は，代理人を出頭させ，かつ，証拠書類又は証拠物を提出することができる．

⑬ 都道府県知事又は医道審議会の委員は，第9項又は第11項前段の規定により弁明の聴取を行ったときは，聴取書を作り，これを保存するとともに，報告書を作成し，厚生労働大臣に提出しなければならない．この場合において，当該処分の決定についての意見があるときは，当該意見を報告書に記載しなければならない．

⑭ 厚生労働大臣は，第3項又は第9項の規定により都道府県知事が意見の聴取又は弁明の聴取を行う場合においては，都道府県知事に対し，あらかじめ，次に掲げる事項を通知しなければならない．

一　当該処分に係る者の氏名及び住所

二　当該処分の内容及び根拠となる条項

三　当該処分の原因となる事実

⑮ 第3項の規定により意見の聴取を行う場合における第4項において読み替えて準用する行政手続法第15条第1項の通知又は第9項の規定により弁明の聴取を行う場合における第10項の通知は，それぞれ，前項の規定により通知された内容に基づいたものでなければならない．

⑯ 都道府県知事は，前条第2項の規定による業務の停止の命令をしようとするときは，都道府県知事による弁明の機会の付与に代えて，准看護師試験委員に，当該処分に係る者に対する弁明の聴取を行わせることができる．

⑰ 第10項，第12項及び第13項の規定は，准看護師試験委員が前項の規定により弁明の聴取を行う場合について準用する．この場合において，第10項中「前項」とあるのは「第16項」と，「前条第1項」とあるのは「前条第2項」と，第12項中「第10項（前項後段の規定により読み替えて適用する場合を含む．）」とあるのは「第17項において準用する第10項」と，第13項中「都道府県知事又は医道審議会の委員」とあるのは「准看護師試験委員」と，「第9項又は第11項前段」とあるのは「第16項」と，「厚生労働大臣」とあるのは「都道府県知事」と読み替えるものとする．

⑱ 第3項若しくは第9項の規定により都道府県知事が意見の聴取若しくは弁明の聴取を行う場合，第11項前段の規定により医道審議会の委員が弁明の聴取を行う場合又は第16項の規定により准看護師試験委員が弁明の聴取を行う場合における当該処分については，行政手続法第3章（第12条及び第14条を除く．）の規定は，適用しない．

〔保健師等再教育研修〕

第15条の2　厚生労働大臣は，第14条第1項第1号若しくは第2号に掲げる処分を受けた保健師，助産師若しくは看護師又は同条第3項の規定により保健師，助産師若しくは看護師に係る再免許を受けようとする者に対し，保健師，助産師若しくは看護師としての倫理の保持又は保健師，助産師若しくは看護師として必要な知識及び技能に関する研修として厚生労働省令で定めるもの（以下「保健師等再教育研修」という．）を受けるよう命ずることができる．

② 都道府県知事は，第14条第2項第1号若しくは第2号に掲げる処分を受けた准看護師又は同条第3項の規定により准看護師に係る再免許を受けようとする者に対し，准看護師としての倫理の保持又は准看護師として必要な知識及び技能に関する研修として厚生労働省令で定めるもの（以下「准看護師再教育研修」という．）を受けるよう命ずることができる．

③ 厚生労働大臣は，第1項の規定による保健師等再教育研修を修了した者について，その申請により，保健師等再教育研修を修了した旨を保健師籍，助産師籍又は看護師籍に登録する．

④ 都道府県知事は，第2項の規定による准看護師再教育研修を修了した者について，その申請により，准看護師再教育研修を修了した旨を准看護師籍に登録する．

⑤ 厚生労働大臣又は都道府県知事は，前2項の登録をしたときは，再教育研修修了登録証を交付する．

486 資料

⑥ 第3項の登録を受けようとする者及び保健師，助産師又は看護師に係る再教育研修修了登録証の書換交付若しくは再交付を受けようとする者は，実費を勘案して政令で定める額の手数料を納めなければならない．
⑦ 前条第9項から第15項まで（第11項を除く．）及び第18項の規定は，第1項の規定による命令をしようとする場合について準用する．この場合において，必要な技術的読替えは，政令で定める．

〔政令等への委任〕
第16条 この章に規定するもののほか，免許の申請，保健師籍，助産師籍，看護師籍及び准看護師籍の登録，訂正及び抹消，免許証の交付，書換交付，再交付，返納及び提出並びに住所の届出に関して必要な事項は政令で，前条第1項の保健師等再教育研修及び同条第2項の准看護師再教育研修の実施，同条第3項の保健師籍，助産師籍及び看護師籍の登録並びに同条第4項の准看護師籍の登録並びに同条第5項の再教育研修修了登録証の交付，書換交付及び再交付に関して必要な事項は厚生労働省令で定める．

第3章 試験
〔試験の内容〕
第17条 保健師国家試験，助産師国家試験，看護師国家試験又は准看護師試験は，それぞれ保健師，助産師，看護師又は准看護師として必要な知識及び技能について，これを行う．

〔試験の実施〕
第18条 保健師国家試験，助産師国家試験及び看護師国家試験は，厚生労働大臣が，准看護師試験は，都道府県知事が，厚生労働大臣の定める基準に従い，毎年少なくとも1回これを行う．

〔保健師国家試験の受験資格〕
第19条 保健師国家試験は，次の各号のいずれかに該当する者でなければ，これを受けることができない．
一 文部科学省令・厚生労働省令で定める基準に適合するものとして，文部科学大臣の指定した学校において1年以上保健師になるのに必要な学科を修めた者
二 文部科学省令・厚生労働省令で定める基準に適合するものとして，都道府県知事の指定した保健師養成所を卒業した者
三 外国の第2条に規定する業務に関する学校若しくは養成所を卒業し，又は外国において保健師免許に相当する免許を受けた者で，厚生労働大臣が前2号に掲げる者と同等以上の知識及び技能を有すると認めたもの

〔助産師国家試験の受験資格〕
第20条 助産師国家試験は，次の各号のいずれかに該当する者でなければ，これを受けることができない．
一 文部科学省令・厚生労働省令で定める基準に適合するものとして，文部科学大臣の指定した学校において1年以上助産に関する学科を修めた者
二 文部科学省令・厚生労働省令で定める基準に適合するものとして，都道府県知事の指定した助産師養成所を卒業した者
三 外国の第3条に規定する業務に関する学校若しくは養成所を卒業し，又は外国において助産師免許に相当する免許を受けた者で，厚生労働大臣が前2号に掲げる者と同等以上の知識及び技能を有すると認めたもの

〔看護師国家試験の受験資格〕
第21条 看護師国家試験は，次の各号のいずれかに該当する者でなければ，これを受けることができない．
一 文部科学省令・厚生労働省令で定める基準に適合するものとして，文部科学大臣の指定した学校教育法（昭和22年法律第26号）に基づく大学（短期大学を除く．第4号において同じ．）において看護師になるのに必要な学科を修めて卒業した者

二 文部科学省令・厚生労働省令で定める基準に適合するものとして，文部科学大臣の指定した学校において3年以上看護師になるのに必要な学科を修めた者
三 文部科学省令・厚生労働省令で定める基準に適合するものとして，都道府県知事の指定した看護師養成所を卒業した者
四 免許を得た後3年以上業務に従事している准看護師又は学校教育法に基づく高等学校若しくは中等教育学校を卒業している准看護師で前3号に規定する大学，学校又は養成所において2年以上修業した者
五 外国の第5条に規定する業務に関する学校若しくは養成所を卒業し，又は外国において看護師免許に相当する免許を受けた者で，厚生労働大臣が第1号から第3号までに掲げる者と同等以上の知識及び技能を有すると認めたもの

〔准看護師試験の受験資格〕
第22条 准看護師試験は，次の各号のいずれかに該当する者でなければ，これを受けることができない．
一 文部科学省令・厚生労働省令で定める基準に適合するものとして，文部科学大臣の指定した学校において2年の看護に関する学科を修めた者
二 文部科学省令・厚生労働省令で定める基準に従い，都道府県知事の指定した准看護師養成所を卒業した者
三 前条第1号から第3号まで又は第5号に該当する者
四 外国の第5条に規定する業務に関する学校若しくは養成所を卒業し，又は外国において看護師免許に相当する免許を受けた者のうち，前条第5号に該当しない者で，厚生労働大臣の定める基準に従い，都道府県知事が適当と認めたもの

〔医道審議会の意見聴取〕
第22条の2 厚生労働大臣は，保健師国家試験，助産師国家試験若しくは看護師国家試験の科目若しくは実施若しくは合格者の決定の方法又は第18条に規定する基準を定めようとするときは，あらかじめ，医道審議会の意見を聴かなければならない．
② 文部科学大臣又は厚生労働大臣は，第19条第1号若しくは第2号，第20条第1号若しくは第2号，第21条第1号から第3号まで又は前条第1号若しくは第2号に規定する基準を定めようとするときは，あらかじめ，医道審議会の意見を聴かなければならない．

〔保健師助産師看護師試験委員の設置〕
第23条 保健師国家試験，助産師国家試験及び看護師国家試験の実施に関する事務をつかさどらせるため，厚生労働省に保健師助産師看護師試験委員を置く．
② 保健師助産師看護師試験委員に関し必要な事項は，政令で定める．
第24条 削除

〔准看護師試験委員〕
第25条 准看護師試験の実施に関する事務をつかさどらせるために，都道府県に准看護師試験委員を置く．
② 准看護師試験委員に関し必要な事項は，都道府県の条例で定める．
第26条 削除

〔試験事務担当者の不正行為禁止〕
第27条 保健師助産師看護師試験委員，准看護師試験委員その他保健師国家試験，助産師国家試験，看護師国家試験又は准看護師試験の実施に関する事務をつかさどる者は，その事務の施行に当たつては厳正を保持し，不正の行為のないようにしなければならない．

〔政令及び厚生労働省令への委任〕
第28条 この章に規定するもののほか，第19条から第22条までの規定による学校の指定又は養成所に関して必要な事項は政令で，保健師国家試験，助産師国家試験，看護師国家試験又は准看護師試験の試験科目，受験手続その他試験に関して

必要な事項は厚生労働省令で定める.

〔保健師, 助産師, 看護師及び准看護師の研修〕

第28条の2　保健師, 助産師, 看護師及び准看護師は, 免許を受けた後も, 臨床研修その他の研修（保健師等再教育研修及び准看護師再教育研修を除く.）を受け, その資質の向上を図るように努めなければならない.

第4章 業務

〔保健師業務の制限〕

第29条　保健師でない者は, 保健師又はこれに類似する名称を用いて, 第2条に規定する業をしてはならない.

〔助産師業務の制限〕

第30条　助産師でない者は, 第3条に規定する業をしてはならない. ただし, 医師法（昭和23年法律第201号）の規定に基づいて行う場合は, この限りでない.

〔看護師業務の制限〕

第31条　看護師でない者は, 第5条に規定する業をしてはならない. ただし, 医師法又は歯科医師法（昭和23年法律第202号）の規定に基づいて行う場合は, この限りでない.

②　保健師及び助産師は, 前項の規定にかかわらず, 第5条に規定する業を行うことができる.

〔准看護師業務の制限〕

第32条　准看護師でない者は, 第6条に規定する業をしてはならない. ただし, 医師法又は歯科医師法の規定に基づいて行う場合は, この限りでない.

〔氏名, 住所等の届出義務〕

第33条　業務に従事する保健師, 助産師, 看護師又は准看護師は, 厚生労働省令で定める2年ごとの年の12月31日現在における氏名, 住所その他厚生労働省令で定める事項を, 当該年の翌年1月15日までに, その就業地の都道府県知事に届け出なければならない.

第34条　削除

〔保健師に対する主治医の指示〕

第35条　保健師は, 傷病者の療養上の指導を行うに当たつて主治の医師又は歯科医師があるときは, その指示を受けなければならない.

〔保健師に対する保健所長の指示〕

第36条　保健師は, その業務に関して就業地を管轄する保健所の長の指示を受けたときは, これに従わなければならない. ただし, 前条の規定の適用を妨げない.

〔医療行為の禁止〕

第37条　保健師, 助産師, 看護師又は准看護師は, 主治の医師又は歯科医師の指示があつた場合を除くほか, 診療機械を使用し, 医薬品を授与し, 医薬品について指示をしその他医師又は歯科医師が行うのでなければ衛生上危害を生ずるおそれのある行為をしてはならない. ただし, 臨時応急の手当をし, 又は助産師がへその緒を切り, 浣腸を施しその他助産師の業務に当然に付随する行為をする場合は, この限りでない.

第37条の2　特定行為を手順書により行う看護師は, 指定研修機関において, 当該特定行為の特定行為区分に係る特定行為研修を受けなければならない.

②　この条, 次条及び第42条の4において, 次の各号に掲げる用語の意義は, 当該各号に定めるところによる.

一　特定行為　診療の補助であつて, 看護師が手順書により行う場合には, 実践的な理解力, 思考力及び判断力並びに高度かつ専門的な知識及び技能が特に必要とされるものとして厚生労働省令で定めるものをいう.

二　手順書　医師又は歯科医師が看護師に診療の補助を行わせるためにその指示として厚生労働省令で定めるところにより作成する文書又は電磁的記録（電子的方式, 磁気的方式その他人の知覚によつては認識することができない方式

で作られる記録であつて, 電子計算機による情報処理の用に供される記録をいう.）であつて, 看護師に診療の補助を行わせる患者の病状の範囲及び診療の補助の内容その他厚生労働省令で定める事項が定められているものをいう.

三　特定行為区分　特定行為の区分であつて, 厚生労働省令で定めるものをいう.

四　特定行為研修　看護師が手順書により特定行為を行う場合に特に必要とされる実践的な理解力, 思考力及び判断力並びに高度かつ専門的な知識及び技能の向上を図るための研修であつて, 特定行為区分ごとに厚生労働省令で定める基準に適合するものをいう.

五　指定研修機関　1又は2以上の特定行為区分に係る特定行為研修を行う学校, 病院その他の者であつて, 厚生労働大臣が指定するものをいう.

③　厚生労働大臣は, 前項第1号及び第4号の厚生労働省令を定め, 又はこれを変更しようとするときは, あらかじめ, 医道審議会の意見を聴かなければならない.

第37条の3　前条第2項第5号の規定による指定（以下この条及び次条において単に「指定」という.）は, 特定行為研修を行おうとする者の申請により行う.

②　厚生労働大臣は, 前項の申請が, 特定行為研修の業務を適正かつ確実に実施するために必要なものとして厚生労働省令で定める基準に適合していると認めるときでなければ, 指定をしてはならない.

③　厚生労働大臣は, 指定研修機関が前項の厚生労働省令で定める基準に適合しなくなつたと認めるとき, その他の厚生労働省令で定める場合に該当するときは, 指定を取り消すことができる.

④　厚生労働大臣は, 指定又は前項の規定による指定の取消しをしようとするときは, あらかじめ, 医道審議会の意見を聴かなければならない.

第37条の4　前2条に規定するもののほか, 指定に関して必要な事項は, 厚生労働省令で定める.

〔異常妊産婦等の処置禁止〕

第38条　助産師は, 妊婦, 産婦, じよく婦, 胎児又は新生児に異常があると認めたときは, 医師の診療を求めさせることを要し, 自らこれらの者に対して処置をしてはならない. ただし, 臨時応急の手当については, この限りでない.

〔保健指導義務及び証明書等の交付義務〕

第39条　業務に従事する助産師は, 助産又は妊婦, じよく婦若しくは新生児の保健指導の求めがあつた場合は, 正当な事由がなければ, これを拒んではならない.

②　分べんの介助又は死胎の検案をした助産師は, 出生証明書, 死産証書又は死胎検案書の交付の求めがあつた場合は, 正当の事由がなければ, これを拒んではならない.

〔証明書等の交付に関する制限〕

第40条　助産師は, 自ら分べんの介助又は死胎の検案をしないで, 出生証明書, 死産証書又は死胎検案書を交付してはならない.

〔異常死産児の届出義務〕

第41条　助産師は, 妊娠4月以上の死産児を検案して異常があると認めたときは, 24時間以内に所轄警察署にその旨を届け出なければならない.

〔助産録の記載及び保存の義務〕

第42条　助産師が分べんの介助をしたときは, 助産に関する事項を遅滞なく助産録に記載しなければならない.

②　前項の助産録であつて病院, 診療所又は助産所に勤務する助産師が行つた助産に関するものは, その病院, 診療所又は助産所の管理者において, その他の助産に関するものは, その助産師において, 5年間これを保存しなければならない.

③　第1項の規定による助産録の記載事項に関しては, 厚生労働省令でこれを定める.

〔秘密保持義務〕

第42条の2 保健師，看護師又は准看護師は，正当な理由がなく，その業務上知り得た人の秘密を漏らしてはならない．保健師，看護師又は准看護師でなくなつた後においても，同様とする．

第42条の3 保健師でない者は，保健師又はこれに紛らわしい名称を使用してはならない．

② 助産師でない者は，助産師又はこれに紛らわしい名称を使用してはならない．

③ 看護師でない者は，看護師又はこれに紛らわしい名称を使用してはならない．

④ 准看護師でない者は，准看護師又はこれに紛らわしい名称を使用してはならない．

第4章の2 雑則

第42条の4 厚生労働大臣は，特定行為研修の業務の適正な実施を確保するため必要があると認めるときは，指定研修機関に対し，その業務の状況に関し報告させ，又は当該職員に，指定研修機関に立ち入り，帳簿書類その他の物件を検査させることができる．

② 前項の規定により立入検査をする職員は，その身分を示す証明書を携帯し，かつ，関係人にこれを提示しなければならない．

③ 第1項の規定による権限は，犯罪捜査のために認められたものと解釈してはならない．

〔事務の区分〕

第42条の5 第15条第3項及び第7項前段，同条第9項及び第10項（これらの規定を第15条の2第7項において準用する場合を含む.），第15条第4項において準用する行政手続法第15条第1項及び第3項（同法第22条第3項において準用する場合を含む.），第16条第4項，第18条第1項及び第3項，第19条第1項，第20条第6項並びに第24条第3項並びに第15条第7項後段において準用する同法第22条第3項において準用する同法第15条第3項の規定により都道府県が処理することとされている事務は，地方自治法（昭和22年法律第67号）第2条第9項第1号に規定する第1号法定受託事務とする．

〔権限の委任〕

第42条の6 この法律に規定する厚生労働大臣の権限は，厚生労働省令で定めるところにより，地方厚生局長に委任することができる．

② 前項の規定により地方厚生局長に委任された権限は，厚生労働省令で定めるところにより，地方厚生支局長に委任することができる．

第5章 罰則

第43条 次の各号のいずれかに該当する者は，2年以下の懲役若しくは50万円以下の罰金に処し，又はこれを併科する．

一 第29条から第32条までの規定に違反した者

二 虚偽又は不正の事実に基づいて免許を受けた者

② 前項第1号の罰を犯した者が，助産師，看護師，准看護師又はこれに類似した名称を用いたものであるときは，2年以下の懲役若しくは100万円以下の罰金に処し，又はこれを併科する．

第44条 第27条の規定に違反して故意若しくは重大な過失により事前に試験問題を漏らし，又は故意に不正の採点をした者は，1年以下の懲役又は50万円以下の罰金に処する．

第44条の2 次の各号のいずれかに該当する者は，6月以下の懲役若しくは50万円以下の罰金に処し，又はこれを併科する．

一 第14条第1項又は第2項の規定により業務の停止を命ぜられた者で，当該停止を命ぜられた期間中に，業務を行つたもの

二 第35条から第37条まで及び第38条の規定に違反した者

第44条の3 第42条の2の規定に違反して，業務上知り得た人

の秘密を漏らした者は，6月以下の懲役又は10万円以下の罰金に処する．

② 前項の罪は，告訴がなければ公訴を提起することができない．

第45条 次の各号のいずれかに該当する者は，50万円以下の罰金に処する．

一 第15条の2第1項又は第2項の規定による命令に違反して保健師等再教育研修又は准看護師再教育研修を受けなかつた者

二 第33条又は第40条から第42条までの規定に違反した者

第45条の2 次の各号のいずれかに該当する者は，30万円以下の罰金に処する．

一 第42条の3の規定に違反した者

二 第42条の4第1項の規定による報告をせず，若しくは虚偽の報告をし，又は同項の規定による検査を拒み，妨げ，若しくは忌避した者

附則（抄）

〔施行期日〕

第46条 この法律中，学校及び養成所の指定に関する部分並びに第47条から第50条までの規定は，医師法施行の日から，看護婦に関する部分は，昭和25年9月1日から，その他の部分は，昭和26年9月1日から，これを施行する．

〔保健婦助産婦看護婦令の廃止〕

第47条 保健婦助産婦看護婦令（昭和22年政令第124号）は，これを廃止する．

〔旧令による文部大臣又は厚生大臣の指定の効力〕

第48条 保健婦助産婦看護婦令第21条から第24条までの規定によつて文部大臣又は厚生大臣の行つた指定は，それぞれこの法律の相当規定によつてなしたものとみなす．

〔保健婦及び助産婦に関する経過措置〕

第49条 保健婦及び助産婦について必要な事項は，昭和26年8月31日までは，命令でこれを定める．

② 国民医療法に基く保健婦規則（昭和20年厚生省令第21号，以下旧保健婦規則という．）及び同法に基く助産婦規則（明治32年勅令第345号，以下旧助産婦規則という．）は，昭和26年8月31日までは，これを前項の規定に基く命令とみなす．

③ 第1項の規定に基く命令の規定に違反し，免許を受けないで保健婦の名称を用いて保健婦の業務をなし，又は登録を受けないで助産婦の業務をした者は，これを6月以下の懲役又は5千円以下の罰金に処する．

④ 第1項の規定に基く命令の規定に違反し，保健婦若しくは助産婦の業務上の義務を怠つた者又は業務停止中の保健婦若しくは助産婦であつてその業務をしたものは，これを5千円以下の罰金に処する．

⑤ 第1項の規定に基く命令の規定に違反し，免許，登録又は届出に関する必要な手続を怠つた者は，これを5百円以下の罰金に処する．

〔看護婦に関する経過措置〕

第50条 看護婦について必要な事項は，昭和25年8月31日までは，命令でこれを定める．

② 国民医療法に基く看護婦規則（大正4年内務省令第9号，以下旧看護婦規則という．）は，昭和25年8月31日までは，これを前項の規定に基く命令とみなす．

③ 第1項の規定に基く命令の規定に違反し，免許を受けないで看護婦の業務をした者は，これを6月以下の懲役又は5千円以下の罰金に処する．

④ 第1項の規定に基く命令の規定に違反し，看護婦の業務上の義務を怠つた者又は業務停止中の看護婦であつてその業務をしたものは，これを5千円以下の罰金に処する．

⑤ 第1項の規定に基く命令の規定に違反し，免許，登録又は届出に関する必要な手続を怠つた者は，これを5百円以下の罰金に処する．

9. 保健師助産師看護師法　　489

〔旧令による保健婦免許を受けた者〕
第51条　旧保健婦規則により都道府県知事の保健婦免許を受けた者は，第29条の規定にかかわらず，保健師の名称を用いて第2条に規定する業を行うことができる．
②　前項の者については，この法律中保健師に関する規定を準用する．
③　第1項の者は，第7条第1項の規定にかかわらず，厚生労働大臣の免許を受けることができる．

〔旧令による助産婦名簿登録者〕
第52条　旧助産婦規則により助産婦名簿に登録を受けた者は，第30条の規定にかかわらず，第3条に規定する業をなすことができる．
②　前項の者については，この法律中助産師に関する規定（第31条第2項の規定を除く．）を準用する．
③　第1項の者は，第7条第2項の規定にかかわらず，厚生労働大臣の免許を受けることができる．
④　前項の規定により免許を受けた者に対しては，第31条第2項の規定を適用しない．

〔旧令による看護婦免許を受けた者〕
第53条　旧看護婦規則により都道府県知事の看護婦免許を受けた者は，第31条及び第42条の3第3項の規定にかかわらず，看護師の名称を用いて，第5条に規定する業を行うことができる．
②　前項の者については，その従事することのできる業務の範囲以外の事項に関しては，この法律のうち准看護師に関する規定を準用する．
③　第1項の者は，第7条第3項の規定にかかわらず，厚生労働大臣の免許を受けることができる．
④　第1項の者で第19条各号のいずれかに該当するものは，同条の規定にかかわらず，保健師国家試験を受けることができる．
⑤　第1項の者で第20条各号のいずれかに該当するものは，同条の規定にかかわらず，助産師国家試験を受けることができる．
第54条　削除
第55条　削除
第56条　削除

〔旧令による業務停止処分の効力〕
第57条　旧保健婦規則，旧助産婦規則又は旧看護婦規則によつてなした業務停止の処分は，この法律の相当規定によつてなしたものとみなす．この場合において停止の期間は，なお従前の例による．

〔助産婦不足地域における特殊免許の効力〕
第58条　旧助産婦規則第19条により都道府県知事の免許を受けた者については，なお従前の例による．

〔准看護婦〕
第59条　旧看護婦規則による准看護婦については，なお従前の例による．

〔看護人への準用〕
第60条　旧看護婦規則による看護人については，第53条の規定を準用する．

附則（昭和26年4月14日法律第147号）（抄）
①　この法律は，昭和26年9月1日から施行する．
②　この法律において「新法」とはこの法律による改正後の保健婦助産婦看護婦法をいい，「旧法」とは従前の保健婦助産婦看護婦法をいう．
③　旧法の規定により甲種看護婦国家試験に合格した者は，新法の規定による看護婦国家試験に合格した者とみなす．
④　この法律施行の際，現に厚生大臣の免許を受けて甲種看護婦籍に登録されている者は，当然新法の規定により厚生大臣の免許を受けて看護婦籍に登録された者とする．
⑤　この法律施行の際，現に就業甲種看護婦名簿に記載されている者は，当然新法の規定によりその記載事項を届け出て就業看護婦名簿に記載された者とする．
⑥　旧法の規定により交付を受けた甲種看護婦免許証及び甲種看護婦業務従事証は，新法の規定により交付された看護婦免許証及び看護婦業務従事証とみなす．
⑦　この法律施行の際，現に存する旧法第21条第1号又は第2号に規定する学校又は甲種看護婦養成所は，新法第21条第1号又は第2号に規定する学校又は看護婦養成所とし，当該学校又は養成所において修業中の者に関する必要な規定は，文部大臣又は厚生大臣が定める．
⑧　旧法第21条第1号又は第2号に規定する学校又は甲種看護婦養成所の卒業生は，新法第21条の規定にかかわらず，看護婦国家試験を受けることができる．
⑨　この法律施行の際，現に存する旧法第22条第1号又は第2号に規定する学校又は乙種看護婦養成所は，昭和29年3月31日まで旧法の規定に基き存続することができる．
⑩　旧法の規定による乙種看護婦試験は，当分のうち，なお従前の例により行う．
⑪　乙種看護婦試験に合格した者は，新法の適用については，国民医療法に基く看護婦規則（大正4年内務省令第9号，以下旧看護婦規則という．）による看護婦試験に合格した者とみなす．

附則（平成26年6月25日法律第83号）（抄）
（施行期日）
第1条　この法律は，公布の日又は平成26年4月1日のいずれか遅い日から施行する．ただし，次の各号に掲げる規定は，当該各号に定める日から施行する．
一・二・三・四（略）
五　…略…第八条の規程（＝保健師助産師看護師法（昭和23年法律第203）の一部を次のように改正する．第37条の次に，第37条の2，第37条の3，第37条の4の3条を加える）…略…　平成27年10月1日
六・七（略）
（保健師助産師看護師法の一部改正に伴う経過措置）
第27条　附則第1条第5号に掲げる規定の施行の際現に看護師免許を受けている者及び同号に掲げる規定の施行前に看護師免許の申請を行った者であって同号に掲げる規定の施行後に看護師免許を受けたものについては，第8条の規定による改正後の保健師助産師看護師法（次条及び附則第29条において「新保助看法」という．）第37条の2第1項の規定は，同号に掲げる規定の施行後5年間は，適用しない．
第28条　新保助看法第37条の3第1項の規定による指定を受けようとする者は，第5号施行日前においても，その申請を行うことができる．
第29条　政府は，医師又は歯科医師の指示の下に，新保助看法第37条の2第2項第2号に規定する手順書によらないで行われる同項第1号に規定する特定行為が看護師により適切に行われるよう，医師，歯科医師，看護師その他の関係者に対して同項第4号に規定する特定行為研修の制度の趣旨が当該行為を妨げるものではないことの内容の周知その他の必要な措置を講ずるものとする．

資料10 保健師助産師看護師法施行規則

○保健師助産師看護師法施行規則

$$\left(\begin{array}{l}\text{昭和26年8月11日厚生省令第34号}\\\text{最終改正平成28年4月8日厚生労働省令第91号}\end{array}\right)$$

第1章 免許

（法第9条第3号の厚生労働省令で定める者）

第1条 保健師助産師看護師法（昭和23年法律第203号. 以下「法」という.）第9条第3号の厚生労働省令で定める者は，視覚，聴覚，音声機能若しくは言語機能又は精神の機能の障害により保健師，助産師，看護師又は准看護師の業務を適正に行うに当たつて必要な認知，判断及び意思疎通を適切に行うことができない者とする.

（障害を補う手段等の考慮）

第1条の2 厚生労働大臣は，保健師免許，助産師免許又は看護師免許の申請を行つた者が前条に規定する者に該当すると認める場合において，当該者に免許を与えるかどうかを決定するときは，当該者が現に利用している障害を補う手段又は当該者が現に受けている治療等により障害が補われ，又は障害の程度が軽減している状況を考慮しなければならない.

② 前項の規定は，准看護師免許について準用する. この場合において，「厚生労働大臣」とあるのは，「都道府県知事」と読み替えるものとする.

（保健師免許，助産師免許及び看護師免許の申請手続）

第1条の3 保健師助産師看護師法施行令（昭和28年政令第386号. 以下「令」という.）第1条の三第1項の保健師免許の申請書にあつては第一号様式によるものとし，助産師免許の申請書にあつては第一号の二様式によるものとし，看護師免許の申請書にあつては第一号の三様式によるものとする.

② 令第1条の三第1項の規定により，前項の申請書に添えなければならない書類は，次のとおりとする.

　一　保健師免許の申請にあつては，保健師国家試験及び看護師国家試験の合格証書の写

　二　助産師免許の申請にあつては，助産師国家試験及び看護師国家試験の合格証書の写

　三　看護師免許の申請にあつては，看護師国家試験の合格証書の写

　四　戸籍謄本又は戸籍抄本（出入国管理及び難民認定法（昭和26年政令第319号）第19条の3に規定する中長期在留者（以下「中長期在留者」という.）及び日本国との平和条約に基づき日本の国籍を離脱した者等の出入国管理に関する特例法（平成3年法律第71号）に定める特別永住者（以下「特別永住者」という.）にあつては住民票の写し（住民基本台帳法（昭和42年法律第81号）第30条の45に規定する国籍等を記載したものに限る. 第5条及び第5条の3において同じ.）とし，出入国管理及び難民認定法第19条の3各号に掲げる者にあつては旅券その他の身分を証する書類の写しとする.）

　五　視覚，聴覚，音声機能若しくは言語機能若しくは精神の機能の障害又は麻薬，大麻若しくはあへんの中毒者であるかないかに関する医師の診断書

③ 第1項の保健師免許又は助産師免許の申請書に合格した保健師国家試験又は助産師国家試験の施行年月，受験地及び受験番号並びに看護師籍の登録番号又は合格した看護師国家試験の施行年月，受験地及び受験番号を記載した場合には，前項第一号又は第二号の書類の添付を省略することができる.

④ 第1項の看護師免許の申請書に合格した看護師国家試験の施行年月，受験地及び受験番号を記載した場合には，第2項第三号の書類の添付を省略することができる.

（准看護師免許の申請手続）

第2条 令第1条の三第2項の准看護師免許の申請書は，第一号の三様式に準ずるものとする.

② 令第1条の三第2項の規定により，前項の申請書に添えなければならない書類は，次のとおりとする.

　一　准看護師試験の合格証書の写

　二　前項第2項第4号及び第5号に掲げる書類

③ 第1項の申請書に合格した准看護師試験の施行年月，受験地及び受験番号を記載した場合には，前項第1号の書類の添付を省略することができる.

（保健師籍，助産師籍及び看護師籍の登録事項）

第3条 令第2条第1項第7号の規定により，同条同項第1号から第6号までに掲げる事項以外で保健師籍，助産師籍又は看護師籍に登録する事項は，次のとおりとする.

　一　再免許の場合には，その旨

　二　免許証を書換交付又は再交付した場合には，その旨並びにその事由及び年月日

　三　登録の抹消をした場合には，その旨並びにその事由及び年月日

（准看護師籍の登録事項）

第4条 令第2条第2項第6号の規定により，同条同項第1号から第5号までに掲げる事項以外で准看護師籍に登録する事項は，次のとおりとする.

　一　再免許の場合には，その旨

　二　免許証を書換交付又は再交付した場合には，その旨並びにその事由及び年月日

　三　登録の抹消をした場合には，その旨並びにその事由及び年月日

（籍の訂正の申請書に添付する書類）

第5条 令第3条第4項の籍の訂正の申請書には，戸籍謄本又は戸籍抄本（中長期在留者及び特別永住者については住民票の写し及び同条第1項，第2項又は第3項の申請の事由を証する書類とし，出入国管理及び難民認定法第19条の3各号に掲げる者にあつては旅券その他の身分を証する書類の写し及び同条第1項，第2項又は第3項の申請の事由を証する書類とする.）を添えなければならない.

（籍の抹消の申請手続）

第5条の2 法第14条第1項の規定による取消処分をするため，当該処分に係る保健師，助産師又は看護師に対し，厚生労働大臣が行政手続法（平成5年法律第88号）第15条第1項の規定による通知をした後又は都道府県知事が法第15条第4項において準用する行政手続法第15条第1項の規定による通知をした後に当該保健師，助産師又は看護師から法第9条第3号又は第4号に該当することを理由として令第4条第1項の規定により保健師籍，助産師籍又は看護師籍の登録の抹消を申請する場合には，法第9条第3号又は第4号に該当することに関する医師の診断書を申請書に添付しなければならない.

② 法第14条第2項の規定による取消処分をするため，当該処分に係る准看護師に対し，都道府県知事が行政手続法第15条第1項の規定による通知をした後に当該准看護師から法第9条第3号又は第4号に該当することを理由として令第4条第2項の規定により准看護師籍の登録の抹消を申請する場合

には，法第9条第3号又は第4号に該当することに関する医師の診断書を申請書に添付しなければならない．

（免許証の書換交付の申請書に添付する書類）
第5条の3 令第6条第3項の免許証の書換交付の申請書には，戸籍謄本又は戸籍抄本（中長期在留者及び特別永住者にあつては住民票の写し及び同条第1項又は第2項の申請の事由を証する書類とし，出入国管理及び難民認定法第19条の3各号に掲げる者にあつては旅券その他の身分を証する書類の写し及び同条第1項又は第2項の申請の事由を証する書類とする．）を添えなければならない．

（免許証の再交付の申請書に添付する書類）
第5条の4 令第7条第4項の免許証の再交付の申請書には，戸籍謄本若しくは戸籍抄本又は住民票の写し（住民基本台帳法第7条第5号に掲げる事項（中長期在留者及び特別永住者にあつては，同法第30条の45に規定する国籍等）を記載したものに限る．）（出入国管理及び難民認定法第19条の3各号に掲げる者にあつては，旅券その他の身分を証する書類の写し．）を添えなければならない．

（手数料の額）
第6条 令第7条第3項の手数料の額は，3100円とする．

（登録免許税及び手数料の納付）
第7条 令第1条の3第1項又は第3条第1項の規定による申請をする者は，登録免許税の領収証書又は登録免許税の額に相当する収入印紙を申請書にはらなければならない．
② 令第7条第1項の規定による申請をする者は，手数料の額に相当する収入印紙を申請書にはらなければならない．

第1章の2　再教育研修
（保健師等再教育研修）
第8条 法第15条の2第1項の厚生労働省令で定める研修は，次のとおりとする．
一　倫理研修（保健師，助産師又は看護師としての倫理の保持に関する研修をいう．以下同じ．）
二　技術研修（保健師，助産師又は看護師として具有すべき知識及び技能に関する研修をいう．以下同じ．）

（准看護師再教育研修）
第9条 法第15条の2第2項の厚生労働省令で定める研修は，次のとおりとする．
一　准看護師倫理研修（准看護師としての倫理の保持に関する研修をいう．）
二　准看護師技術研修（准看護師として具有すべき知識及び技能に関する研修をいう．）

（手数料）
第10条 倫理研修又は技術研修で厚生労働大臣が行うもの（以下「集合研修及び課題研修」という．）を受けようとする者は，次の各号に掲げる区分により，それぞれ当該各号に定める額の手数料を納めなければならない．
一　戒告処分を受けた者　　　　7850円
二　前号に該当しない者　　　　15700円

（個別研修計画書）
第11条 倫理研修又は技術研修（集合研修及び課題研修を除く．以下「個別研修」という．）に係る法第15条の2第1項の命令（以下「再教育研修命令」という．）を受けた者は，当該個別研修を開始しようとする日の30日前までに，次に掲げる事項を記載した個別研修計画書を作成し，これを厚生労働大臣に提出しなければならない．
一　氏名，生年月日並びに保健師籍，助産師籍又は看護師籍の登録番号及び登録年月日（法第14条第3項の規定により再免許を受けようとする者にあつては，氏名及び生年月日）
二　個別研修の内容
三　個別研修の実施期間

四　助言指導者（個別研修に係る再教育研修命令を受けた者に対して助言，指導等を行う者であつて，厚生労働大臣が指名したものをいう．以下同じ．）の氏名
五　その他必要な事項
② 前項の規定により個別研修計画書を作成しようとする場合には，あらかじめ助言指導者の協力を得なければならない．
③ 第1項の規定により作成した個別研修計画書を厚生労働大臣に提出する場合には，あらかじめ当該個別研修計画書が適切である旨の助言指導者の署名を受けなければならない．
④ 厚生労働大臣は，再教育研修を適正に実施するため必要があると認めるときは，個別研修計画書に記載した事項を変更すべきことを命ずることができる．

（個別研修修了報告書）
第12条 個別研修に係る再教育研修命令を受けた者は，個別研修を修了したときは，速やかに，次に掲げる事項を記載した個別研修修了報告書を作成し，これを厚生労働大臣に提出しなければならない．
一　氏名，生年月日並びに保健師籍，助産師籍又は看護師籍の登録番号及び登録年月日（法第14条第3項の規定により再免許を受けようとする者にあつては，氏名及び生年月日）
二　個別研修の内容
三　個別研修を開始し，及び修了した年月日
四　助言指導者の氏名
五　その他必要な事項
② 前項の個別研修修了報告書には，個別研修計画書の写しを添付しなければならない．
③ 第1項の規定により作成した個別研修修了報告書を厚生労働大臣に提出する場合には，あらかじめ個別研修に係る再教育研修命令を受けた者が当該個別研修を修了したものと認める旨の助言指導者の署名を受けなければならない．
④ 厚生労働大臣は，第1項の規定による個別研修修了報告書の提出を受けた場合において，個別研修に係る再教育研修命令を受けた者が個別研修を修了したと認めるときは，当該者に対して，個別研修修了証を交付するものとする．

（再教育研修を修了した旨の登録の申請）
第13条 法第15条の2第3項の規定による登録を受けようとする者は，保健師籍への登録の申請にあつては第1号の4書式による申請書に，助産師籍への登録の申請にあつては第1号の5書式による申請書に，看護師籍への登録の申請にあつては第1号の6書式による申請書に，それぞれ保健師免許証，助産師免許証又は看護師免許証の写しを添え，これを厚生労働大臣に提出しなければならない．
② 前項の申請書には，手数料の額に相当する収入印紙をはらなければならない．
③ 個別研修に係る再教育研修命令を受けた者に係る第1項の規定の適用については，同項中「保健師免許証，助産師免許証又は看護師免許証」とあるのは，「個別研修修了証及び保健師免許証，助産師免許証又は看護師免許証」とする．

（再教育研修修了登録証の書換交付申請）
第14条 再教育研修を修了した旨の登録を受けた保健師，助産師又は看護師（以下「再教育研修修了登録保健師等」という．）は，再教育研修修了登録証の記載事項に変更を生じたときは，再教育研修修了登録証の書換交付を申請することができる．
② 前項の申請をするには，保健師に係る再教育研修修了登録証の書換交付の申請にあつては第1号の7書式による申請書に，助産師に係る再教育研修修了登録証の書換交付の申請にあつては第1号の8書式による申請書に，看護師に係る再教育研修修了登録証の書換交付の申請にあつては第1号の9書式による申請書に，それぞれ再教育研修修了登録証及び保健師免許証，助産師免許証又は看護師免許証の写しを添え，これを厚生労働大臣に提出しなければならない．
③ 前項の申請書には，手数料の額に相当する収入印紙をはらなければならない．

492 資料

（再教育研修修了登録証の再交付申請）

第15条 再教育研修修了登録保健師等は，再教育研修修了登録証を破り，汚し，又は失つたときは，再教育研修修了登録証の再交付を申請することができる．

② 前項の申請をするには，保健師に係る再教育研修修了登録証の再交付の申請にあつては第1号の10書式による申請書に，助産師に係る再教育研修修了登録証の再交付の申請にあつては第1号の11書式による申請書に，看護師に係る再教育研修修了登録証の再交付の申請にあつては第1号の12書式による申請書に，それぞれ保健師免許証，助産師免許証又は看護師免許証の写しを添え，これを厚生労働大臣に提出しなければならない．

③ 前項の申請書には，手数料の額に相当する収入印紙をはらなければならない．

④ 再教育研修修了登録証を破り，又は汚した再教育研修修了登録保健師等が第1項の申請をする場合には，申請書にその再教育研修修了登録証及び保健師免許証，助産師免許証又は看護師免許証の写しを添えなければならない．

⑤ 再教育研修修了登録保健師等は，再教育研修修了登録証の再交付を受けた後，失つた再教育研修修了登録証を発見したときは，5日以内に，これを厚生労働大臣に返納しなければならない．

第16条，第17条 削除

第2章 試験

（保健師国家試験，助産師国家試験又は看護師国家試験施行の告示）

第18条 保健師国家試験，助産師国家試験又は看護師国家試験を施行する場所及び期日並びに受験願書の提出期限は，あらかじめ官報で告示する．

（准看護師試験の告示）

第19条 准看護師試験を施行する場所及び期日並びに受験願書の提出期限は，あらかじめ都道府県の公報で告示しなければならない．

（保健師国家試験の試験科目）

第20条 保健師国家試験は，次の科目について行う．

公衆衛生看護学
疫学
保健統計学
保健医療福祉行政論

（助産師国家試験の試験科目）

第21条 助産師国家試験は，次の科目について行う．

基礎助産学
助産診断・技術学
地域母子保健
助産管理

（看護師国家試験の試験科目）

第22条 看護師国家試験は，次の科目について行う．

人体の構造と機能
疾病の成り立ちと回復の促進
健康支援と社会保障制度
基礎看護学
成人看護学
老年看護学
小児看護学
母性看護学
精神看護学
在宅看護論
看護の統合と実践

（准看護師試験の試験科目）

第23条 准看護師試験は，次の科目について行う．

人体の仕組みと働き
食生活と栄養

薬物と看護
疾病の成り立ち
感染と予防
看護と倫理
患者の心理
保健医療福祉の仕組み
看護と法律
基礎看護
成人看護
老年看護
母子看護
精神看護

（保健師国家試験の受験手続）

第24条 保健師国家試験を受けようとする者は，受験願書（第二号様式）に次に掲げる書類を添えて，厚生労働大臣に提出しなければならない．

一 法第19条第1号又は第2号に該当する者であるときは，修業証明書又は卒業証明書

二 法第19条第3号に該当する者であるときは，外国の保健師学校を卒業し，又は外国において保健師免許を得たことを証する書面

三 写真（出願前6箇月以内に脱帽して正面から撮影した縦6センチメートル横4センチメートルのもので，その裏面には撮影年月日及び氏名を記載すること．）

（助産師国家試験の受験手続）

第25条 助産師国家試験を受けようとする者は，受験願書（第二号様式）に次に掲げる書類を添えて，厚生労働大臣に提出しなければならない．

一 前条第3号に掲げる書類

二 法第20条第1号又は第2号に該当する者であるときは，修業証明書又は卒業証明書

三 法第20条第3号に該当する者であるときは，外国の助産師学校を卒業し，又は外国において助産師免許を得たことを証する書面

（看護師国家試験の受験手続）

第26条 看護師国家試験を受けようとする者は，受験願書（第二号様式）に次に掲げる書類を添えて，厚生労働大臣に提出しなければならない．

一 第24条第3号に掲げる書類

二 法第21条第1号又は第2号に該当する者であるときは，修業証明書又は卒業証明書

三 法第21条第3号に該当する者であるときは，法第21条第1号又は第2号に規定する学校又は養成所で2年以上修業したことを証する書面

四 法第21条第4号に該当する者であるときは，外国の看護師学校を卒業し，又は外国において看護師免許を得たことを証する書面

（准看護師試験の受験手続）

第27条 准看護師試験を受けようとする者は，受験願書（第二号様式に準ずる．）に次に掲げる書類を添えて，受験地の都道府県知事に提出しなければならない．

一 第24条第3号に掲げる書類

二 法第22条第1号又は第2号に該当する者であるときは，修業証明書又は卒業証明書

三 法第22条第3号に該当する者であるときは，前条第2号又は第4号に掲げる書類

四 法第22条第4号に該当する者であるときは，外国の看護師学校を卒業し，又は外国において看護師免許を得たことを証する書面

（保健師国家試験，助産師国家試験又は看護師国家試験の受験手数料）

第28条 保健師国家試験，助産師国家試験又は看護師国家試験の受験を出願する者は，手数料として5400円を納めなければれ

ばならない.

（合格証書の交付）

第29条 保健師国家試験，助産師国家試験，看護師国家試験又は准看護師試験に合格した者には，合格証書を交付する.

（合格証明書の交付及び手数料）

第30条 保健師国家試験，助産師国家試験，看護師国家試験又は准看護師試験に合格した者は，合格証明書の交付を申請することができる.

② 前項の規定によつて保健師国家試験，助産師国家試験又は看護師国家試験の合格証明書の交付を申請する者は，手数料として2950円を納めなければならない.

（手数料の納入方法）

第31条 第28条又は前条第2項の規定による出願又は申請をする者は，手数料の額に相当する収入印紙を願書又は申請書にはらなければならない.

（准看護師試験の受験資格に関する基準）

第32条 法第22条第4号の規定により，准看護師試験の受験資格を認める基準は，同条第1号又は第2号に掲げる者と同等以上の知識及び技能を有する者であることとする.

第3章 業務

（届出）

第33条 法第33条の厚生労働省令で定める2年ごとの年は，昭和57年を初年とする同年以後の2年ごとの各年とする.

② 法第33条の規定による届出は，第三号様式による届書を提出することによつて行うものとする.

③ 前項の届出は，保健師業務，助産師業務又は看護師業務のうち，2以上の業務に従事する者にあつては，主として従事する業務について行うものとする.

（助産録の記載事項）

第34条 助産録には，次の事項を記載しなければならない.

一　妊産婦の住所，氏名，年令及び職業

二　分べん回数及び生死産別

三　妊産婦の既往疾患の有無及びその経過

四　今回妊娠の経過，所見及び保健指導の要領

五　妊娠中医師による健康診断受診の有無（結核，性病に関する検査を含む.）

六　分べんの場所及び年月日時分

七　分べんの経過及び処置

八　分べん異常の有無，経過及び処置

九　児の数及び性別，生死別

十　児及び胎児附属物の所見

十一　産じよくの経過及びじよく婦，新生児の保健指導の要領

十二　産後の医師による健康診断の有無

附則（抄）

① この省令は，昭和26年9月1日から施行する.但し，第22条の規定は，昭和27年4月1日から施行する.

② 法第51条第1項に規定する者（以下「旧規則による保健婦」という.），法第52条第1項に規定する者（以下「旧規則による助産婦」という.）及び法第53条第1項に規定する者（以下「旧規則による看護婦」という.）については，第1章及び第2章中准看護師に関する規定（旧規則による助産婦については，免許証に関する規定を除く.）を準用する.この場合において，「准看護婦籍」とあるのは「保健婦籍」，「助産婦名簿」又は「看護婦籍」と，「免許証」とあるのは旧規則による保健婦については「保健婦免状」と，旧規則による看護婦については「看護婦免状」と読み替えるものとする.

③ 旧規則による保健婦，旧規則による助産婦又は旧規則による看護婦については，第33条の規定を準用する.

④ 前2項に規定するもののほか，旧規則による助産婦については，第34条の規定を準用する.

⑤ 旧規則による保健婦，旧規則による助産婦又は旧規則による看護婦が，法第7条の規定により，厚生労働大臣の免許を受けようとするときは，第1条の3に規定する申請書及び書類のほか，保健婦免状の写，助産婦名簿の謄本又は看護婦免状の写を提出しなければならない.

⑥ 旧規則による保健婦，旧規則による助産婦又は旧規則による看護婦が，法第51条第3項，法第52条第3項又は法第53条第3項の規定により，厚生労働大臣の免許を受けようとするときは，申請書（第一号様式，第一号の二様式又は第一号の三様式）に次の書類を添え，住所地の都道府県知事を経由して，厚生労働大臣に提出しなければならない.

一　保健婦免状の写，助産婦名簿の謄本又は看護婦免状の写

二　第1条の3第2項第4号及び第5号に掲げる書類

⑦ 法第53条第1項に規定する者が，同条第4項の規定によつて保健師国家試験を受けようとするときは，第24条の規定にかかわらず，受験願書（第二号様式）に次に掲げる書類を添えて，厚生労働大臣に提出しなければならない.

一　第24条第1号及び第3号に掲げる書類

二　看護婦免許証の写又は看護婦免状の写

⑧ 法第53条第1項に規定する者が，同条第5項の規定によつて助産師国家試験を受けようとするときは，第25条の規定にかかわらず，受験願書（第二号様式）に次に掲げる書類を添えて，厚生労働大臣に提出しなければならない.

一　第24条第3号に掲げる書類

二　第25条第2号に掲げる書類

三　前項第2号に掲げる書類

附則（平成28年4月8日厚生労働省令第91号）

この省令は，公布の日から施行する.

資料11 保健師助産師看護師学校養成所指定規則

○保健師助産師看護師学校養成所指定規則

(昭和26年8月10日文部省・厚生省令第1号)
(最終改正平成28年8月22日文部科学省・厚生労働省令第6号)

（この省令の趣旨）

第1条 保健師助産師看護師法（昭和23年法律第203号. 以下「法」という.）第19条第1号, 法第20条第1号, 法第21条第2号若しくは法第22条第1号の規定に基づき文部科学大臣が指定する学校, 法第21条第1号の規定に基づき文部科学大臣が指定する大学又は法第19条第2号, 法第20条第2号若しくは法第21条第3号の規定に基づき都道府県知事が指定する保健師養成所, 助産師養成所若しくは看護師養成所（以下「看護師等養成所」という.）若しくは法第22条第2号の規定に基づき都道府県知事が指定する准看護師養成所（以下「准看護師養成所」という.）の指定に関しては, 保健師助産師看護師法施行令（昭和28年政令第386号. 以下「令」という.）に定めるもののほか, この省令の定めるところによる.

2 前項の学校とは, 学校教育法（昭和22年法律第26号）第1条の規定による学校及びこれに付設される同法第124条の規定による専修学校又は同法第134条第1項の規定による各種学校をいう.

（保健師学校養成所の指定基準）

第2条 法第19条第1号の学校及び同条第2号の保健師養成所（以下「保健師学校養成所」という.）に係る令第11条第1項の主務省令で定める基準は, 次のとおりとする.

一 法第21条各号のいずれかに該当する者であることを入学又は入所の資格とするものであること.

二 修業年限は, 1年以上であること.

三 教育の内容は, 別表1に定めるもの以上であること.

四 別表1に掲げる各教育内容を教授するのに適当な教員を有し, かつ, そのうち3人以上は保健師の資格を有する専任教員とし, その専任教員のうち1人は教務に関する主任者であること.

五 1の授業科目について同時に授業を行う学生又は生徒の数は, 40人以下であること. ただし, 授業の方法及び施設, 設備その他の教育上の諸条件を考慮して, 教育効果を十分に挙げられる場合は, この限りでない.

六 同時に行う授業の数に応じ, 必要な数の専用の普通教室を有すること.

七 図書室及び専用の実習室を有すること.

八 教育上必要な機械器具, 標本, 模型及び図書を有すること.

九 別表1に掲げる実習を行うのに適当な施設を実習施設として利用することができること及び当該実習について適当な実習指導者の指導が行われること.

十 専任の事務職員を有すること.

十一 管理及び維持経営の方法が確実であること.

十二 特定の医療機関に勤務する又は勤務していることを入学又は入所の条件とするなど学生若しくは生徒又はこれになろうとする者が特定の医療機関に勤務しない又は勤務していないことを理由に不利益な取扱いをしないこと.

（助産師学校養成所の指定基準）

第3条 法第20条第1号の学校及び同条第2号の助産師養成所（以下「助産師学校養成所」という.）に係る令第11条第1項の主務省令で定める基準は, 次のとおりとする.

一 法第21条各号のいずれかに該当する者であることを入

学又は入所の資格とするものであること.

二 修業年限は, 1年以上であること.

三 教育の内容は, 別表2に定めるもの以上であること.

四 別表2に掲げる各教育内容を教授するのに適当な教員を有し, かつ, そのうち3人以上は助産師の資格を有する専任教員とし, その専任教員のうち1人は教務に関する主任者であること.

五 1の授業科目について同時に授業を行う学生又は生徒の数は, 40人以下であること. ただし, 授業の方法及び施設, 設備その他の教育上の諸条件を考慮して, 教育効果を十分に挙げられる場合は, この限りでない.

六 同時に行う授業の数に応じ, 必要な数の専用の普通教室を有すること.

七 図書室及び専用の実習室を有すること.

八 教育上必要な機械器具, 標本, 模型及び図書を有すること.

九 別表2に掲げる実習を行うのに適当な施設を実習施設として利用することができること及び当該実習について適当な実習指導者の指導が行われること.

十 専任の事務職員を有すること.

十一 管理及び維持経営の方法が確実であること.

十二 特定の医療機関に勤務する又は勤務していることを入学又は入所の条件とするなど学生若しくは生徒又はこれになろうとする者が特定の医療機関に勤務しない又は勤務していないことを理由に不利益な取扱いをしないこと.

（看護師学校養成所の指定基準）

第4条 法第21条第1号の大学, 同条第2号の学校及び同条第3号の看護師養成所（以下「看護師学校養成所」という.）のうち, 学校教育法第90条第1項に該当する者（同法に基づく大学が同法第90条第2項の規定により当該大学に入学させた者を含む.）を教育する課程を設けようとするものに係る令第11条第1項の主務省令で定める基準は, 次のとおりとする.

一 学校教育法第90条第1項に該当する者（同法に基づく大学が同法第90条第2項の規定により当該大学に入学させた者を含む.）であることを入学又は入所の資格とするものであること.

二 修業年限は, 3年以上であること.

三 教育の内容は, 別表3に定めるもの以上であること.

四 別表3に掲げる各教育内容を教授するのに適当な教員を有し, かつ, そのうち8人以上は看護師の資格を有する専任教員とし, その専任教員のうち1人は教務に関する主任者であること.

五 1の授業科目について同時に授業を行う学生又は生徒の数は, 40人以下であること. ただし, 授業の方法及び施設, 設備その他の教育上の諸条件を考慮して, 教育効果を十分に挙げられる場合は, この限りでない.

六 同時に行う授業の数に応じ, 必要な数の専用の普通教室を有すること.

七 図書室並びに専用の実習室及び在宅看護実習室を有すること. ただし, 実習室と在宅看護実習室とは兼用とすることができる.

八 教育上必要な機械器具, 標本, 模型及び図書を有すること.

九 別表3に掲げる実習を行うのに適当な施設を実習施設として利用することができること及び当該実習について適当な実習指導者の指導が行われること.

十 専任の事務職員を有すること.

十一　管理及び維持経営の方法が確実であること．
十二　特定の医療機関に勤務する又は勤務していることを入学又は入所の条件とするなど学生若しくは生徒又はこれになろうとする者が特定の医療機関に勤務しない又は勤務していないことを理由に不利益な取扱いをしないこと．

2　看護師学校養成所のうち，免許を得た後3年以上業務に従事している准看護師又は高等学校若しくは中等教育学校を卒業している准看護師を教育する課程を設けようとするものに係る令第11条第1項の主務省令で定める基準は，次のとおりとする．ただし，前項に規定する課程を併せて設けようとするものについては第10号の規定は適用しない．
一　免許を得た後3年以上業務に従事している准看護師又は高等学校若しくは中等教育学校を卒業している准看護師であることを入学又は入所の資格とするものであること．ただし，通信制の課程においては，免許を得た後7年以上業務に従事している准看護師であることを入学又は入所の資格とするものであること．
二　修業年限は，2年以上であること．
三　教育の内容は，別表3の2に定めるもの以上であること．
四　別表3の2に掲げる各教育内容を教授するのに適当な教員を有し，かつ，そのうち7人以上（通信制の課程においては，10人以上（当該課程の入学定員又は入所定員が300人以下である場合にあつては，8人以上））は看護師の資格を有する専任教員とし，その専任教員のうち1人は教務に関する主任者であること．
五　1の授業科目について同時に授業を行う学生又は生徒の数は，40人以下であること．ただし，授業の方法及び施設，設備その他の教育上の諸条件を考慮して，教育効果を十分に挙げられる場合は，この限りでない．
六　同時に行う授業の数に応じ，必要な数の専用の普通教室を有すること．
七　図書室並びに専用の実習室及び在宅看護実習室を有すること．ただし，実習室と在宅看護実習室とは兼用とすることができる．
八　教育上必要な機械器具，標本，模型及び図書を有すること．
九　別表3の2に掲げる実習を行うのに適当な施設を実習施設として利用することができること及び当該実習について適当な実習指導者の指導が行われること．
十　専任の事務職員を有すること．
十一　管理及び維持経営の方法が確実であること．
十二　特定の医療機関に勤務する又は勤務していることを入学又は入所の条件とするなど学生若しくは生徒又はこれになろうとする者が特定の医療機関に勤務しない又は勤務していないことを理由に不利益な取扱いをしないこと．

3　看護師学校養成所のうち，高等学校及び当該高等学校の専攻科（以下この項において「専攻科」という．）において看護師を養成する課程を設けようとするものに係る令第11条第1項の主務省令で定める基準は，次のとおりとする．
一　高等学校及び専攻科が，看護師を養成するために一貫した教育を施すものであること．
二　専攻科の修業年限は，2年以上であること．
三　教育の内容は，別表3の3に定めるもの以上であること．
四　別表3の3に掲げる各教育内容を教授するのに適当な教員を有し，かつ，そのうち8人以上は看護師の資格を有する専任教員とし，その専任教員のうち1人は教務に関する主任者であること．
五　1の授業科目について同時に授業を行う生徒の数は，40人以下であること．ただし，授業の方法及び施設，設備その他の教育上の諸条件を考慮して，教育効果を十分に挙げられる場合は，この限りでない．
六　同時に行う授業の数に応じ，必要な数の専用の普通教室を有すること．
七　図書室並びに専用の実習室及び在宅看護実習室を有すること．ただし，実習室と在宅看護実習室とは兼用とすることができる．
八　教育上必要な機械器具，標本，模型及び図書を有するこ

と．
九　別表3の3に掲げる実習を行うのに適当な施設を実習施設として利用することができること及び当該実習について適当な実習指導者の指導が行われること．
十　専任の事務職員を有すること．
十一　管理及び維持経営の方法が確実であること．
十二　特定の医療機関に勤務する又は勤務していることを入学の条件とするなど生徒又はこれになろうとする者が特定の医療機関に勤務しない又は勤務していないことを理由に不利益な取扱いをしないこと．

（准看護師学校養成所の指定基準）
第5条　法第22条第1号の学校（以下「准看護師学校」という．）に係る令第11条第1項の主務省令で定める基準及び准看護師養成所に係る令第18条の主務省令で定める基準は，次のとおりとする．
一　学校教育法第57条に該当する者であることを入学若しくは入所の資格とするもの又は中等教育学校の後期課程であること．
二　修業年限は，2年以上であること．
三　教育の内容は，別表4に定めるもの以上であること．
四　別表4に掲げる各科目を教授するのに適当な教員を有し，かつ，そのうち5人以上は看護師の資格を有する専任教員とし，その専任教員のうち1人は教務に関する主任者であること．
五　1の授業科目について同時に授業を行う生徒の数は，40人以下であること．ただし，授業の方法及び施設，設備その他の教育上の諸条件を考慮して，教育効果を十分に挙げられる場合は，この限りでない．
六　同時に行う授業の数に応じ，必要な数の専用の普通教室を有すること．
七　図書室及び専用の実習室を有すること．
八　教育上必要な機械器具，標本，模型及び図書を有すること．
九　別表4に掲げる実習を行うのに適当な施設を実習施設として利用することができること及び当該実習について適当な実習指導者の指導が行われること．
十　専任の事務職員を有すること．
十一　管理及び維持経営の方法が確実であること．
十二　特定の医療機関に勤務する又は勤務していることを入学又は入所の条件とするなど生徒又はこれになろうとする者が特定の医療機関に勤務しない又は勤務していないことを理由に不利益な取扱いをしないこと．

（指定基準の特例）
第5条の2　保健師学校養成所，助産師学校養成所，看護師学校養成所又は准看護師学校養成所（以下この項において「保健師等学校養成所」という．）であつて，複数の保健師等学校養成所の指定を併せて受けようとするものについては，第2条から前条までの規定にかかわらず，教育上支障がない場合に限り，第2条第7号，第3条第7号，第4条第1項第7号，同条第2項第7号，同条第3項第7号又は第5条第7号の図書室（以下この項において「図書室」という．）は併せて指定を受けようとする保健師等学校養成所の図書室と，第2条第7号，第3条第7号，第4条第1項第7号，同条第2項第7号，同条第3項第7号若しくは第5条第7号の実習室又は第4条第1項第7号，同条第2項第7号若しくは同条第3項第7号の在宅看護実習室（以下この項において「実習室等」という．）は併せて指定を受けようとする保健師等学校養成所の実習室等と，それぞれ兼用とすることができる．

（指定基準の特例）
第6条　保健師学校養成所であつて，看護師学校養成所のうち第4条第1項に規定する課程を設けるものと併せて指定を受け，かつ，その学生又は生徒に対し1の教育課程により別表1及び別表3に掲げる教育内容を併せて教授しようとするものに対する第2条第1号の規定の適用については，「法第21条各号のいずれかに該当する者」とあるのは「学校教育法第

90条第1項に該当する者（同法に基づく大学が同法第90条第2項の規定により当該大学に入学させた者を含む.）」とする.

2 助産師学校養成所であつて，看護師学校養成所のうち第4条第1項に規定する課程を設けるものと併せて指定を受け，かつ，その学生又は生徒に対し1の教育課程により別表2及び別表3に掲げる教育内容を併せて教授しようとするものに対する第3条第1号の規定の適用については，「法第21条各号のいずれかに該当する者」とあるのは「学校教育法第90条第1項に該当する者（同法に基づく大学が同法第90条第2項の規定により当該大学に入学させた者を含む.）」とする.

（指定に関する報告事項）

第6条の2 令第11条第2項の主務省令で定める事項は，次に掲げる事項（国の設置する看護師等養成所にあつては，第1号に掲げる事項を除く.）とする.

一 設置者の氏名及び住所（法人にあつては，名称及び主たる事務所の所在地）
二 名称
三 位置
四 指定をした年月日及び設置年月日（設置されていない場合にあつては，設置予定年月日）
五 学則（課程，修業年限及び入所定員に関する事項に限る.）
六 長の氏名

（指定の申請書の記載事項等）

第7条 令第12条の申請書には，次に掲げる事項（地方公共団体（地方独立行政法人法（平成15年法律第118号）第68条第1項に規定する公立大学法人を含む.）の設置する保健師学校養成所，助産師学校養成所，看護師学校養成所又は准看護師学校若しくは准看護師養成所にあつては，第10号に掲げる事項を除く.）を記載しなければならない. この場合において，保健師学校養成所については，第9号中「診療科名及び患者収容定員並びに最近2年間の年別の入院患者延数，外来患者延数及び分べん取扱数」とあるのは，「専任又は兼任別の医師及び保健師の定員」とする.

一 設置者の氏名及び住所（法人にあつては，名称及び主たる事務所の所在地）
二 名称
三 位置
四 設置年月日
五 学則
六 長の氏名
七 教員の氏名，担当科目及び専任又は兼任の別
八 校舎の各室の用途及び面積
九 実習施設の名称，位置，開設者の氏名（法人にあつては，名称），診療科名及び患者収容定員並びに最近2年間の年別の入院患者延数，外来患者延数及び分べん取扱数（実習施設が2以上あるときは，施設別に記載するものとする.）
十 収支予算及び向こう2年間の財政計画

2 令第21条の規定により読み替えて適用する令第12条の書面には，前項第2号から第9号までに掲げる事項を記載しなければならない.

3 第1項の申請書又は前項の書面には，次に掲げる書類を添えなければならない.

一 長及び教員の履歴書
二 校舎の配置図及び平面図
三 教授用及び実習用の機械器具，標本，模型及び図書の目録
四 実習施設における実習についての当該施設の開設者の承諾書

（変更の承認又は届出を要する事項）

第8条 令第13条第1項（令第20条において準用する場合及び令第21条の規定により読み替えて適用する場合を含む.）の主務省令で定める事項は，前条第1項第5号に掲げる事項（課程，修業年限，教育課程及び入学定員又は入所定員に関する事項に限る.），同項第8号に掲げる事項又は実習施設とす

る.

2 令第13条第2項（令第20条において準用する場合及び令第21条の規定により読み替えて適用する場合を含む.）の主務省令で定める事項は，前条第1項第1号から第3号までに掲げる事項又は同項第5号に掲げる事項（課程，修業年限，教育課程及び入学定員又は入所定員に関する事項を除く.）とする.

（変更の承認又は届出に関する報告）

第8条の2 令第13条第3項（令第21条の規定により読み替えて適用する場合を含む.）の規定による報告は，毎年5月31日までに，次に掲げる事項について，それぞれ当該各号に掲げる期間に係るものを取りまとめて，厚生労働大臣に報告するものとする.

一 変更の承認に係る事項（第7条第1項第8号に掲げる事項及び実習施設を除く.）当該年の前年の4月1日から当該年の3月31日までの期間
二 変更の届出又は通知に係る事項 当該年の前年の5月1日から当該年の4月30日までの期間

（報告を要する事項）

第9条 令第14条第1項（令第20条において準用する場合及び令第21条の規定により読み替えて適用する場合を含む.）の主務省令で定める事項は，次のとおりとする.

一 当該学年度の学年別の学生又は生徒の数
二 前学年度の卒業者数
三 前学年度における教育の実施状況の概要

2 令第14条第2項（令第21条の規定により読み替えて適用する場合を含む.）の主務省令で定める事項は，前項第3号に掲げる事項とする.

（指定の取消しに関する報告事項）

第9条の2 令第16条第2項の主務省令で定める事項は，次に掲げる事項（国の設置する看護師等養成所にあつては，第一号に掲げる事項を除く.）とする.

一 設置者の氏名及び住所（法人にあつては，名称及び主たる事務所の所在地）
二 名称
三 位置
四 指定を取り消した年月日
五 指定を取り消した理由

（指定取消しの申請書等の記載事項）

第10条 令第17条（令第20条において準用する場合を含む.）の申請書又は令第21条の規定により読み替えて適用する令第17条（令第20条において準用する場合を含む.）の書面には，次に掲げる事項を記載しなければならない.

一 指定の取消しを受けようとする理由
二 指定の取消しを受けようとする予定期日
三 在学中の学生又は生徒があるときはその措置

（准看護師養成所の指定の申請書の記載事項等）

第11条 令第19条の申請書には，第7条第1項各号に掲げる事項（公立の准看護師養成所にあつては，第10号に掲げる事項を除く.）を記載しなければならない.

2 令第21条の規定により読み替えて適用する令第19条の書面には，第7条第1項第2号から第9号までに掲げる事項を記載しなければならない.

3 第1項の申請書又は前項の書面には，第7条第3項各号に掲げる書類を添えなければならない.

第12条 削除
第13条 削除
第14条 削除
第15条 削除
第16条 削除

附則（抄）

第17条 この省令は，昭和26年9月1日から施行する.

（保健師学校養成所の入学又は入所資格の特例）

第18条 第2条第1号の規定にかかわらず，指定を受けた学校教育法第124条の規定による専修学校若しくは同法第134条第1項の規定による各種学校又は保健師養成所においては，法第51条第1項の者若しくは法第51条第3項の規定により厚生労働大臣の免許を受けた者又は法第53条第1項の者若しくは法第53条第3項の規定により厚生労働大臣の免許を受けた者を入学又は入所させることができる．

（助産師学校養成所の入学又は入所資格の特例）

第19条 第3条第1号の規定にかかわらず，指定を受けた学校教育法第124条の規定による専修学校若しくは同法第134条第1項の規定による各種学校又は助産師養成所においては，法第52条第1項の者若しくは法第52条第3項の規定により厚生労働大臣の免許を受けた者又は法第53条第1項の者若しくは法第53条第3項の規定により厚生労働大臣の免許を受けた者を入学又は入所させることができる．

（看護師学校養成所の入学又は入所資格の特例）

第20条 第4条第1項又は第3項の規定にかかわらず，指定を受けた学校教育法第124条の規定による専修学校若しくは同法第134条第1項の規定による各種学校又は看護師養成所（免許を得た後3年以上業務に従事している准看護師又は高等学校若しくは中等教育学校を卒業している准看護師を教育する課程を除く.）においては，法第53条第1項の者若しくは法第53条第3項の規定により厚生労働大臣の免許を受けた者又は従前の規定による中等学校の卒業者若しくは専門学校入学者検定規程により検定に合格した者を入学又は入所させることができる．

（准看護師学校養成所の入学又は入所資格の特例）

第21条 第5条第1号の規定にかかわらず，准看護師学校又は准看護師養成所においては，従前の規定による国民学校高等科の卒業者又は中等学校の2年の課程を終つた者を入学又は入所させることができる．

（保健師の資格を有する専任教員の特例）

第22条 第2条第4号の規定による保健師の資格を有する専任教員については，昭和26年9月1日以後も当分の間法第51条第1項の者をもつてこれに充てることができる．

（助産師の資格を有する専任教員の特例）

第23条 第3条第4号の規定による助産師の資格を有する専任教員については，昭和26年9月1日以後も当分の間法第52条第1項の者をもつてこれに充てることができる．

（看護師の資格を有する専任教員の特例）

第24条 第4条第1項第4号若しくは同条第2項第4号又は第5条第4号の規定による看護師の資格を有する専任教員については，当分の間法第53条第1項の者をもつてこれに充てることができる．

　　附則（平成11年12月27日文部・厚生省令第5号）

1　この省令は，平成14年4月1日から施行する．

2　看護師学校養成所における看護師の資格を有する専任教員の数については，平成23年3月31日までの間，改正後の第4条第3項第4号の規定中「8人」とあるのは，「6人」とする．

3　省略

4　准看護師学校又は准看護師養成所における看護師の資格を有する専任教員の数については，当分の間，改正後の第5条第4号の規定中「5人」とあるのは，「3人」とする．

5　6　省略

　　附則（平成28年8月22日文部科学省・厚生労働省令第6号）

（施行期日）

1　この省令は，平成30年4月1日から施行する．

（検討）

2　文部科学大臣及び厚生労働大臣は，この省令の施行後，この省令による改正後の保健師助産師看護師学校養成所指定規則第4条第2項に規定する看護師学校養成所に入学又は入所する学生又は生徒の数の動向，今後の看護師学校養成所の教育の内容の見直しの状況等を勘案し，同項第1号ただし書に規定する通信制の課程における准看護師の入学又は入所の資格について，准看護師の免許を得た後5年以上業務に従事していることとすることを含めて検討を加え，その結果に基づいて，この省令の施行後3年を目途に必要な見直しを行うものとする．

別表1（第2条関係）

教育内容	単位数	備考
公衆衛生看護学	16(14)	
公衆衛生看護学概論	2	
個人・家族・集団・組織の支援	⎫	
公衆衛生看護活動展開論	14(12)	
公衆衛生看護管理論	⎭	健康危機管理を含む.
疫学	2	
保健統計学	2	
保健医療福祉行政論	3(2)	
臨地実習	5	
公衆衛生看護学実習	5	保健所・市町村での実習を含む.
個人・家族・集団・組織の支援実習	2	継続した指導を含む.
公衆衛生看護活動展開論実習	⎱ 3	
公衆衛生看護管理論実習	⎰	
合計	28(25)	

備考　1　単位の計算方法は，大学設置基準（昭和31年文部省令第28号）第21条第2項の規定の例による．

　　　2　看護師学校養成所のうち第4条第1項に規定する課程を設けるものと併せて指定を受け，かつ，その学生又は生徒に対し1の教育課程によりこの表及び別表3に掲げる教育内容を併せて教授しようとするものにあつては，括弧内の数字によることができる．

　　　3　複数の教育内容を併せて教授することが教育上適切と認められる場合において，臨地実習5単位以上及び臨地実習以外の教育内容23単位以上であるときは，この表の教育内容ごとの単位数によらないことができる．

別表2（第3条関係）

教育内容	単位数	備考
基礎助産学	6(5)	
助産診断・技術学	8	
地域母子保健	1	
助産管理	2	
臨地実習	11	
助産学実習	11	実習中分べんの取扱いについては，助産師又は医師の監督の下に学生1人につき10回程度行わせること．この場合において，原則として，取り扱う分べんは，正期産・経腟分べん・頭位単胎とし，分べん第1期から第3期終了より2時間までとする．
合計	28(27)	

備考　1　単位の計算方法は，大学設置基準第21条第2項の規定の例による．

2 看護師学校養成所のうち第4条第1項に規定する課程を設けるものと併せて指定を受け，かつ，その学生又は生徒に対し1の教育課程によりこの表及び別表3に掲げる教育内容を併せて教授しようとするものにあつては，括弧内の数字によることができる．

3 複数の教育内容を併せて教授することが教育上適切と認められる場合において，臨地実習11単位以上及び臨地実習以外の教育内容17単位以上であるときは，この表の教育内容ごとの単位数によらないことができる．

別表3（第4条関係）

教育内容		単位数
基礎分野	科学的思考の基盤 人間と生活・社会の理解	13
専門基礎分野	人体の構造と機能 疾病の成り立ちと回復の促進	15
	健康支援と社会保障制度	6
専門分野Ⅰ	基礎看護学	10
	臨地実習	3
	基礎看護学	3
専門分野Ⅱ	成人看護学	6
	老年看護学	4
	小児看護学	4
	母性看護学	4
	精神看護学	4
	臨地実習	16
	成人看護学	6
	老年看護学	4
	小児看護学	2
	母性看護学	2
	精神看護学	2
統合分野	在宅看護論	4
	看護の統合と実践	4
	臨地実習	4
	在宅看護論	2
	看護の統合と実践	2
合計		97

備考 1 単位の計算方法は，大学設置基準第21条第2項の規定の例による．

2 次に掲げる学校等において既に履修した科目については，その科目の履修を免除することができる．

イ 学校教育法に基づく大学若しくは高等専門学校又は旧大学令（大正7年勅令第388号）に基づく大学

ロ 歯科衛生士法（昭和23年法律第204号）第12条第1号の規定により指定されている歯科衛生士学校（同号イに掲げる学校教育法に基づく大学及び高等専門学校を除く．以下この号において同じ．）又は同条第2号の規定により指定されている歯科衛生士養成所

ハ 診療放射線技師法（昭和26年法律第226号）第20条第1号の規定により指定されている学校又は診療放射線技師養成所

ニ 臨床検査技師等に関する法律（昭和33年法律第76号）第15条第1号の規定により指定されている学校又は臨床検査技師養成所

ホ 理学療法士及び作業療法士法（昭和40年法律第137号）第11条第1号若しくは第2号の規定により指定されている学校若しくは理学療法士養成施設又は同法第12条第1号若しくは第2号の規定により指定されている学校若しくは作業療法士養成施設

ヘ 視能訓練士法（昭和46年法律第64号）第14条第1号又は第2号の規定により指定されている学校又は視能訓練士養成所

ト 臨床工学技士法（昭和62年法律第60号）第14条第1号，第2号又は第3号の規定により指定されている学校又は臨床工学技士養成所

チ 義肢装具士法（昭和62年法律第61号）第14条第1号，第2号又は第3号の規定により指定されている学校又は義肢装具士養成所

リ 救急救命士法（平成3年法律第36号）第34条第1号，第2号又は第4号の規定により指定されている学校又は救急救命士養成所

ヌ 言語聴覚士法（平成9年法律第132号）第33条第1号，第2号，第3号又は第5号の規定により指定されている学校又は言語聴覚士養成所

3 複数の教育内容を併せて教授することが教育上適切と認められる場合において，臨地実習23単位以上及び臨地実習以外の教育内容74単位以上（うち基礎分野13単位以上，専門基礎分野21単位以上並びに専門分野Ⅰ，専門分野Ⅱ及び統合分野を合わせて40単位以上）であるときは，この表の教育内容ごとの単位数によらないことができる．

別表3の2（第4条関係）

教育内容		単位数
基礎分野	科学的思考の基盤 人間と生活・社会の理解	7
専門基礎分野	人体の構造と機能 疾病の成り立ちと回復の促進	10
	健康支援と社会保障制度	4
専門分野Ⅰ	基礎看護学	6
	臨地実習	2
	基礎看護学	2
専門分野Ⅱ	成人看護学	3
	老年看護学	3
	小児看護学	3
	母性看護学	3
	精神看護学	3
	臨地実習	10
	成人看護学	2
	老年看護学	2
	小児看護学	2
	母性看護学	2
	精神看護学	2
統合分野	在宅看護論	3
	看護の統合と実践	4
	臨地実習	4
	在宅看護論	2
	看護の統合と実践	2
合計		65

備考

1 単位の計算方法は，大学設置基準第21条第2項の規定の例による．ただし，通信制の課程においては，大学通信教育設置基準（昭和56年文部省令第33号）第5条の規定の例による．

2 通信制の課程における授業は，大学通信教育設置基準第3条第1項及び第2項に定める方法により行うものとする．ただし，同課程における臨地実習については，同条第1項に定める印刷教材等による授業及び面接授業並びに病院の見学により行うものとする．

3 次に掲げる学校等において既に履修した科目については，その科目の履修を免除することができる．

イ 学校教育法に基づく大学若しくは高等専門学校又は旧大学令に基づく大学

ロ 歯科衛生士法第12条第1号の規定により指定されている歯科衛生士学校（同号イに掲げる学校教育法に基づく大学及び高等専門学校を除く．以下この号において同じ．）又は同条第2号の規定により指定されている歯科衛生士養成所

ハ 診療放射線技師法第20条第1号の規定により指定されている学校又は診療放射線技師養成所

ニ　臨床検査技師等に関する法律第 15 条第 1 号の規定により指定されている学校又は臨床検査技師養成所
ホ　理学療法士及び作業療法士法第 11 条第 1 号若しくは第 2 号の規定により指定されている学校若しくは理学療法士養成施設又は同法第 12 条第 1 号若しくは第 2 号の規定により指定されている学校若しくは作業療法士養成施設
ヘ　視能訓練士法第 14 条第 1 号又は第 2 号の規定により指定されている学校又は視能訓練士養成所
ト　臨床工学技士法第 14 条第 1 号, 第 2 号又は第 3 号の規定により指定されている学校又は臨床工学技士養成所
チ　義肢装具士法第 14 条第 1 号, 第 2 号又は第 3 号の規定により指定されている学校又は義肢装具士養成所
リ　救急救命士法第 34 条第 1 号, 第 2 号又は第 4 号の規定により指定されている学校又は救急救命士養成所
ヌ　言語聴覚士法第 33 条第 1 号, 第 2 号, 第 3 号又は第 5 号の規定により指定されている学校又は言語聴覚士養成所
4　複数の教育内容を併せて教授することが教育上適切と認められる場合において, 臨地実習 16 単位以上及び臨地実習以外の教育内容 49 単位以上(うち基礎分野 7 単位以上, 専門基礎分野 14 単位以上並びに専門分野Ⅰ, 専門分野Ⅱ及び統合分野を合わせて 28 単位以上)であるときは, この表の教育内容ごとの単位数によらないことができる.

別表 3 の 3 (第 4 条関係)

教育内容		単位数		
		高等学校	専攻科	合計
基礎分野	科学的思考の基盤	6	10	16
	人間と生活・社会の理解			
専門基礎分野	人体の構造と機能	7	8	15
	疾病の成り立ちと回復の促進			
	健康支援と社会保障制度	2	5	7
専門分野Ⅰ	基礎看護学	8	3	11
	臨地実習	5		5
	基礎看護学	5		5
専門分野Ⅱ	成人看護学	2	4	6
	老年看護学	1	3	4
	小児看護学	1	3	4
	母性看護学	1	3	4
	精神看護学		4	4
	臨地実習	5	12	17
	成人看護学	3	4	7
	老年看護学	2	2	4
	小児看護学		2	2
	母性看護学		2	2
	精神看護学		2	2
統合分野	在宅看護論		4	4
	看護の統合と実践		4	4
	臨地実習		4	4
	在宅看護論		2	2
	看護の統合と実践		2	2
合計		38	67	105

備考
1　単位の計算方法は, 高等学校にあつては高等学校学習指導要領 (平成 21 年文部省告示第 34 号) 第 1 章第 2 款第 1 項の規定に, 専攻科にあつては大学設置基準第 21 条第 2 項の規定の例による.
2　高等学校及び専攻科が一貫した教育を施すために高等学校及び専攻科を併せた 5 年間の教育課程を編成することが特に必要と認められる場合において, 教育内容ごとの高等学校及び専攻科における単位数の合計がこの表の教育内容ごとの単位数の合計以上であり, かつ, 高等学校における単位数の合計が 38 単位以上及び専攻科における単位数の合計が 67 単位以上であるときは, この表の教育内容ごとの単位数の高等学校及び専攻科への配当によらないことができる.

別表 4 (第 5 条関係)

科目		時間数		
		講義	実習	計
基礎科目	国語	35		35
	外国語	35		35
	その他	35		35
専門基礎科目	人体の仕組みと働き	105		105
	食生活と栄養	35		35
	薬物と看護	35		35
	疾病の成り立ち	70		70
	感染と予防	35		35
	看護と倫理	35		35
	患者の心理	35		35
	保健医療福祉の仕組み	35		35
	看護と法律			
専門科目	基礎看護	315		315
	看護概論	35		35
	基礎看護技術	210		210
	臨床看護概論	70		70
	成人看護	210		210
	老年看護			
	母子看護	70		70
	精神看護	70		70
	臨地実習		735	735
	基礎看護		210	210
	成人看護		385	385
	老年看護			
	母子看護		70	70
	精神看護		70	70
合計		1,155	735	1,890

備考　演習及び校内実習は講義に含まれる.

資料12-1　看護師等養成所の運営に関する指導ガイドライン

○看護師等養成所の運営に関する
指導ガイドラインについて

（平成 27 年 3 月 31 日医政発 0331 第 21 号
　各都道府県知事宛　厚生労働省医政局長通知 ）

　看護行政の推進については，平素よりご尽力を頂き厚く御礼申し上げる．
　「地域の自主性及び自立性を高めるための改革の推進を図るための関係法律の整備に関する法律（平成 26 年法律第 51 号），「地域の自主性及び自立性を高めるための改革の推進を図るための関係法律の整備に関する法律の施行に伴う厚生労働省関係政令等の整備等に関する政令（平成 27 年政令第 128 号）及び「地域の自主性及び自立性を高めるための改革の推進を図るための関係法律の整備に関する法律の施行に伴う文部科学省・厚生労働省関係省令の整備に関する省令」（平成 27 年文部科学省・厚生労働省令第 2 号）により，平成 27 年 4 月 1 日から，看護師等養成所の指定・監督権限が厚生労働大臣から都道府県知事に移譲されることになる．
　これに伴い，今般，「看護師等養成所の運営に関する指導ガイドライン」を別紙のとおり定めたので，このガイドラインを踏まえて御指導いただくとともに，貴管内の看護師等養成所に周知を図られたい．
　なお，本ガイドラインは，平成 27 年 4 月 1 日から適用することとし，「看護師等養成所の運営に関する指導要領について」（平成 13 年 1 月 5 日付け健政発 5 号）及び「看護師等養成所の運営に関する手引きについて」（平成 13 年 1 月 5 日看発 1 号）は，平成 27 年 3 月 31 日をもって廃止する．
　また，本通知は，地方自治法（昭和 22 年法律第 67 号）第 245 条の 4 第 1 項の規定に基づく技術的助言であることを申し添える．

○「看護師等養成所の運営に関する指導ガイドラインについて」の一部改正について

（平成 28 年 11 月 1 日医政発 1101 第 10 号
　各都道府県知事宛　厚生労働省医政局長通知 ）

　看護行政の推進については，平素よりご尽力頂き厚く御礼申し上げます．
　今般，「看護師等養成所の運営に関する指導ガイドラインについて」（平成 27 年 3 月 31 日付け医政発 0331 第 21 号厚生労働省医政局長通知）の一部を別紙のとおり改め，別紙 1 については平成 28 年 11 月 1 日より施行することとし，別紙 2 については平成 30 年 4 月 1 日より施行することとしたので，御了知いただくとともに，貴管内の養成所への周知に関して御協力をお願いします．
　（別紙 1 省略）
別紙 2

看護師等養成所の運営に関する指導ガイドライン
　保健師養成所，助産師養成所，看護師養成所及び准看護師養成所の運営に関する指導については，保健師助産師看護師法（昭和 23 年法律第 203 号），保健師助産師看護師法施行令（昭和 28 年政令第 386 号．以下「施行令」という．）及び保健師助産師看護師学校養成所指定規則（昭和 26 年文部省・厚生省令第 1 号．以下「指定規則」という．）に定めるもののほか，このガイドラインに定めるところによる．

第 1　課程の定義等
1　このガイドラインにおいて，看護師養成所における課程の定義は，次のとおりであること．
⑴　「3 年課程」とは，指定規則第 4 条第 1 項に規定する課程のうち，⑵に規定する課程を除くものをいう．
⑵　「3 年課程（定時制）」とは，指定規則第 4 条第 1 項に規定する課程であって，夜間その他特別の時間又は時期において授業を行う課程（以下「定時制」という）により 4 年間の教育を行うものをいう．
⑶　「2 年課程」とは，指定規則第 4 条第 2 項に規定する課程のうち，⑷及び⑸に規定する課程を除くものをいう．
⑷　「2 年課程（定時制）」とは，指定規則第 4 条第 2 項に規定する課程であって，定時制により 3 年間の教育を行うものをいう．
⑸　「2 年課程（通信制）」とは，指定規則第 4 条第 2 項に規定する課程のうち同項第 1 号ただし書に基づき，免許を得た後 7 年以上業務に従事している准看護師を対象に，主として通信学習により 2 年以上の教育を行うものをいう．
　なお，通信学習とは，印刷教材を送付若しくは指定し，主としてこれにより学修させる授業（以下「印刷教材による授業」という．），主として放送その他これに準ずるものの視聴により学修させる授業（以下「放送授業」という．）等により行われるものとする．
2　保健師養成所及び助産師養成所において，定時制による教育が行われる場合は，指定規則第 2 条及び第 3 条に規定する養成所のうち，1 年以上 2 年以内の教育を行うものとする．

第 2　名称に関する事項
　養成所であることを示すものとし，他のものと紛らわしい名称を使用しないこと．

第 3　学則に関する事項
1　学則は，養成所ごとに定めること．ただし，2 以上の養成所を併設するものにあっては，これらの養成所を総合して学則を定めて差し支えないこと．
2　学則の中には，次の事項を記載すること．
⑴　設置の目的
⑵　名称
⑶　位置
⑷　養成所名（2 以上の養成所を併設するものに限る．ただし，保健師養成所と看護師養成所（3 年課程及び 3 年課程（定時制）に限る．この項において同じ．）又は助産師養成所と看護師養成所の指定を併せて受け，それらの教育内容を併せて教授する教育課程（以下「統合カリキュラム」という．）により教育を行う場合は，その旨を明記すること．）
⑸　課程名（看護師養成所に限る．）
⑹　定員（看護師養成所及び准看護師養成所にあっては，1 学年の入学定員及び総定員）及び 1 の授業科目について同時に授業を行う学生の編成に関する事項
⑺　修業年限，学期及び授業を行わない日に関する事項
⑻　教育課程及び単位数（准看護師養成所にあっては，時間数）に関する事項
⑼　成績の評価及び単位の認定に関する事項
⑽　大学や他の学校養成所等で修得した単位の認定に関する事項
⑾　入学，退学，転学，休学及び卒業に関する事項
⑿　教職員の組織に関する事項
⒀　運営を行うための会議に関する事項
⒁　学生の健康管理に関する事項

⑮ 授業料, 入学料, その他の費用徴収に関する事項
3 次のような事項について学則の細則を定めること.
例 入学の選考
成績評価及び卒業の認定
健康管理
教職員の所掌事務
諸会議の運営
検定料, 入学料, 授業料等の金額及び費用徴収の方法
図書室管理
自己点検・自己評価

第4 学生に関する事項
1 入学資格の確認
⑴ 入学資格の確認は, 次の書類を提出させることにより確実に行うこと.
ア 保健師養成所及び助産師養成所
看護師学校の修了証書の写し若しくは修了見込証明書又は看護師養成所の卒業証書の写し若しくは卒業見込証明書
イ 看護師養成所
(ア) 3年課程及び3年課程 (定時制) にあっては, 学校教育法 (昭和22年法律第26号) 第90条の規定により大学に入学することのできる者であることを証明する次の書類
a 高等学校又は中等教育学校を卒業した者にあっては, 高等学校又は中等教育学校の卒業証明書又は卒業見込証明書
b 学校教育法施行規則 (昭和22年文部省令第11号) 第150条第5号に該当する者にあっては, 高等学校卒業程度認定試験の合格証明書, 合格成績証明書又は合格見込成績証明書
c a又はb以外の者で, 学校教育法第90条に該当するものにあっては, それを証明する書類
(イ) 2年課程及び2年課程 (定時制) にあっては, 准看護師免許を取得していること及び免許を得た後3年以上業務に従事していること又は高等学校若しくは中等教育学校を卒業していることを証明する次の書類
a 准看護師免許証の写し
なお, 准看護師免許を受けることができる者であって入学願書の提出時に准看護師免許を取得していないものにあっては, 入学時に准看護師免許証又は准看護師籍登録証明書を提示又は提出させ, 免許取得の事実を確認すること.
b 免許を得た後3年以上業務に従事している准看護師にあっては, 准看護師として3年以上業務に従事した旨の就業証明書 (高等学校又は中等教育学校卒業者等の場合を除く.)
なお, 入学願書の提出時に准看護師として業務に従事した期間が3年 (36か月) に満たない者は, 入学時に就業証明書を提出させ, 業務従事期間を確認すること.
c 高等学校又は中等教育学校を卒業している准看護師にあっては, 高等学校又は中等教育学校の卒業証明書又は卒業見込証明書
(ウ) 2年課程 (通信制) にあっては, 准看護師免許を取得していること及び免許を得た後7年以上業務に従事していることを証明する次の書類
a 准看護師免許証の写し
b 准看護師として7年 (84か月) 以上業務に従事した旨の就業証明書
なお, 入学願書の提出時に准看護師として業務に従事した期間が, 7年 (84か月) に満たない者は, 入学時に就業証明書を提出させ, 業務従事期間を確認すること.
(エ) 2年課程, 2年課程 (定時制) 及び2年課程 (通信制) の入学資格については, 以下の点に留意されたいこと.
a 就業証明書とは, 准看護師として業務に従事した施設の長 (2以上の施設で業務に従事したときは, 従事した施設すべての長) の発行する証明書をいうものであること.

b 准看護師として業務に従事した月数 (2年課程及び2年課程 (定時制) については36か月以上, 2年課程 (通信制) については84か月以上であること.) の算定に当たっては, 准看護師として最初に勤務した日の属する月及び最後に勤務を終了した日の属する月は, それぞれ1か月として算定して差し支えないこと.
c 学校教育法第90条の規定により大学に入学することのできる者 (高等学校又は中等教育学校を卒業した者を除く.) であって准看護師であるものは, 高等学校又は中等教育学校を卒業した准看護師と同様に2年課程及び2年課程 (定時制) の入学資格を有するものであること.
d 入学を認める際は, 准看護師籍への登録が行われているかどうかの確認を徹底して行うこと.
なお, 学校教育法第90条の規定により大学に入学することのできる者については, 入学時に准看護師免許証又は准看護師籍登録証明書を提示又は提出することができないものであっても, 入学時に免許申請がなされていることを確認した後, 准看護師免許を取得した者とみなして当面入学させて差し支えないこと. この場合においては, 准看護師籍への登録が完了し次第准看護師免許証の確認を行うこと.
e 2年課程 (通信制) の入学生の業務従事期間を確認する際は, 看護実践能力等, 学生の学習準備状況を十分に把握するために, 准看護師としてのこれまでの就業形態, 就業場所, 就業日数・時間について総合的に確認すること.
ウ 准看護師養成所
学校教育法第57条の規定により高等学校に入学することのできる者であることを証明する次の書類
(ア) 中学校を卒業した者にあっては, 中学校の卒業証明書又は卒業見込証明書
(イ) 中等教育学校の前期課程を修了した者にあっては, 中等教育学校の前期課程の修了証明書又は修了見込証明書
(ウ) (ア) 又は (イ) 以外の者で, 学校教育法第57条に該当するものにあっては, それを証明する書類
⑵ 外国における看護師教育を修了し, 保健師養成所又は助産師養成所への入学を希望する者については, 厚生労働大臣が看護師国家試験の受験資格を認めた場合に限り, 入学資格を有するものであるので留意されたいこと.
⑶ 学校教育法 (昭和22年法律第26号) 第57条又は第90条に該当するか疑義のある者については, 当該養成所のみで判断することなく都道府県担当課等に確認すること.
2 入学の選考
⑴ 入学の選考は, 提出された書類, 選考のための学力検査の成績等に基づき, 適正に行うこと.
⑵ 保健師, 助産師, 看護師又は准看護師としての能力や適性にかかわりのない事項 (体型, 年齢, 家族関係, 色覚, 医療機関への勤務の可否等) によって入学を制限しないこと.
⑶ 他の分野で働く社会人については, その経験に配慮した入学試験を設けることが望ましいこと.
⑷ 入学の選考にかかわりのない書類 (戸籍抄本, 家族調査等) は提出させないこと.
3 卒業の認定
⑴ 学生の卒業は, 学生の成績を評価してこれを認めること.
⑵ 欠席日数が出席すべき回数の3分の1を超える者については, 原則として卒業を認めないこと. (2年課程 (通信制) を除く.)
4 学生に対する指導等
⑴ 特定の医療機関に勤務する又は勤務していることを入学の条件とするなど学生又はこれになろうとする者が, 特定の医療機関に勤務しない又は勤務していないことを理由に不利益な取扱いをしないこと.
⑵ 奨学金の受給について, 学生又はこれになろうとする者に対して, 的確な情報を提供するとともに, 必要に応じて, 助言, 指導等を行うようにすること.
⑶ 医療機関に勤務している学生が看護師等の資格を有しない場合に, 法律に違反する業務を行わないように指導すること.

502　資料

5　外国人の留学生の受入れ
(1)　看護師等養成所で留学生を受入れる際は，教育指導の観点から，指定規則に定める専任教員に加えて，必要に応じて担当する専任教員をおくこと．
(2)　留学生の日常生活に関して，十分な支援や指導を行えるよう，必要な体制を整備すること．
(3)　留学生の受入れに際しては，在留資格，学歴，日本語能力について確認するとともに，次の事項に留意が必要であること．
　　ア　留学期間中に，就労することなく生活費用の支弁手段があること．
　　イ　奨学資金については，免許取得後の特定病院での勤務をあらかじめ義務づけるような形態は避け，卒業後の進路は本人の自由選択に委ねること．
　　ウ　学内の試験等については特別の扱いを行わないこと．
　　エ　留学生がアルバイトを行う場合には，法務大臣から資格外活動の許可を受ける必要があること．

第5　教員に関する事項
1　専任教員及び教務主任
(1)　保健師養成所の専任教員となることのできる者は，次のいずれにも該当する者であること．ただし，保健師として3年以上業務に従事した者で，大学において教育の本質・目標，心身の発達と学習の過程，教育の方法・技術及び教科教育法に関する科目のうちから，合計4単位以上（以下「教育に関する科目」という．）を履修して卒業したもの又は大学院において教育に関する科目を履修したものは，これにかかわらず専任教員となることができること．
　　ア　保健師として5年以上業務に従事した者
　　イ　（ア）から（ウ）までのいずれかの研修（以下「専任教員として必要な研修」という．）を修了した者又は保健師の教育に関し，これと同等以上の学識経験を有すると認められる者
　　　　（ア）　厚生労働省が認定した専任教員養成講習会（旧厚生省が委託実施したもの及び厚生労働省が認定した看護教員養成講習会を含む．）
　　　　（イ）　旧厚生労働省看護研修研究センターの看護教員養成課程
　　　　（ウ）　国立保健医療科学院の専攻課程（平成14年度及び平成15年度旧国立公衆衛生院の専攻課程看護コースを含む．）及び専門課程地域保健福祉分野（平成16年度）
(2)　助産師養成所の専任教員となることのできる者は，次のいずれにも該当する者であること．ただし，助産師として3年以上業務に従事した者で，大学において教育に関する科目を履修して卒業したもの又は大学院において教育に関する科目を履修したものは，これにかかわらず専任教員となることができること．
　　ア　助産師として5年以上業務に従事した者
　　イ　専任教員として必要な研修を修了した者又は助産師の教育に関し，これと同等以上の学識経験を有すると認められる者
(3)　看護師養成所の専任教員となることのできる者は，次のいずれにも該当する者であること．ただし，保健師，助産師又は看護師として指定規則別表3の専門分野の教育内容（以下「専門領域」という．）のうちの一つの業務に3年以上従事した者で，大学において教育に関する科目を履修して卒業したもの又は大学院において教育に関する科目を履修したものは，これにかかわらず専任教員となることができること．
　　ア　保健師，助産師又は看護師として5年以上業務に従事した者
　　イ　専任教員として必要な研修を修了した者又は看護師の教育に関し，これと同等以上の学識経験を有すると認められる者
(4)　准看護師養成所の専任教員となることのできる者は，次のいずれにも該当する者であること．ただし，保健師，助産師又は看護師として指定規則別表4の専門科目の教育内容のうちの一つの業務に3年以上従事した者で，大学において教育に関する科目を履修して卒業したもの又は大学院において教育に関する科目を履修したものは，これにかかわらず専任教員となることができること．
　　ア　保健師，助産師又は看護師として5年以上業務に従事した者
　　イ　専任教員として必要な研修を修了した者又は准看護師の教育に関し，これと同等以上の学識経験を有すると認められる者
(5)　専任教員の採用に当たっては，保健師，助産師又は看護師の業務から5年以上離れている者は好ましくないこと．
(6)　教員は，1の養成所の1の課程に限り専任教員となることができること．
(7)　専任教員は，看護師養成所にあっては専門領域ごとに，准看護師養成所にあっては専門科目ごとに配置し，学生の指導に支障を来さないようにすること．
(8)　専任教員は，保健師養成所及び助産師養成所では3人以上，看護師養成所では，3年課程（定時制を含む）にあっては8人以上，2年課程（全日制及び定時制）にあっては7人以上，2年課程（通信制）にあっては10人以上，准看護師養成所にあっては5人以上（当分の間，3人以上）確保すること．ただし，2年課程（通信制）にあっては学生定員が300人以下の場合は，8人以上とする．
(9)　専任教員は，保健師養成所及び助産師養成所にあっては，学生定員が20人を超える場合には，学生が20人を増すごとに1人増員することが望ましいこと．看護師養成所3年課程（定時制を含む）及び2年課程（定時制）にあっては，学生総定員が120人を超える場合には，学生が30人を増すごとに1人増員すること．また，看護師養成所2年課程及び准看護師養成所にあっては，学生総定員が80人を超える場合には，学生が30人を増すごとに1人，看護師養成所2年課程（通信制）にあっては学生総定員が500人を超える場合には，学生が100人を増すごとに1人増員することが望ましいこと．
(10)　専任教員の担当する授業時間数は，過重にならないよう1人1週間当たり15時間を標準とすること．講義（2年課程（通信制）において行う印刷教材を送付又は指定し，主としてこれにより学修させる授業及び主として放送その他これに準ずるものの視聴により学修させる授業を除く．以下同じ．）1時間を担当するには準備等に2時間程度を要することから，1人の専任教員が担当できる1週間当たりの講義時間数の標準を15時間としたものであること．実習を担当する場合にあっては，実習3時間に対し1時間程度の準備等を要すると考えられるので，講義及び実習の担当時間を計画する際の目安とされたいこと．
　　　また，2年課程（通信制）の専任教員についても，その業務が過重にならないよう十分配慮すること．
(11)　専任教員は，1の養成所の1の課程に限り教務主任となることができること．
(12)　専任教員は，専門領域における教授方法の研修や，看護実践現場での研修を受けるなどにより，自己研鑽に努めること．
(13)　学生の生活相談，カウンセリング等を行う者が定められていることが望ましいこと．
(14)　教務主任となることのできる者は，(1)から(4)までのいずれかに該当する者であって，次のいずれかに該当するものであること．
　　ア　専任教員の経験を3年以上有する者
　　イ　厚生労働省が認定した教務主任養成講習会修了者
　　ウ　旧厚生労働省看護研修研究センターの幹部看護教員養成課程修了者
　　エ　アからウまでと同等以上の学識経験を有すると認められる者
2　養成所の長及びそれを補佐する者
(1)　養成所の長が兼任である場合又は2以上の課程を併設する場合には，長を補佐する専任の職員を配置することが望ましいこと．
(2)　養成所の長を補佐する専任の職員を置く場合は，長又は長を補佐する専任の職員のいずれかは看護職員とすること．

3 実習調整者

(1) 臨地実習全体の計画の作成，実習施設との調整等を行う者（以下「実習調整者」という．）が定められていること．

(2) 実習調整者となることのできる者は，1-(1)から(4)までのいずれかに該当する者であること．

4 実習指導教員

(1) 実習施設で学生の指導に当たる看護職員を実習指導教員として確保することが望ましいこと．

(2) 実習指導教員は，保健師養成所にあっては保健師，助産師養成所にあっては助産師，看護師養成所にあっては保健師，助産師，准看護師養成所にあっては保健師，助産師，看護師または准看護師とすること．

(3) 臨地実習において，同一期間で実習施設が多数に及ぶ場合は実習施設数を踏まえ適当数確保することが望ましいこと．

5 その他の教員

(1) 各科目を教授する教員は，当該科目について相当の学識経験を有する者であること．

(2) 各科目を担当する教員は，経歴，専門分野等を十分に考慮して選任すること．

(3) 看護師養成所における基礎分野の授業は，大学において当該分野を担当している教員によって行われることが望ましいこと．

(4) 2年課程（通信制）については，授業で課されるレポート等の添削指導を行う添削指導員を10人以上確保すること．この添削指導員は当該科目に関し相当の学識経験を有する者であること．また，添削指導員は常勤である必要はないものとする．なお，学生総定員が500名を超える場合には，学生100人を目途に添削指導員を2名増員することが望ましいこと．

第6 教育に関する事項

1 教育の内容等

(1) 教育の基本的考え方，留意点等は，保健師養成所にあっては別表1，助産師養成所にあっては別表2，看護師養成所にあっては，3年課程（定時制を含む）については別表3，2年課程（定時制及び通信制を含む）については別表3-2，准看護師養成所にあっては別表4のとおりであること．

(2) 各科目について，授業要綱，実習要綱及び実習指導要綱を作成すること．

(3) 授業要綱，実習要綱及び実習指導要綱の作成に当たっては，保健師養成所にあっては別表11を，助産師養成所にあっては別表12を，看護師養成所にあっては別表13及び別表13-2を参照すること．

2 履修時間数等

(1) 保健師養成所
  教育課程の編成に当たっては，28単位以上で，890時間以上の講義，実習等を行うようにすること．

(2) 助産師養成所
  教育課程の編成に当たっては，28単位以上で，930時間以上の講義，実習等を行うようにすること．

(3) 看護師養成所
  教育課程の編成に当たっては，3年課程及び3年課程（定時制）にあっては，97単位以上で，3000時間以上の講義，実習等を行うようにすること．また，2年課程，2年課程（定時制）及び2年課程（通信制）にあっては，65単位以上で，2180時間以上の講義，実習等を行うようにすること．

(4) 准看護師養成所
  教育課程の編成に当たっては，基礎科目105時間以上，専門基礎科目385時間以上，専門科目665時間以上及び臨地実習735時間以上の講義，実習等を行うようにすること．

3 単位制

保健師，助産師及び看護師養成所に係る単位の計算方法等については，次のとおりであること．

(1) 単位の計算方法

  ア 保健師養成所，助産師養成所及び看護師養成所（3年課程（定時制を含む）及び2年課程（定時制を含む））
    （ア）臨地実習以外の授業
      1単位の授業科目を45時間の学修を必要とする内容をもって構成することを標準とし，授業の方法に応じ，当該授業による教育効果，授業時間外に必要な学修等を考慮して，1単位の授業時間数は，講義及び演習については15時間から30時間，実験，実習及び実技については30時間から45時間の範囲で定めること．
    （イ）臨地実習
      臨地実習については，1単位を45時間の実習をもって構成すること．
    （ウ）時間数
      時間数は，実際に講義，実習等が行われる時間をもって計算すること．

  イ 看護師養成所2年課程（通信制）
    （ア）通信学習による授業
      1単位の授業科目を45時間の学修を必要とする内容をもって構成することを標準とし，授業の方法に応じ，当該授業による教育効果，授業時間外に必要な学修等を考慮して，印刷教材による授業については，45時間相当の印刷教材の学修をもって1単位とし，放送授業については，15時間の放送等の視聴をもって1単位とすること．
    （イ）臨地実習臨地実習については，1単位あたり45時間の学修を必要とする紙上事例演習，病院見学実習及び面接授業をもって構成すること．

(2) 単位の認定

  ア 単位を認定するに当たっては，講義，実習等必要な時間数以上受けているとともに，当該科目の内容を修得していることを確認する必要があること．なお，2年課程（通信制）における当該科目の内容を修得していることの確認については，1単位ごとにレポート提出，試験等を行うことを標準とすること．

  イ 放送大学やその他の大学若しくは高等専門学校又は以下の資格に係る学校若しくは養成所で，指定規則別表3及び3の2に規定されている教育内容と同一内容の科目を履修した者の単位の認定については，本人からの申請に基づき個々の既修の学習内容を評価し，養成所における教育内容に相当するものと認められる場合には，総取得単位数の2分の1を超えない範囲で当該養成所における履修に替えることができること．
    ・歯科衛生士
    ・診療放射線技師
    ・臨床検査技師
    ・理学療法士
    ・作業療法士
    ・視能訓練士
    ・臨床工学技士
    ・義肢装具士
    ・救急救命士
    ・言語聴覚士
    なお，指定規則別表3備考2及び別表3の2備考3にかかわらず，社会福祉士及び介護福祉士法（昭和62年法律第30号）第39条第1号の規定に該当する者で養成所に入学したものの単位の認定については，社会福祉士及び介護福祉士法施行規則等の一部を改正する省令（平成20年厚生労働省令第42号）による改正前の社会福祉士介護福祉士学校養成施設指定規則（昭和62年厚生省令第50号）別表第4に定める基礎分野又は社会福祉士介護福祉士養成施設指定規則別表第4若しくは社会福祉士介護福祉士学校指定規則（平成20年文部科学省・厚生労働省令第2号）別表第4に定める「人間と社会」の領域に限り本人からの申請に基づき個々の既修の学習内容を評価し，養成所における教育内容に相当するものと認められる場合には，保健師助産師看護師学校養成所指定規則別表3及び別表3の2に定める基礎分野の履修に替えることができること．

4 教育実施上の留意事項

(1) 1週間当たりの授業時間数は，全日制の場合は30時間程度，定時制の場合は15時間から20時間程度とすること．

(2) 1日当たりの授業時間数は，6時間程度を上限とすること．

ただし，実習の時間数については，実習病院等の運営の都合上やむを得ない場合にあっては，6時間を超えることがあっても差し支えないこと．
(3) 臨地実習は，実践活動の場において行う実習のみを指すものであること．ただし，臨地実習を充実させるために実践活動の場以外で行う学習の時間を臨地実習に含めて差し支えないこと．
　実践活動の場以外で行う学習については，学習の目的，内容及び時間数を実習指導要綱等で明確にすること．
(4) 臨地実習は，原則として昼間に行うこと．ただし，助産学実習及び看護の統合と実践にあっては，この限りでないこと．
(5) 同一科目の臨地実習が2施設以上にわたる場合は，各学生の実習内容に差が生じないよう，教育計画を配慮すること．
(6) 助産学実習において，分べん第1期のアセスメント及び支援ができ，分べん介助の途中で吸引分べん，鉗子分べんに移行した場合は，1回の分べんとして算入して差し支えないこと．
(7) 2年課程（通信制）にあっては，(3)にかかわらず，臨地実習は紙上事例演習，病院見学実習及び面接授業をもって替えることができるものであること．
　ア　紙上事例演習とは，文章で示された架空の患者（ペーパー・ペイシェント）について，学生自身が看護の展開についてのレポートを作成することにより問題解決能力，応用力，判断力に関する内容を学習するものであること．
　イ　病院見学実習とは，学生自身が業務に従事していたことによる経験をふまえて病院の看護提供のあり方の実際を見学することにより，自らの看護実践に関する考察を深めるものであること．
　ウ　面接授業とは，学生が養成所に通学し，専任教員と対面し直接指導を受けて，印刷教材による授業等で学んだ知識と紙上事例演習，病院見学実習で学んだ実践の能力の統合を図るものであること．
(8) 保健師養成所又は助産師養成所においては，看護師養成所で履修した教育内容との重複を避け，保健師又は助産師の実践活動の基礎となる知識についての内容を精選すること．
(9) 准看護師養成所の講義については，1時間の授業時間につき休憩10分程度を含めて差し支えないこと．また，実習については，1時間を60分とすること．
(10) 准看護師養成所においては，学科試験，施設見学，実習オリエンテーション等，各科目の教育目的を達成するのに必要な講義又は実習以外に要する時間数は，指定規則に定める当該科目の時間数の1割以内として当該科目の時間数内に算入できるものとすること．

5　2年課程（通信制）
(1) 通信学習
　通信学習の実施にあたり以下の点に留意すること．
　ア　印刷教材による授業及び放送授業等の実施に当たっては，定期的に添削等による指導を行うこと．
　イ　印刷教材による授業及び放送授業については，その教科内容の修得の程度を1単位ごとにレポートの提出，試験等による評価を行うことを標準とし，単位認定を行うこと．
(2) 臨地実習
　臨地実習の実施にあっては以下の点に留意すること．
　ア　臨地実習は，各専門領域の通信学習を終えてから行うこと．臨地実習のうち基礎看護学は他の専門領域の基礎であるため，他の専門領域の臨地実習の前に履修させること．
　イ　病院見学実習を行う実習施設については，各専門領域ごとに1施設以上，当該養成所が所在する同一都道府県内に確保すること．
　ウ　学生の居住地が広域にわたる場合は，学生の利便性を考慮し実習施設を確保すること．また，施設及び実習時期の決定にあたっては，当該学生の意向に十分配慮すること．
　エ　実習施設の決定にあたっては，原則として現に学生が勤務している施設以外の病院を選定すること．やむを得ず，実習施設が現に学生が勤務している病院となった場合には，通常勤務している病棟と異なる病棟で実習を行う等の

教育上の配慮を行うこと．
　オ　面接授業については，学生の受講の便宜を図るため，教室・実習室等の代替施設及び授業の実施に必要な機械器具を確保できる場合については，養成所以外の施設においても行えることとする．
(3) 教育実施上の留意事項
　ア　講義は，試験等を含め年間を通じて適切に行うこと．
　イ　郵便事情等による不測の事態への対処方針を定めておくこと．
　ウ　別表3-2で示す2年課程（通信制）の教育について，臨地実習における面接授業のほか，専門分野Ⅰ，専門分野Ⅱ及び統合分野においては，対面による授業10日を行うこと．対面による授業は，学生が養成所等に通学し，教員と対面し直接指導を受けて，別表3-2の備考を参照し，学生の看護実践能力を把握・評価した上で個別の状況を考慮した教育が行われるものであること．

6　統合カリキュラム
(1) 概要
　統合カリキュラムにより教育を行う場合には，保健師養成所又は助産師養成所について，学校教育法第90条に該当する者の入学が認められるとともに，教育の内容のうちの一部の教育内容の単位数が減ぜられること．
(2) 留意点
　ア　統合カリキュラムにより教育を行う場合であっても，看護師養成所の指定基準は統合カリキュラムにより教育を行わない場合と同一であること．
　イ　修業年限は，4年以上でなければならないこと．
　ウ　統合カリキュラムにより教育を受ける者と，それ以外の者が，1の授業科目について同時に授業を受けることのないよう留意すること．
(3) 教育の内容等
　ア　保健師・看護師の統合カリキュラムにより教育を行う養成所の教育内容等は別表5を標準とすること．
　イ　助産師・看護師の統合カリキュラムにより教育を行う養成所の教育内容等は別表6を標準とすること．
(4) その他の基準
　ア　教務主任は，統合カリキュラムにより教育を行う場合には，第5-1-(11)にかかわらず併せて1人としてよいこと．
　イ　統合カリキュラムによる教育とそれ以外の教育とを併せて行う養成所にあっては，専任教員については，それぞれ第5-1-(8)に定める数を確保することが望ましいこと．その人数が直ちに確保できない場合には，第5-1-(9)のとおり増員することが望ましいこと．
　ウ　普通教室は，同時に行う授業の数に応じ，専用のものを必要な数確保することができるのであれば，保健師養成所又は助産師養成所と共用してよいこと．

第7　施設設備に関する事項
1　土地及び建物の所有等
(1) 土地及び建物は，設置者の所有であることを原則とすること．ただし，貸借契約が長期にわたるものであり，恒久的に学校運営ができる場合は，この限りでないこと．
(2) 校舎は独立した建物であることが望ましいこと．ただし，やむを得ず，他施設と併設する場合は，養成所の運営上の制約を受けることのないよう配慮すること．
2　教室等
(1) 同時に授業を行う学生の数は原則として40人以下とすること．ただし以下の場合についてはこの限りでない．
　ア　看護師養成所の基礎分野，准看護師養成所の基礎科目であって，教育効果を十分に挙げられる場合
　イ　2年課程（通信制）の面接授業等であって，教育効果を十分に挙げられる場合
(2) 看護師養成所と准看護師養成所とを併設する場合において教育を異なった時間帯において行う場合にあっては，学生の自己学習のための教室が他に設けられているときは，同一の教室を共用とすることができること．また，2年課程（通信制）を設置する場合にあっても学生の自己学習のための教室

が他に設けられているときは，2年課程（通信制）とそれ以外の課程とは同一の普通教室を共用することができること．さらに，看護師養成所等と助産師養成所を併設する場合において教育を異なった時間帯において行う場合にあっては，学生の自己学習のための教室が他に設けられているときは，同一の普通教室を共用することができること．

(3) 図書室の面積は，学生の図書閲覧に必要な閲覧机の配置及び図書の格納のために十分な広さを有すること．図書室の効果を確保するためには，他施設と兼用とすることは望ましくないこと．

(4) 実習室と在宅看護実習室とを兼用とすることは差し支えないが，設備，面積，使用に当たっての時間的制約等からみて教育効果に支障を生ずるおそれがある場合には，専用のものとすることが望ましいこと．

(5) 2以上の養成所若しくは課程を併設する場合において，教育上支障がない場合は実習室を共用とすることは差し支えないこと．この場合，「教育上支障がない」とは，設備，面積，使用に当たっての時間的制約等からみて教育効果に支障のない場合をいうものであること．また実習室を共用する場合にあっては，学生の自己学習のための場の確保について，運用上，十分に配慮すること．

(6) 図書室については，2以上の養成所を併設するものにあっては，いずれかの養成所のものは他の養成所のものと共用とすることができること．

(7) 視聴覚教室，演習室，情報処理室，学校長室，教員室，事務室，応接室，研究室，教材室，面接室，会議室，休養室，印刷室，更衣室，倉庫，及び講堂を設けることが望ましいこと．

(8) 臨床場面を擬似的に体験できるような用具や環境を整備することが望ましいこと．

(9) 2以上の養成所又は課程を併設する場合においては，共用とする施設設備は機能的に配置し，かつ，養成所又は課程ごとにまとまりを持たせること．また，総定員を考慮し教育環境を整備すること．

3 保健師養成所
(1) 公衆衛生看護学の校内実習を行うのに必要な設備を備えた専用の実習室を有すること．

(2) 実習室は，在宅看護，健康相談，健康教育，救急法等の実習を行うのに必要な広さを有すること．なお，実習室には，給湯・給水の設備を設けるとともに，校内実習に要する機械器具，リネン類等を格納する場所を備えること．

4 助産師養成所
(1) 助産診断・技術学等の校内実習を行うのに必要な設備を備えた専用の実習室を有すること．ただし，看護師養成所等に併設する場合において教育を異なった時間帯において行う場合にあっては，学習に支障がない範囲で，同一の実習室を共用とすることができること．

(2) 実習室は，分べん台及び診察台1台当たり20 m²以上有し，かつ，新生児及び妊産じょく婦の訪問看護等の実習を行うのに必要な広さを有すること．なお，実習室には，沐浴槽，手術用手洗設備，給湯・給水の設備等を設けるとともに，校内実習に要する機械器具，リネン類等を格納する場所を備えること．

(3) 臨地実習に備えて，宿泊できる設備を確保することが望ましいこと．

5 看護師養成所
(1) 専門領域の校内実習を行うのに必要な設備を備えた専用の実習室を有すること．また，2以上の課程を併設する養成所で実習室を共用とする場合においても，課程数以上の数の実習室を確保することが望ましいこと．

(2) 実習室には，学生4人に1ベッド以上確保し，1ベッド当たり11 m²以上の広さを有すること．なお，実習室には，沐浴槽，手術用手洗設備，給湯・給水の設備等を設けるとともに，校内実習に要する機械器具，リネン類等を格納する場所を備えること．

(3) 2年課程（通信制）においては，次について留意すること．
ア 面接授業の実施に必要な教室，実習室等の施設・設備を

有すること．なお，既存の課程に併設する場合は兼用することができる．

イ 視聴覚教室等の教室，図書室及び機器器具等については，学生の自己学習の便を図るよう配慮すること．また，図書室の管理については，学生が在宅での学習に支障を来さぬよう，貸し出し等の業務を適切に行うこと．

ウ 学生の自己学習の便宜を図るため，図書，視聴覚教材，ビデオ等の再生機器及びインターネットの環境を整備したコンピューター等の機材等の整備を行うこと．

6 准看護師養成所
(1) 専門科目の教育内容の校内実習を行うのに必要な設備を備えた専用の実習室を有すること．

(2) 実習室には，学生4人に1ベッド以上確保し，1ベッド当たり11 m²以上の広さを有すること．なお，実習室には，手術用手洗設備，給湯・給水の設備等を設けるとともに，校内実習に要する機械器具，リネン類等を格納する場所を備えること．

7 機器器具等
(1) 教育上必要な機器器具，模型及び図書は，保健師養成所にあっては別表7に，助産師養成所にあっては別表8に，看護師養成所にあっては別表9に，准看護師養成所にあっては別表10にそれぞれ掲げるものを有すること．ただし，2年課程（通信制）については，別表9に掲げられたもののうち面接授業に必要なものを有すれば差し支えない．さらに，看護師養成所等と助産師養成所を併設する場合において教育を異なった時間帯において行う場合にあっては，同一の機器器具等を共用とすることができること．

(2) 機器器具，模型及び図書は，学生定員数に応じ，適宜補充し更新すること．

第8 実習施設等に関する事項

1 実習指導者
実習指導者となることのできる者は，担当する領域について相当の学識経験を有し，かつ，原則として厚生労働省若しくは都道府県が実施している実習指導者講習会又はこれに準ずるものが実施した研修を受けた者であること．

2 実習施設
(1) 実習施設には，実習生の更衣室及び休憩室が準備されているとともに，実習効果を高めるため討議室が設けられていることが望ましいこと．

(2) 実習施設には，実習に必要な看護用具が整備，充実されていること．

(3) 実習施設は，原則として養成所が所在する都道府県内にあること．

(4) 実習病院が同時に受け入れることのできる学生数は，看護単位ごとに10名を限度とすること．従って，多数の学校又は養成所が実習を行う場合には，全体の実習計画の調整が必要であること．

3 保健師養成所
(1) 実習施設である市町村又は保健所は，次の条件を具備していること．
ア 業務指針が作成され，活用されていること．
イ 業務に関する諸記録が適正に保管されていること．
ウ 学生の実習を受け入れる組織が明確に定められていること．
エ 適当な実習指導者が定められていること．
オ 公衆衛生看護活動が適正に行われていること．
カ 看護職員に対する継続教育が計画的に実施されていること．

(2) 実習施設としては，市町村及び保健所以外に，病院，診療所，訪問看護ステーション，精神保健福祉センターその他の社会福祉施設，学校，事業所等を適宜含めること．

4 助産師養成所
(1) 実習施設である病院，診療所及び助産所は，次の条件を具備していること．
ア 外来を含む産科診療部門の管理体制が適当であること．
イ 分べん介助手順，妊婦，産婦，じょく婦及び新生児の健

康診査基準，保健指導基準，看護基準，看護手順等が作成され活用されていること．

ウ　助産師による妊婦，産婦，じょく帰及び新生児に対する健康診査，保健指導及び分べん管理が適切に行われているとともに，諸記録が適正に管理されていること．

エ　外来，産科棟には適当な助産師の実習指導者が定められていること．ただし，診療所及び助産所での実習にあたっては，学生の指導を担当できる適当な助産師を実習指導者とみなすことができること．

オ　看護職員に対する継続教育が計画的に実施されていること．

(2)　実習施設としては，病院，診療所，助産所以外に，保健所，市町村保健センター，母子健康センター等を適宜含めること．

5　看護師養成所

(1)　実習施設として，基礎看護学，成人看護学，老年看護学，小児看護学，母性看護学，精神看護学及び看護の統合と実践の実習を行う病院等を確保すること．病院以外として，診療所，訪問看護ステーション，保健所，市町村保健センター，精神保健福祉センター，助産所，介護老人保健施設，介護老人福祉施設，地域包括支援センター，保育所その他の社会福祉施設等を適宜含めること．また，在宅看護論の実習については，病院，診療所，訪問看護ステーションの他，地域包括支援センター等の実習施設を確保すること．

(2)　主たる実習施設は，実習施設のうち基礎看護学，成人看護学の実習を行う施設であり，次の条件を具備していること．

ア　入院患者3人に対し1人以上の看護職員が配置されていること．ただし，看護職員の半数以上が看護師であること．

イ　看護組織が次のいずれにも該当すること．
（ア）組織の中で看護部門が独立して位置づけられていること．
（イ）看護部門としての方針が明確であること．
（ウ）看護部門の各職階及び職種の業務分担が明確であること．
（エ）看護師の院内教育，学生の実習指導を調整する責任者が明記されていること．

ウ　患者個々の看護計画を立案する上で基本とするため，看護基準（各施設が提供できる看護内容を基準化し文章化したもの）が使用しやすいよう配慮し作成され，常時活用されていること．さらに，評価され見直されていること．

エ　看護を提供する場合に必要な看護行為別の看護手順（各施設で行われる看護業務を順序立て，一連の流れとして標準化し，文章化したもの）が作成され，常時活用されていること．さらに，評価され見直されていること．

オ　看護に関する諸記録が次のとおり適正に行われていること．
（ア）看護記録（患者の症状，観察事項等，患者の反応を中心とした看護の過程（計画，実施，実施後の評価）を記録したもの）が正確に作成されていること．
（イ）各患者に対する医療の肉容が正確に，かつ確実に記録されていること．
（ウ）患者のケアに関するカンファレンスが行われ，記録が正確に作成されていること．

カ　実習生が実習する看護単位には，実習指導者が2人以上配置されていることが望ましいこと．ただし，診療所での実習にあたっては，学生の指導を担当できる適当な看護師を，実習指導者とみなすことができること．

キ　看護職員に対する継続教育が計画的に実施されていること．

(3)　主たる実習施設以外の実習施設については，医療法，介護保険法等で定められている看護職員の基準を満たしていること．他の要件については(2)-イからキまでと同様とすること．

(4)　病院以外の実習の単位数は，在宅看護論の実習を含め指定規則に定める単位数の1割から3割程度の間で定めること．

(5)　訪問看護ステーションについては，次の要件を満たしていること．
ア　複数の訪問看護専任者がいること．
イ　利用者ごとに訪問看護計画が立てられ，看護記録が整備

されていること．

(6)　看護師養成所2年課程（通信制）の実習施設については，現に他の看護師学校養成所の実習施設として承認を受けている病院等を選定すること．

6　准看護師養成所

(1)　実習施設として，基礎看護，成人看護，老年看護，母子看護及び精神看護の実習を行う病院等を確保すること．病院以外の実習施設として，診療所，訪問看護ステーション，保健所，市町村保健センター，精神保健福祉センター，助産所，介護老人保健施設，介護老人福祉施設，地域包括支援センター，保育所その他の社会福祉施設等を適宜含めること．

(2)　主たる実習施設は，実習施設のうち基礎看護，成人看護の実習を行う施設であり，次の条件を具備していること．

ア　入院患者3人に対し1人以上の看護職員が配置されていること．

イ　看護組織が次のいずれにも該当すること．
（ア）組織の中で看護部門が独立して位置づけられていること．
（イ）看護部門としての方針が明確であること．
（ウ）看護部門の各職階及び職種の業務分担が明確であること．
（エ）看護師の院内教育，学生の実習指導を調整する責任者が明記されていること．

ウ　患者個々の看護計画を立案する上で基本とするため，看護基準（各施設が提供できる看護内容を基準化し文章化したもの）が使用しやすいよう配慮し，常時活用されていること．さらに，評価され見直されていること．

エ　看護を提供する場合に必要な看護行為別の看護手順（各施設で行われる看護業務を順序立て，一連の流れとして標準化し，文章化したもの）が作成され，常時活用されていること．さらに，評価され見直されていること．

オ　看護に関する諸記録が次のとおり適正に行われていること．
（ア）看護記録（患者の症状，観察事項等，患者の反応を中心とした看護の過程（計画，実施，実施後の評価）を記録したもの）が正確に作成されていること．
（イ）各患者に対する医療の内容が正確に，かつ確実に記録されていること．
（ウ）患者のケアに関するカンファレンスが行われ，記録が正確に作成されていること．

カ　実習生が実習する看護単位には，学生の指導を担当できる実習指導者が2人以上配置されていることが望ましいこと．ただし，診療所での実習にあたっては，学生の指導を担当できる適当な看護師を，実習指導者とみなすことができること．

キ　看護職員に対する継続教育が計画的に実施されていること．

(3)　主たる実習施設以外の実習施設については，医療法，介護保険法等で定められている看護職員の基準を満たしていること．他の要件については，(2)-イからキまでと同様とすることが望ましいこと．

(4)　実習施設である診療所は，次の条件を具備していること．
ア　看護手順が作成され，活用されていること．
イ　看護師が配置されていること．

(5)　病院以外の実習は指定規則に定める時間数の1割から3割程度の間で定めること．

第9　管理及び維持経営に関する事項

1　養成所の運営に関係する職員の所掌事務及び組織を明確に定め，これに基づき，養成所の運営に関する諸会議が，学則に基づいた細則に規定されていること．

2　養成所の運営に関する諸書類が保管されていること．

3　教育環境を整備するために必要な措置を講じること．

4　運営経費において，講師謝金，図書費等のほか，必要に応じて，機械器具費，専任教員の研修費等を計上すること．

5　養成所は，教育活動その他の養成所運営の状況について，自ら評価を行い，その結果を公表すること．評価については，

「看護師等養成所の教育活動等に関する自己評価指針作成検
討会」報告書（平成 15 年 7 月 25 日）等を参照すること.

別表 1　保健師教育の基本的考え方，留意点等

教育の基本的考え方

1 ）個人・家族・集団・組織を含むコミュニティ（共同体）を地域とし，地域及び地域を構成する人々の心身の健康並びに疾病・障害の予防，発生，回復及び改善の過程を社会的条件の中で系統的かつ予測的に捉えてアセスメントし，地域の顕在化・潜在化した健康課題を明確化し，解決・改善策を計画・立案する能力を養う.
2 ）地域の人々が，自らの健康状態を認識し，健康の保持増進を図ることができるように支援するとともに，自主的に社会資源を活用できるよう支援し評価する能力を養う.
3 ）健康危機管理の体制を整え，健康危機の発生時から回復期の健康課題を早期に発見し迅速かつ組織的に対応する能力を養う.
4 ）地域の健康水準を高めるために，保健・医療・福祉サービスを調整し活用する能力及び地域の健康課題の解決に必要な社会資源を開発し施策化及びシステム化する能力を養う.
5 ）保健・医療・福祉及び社会に関する最新の知識・技術を主体的かつ継続的に学び，実践の質を向上させる能力を養う.

教育内容	単位数	留意点
公衆衛生看護学	16	
公衆衛生看護学概論	2	個人・家族・集団・組織を含むコミュニティ（共同体）及び地域を構成する人々の集合体の健康増進・改善を目指すアプローチの基本的な考え方を学ぶ内容とする.
個人・家族・集団・組織の支援		個人・家族の健康課題への支援から地域をアセスメントし，顕在化・潜在化した健康課題を明確にする方法を学ぶ内容とする.
		健康課題への支援を計画・立案することを学ぶ内容とする.
		人々の健康行動の特性及び効果的な介入方法と技術を学ぶ内容とする.
		集団における教育方法や集団力学等を学ぶ内容とする.
公衆衛生看護活動展開論	14	地域の人々や医療・福祉等の他職種との協働・マネジメントを学ぶ内容とする.
		ハイリスクアプローチとポピュレーションアプローチの連動による活動の展開を学ぶ内容とする.
		産業保健・学校保健における活動の展開を学ぶ内容とする.
		事例を用いて活動や事業の評価を行い，システム化・施策化につなげる過程を演習を通して学ぶ内容とする.
公衆衛生看護管理論		健康危機管理を学ぶ内容とする.
疫学	2	公衆衛生看護活動を展開するうえで，基盤となる疫学調査・分析，活用方法について学ぶ内容とする.
保健統計学	2	公衆衛生看護活動における統計学の基礎，情報処理技術及び統計情報とその活用方法について学ぶ内容とする.
保健医療福祉行政論	3	保健・医療・福祉の計画の企画及び評価について実践的に学ぶ内容とする.
		調査で明らかにされた生活環境が人々に及ぼす健康上の影響など，健康に係る社会問題を解決する政策形成過程に活かす方法を学ぶ内容とする.
		事例を用いて政策形成過程等に関する演習を行う.
臨地実習	5	
公衆衛生看護学実習	5	保健所・市町村を含む，保健師が役割を担っている多様な場で実習を行う.
個人・家族・集団・組織の支援実習	2	地域の社会資源を活用し，生活を支援する実習とする.
		家庭訪問を通して，地域の健康課題を理解することができる実習とする.
公衆衛生看護活動展開論実習		個人と地域全体を連動させながら捉え，地域全体に対して PDCA を展開する過程を学ぶ実習とする.
	3	地域ケアシステムにおける地域の人々や医療・福祉の他職種と協働する方法を学ぶ実習とする.
公衆衛生看護管理論実習		地域住民，関係機関や他職種との連携，調整の実際を理解する実習とする.
		公衆衛生看護活動の管理や評価，健康危機管理の体制について学ぶ実習とする.
総　　　計	28	890 時間以上の講義・実習等を行うものとする.

508　資料

別表2　助産師教育の基本的考え方，留意点等

教育の基本的考え方
1）妊産じょく婦及び胎児・新生児の健康水準を診断し，妊娠・出産・産じょくが自然で安全に経過し，育児を主体的に行えるよう，根拠に基づき支援する能力を養う．
2）女性の一生における性と生殖をめぐる健康に関する課題に対して，継続的に支援する能力を養う．
3）安心して子どもを産み育てるために，他職種と連携・協働しながら，個人及び社会にとって必要な地域の社会資源の活用や調整を行う能力を養う．
4）助産師の役割・責務を自覚し，女性と子ども並びに家族の尊厳と権利を尊重する倫理観及び専門職として自律する能力を養う．

教育内容		単位数	留意点
基礎助産学		6	女性の生涯を通じて，性と生殖に焦点を当てて支援する活動である助産の基礎について学ぶ内容とする．
			母子の命を同時に尊重することに責任を持つ役割を理解し，生命倫理を深く学ぶ内容とする．
			母性・父性を育むことを支援する能力を養う内容とし，また家族の心理・社会学的側面を強化する内容とする．
			チーム医療や関係機関との調整・連携について学ぶ内容とする．
			助産師の専門性，助産師に求められる姿勢，態度について学ぶ内容とする．
助産診断・技術学		8	助産の実践に必要な基本的技術を確実に修得する内容とする．
			助産過程の展開に必要な助産技術を確実に修得するために，演習を充実・強化する内容とする．
			妊婦・じょく婦・新生児の健康状態に関するアセスメント及びそれに基づく支援を強化する内容とする．
			妊娠経過の正常・異常を診断するための能力を養い，診断に伴う最新の技術を修得する内容とする．
			分べん期における緊急事態（会陰の切開及び裂傷に伴う縫合，新生児蘇生，止血処置，児の異常に対する産婦・家族への支援等）に対応する能力を強化する内容とする．
			妊産婦の主体性を尊重した出産を支援する能力を養う内容とする．
地域母子保健		1	住民の多様なニーズに対応した母子保健サービスを提供できるための能力を養うとともに，保健・医療・福祉関係者と連携・協働しながら地域の母子保健を推進するための能力を養う内容とする．
助産管理		2	助産業務の管理，助産所の運営の基本及び周産期医療システムについて学ぶ内容とする．
			周産期における医療安全の確保と医療事故への対応について学ぶ内容とする．
臨地実習		11	助産診断・技術学，地域母子保健及び助産管理の実習を含むものとする．
	助産学実習	11	分べんの取扱いの実習については，分べんの自然な経過を理解するため，助産師又は医師の監督の下に，学生1人につき正産産を10回程度直接取り扱うことを目安とする．取り扱う分べんは，原則として正期産・経腟分べん・頭位単胎とし，分べん第1期から第3期終了より2時間までとする．
			実習期間中に妊娠中期から産後1ヶ月まで継続して受け持つ実習を1例以上行う．
			妊婦健康診査を通して妊娠経過の診断を行う能力及び産じょく期の授乳支援や新生児期のアセスメントを行う能力を強化する実習とする．
総　計		28	930時間以上の講義・実習等を行うものとする．

別表3　看護師教育の基本的考え方，留意点等

教育の基本的考え方
1）人間を身体的・精神的・社会的に統合された存在として幅広く理解し，看護師としての人間関係を形成する能力を養う．
2）看護師としての責務を自覚し，倫理に基づいた看護を実践する基礎的能力を養う．
3）科学的根拠に基づき，看護を計画的に実践する基礎的能力を養う．
4）健康の保持・増進，疾病の予防及び健康の回復に関わる看護を，健康の状態やその変化に応じて実践する基礎的能力を養う．
5）保健・医療・福祉システムにおける自らの役割及び他職種の役割を理解し，他職種と連携・協働する基礎的能力を養う．
6）専門職業人として，最新知識・技術を自ら学び続ける基礎的能力を養う．

教育内容		単位数	留意点
基礎分野	科学的思考の基盤 人間と生活・社会の理解	13	「専門基礎分野」及び「専門分野」の基礎となる科目を設定し，併せて，科学的思考力及びコミュニケーション能力を高め，感性を磨き，自由で主体的な判断と行動を促す内容とする．
			人間と社会を幅広く理解する内容とし，家族論，人間関係論，カウンセリング理論と技法等を含むものとする．
			国際化及び情報化へ対応しうる能力を養う内容を含むものとする．
	小　計	13	職務の特性に鑑み，人権の重要性について十分理解し，人権意識の普及・高揚を図る内容を含むことが望ましい．

分野		単位数	
専門基礎分野	人体の構造と機能 疾病の成り立ちと回復の促進	} 15	人体を系統だてて理解し，健康・疾病・障害に関する観察力，判断力を強化するため，解剖生理学，生化学，栄養学，薬理学，病理学，病態生理学，微生物学等を臨床で活用可能なものとして学ぶ内容とする． 演習を強化する内容とする．
	健康支援と社会保障制度	6	人々が生涯を通じて，健康や障害の状態に応じて社会資源を活用できるように必要な知識と基礎的な能力を養う内容とし，保健・医療・福祉に関する基本概念，関係制度，関係する職種の役割の理解等を含むものとする．
	小　　計	21	
専門分野 I	基礎看護学	10	専門分野 I では，各看護学及び在宅看護論の基盤となる基礎的理論や基礎的技術を学ぶため，看護学概論，看護技術，臨床看護総論を含む内容とし，演習を強化する内容とする． コミュニケーション，フィジカルアセスメントを強化する内容とする． 事例等に対して，看護技術を適用する方法の基礎を学ぶ内容とする． 看護師として倫理的な判断をするための基礎的能力を養う内容とする．
	臨地実習 　基礎看護学	3 3	
	小　　計	13	
専門分野 II			講義，演習及び実習を効果的に組み合わせ，看護実践能力の向上を図る内容とする． 健康の保持・増進及び疾病の予防に関する看護の方法を学ぶ内容とする． 成長発達段階を深く理解し，様々な健康状態にある人々及び多様な場で看護を必要とする人々に対する看護の方法を学ぶ内容とする．
	成人看護学 老年看護学 小児看護学 母性看護学 精神看護学	6 4 4 4 4	
	臨地実習	16	知識・技術を看護実践の場面に適用し，看護の理論と実践を結びつけて理解できる能力を養う実習とする． チームの一員としての役割を学ぶ実習とする． 保健・医療・福祉との連携，協働を通して，看護を実践する実習とする．
	成人看護学 　老年看護学 　小児看護学 　母性看護学 　精神看護学	6 4 2 2 2	
	小　　計	38	
統合分野	在宅看護論	4	在宅看護論では地域で生活しながら療養する人々とその家族を理解し地域での看護の基礎を学ぶ内容とする． 地域で提供する看護を理解し，基礎的な技術を身につけ，他職種と協働する中での看護の役割を理解する内容とする． 地域での終末期看護に関する内容も含むものとする．
	看護の統合と実践	4	チーム医療及び他職種との協働の中で，看護師としてのメンバーシップ及びリーダーシップを理解する内容とする． 看護をマネジメントできる基礎的能力を養う内容とする． 医療安全の基礎的知識を含む内容とする． 災害直後から支援できる看護の基礎的知識について理解する内容とする． 国際社会において，広い視野に基づき，看護師として諸外国との協力を考える内容とする． 看護技術の総合的な評価を行う内容とする．
	臨地実習 　在宅看護論 　看護の統合と実践	4 2 2	訪問看護に加え，地域における多様な場で実習を行うことが望ましい． 専門分野での実習を踏まえ，実務に即した実習を行う． 複数の患者を受け持つ実習を行う． 一勤務帯を通した実習を行う． 夜間の実習を行うことが望ましい．
	小　　計	12	
総　　　計		97	3,000 時間以上の講義・実習等を行うものとする．

510 資料

別表 3-2 看護師教育の基本的考え方，留意点等（2 年課程，2 年課程（定時制），2 年課程（通信制））

教育の基本的考え方

1）人間を身体的・精神的・社会的に統合された存在として幅広く理解し，看護師としての人間関係を形成する能力を養う．
2）看護師としての責務を自覚し，倫理に基づいた看護を実践する基礎的能力を養う．
3）科学的根拠に基づき，看護を計画的に実践する基礎的能力を養う．
4）健康の保持・増進，疾病の予防，健康の回復に関わる看護を，健康の状態やその変化に応じて実践する基礎的能力を養う．
5）保健・医療・福祉システムにおける自らの役割及び他職種の役割を理解し，他職種と連携・協働する基礎的能力を養う．
6）専門職業人として，最新知識・技術を自ら学び続ける基礎的能力を養う．

教育内容		2 年課程 2 年課程（定時制） 単位数	2 年課程（通信制） 通信学習			留意点
			単位数	備考		
基礎分野	科学的思考の基盤 人間と生活・社会の理解	7	7	1 単位の授業科目を 45 時間の学修に相当する内容にすること．また，1 単位ごとに 1 レポート，単位認定試験等を課すことを標準として，達成度を確認すること．		「専門基礎分野」及び「専門分野」の基礎となる科目を設定し，併せて，科学的思考力及びコミュニケーション能力を高め，感性を磨き，自由で主体的な判断と行動を促す内容とする．人間と社会を幅広く理解出来る内容とし，家族論，人間関係論，カウンセリング理論と技法等を含むものとする．国際化及び情報化へ対応しうる能力を養う内容を含むものとする．職務の特性に鑑み，人権の重要性について十分理解し，人権意識の普及・高揚を図る内容を含むことが望ましい．
	小　計	7	7			
専門基礎分野	人体の構造と機能 疾病の成り立ちと回復の促進	10	10	1 単位の授業科目を 45 時間の学修に相当する内容にすること．また，1 単位ごとに 1 レポート，単位認定試験等を課すことを標準として，達成度を確認すること．		人体を系統だてて理解し，健康・疾病・障害に関する観察力，判断力を強化するため，解剖生理学，生化学，栄養学，薬理学，病理学，病態生理学，微生物学等を臨床で活用可能なものとして学ぶ内容とする．演習を強化する内容とする．
	健康支援と社会保障制度	4	4			人々が生涯を通じて，健康や障害の状態に応じて社会資源を活用できるように必要な知識と基礎的な能力を養う内容とし，保健・医療・福祉に関する基本概念，関係制度，関係する職種の役割等を含むものとする．
	小　計	14	14			
専門分野Ⅰ	基礎看護学	6	6	1 単位の授業科目を 45 時間の学修に相当する内容にすること．また，1 単位ごとに 1 レポート，単位認定試験等を課すことを標準として，達成度を確認すること．		専門分野Ⅰでは，各看護学及び在宅看護論の基盤となる基礎的理論や基礎的技術を学ぶため，看護学概論，看護技術，臨床看護総論を含む内容とし，演習を強化する内容とする．コミュニケーション，フィジカルアセスメントを強化する内容とする．事例等に対して，看護技術を適用する方法の基礎を学ぶ内容とする．看護師として倫理的な判断をするための基礎的能力を養い，問題解決能力を強化する内容とする．

	臨地実習		紙上事例演習		病院見学実習及び面接授業		
			単位数	備考	単位数	備考	
	基礎看護学	2	1	3 事例程度	1	各専門 7 分野ごとに病院見学実習 2 日及び面接実習 3 日	2 年課程（通信制）については，紙上事例演習，病院等見学実習，面接授業で代える．
	小　計	8	7	3 事例程度	1		
専門分野Ⅱ	成人看護学 老年看護学 小児看護学 母性看護学 精神看護学	3 3 3 3 3	3 3 3 3 3	1 単位の授業科目を 45 時間の学修に相当する内容にすること．また，1 単位ごとに 1 レポート，単位認定試験等を課すことを標準として，達成度を確認すること．			講義，演習及び実習を効果的に組み合わせ，看護実践能力の向上を図る内容とする．健康の保持・増進及び疾病の予防に関する看護の方法を学ぶ内容とする．成長発達段階を深く理解し，様々な健康状態にある人々及び多様な場で看護を必要とする人々に対する看護の方法を学ぶ内容とする．

臨地実習		紙上事例演習		病院見学実習及び面接授業		知識・技術を看護実践の場面に適用し，看護の理論と実践を結びつけて理解できる能力を養う実習とする.
		単位数	備考	単位数	備考	
成人看護学	2	1	3事例程度	1	各専門7分野ごとに病院見学実習2日及び面接実習3日	チームの一員としての役割を学ぶ実習とする.
老年看護学	2	1	3事例程度	1		保健・医療・福祉との連携，協働を通して，看護を実践する実習とする.
小児看護学	2	1	3事例程度	1		多様な看護実践の場（病院，施設等）で実習する.
母性看護学	2	1	3事例程度	1		2年課程（通信制）については，紙上事例演習，病院等見学実習，面接授業で代える.
精神看護学	2	1	3事例程度	1		
小　計	25	20	15事例程度	5		

統合分野						
在宅看護論	3	3	1単位の授業科目を45時間の学修に相当する内容にすること.また,1単位ごとに1レポート，単位認定試験等を課すことを標準として，達成度を確認すること.			在宅看護論では地域で生活しながら療養する人々とその家族を理解し地域での看護の基礎を学ぶ内容とする. 地域で提供する看護を理解し，基礎的な技術を身につけ，他職種と協働する中での看護の役割を理解する内容とする. 地域での終末期看護に関する内容も含むものとする.
看護の統合と実践	4	4				チーム医療及び他職種との協働の中で，看護師としてのメンバーシップ及びリーダーシップを理解する内容とする. 看護をマネジメントできる基礎的能力を養う内容とする. 医療安全の基礎的知識を含む内容とする. 災害直後から支援できる看護の基礎的知識について理解する内容とする. 国際社会において，広い視野に基づき，看護師として諸外国との協力を考える内容とする. 看護技術の総合的な評価を行う内容とする.

臨地実習		紙上事例演習		病院見学実習及び面接授業		
		単位数	備考	単位数	備考	
在宅看護論	2	1	3事例程度	1	各専門分野ごとに病院見学実習2日及び面接実習3日	訪問看護に加え，地域における多様な場で実習を行うことが望ましい. 通信制を除く2年課程では，専門分野での実習を踏まえ，実務に即した実習，複数の患者を受け持つ実習，一勤務帯を通した実習を行う．また，夜間の実習を行うことが望ましい. 2年課程（通信制）については，紙上事例演習，病院等見学実習，面接授業で代える.
看護の統合と実践	2	1	3事例程度	1		
小　計	11	9	6事例程度	2		
総　計	65		65			2,180時間以上の講義・演習等を行うものとする.

備考　2年課程（通信制）における第6の5の（3）で示す対面による授業については以下の内容を含む教育を行うこと.
　①論理的思考のもと根拠に基づいた看護を実践するための問題解決プロセスを学ぶ内容
　②フィジカルアセスメントといった対象の理解と看護実践の基礎となる技術を習得し，理論と実践を統合して学ぶ内容
　③健康教育等において効果的なコミュニケーションについて学ぶ内容

512 資料

別表4 准看護師教育の基本的考え方，留意点等

准看護師教育の基本的考え方
1）医師，歯科医師，又は看護師の指示のもとに，療養上の世話や診療の補助を，対象者の安楽を配慮し安全に実施することができる能力を養う．
2）疾病をもった人々と家族のさまざまな考え方や人格を尊重し，倫理に基づいた看護が実践できる基礎的能力を養う．

	教育内容	単位数	留意点
基礎科目	国語	35	文学，生物，化学，現代社会，カウンセリングなど新たに科目を設定したり，国語，外国語の時間を増やしたりするなど，各養成所において独自に編成する．
	外国語	35	
	その他	35	
	小計	105	
専門基礎科目	人体の仕組みと働き	105	人体の仕組みと働きや疾病の成り立ちの概要及び疾病の回復に必要な薬物や栄養等を理解し，的確な観察や安全な援助ができるための基礎的な内容とする．
	食生活と栄養	35	
	薬物と看護	35	
	疾病の成り立ち	70	
	感染と予防	35	
	看護と倫理	35	患者の人権を守るとともに倫理に基づいた行動がとれる内容とする．
	患者の心理	35	人間の生活や疾病・障害を有する人々の心を理解し，対象者とのコミュニケーションの基盤となるような内容とする．
	保健医療福祉の仕組み ⎤ 35 看護と法律 ⎦		保健医療福祉制度における准看護師の役割を知り，他の医療従事者と協調できる能力を養える内容とする．
	小計	385	
専門科目	基礎看護		看護の各領域に共通の基礎的理論や基礎的技術を学ぶ内容とする．特に，看護技術については，その根拠を理解し，患者の状態に応じて正確に安全・安楽に行うことができる内容とする．さらに，患者の状態や変化を適切に報告し，記録できる能力を養える内容とする．
	看護概論	35	
	基礎看護技術	210	
	臨床看護概論	70	
	成人看護 ⎤ 210		看護の各領域における対象について理解し，それらに対する看護の概要について学ぶこととする．特に，精神看護は，精神障害時の看護を理解できる内容とする．
	老年看護 ⎦		
	母子看護	70	
	精神看護	70	
	小計	665	
	臨地実習		各科目で学んだ療養上の世話と診療の補助を中心に体験させ，看護の実践に必要な知識，技術，態度を習得できる内容とする．
	基礎看護	210	
	成人看護 ⎤ 385		
	老年看護 ⎦		
	母子看護	70	
	精神看護	70	
	小計	735	
	総計	1,890	

別表5 教育内容と留意点（保健師・看護師統合カリキュラム）

	教育内容	単位数	留意点
基礎分野	科学的思考の基盤 ⎤ 13 人間と生活・社会の理解 ⎦		
	小計	13	
専門基礎分野	人体の構造と機能 ⎤ 15 疾病の成り立ちと回復の促進 ⎦		保健医療福祉行政論を含む内容とし，事例を用いて政策形成過程等に関する演習を行う． 保健統計学を含む内容とする．
	健康支援と社会保障制度	8	
	健康現象の疫学と統計	4	
	小計	27	
専門分野I	基礎看護学	10	
	臨地実習	3	
	基礎看護学	3	
	小計	13	

	教育内容	単位数	留意点
専門分野Ⅱ	成人看護学	6	
	老年看護学	4	
	小児看護学	4	
	母性看護学	4	
	精神看護学	4	
	臨地実習	16	
	成人看護学	6	
	老年看護学	4	
	小児看護学	2	
	母性看護学	2	
	精神看護学	2	
	小計	38	
統合分野	在宅看護論	4	
	公衆衛生看護学	14	
	公衆衛生看護学概論	2	
	個人・家族・集団・組織の支援	⎤	
		⎥12	
	公衆衛生看護活動展開論	⎥	
	公衆衛生看護管理論	⎦	
	看護の統合と実践	4	
	臨地実習	9	
	在宅看護論	2	
	公衆衛生看護学	5	
	個人・家族・集団・組織の支援実習	2	
	公衆衛生看護活動展開論実習	⎤3	
	公衆衛生看護管理論実習	⎦	
	看護の統合と実践	2	
	小計	31	
総計		122	3,790 時間以上の講義・実習等を行うものとする.

別表6 教育内容と留意点等（助産師・看護師統合カリキュラム）

	教育内容	単位数	留意点
基礎分野	科学的思考の基盤 人間と生活・社会の理解	⎤13	
	小計	13	
専門基礎分野	人体の構造と機能 疾病の成り立ちと回復の促進	⎤15	基礎助産学の一部を含む内容とする.
	健康支援と社会保障制度	6	
	小計	21	
専門分野Ⅰ	基礎看護学	10	
	臨地実習	3	
	基礎看護学	3	
	小計	13	
専門分野Ⅱ	成人看護学	6	
	老年看護学	4	
	小児看護学	4	基礎助産学の一部を含む内容とする.
	母性看護学	4	基礎助産学の一部を含む内容とする.
	精神看護学	4	
	基礎助産学	5	
	助産診断・技術学	8	
	地域母子保健	1	
	助産管理	2	
	臨地実習	27	
	成人看護学	6	

514　　資料

	老年看護学	4	
	小児看護学	2	
	母性看護学	2	
	精神看護学	2	
	助産学	11	
	小計	65	
統合分野	在宅看護論	4	
	看護の統合と実践	4	
	臨地実習	4	
	在宅看護論	2	
	看護の統合と実践	2	
	小計	12	
	総計	124	3,955 時間以上の講義・実習等を行うものとする.

別表7　機械器具，標本，模型及び図書（保健師養成所）

品目	数量	品目	数量
家庭訪問用具		聴診器	学生5人に1
家庭訪問指導用具一式	学生数	採尿・採血用具一式	学生5人に1
家庭用ベッドまたは布団一式（成人・小児用）	学生5人に1	検眼用具一式	学生5人に1
リネン類（各種）	適当数	ポータブル心電計	適当数
清拭用具一式	学生5人に1	計測用器具	各々1
排泄用具一式	学生5人に1	体重計（成人・小児用）	
機能訓練用具	各々学生5人に1	身長計（成人・小児用）	
車椅子（各種）		産業保健指導用環境測定器	各々適当数
歩行器（各種）		照度計，騒音計，粉塵計，疲労測定器，	
自助具（各種）		水質検査用機器	
在宅ケア保健指導用具		各種模型	
診療用具一式	学生5人に1	実習用モデル人形	学生5人に1
酸素吸入装置	1	乳房マッサージ訓練モデル	適当数
経管栄養用具一式	学生5人に1	人工呼吸訓練人形	適当数
予防接種用具一式	学生5人に1	胎児発育順序模型	適当数
小児保健指導用具		受胎調節指導用具一式	適当数
沐浴指導用具一式（沐浴用人形，沐浴槽等）	学生5人に1	栄養指導用フードモデル（各種）	適当数
調乳指導用具一式	学生5人に1	保健指導用パネル	適当数
離乳食指導用具一式	学生5人に1	視聴覚教材	
育児用品一式（発達段階別）	学生5人に1	VTR 装置一式	1
歯科指導用具一式	学生5人に1	ビデオカメラ	適当数
乳幼児発達検査用具	学生2人に1	教材用ビデオテープ，DVD 等	適当数
母性保健指導用具		カメラ	適当数
出産準備用具	学生5人に1	オーバーヘッドプロジェクター	適当数
家族計画指導用具	学生5人に1	カセットテープレコーダー	適当数
乳房腫瘍触診人形	学生10人に1	ワイヤレスマイク	適当数
成人，高齢者保健指導用具		その他	
検査用具一式（塩分測定器，カロリーカウンター，皮厚計等）	各々学生5人に1	パーソナルコンピューター	適当数
		複写機	1
健康増進関連機器	各々適当数	印刷機	1
握力計，肺活量計，背筋力計，体脂肪計，エルゴメーター		図書	
		保健師教育に関する図書	1,500 冊以上
検査用器具		学術雑誌	20 種類以上
血圧計	学生5人に1		

備考　視聴覚教材は，同様の機能を有する他の機器で代替することができる.

12-1. 看護師等養成所の運営に関する指導ガイドライン　　515

別表8　機械器具，標本，模型及び図書（助産師養成所）

品目	数量	品目	数量
分娩台	2	離乳食調理用具一式	適当数
分娩介助用器具		栄養指導用フードモデル（各種）	適当数
分娩介助用機械器具一式	学生4人に1	実習モデル人形	各々学生10人に1
分娩介助用リネン一式	学生4人に1	気管内挿管訓練人形（新生児用）	
器械台，ベースン，カスト，カスト台，	各々適当数	妊婦腹部触診モデル人形	
点滴スタンド等		新生児人工蘇生人形	
ファントーム	学生10人に3	乳房マッサージ訓練モデル	適当数
沐浴用具	各々学生4人に1	各種模型	
沐浴用トレイ，沐浴槽，沐浴人形，新		乳房解剖模型	2
生児用衣類		骨盤底筋肉模型	2
トラウベ式桿状聴診器	学生2人に1	骨盤径線模型	2
ドップラー	2	子宮頚管模型	適当数
妊娠暦速算器	学生4人に1	内診模型	適当数
診察台，椅子	2	骨盤模型	2
新生児用ベッド	2	胎児発育順序模型	2
保育器	1	ペッサリー指導模型	学生4人に1
新生児処置台	1	受胎調節指導用具一式	学生4人に1
リネン類（各種）	適当数	ブレストシールド	適当数
家庭分娩介助用具一式	適当数	視聴覚教材	
家庭訪問指導用具一式	学生4人に1	VTR装置一式	1
計測用器具	各々適当数	ビデオカメラ	適当数
体重計，巻尺，血圧計，骨盤計，児頭計		教材用ビデオテープ，DVD等	適当数
測器等		カメラ	適当数
手術用器具		オーバーヘッドプロジェクター	適当数
子宮内容清掃用具一式	1	カセットテープレコーダー	適当数
吸引娩出器	1	ワイヤレスマイク	適当数
産科鉗子	適当数	その他	
縫合用具一式（持針器，針等）	学生4人に1	パーソナルコンピューター	適当数
新生児救急処置用具一式	学生10人に1	複写機	1
酸素吸入器具	適当数	印刷機	1
排泄用具一式	各々適当数	図書	
浣腸用具一式		助産師教育に関する図書	1,500冊以上
導尿用具一式		学術雑誌	20種類以上
調乳用具一式	適当数		

備考　視聴覚教材は，同様の機能を有する他の機器で代替することができる．

516 資料

別表 9 機械器具, 標本, 模型及び図書（看護師養成所）

品目	数量	品目	数量
ベッド		歩行補助具（各種）	適当数
成人用ベッド(電動ベッド, ギャッジベッ	学生 4 人に 1	自助具（各種）	適当数
ド, 高さ 30 cm を含む.)		在宅看護用具	
小児用ベッド	2	手すり付き家庭用風呂	1
新生児用ベッド	2	簡易浴槽	適当数
保育器	1	台所設備一式	1
床頭台	ベッド数	車椅子用トイレ	1
オーバーベッドテーブル	ベッド数	低ベッド（家庭用）	1
患者用移送車（ストレッチャー）	1	リネン類（各種）	適当数
担架	1	標本及び模型	各々 1
布団一式	2	人体解剖	
実習用モデル人形		人体骨格	
看護実習モデル人形	学生 10 人に 1	血液循環系統	
注射訓練モデル	1	頭骨分解	
静脈採血注射モデル	1	心臓解剖	
気管内挿管訓練モデル	1	呼吸器	
救急蘇生人形	1	消化器	
導尿訓練モデル	2	脳及び神経系	
浣腸訓練モデル	2	筋肉	
乳房マッサージ訓練モデル	1	皮膚裁断	
沐浴用人形	学生 4 人に 1	目, 耳の構造	
ファントーム	1	歯の構造	
看護用具等		鼻腔, 咽頭, 喉頭の構造	
洗髪車	1	腎臓及び泌尿器系	
清拭車	1	骨盤径線	
沐浴槽	学生 4 人に 1	妊娠子宮	
排泄用具一式（各種）	適当数	胎児発育順序	
処置用具等		受胎原理	
診察用具一式	1	栄養指導用フードモデル（各種）	適当数
計測器一式	1	視聴覚教材	
救急処置用器材一式（人工呼吸器含む.)	1	VTR 装置一式	1
注射用具一式（各種）	適当数	ビデオカメラ	適当数
経管栄養用具一式	1	教材用ビデオテープ, DVD 等	適当数
浣腸用具一式（各種）	適当数	カメラ	適当数
洗浄用具一式（各種）	適当数	オーバーヘッドプロジェクター	適当数
処置台又はワゴン	ベッド数	カセットテープレコーダー	適当数
酸素吸入装置	1	ワイヤレスマイク	適当数
吸入器	1	その他	
吸引装置	1	パーソナルコンピューター	適当数
心電計	1	複写機	1
煮沸消毒器	1	印刷機	1
手術用手洗用具一式（各種）	適当数	図書	
小手術用機械器具一式	1	基礎分野に関する図書	1,000 冊以上
機能訓練用具		専門基礎分野及び専門分野に関する図書	1,500 冊以上
車椅子（各種）	適当数	学術雑誌	20 種類以上

備考　人工呼吸器及び輸液ポンプは, 教育内容や方法にあわせて講義又は演習時のみに備えることでも差し支えないこと. また, 視聴覚教材は, 同様の機能を有する他の機器で代替することができる.

12-1. 看護師等養成所の運営に関する指導ガイドライン　　517

別表 10　機械器具，標本，模型及び図書（准看護師養成所）

品目	数量	品目	数量
ベッド		吸引装置	1
成人用ベッド（ギャッジベッド，高さ 30 cm を含む.）	学生 4 人に 1	煮沸消毒器	1
小児用ベッド	1	手術用手洗用具一式（各種）	適当数
新生児用ベッド	1	小手術用機械器具一式	適当数
床頭台	ベッド数	機能訓練用具	
オーバーベッドテーブル	ベッド数	車椅子（各種）	適当数
診察台，椅子	各々 1	歩行補助具（各種）	適当数
患者用移送車（ストレッチャー）	1	自助具（各種）	適当数
実習用モデル人形		リネン類（各種）	適当数
看護実習モデル人形	2	標本及び模型	各々 1
注射訓練モデル	1	人体解剖	
救急蘇生人形	1	人体骨格	
導尿訓練モデル	1	血液循環系統	
浣腸訓練モデル	1	頭骨分解	
沐浴用人形	2	呼吸器	
看護用具等		消化器	
洗髪車	1	筋肉	
清拭車	1	妊娠子宮	
沐浴槽	2	胎児発育機序	
排泄用具一式（各種）	適当数	視聴覚教材	
処置用具等		VTR 装置一式	1
診察用具一式	1	教材用ビデオテープ	適当数
計測器一式	1	スライド映写機	適当数
救急処置用器材一式（人工呼吸器除く.）	1	オーバーヘッドプロジェクター	適当数
注射用具一式（各種）	適当数	その他	
経管栄養用具一式	1	複写機	1
浣腸用具一式（各種）	適当数	印刷機	1
洗浄用具一式（各種）	適当数	図書	
処置台又はワゴン	2	基礎科目に関する図書	500 冊以上
酸素吸入装置	1	専門基礎科目及び専門科目に関する図書	1,000 冊以上
吸入器	1	学術雑誌	10 種類以上

518 資料

別表11　保健師に求められる実践能力と卒業時の到達目標と到達度
■「個人／家族」：個人や家族を対象とした卒業時の到達度
■「集団／地域」：集団（自治会の住民，要介護高齢者集団，管理的集団，小学校のクラス等）や地域（自治体，事業所，学校等）の
　人々を対象とした卒業時の到達度
■卒業時の到達度レベル
Ⅰ：少しの助言で自立して実施できる
Ⅱ：指導の下で実施できる（指導保健師や教員の指導の下で実施できる）
Ⅲ：学内演習で実施できる（事例等を用いて模擬的に計画を立てることができる又は実施できる）
Ⅳ：知識として分かる

実践能力	卒業時の到達目標				到達度	
	大項目	中項目		小項目	個人/家族	集団/地域
Ⅰ．地域の健康課題の明確化と計画・立案する能力	1．地域の健康課題を明らかにし，解決・改善策を計画・立案する	A．地域の人々の生活と健康を多角的・継続的にアセスメントする	1	身体的・精神的・社会文化的側面から客観的・主観的情報を収集し，アセスメントする	Ⅰ	Ⅰ
			2	社会資源について情報収集し，アセスメントする	Ⅰ	Ⅰ
			3	自然及び生活環境（気候・公害等）について情報を収集し，アセスメントする	Ⅰ	Ⅰ
			4	対象者及び対象者の属する集団を全体として捉え，アセスメントする	Ⅰ	Ⅰ
			5	健康問題を持つ当事者の視点を踏まえてアセスメントする	Ⅰ	Ⅰ
			6	系統的・経時的に情報を収集し，継続してアセスメントする	Ⅰ	Ⅰ
			7	収集した情報をアセスメントし，地域特性を見いだす	Ⅰ	Ⅰ
		B．地域の顕在的，潜在的健康課題を見いだす	8	顕在化している健康課題を明確化する	Ⅰ	Ⅰ
			9	健康課題を持ちながらそれを認識していない・表出しない・表出できない人々を見いだす	Ⅰ	Ⅱ
			10	潜在化している健康課題を見出し，今後起こり得る健康課題を予測する	Ⅰ	Ⅱ
			11	地域の人々の持つ力（健康課題に気づき，解決・改善，健康増進する能力）を見いだす	Ⅰ	Ⅰ
		C．地域の健康課題に対する支援を計画・立案する	12	健康課題について優先順位を付ける	Ⅰ	Ⅰ
			13	健康課題に対する解決・改善に向けた目的・目標を設定する	Ⅰ	Ⅰ
			14	地域の人々に適した支援方法を選択する	Ⅰ	Ⅰ
			15	目標達成の手順を明確にし，実施計画を立案する	Ⅰ	Ⅰ
			16	評価の項目・方法・時期を設定する	Ⅰ	Ⅰ
Ⅱ．地域の健康増進能力を高める個人・家族・集団・組織への継続的支援と協働・組織活動及び評価する能力	2．地域の人々と協働して，健康課題を解決・改善し，健康増進能力を高める	D．活動を展開する	17	地域の人々の生命・健康，人間としての尊厳と権利を守る	Ⅰ	Ⅰ
			18	地域の人々の生活と文化に配慮した活動を行う	Ⅰ	Ⅰ
			19	プライバシーに配慮し，個人情報の収集・管理を適切に行う	Ⅰ	Ⅰ
			20	地域の人々の持つ力を引き出すよう支援する	Ⅰ	Ⅱ
			21	地域の人々が意思決定できるよう支援する	Ⅱ	Ⅱ
			22	訪問・相談による支援を行う	Ⅰ	Ⅱ
			23	健康教育による支援を行う	Ⅰ	Ⅱ
			24	地域組織・当事者グループ等を育成する支援を行う	／	Ⅲ
			25	活用できる社会資源及び協働できる機関・人材について，情報提供をする	Ⅰ	Ⅰ
			26	支援目的に応じて社会資源を活用する	Ⅱ	Ⅱ
			27	当事者と関係職種・機関でチームを組織する	Ⅱ	Ⅱ
			28	個人／家族支援，組織的アプローチ等を組み合わせて活用する	Ⅱ	Ⅱ
			29	法律や条例等を踏まえて活動する	Ⅰ	Ⅰ
			30	目的に基づいて活動を記録する	Ⅰ	Ⅰ

		E．地域の人々・関係者・機関と協働する	31	協働するためのコミュニケーションをとりながら信頼関係を築く	Ⅰ	Ⅱ
			32	必要な情報と活動目的を共有する	Ⅰ	Ⅱ
			33	互いの役割を認め合い，ともに活動する	Ⅱ	Ⅱ
		F．活動を評価・フォローアップする	34	活動の評価を行う	Ⅰ	Ⅰ
			35	評価結果を活動にフィードバックする	Ⅰ	Ⅰ
			36	継続した活動が必要な対象を判断する	Ⅰ	Ⅰ
			37	必要な対象に継続した活動を行う	Ⅱ	Ⅱ
Ⅲ．地域の健康危機管理能力	3．地域の健康危機管理を行う	G．健康危機管理の体制を整え予防策を講じる	38	健康危機（感染症・虐待・DV・自殺・災害等）への予防策を講じる	Ⅱ	Ⅲ
			39	生活環境の整備・改善について提案する	Ⅲ	Ⅲ
			40	広域的な健康危機（災害・感染症等）管理体制を整える	Ⅲ	Ⅲ
			41	健康危機についての予防教育活動を行う	Ⅱ	Ⅲ
		H．健康危機の発生時に対応する	42	健康危機（感染症・虐待・DV・自殺・災害等）に迅速に対応する	Ⅲ	Ⅲ
			43	健康危機情報を迅速に把握する体制を整える	Ⅳ	Ⅳ
			44	関係者及び関係機関との連絡調整を行い，役割を明確化する	Ⅲ	Ⅲ
			45	医療提供システムを効果的に活用する	Ⅳ	Ⅳ
			46	健康危機の原因究明を行い，解決・改善策を講じる	Ⅳ	Ⅳ
			47	健康被害の拡大を防止する	Ⅳ	Ⅳ
		I．健康危機発生後からの回復期に対応する	48	健康回復に向けた支援（PTSD対応・生活環境の復興等）を行う	Ⅳ	Ⅳ
			49	健康危機への対応と管理体制を評価し，再構築する	Ⅳ	Ⅳ
Ⅳ．地域の健康水準を高める社会資源開発・システム化・施策化する能力	4．地域の人々の健康を保障するために，生活と健康に関する社会資源の公平な利用と分配を促進する	J．社会資源を開発する	50	活用できる社会資源とその利用上の問題を見いだす	Ⅰ	
			51	地域の人々が組織や社会の変革に主体的に参画できるような場，機会，方法等を提供する	Ⅲ	
			52	地域の人々や関係する部署・機関の間にネットワークを構築する	Ⅲ	
			53	必要な地域組織やサービスを資源として開発する	Ⅲ	
		K．システム化する	54	健康課題の解決のためにシステム化の必要性をアセスメントする	Ⅰ	
			55	関係機関や地域の人々との協働によるシステム化の方法を見いだす	Ⅲ	
			56	仕組みが包括的に機能しているか評価する	Ⅲ	
		L．施策化する	57	組織（行政・事業所・学校等）の基本方針・基本計画との整合性を図りながら施策を理解する	Ⅲ	
			58	施策の根拠となる法や条例等を理解する	Ⅲ	
			59	施策化に必要な情報を収集する	Ⅰ	
			60	施策化が必要である根拠について資料化する	Ⅰ	
			61	施策化の必要性を地域の人々や関係する部署・機関に対し根拠に基づいて説明する	Ⅲ	
			62	施策化のために，関係する部署・機関と協議・交渉する	Ⅲ	
			63	地域の人々の特性・ニーズに基づく施策を立案する	Ⅲ	
		M．社会資源を管理・活用する	64	予算の仕組みを理解し，根拠に基づき予算案を作成する	Ⅲ	
			65	施策の実施に向けて関係する部署・機関と協働し，活動内容及び人材の調整（配置・確保等）を行う	Ⅲ	
			66	施策や活動，事業の成果を公表し，説明する	Ⅲ	
			67	保健・医療・福祉サービスが公平・円滑に提供されるよう継続的に評価・改善する	Ⅲ	

520　資料

V．専門的自律と継続的な質の向上能力	5．保健・医療・福祉及び社会に関する最新の知識・技術を主体的・継続的に学び，実践の質を向上させる	N．研究の成果を活用する	68	研究成果を実践に活用し，健康課題の解決・改善の方法を生み出す	Ⅲ
			69	社会情勢と地域の健康課題に応じた保健師活動の研究・開発を行う	Ⅲ
		O．継続的に学ぶ	70	社会情勢・知識・技術を主体的，継続的に学ぶ	Ⅰ
		P．保健師としての責任を果たす	71	保健師としての責任を果たしていくための自己の課題を見いだす	Ⅳ

別表 12　助産師に求められる実践能力と卒業時の到達目標と到達度
■卒業時の到達度レベル
Ⅰ：少しの助言で自立して実施できる
Ⅱ：指導の下で実施できる
Ⅲ：学内演習で実施できる
Ⅳ：知識として分かる

| 実践能力 | 卒業時の到達目標 | | | | 到達度 |
	大項目	中項目		小項目	
Ⅰ．助産における倫理的課題に対応する能力	1．母子の命の尊重		1	母体の意味を理解し，保護する	Ⅱ
			2	子どもあるいは胎児の権利を擁護する	Ⅱ
			3	母子両者に関わる倫理的課題に対応する	Ⅱ
Ⅱ．マタニティケア能力	2．妊娠期の診断とケア	A．妊婦と家族の健康状態に関する診断とケア	4	時期に応じた妊娠の診断方法を選択する	Ⅰ
			5	妊娠時期を診断（現在の妊娠週数）する	Ⅰ
			6	妊娠経過を診断する	Ⅰ
			7	妊婦の心理・社会的側面を診断する	Ⅰ
			8	安定した妊娠生活の維持について診断する	Ⅰ
			9	妊婦の意思決定や嗜好を考慮した日常生活上のケアを行う	Ⅰ
			10	妊婦や家族への出産準備・親準備を支援する	Ⅰ
			11	現在の妊娠経過から分べん・産じょくを予測し，支援する	Ⅰ
			12	流早産・胎内死亡など心理的危機に直面した妊産婦と家族のケアを行う	Ⅱ
		B．出生前診断に関わる支援	13	最新の科学的根拠に基づいた情報を妊婦や家族に提示する	Ⅱ
			14	出生前診断を考える妊婦の意思決定過程を支援する	Ⅲ
	3．分べん期の診断とケア	C．正常分べん	15	分べん開始を診断する	Ⅰ
			16	分べんの進行状態を診断する	Ⅰ
			17	産婦と胎児の健康状態を診断する	Ⅰ
			18	分べん進行に伴う産婦と家族のケアを行う	Ⅰ
			19	経腟分べんを介助する	Ⅰ
			20	出生直後の母子接触・早期授乳を支援する	Ⅰ
			21	産婦の分べん想起と出産体験理解を支援する	Ⅱ
			22	分べん進行に伴う異常発生を予測し，予防的に行動する	Ⅰ
		D．異常状態	23	異常発生時の観察と判断をもとに行動する	Ⅱ
			24	異常発生時の判断と必要な介入を行う	
				（1）骨盤出口部の拡大体位をとる	Ⅰ
				（2）会陰の切開及び裂傷後の縫合を行う	Ⅲ
				（3）新生児を蘇生させる	Ⅲ
				（4）正常範囲を超える出血への処置を行う	Ⅲ
				（5）子癇発作時の処置を行う	Ⅳ
				（6）緊急時の骨盤位分べんを介助する	Ⅳ
				（7）急速遂娩術を介助する	Ⅱ

			（8）帝王切開前後のケアを行う	II
		25	児の異常に対する産婦，家族への支援を行う	IV
		26	異常状態と他施設搬送の必要性を判断する	IV
	4．産じょく期の診断とケア	E．じょく婦の診断とケア	27	産じょく経過における身体的回復を診断する	I
			28	じょく婦の心理・社会的側面を診断する	I
			29	産後うつ症状を早期に発見し，支援する	II
			30	じょく婦のセルフケア能力を高める支援を行う	I
			31	育児に必要な基本的知識を提供し，技術支援を行う	I
			32	新生児と母親・父親並びに家族のアタッチメント形成を支援する	I
			33	産じょく復古が阻害されるか否かを予測し，予防的ケアを行う	I
			34	生後1か月までの母子の健康状態を予測する	I
			35	生後1か月間の母子の健康診査を行う	I
			36	1か月健康診査の結果に基づいて母子と家族を支援し，フォローアップする	II
			37	母乳育児に関する母親に必要な知識を提供する	I
			38	母乳育児に関する適切な授乳技術を提供し，乳房ケアを行う	II
			39	母乳育児を行えない／行わない母親を支援する	I
			40	母子愛着形成の障害，児の虐待ハイリスク要因を早期に発見し，支援する	III
		F．新生児の診断とケア	41	出生後24時間までの新生児の診断とケアを行う	I
			42	生後1か月までの新生児の診断とケアを行う	I
		G．ハイリスク母子のケア	43	両親の心理的危機を支援する	II
			44	両親のアタッチメント形成に向けて支援する	I
			45	NICUにおける新生児と両親を支援する	IV
			46	次回妊娠計画への情報提供と支援を行う	II
	5．出産・育児期の家族ケア		47	出生児を迎えた生活環境や生活背景をアセスメントする	I
			48	家族メンバー全体の健康状態と発達課題をアセスメントする	I
			49	新しい家族システムの成立とその変化をアセスメントする	II
			50	家族間の人間関係をアセスメントし，支援する	II
			51	地域社会の資源や機関を活用できるよう支援する	II
	6．地域母子保健におけるケア		52	保健・医療・福祉関係者と連携する	II
			53	地域の特性と母子保健事業をアセスメントする	II
			54	地域組織・当事者グループ等のネットワークに参加し，グループを支援する	IV
			55	災害時の母子への支援を行う	IV
	7．助産業務管理	H．法的規定	56	保健師助産師看護師法等に基づく助産師の業務管理を行う	IV
		I．周産期医療システムと助産	57	周産期医療システムの運用と地域連携を行う	IV
			58	場に応じた助産業務管理を実践する	
				（1）病院における助産業務管理を実践する	IV
				（2）診療所における助産業務管理を実践する	IV
				（3）助産所における助産業務管理を実践する	IV
III．性と生殖のケア能力	8．ライフステージ各期の性と生殖のケア（マタニティステージを除く）	J．思春期の男女への支援	59	思春期のセクシュアリティ発達を支援する	III
			60	妊娠可能性のあるケースへの対応と支援を行う	IV
			61	二次性徴の早・遅発ケースの対応と支援を行う	IV
			62	月経障害の緩和と生活支援をする	III
			63	性感染症予防とDV予防を啓発する	IV

522　資料

		K. 女性とパートナーに対する支援	64	家族的支援と教育関係者及び専門職と連携し支援する	Ⅳ
			65	家族計画（受胎調節法を含む）に関する選択・実地を支援する	Ⅰ
			66	健康的な性と生殖への発達支援と自己決定を尊重する	Ⅳ
			67	DV（性暴力等）の予防と被害相談者への対応，支援を行う	Ⅳ
			68	性感染症罹患のアセスメント・支援及び予防に関する啓発活動を，他機関と連携して行う	Ⅳ
			69	生活自立困難なケースへ妊娠・出産・育児に関する社会資源の情報を提供し，支援する	Ⅳ
		L. 不妊の悩みを持つ女性と家族に対する支援	70	不妊治療を受けている女性・夫婦・カップル等を理解し，自己決定を支援する	Ⅳ
			71	不妊検査・治療等の情報を提供し，資源活用を支援する	Ⅳ
			72	家族を含めた支援と他機関との連携を行う	Ⅳ
		M. 中高年女性に対する支援	73	健康的なセクシュアリティ維持に関する支援と啓発を行う	Ⅲ
			74	中高年の生殖器系に関する健康障害を予防し，日常生活を支援する	Ⅳ
			75	加齢に伴う生殖器系の健康管理とＱＯＬを支援する	Ⅳ
Ⅳ. 専門的自律能力	9. 助産師としてのアイデンティティの形成		76	助産師としてのアイデンティティを形成する	Ⅰ

別表13　看護師に求められる実践能力と卒業時の到達目標

※実践については，看護職員や教員の指導の下で行う

看護師の実践能力	構成要素		卒業時の到達目標
Ⅰ群ヒューマンケアの基本的な能力	A. 対象の理解	1	人体の構造と機能について理解する
		2	人の誕生から死までの生涯各期の成長・発達・加齢の特徴を理解する
		3	対象者を身体的・心理的・社会的・文化的側面から理解する
	B. 実施する看護についての説明責任	4	実施する看護の根拠・目的・方法について相手に分かるように説明する
		5	自らの役割の範囲を認識し説明する
		6	自らの現在の能力を超えると判断する場合は，適切な人に助言を求める
	C. 倫理的な看護実践	7	対象者のプライバシーや個人情報を保護する
		8	対象者の価値観，生活習慣，慣習，信条等を尊重する
		9	対象者の尊厳や人権を守り，擁護的の立場で行動することの重要性を理解する
		10	対象者の選択権及び自己決定を尊重する
		11	組織の倫理規定及び行動規範に従って行動する
	D. 援助的関係の形成	12	対象者と自分の境界を尊重しながら援助的関係を維持する
		13	対人技法を用いて，対象者と援助的なコミュニケーションをとる
		14	対象者に必要な情報を対象者に合わせた方法で提供する
		15	対象者からの質問・要請に誠実に対応する
Ⅱ群根拠に基づき，看護を計画的に実践する能力	E. アセスメント	16	健康状態のアセスメントに必要な客観的・主観的情報を収集する
		17	情報を整理し，分析・解釈・統合し，課題を抽出する
	F. 計画	18	対象者及びチームメンバーと協力しながら実施可能な看護計画を立案する
		19	根拠に基づいた個別的な看護を計画する
	G. 実施	20	計画した看護を対象者の反応を捉えながら実施する
		21	計画した看護を安全・安楽・自立に留意し実施する
		22	看護援助技術を対象者の状態に合わせて適切に実施する
		23	予測しない状況の変化について指導者又はスタッフに報告する
		24	実施した看護と対象者の反応を記録する
	H. 評価	25	予測した成果と照らし合わせて，実施した看護の結果を評価する
		26	評価に基づいて計画の修正をする

12-1. 看護師等養成所の運営に関する指導ガイドライン　523

群	区分	No.	内容
Ⅲ群 健康の保持増進,疾病の予防,健康の回復にかかわる実践能力	I. 健康の保持・増進,疾病の予防	27	生涯各期における健康の保持増進や疾病予防における看護の役割を理解する
		28	環境の変化が健康に及ぼす影響と予防策について理解する
		29	健康増進と健康教育のために必要な資源を理解する
		30	対象者及び家族に合わせて必要な保健指導を実施する
		31	妊娠・出産・育児に関わる援助の方法を理解する
	J. 急激な健康状態の変化にある対象への看護	32	急激な変化状態（周手術期や急激な病状の変化,救命処置を必要としている等）にある人の病態と治療について理解する
		33	急激な変化状態にある人に治療が及ぼす影響について理解する
		34	対象者の健康状態や治療を踏まえ,看護の優先順位を理解する
		35	状態の急激な変化に備え,基本的な救急救命処置の方法を理解する
		36	状態の変化に対処することを理解し,症状の変化について迅速に報告する
		37	合併症予防の療養生活を支援をする
		38	日常生活の自立に向けたリハビリテーションを支援する
		39	対象者の心理を理解し,状況を受けとめられるように支援する
	K. 慢性的な変化にある対象への看護	40	慢性的経過をたどる人の病態と治療について理解する
		41	慢性的経過をたどる人に治療が及ぼす影響について理解する
		42	対象者及び家族が健康障害を受容していく過程を支援する
		43	必要な治療計画を生活の中に取り入れられるよう支援する（患者教育）
		44	必要な治療を継続できるようなソーシャルサポートについて理解する
		45	急性増悪の予防に向けて継続的に観察する
		46	慢性的な健康障害を有しながらの生活の質（QOL）向上に向けて支援する
	L. 終末期にある対象への看護	47	死の受容過程を理解し,その人らしく過ごせる支援方法を理解する
		48	終末期にある人の治療と苦痛を理解し,緩和方法を理解する
		49	看取りをする家族をチームで支援することの重要性を理解する
Ⅳ群 ケア環境とチーム体制を理解し活用する能力	M. 看護専門職の役割	50	看護職の役割と機能を理解する
		51	看護師としての自らの役割と機能を理解する
	N. 看護チームにおける委譲と責務	52	看護師は法的範囲に従って仕事を他者（看護補助者等）に委任することを理解する
		53	看護師が委任した仕事について様々な側面から他者を支援することを理解する
		54	仕事を部分的に他者に委任する場合においても,自らに説明義務や責任があることを理解する
	O. 安全なケア環境の確保	55	医療安全の基本的な考え方と看護師の役割について理解する
		56	リスク・マネジメントの方法について理解する
		57	治療薬の安全な管理について理解する
		58	感染防止の手順を遵守する
		59	関係法規及び各種ガイドラインに従って行動する
	P. 保健・医療・福祉チームにおける多職種との協働	60	保健・医療・福祉チームにおける看護師及び他職種の機能・役割を理解する
		61	対象者をとりまく保健・医療・福祉関係者間の協働の必要性について理解する
		62	対象者をとりまくチームメンバー間で報告・連絡・相談等を行う
		63	対象者に関するケアについての意思決定は,チームメンバーとともに行う
		64	チームメンバーとともにケアを評価し,再検討する
	Q. 保健・医療・福祉システムにおける看護の役割	65	看護を実践する場における組織の機能と役割について理解する
		66	保健・医療・福祉システムと看護の役割を理解する
		67	国際的観点から医療・看護の役割を理解する
		68	保健・医療・福祉の動向と課題を理解する
		69	様々な場における保健・医療・福祉の連携について理解する
Ⅴ群 専門職者として研鑽し続ける基本能力	R. 継続的な学習	70	看護実践における自らの課題に取り組むことの重要性を理解する
		71	継続的に自分の能力の維持・向上に努める
	S. 看護の質の改善に向けた活動	72	看護の質の向上に向けて看護師として専門性を発展させていく重要性を理解する
		73	看護実践に研究成果を活用することの重要性を理解する

524　資料

別表 13-2　看護師教育の技術項目と卒業時の到達度
■卒業時の到達度レベル
Ⅰ：単独で実施できる
Ⅱ：指導の下で実施できる
Ⅲ：学内演習で実施できる
Ⅳ：知識として分かる

項　目		技術の種類	卒業時の到達度
1．環境調整技術	1	患者にとって快適な病床環境をつくることができる	Ⅰ
	2	基本的なベッドメーキングができる	Ⅰ
	3	臥床患者のリネン交換ができる	Ⅱ
2．食事の援助技術	4	患者の状態に合わせて食事介助ができる（嚥下障害のある患者を除く）	Ⅰ
	5	患者の食事摂取状況（食行動，摂取方法，摂取量）をアセスメントできる	Ⅰ
	6	経管栄養法を受けている患者の観察ができる	Ⅰ
	7	患者の栄養状態をアセスメントできる	Ⅱ
	8	患者の疾患に応じた食事内容が指導できる	Ⅱ
	9	患者の個別性を反映した食生活の改善を計画できる	Ⅱ
	10	患者に対して，経鼻胃チューブからの流動食の注入ができる	Ⅱ
	11	モデル人形での経鼻胃チューブの挿入・確認ができる	Ⅲ
	12	電解質データの基準値からの逸脱が分かる	Ⅳ
	13	患者の食生活上の改善点が分かる	Ⅳ
3．排泄援助技術	14	自然な排便を促すための援助ができる	Ⅰ
	15	自然な排尿を促すための援助ができる	Ⅰ
	16	患者に合わせた便器・尿器を選択し，排泄援助ができる	Ⅰ
	17	膀胱留置カテーテルを挿入している患者の観察ができる	Ⅰ
	18	ポータブルトイレでの患者の排泄援助ができる	Ⅱ
	19	患者のおむつ交換ができる	Ⅱ
	20	失禁をしている患者のケアができる	Ⅱ
	21	膀胱留置カテーテルを挿入している患者のカテーテル固定，カテーテル管理，感染予防の管理ができる	Ⅱ
	22	モデル人形に導尿又は膀胱留置カテーテルの挿入ができる	Ⅲ
	23	モデル人形にグリセリン浣腸ができる	Ⅲ
	24	失禁をしている患者の皮膚粘膜の保護が分かる	Ⅳ
	25	基本的な摘便の方法・実施上の留意点が分かる	Ⅳ
	26	ストーマを造設した患者の一般的な生活上の留意点が分かる	Ⅳ
4．活動・休息援助技術	27	患者を車椅子で移送できる	Ⅰ
	28	患者の歩行・移動介助ができる	Ⅰ
	29	廃用症候群のリスクをアセスメントできる	Ⅰ
	30	入眠・睡眠を意識した日中の活動の援助ができる	Ⅰ
	31	患者の睡眠状況をアセスメントし，基本的な入眠を促す援助を計画できる	Ⅰ
	32	臥床患者の体位変換ができる	Ⅱ
	33	患者の機能に合わせてベッドから車椅子への移乗ができる	Ⅱ
	34	廃用症候群予防のための自動・他動運動ができる	Ⅱ
	35	目的に応じた安静保持の援助ができる	Ⅱ
	36	体動制限による苦痛を緩和できる	Ⅱ
	37	患者をベッドからストレッチャーへ移乗できる	Ⅱ
	38	患者のストレッチャー移送ができる	Ⅱ
	39	関節可動域訓練ができる	Ⅱ
	40	廃用症候群予防のための呼吸機能を高める援助が分かる	Ⅳ

5．清潔・衣生活援助技術	41	入浴が生体に及ぼす影響を理解し，入浴前・中・後の観察ができる	I
	42	患者の状態に合わせた足浴・手浴ができる	I
	43	清拭援助を通して患者の観察ができる	I
	44	洗髪援助を通して患者の観察ができる	I
	45	口腔ケアを通して患者の観察ができる	I
	46	患者が身だしなみを整えるための援助ができる	I
	47	持続静脈内点滴注射を実施していない臥床患者の寝衣交換ができる	I
	48	入浴の介助ができる	II
	49	陰部の清潔保持の援助ができる	II
	50	臥床患者の清拭ができる	II
	51	臥床患者の洗髪ができる	II
	52	意識障害のない患者の口腔ケアができる	II
	53	患者の病態・機能に合わせた口腔ケアを計画できる	II
	54	持続静脈内点滴注射実施中の患者の寝衣交換ができる	II
	55	沐浴が実施できる	II
6．呼吸・循環を整える技術	56	酸素吸入療法を受けている患者の観察ができる	I
	57	患者の状態に合わせた温罨法・冷罨法が実施できる	I
	58	患者の自覚症状に配慮しながら体温調節の援助ができる	I
	59	末梢循環を促進するための部分浴・罨法・マッサージができる	I
	60	酸素吸入療法が実施できる	II
	61	気道内加湿ができる	II
	62	モデル人形で口腔内・鼻腔内吸引が実施できる	III
	63	モデル人形で気管内吸引ができる	III
	64	モデル人形あるいは学生間で体位ドレナージを実施できる	III
	65	酸素ボンベの操作ができる	III
	66	気管内吸引時の観察点が分かる	IV
	67	酸素の危険性を認識し，安全管理の必要性が分かる	IV
	68	人工呼吸器装着中の患者の観察点が分かる	IV
	69	低圧胸腔内持続吸引中の患者の観察点が分かる	IV
	70	循環機能のアセスメントの視点が分かる	IV
7．創傷管理技術	71	患者の褥創発生の危険をアセスメントできる	I
	72	褥創予防のためのケアが計画できる	II
	73	褥創予防のためのケアが実施できる	II
	74	患者の創傷の観察ができる	II
	75	学生間で基本的な包帯法が実施できる	III
	76	創傷処置のための無菌操作ができる（ドレーン類の挿入部の処置も含む）	III
	77	創傷処置に用いられる代表的な消毒薬の特徴が分かる	IV
8．与薬の技術	78	経口薬（バッカル錠・内服薬・舌下錠）の服薬後の観察ができる	II
	79	経皮・外用薬の投与前後の観察ができる	II
	80	直腸内与薬の投与前後の観察ができる	II
	81	点滴静脈内注射をうけている患者の観察点が分かる	II
	82	モデル人形に直腸内与薬が実施できる	III
	83	点滴静脈内注射の輸液の管理ができる	III
	84	モデル人形又は学生間で皮下注射が実施できる	III
	85	モデル人形又は学生間で筋肉内注射が実施できる	III
	86	モデル人形に点滴静脈内注射が実施できる	III
	87	輸液ポンプの基本的な操作ができる	III

	88	経口薬の種類と服用方法が分かる	IV
	89	経皮・外用薬の与薬方法が分かる	IV
	90	中心静脈内栄養を受けている患者の観察点が分かる	IV
	91	皮内注射後の観察点が分かる	IV
	92	皮下注射後の観察点が分かる	IV
	93	筋肉内注射後の観察点が分かる	IV
	94	静脈内注射の実施方法が分かる	IV
	95	薬理作用を踏まえた静脈内注射の危険性が分かる	IV
	96	静脈内注射実施中の異常な状態が分かる	IV
	97	抗生物質を投与されている患者の観察点が分かる	IV
	98	インシュリン製剤の種類に応じた投与方法が分かる	IV
	99	インシュリン製剤を投与されている患者の観察点が分かる	IV
	100	麻薬を投与されている患者の観察点が分かる	IV
	101	薬剤等の管理（毒薬・劇薬・麻薬・血液製剤を含む）方法が分かる	IV
	102	輸血が生体に及ぼす影響をふまえ，輸血前・中・後の観察点が分かる	IV
9．救命救急処置技術	103	緊急なことが生じた場合にはチームメンバーへの応援要請ができる	I
	104	患者の意識状態を観察できる	II
	105	モデル人形で気道確保が正しくできる	III
	106	モデル人形で人工呼吸が正しく実施できる	III
	107	モデル人形で閉鎖式心マッサージが正しく実施できる	III
	108	除細動の原理がわかりモデル人形にAEDを用いて正しく実施できる	III
	109	意識レベルの把握方法が分かる	IV
	110	止血法の原理が分かる	IV
10．症状・生体機能管理技術	111	バイタルサインが正確に測定できる	I
	112	正確に身体計測ができる	I
	113	患者の一般状態の変化に気付くことができる	I
	114	系統的な症状の観察ができる	II
	115	バイタルサイン・身体測定データ・症状等から患者の状態をアセスメントできる	II
	116	目的に合わせた採尿の方法を理解し，尿検体の正しい取扱いができる	II
	117	簡易血糖測定ができる	II
	118	正確な検査を行うための患者の準備ができる	II
	119	検査の介助ができる	II
	120	検査後の安静保持の援助ができる	II
	121	検査前・中・後の観察ができる	II
	122	モデル人形又は学生間で静脈血採血が実施できる	III
	123	血液検査の目的を理解し，目的に合わせた血液検体の取り扱い方が分かる	IV
	124	身体侵襲を伴う検査の目的及び方法並びに検査が生体に及ぼす影響が分かる	IV
11．感染予防技術	125	スタンダード・プリコーション（標準予防策）に基づく手洗いが実施できる	I
	126	必要な防護用具（手袋，ゴーグル，ガウン等）の装着ができる	II
	127	使用した器具の感染防止の取扱いができる	II
	128	感染性廃棄物の取り扱いができる	II
	129	無菌操作が確実にできる	II
	130	針刺し事故防止の対策が実施できる	II
	131	針刺し事故後の感染防止の方法が分かる	IV
12．安全管理の技術	132	インシデント・アクシデントが発生した場合には，速やかに報告できる	I
	133	災害が発生した場合には，指示に従って行動がとれる	I
	134	患者を誤認しないための防止策を実施できる	I
	135	患者の機能や行動特性に合わせて療養環境を安全に整えることができる	II

	136	患者の機能や行動特性に合わせて転倒・転落・外傷予防ができる	Ⅱ
	137	放射線暴露の防止のための行動がとれる	Ⅱ
	138	誤薬防止の手順に沿った与薬ができる	Ⅲ
	139	人体へのリスクの大きい薬剤の暴露の危険性及び予防策が分かる	Ⅳ
13. 安楽確保の技術	140	患者の状態に合わせて安楽に体位を保持することができる	Ⅱ
	141	患者の安楽を促進するためのケアができる	Ⅱ
	142	患者の精神的安寧を保つための工夫を計画できる	Ⅱ

資料12-2 看護師等養成所の運営に関する指導要領
（平成 27 年 3 月 31 日廃止，指導ガイドラインへ）

○看護師等養成所の運営に関する 指導要領について

```
平成 13 年 1 月 5 日健政発第 5 号
各都道府県知事宛　厚生労働省医政局長通知
最終改正平成 24 年 7 月 9 日医政発 0709 第 10 号
```

　平成 21 年 7 月 15 日付けで「出入国管理及び難民認定法及び日本国との平和条約に基づき日本の国籍を離脱した者等の出入国管理に関する特例法の一部を改正する等の法律」（平成 21 年法律第 79 号．以下「改正法」）が公布され，「出入国管理及び難民認定法及び日本国との平和条約に基づき日本国の国籍を離脱した者等の出入国管理に関する特例法の一部を改正する等の法律の施行期日を定める政令」により，平成 24 年 7 月 9 日に改正法の一部（新たな在留管理制度の導入に係る部分）が施行されることとなった．

　従来，看護師等養成所の留学生については，個別審査に基づいて法務大臣から資格外活動許可が与えられてきた．しかしながら，看護師等養成所の留学生が医療機関等においてアルバイトを行うことについては，語学力の問題があり，日本の国内法令や病院内での業務の慣行，生活習慣についての知識がないため，保健師助産師看護師法違反（昭和 23 年法律第 203 号）を生じやすく，留学生が保健師助産師看護師法違反による処罰の対象となり得るおそれがあることから，資格外活動の許可を与えないという取扱いがされてきたところである．

　今般の改正法による在留管理制度の変更に伴い，資格外活動について入国手続時に法務大臣による包括許可が与えられることとなるが，看護師等養成所の留学生の医療機関等におけるアルバイトの実施による弊害が懸念されることから，「看護師等養成所の運営に関する指導要領について」（平成 13 年 1 月 5 日付け健政発第 5 号厚生省健康政策局長通知）の一部を下記のとおり改正することとした．ついては，改正内容について御了知いただくとともに，貴管内の養成所への周知に関して御協力をお願いする．

看護師等養成所の運営に関する指導要領
　保健師養成所，助産師養成所，看護師養成所及び准看護師養成所の運営に関する指導については，保健師助産師看護師法（昭和 23 年法律第 203 号），保健師助産師看護師法施行令（昭和 28 年政令第 386 号．以下「施行令」という．）及び保健師助産師看護師学校養成所指定規則（昭和 26 年文部省・厚生省令第 1 号．以下「指定規則」という．）に定めるもののほか，この要領に定めるところによる．

第 1　課程の定義等
　この要領において，看護師養成所における課程の定義は，次のとおりであること．
(1)　「3 年課程」とは，指定規則第 4 条第 1 項に規定する課程のうち，(2)に規定する課程を除くものをいう．
(2)　「3 年課程（定時制）」とは，指定規則第 4 条第 1 項に規定する課程であって，夜間その他特別の時間又は時期において授業を行う課程（以下「定時制」という．）により 4 年間の教育を行うものをいう．
(3)　「2 年課程」とは，指定規則第 4 条第 2 項に規定する課程のうち，(4)及び(5)に規定する課程を除くものをいう．
(4)　「2 年課程（定時制）」とは，指定規則第 4 条第 2 項に規定する課程であつて，定時制により 3 年間の教育を行うものをいう．
(5)　「2 年課程（通信制）」とは，指定規則第 4 条第 2 項に規定す

る課程のうち同項第 1 号ただし書に基づき，免許を得た後 10 年以上業務に従事している准看護師を対象に，主として通信学習により 2 年以上の教育を行うものをいう．
　なお，通信学習とは，印刷教材を送付若しくは指定し，主としてこれにより学修させる授業（以下「印刷教材による授業」という．），主として放送その他これに準ずるものの視聴により学修させる授業（以下「放送授業」という．）等により行われるものとする．

第 2　学則に関する事項
1　学則は，養成所ごとに定めること．ただし，2 以上の養成所を併設するものにあっては，これらの養成所を総合して学則を定めて差し支えないこと．
2　学則の中には，次の事項を記載すること．
(1)　設置の目的
(2)　名称
(3)　位置
(4)　養成所名（2 以上の養成所を併設するものに限る．ただし，保健師養成所と看護師養成所（3 年課程及び 3 年課程（定時制）に限る．この項において同じ．）又は助産師養成所と看護師養成所の指定を併せて受け，それらの教育内容を併せて教授する教育課程（以下「統合カリキュラム」という．）により教育を行う場合は，その旨を明記すること．）
(5)　課程名（看護師養成所に限る．）
(6)　定員（看護師養成所及び准看護師養成所にあっては，1 学年の入学定員及び総定員）及び 1 の授業科目について同時に授業を行う学生の編成に関する事項
(7)　修業年限，学期及び授業を行わない日に関する事項
(8)　教育課程及び単位数（准看護師養成所にあっては，時間数）に関する事項
(9)　成績の評価及び単位の認定に関する事項
(10)　大学や他の学校養成所等で修得した単位の認定に関する事項
(11)　入学，退学，転学，休学及び卒業に関する事項
(12)　教職員の組織に関する事項
(13)　運営を行うための会議に関する事項
(14)　学生の健康管理に関する事項
(15)　授業料，入学料，その他の費用徴収に関する事項
3　学則に記載した事項の細部については，必要に応じ細則を定めること．

第 3　学生に関する事項
1　入学資格の確認
　入学資格の確認は，次の書類を提出させることにより確実に行うこと．
(1)　保健師養成所及び助産師養成所
　　看護師学校の修了証書の写し若しくは修了見込証明書又は看護師養成所の卒業証書の写し若しくは卒業見込証明書
(2)　看護師養成所
　ア　3 年課程及び 3 年課程（定時制）にあっては，学校教育法（昭和 22 年法律第 26 号）第 90 条の規定により大学に入学することのできる者であることを証明する次の書類
　　(ア)　高等学校又は中等教育学校を卒業した者にあっては，高等学校又は中等教育学校の卒業証明書又は卒業見込証明書
　　(イ)　学校教育法施行規則（昭和 22 年文部省令第 11 号）第 150 条第 5 号に該当する者にあっては，高等学校卒業程度認定試験の合格証明書，合格成績証明書又は合格見込成績証明書

（ウ）（ア）又は（イ）以外の者で，学校教育法第90条に該当するものにあっては，それを証明する書類
イ　2年課程（定時制）にあっては，准看護師免許を取得していること及び免許を得た後3年以上業務に従事していること又は高等学校若しくは中等教育学校を卒業していることを証明する次の書類
（ア）准看護師免許証の写し
なお，准看護師免許を受けることができる者であって入学願書の提出時に准看護師免許を取得していないものにあっては，入学時に准看護師免許証又は准看護師籍登録証明書を提示又は提出させ，免許取得の事実を確認すること．
（イ）免許を得た後3年以上業務に従事している准看護師にあっては，准看護師として3年以上業務に従事した旨の就業証明書（高等学校又は中等教育学校卒業者等の場合を除く．）
なお，入学願書の提出時に准看護師として業務に従事した期間が3年（36か月）に満たない者は，入学時に就業証明書を提出させ，業務従事期間を確認すること．
（ウ）高等学校又は中等教育学校を卒業している准看護師にあっては，高等学校又は中等教育学校の卒業証明書又は卒業見込証明書
ウ　2年課程（通信制）にあっては，准看護師免許を取得していること及び免許を得た後10年以上業務に従事していることを証明する次の書類
（ア）准看護師免許証の写し
（イ）准看護師として10年（120か月）以上業務に従事した旨の就業証明書
なお，入学願書の提出時に准看護師として業務に従事した期間が，10年（120か月）に満たない者は，入学時に就業証明書を提出させ，業務従事期間を確認すること．
（3）准看護師養成所
学校教育法第57条の規定により高等学校に入学することのできる者であることを証明する次の書類
ア　中学校を卒業した者にあっては，中学校の卒業証明書又は卒業見込証明書
イ　中等教育学校の前期課程を修了した者にあっては，中等教育学校の前期課程の修了証明書又は修了見込証明書
ウ　ア又はイ以外の者で，学校教育法第57条に該当するものにあっては，それを証明する書類
2　入学の選考
（1）入学の選考は，提出された書類，選考のための学力検査の成績等に基づき，適正に行うこと．
（2）保健師，助産師，看護師又は准看護師としての能力や適性にかかわりのない事項（体型，年齢，家族関係，色覚，医療機関への勤務の可否等）によって入学を制限しないこと．
（3）他の分野で働く社会人については，その経験に配慮した入学試験を設けることが望ましいこと．
3　卒業の認定
（1）学生の卒業は，学生の成績を評価してこれを認めること．
（2）欠席日数が出席すべき日数の3分の1を超える者については，原則として卒業を認めないこと．（2年課程（通信制）を除く．）
4　学生に対する指導等
（1）特定の医療機関に勤務する又は勤務していることを入学の条件とするなど学生又はこれになろうとする者が，特定の医療機関に勤務しない又は勤務していないことを理由に不利益な取扱いをしないこと．
（2）奨学金の受給について，学生又はこれになろうとする者に対して，的確な情報を提供するとともに，必要に応じて，助言，指導等を行うようにすること．
（3）医療機関に勤務している学生が看護師等の資格を有しない場合に，法律に違反する業務を行わないように指導すること．
5　外国人の留学生の受入れ
（1）看護師等養成所で受入れる留学生の人数は，教育指導や実習受入れの観点から，養成所の各学年定員の10％以内であること．
（2）当該留学生の教育及び生活指導の向上のため，指定規則に定める専任教員に加えて，留学生5人に対し1人の割合で，担当する専任教員をおくこと．
（3）留学生の受入れに際しては，在留資格，学歴，日本語能力について確認するとともに，次の事項に留意が必要であること．
ア　留学期間中に，就労することなく生活費用の支弁手段があること．
イ　奨学資金については，免許取得後の特定病院での勤務をあらかじめ義務づけるような形態は避け，卒業後の進路は本人の自由選択に委ねること．
ウ　帰国後は日本で学んだ技術を本国で生かし，本国で看護に関する業務に従事する予定が明確であること．
エ　学内の試験等については特別の扱いを行わないこと．
オ　留学生がアルバイトを行う場合には，法務大臣から資格外活動の許可を受ける必要があること．
また，看護師等養成所への留学生が医療機関等においてアルバイトを行うことについては，語学力の問題があり，日本の国内法令や病院内での業務の慣行，生活習慣についての知識がないため，保健師助産師看護師法違反を生じやすいことから，原則として医療機関におけるアルバイトは行われるべきでないこと．

第4　教員に関する事項
1　専任教員及び教務主任
（1）保健師養成所の専任教員となることのできる者は，次のいずれにも該当する者であること．ただし，保健師として3年以上業務に従事した者で，大学において教育に関する科目を履修して卒業したもの又は大学院において教育に関する科目を履修したものは，これにかかわらず専任教員となることができること．
ア　保健師として5年以上業務に従事した者
イ　（ア）から（ウ）までのいずれかの研修（以下「専任教員として必要な研修」という．）を修了した者又は保健師の教育に関し，これと同等以上の学識経験を有すると認められる者
（ア）厚生労働省が認定した専任教員養成講習会（旧厚生省が委託実施したもの及び厚生労働省が認定した看護教員養成講習会を含む．）
（イ）旧厚生労働省看護研修研究センターの看護教員養成課程
（ウ）国立保健医療科学院の専攻課程（平成14年度及び平成15年度旧国立公衆衛生院の専攻課程看護コースを含む．）及び専門課程地域保健福祉分野（平成16年度）
（2）助産師養成所の専任教員となることのできる者は，次のいずれにも該当する者であること．ただし，助産師として3年以上業務に従事した者で，大学において教育に関する科目を履修して卒業したもの又は大学院において教育に関する科目を履修したものは，これにかかわらず専任教員となることができること．
ア　助産師として5年以上業務に従事した者
イ　専任教員として必要な研修を修了した者又は助産師の教育に関し，これと同等以上の学識経験を有すると認められる者
（3）看護師養成所の専任教員となることのできる者は，次のいずれにも該当する者であること．ただし，保健師，助産師又は看護師として指定規則別表3の専門分野の教育内容（以下「専門領域」という．）のうちの一つの業務に3年以上従事した者で，大学において教育に関する科目を履修して卒業したもの又は大学院において教育に関する科目を履修したものは，これにかかわらず専任教員となることができること．
ア　保健師，助産師又は看護師として5年以上業務に従事した者
イ　専任教員として必要な研修を修了した者又は看護師の教育に関し，これと同等以上の学識経験を有すると認められ

530 資料

る者
(4) 准看護師養成所の専任教員となることのできる者は，次の
いずれにも該当する者であること．ただし，保健師，助産師
又は看護師として指定規則別表4の専門科目の教育内容のう
ちの一つの業務に3年以上従事した者で，大学において教育
に関する科目を履修して卒業したもの又は大学院において教
育に関する科目を履修したものは，これにかかわらず専任教
員となることができること．
ア　保健師，助産師又は看護師として5年以上業務に従事し
た者
イ　専任教員として必要な研修を修了した者又は准看護師の
教育に関し，これと同等以上の学識経験を有すると認めら
れる者
(5) 教員は，1の養成所の1の課程に限り専任教員となること
ができること．
(6) 専任教員は，看護師養成所にあっては専門領域ごとに，准
看護師養成所にあっては専門科目ごとに配置し，学生の指導
に支障を来さないようにすること．
(7) 専任教員は，保健師養成所及び助産師養成所では3人以上，
看護師養成所では，3年課程（定時制を含む）にあっては8人
以上，2年課程（定時制及び通信制を含む）にあっては7人以
上，准看護師養成所にあっては5人以上（当分の間，3人以上）
確保すること．ただし，平成23年3月31日までの間は，3年
課程（定時制を含む）にあっては6人以上，2年課程（定時制
及び通信制を含む）にあっては5人以上とすることができる．
(8) 専任教員は，保健師養成所及び助産師養成所にあっては，
学生定員が20人を超える場合には，学生が20人を増すごと
に1人増員することが望ましいこと．看護師養成所3年課程
（定時制を含む）及び2年課程（定時制））にあっては，学生
総定員が120人を超える場合には，学生が30人を増すごと
に1人増員すること．また，看護師養成所2年課程及び准看
護師養成所にあっては，学生総定員が80人を超える場合に
は，学生が30人を増すごとに1人，看護師養成所2年課程（通
信制）にあっては学生総定員が500人を超える場合には，学
生が100人を増すごとに1人増員することが望ましいこと．
(9) 専任教員の担当する授業時間数は，過重にならないよう1
人1週間当たり15時間を標準とすること．（2年課程（通信
制）を除く．）
また，2年課程（通信制）の専任教員についても，その業務
が過重にならないよう十分配慮すること．
(10) 教務主任となることのできる者は，(1)から(4)までのいずれ
かに該当する者であって，次のいずれかに該当するものであ
ること．
ア　専任教員の経験を3年以上有する者
イ　厚生労働省が認定した教務主任養成講習会修了者
ウ　旧厚生労働省看護研修研究センターの幹部看護教員養成
課程修了者
エ　アからウまでと同等以上の学識経験を有すると認められ
る者
(11) 専任教員は，1の養成所の1の課程に限り教務主任となる
ことができること．
(12) 専任教員は，専門領域における教授方法の研修や，看護実
践現場での研修を受けるなどにより，自己研鑽に努めること．
2　養成所の長及びそれを補佐する者
(1) 養成所の長が兼任である場合又は2以上の課程を併設する
場合には，長を補佐する専任の職員を配置することが望まし
いこと．
(2) 養成所の長を補佐する専任の職員を置く場合は，長又は長
を補佐する専任の職員のいずれかは看護職員とすること．
3　実習調整者
(1) 臨地実習全体の計画の作成，実習施設との調整等を行う者
（以下「実習調整者」という．）が定められていること．
(2) 実習調整者となることのできる者は，1-(1)から(4)までのい
ずれかに該当する者であること．
4　実習指導教員
実習施設で学生の指導に当たる看護職員を実習指導教員とし
て確保することが望ましいこと．

5　その他の教員
(1) 各科目を教授する教員は，当該科目について相当の学識経
験を有する者であること．
(2) 2年課程（通信制）については，授業で課されるレポート等
の添削指導を行う添削指導員を10人以上確保すること．こ
の添削指導員は当該科目に関し相当の学識経験を有する者で
あること．また，添削指導員は常勤である必要はないものと
する．なお，学生総定員が500名を超える場合には，学生100
人を目途に添削指導員を2名増員することが望ましいこと．

第5　教育に関する事項
1　教育の内容等
教育の基本的考え方，留意点等は，保健師養成所にあって
は別表1，助産師養成所にあっては別表2，看護師養成所に
あっては，3年課程（定時制を含む）については別表3，2年
課程（定時制及び通信制を含む）については別表3-2，准看護
師養成所にあっては別表4のとおりであること．
2　履修時間数等
(1) 保健師養成所
教育課程の編成に当たっては，28単位以上で，890時間以
上の講義，実習等を行うようにすること．
(2) 助産師養成所
教育課程の編成に当たっては，28単位以上で，930時間以
上の講義，実習等を行うようにすること．
(3) 看護師養成所
教育課程の編成に当たっては，3年課程及び3年課程（定
時制）にあっては，97単位以上で，3000時間以上の講義，実
習等を行うようにすること．また，2年課程，2年課程（定時
制）及び2年課程（通信制）にあっては，65単位以上で，2180
時間以上の講義，実習等を行うようにすること．
(4) 准看護師養成所
教育課程の編成に当たっては，基礎科目105時間以上，専
門基礎科目385時間以上，専門科目665時間以上及び臨地実
習735時間以上の講義，実習等を行うようにすること．
3　単位制について
保健師，助産師及び看護師養成所に係る単位の計算方法等
については，次のとおりであること．
(1) 単位の計算方法
ア　保健師養成所，助産師養成所及び看護師養成所（3年課
程（定時制を含む），及び2年課程（定時制を含む））
（ア）臨地実習以外の授業
1単位の授業科目を45時間の学修を必要とする内
容をもって構成することを標準とし，授業の方法に応
じ，当該授業による教育効果，授業時間外に必要な学
修等を考慮して，1単位の授業時間数は，講義及び演習
については15時間から30時間，実験，実習及び実技
については30時間から45時間の範囲で定めること．
（イ）臨地実習
臨地実習については，1単位を45時間の実習をもっ
て構成すること．
（ウ）時間数
時間数は，実際に講義，実習等が行われる時間をもっ
て計算すること．
イ　看護師養成所2年課程（通信制）
（ア）通信学習による授業
1単位の授業科目を45時間の学修を必要とする内
容をもって構成することを標準とし，授業の方法に応
じ，当該授業による教育効果，授業時間外に必要な学
修等を考慮して，印刷教材による授業については，45
時間相当の印刷教材の学修をもって1単位とし，放送
授業については，15時間の放送等の視聴をもって1単
位とすること．
（イ）臨地実習
臨地実習については，1単位あたり45時間の学修を
必要とする紙上事例演習，病院見学実習及び面接授業
をもって構成すること．

(2) 単位の認定
　　ア　単位を認定するに当たっては，講義，実習等を必要な時間数以上受けているとともに，当該科目の内容を修得していることを確認する必要があること．なお，2年課程（通信制）における当該科目の内容を修得していることの確認については，1単位ごとにレポート提出，試験等を行うことを標準とすること．
　　イ　放送大学やその他の大学若しくは高等専門学校又は以下の資格に係る学校若しくは養成所で，指定規則別表3及び3の2に規定されている教育内容と同一内容の科目を履修した後の単位の認定については，本人からの申請に基づき個々の既修の学習内容を評価し，養成所における教育内容に相当するものと認められる場合には，総取得単位数の2分の1を超えない範囲で当該養成所における履修に替えることができること．
　　　　・歯科衛生士
　　　　・診療放射線技師
　　　　・臨床検査技師
　　　　・理学療法士
　　　　・作業療法士
　　　　・視能訓練士
　　　　・臨床工学技士
　　　　・義肢装具士
　　　　・救急救命士
　　　　・言語聴覚士
　　　　なお，指定規則別表3備考2及び別表3の2備考3にかわらず，社会福祉士及び介護福祉士法（昭和62年法律第30号）第39条第1号の規定に該当する者で養成所に入学したものの単位の認定については，社会福祉士及び介護福祉士法施行規則等の一部を改正する省令（平成20年厚生労働省令第42号）による改正前の社会福祉士介護福祉士学校養成施設指定規則（昭和62年厚生省令第50号）別表第4に定める基礎分野又は社会福祉士介護福祉士養成施設指定規則別表第4若しくは社会福祉士介護福祉士学校指定規則（平成20年文部科学省・厚生労働省令第2号）別表第4に定める「人間と社会」の領域に限り本人からの申請に基づき個々の既修の学習内容を評価し，養成所における教育内容に相当するものと認められる場合には，保健師助産師看護師養成所指定規則別表3及び別表3の2に定める基礎分野の履修に替えることができること．
4　教育実施上の留意事項
(1)　臨地実習は，実践活動の場において行う実習のみを指すものであること．ただし，臨地実習を充実させるために実践活動の場以外で行う学習の時間を臨地実習に含めて差し支えないこと．
(2)　2年課程（通信制）にあっては，(1)にかかわらず，臨地実習は紙上事例演習，病院見学実習及び面接授業をもって替えることができるものであること．
　　ア　紙上事例演習とは，文章で示された架空の患者（ペーパー・ペイシェント）について，学生自身が看護の展開についてのレポートを作成することにより問題解決能力，応用力，判断力に関する内容を学習するものであること．
　　イ　病院見学実習とは，学生自身が業務に従事していたことによる経験をふまえて病院の看護提供のあり方の実際を見学することにより，自らの看護実践に関する考察を深めるものであること．
　　ウ　面接授業とは，学生が養成所に通学し，専任教員と対面し直接指導を受けて，印刷教材による授業等で学んだ知識と紙上事例演習，病院見学実習で学んだ実践の能力の統合を図るものであること．
(3)　臨地実習は，原則として昼間に行うこと．ただし，助産師実習及び看護の統合と実践においては，この限りでないこと．
(4)　同一科目の臨地実習が2施設以上にわたる場合は，各学生の実習内容に差が生じないよう，教育計画を配慮すること．
5　統合カリキュラム
(1)　概要
　　統合カリキュラムにより教育を行う場合には，保健師養成所又は助産師養成所について，学校教育法第90条に該当する者の入学が認められるとともに，教育の内容のうちの一部の教育内容の単位数が減ぜられること．
(2)　留意点
　　ア　統合カリキュラムにより教育を行う場合であっても，看護師養成所の指定基準は統合カリキュラムにより教育を行わない場合と同一であること．
　　イ　修業年限は，4年以上でなければならないこと．
　　ウ　統合カリキュラムにより教育を受ける者と，それ以外の者が，1の授業科目について同時に授業を受けることのないよう留意すること．
(3)　教育の内容等
　　ア　保健師・看護師の統合カリキュラムにより教育を行う養成所の教育内容等は別表5を標準とすること．
　　イ　助産師・看護師の統合カリキュラムにより教育を行う養成所の教育内容等は別表6を標準とすること．
(4)　その他の基準
　　ア　教務主任は，統合カリキュラムにより教育を行う場合には，第4-1-(11)にかかわらず併せて1人としてよいこと．
　　イ　統合カリキュラムによる教育とそれ以外の教育とを併せて行う養成所にあっては，専任教員については，それぞれ第4-1-(7)に定める数を確保することが望ましいこと．その人数が直ちに確保できない場合には，第4-1-(8)のとおり増員することが望ましいこと．
　　ウ　普通教室は，同時に行う授業の数に応じ，専用のものを必要な数確保することができるのであれば，保健師養成所又は助産師養成所と共用してよいこと．

第6　施設設備に関する事項

1　土地及び建物の所有等
(1)　土地及び建物は，設置者の所有であることを原則とすること．ただし，貸借契約が長期にわたるものであり，恒久的に学校運営ができる場合は，この限りではないこと．
(2)　校舎は独立した建物であることが望ましいこと．ただし，やむを得ず，他施設と併設する場合は，養成所の運営上の制約を受けることのないよう配慮すること．
2　教室等
(1)　同時に授業を行う学生の数は原則として40人以下とすること．ただし以下の場合についてはこの限りでない．
　　ア　看護師養成所の基礎分野，准看護師養成所の基礎科目であって，教育効果を十分に挙げられる場合
　　イ　2年課程（通信制）の面接授業等であって，教育効果を十分に挙げられる場合
(2)　看護師養成所と准看護師養成所とを併設する場合において教育を異なった時間帯において行う場合にあっては，学生の自己学習のための教室が他に設けられているときは，同一の教室を共用とすることができること．また，2年課程（通信制）を設置する場合にあっても学生の自己学習のための教室が他に設けられているときは，2年課程（通信制）とそれ以外の課程とは同一の普通教室を共用とすることができること．さらに，看護師養成所等と助産師養成所等を併設する場合において教育を異なった時間帯において行う場合にあっては，学生の自己学習のための教室が他に設けられているときは，同一の普通教室を共用とすることができること．
(3)　図書室の面積は，学生の図書閲覧に必要な閲覧机の配置及び図書の格納のために十分な広さを有すること．図書室の効果を確保するためには，他施設と兼用とすることは望ましくないこと．
(4)　実習室と在宅看護実習室とを兼用とすることは差し支えないが，設備，面積，使用に当たっての時間的制約等からみて教育効果に支障を生ずるおそれがある場合には，専用のものとすることが望ましいこと．
(5)　2以上の養成所若しくは課程を併設する場合において，教育上支障がない場合は実習室を共用とすることは差し支えないこと．この場合，「教育上に支障がない」とは，設備，面積，使用に当たっての時間的制約等からみて教育効果に支障がない場合をいうものであること．また実習室を共用する場合に

あっては，学生の自己学習のための場の確保について，運用上，十分に配慮すること．
(6) 図書室については，2以上の養成所を併設するものにあっては，いずれかの養成所のものは他の養成所のものと共用とすることができること．
(7) 調理実習室，実験室，視聴覚教室，演習室及び情報処理室を設けることが望ましいこと．
(8) 臨床場面を擬似的に体験できるような用具や環境を整備することが望ましいこと．
3 保健師養成所
(1) 公衆衛生看護学の校内実習を行うのに必要な設備を備えた専用の実習室を有すること．
(2) 実習室は，在宅看護，健康相談，健康教育，救急法等の実習を行うのに必要な広さを有すること．なお，実習室には，給湯・給水の設備を設けるとともに，校内実習に要する機械器具，リネン類等を格納する場所を備えること．
4 助産師養成所
(1) 助産診断・技術学等の校内実習を行うのに必要な設備を備えた専用の実習室を有すること．ただし，看護師養成所等に併設する場合において教育を異なった時間帯において行う場合にあっては，学習に支障がない範囲で，同一の実習室を共用とすることができること．
(2) 実習室は，分べん台及び診察台1台当たり20 m²以上有し，かつ，新生児及び妊産じょく婦の訪問看護等の実習を行うのに必要な広さを有すること．なお，実習室には，沐浴槽，手術用手洗設備，給湯・給水の設備等を設けるとともに，校内実習に要する機械器具，リネン類等を格納する場所を備えること．
(3) 臨地実習に備えて，宿泊できる施設を確保することが望ましいこと．
5 看護師養成所
(1) 専門領域の校内実習を行うのに必要な設備を備えた専用の実習室を有すること．また，2以上の課程を併設する養成所で実習室を共用とする場合においても，課程数以上の数の実習室を確保することが望ましいこと．
(2) 実習室には，学生4人に1ベッド以上確保し，1ベッド当たり11 m²以上の広さを有すること．なお，実習室には，沐浴槽，手術用手洗設備，給湯・給水の設備等を設けるとともに，校内実習に要する機械器具，リネン類等を格納する場所を備えること．
6 准看護師養成所
(1) 専門科目の教育内容の校内実習を行うのに必要な設備を備えた専用の実習室を有すること．
(2) 実習室には，学生4人に1ベッド以上確保し，1ベッド当たり11 m²以上の広さを有すること．なお，実習室には，手術用手洗設備，給湯・給水の設備等を設けるとともに，校内実習に要する機械器具，リネン類等を格納する場所を備えること．
7 機械器具等
(1) 教育上必要な機械器具，標本，模型及び図書は，保健師養成所にあっては別表7に，助産師養成所にあっては別表8に，看護師養成所にあっては別表9に，准看護師養成所にあっては別表10にそれぞれ掲げるものを有すること．ただし，2年課程（通信制）については，別表9に掲げられたもののうち面接授業に必要なものを有すれば差し支えない．さらに，看護師養成所と助産師養成所を併設する場合において教育を異なった時間帯において行う場合にあっては，同一の機械器具等を共用とすることができること．
(2) 機械器具，標本，模型及び図書は，学生定員数に応じ，適宜補充し更新すること．

第7 実習施設等に関する事項
1 実習指導者
実習指導者となることのできる者は，担当する領域について相当の学識経験を有し，かつ，原則として必要な研修を受けた者であること．
2 保健師養成所
(1) 実習施設である市町村又は保健所は，次の条件を具備して
いること．
ア 業務指針が作成され，活用されていること．
イ 業務に関する諸記録が適正に保管されていること．
ウ 学生の実習を受け入れる組織が明確に定められていること．
エ 適当な実習指導者が定められていること．
オ 地域看護活動が適正に行われていること．
カ 看護職員に対する継続教育が計画的に実施されていること．
3 助産師養成所
(1) 実習施設である病院，診療所及び助産所は，次の条件を具備していること．
ア 外来を含む産科診療部門の管理体制が適当であること．
イ 分べん介助手順，妊婦，産婦，じょく婦及び新生児の健康診査基準，保健指導基準，看護基準，看護手順等が作成され活用されていること．
ウ 助産師による妊婦，産婦，じょく婦及び新生児に対する健康診査，保健指導及び分べん管理が適切に行われているとともに，諸記録が適正に管理されていること．
エ 外来，産科棟には適当な助産師の実習指導者が定められていること．ただし，診療所及び助産所での実習にあたっては，学生の指導を担当できる適当な助産師を実習指導者とみなすことができること．
オ 看護職員に対する継続教育が計画的に実施されていること．
4 看護師養成所
(1) 実習施設として，基礎看護学，成人看護学，老年看護学，小児看護学，母性看護学，精神看護学及び看護の統合と実践の実習を行う病院を確保すること．また，在宅看護論の実習については，病院，診療所，訪問看護ステーションの他，地域包括支援センター等の実習施設を確保すること．
(2) 主たる実習施設は，実習施設のうち基礎看護学，成人看護学の実習を行う施設であり，次の条件を具備していること．
ア 入院患者3人に対し1人以上の看護職員が配置されていること．ただし，看護職員の半数以上が看護師であること．
イ 看護組織が明確に定められていること．
ウ 看護基準，看護手順が作成され，活用されていること．
エ 看護に関する諸記録が適正に行われていること．
オ 実習生が実習する看護単位には，実習指導者が2人以上配置されていることが望ましいこと．ただし，診療所での実習にあたっては，学生の指導を担当できる適当な看護師を，実習指導者とみなすことができること．
カ 看護職員に対する継続教育が計画的に実施されていること．
(3) 主たる実習施設以外の実習施設については，医療法，介護保険法等で定められている看護職員の基準を満たしていること．他の要件については，(2)-イからカまでと同様とすること．
(4) 病院以外の実習の単位数は，在宅看護論の実習を含め指定規則に定める単位数の1割から3割程度の間で定めること．
(5) 在宅看護論の実習施設については，次の要件を満たしていること．
ア 複数の訪問看護専任者がいること．
イ 利用者ごとに訪問看護計画が立てられ，看護記録が整備されていること．
(6) 看護師養成所2年課程（通信制）の実習施設については，現に他の看護師学校養成所の実習施設として承認を受けている病院等を選定すること．
5 准看護師養成所
(1) 実習施設として，基礎看護，成人看護，老年看護，母子看護及び精神看護の実習を行う病院等を確保すること．
(2) 主たる実習施設は，実習施設のうち基礎看護，成人看護の実習を行う施設であり，次の条件を具備していること．
ア 入院患者3人に対し1人以上の看護職員が配置されていること．
イ 看護組織が明確に定められていること．
ウ 看護基準，看護手順が作成され，活用されていること．
エ 看護に関する諸記録が適正に行われていること．
オ 実習生が実習する看護単位には，学生の指導を担当できる実習指導者が2人以上配置されていることが望ましいこと．
カ 看護職員に対する継続教育（実習施設内・外）が計画的に実施されていること．

(3) 主たる実習施設以外の実習施設については，医療法，介護
保険法等で定められている看護職員の基準を満たしているこ
と．他の要件については，(2)-イからカまでと同様とすること
が望ましいこと．
(4) 実習施設である診療所は，次の条件を具備していること．
　ア　看護手順が作成され，活用されていること．
　イ　看護師が配置されていること．
(5) 病院以外の実習は指定規則に定める時間数の1割から3割
程度の間で定めること．

第8　管理及び維持経営に関する事項

1　養成所の運営に関係する職員の所掌事務及び組織を明確に
定め，これに基づき，養成所の運営に関する諸会議が，学則
に基づいた細則に規定されていること．
2　養成所の運営に関する諸書類が保管されていること．
3　教育環境を整備するために必要な措置を講じること．
4　養成所は，教育活動その他の養成所運営の状況について，
自ら評価を行い，その結果を公表すること．
5　2年課程（通信制）については専任の事務職員を適当数確
保すること．

別表1　保健師教育の基本的考え方，留意点等

教育の基本的考え方

1）個人・家族・集団・組織を含むコミュニティ（共同体）を地域とし，地域及び地域を構成する人々の心身の健康並びに疾病・
障害の予防，発生，回復及び改善の過程を社会的条件の中で系統的かつ予測的に捉えてアセスメントし，地域の顕在化・潜
在化した健康課題を明確化し，解決・改善策を計画・立案する能力を養う．
2）地域の人々が，自らの健康状態を認識し，健康の保持増進を図ることができるように支援するとともに，自主的に社会資源
を活用できるよう支援し評価する能力を養う．
3）健康危機管理の体制を整え，健康危機の発生時から回復期の健康課題を早期に発見し迅速かつ組織的に対応する能力を養う．
4）地域の健康水準を高めるために，保健・医療・福祉サービスを調整し活用する能力及び地域の健康課題の解決に必要な社会
資源を開発し施策化及びシステム化する能力を養う．
5）保健・医療・福祉及び社会に関する最新の知識・技術を主体的かつ継続的に学び，実践の質を向上させる能力を養う．

教育内容	単位数	留意点
公衆衛生看護学	16	
公衆衛生看護学概論	2	個人・家族・集団・組織を含むコミュニティ（共同体）及び地域を構成する人々の集合体の健康増進・改善を目指すアプローチの基本的な考え方を学ぶ内容とする．
個人・家族・集団・組織の支援		個人・家族の健康課題への支援から地域をアセスメントし，顕在化・潜在化した健康課題を明確にする方法を学ぶ内容とする．
		健康課題への支援を計画・立案することを学ぶ内容とする．
		人々の健康行動の特性及び効果的な介入方法と技術を学ぶ内容とする．
		集団における教育方法や集団力学等を学ぶ内容とする．
公衆衛生看護活動展開論	14	地域の人々や医療・福祉等の他職種との協働・マネジメントを学ぶ内容とする．
		ハイリスクアプローチとポピュレーションアプローチの連動による活動の展開を学ぶ内容とする．
		産業保健・学校保健における活動の展開を学ぶ内容とする．
		事例を用いて活動や事業の評価を行い，システム化・施策化につなげる過程を演習を通して学ぶ内容とする．
公衆衛生看護管理論		健康危機管理を学ぶ内容とする．
疫学	2	公衆衛生看護活動を展開するうえで，基盤となる疫学調査・分析，活用方法について学ぶ内容とする．
保健統計学	2	公衆衛生看護活動における統計学の基礎，情報処理技術及び統計情報とその活用方法について学ぶ内容とする．
保健医療福祉行政論	3	保健・医療・福祉の計画の企画及び評価について実践的に学ぶ内容とする．
		調査で明らかにされた生活環境が人々に及ぼす健康上の影響など，健康に係る社会問題を解決する政策形成過程に活かす方法を学ぶ内容とする．
		事例を用いて政策形成過程等に関する演習を行う．
臨地実習	5	
公衆衛生看護学実習	5	保健所・市町村を含む，保健師が役割を担っている多様な場で実習を行う．
個人・家族・集団・組織の支援実習	2	地域の社会資源を活用し，生活を支援する実習とする．
		家庭訪問を通して，地域の健康課題を理解することができる実習とする．
公衆衛生看護活動展開論実習		個人と地域全体を連動させながら捉え，地域全体に対してPDCAを展開する過程を学ぶ実習とする．
	3	地域ケアシステムにおける地域の人々や医療・福祉の他職種と協働する方法を学ぶ実習とする．
公衆衛生看護管理論実習		地域住民，関係機関や他職種との連携，調整の実際を理解する実習とする．
		公衆衛生看護活動の管理や評価，健康危機管理の体制について学ぶ実習とする．
総　　　計	28	890時間以上の講義・実習等を行うものとする．

534 資料

別表2 助産師教育の基本的考え方，留意点等

教育の基本的考え方
1）妊産じょく婦及び胎児・新生児の健康水準を診断し，妊娠・出産・産じょくが自然で安全に経過し，育児を主体的に行えるよう，根拠に基づき支援する能力を養う．
2）女性の一生における性と生殖をめぐる健康に関する課題に対して，継続的に支援する能力を養う．
3）安心して子どもを産み育てるために，他職種と連携・協働しながら，個人及び社会にとって必要な地域の社会資源の活用や調整を行う能力を養う．
4）助産師の役割・責務を自覚し，女性と子ども並びに家族の尊厳と権利を尊重する倫理観及び専門職として自律する能力を養う．

教育内容		単位数	留意点
基礎助産学		6	女性の生涯を通じて，性と生殖に焦点を当てて支援する活動である助産の基礎について学ぶ内容とする． 母子の命を同時に尊重することに責任を持つ役割を理解し，生命倫理を深く学ぶ内容とする． 母性・父性を育むことを支援する能力を養う内容とし，また家族の心理・社会学的側面を強化する内容とする． チーム医療や関係機関との調整・連携について学ぶ内容とする． 助産師の専門性，助産師に求められる姿勢，態度について学ぶ内容とする．
助産診断・技術学		8	助産の実践に必要な基本的技術を確実に修得する内容とする． 助産過程の展開に必要な助産技術を確実に修得するために，演習を充実・強化する内容とする． 妊婦・じょく婦・新生児の健康状態に関するアセスメント及びそれに基づく支援を強化する内容とする． 妊娠経過の正常・異常を診断するための能力を養い，診断に伴う最新の技術を修得する内容とする． 分べん期における緊急事態（会陰の切開及び裂傷に伴う縫合，新生児蘇生，止血処置，児の異常に対する産婦・家族への支援等）に対応する能力を強化する内容とする． 妊産婦の主体性を尊重した出産を支援する能力を養う内容とする．
地域母子保健		1	住民の多様なニーズに対応した母子保健サービスを提供できるための能力を養うとともに，保健・医療・福祉関係者と連携・協働しながら地域の母子保健を推進するための能力を養う内容とする．
助産管理		2	助産業務の管理，助産所の運営の基本及び周産期医療システムについて学ぶ内容とする． 周産期における医療安全の確保と医療事故への対応について学ぶ内容とする．
臨地実習		11	助産診断・技術学，地域母子保健及び助産管理の実習を含むものとする．
	助産学実習	11	分べんの取扱いの実習については，分べんの自然な経過を理解するため，助産師又は医師の監督の下に，学生1人につき正常産を10回程度直接取り扱うことを目安とする．取り扱う分べんは，原則として正期産・経膣分べん・頭位単胎とし，分べん第1期から第3期終了より2時間までとする． 実習期間中に妊娠中期から産後1ヶ月まで継続して受け持つ実習を1例以上行う． 妊婦健康診査を通して妊娠経過の診断を行う能力及び産じょく期の授乳支援や新生児期のアセスメントを行う能力を強化する実習とする．
総　　計		28	930時間以上の講義・実習等を行うものとする．

別表3 看護師教育の基本的考え方，留意点等

教育の基本的考え方
1）人間を身体的・精神的・社会的に統合された存在として幅広く理解し，看護師としての人間関係を形成する能力を養う．
2）看護師としての責務を自覚し，倫理に基づいた看護を実践する基礎的能力を養う．
3）科学的根拠に基づき，看護を計画的に実践する基礎的能力を養う．
4）健康の保持・増進，疾病の予防及び健康の回復に関わる看護を，健康の状態やその変化に応じて実践する基礎的能力を養う．
5）保健・医療・福祉システムにおける自らの役割及び他職種の役割を理解し，他職種と連携・協働する基礎的能力を養う．
6）専門職業人として，最新知識・技術を自ら学び続ける基礎的能力を養う．

教育内容		単位数	留意点
基礎分野	科学的思考の基盤 人間と生活・社会の理解	13	「専門基礎分野」及び「専門分野」の基礎となる科目を設定し，併せて，科学的思考力及びコミュニケーション能力を高め，感性を磨き，自由で主体的な判断と行動を促す内容とする． 人間と社会を幅広く理解する内容とし，家族論，人間関係論，カウンセリング理論と技法等を含むものとする． 国際化及び情報化へ対応しうる能力を養う内容を含むものとする． 職務の特性に鑑み，人権の重要性について十分理解し，人権意識の普及・高揚を図る内容を含むことが望ましい．
	小　　計	13	

12-2. 看護師等養成所の運営に関する指導要領　535

専門基礎分野	人体の構造と機能 疾病の成り立ちと回復の促進	} 15	人体を系統だてて理解し，健康・疾病・障害に関する観察力，判断力を強化するため，解剖生理学，生化学，栄養学，薬理学，病理学，病態生理学，微生物学等を臨床で活用可能なものとして学ぶ内容とする． 演習を強化する内容とする．
	健康支援と社会保障制度	6	人々が生涯を通じて，健康や障害の状態に応じて社会資源を活用できるように必要な知識と基礎的な能力を養う内容とし，保健・医療・福祉に関する基本概念，関係制度，関係する職種の役割の理解等を含むものとする．
	小　　計	21	
専門分野Ⅰ	基礎看護学	10	専門分野Ⅰでは，各看護学及び在宅看護論の基盤となる基礎的理論や基礎的技術を学ぶため，看護学概論，看護技術，臨床看護総論を含む内容とし，演習を強化する内容とする． コミュニケーション，フィジカルアセスメントを強化する内容とする． 事例等に対して，看護技術を適用する方法の基礎を学ぶ内容とする． 看護師として倫理的な判断をするための基礎的能力を養う内容とする．
	臨地実習 　基礎看護学	3 3	
	小　　計	13	
専門分野Ⅱ			講義，演習及び実習を効果的に組み合わせ，看護実践能力の向上を図る内容とする． 健康の保持・増進及び疾病の予防に関する看護の方法を学ぶ内容とする． 成長発達段階を深く理解し，様々な健康状態にある人々及び多様な場で看護を必要とする人々に対する看護の方法を学ぶ内容とする．
	成人看護学	6	
	老年看護学	4	
	小児看護学	4	
	母性看護学	4	
	精神看護学	4	
	臨地実習	16	知識・技術を看護実践の場面に適用し，看護の理論と実践を結びつけて理解できる能力を養う実習とする． チームの一員としての役割を学ぶ実習とする． 保健・医療・福祉との連携，協働を通して，看護を実践する実習とする．
	成人看護学	6	
	老年看護学	4	
	小児看護学	2	
	母性看護学	2	
	精神看護学	2	
	小　　計	38	
統合分野	在宅看護論	4	在宅看護論では地域で生活しながら療養する人々とその家族を理解し地域での看護の基礎を学ぶ内容とする． 地域で提供する看護を理解し，基礎的な技術を身につけ，他職種と協働する中での看護の役割を理解する内容とする． 地域での終末期看護に関する内容も含むものとする．
	看護の統合と実践	4	チーム医療及び他職種との協働の中で，看護師としてのメンバーシップ及びリーダーシップを理解する内容とする． 看護をマネジメントできる基礎的能力を養う内容とする． 医療安全の基礎的知識を含む内容とする． 災害直後から支援できる看護の基礎的知識について理解する内容とする． 国際社会において，広い視野に基づき，看護師として諸外国との協力を考える内容とする． 看護技術の総合的な評価を行う内容とする．
	臨地実習 　在宅看護論 　看護の統合と実践	4 2 2	訪問看護に加え，地域における多様な場で実習を行うことが望ましい． 専門分野での実習を踏まえ，実務に即した実習を行う． 複数の患者を受け持つ実習を行う． 一勤務帯を通した実習を行う． 夜間の実習を行うことが望ましい．
	小　　計	12	
	総　　計	97	3,000 時間以上の講義・実習等を行うものとする．

536　資料

別表3-2　看護師教育の基本的考え方，留意点等（2年課程，2年課程（定時制），2年課程（通信制））

教育の基本的考え方
1）人間を身体的・精神的・社会的に統合された存在として幅広く理解し，看護師としての人間関係を形成する能力を養う．
2）看護師としての責務を自覚し，倫理に基づいた看護を実践する基礎的能力を養う．
3）科学的根拠に基づき，看護を計画的に実践する基礎的能力を養う．
4）健康の保持・増進，疾病の予防，健康の回復に関わる看護を，健康の状態やその変化に応じて実践する基礎的能力を養う．
5）保健・医療・福祉システムにおける自らの役割及び他職種の役割を理解し，他職種と連携・協働する基礎的能力を養う．
6）専門職業人として，最新知識・技術を自ら学び続ける基礎的能力を養う．

教育内容		2年課程 2年課程(定時制) 単位数	2年課程（通信制） 通信学習		留意点
			単位数	備考	
基礎分野	科学的思考の基盤 人間と生活・社会の理解	7	7	1単位の授業科目を45時間の学修に相当する内容にすること．また，1単位ごとに1レポート，単位認定試験等を課すことを標準として，達成度を確認すること．	「専門基礎分野」及び「専門分野」の基礎となる科目を設定し，併せて，科学的思考力及びコミュニケーション能力を高め，感性を磨き，自由で主体的な判断と行動を促す内容とする． 人間と社会を幅広く理解出来る内容とし，家族論，人間関係論，カウンセリング理論と技法等を含むものとする． 国際化及び情報化へ対応しうる能力を養う内容を含むものとする． 職務の特性に鑑み，人権の重要性について十分理解し，人権意識の普及・高揚を図る内容を含むことが望ましい．
	小　計	7	7		
専門基礎分野	人体の構造と機能 疾病の成り立ちと回復の促進	10	10	1単位の授業科目を45時間の学修に相当する内容にすること．また，1単位ごとに1レポート，単位認定試験等を課すことを標準として，達成度を確認すること．	人体を系統だてて理解し，健康・疾病・障害に関する観察力，判断力を強化するため，解剖生理学，生化学，栄養学，薬理学，病理学，病態生理学，微生物学等を臨床で活用可能なものとして学ぶ内容とする． 演習を強化する内容とする．
	健康支援と社会保障制度	4	4		人々が生涯を通じて，健康や障害の状態に応じて社会資源を活用できるように，必要な知識と基礎的な能力を養う内容とし，保健・医療・福祉に関する基本概念，関係制度，関係する職種の役割等を含むものとする．
	小　計	14	14		
専門分野Ⅰ	基礎看護学	6	6	1単位の授業科目を45時間の学修に相当する内容にすること．また，1単位ごとに1レポート，単位認定試験等を課すことを標準として，達成度を確認すること．	専門分野Ⅰでは，各看護学及び在宅看護論の基盤となる基礎的理論や基礎的技術を学ぶため，看護学概論，看護技術，臨床看護総論を含む内容とし，演習を強化する内容とする． コミュニケーション，フィジカルアセスメントを強化する内容とする． 事例等に対して，看護技術を適用する方法の基礎を学ぶ内容とする． 看護師として倫理的な判断をするための基礎的能力を養い，問題解決能力を強化する内容とする．

教育内容		臨地実習	紙上事例演習		病院見学実習及び面接授業		留意点
			単位数	備考	単位数	備考	
	基礎看護学	2	1	3事例程度	1	各専門7分野ごとに病院見学実習2日及び面接実習3日	2年課程（通信制）については，紙上事例演習，病院等見学実習，面接授業で代える．
	小　計	8	7	3事例程度	1		

教育内容		単位数	単位数	備考	留意点
専門分野Ⅱ	成人看護学	3	3	1単位の授業科目を45時間の学修に相当する内容にすること．また，1単位ごとに1レポート，単位認定試験等を課すことを標準として，達成度を確認すること．	講義，演習及び実習を効果的に組み合わせ，看護実践能力の向上を図る内容とする． 健康の保持・増進及び疾病の予防に関する看護の方法を学ぶ内容とする． 成長発達段階を深く理解し，様々な健康状態にある人々及び多様な場で看護を必要とする人々に対する看護の方法を学ぶ内容とする．
	老年看護学	3	3		
	小児看護学	3	3		
	母性看護学	3	3		
	精神看護学	3	3		

12-2. 看護師等養成所の運営に関する指導要領　537

		単位数	紙上事例演習		病院見学実習及び面接授業		
	臨地実習		単位数	備考	単位数	備考	知識・技術を看護実践の場面に適用し，看護の理論と実践を結びつけて理解できる能力を養う実習とする．
	成人看護学	2	1	3事例程度	1	各専門7分野ごとに病院見学実習2日及び面接実習3日	チームの一員としての役割を学ぶ実習とする．
	老年看護学	2	1	3事例程度	1		保健・医療・福祉との連携，協働を通して，看護を実践する実習とする．
	小児看護学	2	1	3事例程度	1		多様な看護実践の場（病院，施設等）で実習する．
	母性看護学	2	1	3事例程度	1		2年課程（通信制）については，紙上事例演習，病院等見学実習，面接授業で代える．
	精神看護学	2	1	3事例程度	1		
	小　　計	25	20	15事例程度	5		
統合分野	在宅看護論	3	3	1単位の授業科目を45時間の学修に相当する内容にすること．また，1単位ごとに1レポート，単位認定試験等を課すことを標準として，達成度を確認すること．			在宅看護論では地域で生活しながら療養する人々とその家族を理解し地域での看護の基礎を学ぶ内容とする．地域で提供する看護を理解し，基礎的な技術を身につけ，他職種と協働する中での看護の役割を理解する内容とする．地域での終末期看護に関する内容も含むものとする．
	看護の統合と実践	4	4				チーム医療及び他職種との協働の中で，看護師としてのメンバーシップ及びリーダーシップを理解する内容とする．看護をマネジメントできる基礎的な能力を養う内容とする．医療安全の基礎的知識を含む内容とする．災害直後から支援できる看護の基礎的知識について理解する内容とする．国際社会において，広い視野に基づき，看護師として諸外国との協力を考える内容とする．看護技術の総合的な評価を行う内容とする．
	臨地実習		単位数	紙上事例演習	単位数	病院見学実習及び面接授業	
				備考		備考	
	在宅看護論	2	1	3事例程度	1	各専門7分野ごとに病院見学実習2日及び面接実習3日	訪問看護に加え，地域における多様な場で実習を行うことが望ましい．通信制を除く2年課程では，専門分野での実習を踏まえ，実務に即した実習，複数の患者を受け持つ実習，一勤務帯を通した実習を行う．また，夜間の実習を行うことが望ましい．2年課程（通信制）については，紙上事例演習，病院等見学実習，面接授業で代える．
	看護の統合と実践	2	1	3事例程度	1		
	小　　計	11	9	6事例程度	2		
	総　　計	65		65			2,180時間以上の講義・演習等を行うものとする．

538　資料

別表4　准看護師教育の基本的考え方，留意点等

准看護師教育の基本的考え方

1）医師，歯科医師，又は看護師の指示のもとに，療養上の世話や診療の補助を，対象者の安楽を配慮し安全に実施することができる能力を養う．
2）疾病をもった人々と家族のさまざまな考え方や人格を尊重し，倫理に基づいた看護が実践できる基礎的能力を養う．

	教育内容	単位数	留意点
基礎科目	国語	35	文学，生物，化学，現代社会，カウンセリングなど新たに科目を設定したり，国語，外国語の時間を増やしたりするなど，各養成所において独自に編成する．
	外国語	35	
	その他	35	
	小計	105	
専門基礎科目	人体の仕組みと働き	105	人体の仕組みと働きや疾病の成り立ちの概要及び疾病の回復に必要な薬物や栄養等を理解し，的確な観察や安全な援助ができるための基礎的な内容とする．
	食生活と栄養	35	
	薬物と看護	35	
	疾病の成り立ち	70	
	感染と予防	35	
	看護と倫理	35	患者の人権を守るとともに倫理に基づいた行動がとれる内容とする．
	患者の心理	35	人間の生活や疾病・障害を有する人々の心を理解し，対象者とのコミュニケーションの基盤となるような内容とする．
	保健医療福祉の仕組み 看護と法律	35	保健医療福祉制度における准看護師の役割を知り，他の医療従事者と協調できる能力を養える内容とする．
	小計	385	
専門科目	基礎看護 看護概論	35	看護の各領域に共通の基礎的理論や基礎的技術を学ぶ内容とする．特に，看護技術については，その根拠を理解し，患者の状態に応じて正確に安全・安楽に行うことができる内容とする．さらに，患者の状態や変化を適切に報告し，記録できる能力を養える内容とする．
	基礎看護技術	210	
	臨床看護概論	70	
	成人看護 老年看護	210	看護の各領域における対象について理解し，それらに対する看護の概要について学ぶこととする．特に，精神看護は，精神障害時の看護を理解できる内容とする．
	母子看護	70	
	精神看護	70	
	小計	665	
	臨地実習		各科目で学んだ療養上の世話と診療の補助を中心に体験させ，看護の実践に必要な知識，技術，態度を習得できる内容とする．
	基礎看護	210	
	成人看護 老年看護	385	
	母子看護	70	
	精神看護	70	
	小計	735	
	総計	1,890	

別表5　教育内容と留意点（保健師・看護師統合カリキュラム）

	教育内容	単位数	留意点
基礎分野	科学的思考の基盤 人間と生活・社会の理解	13	
	小計	13	
専門基礎分野	人体の構造と機能 疾病の成り立ちと回復の促進	15	保健医療福祉行政論を含む内容とし，事例を用いて政策形成過程等に関する演習を行う． 保健統計学を含む内容とする．
	健康支援と社会保障制度	8	
	健康現象の疫学と統計	4	
	小計	27	
専門分野I	基礎看護学	10	
	臨地実習	3	
	基礎看護学	3	
	小計	13	

	教育内容	単位数	留意点
専門分野Ⅱ	成人看護学	6	
	老年看護学	4	
	小児看護学	4	
	母性看護学	4	
	精神看護学	4	
	臨地実習	16	
	成人看護学	6	
	老年看護学	4	
	小児看護学	2	
	母性看護学	2	
	精神看護学	2	
	小計	38	
統合分野	在宅看護論	4	
	公衆衛生看護学	14	
	公衆衛生看護学概論	2	
	個人・家族・集団・組織の支援	⎫	
		｜ 12	
	公衆衛生看護活動展開論	｜	
	公衆衛生看護管理論	⎭	
	看護の統合と実践	4	
	臨地実習	9	
	在宅看護論	2	
	公衆衛生看護学	5	
	個人・家族・集団・組織の支援実習	2	
	公衆衛生看護活動展開論実習	⎫ 3	
	公衆衛生看護管理論実習	⎭	
	看護の統合と実践	2	
	小計	31	
総計		122	3,790 時間以上の講義・実習等を行うものとする.

別表 6　教育内容と留意点等（助産師・看護師統合カリキュラム）

	教育内容	単位数	留意点
基礎分野	科学的思考の基盤	⎤ 13	
	人間と生活・社会の理解	⎦	
	小計	13	
専門基礎分野	人体の構造と機能	⎤ 15	基礎助産学の一部を含む内容とする.
	疾病の成り立ちと回復の促進	⎦	
	健康支援と社会保障制度	6	
	小計	21	
専門分野Ⅰ	基礎看護学	10	
	臨地実習	3	
	基礎看護学	3	
	小計	13	
専門分野Ⅱ	成人看護学	6	
	老年看護学	4	
	小児看護学	4	基礎助産学の一部を含む内容とする.
	母性看護学	4	基礎助産学の一部を含む内容とする.
	精神看護学	4	
	基礎助産学	5	
	助産診断・技術学	8	
	地域母子保健	1	
	助産管理	2	
	臨地実習	27	
	成人看護学	6	

	老年看護学	4	
	小児看護学	2	
	母性看護学	2	
	精神看護学	2	
	助産学	11	
	小計	65	
統合分野	在宅看護論	4	
	看護の統合と実践	4	
	臨地実習	4	
	在宅看護論	2	
	看護の統合と実践	2	
	小計	12	
	総計	124	3,955 時間以上の講義・実習等を行うものとする.

別表 7 機械器具，標本，模型及び図書（保健師養成所）

品目	数量	品目	数量
家庭訪問用具		聴診器	学生 5 人に 1
家庭訪問指導用具一式	学生数	採尿・採血用具一式	学生 5 人に 1
家庭用ベッドまたは布団一式（成人・小児用）	学生 5 人に 1	検眼用具一式	学生 5 人に 1
リネン類（各種）	適当数	ポータブル心電計	適当数
清拭用具一式	学生 5 人に 1	計測用器具	各々 1
排泄用具一式	学生 5 人に 1	体重計（成人・小児用）	
機能訓練用具	各々学生 5 人に 1	身長計（成人・小児用）	
車椅子（各種）		産業保健指導用環境測定器	各々適当数
歩行器（各種）		照度計，騒音計，粉塵計，疲労測定器，	
自助具（各種）		水質検査用機器	
在宅ケア保健指導用具		各種模型	
診療用具一式	学生 5 人に 1	実習用モデル人形	学生 5 人に 1
酸素吸入装置	1	乳房マッサージ訓練モデル	適当数
経管栄養用具一式	学生 5 人に 1	人工呼吸訓練人形	適当数
予防接種用具一式	学生 5 人に 1	胎児発育順序模型	適当数
小児保健指導用具		受胎調節指導用具一式	適当数
沐浴指導用具一式（沐浴用人形，沐浴槽等）	学生 5 人に 1	栄養指導用フードモデル（各種）	適当数
調乳指導用具一式	学生 5 人に 1	保健指導用パネル	適当数
離乳食指導用具一式	学生 5 人に 1	視聴覚教材	
育児用品一式（発達段階別）	学生 5 人に 1	VTR 装置一式	1
歯科指導用具一式	学生 5 人に 1	ビデオカメラ	適当数
乳幼児発達検査用具	学生 2 人に 1	教材用ビデオテープ，DVD 等	適当数
母性保健指導用具		カメラ	適当数
出産準備用具	学生 5 人に 1	オーバーヘッドプロジェクター	適当数
家族計画指導用具	学生 5 人に 1	カセットテープレコーダー	適当数
乳房腫瘍触診人形	学生 10 人に 1	ワイヤレスマイク	適当数
成人，高齢者保健指導用具		その他	
検査用具一式（塩分測定器，カロリーカウンター，皮厚計等）	各々学生 5 人に 1	パーソナルコンピューター	適当数
		複写機	1
健康増進関連機器	各々適当数	印刷機	1
握力計，肺活量計，背筋力計，体脂肪計，エルゴメーター		図書	
		保健師教育に関する図書	1,500 冊以上
検査用器具		学術雑誌	20 種類以上
血圧計	学生 5 人に 1		

備考　視聴覚教材は，同様の機能を有する他の機器で代替することができる.

別表 8 機械器具, 標本, 模型及び図書（助産師養成所）

品目	数量	品目	数量
分娩台	2	離乳食調理用具一式	適当数
分娩介助用器具		栄養指導用フードモデル（各種）	適当数
分娩介助用機械器具一式	学生 4 人に 1	実習モデル人形	各々学生 10 人に 1
分娩介助用リネン一式	学生 4 人に 1	気管内挿管訓練人形（新生児用）	
器械台, ベースン, カスト, カスト台,	各々適当数	妊婦腹部触診モデル人形	
点滴スタンド等		新生児人工蘇生人形	
ファントーム	学生 10 人に 3	乳房マッサージ訓練モデル	適当数
沐浴用具	各々学生 4 人に 1	各種模型	
沐浴用トレイ, 沐浴槽, 沐浴用人形, 新		乳房解剖模型	2
生児用衣類		骨盤底筋肉模型	2
トラウベ式桿状聴診器	学生 2 人に 1	骨盤径線模型	2
ドップラー	2	子宮頚管模型	適当数
妊娠暦速算器	学生 4 人に 1	内診模型	適当数
診察台, 椅子	2	骨盤模型	2
新生児用ベッド	2	胎児発育順序模型	2
保育器	1	ペッサリー指導模型	学生 4 人に 1
新生児処置台	1	受胎調節指導用具一式	学生 4 人に 1
リネン類（各種）	適当数	ブレストシールド	適当数
家庭分娩介助用具一式	適当数	視聴覚教材	
家庭訪問指導用具一式	学生 4 人に 1	VTR 装置一式	1
計測用器具	各々適当数	ビデオカメラ	適当数
体重計, 巻尺, 血圧計, 骨盤計, 児頭計		教材用ビデオテープ, DVD 等	適当数
測器等		カメラ	適当数
手術用器具		オーバーヘッドプロジェクター	適当数
子宮内容清掃用具一式	1	カセットテープレコーダー	適当数
吸引娩出器	1	ワイヤレスマイク	適当数
産科鉗子	適当数	その他	
縫合用具一式（持針器, 針等）	学生 4 人に 1	パーソナルコンピューター	適当数
新生児救急処置用具一式	学生 10 人に 1	複写機	1
酸素吸入器具	適当数	印刷機	1
排泄用具一式	各々適当数	図書	
浣腸用具一式		助産師教育に関する図書	1,500 冊以上
導尿用具一式		学術雑誌	20 種類以上
調乳用具一式	適当数		

備考　視聴覚教材は, 同様の機能を有する他の機器で代替することができる.

542　資料

別表 9　機械器具，標本，模型及び図書（看護師養成所）

品目	数量	品目	数量
ベッド		歩行補助具（各種）	適当数
成人用ベッド(電動ベッド，ギャッジベッド，高さ 30 cm を含む.)	学生 4 人に 1	自助具（各種）	適当数
		在宅看護用具	
小児用ベッド	2	手すり付き家庭用風呂	1
新生児用ベッド	2	簡易浴槽	適当数
保育器	1	台所設備一式	1
床頭台	ベッド数	車椅子用トイレ	1
オーバーベッドテーブル	ベッド数	低ベッド（家庭用）	1
患者用移送車（ストレッチャー）	1	リネン類（各種）	適当数
担架	1	標本及び模型	各々 1
布団一式	2	人体解剖	
実習用モデル人形		人体骨格	
看護実習モデル人形	学生 10 人に 1	血液循環系統	
注射訓練モデル	1	頭骨分解	
静脈採血注射モデル	1	心臓解剖	
気管内挿管訓練モデル	1	呼吸器	
救急蘇生人形	1	消化器	
導尿訓練モデル	2	脳及び神経系	
浣腸訓練モデル	2	筋肉	
乳房マッサージ訓練モデル	1	皮膚裁断	
沐浴用人形	学生 4 人に 1	目，耳の構造	
ファントーム	1	歯の構造	
看護用具等		鼻腔，咽頭，喉頭の構造	
洗髪車	1	腎臓及び泌尿器系	
清拭車	1	骨盤径線	
沐浴槽	学生 4 人に 1	妊娠子宮	
排泄用具一式（各種）	適当数	胎児発育順序	
処置用具等		受胎原理	
診察用具一式	1	栄養指導用フードモデル（各種）	適当数
計測器一式	1	視聴覚教材	
救急処置用器材一式（人工呼吸器含む.)	1	VTR 装置一式	1
注射用具一式（各種）	適当数	ビデオカメラ	適当数
経管栄養用具一式	1	教材用ビデオテープ，DVD 等	適当数
浣腸用具一式（各種）	適当数	カメラ	適当数
洗浄用具一式（各種）	適当数	オーバーヘッドプロジェクター	適当数
処置台又はワゴン	ベッド数	カセットテープレコーダー	適当数
酸素吸入装置	1	ワイヤレスマイク	適当数
吸入器	1	その他	
吸引装置	1	パーソナルコンピューター	適当数
心電計	1	複写機	1
煮沸消毒器	1	印刷機	1
手術用手洗用具一式（各種）	適当数	図書	
小手術用機械器具一式	1	基礎分野に関する図書	1,000 冊以上
機能訓練用具		専門基礎分野及び専門分野に関する図書	1,500 冊以上
車椅子（各種）	適当数	学術雑誌	20 種類以上

備考　視聴覚教材は，同様の機能を有する他の機器で代替することができる.

別表 10 機械器具，標本，模型及び図書（准看護師養成所）

品目	数量	品目	数量
ベッド		吸引装置	1
成人用ベッド（ギャッジベッド，高さ 30 cm を含む.）	学生 4 人に 1	煮沸消毒器	1
		手術用手洗用具一式（各種）	適当数
小児用ベッド	1	小手術用機械器具一式	適当数
新生児用ベッド	1	機能訓練用具	
床頭台	ベッド数	車椅子（各種）	適当数
オーバーベッドテーブル	ベッド数	歩行補助具（各種）	適当数
診察台，椅子	各々 1	自助具（各種）	適当数
患者用移送車（ストレッチャー）	1	リネン類（各種）	適当数
実習用モデル人形		標本及び模型	各々 1
看護実習モデル人形	2	人体解剖	
注射訓練モデル	1	人体骨格	
救急蘇生人形	1	血液循環系統	
導尿訓練モデル	1	頭骨分解	
浣腸訓練モデル	1	呼吸器	
沐浴用人形	2	消化器	
看護用具等		筋肉	
洗髪車	1	妊娠子宮	
清拭車	1	胎児発育機序	
沐浴槽	2	視聴覚教材	
排泄用具一式（各種）	適当数	VTR 装置一式	1
処置用具等		教材用ビデオテープ	適当数
診察用具一式	1	スライド映写機	適当数
計測器一式	1	オーバーヘッドプロジェクター	適当数
救急処置用器材一式（人工呼吸器除く.）	1	その他	
注射用具一式（各種）	適当数	複写機	1
経管栄養用具一式	1	印刷機	1
浣腸用具一式（各種）	適当数	図書	
洗浄用具一式（各種）	適当数	基礎科目に関する図書	500 冊以上
処置台又はワゴン	2	専門基礎科目及び専門科目に関する図書	1,000 冊以上
酸素吸入装置	1	学術雑誌	10 種類以上
吸入器	1		

資料12-3　（旧）看護婦養成所の運営に関する指導要領

○看護婦等養成所の運営に関する指導要領について

(平成元年5月17日　健政発第283号
各都道府県知事宛　厚生省健康政策局長通知)

今般，保健婦助産婦看護婦学校養成所指定規則（昭和26年文部省・厚生省令第1号）の一部改正に伴い，従来の「保健婦及び助産婦養成所の運営に関する指導要領について」（昭和55年9月19日医発第941号各都道府県知事あて厚生省医務局長通知），「看護婦養成所の運営に関する指導要領について」（昭和45年6月2日医発第629号各都道府県知事あて厚生省医務局長通知），「准看護婦養成所（学校）指導要領について」（昭和27年6月5日医発第251号各都道府県知事あて厚生省医務局長，文部省大学学術局長通知）及び「保健婦助産婦看護婦法第21条第3号の規定による業務従事年限について」（昭和38年10月11日医発第1073号各都道府県知事あて厚生省医務局長通知）を平成2年4月1日をもって廃止し，新たに別添のとおり「保健婦養成所の運営に関する指導要領」，「助産婦養成所の運営に関する指導要領」，「看護婦養成所の運営に関する指導要領」及び「准看護婦養成所の運営に関する指導要領」を定め，同日から施行することとしたので，貴管下の養成所の運営に関しては，本要領に基づき，遺憾のないようご指導方お願いする．

看護婦養成所の運営に関する指導要領

看護婦養成所（以下「養成所」という．）の運営に関する指導については，保健婦助産婦看護婦法（昭和23年法律第203号．以下「法」という．）及び保健婦助産婦看護婦学校養成所指定規則（昭和26年文部・厚生省令第1号．以下「指定規則」という．）に定めるもののほか，この要領の定めるところによる．

第1　課程の定義

この要領における課程の定義は，次のとおりであること．
(1)　「3年課程」とは，指定規則第7条第1項に規定する課程をいう．
(2)　「3年課程（定時制）」とは，指定規則第7条第1項に規定する課程で，定時制により4年間の教育を行うものをいう．
(3)　「2年課程」とは，指定規則第7条第2項に規定する課程をいう．
(4)　「2年課程（定時制）」とは，指定規則第7条第2項に規定する課程で，定時制により3年間の教育を行うものをいう．

第2　学則に関する事項

学則は，養成所ごとに定めること．ただし，保健婦課程，助産婦課程又は准看護婦課程を併設する養成所にあっては，これらの課程を総合して学則を定めて差し支えないこと．

第3　学生に関する事項

1．入学の選考
(1)　入学資格の認定は，法及び指定規則に基づき適正に行うこと．
なお，2年課程及び2年課程（定時制）については，次の点に留意して入学資格を確認すること．
ア．准看護婦免許を取得している事実を確認すること．
なお，入学願書の提出時に准看護婦免許を取得していない者にあっては，入学時に准看護婦免許証又は准看護婦籍登録証明書を提示又は提出させ，免許取得の事実を確認すること．
イ．准看護婦として3年（36か月）以上業務に従事してい

た事実を確認すること（高等学校卒業者等の場合を除く．）．
この場合，准看護婦として勤務した月数の算定にあたっては，准看護婦として最初に勤務した日の属する月及び最後に勤務を終了した日の属する月は，それぞれ1か月として算定して差し支えないこと．
なお，入学願書の提出時に准看護婦として業務に従事した期間が3年（36か月）に満たない者は，入学時に就業証明書を提出させ確認すること．
(2)　入学の選考は，提出された書類，選考のための学力検査の成績等の資料に基づき適正に行うこと．
2．卒業の認定
(1)　学生の卒業は，学生の成績を評価してこれを認めること．
(2)　欠席日数が出席すべき日数の3分の1を超える者については，原則として卒業を認めないこと．
(3)　欠席日数が出席すべき日数の3分の1以内であっても，各学科及び実習に係る出席時間数が指定規則に定める時間数に満たない者については，時間外における補習又は卒業の延期等の方法によって必要な補習を行った上で卒業を認めること．

第4　教員に関する事項

1．専任教員及び教務主任
(1)　専任教員となることのできる者は，次の各号に該当する者であること．
ア．高等学校若しくは旧制高等女学校を卒業した者又はこれと同等以上の学力があると認められる者
イ．看護婦学校養成所を卒業した者
ウ．看護婦として5年以上業務に従事した者
エ．専任教員として必要な研修を受けた者又は看護婦の教育に関し，これと同等以上の学識経験を有すると認められる者
(2)　教員は，1の課程に限り専任教員となることができること．
(3)　専任教員は，各学年各学級ごとに配置し，学生の指導に支障を来さないようにすること．
(4)　専任教員の担当授業時間数は，過重にならないよう1人1週間当たり15時間を標準とすること．
(5)　教務主任となることのできる者は，(1)に該当する者であって，次のいずれかに該当するものであること．
ア．専任教員の経験を3年以上有する者
イ．看護研修研究センターの幹部看護教員養成課程修了者
ウ．看護業務経験が通算10年以上の者であって，看護教育に関する経験を通算5年以上有し，かつ，教育上適当な実績を有するもの
エ．アからウまでの各号の者と同等以上の学識経験を有すると認められる者
(6)　2以上の課程を併設する養成所にあっては，課程ごとに教務主任を置く必要があること．
2．実習調整者
(1)　実習計画の作成，実習施設との調整及び実習評価表の管理等を行う者（以下「実習調整者」という．）が定められていること．
(2)　実習調整者となることのできる者は，1-(1)-アからエまでに該当する者であること．
3．実習指導者
(1)　実習指導者となることのできる者は，担当する科目について相当の学識経験を有し，かつ，原則として必要な研修を受けたものであること．

12-3.（旧）看護婦養成所の運営に関する指導要領　545

(2) 実習施設において実習指導者を確保することができない場合は，養成所に専任の実習指導者を置くように努めること．

4．その他の教員

　各科目を教授する教員は，当該科目について相当の学識経験を有する者であること．

第5　教育に関する事項

1．指定規則別表3に定める各授業科目の教科内容は，別表1を標準とすること．

2．指定規則別表3の2に定める各授業科目の教科内容は，別表2を標準とすること．

3．教育実施上の留意事項

(1) 「基礎科目」中の「人文科学」，「社会科学」及び「自然科学」については，各養成所において分野ごとに2科目を設定すること．なお，1科目の時間数は30時間を標準とすること．

(2) 「選択必修科目」は，各養成所の特殊性が出せるよう，「専門基礎科目」及び「専門科目」について，各養成所で，科目の設定又は教科内容の充実を図るものであること．

(3) 臨床実習は，原則として昼間に行うこと．

第6　施設設備に関する事項

1．教室等

(1) 学級数に相当する専用の普通教室を有すること．

　　ただし，准看護婦課程の教育を異なった時間帯において行う場合にあっては，学生の自己学習のための教室が他に設けられているときは，同一の普通教室を兼用することができること．

(2) 専門科目の校内実習を行うのに必要な設備を備えた専用の実習室を有すること．

　　ただし，2以上の看護婦課程を併設する養成所にあっては，いずれかの課程の実習室は他の課程の実習室と兼用することができること．この場合においても，課程数以上の数の実習室を確保することが望ましいこと．

(3) グループ討議を行うのに必要な演習室を設けることが望ましいこと．

(4) 調理実習室，実験室及び図書室については，他の適当な施設と兼用することは差し支えないが，設備，面積，使用に当たっての時間的制約，立地条件等からみて教育効果に支障を生ずるおそれがある場合には専用のものとすること．

(5) 校舎の各室は，採光，換気が適当であり，学生の学習環境にふさわしい考慮が払われていること．

2．教室等の面積

(1) 普通教室の面積は，学生1人当たりおおむね1.7 m²以上とし，かつ，1教室の面積は34 m²以上であること．

(2) 実習室の面積は，おおむね1ベット当たり11.0 m²以上の広さを有すること．実習室には，給湯・給水，沐浴槽，手術用手洗い等の設備及び機械器具，リネン類等を格納する場所を備えることとし，これらについては，別に適当な広さを確保すること．

(3) 図書室の面積は，学生の図書閲覧に必要な閲覧机の配置及び図書の格納のために十分な広さを有すること．

3．機械器具，標本，模型及び図書

(1) 教育上必要な機械器具，標本，模型は，別表3に掲げるものを有すること．

(2) 図書は，1課程当たり基礎科目関係1000冊以上，専門基礎及び専門科目関係1500冊以上，学術雑誌20種類以上を標準とし，定員数に応じて整備すること．

(3) 機械器具，標本，模型及び図書は，適当数を補充し，充実に努めること．

第7　実習施設に関する事項

主たる実習病院は，次の条件を具備していること．

(1) 病床5床に対し1人以上の看護職員（保健婦，助産婦，看護婦及び准看護婦をいう．以下同じ．）が配置されていること．

(2) 看護組織が明確に定められていること．

(3) 看護基準，看護手順が作成され活用されていること．

(4) 看護に関する諸記録が適正に行われていること．

(5) 実習生が実習する看護単位には，学生の指導を担当できる実習指導者が配置され，看護職員の半数以上が看護婦数であること．

(6) 看護職員に対する現任教育訓練（院内・院外）が計画的に実施されていること．

第8　管理及び維持経営に関する事項

1．管理組織を明確に定め，かつ，十分に機能させること．

2．養成所開設後も引き続き教育環境を整備するために必要な措置を講じること．

別表1　授業科目とその教科内容

基礎科目

科目	時間数	教科内容
人文科学　2科目 社会科学　2科目 自然科学　2科目	60 60 60	「専門基礎科目」及び「専門科目」の基礎となる科目を設定し，あわせて人格形成に役立つよう教授する． 〔例：心理学，教育学，哲学，倫理学，論理学，文学，社会学，経済学，法学，文化人類学，統計学，情報科学，物理学，化学，生物学，行動科学，生活科学.〕
外国語	120	国際化社会に対応しうる能力を養うよう教授する．
保健体育	60	体力を増強し，健全な身体の発達を図るよう教授する．

専門基礎科目

科目	時間数	教科内容
医学概論	30	医学の発達，医療の体系と機能等を理解させ，医学がどのような社会的期待を担っているかについて教授する． 1．医学の発達と展望（医療の概念と変遷） 2．医学と医療（基礎医学，臨床医学，社会医学，医療保障） 3．医学の構造と機能（現代医療における医学の役割，医療の特性） 4．医と倫理 5．その他
解剖生理学	120	人体の発生，構成について理解させ，形態と機能（運動生理を含む）を系統的にあわせて教授する． 1．人体の発生　　　6．呼吸器系　　　11．神経系 2．人体とその構成部分　7．消化器系　　　12．感覚器 3．骨格系　　　　　8．泌尿器系　　　13．体液と電解質 4．筋　　　　　　　9．生殖器系　　　14．体温とその調節 5．循環器系　　　10．内分泌系　　　15．その他

546 　資料

（専門基礎科目つづき）

科目	時間数	教科内容
生化学	30	人体の構成部分である化学物質の性状，その分布および代謝について教授する． 1．生体成分　　2．物質代謝　　3．生化学的検査　　4．その他
栄養学	30	人間にとっての栄養の意義を認識させ，食事療法の基本を教授する． 1．栄養素とその栄養価 2．食物摂取と消化吸収 3．栄養素のエネルギー代謝 4．ライフサイクルと栄養（栄養所要量，栄養状態の判定） 5．臨床栄養（食事療法の意義，治療食の種類と分類，食事療法のすすめ方，食事療法の実際） 6．その他
薬理学	45	薬物の特徴，作用機序，人体への影響および薬物の管理について教授する． 1．総論　　　　　　　　7．泌尿・生殖器系作用薬　　13．消毒薬と防腐剤 2．中枢神経系作用薬　　8．皮膚作用薬　　　　　　14．生物学的製剤 3．末梢神経系作用薬　　9．ホルモン　　　　　　　15．薬物中毒 4．心臓血管系作用薬　 10．オータコイド　　　　　16．診断用薬物の薬理 5．呼吸器系作用薬　　 11．ビタミン　　　　　　　17．その他 6．消化器系作用薬　　 12．化学療法薬
病理学	75	病因と病変の特徴を理解させ，系統別疾患の病態，治療，検査について教授する． 1．病理学の概念　　　　　5．免疫　　　　　9．先天異常 2．病因論　　　　　　　　6．炎症　　　　 10．系統別の疾患 3．退行性変化と増殖性変化　7．感染症　　　 11．その他 4．循環の障害　　　　　　8．腫瘍
微生物学	45	微生物の特徴と生体に及ぼす影響を理解させ，その対応について教授する． 総論　1．微生物学の概念と変遷　　　6．化学療法 　　　2．清毒，滅菌と無菌操作　　　7．感染症の予防 　　　3．感染　　　　　　　　　　8．微生物学的検査 　　　4．免疫　　　　　　　　　　9．その他 　　　5．ワクチンおよび予防接種 各論　1．細菌　　　　3．真菌　　　5．その他 　　　2．ウイルス　　4．原虫
公衆衛生学	30	公衆衛生に関連する統計情報を理解させ，組織的な保健活動について教授する． 1．公衆衛生の概要　　4．公害　　　　　　7．疾病予防と疫学調査法 2．人口動態　　　　　5．労働衛生　　　　8．その他 3．生活環境　　　　　6．衛生統計
社会福祉	30	社会福祉と医療・社会保障の関連について教授する． 1．社会福祉の変遷　　　　　　3．社会福祉の分野とサービス 2．社会保障と社会福祉制度　　4．その他
関係法規	30	看護職に必要な法令について教授する． 1．法令について 2．厚生行政のしくみ 3．医事法規概要 4．保健婦助産婦看護婦法 5．関連法規 　・医療関係法（医療法，医師法，健康保険法　等） 　・保健関係法（保健所法，母子保健法，老人保健法　等） 　・福祉関係法（母子福祉法，児童福祉法，老人福祉法，生活保護法，社会福祉士法及び介護福祉士法　等） 　・薬事関係法（薬事法　等） 6．医療過誤 7．その他
精神保健	45	心の発達と心のはたらきに関連する要因および性の概念と性の発達について教授する． 1．心の健康 2．心の発達と健康 　・心の発達 　・人間関係と心のはたらき（グループダイナミックスを含む） 　・環境と心のはたらき 　・危機的状況と心のはたらき 3．性の発達と健康 　・性の概念と意義 　・性の発達 　・性行動 4．その他

12-3. （旧）看護婦養成所の運営に関する指導要領　547

専門科目

科目	時間数	教科内容
基礎看護学	300	人間のライフサイクルにおける健康の意義，保健医療における看護の役割について理解させ，看護行為の基礎となる知識，技術，態度を教授する．
看護学概論	45	看護全般の概念をとらえ，看護の位置づけと役割の重要性を認識できるよう教授する． 1．看護の概念 2．看護の変遷 3．健康と看護 4．看護の対象 5．看護の機能と役割 6．看護管理 7．看護と研究 8．その他
基礎看護技術	195	対象の理解と看護実践の基礎となる技術を習得できるよう教授する． 1．基本技術 　・観察，健康状態の評価（身体，　　　・コミュニケーションの基礎 　　心理面），記録，報告　　　　　　・カウンセリングの基礎 　・安全，安楽　　　　　　　　　　　・看護過程 2．援助技術 　・日常生活の援助技術 　・診療時の補助技術 3．指導技術 　・個別指導技術の基礎 　・集団指導技術の基礎 　・訪問指導技術の基礎 4．看護研究の基礎（文献検索と活用，論文の読み方　等） 5．その他
臨床看護総論	60	健康障害をもつ対象を理解し，状態に応じた看護について教授する． 1．患者と家族の理解 2．患者の経過別看護 　・急性期の看護 　・慢性期の看護 　・リハビリテーションの看護 　・臨死期の看護　等 3．主要症状別看護 　・呼吸障害の看護　　　　　　・意識障害の看護 　・循環障害の看護　　　　　　・精神障害の看護　等 4．治療，処置別看護 　・安静療法と看護　　　　　　・食事療法と看護 　・薬物療法と看護　　　　　　・輸液療法と看護 　・手術療法と看護　　　　　　・人工臓器と看護 　・放射線治療と看護　　　　　・精神療法と看護 　・救急法と看護　　　　　　　・集中治療と看護　等 5．継続看護 　・退院指導 　・訪問指導　等 6．医療用機器の原理と実際 7．その他
成人看護学	315	成人期にある対象の特徴と健康の維持増進の重要性を理解させ，健康障害時の看護について教授する．
成人看護概論	15	1．成人看護の理念 2．成人看護の対象 3．成人看護の機能と役割 4．その他
成人保健	30	1．成人保健の意義 2．成人の健康に及ぼす諸因子 3．成人各期の特徴と保健 4．成人保健の動向と対策 5．成人保健活動と看護婦の役割 6．その他
成人臨床看護	270	1．成人期の病人の理解 2．疾患と看護 　・患者の経過別看護　　　　・主要症状別看護 　・治療，処置別看護　　　　・継続看護 3．看護過程の展開 4．その他

548 資料

（専門科目つづき）

科目	時間数	教科内容
老人看護学	90	老年期にある対象の特徴を理解し，老化に応じた看護，健康障害をもつ老人とその家族に対する看護について教授する．
老人看護概論	15	1．老人看護の理念 2．老人看護の対象 3．老人看護の機能と役割 4．その他
老人保健	15	1．老人保健の意義 2．老人と健康評価 3．老人の生活と養護 4．老人保健の動向と対策 5．老人保健活動と看護婦の役割 6．その他
老人臨床看護	60	1．老人と家族の理解 2．疾患と看護 　・患者の経過別看護　　　　・継続看護 　・主要症状別看護 3．その他
小児看護学	120	小児各期の特徴を理解し，小児の成長発達に応じた養護と健康障害をもつ児とその家族に対する看護について教授する．
小児看護概論	15	1．小児看護の変遷と理念 2．小児看護の対象 3．小児看護の機能と役割 4．その他
小児保健	30	1．小児保健の意義 2．小児の成長発達と健康評価 3．小児の生活と養護 4．小児保健の動向と対策 5．小児保健活動と看護婦の役割 6．その他
小児臨床看護	75	1．病児と家族の理解 2．小児看護の技術 3．疾患と看護 　・患者の経過別看護　　　・治療，処置別看護　　　・主要症状別看護　　　・継続看護 4．看護過程の展開 5．その他
母性看護学	120	ひとのもつ種族保存の働き（生殖）とその意義，母性保健活動における看護の役割を理解させ，妊・産・褥婦及び新生児の看護について教授する．
母性看護概論	15	1．母性の概念 2．生殖生理 3．母性看護の変遷 4．母性看護の対象 5．母性看護の機能と役割 6．その他
母性保健	30	1．母性保健の意義 2．母性保健に及ぼす諸因子 3．母性各期の特徴と保健 4．母性保健の動向と対策 5．母性保健活動と看護婦の役割 6．その他
母性臨床看護	75	1．妊・産・褥婦と新生児の理解 2．妊娠，分娩，産褥の経過 3．新生児の生理と異常 4．母性看護の技術 5．妊・産・褥婦と新生児の看護 6．看護過程の展開 7．その他
臨床実習	1035	「基礎看護学」「成人看護学」「老人看護学」「小児看護学」及び「母性看護学」で学んだ理論や方法を臨床場面において体験させ，看護の実践に必要な知識，技術，態度を習得できるよう教授する．
基礎看護	135	
成人看護 　老人看護	｝630	
小児看護	135	
母性看護	135	

12-3.（旧）看護婦養成所の運営に関する指導要領　　549

選択必修科目

科目	時間数	教科内容
選択必修科目	150	各養成所の特殊性が出せるよう「専門基礎科目」と「専門科目」のうちから選択して，講義又は実習の時間を設定し，教授すること．

別表2　授業科目とその教科内容

基礎科目

科目	時間数	教科内容
人文科学　2科目 社会科学　2科目 自然科学　2科目	60 60 60	「専門基礎科目」及び「専門科目」の基礎となる科目を設定し，あわせて人格形成に役立つよう教授する． 〔例：心理学，教育学，哲学，倫理学，論理学，文学，社会学，経済学，法学，文化人類学，統計学，情報科学，物理学，化学，生物学，行動科学，生活科学．〕
外国語	105	国際化社会に対応しうる能力を養うよう教授する．
保健体育	45	体力を増強し，健全な身体の発達を図るよう教授する．

専門基礎科目

科目	時間数	教科内容
医学概論	15	医学の発達，医療の体系と機能等を理解させ，医学がどのような社会的期待を担っているかについて教授する． 1．医学の発達と展望（医療の概念と変遷） 2．医学と医療（基礎医学，臨床医学，社会医学，医療保障） 3．医学の構造と機能（現代医療における医学の役割，医療の特性） 4．医と倫理 5．その他
解剖生理学	60	人体の発生，構成について理解させ，形態と機能（運動生理を含む）を系統的にあわせて教授する． 1．人体の発生　　　　　9．生殖器系 2．人体とその構成部分　10．内分泌系 3．骨格系　　　　　　　11．神経系 4．筋系　　　　　　　　12．感覚器 5．循環器系　　　　　　13．体液と電解質 6．呼吸器系　　　　　　14．体温とその調節 7．消化器系　　　　　　15．その他 8．泌尿器系
生化学 （栄養学を含む．）	30	人体の構成部分である化学物質の性状，その分布および代謝について，栄養学とあわせて教授する． 1．生体成分 2．物質代謝 3．生化学的検査 4．栄養素のエネルギー代謝 5．ライフサイクルと栄養（栄養所要量，栄養状態の判定） 6．臨床栄養（食事療法の意義，治療食の種類と分類，食事療法のすすめ方，食事療法の実際） 7．その他
薬理学	30	薬物の特徴，作用機序，人体への影響および薬物の管理について教授する． 1．総論　　　　　　　　10．オータコイド 2．中枢神経系作用薬　　11．ビタミン 3．末梢神経系作用薬　　12．化学療法薬 4．心臓血管系作用薬　　13．消毒薬と防腐剤 5．呼吸器系作用薬　　　14．生物学的製剤 6．消化器系作用薬　　　15．薬物中毒 7．泌尿・生殖器系作用薬　16．診断用薬物の薬理 8．皮膚作用薬　　　　　17．その他 9．ホルモン

550　資料

（専門基礎科目つづき）

科目	時間数	教科内容
病理学	60	病因と病変の特徴を理解させ，系統別疾患の病態，治療，検査について教授する． 　1．病理学の概念 　2．病因論 　3．退行性変化と増殖性変化 　4．循環の障害 　5．免疫 　6．炎症 　7．感染症 　8．腫瘍 　9．先天異常 　10．系統別の疾患 　11．その他
微生物学	30	微生物の特徴と生体に及ぼす影響を理解させ，その対応について教授する． 総論　1．微生物学の概念と変遷 　　　2．消毒，滅菌と無菌操作 　　　3．感染 　　　4．免疫 　　　5．ワクチンおよび予防接種 　　　6．化学療法 　　　7．感染症の予防 　　　8．微生物学的検査 　　　9．その他 各論　1．細菌　　　　3．真菌　　　5．その他 　　　2．ウイルス　　4．原虫
公衆衛生学	15	公衆衛生に関連する統計情報を理解させ，組織的な保健活動について教授する． 　1．公衆衛生の概要　　　4．公害　　　　　7．疾病予防と疫学調査法 　2．人口動態　　　　　5．労働衛生　　　8．その他 　3．生活環境　　　　　6．衛生統計
社会福祉	30	社会福祉と医療・社会保障の関連について教授する． 　1．社会福祉の変遷　　　　　3．社会福祉の分野とサービス 　2．社会保障と社会福祉制度　4．その他
関係法規	15	看護職に必要な法令について教授する． 　1．法令について 　2．厚生行政のしくみ 　3．医事法規概要 　4．保健婦助産婦看護婦法 　5．関連法規 　・医療関係法（医療法，医師法，健康保険法　等） 　・保健関係法（保健所法，母子保健法，老人保健法　等） 　・福祉関係法（母子福祉法，児童福祉法，老人福祉法，生活保護法，社会福祉士法及び介護福 　　祉士法　等） 　・薬事関係法（薬事法　等） 　6．医療過誤 　7．その他
精神保健	30	心の発達と心のはたらきに関連する要因および性の概念と性の発達について教授する． 　1．心の健康 　2．心の発達と健康 　・心の発達 　・人間関係と心のはたらき（グループダイナミックスを含む） 　・環境と心のはたらき 　・危機的状況と心のはたらき 　3．性の発達と健康 　・性の概念と意義 　・性の発達 　・性行動 　4．その他

専門科目

科目	時間数	教科内容
基礎看護学	150	人間のライフサイクルにおける健康の意義，保健医療における看護の役割について理解させ，看護行為の基礎となる知識，技術，態度を教授する．
看護学概論	45	看護全般の概念をとらえ，看護の位置づけと役割の重要性を認識できるよう教授する． 　1．看護の概念 　2．看護の変遷 　3．健康と看護 　4．看護の対象 　5．看護の機能と役割 　6．看護管理 　7．看護と研究 　8．その他
基礎看護技術	75	対象の理解と看護実践の基礎となる技術を習得できるよう教授する． 　1．基本技術 　　・観察，健康状態の評価（身体，　　　　・コミュニケーションの基礎 　　　心理面），記録，報告　　　　　　　・カウンセリングの基礎 　　・安全，安楽　　　　　　　　　　　　・看護過程 　2．援助技術 　　・日常生活の援助技術　　　　　　　　・診療時の補助技術 　3．指導技術 　　・個別指導技術の基礎　　　　　　　　・訪問指導技術の基礎 　　・集団指導技術の基礎 　4．看護研究の基礎（文献検索と活用，論文の読み方　等） 　5．その他
臨床看護総論	30	健康障害をもつ対象を理解し，状態に応じた看護について教授する． 　1．患者と家族の理解 　2．患者の経過別看護 　　・急性期の看護　　　　　　　　　　　・リハビリテーションの看護 　　・慢性期の看護　　　　　　　　　　　・臨死期の看護　等 　3．主要症状別看護 　　・呼吸障害の看護　　　　　　　　　　・意識障害の看護 　　・循環障害の看護　　　　　　　　　　・精神障害の看護　等 　4．治療，処置別看護 　　・安静療法と看護　　　　　　　　　　・食事療法と看護 　　・薬物療法と看護　　　　　　　　　　・輸液療法と看護 　　・手術療法と看護　　　　　　　　　　・人工臓器と看護 　　・放射線治療と看護　　　　　　　　　・精神療法と看護 　　・救急法と看護　　　　　　　　　　　・集中治療と看護　等 　5．継続看護 　　・退院指導　　　　　　　　　　　　　・訪問指導　等 　6．医療用機器の原理と実際 　7．その他
成人看護学	225	成人期にある対象の特徴と健康の維持増進の重要性を理解させ，健康障害時の看護について教授する．
成人看護概論	15	1．成人看護の理念 　2．成人看護の対象 　3．成人看護の機能と役割 　4．その他
成人保健	30	1．成人保健の意義 　2．成人の健康に及ぼす諸因子 　3．成人各期の特徴と保健 　4．成人保健の動向と対策 　5．成人保健活動と看護婦の役割 　6．その他
成人臨床看護	180	1．成人期の病人の理解 　2．疾患と看護 　　・患者の経過別看護　　　　　　・主要症状別看護 　　・治療，処置別看護　　　　　　・継続看護 　3．看護過程の展開 　4．その他

552　　資料

（専門科目つづき）

科目	時間数	教科内容
老人看護学	60	老年期にある対象の特徴を理解し，老化に応じた看護，健康障害をもつ老人とその家族に対する看護について教授する．
老人看護概論	15	1．老人看護の理念 2．老人看護の対象 3．老人看護の機能と役割 4．その他
老人保健	15	1．老人保健の意義 2．老人と健康評価 3．老人の生活と養護 4．老人保健の動向と対策 5．老人保健活動と看護婦の役割 6．その他
老人臨床看護	30	1．老人と家族の理解 2．疾患と看護 　・患者の経過別看護 　・主要症状別看護 　・継続看護 3．その他
小児看護学	90	小児各期の特徴を理解し，小児の成長発達に応じた養護と健康障害をもつ児とその家族に対する看護について教授する．
小児看護概論	15	1．小児看護の変遷と理念 2．小児看護の対象 3．小児看護の機能と役割 4．その他
小児保健	30	1．小児保健の意義 2．小児の成長発達と健康評価 3．小児の生活と養護 4．小児保健の動向と対策 5．小児保健活動と看護婦の役割 6．その他
小児臨床看護	45	1．病児と家族の理解 2．小児看護の技術 3．疾患と看護 　・患者の経過別看護　　　・主要症状別看護 　・治療，処置別看護　　　・継続看護 4．看護過程の展開 5．その他
母性看護学	90	ひとのもつ種族保存の働き（生殖）とその意義，母性保健活動における看護の役割を理解させ，妊・産・褥婦及び新生児の看護について教授する．
母性看護概論	15	1．母性の概念 2．生殖生理 3．母性看護の変遷 4．母性看護の対象 5．母性看護の機能と役割 6．その他
母性保健	30	1．母性保健の意義 2．母性保健に及ぼす諸因子 3．母性各期の特徴と保健 4．母性保健の動向と対策 5．母性保健活動と看護婦の役割 6．その他
母性臨床看護	45	1．妊・産・褥婦と新生児の理解 2．妊娠，分娩，産褥の経過 3．新生児の生理と異常 4．母性看護の技術 5．妊・産・褥婦と新生児の看護 6．看護過程の展開 7．その他

12-3.（旧）看護婦養成所の運営に関する指導要領　553

科目	時間数	教科内容
臨床実習	720	「基礎看護学」「成人看護学」「老人看護学」「小児看護学」及び「母性看護学」で学んだ理論や方法を臨床場面において体験させ，看護の実践に必要な知識，技術，態度を習得できるよう教授する．
基礎看護	90	
成人看護	} 450	
老人看護		
小児看護	90	
母性看護	90	

選択必修科目

科目	時間数	教科内容
選択必修科目	120	各養成所の特殊性が出せるよう「専門基礎科目」と「専門科目」のうちから選択して，講義又は実習の時間を設定し，教授すること．

別表3　機械器具，標本及び模型

品名	数量	品名	数量
ベッド		酸素吸入装置	1
成人用ベッド（ギャッジベッド，高さ30	学生5人に1	吸入器	1
cmを含む）		心電計	1
小児用ベッド	2	煮沸消毒器	1
新生児用ベッド	2	消毒缶	各種
未熟児用保育器	1	手術用手洗い用具一式	各種
床頭台	ベッド数	小手術用機械器具一式	1
オーバーベッドテーブル	ベッド数	整形外科用器具一式	各種
診察台，椅子	各1	機能訓練用具	
患者用移送車	1	車椅子	各種
担架	1	歩行補助具	各種
ふとん一式	2	自助具	各種
実習用モデル人形		各種リネン類	各種
看護実習モデル人形	学生10人に1	標本及び模型	各1
注射訓練モデル	1	人体解剖	
気管内挿管訓練モデル	1	人体骨格	
外科用包帯人形	1	血液循環系統	
導尿訓練モデル	2	頭骨分解	
浣腸訓練モデル	2	心臓解剖	
乳房マッサージ訓練モデル	1	呼吸器	
沐浴用人形	学生5人に1	消化器	
ファントーム	1	脳及び神経系	
看護用具等		筋肉	
洗髪車	1	皮膚裁断	
清拭車	1	目，耳の構造	
沐浴用浴槽	学生5人に1	歯の構造	
排泄用具一式	各種	鼻腔，咽頭，喉頭の構造	
処置用具等		腎臓及び泌尿器系	
包交車	1	骨盤径線	
診察用具一式	1	妊娠子宮	
計測器一式	1	胎児発育順序	
救急処置用器材一式（人工呼吸器含む）	1	受胎原理	
注射用具一式	各種	視聴覚器材等	各1
経管栄養用具一式	1	VTR装置一式	
浣腸用具一式	各種	教材用ビデオテープ	
洗浄用具一式	各種	スライド映写機	
シャーカステン	1	オーバーヘッドプロジェクター	
処置台またはワゴン	ベッド数		

資料12-4　（旧）看護婦養成所の運営に関する指導要領

○看護婦養成所の運営に関する指導要領等について

昭和45年6月2日　医発第629号
各都道府県知事宛　厚生省医務局長通知
改正　昭和49年4月11日医発第405号

　今般，看護婦養成所の運営ならびに指定申請等の指導の参考資料として別紙「看護婦養成所の運営に関する指導要領」および「看護婦養成所指定申請書等記載要領」を作成したから送付する．
　今後，これらの指導に際しては，指定規則を基本とし，本要領を参考とされたい．
〔別紙〕
　　　　看護婦養成所の運営に関する指導要領
　看護婦養成所（以下「養成所」という．）の運営に関する指導については，保健婦助産婦看護婦法（昭和23年法律第203号，以下「法」という．）及び保健婦助産婦看護婦学校養成所指定規則（昭和26年文部・厚生省令第1号，以下「指定規則」という．）に定めるもののほか，この要領の定めるところによる．

第1　課程の定義

この要領における課程の定義は，次のとおりであること．
(1)　「3年課程」とは，指定規則第7条第1項に規定する課程をいう．
(2)　「3年課程（定時制）」とは，指定規則第7条第1項に規定する課程で，定時制により4年間の教育を行うものをいう．
(3)　「2年課程」とは，指定規則第7条第2項に規定する課程をいう．
(4)　「2年課程（定時制）」とは，指定規則第7条第2項に規定する課程で，定時制により3年間の教育を行うものをいう．

第2　学則に関する事項

1　学則の設定
　　学則は，養成所ごとに定めること．ただし，保健婦課程，助産婦課程又は准看護婦課程を併設する養成所にあつては，これらの課程を総合して学則を定めてさしつかえないものであること．
2　学則の記載事項
　　学則中には，少なくとも次の事項を記載すること．
(1)　設置目的
(2)　課程（2以上の課程を併設する養成所にあつては，課程の組織）に関する事項
(3)　1学年の定員及び学級の編成並びに総定員に関する事項
(4)　修業年限，学年，学期及び授業を行わない日（以下「休業日」という．）に関する事項
(5)　教育課程及び授業時数に関する事項
(6)　学習の評価及び課程終了の認定に関する事項
(7)　入学，退学，転学，休学及び卒業に関する事項
(8)　教職員の組織に関する事項
(9)　学生の健康管理に関する事項
(10)　授業料，入学料，その他の費用徴収に関する事項
(11)　賞罰に関する事項
(12)　寄宿舎に関する事項
　　なお，学則中には，当該養成所におけるすべての教育課程及び授業時数を明記すること．
3　細則の設定
　　学則中に記載した事項について，必要があると認めるときは，その実施のための細則を定めること．

例　学生の成績評価並びに進級及び卒業の認定
　　健康管理
　　授業料，入学料等の金額及び費用徴収の方法
　　学生の賞罰
　　舎則等

第3　学生に関する事項

1　入学の選考
(1)　入学を希望する者に対しては，入学願書にあわせて，次の書類を提出させること．
　ア　3年課程及び3年課程（定時制）
　　　高等学校の卒業証明書又は卒業見込証明書及び当該高等学校の内申書
　イ　2年課程及び2年課程（定時制）
　　　入学を希望する者が，3年以上准看護婦として業務に従事したことを入学の資格とする場合には，准看護婦免許証の写し，准看護婦学校養成所の内申書，3年以上准看護婦として業務に従事した事実を証する就業証明書（当該業務に従事した施設の長（2以上の施設で業務に従事したときは，それぞれの業務に従事していた施設の長とする．）の発行する証明書をいう．以下同じ．）
　　　入学を希望する者が，高等学校を卒業したことを入学の資格とする場合は，准看護婦免許証の写し，准看護婦学校養成所の内申書（高等学校衛生看護科を卒業した者又は卒業見込者である場合を除く．），高等学校の卒業見込証明書及び当該高等学校の内申書（高等学校衛生看護科を卒業した者又は卒業見込者である場合に限る．）
(2)　入学資格の認定
　ア　入学資格の認定は，法及び指定規則に基づき適正に行うこと．
　イ　2年課程及び2年課程（定時制）の入学資格を認定する場合には，准看護婦免許の取得及び3年以上，准看護婦として業務に従事していた事実を確認すること．
　　　この場合，業務に従事した年限の算定は，別添通知（昭和38年10月11日厚生省医務局長「保健婦助産婦看護婦法第21条第3号の規定による業務従事年限について（通知）」）によること．
　ウ　入学願書の提出時に，准看護婦として業務に従事した期間が3年に満たない者があるときは，入学時に就業証明書を提出させ，その事実を確認すること．
　エ　入学願書の提出時に，准看護婦の免許を取得していない者があるときは，入学時に准看護婦の免許証又は准看護婦籍登録証明書を提示又は提出させ，免許取得の事実を確認すること．
(3)　入学の選考は，(1)により提出された書類，選考のための学力検査の成績等を資料として，適正に行うこと．
2　進級又は卒業
(1)　学生の進級又は卒業は，各学年における学生の成績を評価して，これを認めること．
(2)　欠席日数が各学年の出席すべき日数の3分の1を超える者については，原則として進級又は卒業を認めないこと．
(3)　欠席日数が各学年の出席すべき日数の3分の1以内であつても，各学科及び実習に係る出席時間数が指定規則に定める時間数に満たない者については，時間外における補習又は卒業の延期等の方法によつて必要な補習を行い進級又は卒業を認めること．

第4　教員に関する事項

1　専任教員

(1)　教員は，1の養成所（1の養成所に2以上の課程があるときは，それぞれ一の課程とする．）に限り専任教員となるものであること．

(2)ア　教員は，各学年各学級ごとに配置し，学生の指導に支障をきたさないようにすること．

イ　2以上の課程を併設する養成所にあつては，課程ごとに教務主任を置く必要があること．

(3)　専任教員となることのできる者は，次の各号に該当する者であること．

ア　高等学校若しくは旧制高等女学校を卒業した者又はこれらと同等以上の学力があると認められる者

イ　看護婦学校養成所を卒業した者

ウ　看護婦として3年以上臨床看護に従事した者

エ　専任教員として必要な研修，講習を受けた者又は看護婦の教育に関しこれと同等以上の学識経験を有すると認められる者

2　実習指導者

(1)　学生の実習指導を担当する者（以下「実習指導者」という．）が定められていること．

(2)　3年課程（定時制）にあつては，成人看護学，母性看護学，小児看護学のそれぞれについて専任の実習指導者が当該養成所におかれることが望ましいこと．

(3)　3年課程（定時制）以外の課程にあつては，実習病院の開設者が設置する養成所以外の養成所であつて実習をすべて他の施設に委託する場合には成人看護学，母性看護学，小児看護学のそれぞれについて専任の実習指導者が当該養成所におかれることが望ましいこと．

(4)　実習指導者となることのできる者は，担当する科目について相当の学識経験を有する者であること．

3　その他の教員

(1)　基礎科目の授業は，大学又は短期大学において当該科目を担当している教員によつて行われることが望ましいこと．

(2)　専門科目の授業は，当該科目について相当の学識経験を有する者によつて行われなければならないこと．

(3)　定時制の課程にあつては，厚生補導を担当する専任の教員がおかれることが望ましいこと．

第5　教育に関する事項

1　授業日時数及び休業日

年間の授業日時数及び休業日は原則として次のとおりとすること．

ア　授業日数　定期試験等の日数を含め40週240日

イ　週当り授業時数

3年課程及び2年課程　33時間

3年課程（定時制）24時間

2年課程（定時制）18時間

ウ　夏期，冬期，学年末等における休業日8週程度

2　機械器具，標本，模型及び図書の整備

(1)　教授用及び実習用の機械器具，標本，模型等は，別添参考資料2を標準として整備すること．ただし，3年課程（定時制）にあつては，教室内実習を強化するため参考資料2及び3を参考に視聴覚教材，実習用備品の整備をはかること．

(2)　図書は，1課程あたり基礎科目関係500冊以上，専門教育科目1000冊以上，学術雑誌10種類以上を標準として整備することとし，とくに定時制の課程にあつては自己学習に必要な図書を学生数に応じて充実すること．

(3)　機械器具，標本，模型及び図書は毎年適当数を補充し，整備につとめること．

3　教育実施上の留意事項

(1)　看護教育は，看護に関する専門知識技術の基礎的事項を理解させるとともにその応用能力を養い，あわせて看護婦として必要な人間形成につとめることを目標とするものであること．

(2)　基礎科目は，専門科目の修得に必要な基礎を与えることを目的とするものであること．

(3)　専門科目のうち，医学概論，解剖学，生理学，生化学，薬理学，病理学，微生物学，公衆衛生学，社会福祉及び衛生法規については看護の基礎となる専門的な知識を与えることを目的とするものであること．

(4)　看護学は，看護の対象としての人間像を理解し，看護を行なうために必要な知識及び技術についてその理論を修得させるとともに，実習を通じてこれを実地に体験させ，応用能力を与えることを目的とするものであること．

ア　なお，看護学の授業にあたつては，次の諸点に留意すること．

指定規則別表3及び別表3の2の「看護学内訳」の表は，看護学の標準的内容を示したものであり，実際に教育課程を編成する場合には，これを標準として養成所の実状に応じ，教育効果を最大限に発揮できるよう弾力的に運用してさしつかえないものであること．

イ　臨床実習は，主たる実習施設で行うほか，指定規則別表3及び別表3の2に定める診療科であつて，当該主たる実習施設で実習することができないものは，これらの診療科を有する他の適当な実習病院を選定して効果的な実習を行うことができるよう配慮すること．

また，臨床実習は，病室における実習を中心として計画し，必要に応じて適宜外来実習を行わせること．

ウ　総合実習においては，管理実習を含め，また，若干の症例を選び，可能な限りその経過を追跡し，総合的な看護を体験させるよう配慮すること．なお，2年課程及び2年課程（定時制）の学生については，とくに准看護婦としての業務経験を個別に評価し，効果的な実習を行い得るよう計画を立てるようにすること．

エ　保健所実習においては，家庭における患者の療養状況，家族及び地域社会の健康上の諸問題並びにこれに対する社会的な対応の実状を理解させ，これらを通して病院における看護と公衆衛生看護活動との連けいに関する問題を研究させること．

なお，保健所における実習のほか，地域の実情に応じて，病院保健指導部，事業所，学校，乳幼児施設，母子健康センター，社会福祉施設等関連施設において必要な実習を行い，公衆衛生看護活動を実習させること．

(5)　3年課程（定時制）の教育実施にあたつては，次の諸点に留意すること．

ア　週当り授業時数24時間のうち少なくとも4時間は校内における自己学習の時間とすること．

イ　臨床実習については次によること．

教室外における実習は，原則として昼間に行うものとし各科目ごとに全日実習を含むものとすること．また，3学年以上にわたつて行うこととし，いわゆる集中講義，集中実習の方式をとるものではないこと．

教室内における実習は各科目の実習時間の2分の1をこえてはならないこと．

第6　校舎の施設および設備に関する事項

1　校舎の各室

(1)　各学年の学級の総数に相当する専用教室を有すること．

(2)　看護学の実習教育を行うため必要な設備を有する専用の実習室を有すること．

(3)　異なつた時間帯において2課程以上の学生の教育を同一教室において行う場合には，各課程の学生の自己学習のための施設が設けられていること．

(4)　調理実習室，実験室及び図書室については，他の適当な施設と兼用することはさしつかえないが，施設設備，面積，使用にあたつての時間的制約などからみて教育効果に支障を生ずるおそれがある場合は専用のものとすること．

(5)　学院長室，職員室（教務室を含む．），応接室及び休養

室を有するほか研究室，体育場，講堂等が設置されていることが望ましいこと．
- (6) 定時制の課程にあつては，校舎の各室が学生のため十分利用されるような配慮がなされるとともに，通学する学生のための休憩室，ロッカー，給湯設備等が設けられていることが望ましいこと．

2 教室等の面積
- (1) 専用普通教室の面積は学生1人当りおおむね1.7 m²以上であり，1教室の面積は学生20人以下の場合でも最低34 m²の広さを有すること．
- (2) 実習室の面積は，専らベットを用いて実習する実習室にあつては，おおむね1ベットあたり11.0 m²以上とし，その他の実習室にあつては学生数に応じ，たとえば新生児の沐浴槽，手洗い用流し等を整備できる広さを有すること．なお，実習に要する機械，器具，リネン類を格納する場所を備えること．
  3年課程（定時制）にあつては，専らベットを用いて実習する実習室のほか滅菌操作，消毒法，沐浴技術，その他，各科目別看護の技術を修得できる実習室を附設していること．
- (3) 図書室の面積は，学生の図書閲覧に必要な閲覧机が配置され，かつ図書を格納するために十分な広さを有すること．

3 その他
- (1) 校舎の各室は，採光，換気が適当であり，冬期の暖房設備，手洗，騒音防止等学生の学習環境にふさわしい考慮が払われていること．
- (2) 看護実習室には，給湯，給水等実習に必要な設備が備えられていること．
- (3) 便所及び便器の数は学生数に応じた必要な数が設置されていること．

第7 実習施設に関する事項
1 主たる実習施設の具備すべき条件
  主たる実習施設はおおむね次の条件を具備していること．
- (1) 看護組織が明確に定められていること．
- (2) 健康保険法の規定による療養に要する費用の額の算定方法（昭和33年6月30日厚生省告示第117号）の規定により基準看護，基準寝具，基準給食の承認を受けている病院であること．
- (3) 実習生が利用する病棟には，学生個々の指導を担当できるよう適当な看護婦が配置されていること．
- (4) 養成所に専任の実習指導者が設置されていない場合には，実習施設において適当な指導者を確保できること．
- (5) 看護基準，看護手順等が作成され活用されていること．
- (6) 看護に関する諸記録が適正に行われていること．
- (7) 看護職員に対する現職教育訓練（院内・院外）が計画的に実施されていること．

2 その他の実習施設の具備すべき条件
  主たる実習施設で行うことのできない科目の実習を行う他の実習施設は1に準ずる条件を具備するものであること．

第8 寄宿舎に関する事項
  寄宿舎については入寮を希望する学生全員を収容できる施設を有することが望ましいが，これは全寮制を意味するものではなく，その設置については個々の設置者の方針に基き学生の厚生施設としての効果があがるよう配慮されることが必要である．
  寄宿舎を有する場合には，次の事項を具備していること．
- (1) 1室の居住面積は，床の間及び押入を除き1人当り3.3 m²以上とすること．
- (2) 室ごとの定員は原則として4名以内とし，やむを得ず多人数を1室に居住させる場合は勉学の妨げとならないよう適当な措置を講ずること．
- (3) 浴室，休養室，面会室，娯楽室等が設置されていること

が望ましいこと．
- (4) 寄宿舎の管理体制が確立していること．
    （舎則，管理人，防火，盗難防止など）

参考資料1
保健婦助産婦看護婦法第21条第3号の規定による業務従事年限について

（昭和38年10月11日　医発第1073号
各都道府県知事宛　厚生省医務局長通知）

保健婦助産婦看護婦法第21条第3号の規定により免許を受けた後3年以上業務に従事している准看護婦で文部大臣の指定した看護婦学校又は厚生大臣の指定した看護婦養成所において2年以上修業した者については，看護婦国家試験の受験資格を認めることとされているが，この場合における准看護婦としての業務従事期間の算定は今後次に定めるところにより行うことにされたい．
  なお，貴管下関係機関に対しては，貴職から周知徹底方よろしくお取り計らい願いたい．
記
  准看護婦免許を得，准看護婦として3年以上勤務し，かつその間に延768日以上准看護婦の実際の業務に従事していること．ただし，准看護婦として勤務した月の算定にあたつては，准看護婦として最初に勤務した日の属する月及び最後に勤務を終了した日の属する月は，それぞれ1か月として算定して差支えない．

参考資料2　機械器具，標本，模型の整備の標準
1. 標本および模型

品　名	数　量
人　体　解　剖	1
人　体　骨　格	1
血　液　循　環　系　統	1
頭　骨　分　解	1
心　臓　解　剖	1
呼　　吸　　器	1
消　　化　　器	1
脳　及　び　神　経　系	1
筋　　　　　肉	1
皮　　膚　細　断	1
目　耳　の　構　造	1
歯　の　構　造	1
鼻腔，咽頭，喉頭の構造	1
腎　臓　及　び　泌　尿　器　系	1
骨　盤　径　線	1
妊　娠　子　宮	1
胎　児　発　育　順　序	1
受　胎　調　節　指　導	1
受　胎　原　理	1
人体寄生虫並に寄生状態	1
小　児　糞　便	1
トラコーマ，結膜炎	1
歯　槽　膿　漏	1
病　　原　　菌	1

12-4.（旧）看護婦養成所の運営に関する指導要領　　557

2. **看護学教育用機械器具**（同時に授業を行う学生数を標準としたもの）

品　名	数　量
※ギャッジベット（含マットレス, 枕, 毛布）	1
※普通ベット（　〃　）	学生5名に1台
小児用ベット（　〃　）	1
新生児用ベット（　〃　）	1
※未熟児用保育器	1
床頭台, 椅子	大人用ベットと同数
オーバーベットテーブル	上に同
※実習モデル人形	1
胃洗滌モデル人形	1
包帯練習人形	1
沐浴用人形	学生5名に1
沐浴用浴槽	上に同
身　長　計（大人用, 乳児用）	各1
体　重　計（　〃　）	各1
座　高　計	1
※洗髪車, 清拭車	各1
洗髪用パット	ベット数
バックレスト	〃
離　被　架	〃
車　椅　子	1
※患者輸送車	1
歩行補助器	1
担　　架	1
副　　木	各種
シャーカステン	1
※ファントーム	1
肺　活　量　計	1
握　力　計	1
背　筋　力　計	1
※血　圧　計	各種
骨　盤　計	1
トラウベ聴心器	1
酸　素　流　量　計	1
※酸　素　濃　度　計	1
酸　素　吸　入　装　置	1
ネブライザー	1
円　座, 砂　嚢	各種
診察用器具セット（聴診器, 額帯反射鏡, 舌圧子, 打腱器, 知覚検査用具, 巻尺等）	1

品　名	数　量
各種浣腸用具一式	適当数
各種注射用器具セット（皮下, 静脈, 点滴, 大量皮下等）	〃
検温用具（各種）一式	〃
投薬用トレーセット	〃
洗面, 清拭用具一式	ベット数
乳児沐浴用具一式	沐浴用人形数
調乳用器具一式	適当数
胃洗滌用具一式	〃
各　種　鑷　子	〃
〃　　剪　刀	〃
〃　　カテーテル	〃
〃　　鉗　子	〃
〃　　鈎	〃
耳　鏡, 鼻　鏡	〃
肛　門　鏡, 腟　鏡	〃
煮　沸　消　毒　器	1
ガーゼ消毒鑵	適当数
湯わかし装置	一式
点滴用スタンド	適当数
便器, 尿器架	1
つ　い　た　て	適当数

注　※印は, 3年課程（定時制）が増備すべきもので参考資料3を基準とすること.

その他外科, 産婦人科, 眼科, 歯科, 耳鼻咽喉科における主な治療用機械器具, シーツ, タオル, 各種包帯材料等のリネン類, 尿器, 便器, 温度計, 乾湿度計, 氷枕, 氷嚢等の消耗品を適当数整備すること.

3. **その他**（同時に授業を行う学生数を標準としたもの）

品　名	数　量
映　　写　　機	1
幻　　燈　　機	1
ス　ク　リ　ー　ン	1
テ　ー　プ　レ　コ　ー　ダ　ー	1
ピ　　ア　　ノ	1
顕　　微　　鏡	5名に1台
計　　算　　機	適当数
計　　算　　尺	〃
統　計　用　製　図　用　具	〃

その他化学, 生物学, 体育及び調理実習用機械器具を整備すること.

参考資料3　看護学教育用機械器具（同時に授業を行う学生数を標準としたもの）

品目	数量	品目	数量
※普通ベット	学生3名に1台	電子体温計	1
※ギャッジベット	2	陰圧吸引器	1
※車椅子（片麻痺用, 対麻痺用, 普通）	各種2	持続吸引装置	1
※患者輸送車, 担架	各2	※酸素濃度計	2
※洗髪車	2	酸素テント	1
包交車	2	人工呼吸器（ベネット）	1
※実習モデル人形	学生10名に1	救急用器材一式	1
〃　　　（妊娠）	2	自動蘇生器	1
人工呼吸訓練人形（大人）	2	心音心電計	1
〃　　　（小児）	1	小手術用器機（気管切開, 人工妊娠中絶）	各1
※血圧計	ベット数と同数	器械台	1

移動式照明灯	1	異常産用　〃	1
手術用リネン	各種	乳房マッサージ練習模型	5
抑制帯（衣）	〃	搾乳器（電動式，手動式）	各種
整形外科用器材一式（牽引用具，ギブス用器材等）	〃	※ファントーム	2
		※未熟児用保育器	2
交換輸血用具一式	1	手洗装置	学生10名に1
正常産用器具一式	1	沐浴装置	2

視聴覚教材

品目	数量	品目	数量
VTR 装置一式	1	8ミリ・16ミリ映写機	1
オーバーヘッドプロジェクター	1	プレイヤー	1
カセットテープレコーダー	学生10名に1		

資料12-5　（旧）看護婦養成所の運営に関する指導要領

○看護婦学校養成所指導要領

昭和32年4月5日医発　第204号
（医務局長，文部省大学学術局長発）
各都道府県知事宛

一部改正　昭和33年7月30日医発　第606号
医務局長，文部省大学学術局長発　各都道府県知事宛

一　定義

1　この指導要領において「3年課程」とは，学校教育法第56条または保健婦助産婦看護婦学校養成所指定規則（以下「指定規則」という。）第20条の規定に該当する者を教育するための看護婦学校養成所における課程をいう.

2　この指導要領において「別科2年課程」とは，免許を得た後3年以上業務に従事している准看護婦または高等学校を卒業している准看護婦を教育するために3年課程の看護婦学校養成所に別科として設けられた課程をいう.

3　この指導要領において「単独2年課程」とは，免許を得た後3年以上業務に従事している准看護婦または高等学校を卒業している准看護婦を教育するための看護婦学校養成所における課程をいう.

二　一般的事項

1　学則中に設置目的を明示すること.

2　別科2年課程または単独2年課程の教育は指定規則別表3の2により行うこと.

3　3年課程および別科2年課程を有する看護婦学校養成所にあつては，これらに関して1学則中にあわせて規定すること.

4　准看護婦学校養成所を運営している設置者が単独2年課程を運営するときは，それぞれ独立の学校養成所として運営し，これらに関する学則は別個のものとすること.

三　学生に関する事項

1　学則に定める学生の定員を守ること.

2　入学資格の審査のために次の書類を提出させること.

　(イ)　3年課程
　　　高等学校の卒業証書の写または卒業見込証明書，内申書および健康診断書

　(ロ)　別科2年課程および単独2年課程
　　(1)　免許を得た後3年以上業務に従事している准看護婦については，准看護婦免許証の写，准看護婦学校養成所の内申書，健康診断書および就業准看護婦名簿（やむを得ないときは施設の長の発行する証明書）に基き都道府県知事が発行する就業証明書

　　(2)　高等学校卒業の准看護婦については，准看護婦免許証の写，准看護婦学校養成所の内申書，高等学校の卒業証書の写，または卒業見込証明書および健康診断書

3　入学の選考は適正に行なうこと.

4　入学および転入学は学年のはじめに行なうこと.

5　学生としての身分に合致した処遇をすること.

6　夏期，冬期，学年末などにおける休業日は年間35日程度とすること.

7(イ)　欠席日数が当該学年の出席すべき日数の1/3をこえる者については進級または卒業を認めないこと.

　(ロ)　学年において欠席日数が出席すべき日数の1/3以内であって20日をこえる者については，卒業を延期する等の方法により授業（学科および実習）を補うことが望ましいこと.

8　健康診断の実施，疾病の予防措置等学生の保健衛生に必要な措置を講ずること.

四　教員および事務職員に関する事項

1　3年課程と別科2年課程を有するときは専任教員は5名以上とし，うち1名を教育に関する主任者とすること.

2　実習施設の各病棟には看護の臨床指導を担当する教員を置くこと.

3　原則として専任の事務職員を置くこと.

五　教室，実習室などに関する事項

1　1教室の面積は学生1人当り0.5坪以上とすること.

2　3年課程と別科2年課程を有するときは4以上の専用教室を有すること. なお，実習室は兼用してもさしつかえないこと.

六　授業に関する事項

1　指定規則に定める学科課程の外，国語，外国語，音楽，体育等一般教科目の授業の実施が望ましいこと.

2　学科は昼間に行ない，授業時間は各学年度に適正に配分すること.

3　臨床実習における夜間の実習は少なくとも前夜および後夜についてそれぞれ1週間継続して行うこと.

七　器具，器械，標本，模型および図書に関する事項

1　少なくとも別表にかかげる器具，器械を備えること.

2　骨格，筋模型解剖図表，その他必要な教材を備えること.

3　医学および看護学に関する専門図書ならびに社会学，心理学，教育学，その他一般教育科目に関する参考図書を備えること.

八　実習施設に関する事項

1　主たる実習施設の実習を行う病室は，指定規則による各科毎に区分されていること.

2　各病棟においては学生が教室において学習したことを実地に応用するために必要な設備および備品が整備されていること.

3　給食設備が整備されていること.

4　医師の許可があつた場合を除くほか，患者が個人附添人を依頼しないようになつていること.

九　寄宿舎に関する事項

1　学生1人当りの居住面積は1坪以上とすること.

2　室ごとの定員数は原則として4名以内とし，やむを得ず多人数を1室に居住させる場合は，勉学の妨げとならないよう適当な措置を講ずること.

3　夜間実習の学生のためになるべく特別な寝室を設けること. ただし，寄宿舎と実習施設との間に相当の距離がある等，やむを得ない事情がある場合は，実習施設内に設けてもさしつかえないこと.

4　洗面所および便所は学生の数に応じて不自由のないよう整備すること.

5　休養，面会，および娯楽に必要な場所を設けること.

6　舎監をおくことが望ましいこと.

（別表）看護婦学校養成所用実習室備付品目表
（1学級の学生15名として最小限度）

品　　　名	個数	注
ベッド	3	
小児用ベッド	1	
床頭台	3	
椅子	3	
踏台	3	
衝立（スクリーン)	1	
ベット用小箒	3	
マットレス	3	
マットレスカバー	3	
大シーツ	9	
横シーツ	3	
スプレッド	3	
毛布	6	
布団	4	大人用一組, 小児用一組
綿毛布	3	
ゴムシーツ	3	
枕	6	小 3
枕カバー	6	小 3
寝衣	6	
洗濯袋	3	
浴用タオル	3	
小タオル	3	
予防衣	3	
包帯材料	各種	
副木材料	〃	
抑制材料	〃	
湿布材料	〃	
湿布シボリ器	1	
洗面器	3	
石鹸入	3	
小洗面器	1	
ピッチャー	3	
沐浴用タライ	1	
膿盤	3	
含嗽用コップ	3	
舌圧子	3	
歯ブラシ	3	
捲綿子	3	
櫛	3	
頭髪ブラシ	3	
氷枕	3	
氷枕カバー	3	
氷嚢つり	1	
氷嚢	3	
湯タンポ	3	
湯タンポカバー	3	
ゴム円座	3	
膝枕	3	
砂嚢	2	
かいろ	2	
かいろカバー	3	
便器	3	
尿器	3	女子用　1
便器及び尿器カバー	各3	
離被架	1	
手洗ブラシ	3	
瓶洗ブラシ	2	大　　小
食事用器具	1	
薬盃	5	
さじ	3	
吸呑または吸呑管	3	
計量器	各種	
患者記録表	3組	
剃刀	1	
雑はさみ	1	
廻診鏡	1	
反射鏡	1	
打腱器	1	
懐中電灯	1	
聴診器	1	
巻尺	1	
握力計	1	
知覚計	1	
体温計	3	各種
浴用温度計	1	
アルコールランプ	1	
白金耳	1	
尿コップ	1	
蓄尿器	1	
シャーレ	3	
コルベン	2	大小
試験管	若干	
スライドグラス	若干	
注射筒	各種	（大量皮下注射を含む）
注射針	各種	
消毒用薬品	若干	
酒精綿入れ	1	
肘枕およびゴム管	各1	
洗眼瓶	1	
吸入器	1	一揃
受水器	1	
点眼スポイド	1	
胃洗浄用ロート	1	
胃管カテーテル	1	
大膿盤	1	
石鹸浣腸用イリゲーター	1	
イリゲーター用スタンド	1	
ゴム管	1	
ゴム手袋	若干	
ガラス連絡管	各種	
直腸管	1	
グリセリン浣腸器	1	
グリセリン用容器	1	
カテーテル	各種	
クレンメ	1	
コッヘル鉗子	2	
麦粒鉗子	2	
解剖鑷子	1組	大中小
有鈎鑷子	1組	大中小
鉗子立	1	
煮沸消毒器	1	
ガーゼ消毒缶	1	
バケツ罐	3	
汚物罐形	1	
人形	2	大人, 小児
人形用衣服おむつ	各1組	
哺乳瓶, 乳首	各2	

資料13-1 ## 看護師等養成所の運営に関する手引き
（平成27年3月31日廃止，指導ガイドラインへ）

○看護師等養成所の運営に関する
手引きについて

（　　　　　　　　平成13年1月5日看第1号）
（最終改正　平成23年3月29日医政看発0329第7号）

各都道府県衛生部（局）長宛
厚生労働省医政局看護課長発

　保健師助産師看護師法及び看護師等の人材確保の促進に関する法律の一部を改正する法律（平成21年法律第78号）により改正された保健師助産師看護師法（昭和23年法律第203号）が平成22年4月から施行され，保健師及び助産師の基礎教育における修業年限について，それぞれ「6か月以上」から「1年以上」に延長されました．
　厚生労働省においては，平成21年4月から開催された「看護教育の内容と方法に関する検討会」にて，新たな修業年限にふさわしい教育内容等について検討を行い，昨年11月に保健師教育及び助産師教育のカリキュラムの改正案が取りまとめられ，本年1月には当該取りまとめを受けて保健師助産師看護師学校養成所指定規則（昭和26年文部省・厚生省令第1号）の一部改正を行いました．また，同検討会では，本年2月28日に「看護教育の内容と方法に関する検討会報告書」が取りまとめられたところです．
　今般，当該報告書を踏まえ，「看護師等養成所の運営に関する手引き」（平成13年1月5日付け看発第1号厚生省健康政策局看護課長通知）の一部を別紙のとおり改正することといたしましたので，御了知いただくとともに，貴管内の養成所への周知に関して御協力をお願いします．
　なお，以下の通知は廃止することといたします．
・「助産師，看護師教育の技術項目の卒業時の到達度」について（平成20年2月8日医政看発第0208001号厚生労働省医政局看護課長通知）
・「保健師教育の技術項目の卒業時の到達度」について（平成20年9月19日医政看発第0919001号厚生労働省医政局看護課長通知）

看護師等養成所の運営に関する手引き

第1　名称に関する事項
　養成所であることを示すものとし，他のものと紛らわしい名称を使用しないこと．

第2　学則に関する事項
　次のような事項について学則の細則を定めること．
　例　入学の選考
　　　成績評価及び卒業の認定
　　　健康管理
　　　教職員の所掌事務
　　　諸会議の運営
　　　検定料，入学料，授業料等の金額及び費用徴収の方法

第3　学生に関する事項
1　入学資格の確認
(1)　外国における看護師教育を修了し，保健師養成所又は助産師養成所への入学を希望する者については，厚生労働大臣が看護師国家試験の受験資格を認めた場合に限り，入学資格を有するものであるので留意されたいこと．
(2)　学校教育法（昭和22年法律第26号）第57条又は第90条

に該当するか疑義のある者については，当該養成所のみで判断することなく，都道府県担当課等に確認すること．
(3)　2年課程，2年課程（定時制）及び2年課程（通信制）の入学資格については，以下の点に留意されたいこと．
　ア　指導要領第3-1-(2)-イ-(イ)及び第3-1-(2)-ウ-(イ)の就業証明書とは，当該業務に従事した施設の長（2以上の施設で業務に従事したときは，従事した施設すべての長）の発行する証明書をいうものであること．
　イ　准看護師として業務に従事した月数（2年課程及び2年課程（定時制）については36か月以上，2年課程（通信制）については120か月以上であること．）の算定に当たっては，准看護師として最初に勤務した日の属する月及び最後に勤務を終了した日の属する月は，それぞれ1か月として算定して差し支えないこと．
　ウ　学校教育法第90条の規定により大学に入学することのできる者（高等学校又は中等教育学校を卒業した者を除く．）であって准看護師であるものは，高等学校又は中等教育学校を卒業した准看護師と同様に2年課程及び2年課程（定時制）の入学資格を有するものであること．
　エ　入学を認める際は，准看護師籍への登録が行われているかどうかの確認を徹底して行うこと．
　　なお，学校教育法第90条の規定により大学に入学することのできる者については，入学時に准看護師免許証又は准看護師籍登録証明書を提示又は提出することができないものであっても，入学時に免許申請がなされていることを確認した場合は，准看護師免許を取得した者とみなして当面入学させて差し支えないこと．この場合においては，准看護師籍への登録が完了し次第准看護師免許証の確認を行うこと．
2　入学の選考
　入学の選考にかかわりのない書類（戸籍抄本，家族調書等）は提出させないこと．

第4　教員に関する事項
1　専任教員及び教務主任
(1)　指導要領第4-1-(1)，(2)，(3)及び(4)の教育に関する科目とは，教育の本質・目標，心身の発達と学習の過程，教育の方法・技術及び教科教育法に関する科目のうちから，合計4単位以上をいうこと．
(2)　専任教員の採用に当たっては，保健師，助産師又は看護師の業務から5年以上離れている者は好ましくないこと．
(3)　指導要領第4-1-(9)前段の趣旨は，講義（2年課程（通信制）において行う印刷教材を送付又は指定し，主としてこれにより学修させる授業及び主として放送その他これに準ずるものの視聴により学修させる授業を除く．以下同じ．）1時間を担当するには準備等に2時間程度を要することから，1人の専任教員が担当できる1週間当たりの講義時間数の標準を15時間としたものであること．また，実習を担当する場合にあっては，実習3時間に対し1時間程度の準備等を要すると考えられるので，講義及び実習の担当時間を計画する際の目安とされたいこと．
(4)　学生の生活相談，カウンセリング等を行う者が定められていることが望ましいこと．
2　実習指導教員
(1)　実習指導教員は，保健師養成所にあっては保健師，助産師養成所にあっては助産師，看護師養成所にあっては保健師，助産師または看護師，准看護師養成所にあっては保健師，助産師，看護師または准看護師とすること．
(2)　臨地実習において，同一期間で実習施設が多数に及ぶ場合

は実習施設数を踏まえ適当数確保することが望ましいこと.

3 その他の教員

(1) 看護師養成所における基礎分野の授業は,大学において当該分野を担当している教員によって行われることが望ましいこと.

(2) 各科目を担当する教員は,経歴,専門分野等を十分に考慮して選任すること.

第5 教育に関する事項

1 各科目について,授業要綱,実習要綱及び実習指導要綱を作成すること.

2 授業要綱,実習要綱及び実習指導要綱の作成に当たっては,保健師養成所にあっては別表1を,助産師養成所にあっては別表2を,看護師養成所にあっては別表3及び別表3-2を参照すること.

3 1週間当たりの授業時間数は,全日制の場合は30時間程度,定時制の場合は15時間から20時間程度とすること.

4 1日当たりの授業時間数は,6時間程度を上限とすること.ただし,実習の時間数については,実習病院等の運営の都合上やむを得ない場合にあっては,6時間を超えることがあっても差し支えないこと.

5 保健師養成所又は助産師養成所においては,看護師養成所で履修した教育内容との重複を避け,保健師又は助産師の実践活動の基礎となる知識についての内容を精選すること.

6 助産学実習において,分べん第1期のアセスメント及び支援ができ,分べん介助の途中で吸引分べん,鉗子分べんに移行した場合は,1回の分べんとして算入して差し支えないこと.

7 指導要領第5-4-(1)における実践活動の場以外で行う学習については,学習の目的,内容及び時間数を実習指導要綱等で明確にすること.

8 准看護師養成所の講義については,1時間の授業時間につき休憩10分程度を含めて差し支えないこと.また,実習については,1時間を60分とすること.

9 准看護師養成所においては,学科試験,施設見学,実習オリエンテーション等,各科目の教育目的を達成するのに必要な講義又は実習以外に要する時間数は,指定規則に定める当該科目の時間数の1割以内として当該科目の時間数内に算入できるものとする.

第6 施設設備に関する事項

1 学校長室,教員室,事務室,応接室,研究室,視聴覚教室,教材室,面接室,会議室,休養室,印刷室,更衣室,倉庫,体育場及び講堂を有することが望ましいこと.

2 2以上の養成所又は課程を併設する場合においては,共用とする施設設備は機能的に配置し,かつ,養成所又は課程ごとにまとまりを持たせること.また,総定員を考慮し教育環境を整備すること.

第7 実習施設等に関する事項

1 指導要領第7-1の実習指導者として必要な研修とは,厚生労働省若しくは都道府県が実施している実習指導者講習会又はこれに準ずるものをいうこと.

2 実習施設には,実習生の更衣室及び休憩室が準備されているとともに,実習効果を高めるため討議室が設けられていることが望ましいこと.

3 実習施設には,実習に必要な看護用具が整備,充実されていること.

4 実習施設は,原則として養成所が所在する都道府県内にあること.

5 実習病院が同時に受け入れることのできる学生数は,看護単位ごとに10名を限度とすること.従って,多数の学校又は養成所が実習を行う場合には,全体の実習計画の調整が必要であること.

6 保健師養成所における実習施設としては,市町村及び保健所以外に,病院,診療所,訪問看護ステーション,精神保健福祉センターその他の社会福祉施設,学校,事業所等を適宜

含めること.

7 助産師養成所における実習施設としては,病院,診療所,助産所以外に,保健所,市町村保健センター,母子健康センター等を適宜含めること.

8 看護師養成所及び准看護師養成所における実習施設としては,病院,診療所以外に,訪問看護ステーション,保健所,市町村保健センター,精神保健福祉センター,助産所,介護老人保健施設,地域包括支援センター,介護老人福祉施設,保育所その他の社会福祉施設等を適宜含めること.

9 指導要領第7-4-(2)及び第7-5-(2)にいう主たる実習施設の条件の詳細については,次の事項に配慮すること.

(1) 「看護組織が明確に定められていること.」とは,次のことを意味すること.

ア 組織の中で看護部門が独立して位置づけられていること.

イ 看護部門としての方針が明確であること.

ウ 看護部門の各職階及び職種の業務分担が明確であること.

エ 看護師の院内教育,学生の実習指導を調整する責任者が明記されていること.

(2) 「看護基準が作成され,活用されていること.」とは,次のことを意味すること.

患者個々の看護計画を立案する上で基本とするため,看護基準(各施設が提供できる看護内容を基準化し文章化したもの)が使用しやすいよう配慮し作成され,常時活用されていること.さらに,評価され見直されていること.

(3) 「看護手順が作成され,活用されていること.」とは,次のことを意味すること.

看護を提供する場合に必要な看護行為別の看護手順(各施設で行われる看護業務を順序立て,一連の流れとして標準化し,文章化したもの)が作成され,常時活用されていること.さらに,評価され見直されていること.

(4) 「看護に関する諸記録が適正に行われていること.」とは,次のことを意味すること.

ア 看護記録(患者の症状,観察事項等,患者の反応を中心とした看護の過程(計画,実施,実施後の評価)を記録したもの)が正確に作成されていること.

イ 各患者に対する医療の内容が正確に,かつ確実に記録されていること.

ウ 患者のケアに関するカンファレンスが行われ,記録が正確に作成されていること.

第8 寄宿舎に関する事項

学生の厚生施設として,必要に応じて寄宿舎を有すること.

第9 管理及び維持経営に関する事項

1 運営経費において,講師謝金,図書費等のほか,必要に応じて,機械器具費,専任教員の研修費等を計上すること.

2 指導要領第8-4の評価については,「看護師等養成所の教育活動等に関する自己評価指針作成検討会」報告書(平成15年7月25日)等を参照すること.

第10 2年課程(通信制)に関する事項

2年課程(通信制)の運営に関する指導については,第1から第9までに定めるもののほか,次によること.

1 教育に関する事項

(1) 通信学習

通信学習の実施にあたり以下の点に留意すること.

ア 印刷教材による授業及び放送授業等の実施に当たっては,定期的に添削等による指導を行うこと.

イ 印刷教材による授業及び放送授業については,その教科内容の修得の程度を1単位ごとにレポートの提出,試験等による評価を行うことを標準とし,単位認定を行うこと.

(2) 臨地実習

臨地実習の実施にあっては以下の点に留意すること.

ア 臨地実習は,各専門領域の通信学習を終えてから行うこと.臨地実習のうち基礎看護学は他の専門領域の基礎であ

るため，他の専門領域の臨地実習の前に履修させること.
イ　病院見学実習を行う実習施設については，各専門領域ごとに1施設以上，当該養成所が所在する同一都道府県内に確保すること.
ウ　学生の居住地が広域にわたる場合は，学生の利便性を考慮し実習施設を確保すること. また，施設及び実習時期の決定にあたっては，当該学生の意向に十分配慮すること.
エ　実習施設の決定にあたっては，原則として現に学生が勤務している施設以外の病院を選定すること. やむを得ず，実習施設が現に学生が勤務している病院となった場合には，通常勤務している病棟と異なる病棟で実習を行う等の教育上の配慮を行うこと.
オ　面接授業については，学生の受講の便宜を図るため，教室・実習室等の代替施設及び授業の実施に必要な機械器具を確保できる場合については，養成所以外の施設においても行えることとする.

（3）　教育実施上の留意事項
ア　講義は，試験等を含め年間を通じて適切に行うこと.
イ　郵便事情等による不測の事態への対処方針を定めておくこと.

2　施設設備に関する事項
（1）　面接授業の実施に必要な教室，実習室等の施設・設備を有すること. なお，既存の課程に併設する場合は兼用することができる.
（2）　視聴覚教室等の教室，図書室及び機械器具等については，学生の自己学習の便を図るよう配慮すること. また，図書室の管理については，学生が在宅での学習に支障を来さぬよう，貸し出し等の業務を適切に行うこと.
（3）　学生の自己学習の便宜を図るため，図書，視聴覚教材，ビデオ等の再生機器及びインターネットの環境を整備したコンピューター等の機材等の整備を行うこと.

別表1　保健師に求められる実践能力と卒業時の到達目標と到達度
■「個人／家族」：個人や家族を対象とした卒業時の到達度
■「集団／地域」：集団（自治会の住民，要介護高齢者集団，管理的集団，小学校のクラス等）や地域（自治体，事業所，学校等）の人々を対象とした卒業時の到達度
■卒業時の到達度レベル
Ⅰ：少しの助言で自立して実施できる
Ⅱ：指導の下で実施できる（指導保健師や教員の指導の下で実施できる）
Ⅲ：学内演習で実施できる（事例等を用いて模擬的に計画を立てることができる又は実施できる）
Ⅳ：知識として分かる

実践能力	卒業時の到達目標				到達度	
	大項目	中項目		小項目	個人/家族	集団/地域
Ⅰ. 地域の健康課題の明確化と計画・立案する能力	1. 地域の健康課題を明らかにし，解決・改善策を計画・立案する	A. 地域の人々の生活と健康を多角的・継続的にアセスメントする	1	身体的・精神的・社会文化的側面から客観的・主観的情報を収集し，アセスメントする	Ⅰ	Ⅰ
			2	社会資源について情報収集し，アセスメントする	Ⅰ	Ⅰ
			3	自然及び生活環境（気候・公害等）について情報を収集し，アセスメントする	Ⅰ	Ⅰ
			4	対象者及び対象者の属する集団を全体として捉え，アセスメントする	Ⅰ	Ⅰ
			5	健康問題を持つ当事者の視点を踏まえてアセスメントする	Ⅰ	Ⅰ
			6	系統的・経時的に情報を収集し，継続してアセスメントする	Ⅰ	Ⅰ
			7	収集した情報をアセスメントし，地域特性を見いだす	Ⅰ	Ⅰ
		B. 地域の顕在的，潜在的健康課題を見いだす	8	顕在化している健康課題を明確化する	Ⅰ	Ⅰ
			9	健康課題を持ちながらそれを認識していない・表出しない・表出できない人々を見いだす	Ⅰ	Ⅱ
			10	潜在化している健康課題を見出し，今後起こり得る健康課題を予測する	Ⅰ	Ⅱ
			11	地域の人々の持つ力（健康課題に気づき，解決・改善，健康増進する能力）を見いだす	Ⅰ	Ⅰ
		C. 地域の健康課題に対する支援を計画・立案する	12	健康課題について優先順位を付ける	Ⅰ	Ⅰ
			13	健康課題に対する解決・改善に向けた目的・目標を設定する	Ⅰ	Ⅰ
			14	地域の人々に適した支援方法を選択する	Ⅰ	Ⅰ
			15	目標達成の手順を明確にし，実施計画を立案する	Ⅰ	Ⅰ
			16	評価の項目・方法・時期を設定する	Ⅰ	Ⅰ
Ⅱ. 地域の健康増進能力を高める個人・家族・集団・組織への継続的支援と協働・組織活動及び評価する能力	2. 地域の人々と協働して，健康課題を解決・改善し，健康増進能力を高める	D. 活動を展開する	17	地域の人々の生命・健康，人間としての尊厳と権利を守る	Ⅰ	Ⅰ
			18	地域の人々の生活と文化に配慮した活動を行う	Ⅰ	Ⅰ
			19	プライバシーに配慮し，個人情報の収集・管理を適切に行う	Ⅰ	Ⅰ
			20	地域の人々の持つ力を引き出すよう支援する	Ⅰ	Ⅱ

能力	目標		No.	項目		
			21	地域の人々が意思決定できるよう支援する	II	II
			22	訪問・相談による支援を行う	I	II
			23	健康教育による支援を行う	I	II
			24	地域組織・当事者グループ等を育成する支援を行う	／	III
			25	活用できる社会資源及び協働できる機関・人材について，情報提供をする	I	I
			26	支援目的に応じて社会資源を活用する	II	II
			27	当事者と関係職種・機関でチームを組織する	II	II
			28	個人／家族支援，組織的アプローチ等を組み合わせて活用する	II	II
			29	法律や条例等を踏まえて活動する	I	I
			30	目的に基づいて活動を記録する	I	I
		E. 地域の人々・関係者・機関と協働する	31	協働するためのコミュニケーションをとりながら信頼関係を築く	I	II
			32	必要な情報と活動目的を共有する	I	II
			33	互いの役割を認め合い，ともに活動する	II	II
		F. 活動を評価・フォローアップする	34	活動の評価を行う	I	I
			35	評価結果を活動にフィードバックする	I	I
			36	継続した活動が必要な対象を判断する	I	I
			37	必要な対象に継続した活動を行う	II	II
III. 地域の健康危機管理能力	3. 地域の健康危機管理を行う	G. 健康危機管理の体制を整え予防策を講じる	38	健康危機（感染症・虐待・DV・自殺・災害等）への予防策を講じる	II	III
			39	生活環境の整備・改善について提案する	III	III
			40	広域的な健康危機（災害・感染症等）管理体制を整える	III	III
			41	健康危機についての予防教育活動を行う	II	II
		H. 健康危機の発生時に対応する	42	健康危機（感染症・虐待・DV・自殺・災害等）に迅速に対応する	III	III
			43	健康危機情報を迅速に把握する体制を整える	IV	IV
			44	関係者及び関係機関との連絡調整を行い，役割を明確化する	III	III
			45	医療提供システムを効果的に活用する	IV	IV
			46	健康危機の原因究明を行い，解決・改善策を講じる	IV	IV
			47	健康被害の拡大を防止する	IV	IV
		I. 健康危機発生後からの回復期に対応する	48	健康回復に向けた支援（PTSD対応・生活環境の復興等）を行う	IV	IV
			49	健康危機への対応と管理体制を評価し，再構築する	IV	IV
IV. 地域の健康水準を高める社会資源開発・システム化・施策化する能力	4. 地域の人々の健康を保障するために，生活と健康に関する社会資源の公平な利用と分配を促進する	J. 社会資源を開発する	50	活用できる社会資源とその利用上の問題を見いだす	I	
			51	地域の人々が組織や社会の変革に主体的に参画できるような場，機会，方法等を提供する	III	
			52	地域の人々や関係する部署・機関の間にネットワークを構築する	III	
			53	必要な地域組織やサービスを資源として開発する	III	
		K. システム化する	54	健康課題の解決のためにシステム化の必要性をアセスメントする	I	
			55	関係機関や地域の人々との協働によるシステム化の方法を見いだす	III	
			56	仕組みが包括的に機能しているか評価する	III	
		L. 施策化する	57	組織（行政・事業所・学校等）の基本方針・基本計画との整合性を図りながら施策を理解する	III	
			58	施策の根拠となる法や条例等を理解する	III	

13-1. 看護師等養成所の運営に関する手引き　565

			59	施策化に必要な情報を収集する	I
			60	施策化が必要である根拠について資料化する	I
			61	施策化の必要性を地域の人々や関係する部署・機関に対し根拠に基づいて説明する	III
			62	施策化のために，関係する部署・機関と協議・交渉する	III
			63	地域の人々の特性・ニーズに基づく施策を立案する	III
		M．社会資源を管理・活用する	64	予算の仕組みを理解し，根拠に基づき予算案を作成する	III
			65	施策の実施に向けて関係する部署・機関と協働し，活動内容及び人材の調整（配置・確保等）を行う	III
			66	施策や活動，事業の成果を公表し，説明する	III
			67	保健・医療・福祉サービスが公平・円滑に提供されるよう継続的に評価・改善する	III
V．専門的自律と継続的な質の向上能力	5．保健・医療・福祉及び社会に関する最新の知識・技術を主体的・継続的に学び，実践の質を向上させる	N．研究の成果を活用する	68	研究成果を実践に活用し，健康課題の解決・改善の方法を生み出す	III
			69	社会情勢と地域の健康課題に応じた保健師活動の研究・開発を行う	III
		O．継続的に学ぶ	70	社会情勢・知識・技術を主体的，継続的に学ぶ	I
		P．保健師としての責任を果たす	71	保健師としての責任を果たしていくための自己の課題を見いだす	IV

別表2　助産師に求められる実践能力と卒業時の到達目標と到達度
■卒業時の到達度レベル
I：少しの助言で自立して実施できる
II：指導の下で実施できる
III：学内演習で実施できる
IV：知識として分かる

実践能力	卒業時の到達目標				到達度
	大項目	中項目		小項目	
I．助産における倫理的課題に対応する能力	1．母子の命の尊重		1	母体の意味を理解し，保護する	II
			2	子どもあるいは胎児の権利を擁護する	II
			3	母子両者に関わる倫理的課題に対応する	II
II．マタニティケア能力	2．妊娠期の診断とケア	A．妊婦と家族の健康状態に関する診断とケア	4	時期に応じた妊娠の診断方法を選択する	I
			5	妊娠時期を診断（現在の妊娠週数）する	I
			6	妊娠経過を診断する	I
			7	妊婦の心理・社会的側面を診断する	I
			8	安定した妊娠生活の維持について診断する	I
			9	妊婦の意思決定や嗜好を考慮した日常生活上のケアを行う	I
			10	妊婦や家族への出産準備・親準備を支援する	I
			11	現在の妊娠経過から分べん・産じょくを予測し，支援する	I
			12	流早産・胎内死亡など心理的危機に直面した妊産婦と家族のケアを行う	II
		B．出生前診断に関わる支援	13	最新の科学的根拠に基づいた情報を妊婦や家族に提示する	II
			14	出生前診断を考える妊婦の意思決定過程を支援する	III
	3．分べん期の診断とケア	C．正常分べん	15	分べん開始を診断する	I
			16	分べんの進行状態を診断する	I
			17	産婦と胎児の健康状態を診断する	I
			18	分べん進行に伴う産婦と家族のケアを行う	I
			19	経腟分べんを介助する	I
			20	出生直後の母子接触・早期授乳を支援する	I

		21	産婦の分べん想起と出産体験理解を支援する	II
		22	分べん進行に伴う異常発生を予測し，予防的に行動する	I
	D. 異常状態	23	異常発生時の観察と判断をもとに行動する	II
		24	異常発生時の判断と必要な介入を行う	
			（1）骨盤出口部の拡大体位をとる	I
			（2）会陰の切開及び裂傷後の縫合を行う	III
			（3）新生児を蘇生させる	III
			（4）正常範囲を超える出血への処置を行う	III
			（5）子癇発作時の処置を行う	IV
			（6）緊急時の骨盤位分べんを介助する	IV
			（7）急速遂娩術を介助する	II
			（8）帝王切開前後のケアを行う	II
		25	児の異常に対する産婦，家族への支援を行う	IV
		26	異常状態と他施設搬送の必要性を判断する	IV
4．産じょく期の診断とケア	E. じょく婦の診断とケア	27	産じょく経過における身体的回復を診断する	I
		28	じょく婦の心理・社会的側面を診断する	I
		29	産後うつ症状を早期に発見し，支援する	II
		30	じょく婦のセルフケア能力を高める支援を行う	I
		31	育児に必要な基本的知識を提供し，技術支援を行う	I
		32	新生児と母親・父親並びに家族のアタッチメント形成を支援する	I
		33	産じょく復古が阻害されるか否かを予測し，予防的ケアを行う	I
		34	生後1か月までの母子の健康状態を予測する	I
		35	生後1か月間の母子の健康診査を行う	I
		36	1か月健康診査の結果に基づいて母子と家族を支援し，フォローアップする	II
		37	母乳育児に関する母親に必要な知識を提供する	I
		38	母乳育児に関する適切な授乳技術を提供し，乳房ケアを行う	II
		39	母乳育児を行えない／行わない母親を支援する	I
		40	母子愛着形成の障害，児の虐待ハイリスク要因を早期に発見し，支援する	III
	F. 新生児の診断とケア	41	出生後24時間までの新生児の診断とケアを行う	I
		42	生後1か月までの新生児の診断とケアを行う	I
	G. ハイリスク母子のケア	43	両親の心理的危機を支援する	II
		44	両親のアタッチメント形成に向けて支援する	I
		45	NICUにおける新生児と両親を支援する	IV
		46	次回妊娠計画への情報提供と支援を行う	II
5．出産・育児期の家族ケア		47	出生児を迎えた生活環境や生活背景をアセスメントする	I
		48	家族メンバー全体の健康状態と発達課題をアセスメントする	I
		49	新しい家族システムの成立とその変化をアセスメントする	II
		50	家族間の人間関係をアセスメントし，支援する	II
		51	地域社会の資源や機関を活用できるよう支援する	II
6．地域母子保健におけるケア		52	保健・医療・福祉関係者と連携する	II
		53	地域の特性と母子保健事業をアセスメントする	II
		54	地域組織・当事者グループ等のネットワークに参加し，グループを支援する	IV
		55	災害時の母子への支援を行う	IV

	7. 助産業務管理	H. 法的規定	56	保健師助産師看護師法等に基づく助産師の業務管理を行う	IV
		I. 周産期医療システムと助産	57	周産期医療システムの運用と地域連携を行う	IV
			58	場に応じた助産業務管理を実践する	
				（1）病院における助産業務管理を実践する	IV
				（2）診療所における助産業務管理を実践する	IV
				（3）助産所における助産業務管理を実践する	IV
III. 性と生殖のケア能力	8. ライフステージ各期の性と生殖のケア（マタニティステージを除く）	J. 思春期の男女への支援	59	思春期のセクシュアリティ発達を支援する	III
			60	妊娠可能性のあるケースへの対応と支援を行う	IV
			61	二次性徴の早・遅発ケースの対応と支援を行う	IV
			62	月経障害の緩和と生活支援をする	III
			63	性感染症予防とDV予防を啓発する	IV
			64	家族的支援と教育関係者及び専門職と連携し支援する	IV
		K. 女性とパートナーに対する支援	65	家族計画（受胎調節法を含む）に関する選択・実地を支援する	I
			66	健康的な性と生殖への発達支援と自己決定を尊重する	IV
			67	DV（性暴力等）の予防と被害相談者への対応，支援を行う	IV
			68	性感染症罹患のアセスメント・支援及び予防に関する啓発活動を，他機関と連携して行う	IV
			69	生活自立困難なケースへ妊娠・出産・育児に関する社会資源の情報を提供し，支援する	IV
		L. 不妊の悩みを持つ女性と家族に対する支援	70	不妊治療を受けている女性・夫婦・カップル等を理解し，自己決定を支援する	IV
			71	不妊検査・治療等の情報を提供し，資源活用を支援する	IV
			72	家族を含めた支援と他機関との連携を行う	IV
		M. 中高年女性に対する支援	73	健康的なセクシュアリティ維持に関する支援と啓発を行う	III
			74	中高年の生殖器系に関する健康障害を予防し，日常生活を支援する	IV
			75	加齢に伴う生殖器系の健康管理とQOLを支援する	IV
IV. 専門的自律能力	9. 助産師としてのアイデンティティの形成		76	助産師としてのアイデンティティを形成する	I

別表3 看護師に求められる実践能力と卒業時の到達目標

※実践については，看護職員や教員の指導の下で行う

看護師の実践能力	構成要素		卒業時の到達目標
I群 ヒューマンケアの基本的な能力	A. 対象の理解	1	人体の構造と機能について理解する
		2	人の誕生から死までの生涯各期の成長・発達・加齢の特徴を理解する
		3	対象者を身体的・心理的・社会的・文化的側面から理解する
	B. 実施する看護についての説明責任	4	実施する看護の根拠・目的・方法について相手に分かるように説明する
		5	自らの役割の範囲を認識し説明する
		6	自らの現在の能力を超えると判断する場合は，適切な人に助言を求める
	C. 倫理的な看護実践	7	対象者のプライバシーや個人情報を保護する
		8	対象者の価値観，生活習慣，慣習，信条等を尊重する
		9	対象者の尊厳や人権を守り，擁護的立場で行動することの重要性を理解する
		10	対象者の選択権及び自己決定を尊重する
		11	組織の倫理規定及び行動規範に従って行動する
	D. 援助的関係の形成	12	対象者と自分の境界を尊重しながら援助的関係を維持する
		13	対人技法を用いて，対象者と援助的なコミュニケーションをとる
		14	対象者に必要な情報を対象者に合わせた方法で提供する

		15	対象者からの質問・要請に誠実に対応する
Ⅱ群 根拠に基づき，看護を計画的に実践する能力	E. アセスメント	16	健康状態のアセスメントに必要な客観的・主観的情報を収集する
		17	情報を整理し，分析・解釈・統合し，課題を抽出する
	F. 計画	18	対象者及びチームメンバーと協力しながら実施可能な看護計画を立案する
		19	根拠に基づいた個別的な看護を計画する
	G. 実施	20	計画した看護を対象者の反応を捉えながら実施する
		21	計画した看護を安全・安楽・自立に留意し実施する
		22	看護援助技術を対象者の状態に合わせて適切に実施する
		23	予測しない状況の変化について指導者又はスタッフに報告する
		24	実施した看護と対象者の反応を記録する
	H. 評価	25	予測した成果と照らし合わせて，実施した看護の結果を評価する
		26	評価に基づいて計画の修正をする
Ⅲ群 健康の保持増進，疾病の予防，健康の回復にかかわる実践能力	I. 健康の保持・増進，疾病の予防	27	生涯各期における健康の保持増進や疾病予防における看護の役割を理解する
		28	環境の変化が健康に及ぼす影響と予防策について理解する
		29	健康増進と健康教育のために必要な資源を理解する
		30	対象者及び家族に合わせて必要な保健指導を実施する
		31	妊娠・出産・育児に関わる援助の方法を理解する
	J. 急激な健康状態の変化にある対象への看護	32	急激な変化状態（周手術期や急激な病状の変化，救命処置を必要としている等）にある人の病態と治療について理解する
		33	急激な変化状態にある人に治療が及ぼす影響について理解する
		34	対象者の健康状態や治療を踏まえ，看護の優先順位を理解する
		35	状態の急激な変化に備え，基本的な救急救命処置の方法を理解する
		36	状態の変化に対処することを理解し，症状の変化について迅速に報告する
		37	合併症予防の療養生活を支援をする
		38	日常生活の自立に向けたリハビリテーションを支援する
		39	対象者の心理を理解し，状況を受けとめられるように支援する
	K. 慢性的な変化にある対象への看護	40	慢性的経過をたどる人の病態と治療について理解する
		41	慢性的経過をたどる人に治療が及ぼす影響について理解する
		42	対象者及び家族が健康障害を受容していく過程を支援する
		43	必要な治療計画を生活の中に取り入れられるよう支援する（患者教育）
		44	必要な治療を継続できるようなソーシャルサポートについて理解する
		45	急性増悪の予防に向けて継続的に観察する
		46	慢性的な健康障害を有しながらの生活の質（QOL）向上に向けて支援する
	L. 終末期にある対象への看護	47	死の受容過程を理解し，その人らしく過ごせる支援方法を理解する
		48	終末期にある人の治療と苦痛を理解し，緩和方法を理解する
		49	看取りをする家族をチームで支援することの重要性を理解する
Ⅳ群 ケア環境とチーム体制を理解し活用する能力	M. 看護専門職の役割	50	看護職の役割と機能を理解する
		51	看護師としての自らの役割と機能を理解する
	N. 看護チームにおける委譲と責務	52	看護師は法的範囲に従って仕事を他者（看護補助者等）に委任することを理解する
		53	看護師が委任した仕事について様々な側面から他者を支援することを理解する
		54	仕事を部分的に他者に委任する場合においても，自らに説明義務や責任があることを理解する
	O. 安全なケア環境の確保	55	医療安全の基本的な考え方と看護師の役割について理解する
		56	リスク・マネジメントの方法について理解する
		57	治療薬の安全な管理について理解する
		58	感染防止の手順を遵守する
		59	関係法規及び各種ガイドラインに従って行動する
	P. 保健・医療・福祉チームにおける多職種との協働	60	保健・医療・福祉チームにおける看護師及び他職種の機能・役割を理解する
		61	対象者をとりまく保健・医療・福祉関係者間の協働の必要性について理解する

13-1. 看護師等養成所の運営に関する手引き　　569

		62	対象者をとりまくチームメンバー間で報告・連絡・相談等を行う
		63	対象者に関するケアについての意思決定は，チームメンバーとともに行う
		64	チームメンバーとともにケアを評価し，再検討する
	Q．保健・医療・福祉システムにおける看護の役割	65	看護を実践する場における組織の機能と役割について理解する
		66	保健・医療・福祉システムと看護の役割を理解する
		67	国際的観点から医療・看護の役割を理解する
		68	保健・医療・福祉の動向と課題を理解する
		69	様々な場における保健・医療・福祉の連携について理解する
Ⅴ群 専門職者として研鑽し続ける基本能力	R．継続的な学習	70	看護実践における自らの課題に取り組むことの重要性を理解する
		71	継続的に自分の能力の維持・向上に努める
	S．看護の質の改善に向けた活動	72	看護の質の向上に向けて看護師として専門性を発展させていく重要性を理解する
		73	看護実践に研究成果を活用することの重要性を理解する

別表 3-2　看護師教育の技術項目と卒業時の到達度
■卒業時の到達度レベル
Ⅰ：単独で実施できる
Ⅱ：指導の下で実施できる
Ⅲ：学内演習で実施できる
Ⅳ：知識として分かる

項　目		技術の種類	卒業時の到達度
1．環境調整技術	1	患者にとって快適な病床環境をつくることができる	Ⅰ
	2	基本的なベッドメーキングができる	Ⅰ
	3	臥床患者のリネン交換ができる	Ⅱ
2．食事の援助技術	4	患者の状態に合わせて食事介助ができる（嚥下障害のある患者を除く）	Ⅰ
	5	患者の食事摂取状況（食行動，摂取方法，摂取量）をアセスメントできる	Ⅰ
	6	経管栄養法を受けている患者の観察ができる	Ⅰ
	7	患者の栄養状態をアセスメントできる	Ⅱ
	8	患者の疾患に応じた食事内容が指導できる	Ⅱ
	9	患者の個別性を反映した食生活の改善を計画できる	Ⅱ
	10	患者に対して，経鼻胃チューブからの流動食の注入ができる	Ⅱ
	11	モデル人形での経鼻胃チューブの挿入・確認ができる	Ⅲ
	12	電解質データの基準値からの逸脱が分かる	Ⅳ
	13	患者の食生活上の改善点が分かる	Ⅳ
3．排泄援助技術	14	自然な排便を促すための援助ができる	Ⅰ
	15	自然な排尿を促すための援助ができる	Ⅰ
	16	患者に合わせた便器・尿器を選択し，排泄援助ができる	Ⅰ
	17	膀胱留置カテーテルを挿入している患者の観察ができる	Ⅰ
	18	ポータブルトイレでの患者の排泄援助ができる	Ⅱ
	19	患者のおむつ交換ができる	Ⅱ
	20	失禁をしている患者のケアができる	Ⅱ
	21	膀胱留置カテーテルを挿入している患者のカテーテル固定，カテーテル管理，感染予防の管理ができる	Ⅱ
	22	モデル人形に導尿又は膀胱留置カテーテルの挿入ができる	Ⅲ
	23	モデル人形にグリセリン浣腸ができる	Ⅲ
	24	失禁をしている患者の皮膚粘膜の保護が分かる	Ⅳ
	25	基本的な摘便の方法・実施上の留意点が分かる	Ⅳ
	26	ストーマを造設した患者の一般的な生活上の留意点が分かる	Ⅳ
4．活動・休息援助技術	27	患者を車椅子で移送できる	Ⅰ
	28	患者の歩行・移動介助ができる	Ⅰ

	29	廃用症候群のリスクをアセスメントできる	I
	30	入眠・睡眠を意識した日中の活動の援助ができる	I
	31	患者の睡眠状況をアセスメントし，基本的な入眠を促す援助を計画できる	I
	32	臥床患者の体位変換ができる	II
	33	患者の機能に合わせてベッドから車椅子への移乗ができる	II
	34	廃用症候群予防のための自動・他動運動ができる	II
	35	目的に応じた安静保持の援助ができる	II
	36	体動制限による苦痛を緩和できる	II
	37	患者をベッドからストレッチャーへ移乗できる	II
	38	患者のストレッチャー移送ができる	II
	39	関節可動域訓練ができる	II
	40	廃用症候群予防のための呼吸機能を高める援助が分かる	IV
5．清潔・衣生活援助技術	41	入浴が生体に及ぼす影響を理解し，入浴前・中・後の観察ができる	I
	42	患者の状態に合わせた足浴・手浴ができる	I
	43	清拭援助を通して患者の観察ができる	I
	44	洗髪援助を通して患者の観察ができる	I
	45	口腔ケアを通して患者の観察ができる	I
	46	患者が身だしなみを整えるための援助ができる	I
	47	持続静脈内点滴注射を実施していない臥床患者の寝衣交換ができる	I
	48	入浴の介助ができる	II
	49	陰部の清潔保持の援助ができる	II
	50	臥床患者の清拭ができる	II
	51	臥床患者の洗髪ができる	II
	52	意識障害のない患者の口腔ケアができる	II
	53	患者の病態・機能に合わせた口腔ケアを計画できる	II
	54	持続静脈内点滴注射実施中の患者の寝衣交換ができる	II
	55	沐浴が実施できる	II
6．呼吸・循環を整える技術	56	酸素吸入療法を受けている患者の観察ができる	I
	57	患者の状態に合わせた温罨法・冷罨法が実施できる	I
	58	患者の自覚症状に配慮しながら体温調節の援助ができる	I
	59	末梢循環を促進するための部分浴・罨法・マッサージができる	I
	60	酸素吸入療法が実施できる	II
	61	気道内加湿ができる	II
	62	モデル人形で口腔内・鼻腔内吸引が実施できる	III
	63	モデル人形で気管内吸引ができる	III
	64	モデル人形あるいは学生間で体位ドレナージを実施できる	III
	65	酸素ボンベの操作ができる	III
	66	気管内吸引時の観察点が分かる	IV
	67	酸素の危険性を認識し，安全管理の必要性が分かる	IV
	68	人工呼吸器装着中の患者の観察点が分かる	IV
	69	低圧胸腔内持続吸引中の患者の観察点が分かる	IV
	70	循環機能のアセスメントの視点が分かる	IV
7．創傷管理技術	71	患者の褥創発生の危険をアセスメントできる	I
	72	褥創予防のためのケアが計画できる	II
	73	褥創予防のためのケアが実施できる	II
	74	患者の創傷の観察ができる	II
	75	学生間で基本的な包帯法が実施できる	III
	76	創傷処置のための無菌操作ができる（ドレーン類の挿入部の処置も含む）	III

13-1. 看護師等養成所の運営に関する手引き　571

	77	創傷処置に用いられる代表的な消毒薬の特徴が分かる	IV
8．与薬の技術	78	経口薬（バッカル錠・内服薬・舌下錠）の服薬後の観察ができる	II
	79	経皮・外用薬の投与前後の観察ができる	II
	80	直腸内与薬の投与前後の観察ができる	II
	81	点滴静脈内注射をうけている患者の観察点が分かる	II
	82	モデル人形に直腸内与薬が実施できる	III
	83	点滴静脈内注射の輸液の管理ができる	III
	84	モデル人形又は学生間で皮下注射が実施できる	III
	85	モデル人形又は学生間で筋肉内注射が実施できる	III
	86	モデル人形に点滴静脈内注射が実施できる	III
	87	輸液ポンプの基本的な操作ができる	III
	88	経口薬の種類と服用方法が分かる	IV
	89	経皮・外用薬の与薬方法が分かる	IV
	90	中心静脈内栄養を受けている患者の観察点が分かる	IV
	91	皮内注射後の観察点が分かる	IV
	92	皮下注射後の観察点が分かる	IV
	93	筋肉内注射後の観察点が分かる	IV
	94	静脈内注射の実施方法が分かる	IV
	95	薬理作用を踏まえた静脈内注射の危険性が分かる	IV
	96	静脈内注射実施中の異常な状態が分かる	IV
	97	抗生物質を投与されている患者の観察点が分かる	IV
	98	インシュリン製剤の種類に応じた投与方法が分かる	IV
	99	インシュリン製剤を投与されている患者の観察点が分かる	IV
	100	麻薬を投与されている患者の観察点が分かる	IV
	101	薬剤等の管理（毒薬・劇薬・麻薬・血液製剤を含む）方法が分かる	IV
	102	輸血が生体に及ぼす影響をふまえ，輸血前・中・後の観察点が分かる	IV
9．救命救急処置技術	103	緊急なことが生じた場合にはチームメンバーへの応援要請ができる	I
	104	患者の意識状態を観察できる	II
	105	モデル人形で気道確保が正しくできる	III
	106	モデル人形で人工呼吸が正しく実施できる	III
	107	モデル人形で閉鎖式心マッサージが正しく実施できる	III
	108	除細動の原理がわかりモデル人形に AED を用いて正しく実施できる	III
	109	意識レベルの把握方法が分かる	IV
	110	止血法の原理が分かる	IV
10．症状・生体機能管理技術	111	バイタルサインが正確に測定できる	I
	112	正確に身体計測ができる	I
	113	患者の一般状態の変化に気付くことができる	I
	114	系統的な症状の観察ができる	II
	115	バイタルサイン・身体測定データ・症状等から患者の状態をアセスメントできる	II
	116	目的に合わせた採尿の方法を理解し，尿検体の正しい取扱いができる	II
	117	簡易血糖測定ができる	II
	118	正確な検査を行うための患者の準備ができる	II
	119	検査の介助ができる	II
	120	検査後の安静保持の援助ができる	II
	121	検査前・中・後の観察ができる	II
	122	モデル人形又は学生間で静脈血採血が実施できる	III
	123	血液検査の目的を理解し，目的に合わせた血液検体の取り扱い方が分かる	IV
	124	身体侵襲を伴う検査の目的及び方法並びに検査が生体に及ぼす影響が分かる	IV

11. 感染予防技術	125	スタンダード・プリコーション（標準予防策）に基づく手洗いが実施できる	I
	126	必要な防護用具（手袋，ゴーグル，ガウン等）の装着ができる	II
	127	使用した器具の感染防止の取扱いができる	II
	128	感染性廃棄物の取り扱いができる	II
	129	無菌操作が確実にできる	II
	130	針刺し事故防止の対策が実施できる	II
	131	針刺し事故後の感染防止の方法が分かる	IV
12. 安全管理の技術	132	インシデント・アクシデントが発生した場合には，速やかに報告できる	I
	133	災害が発生した場合には，指示に従って行動がとれる	I
	134	患者を誤認しないための防止策を実施できる	I
	135	患者の機能や行動特性に合わせて療養環境を安全に整えることができる	II
	136	患者の機能や行動特性に合わせて転倒・転落・外傷予防ができる	II
	137	放射線暴露の防止のための行動がとれる	II
	138	誤薬防止の手順に沿った与薬ができる	III
	139	人体へのリスクの大きい薬剤の暴露の危険性及び予防策が分かる	IV
13. 安楽確保の技術	140	患者の状態に合わせて安楽に体位を保持することができる	II
	141	患者の安楽を促進するためのケアができる	II
	142	患者の精神的安寧を保つための工夫を計画できる	II

資料13-2 **（旧）看護婦養成所の運営に関する手引き**

○看護婦等養成所の運営に関する
手引きについて

$$\left(\begin{array}{l}\text{平成元年5月17日看第15号}\\\text{改正　平成8年1月8日看第1号}\end{array}\right)$$

各都道府県衛生主管部（局）長宛
厚生省健康政策局看護課長通知

看護婦養成所の運営に関する手引き

　看護婦養成所（以下「養成所」という．）の運営については，保健婦助産婦看護婦法（昭和23年法律第203号．以下「法」という．），保健婦助産婦看護婦学校養成所指定規則（昭和26年文部・厚生省令第1号．以下「指定規則」という．）及び看護婦養成所の運営に関する指導要領（以下「指導要領」という．）に定めるもののほか，本手引きによるものとする．

第1　名称に関する事項
　看護婦養成所であることを示すものとし，他のものと紛らわしい名称を使用しないこと．

第2　学則に関する事項
1．学則の中には，次の事項を記載すること．
　(1) 設置の目的
　(2) 名称
　(3) 位置
　(4) 課程名
　(5) 1学年の入学定員及び学級の編成並びに総定員に関する事項
　(6) 修業年限，学年，学期及び授業を行わない日に関する事項
　(7) 教育課程及び授業時間数に関する事項
　(8) 学習の評価及び課程の修了の認定に関する事項
　(9) 入学，退学，転学，休学及び卒業に関する事項
　(10) 教職員の組織に関する事項
　(11) 運営を行う会議に関する事項
　(12) 学生の健康管理に関する事項
　(13) 授業料，入学料，その他の費用徴収に関する事項
　(14) 賞罰に関する事項
2．学則中に記載した事項の細部については，必要に応じ細則を定めること．
　例）入学者の選考
　　　成績評価，進級及び卒業の認定
　　　健康管理
　　　教職員の所掌事務
　　　諸会議の運営
　　　検定料，入学金，授業料等の金額及び費用徴収の方法
　　　学生の賞罰等

第3　学生に関する事項
1．出願時の提出書類
　入学を希望する者に対しては，入学願書に次の書類を添付させること．
　(1) 3年課程及び3年課程（定時制）
　　学校教育法第56条第1項の規定により大学に入学することのできる者であることを証明できる書類等
　ア．高等学校を卒業した者にあっては，高等学校の卒業証明書又は卒業見込証明書及び当該高等学校の成績証明書
　イ．学校教育法施行規則第69条第4号に該当する者にあっ

ては，大学入学資格検定合格証書又は合格証明書
　(2) 2年課程，2年課程（定時制）及び2年課程（通信制）
　ア．免許を得た後3年以上業務に従事している准看護婦の場合は，
　　(ア) 准看護婦免許証の写
　　(イ) 准看護婦として3年以上業務に従事した就業証明書（当該業務に従事した施設の長（2以上の施設で業務に従事したときは，それぞれの業務に従事している施設の長）の発行する証明書をいう．）
　　(ウ) 准看護婦養成所の成績証明書
　イ．高等学校を卒業している准看護婦の場合は，
　　(ア) 高等学校の卒業証明書又は卒業見込証明書
　　(イ) 准看護婦免許証の写
　　(ウ) 准看護婦学校養成所の成績証明書
　(3) 入学の選考にかかわりのない書類（例えば，戸籍抄本，家族調書等）は，提出させないこと．
2．入学資格の認定
　(1) 学校教育法第56条第1項の規定により大学に入学することのできる者（高等学校を卒業した者を除く．）であって准看護婦であるものは，高等学校を卒業した准看護婦と同様に入学資格を有するものであること．
　(2) 外国における学校教育を修了した者等の入学を認めるに際し，指定規則等に照らして疑義がある場合には，当該養成所のみの判断でなく，関係機関と協議すること．
　(3) 2年課程，2年課程（定時制）及び2年課程（通信制）の入学を認める際は，准看護婦籍への登録が行われているかどうかの確認を徹底して行うこと．
　　なお，学校教育法第56条第1項の規定により大学に入学することのできる者については，入学時に免許申請がなされていることを確認した場合は，准看護婦免許を取得した者とみなして当面入学させて差し支えないこと．この場合においては准看護婦籍への登録が完了次第免許証の確認を行うこと．
3．入学の選考
　(1) 入学の選考は1．により提出された書類，選考のための学力検査の成績等を資料として，適正に行うこと．
　(2) 入学の選考に当たっては，看護職員としての適性を十分に考慮すること．
　(3) 看護職員としての能力や適性にかかわりのない事項（例えば，身長，体重，家族関係等）によって入学を制限しないこと．

第4　教員に関する事項
1．専任教員及び教務主任
　(1) 指導要領第4-1-(1)-ウの看護婦としての業務年数は，病院での従事年数3年以上を含むものとすること．
　(2) 指導要領第4-1-(1)-エの必要な研修を受けた者は，次の者をいうこと．
　ア．厚生省看護研修研究センターの看護教員養成課程修了者
　イ．国立公衆衛生院の専攻課程看護コース修了者
　ウ．厚生省が委託実施している看護教員養成講習会修了者
　エ．厚生省が認定している看護教員養成講習会修了者
　(3) 保健又は看護の教科の高等学校教諭の免許状を有している者については，指導要領第4-1-(1)-エに該当しないこと．
　(4) 看護にかかわる業務をはなれて5年以上経ている者は，専任教員として好ましくないこと．
　(5) 指導要領第4-1-(4)前段の趣旨は，講義（2年課程（通信制）において行う印刷教材を送付又は指定し，主としてこれにより学修させる授業及び主として放送その他これに準

ずるものの視聴により学修させる授業を除く. 以下同じ.)
1時間を担当するには準備時間等に2時間程度を要することから、1人の専任教員が担当できる1週間当たりの講義時間数の標準を15時間としたものである. 実習を担当する場合にあっては、実習3時間に対し1時間程度の準備時間等を要すると考えられるので、講義及び実習の担当時間を計画する際の目安とされたいこと.
(6) 専任教員は、学会等に参加するなど自己研鑽に努めること.
(7) 専任教員の構成は、年齢、実務経験を考慮し、各教員が基礎看護学、成人看護学、老人看護学、小児看護学及び母性看護学等の専門性が発揮できるよう配慮すること.
(8) 実習病院の数が多施設にわたる場合は、専任教員又は実習指導者を増員することが望ましいこと.
(9) 2年課程(定時制)を夜間の授業時間で行う場合は、専任教員又は実習指導者を増員することが望ましいこと.
(10) 2以上の課程を併設する養成所であって養成所の長が兼任である場合は、各課程を統括する専任の職員を置くことが望ましいこと.
2. 実習指導者
指導要領第4-3-(1)の実習指導者として必要な研修とは、厚生省が実施している実習指導者講習会又はこれに準ずるものをいうこと.
3. その他の教員
(1) 基礎科目の授業は、大学又は短期大学において当該科目を担当している教員によって行われることが望ましいこと.
(2) 各科目を担当する教員は、経歴、専門分野を十分に考慮して選任すること.
(3) 学生の生活相談等を担当する職員を置くことが望ましいこと.

第5 教育に関する事項

1. 授業時間数
(1) 講義については、1時間の授業時間につき休憩10分程度を含めて差し支えないこと.
(2) 実習については、1時間を60分とすること.
(3) 1日当たりの授業時間数は6時間程度とすること.
(4) 1週間当たりの授業時間数は、全日制の場合は、30時間程度とすること.
(5) 1週間当たりの授業時間数は、定時制の場合は、15～20時間とすること.
(6) 教育目標を達成するために各養成所が設定する学科試験、行事、特別講義等の時間は、指定規則に定める時間数の1割程度とすること.
2. 教育実施上の留意事項
(1) 看護婦教育の目標
看護婦教育の目標は、看護婦として看護を行うために必要な対象(小児、成人、老人)、母性の理解、基礎的知識と技術を習得し、併せて進展する医療に対応できる応用能力、問題解決能力を身に付けることである.
(2) 教育計画上の留意事項
ア. 各科目の授業については、心身両面の疾患をもった対象の看護が理解できるよう、基礎科目、専門基礎科目及び専門科目と関連づけて効果的に教育計画を作成すること.
イ. 専門科目の各科目については、それぞれの教育内容が含まれるよう配慮するとともに、授業の担当については医師及び看護婦の分担を十分に考慮すること.
ウ. 集中講義、集中実習の計画は避け、できるだけ講義と実習を並行、あるいは交互に組み入れることが望ましいこと.
エ. 各科目については「授業要綱」、「実習要綱」及び「実習指導要綱」を作成すること.
オ. 臨床実習については、次のことを考慮すること.
(ア) 臨床実習の開始までには、臨床実習の目的と内容に照らし必要な基本的技術が習得できるよう、講義の時間の中で校内実習や教材等を活用した演習を十分に行うこと.

(イ) 同一科目の臨床実習の科目が2施設以上にわたる場合は、各学生の実習内容に差を生じないよう、教育計画を配慮すること.
(ウ) 保健、福祉との連携並びに継続看護等を理解させるため、「臨床実習」の場として、保健所、保育所、乳幼児施設、母子健康センター、学校、事業所及び社会福祉施設等を適宜含めることが望ましいこと.
なお、病院以外での臨床実習は、指定規則に定める時間数の1割程度とすること.

第6 施設設備に関する事項

1. 土地、建物の所有等
(1) 土地、建物は、設置者の所有であることを原則とすること.
ただし、貸借関係が長期にわたるものであり、恒久的に学校運営ができる場合は、この限りではないこと.
(2) 教育環境について配慮がなされていること.
(3) 校舎は、独立した建物であることが望ましいこと.
ただし、やむを得ず、他施設と併設する場合は、養成所の運営上制約を受けることのないよう配慮すること.
2. 教室等
(1) 各室の配置は、各室の関連と利便を配慮すること.
(2) 実習室内の配置においては、清潔を保つ必要のある部分とその他の部分とは、区分して配慮すること.
(3) 化学実験室と調理実習室は、同一の部屋を両者として使用することはできないこと.
(4) 学校長室、教員室、事務室、応接室、研究室、視聴覚教室、教材室、面接室、会議室、休養室、印刷室、更衣室、便所、倉庫、体育場、講堂を有することが望ましいこと.
(5) 自施設に体育場がない場合は、隣接した場所に体育場を確保すること.
(6) 他の課程を併設する養成所においては、課程毎に専用とすべき部分以外は兼用して差し支えないが、課程毎にまとまりがあり、かつ、機能的な配置とすること. また、総定員を考慮し教育環境を整備すること.
3. 機械器具、標本及び模型
(1) 指導要領別表3に掲げるものの具体的内容については、別表を標準として機械器具、標本及び模型を整備すること.
(2) 看護用具は、定員数、実習病院の看護内容等を考慮して補充すること.

第7 実習施設に関する事項

1. 実習病院として、基礎看護、成人看護、老人看護、小児看護及び母性看護の実習を行う病院を確保すること. また、精神病棟又は精神病院の確保に努めること.
2. 指導要領第7にいう主たる実習病院の要件の詳細については、次の事項に配慮すること.
(1) 「看護組織が明確に定められていること.」とは、次のことを意味すること.
ア. 病院組織の中で看護部門が独立して位置づけられていること.
イ. 看護部門としての方針が明確であること.
ウ. 看護部門の各職階及び職種の業務分担が明確であること.
(2) 「看護基準が作成され活用されていること.」とは、次のことを意味すること.
患者個々の看護計画を立案する上で基本とするため、看護基準(各医療施設が提供できる看護内容を疾患別、症状別に基準化し、文章化したもの)が使用しやすいよう配慮して作成され、常時活用されていること.
(3) 「看護手順が作成され活用されていること.」とは、次のことを意味すること.
看護を提供する場合に必要な看護行為別の看護手順(各医療施設で行われる看護業務を順序立て、一連の流れとして標準化し、文章化したもの)が作成され、常時活用されていること.
(4) 「看護に関する諸記録が適正に行われていること.」とは、

次のことを意味すること.
　ア．看護記録（患者の症状，観察事項等，患者の反応を中心とした看護の過程（計画，実施，実施後の評価）を記録したもの）が正確に作成されていること.
　イ．各患者に対する医師の指示が正確に，かつ確実に記録されていること.
　(5)　学生の指導を担当できる実習指導者とは，指導要領第4-3実習指導者と同様であること.
　(6)　実習生が臨床実習に必要な看護用具が整備，充実されていること.
　(7)　実習生の更衣室，休憩室が準備されていること.
3．主たる実習病院の定床数については，原則として200床以上とすること.
　　200床を欠ける場合においても，指導要領第7にいう主たる実習病院の要件を満たしていること.
4．実習病院が同時に受け入れることのできる学生数は，看護単位毎に10名を限度とすること. 従って，多数の学校養成所が実習する場合は，全体の実習計画の調整が必要であること.
5．母性実習を行う実習病院は，原則として年間分娩件数が250例以上であること.
　　250例を欠く場合には，地域での産院，産科診療所で，実習指導者の確保できるものを別途確保しておくこと.
6．実習病院（二年課程（通信制）に係るものを除く. 7において同じ.）の数は，原則として2又は3施設であることが望ましいこと.
7．実習病院は，原則として養成所の所在地の都道府県内にあること.

第8　寄宿舎に関する事項
　学生の厚生施設として，必要に応じ寄宿舎を有すること.

第9　管理及び維持経営に関する事項
1．養成所運営に関係する職員の所掌事務及び組織，養成所運営に関する諸会議が，学則に基づいた細則に規定されていること.
2．養成所運営に関する諸書類が保管されていること.
3．運営経費において講師謝金，図書費等のほか必要に応じ機械器具費，専任教員の研修費等を計上すること.

索引

欧文

accreditation　300,321
ADN to BSN Program　84
ANA(アメリカ看護師協会)　10,98
CAI(computer assisted instruction)　217,305
check list　311
course　82
　―― of study　82
criterion　315
criterion-referenced test　311
curriculum　81
curriculum vivification　85
diagnostic evaluation　302
enquête　311
error　299
evaluation　298
　―― from outside　301
examination marks　297
FD(faculty development)　333,353
FD 診断, 看護学教育における　354
FD 定義, 看護学教育における　354
FD プログラムの目的　359
FD・SD プログラム立案　359
formative evaluation　302
GIO(一般目標)　232,233
guess-who test　313
guided discovery　216
ICN　328
ILO(国際労働機関)の勧告　248
independent discovery　216
information processing　305
initial evaluation　302
in-service education　340
inventory method　311
mistake　299
multiversity　95
NLN(全米看護連盟)　97,98,107
norm　315
norm-referenced test　311
nursing education　3
Off-JT(off-the-job training)　333
OJT(on-the-job training)　333
P-F Study(the picture-association study for assessing reaction to frustration)　313

planned tactics　220
program　82
projective technique　313
questionnaire method　311
rating　297
readiness　212
Reentory Program　84
responsive tactics　220
RN to BSN Program　84
RN to MSN Program　84,105
SBO(行動目標)　232
scale　311
SCT(sentence completion test)　314
SD(staff development)　333,341
SD 法(semantic differential method)　314
self-instructional activity　332
self study　321
sociometric test　313
S-R 理論　210
Ss-R 学習　210
S-S 理論　210
standard　315
Strasser の教授モデル　221
summative evaluation　302
TAT(thematic apperception test)　313
teaching of nursing　3
teaching strategy　220
teaching tactics　220
tutorial system　306
university　95
WHO の看護師養成教育への指摘　12

和文

あ

アンケート　311,312
アンダー・アチーバー　39
アンドラゴジー　14

い

インベントリ　311,312
医療事故防止　349
意志決定　156
1 学級定員　57
一般学校管理　151
一般教育　50,106
　―― の位置づけ　106
　―― の目的, 大学における　106
一般教育と専門教育の関係　107
一般教育と専門教育の類型　108
一般社会学と連字符社会学　15
一般的カリキュラム構成過程　84
一般的教授技術　222
一般目標(GIO)　232
院内教育　333,339
　―― の規定, 日本における　339
　―― の規定, 米国における　340
　―― の定義　341
　―― の目的　341
院内教育プログラムのタイプ　343
院内教育プログラム立案のための 5 要件　341,342

う, え

受け入れ, 教育評価類型　302
演習　214,215,218
　―― の授業計画案　230
　―― の評価　319

お

オーバー・アチーバー　39
横断的個人内評価　314

か

カリキュラム　81
　―― の工学的モデル　85,87
　―― の構成過程　95
　―― の定義の分類　85
　―― の評価　138
　―― の方向, 日本と米国の　87
　―― の羅生門的モデル　86
　―― の類型　110

カリキュラム
　── の類型の調査　98
　── を「作る」ことにかかわる用語
　　　　　　　　　　　　　82
カリキュラム改正　179
カリキュラム改訂の過程　301
カリキュラム開発　83
　── に活用可能な研究成果　84
カリキュラム観の2つの流れ　85
カリキュラム構成　82,84,93
　── に影響する因子　103
カリキュラム構築　83
カリキュラム作成　83
カリキュラム軸　119
　── の抽出過程　122
カリキュラムデザイン　124
カリキュラム編成　84,85
科学的看護論　10
科目等履修生制度　104
家族画　314
課外活動　174
課題学習　214,217
課程の定義　60
絵画統覚検査　313
絵画連想研究　313
階位制　182
外在的評価　301,302
外的条件，学習者の　212
外発的動機づけ　211
各種学校　35,41
学位(学士)　67
学位取得からみた看護職養成教育
　　　　　　　　　　　　　35
学位取得までの主な過程　36
学位授与機関の必要性　70
学士課程の教育理念　97
学習　209,254
学習過程の構造化　136
学習意欲　209
　── と学習活動・学習効果の関係
　　　　　　　　　　　　　211
学習活動　211
学習機能，教育評価の　299
学習形態　209,214
　── の分類　214
学習効果　211
学習指導要領　60,82
学習時系列の調整　137
学習心理学　209,210
　── における学習理論　210
学習調整　286
学習内容
　── の決定　213
　── の配列決定　213
　── の領域　137
学習ニード　334
学習ニード規定　334
学習理論　209

学術雑誌の総数比率　66
学生　5
　── が受け持つ患者の行動　266
　── による授業評価　288
　── の受け持ち患者の権利保障
　　　　　　　　　　　　　274
　── への経済的支援　172
学生数　57
学生収容定員と在籍学生数の比率
　　　　　　　　　　　　　163
学生生活への教育的配慮　171
学力検査　311
学科目制　4
学科目標　129
学科目標設定のための2段階　130
学科目名の命名　133
学校　151
学校管理　147,155
　── の定義　153
学校教育制度　47
　── の必要性　42
学校教育制度領域区分　48
学校教育体系化をはばんできたもの
　　　　　　　　　　　　　44
学校教育体系と職業教育　42
学校教育法　41,442
学校教育法第1条に定められた学校
　　　　　　　　　　　　　35
学校経営　147,151,152
学校経営定義　151,153
学校経営学　151
学校制度　151
学校評価　301
看護　369
　── の営み　8
　── の質保証　274
　── の専門職性　291
看護学　9
　── と看護教育学　15
　── における教育理念　94
　── の自律性の育成　47
　── の体系化　8
　── の独立　47
　── の発展をはばんできた訓令　46
　── の理論化　11
看護学教育　8
　── に関する基準　158
　── の規定　9
　── の教育目的設定　80
　── の主要概念　117
　── の諸問題，看護学教育組織運
　　　営論からみた　158
看護学教育目的　93
看護学教育目的論の位置づけ　80
看護学教育目標　94
看護学教育課程の変遷
　──, 1915年以降　88
　──, 1951年占領下の改革　88

　──, 1968年度からの改善　89
　──, 1989年(平成元)の改正　90
　──, 1996年(平成8)の改正　91
看護学教育課程論　77
看護学教育課程構造　77
看護学教育課程体系化　77
看護学教育組織運営の評価　187
看護学教育組織運営論　147,150
看護学教員　6
　── が知覚する教員のロールモデ
　　　ル行動　354,355
　── の授業評価活動の現状　140
看護学教員養成教育　11
看護学研究者数　27
看護学研究の研究姿勢　27
看護学実習
　──, 学生にとっての　261
　──, 患者にとっての　266
　── における学習活動　261
　── における学習成果　283
　── における学習成果の評価
　　　　　　　　　　　283,284
　── における学生行動を表す概念
　　　　　　　　　　　　　263
　── における学生の学習活動
　　　　　　　　　　　　　262
　── における学生のケア行動
　　　　　　　　　　　　　255
　── における学生の評価視点
　　　　　　　　　　　288,289
　── における教員の存在　257
　── における教員の役割　275
　── における教材　227
　── における教授活動　271
　── における教授活動の評価　287
　── における経験主義　247
　── における形成的評価　285
　── における厳格主義　247
　── における現象の教材化を表す
　　　概念　256
　── における授業過程評価尺度
　　　　　　　　　　　290,291
　── における診断的評価　284
　── における総括的評価　287
　── の授業構造　252
　── の成立要件，授業としての
　　　　　　　　　　　　　254
　── の定義　253
　── の特質　258
　── の評価　283
　── の変遷，看護基礎教育課程に
　　　おける　251
　── を表す概念　280
看護学実習展開論　247
看護学実習場面，業務が学習の中心
　となった　259
看護学実習カンファレンスにおける
　教授活動　279

看護学部の組織機能図 186
看護学部の組織構造図 184,185
看護学校管理 147,149
看護基礎学 16
看護基礎教育課程の構成 79
看護基礎教育課程の定義 79
看護基礎教育の到達目標 98
——, 日本の 100
看護教育 3,5
—— の定義 6
—— の歴史 10
看護教育学
——, 米国の 3
—— の課題 26
—— の教育内容 18
—— の授業構成 18
—— の授業内容 77
—— の定義 1
—— への模索 3
看護教育学研究の成果と蓄積
　　　　　　　　　　　　23
看護教育学研究の領域 23
看護教育学研究モデル 29
看護教育学モデル 1
看護教育経営 13
看護教育制度 33,47
—— と学位 67
—— の特徴 47
—— の成り立ち 33
—— を支える法および関連法規
　　　　　　　　　　　　36
看護教育制度論 33
看護教員 7
看護系大学数の推移 148
看護系大学組織運営評価インベン
　トリ
—— の活用方法 193
—— の限界 196
—— の構成 187
—— の作成過程 192
—— の特徴 187
看護系大学組織運営評価インベント
　リ大学版 188
看護系大学組織運営評価インベント
　リ短期大学版 190
看護継続教育 327
—— の3領域 329
—— の定義 328
看護継続教育機関 360
—— の教育 331,360
看護現象の教材化 276
看護師
—— が知覚する看護師のロールモ
デル行動 352
—— の専門職的自律性 25
—— の定義 79
—— の法定 45
看護師教員 6

看護師行動を表す概念 274
看護支持科目 16
看護士の法定 45
看護師等の人材確保の促進に関する
　法律 364
看護師等養成所の運営に関する指導
　ガイドライン 41,365,500
—— にみる養成教育 59
看護師等養成所の運営に関する指導
　要領 41,504
看護師等養成所の運営に関する手引
　き 41,537
看護師養成教育 8,33
—— と医師養成教育の違い 33
—— の規定 9
—— の教育内容 55
—— の制度的特徴 52
—— の矛盾 47
—— の類型 248
—— の歴史 10,427
看護職(者) 46
—— が所属する施設の教育 329
—— の学位取得ニード 68,104
—— の学習ニードと構造 336
—— の大学改革支援・学位授与機
構活用状況 73
—— の特性と学習ニード 338
看護職(者)個々の自己学習とその支
　援 331
看護職(者)養成教育 13,147
看護専門学校組織運営評価インベン
　トリ 197
—— の活用方法 201
—— の限界 204
—— の構成 197
—— の作成過程 200
—— の特徴 197
看護卒後教育 327,371
看護における大学の到達目標 98
看護人 45
看護婦規則の制定 46,88
看護婦養成所の運営に関する指導要
　領 59,544,554,559
看護婦養成所の運営に関する手引き
　　　　　　　　　　　59,573
看護婦養成教育 5
患者
—— の行動を表す概念 267
—— の「教授学習活動の容認と対
応」 8
—— の人権擁護 267
管理運営 182
管理および維持経営 59,63
管理機能, 教育評価の 300
観察法 313

き

基準 315
基礎科目 55,91
基礎資格の取得 71
基礎分野 55,91
寄宿舎 58
規準 315
機能看護学 29
機能段階, カリキュラム構成の
　　　　　　　　　　115,133
義務教育 50
教育課程 138,163
—— における各要素間の関連
　　　　　　　　　　　　142
—— の概念と定義 81
—— の基準 81
—— の構成 81
—— の作成 141
—— の評価 138
教育課程編成の実際 114
教育基本法 37,432,440
教育形態による看護師養成教育の区
　分 51
教育研究革新センター 85
教育研究上の組織 180
教育・研究分野別専門性 11
教育心理学 209
—— における学習理論 209
教育制度の成立過程 47
教育組織の機能 186
教育組織の構造 186
教育対象による看護師養成教育の区
　分 50
教育程度による看護師養成教育の区
　分 48
教育的条件に関する評価対象 310
教育内容 81,109
—— と教材との関係 225
—— の選定 106
—— の組織化 109
—— の提供, 授業として組織化
　　　　　　　　　　　　135
教育の定義 80
教育の目的 37
教育評価 297
——, 大学における 298
—— における最近の傾向 316
—— の意義と特質 297
—— の3側面 298
—— の4大機能 299
—— の類型 304
教育方法 219
教育方法学 221
教育目的 93,96
—— の分解比較 161
—— の明確化 95

580　索引

教育目的設定の重要性　160
教育目的・内容による看護師養成教育の区分　50
教育目的・目標に関する研究　96
教育目的・目標の設定　93
教育目標　93,96
　── の分類体系　232
　── の明確化　95
教育目標分類学　136
教育理念　93,96,116
　── の一貫性　95
教員　14
　── の看護実践能力　274
　── の研究活動の活性化　181
　── の資格　61
　── の授業評価　184
　── の昇格　178
　── の任免　178
　── の募集　178
教員組織　177,179
教官　14
教具　225
教材　223
　── の規定，看護学教育における　225
　── の規定の歴史的変遷　224
教材解釈　226
教材構成　226
教師　14
教室　57
教授＝学習過程　207,258
教授活動展開の参考，教育評価類型　303
教授活動内在的評価機能，教育評価類型　305
教授活動の他者評価　288
教授活動へのフィードバック，教育評価類型　305
教授機能，教育評価の　299
教授技能　229
教授形態　209,214
教授行動を表す概念，看護学実習における　272
教授ストラテジー　220
　── とタクティックの関連　221
教授タクティック　220
教授団　208
教授方術　220
教授方略　220
教務　176
教務主任　176
近代的看護師養成教育型　248

く，け

訓令　59
ゲシュタルト心理学説　210
ゲス・フー・テスト　313

形成段階，カリキュラム構成の　124
形成的テスト　306
形成的評価　302
系統学習　217
系統的でない誤り　299
系統的な誤り　299
計画されたタクティック　220
経営　152
経験　254
経済的基盤の確保　174
経年別プログラム　343
継続教育　328
研究機能，教育評価の　301
健康　371
検査　311
憲法　37,436
顕在的カリキュラム　86
現象の教材化　223
現代的看護師養成教育型　249
現任教育　333,338,340

こ

コース制　82
個人内評価　314
公開講座　183
公立学校　52
行動目標(SBO)　232
行動目標化　136
　── の例　233
行動目標的アプローチ　139
高等教育　48,151
　── の共通点　48
高等教育化への対応　104
構造化面接　312
講義　215
　── における学生の評価視点　318
　── の評価　317
講義-受容学習　215
講座　4
講座制　4
国際看護師協会　328
国立学校　52
国立保健医療科学院　12
国家試験の受験資格　34,35,53,92

さ

サイン・ゲシュタルト説　210
再学習　285
再教育　333,334

し

司書の割合　66
私立学校　52
私立看護婦学校講習所指定標準ノ件

46,88
指定規則　495
　── における学校　35
　── にみる看護学教育課程の変遷　88
施設・設備　64,65,165
　── の維持・管理　170
自己教育　300
自己教育活動　332
自己申告による方法，看護学実習における診断的評価　285
自己点検・評価の義務化　322
自己点検・評価の組織体制　183
自己評価　265,287,300,307,332
自校分析　321
自称専門職　9,291
事後評価　302
事前的評価　302
執行命令　54
質問紙調査法　312
質問紙法　311
実習　215,253
　── の授業計画案　232
　── の評価　319
　── の歴史的変遷，看護師養成教育における　247,427
実習施設　58,64,168
実習指導過程における環境の調整　277
実習指導と評価の前提となる教授活動　273
実習中の外傷体験　262
実習指導者　66
　── の指導　58
実習調整者　62
実態把握，教育評価類型　306
社会教育　36
社会人特別選抜制度　104
社会的身分階級性　45
尺度　312
主体的の学習　217
授業　207,254
　── の構造化　136
　── の構造化の方式　136
　── のシステム化　136
　── の成立要件　135
　── の組織化　228
授業概要　135
授業過程の評価　288,317
授業過程評価スケール―看護学実習用　290
授業計画案　230
授業形態　214
授業設計　227
　── と授業の組織化の過程　230
授業展開に必要な基本的知識　207
授業評価の実際　317
修業年限　55

習慣　47
集合教育　333
集団基準準拠検査　311
集団基準準拠評価　314
集団思考　217
集団世論　217
縦断的個人内評価　314
准看護師学校養成所の指定基準　59
順行性転移　229
準専門職　9
初等教育　48
助産師の法定　45
小グループ指導　306
生涯学習　183
省令　53
奨学金　172
情意領域　136
情報処理　305
職業教育　42,50
職業的発達課題　174
職種別専門性　11
職能別専門性　11
進路相談　173
診断的評価　302
新人看護師
　―― に関する研究　345
　―― に対する教育　345
　―― の行動を表す概念　346

す

スタッフ・ディベロップメント　2
スモーガスボード　112
水平的転移　229
垂直的転移　229

せ

セマンティック・ディファレンシャ
　ル法　314
正義の基準　38
正系の教育施設　41
正の転移　229
生活相談　173
生徒　5
成果把握・評価，教育評価類型　306
成人学習者　49
　―― の特徴　316,334
成人教育学　14
性差別　43,45
精神運動領域　136
設置者による看護師養成教育の区分
　　　　　　　　　　　　　52
設備　58
絶対評価　314
占領政策　11,89,160
先輩看護師のロールモデル行動
　　　　　　　　　　　　　351

専修学校（専門学校）　35,41,481
　―― の目的　49
専任教員室・研究室の有無　66
専任教員定数　56,176
専任事務職員の配置　59
専門化　11
専門家　9
専門科目　55,91
専門基礎科目　55,91
専門基礎分野　55,91
専門教育　50,106
専門職　9
　―― の諸要因の分析　292
　―― の定義　291
専門職化　11
専門職看護師養成教育型　249
専門性　11
専門分野　55,91
専門領域別専門性　11
潜在的カリキュラム　86
全職員対象プログラム　344
全日制教育　51

そ

ソシオメトリック・テスト　313
組織　157
　―― と意志決定　156
　―― の維持　165
　―― の機能　176
　―― の形成・維持・構造と機能によ
　る基準項目の分類　159
　―― の構造　176
組織形成　158
組織目的の設定　158
相互評価　309
相対評価　314
総括的評価　302
即応的タクティック　220
速度検査　311
卒業生に対する評価　301
卒業生の特性　116,118

た

タクティック要素のループ　221
タテの構造化　136,230
他者評価　308
体験　254
大学
　―― の基準認定ガイドライン，
　NLN　321
　―― の基準認定事業　321
　―― の自己点検・評価の背景
　　　　　　　　　　　　　320
　―― の認定許可，米国における
　　　　　　　　　　　　　321
　―― の目的　49

大学院設置基準　457
大学設置基準　41,462
大学卒業者に期待される役割　102
大学・短期大学と３年課程の看護専
　門学校との制度的差異　64
大学・短期大学の教員室の状況　65
大学入学資格規定　54
大学改革支援・学位授与機構　320
　―― の機能　70
大学改革支援・学位授与機構設置の
　背景　69
大学評価マニュアル　158
達成目標準拠（内容関連）検査　311
達成目標準拠（内容関連）評価　314
単位制　63
単位の計算方法　214
短期大学設置基準　41,472
短期大学の目的　49

ち

チェックリスト　311
チューター　180
チュートリアル・システム　306
中等教育　48

つ

積み上げ単位の修得　71
通信制教育　51
通達　59

て

ティーチング・アシスタント　180
デルファイ法　140
定時制教育　51
定時制の比率　51
伝統的看護師養成教育型　248

と

図書館　65,167
徒弟制度　43,47
途上評価＝過程評価　302
投影法　313
到達度評価　314
討議学習　216
統合カリキュラム　56,63,114
統合カリキュラム構成の４段階
　　　　　　　　　　　　　116
統合カリキュラム編成　115

な

ナース　6
ナイチンゲール方式教育パターン
　　　　　　　　　　　　　247

索引

内的条件，学習者の　212
内発的動機づけ　211
内容の諸要素　119,132
内容配置図の意義　132
内容配置図の作成　132

に，の

ニードの分類・規定，成人教育学の
　観点に基づく　334
日本看護協会　7,13,98,148
日本赤十字社　7,13,46
日本における'看護師'の成り立ち　45
入学資格　55
入学者選抜方法　162
入所資格　55
認知領域　136
認定，教育評価類型　306
認定基準の目的，CHEA　321
能力別プログラム　343

は

バーンアウト　345
バウム・テスト　312
配置，教育評価類型　302
箱庭療法　314
発見学習　216
発見学習演習　233,234,237
発達課題　174
発問-思考学習　216
半構造化面接　313
半専門職　291

ひ

ひとり立ちの発見　216
非構造化面接　313
評価　138,298
　── の解釈とその活用　314
　── の基準に関する用語　315
　── の基本形態と具体的類型との
　　　対応　307
評価主体　307
評価対象　310
評価段階　135
評価方法と用具　310
評定　297
評点　297
標準　315

ふ

ファカルティ・ディベロップメント
　　　　　　　　　　　　　2,353
フィードバック機能，教育評価の
　　　　　　　　　　　　　　299
プリセプターシップ　345

プログラム学習　217
プロジェクト学習　217
負の転移　229
普通教育　50,106
普通教室の数　57
普遍教育　106
分散教育　333
文章完成法　314

へ

編入学した学生を理解するための指
　標　105
編入学制度　104

ほ

保健師助産師看護師学校養成所指定
　規則　41,498
　── にみる養成教育　54
保健師助産師看護師法施行規則にみ
　る養成教育　54
保健師助産師看護師法にみる養成教
　育　53
保健士の法定　45
保健師の法定　45
補充学習　286
募集方法　162
方向づけ段階　116
　── の構成要素　116
法規命令　54
傍系の教育施設　41

み，め

ミニマム・エッセンシャルズ　137
身分的階層　43
面接法　312

も

燃えつき(burn out)状態　108
目標の階層性　131
問題解決学習　217

や

役割　101,275
役割別プログラム　344

ゆ，よ

誘導発見　216
ヨコの構造化　136,230
養成所の長　62

り

リーダーの決定方法　182
リーダーの選任　182
リカレント教育　183
リフレッシュ教育　183
リベラル教育　107
力量検査　311
臨床実習　56,91
臨地実習　56,91,218

れ，ろ

レディネス　212
　── の規定要因　213
　── の分類　212
レベル目標　125
レベル目標設定のための4段階
　　　　　　　　　　　　　　125
連字符学問　15
ロールモデル　354,355

わ

わが国の教育制度　36

人名

Adelson, R.　335
Atkin, J. M.　86
Atwood, H. M.　335
Bell, E. A.　103
Benner, P.　343
Berelson, B.　336
Bevis, E. O.　81,85,103,115
Blackburn, R. T.　353
Bloom, B. S.　140,302,305,315
Bruner, J. S.　210,212,336
Clark, W. S.　44
Cooper, S. S.　340
Corder, S. P.　299
Craig, R. C.　210
Dewey, J.　224
Donovan, H. M.　340
Fawcett, J.　97
Gagne, R. M.　210
Gesell, A. L.　212
Gillies, D. A.　340
Guthrie, E. R.　210
Herbart, J. F.　209,224
Hollefreund, B.　103
Hull, C. L.　210
Johnson, M. M.　101
Kaufman, R. A.　335
King, I. M.　97,101,115,301

Knowles, M. S.　335
Kohler, W.　210
Komisar, B. P.　334,335
Kramer, M.　97,102
Lawrence, S. A.　97
Lewin, R.　210
Lyman, C.　110
Mannheim, K.　15
Martin, H. W.　101
Maslow, A. H.　334
Monette, M. L.　335
Nichols, E. F.　353
Nightingale, F.　45,247
Osler, W.　8
Parse, R. R.　221
Pavlov, I. P.　210

Perelman, Ch.　38,39
Piaget, J.　212
Reade, M. E.　10,44
Richards, L.　10,44
Scriven, M.　140,305
Skilbeck, M.　85
Smith, C. M.　97
Stanton, M.　115
Steiner, R.　38
Thorndike, E. L.　212
Tolman, E. C.　210
Torres, G.　115
Vetch, A.　10,44
Vygotsky, L. S.　212
Wolf, V. C.　97
伊沢修二　4

池田明子　340
石田恒好　315
岩倉具視　42
海後宗臣　14
草刈淳子　339
小池明子　12
田花為雄　14
続　有恒　315
手島精一　42
中西睦子　340
長尾十三二　5
橋本重治　315
古屋かのえ　13,147,149
細貝怜子　339
吉本二郎　151

著者紹介

■杉森みど里　Sugimori, Midori

1955 年国立東京第一病院（現，国立国際医療センター）付属高等看護学院卒業．以後 1967 年まで国立東京第一病院勤務．その間，1959 から 60 年外務省による医療使節団員としてラオスへ派遣．1961 から 63 年国際看護婦協会（I.C.N.）交換看護婦として渡米．1966 から 67 年厚生省看護教員養成講習会専任者として出向．1967 年順天堂高等看護学校本科教務主任．1973 年法政大学法学部法律学科卒業．同年東海大学医療技術短期大学助教授．1979 年千葉大学助教授（看護学部看護教育学講座）．1986 年教授．1999 年群馬県立医療短期大学学長．2005 年群馬県立県民健康科学大学学長．2009 年 3 月同退官．同年，群馬県立県民健康科学大学名誉教授．
主な著・訳書：この目でみたアメリカの看護，医学書院，1966；看護業務の再評価，医学書院，1971；看護教師入門，医学書院，1974；看護の理論化，医学書院，1976；看護教育の実践的展開，看護の科学社，1982；キング看護理論，医学書院，1985；看護教育学，医学書院，1988；看護学教育評価論，文光堂，2000；エビデンスに基づく看護学教育，医学書院，2003．

■舟島なをみ　Funashima, Naomi

1973 年順天堂高等看護学校卒業．以後 1986 年まで順天堂大学医学部附属順天堂医院に勤務．1986 年法政大学文学部卒業．1988 年聖路加看護大学大学院修士課程修了．同年，聖母女子短期大学講師．1990 年埼玉医科大学短期大学助教授．1993 年千葉大学助教授．1997 年『看護教育学における質的帰納的研究方法論開発に関する基礎的研究』により看護学博士を取得．1999 から 2017 年，千葉大学教授（看護教育学専門領域，2006 から 09 年普遍教育センター副センター長，2009 から 2013 年同センター長併任），2009 年から現在，哈爾浜医科大学客員教授．2017 年から現在，千葉大学名誉教授，新潟県立看護大学教授．
主な著・訳書：ネェネェかんごふさん―小児外科看護 7 年の実践，看護の科学社，1980；看護学教育評価論，文光堂，2000；看護学教育における講義・演習・実習の評価，医学書院，2001；看護理論家とその業績（第 3 版），医学書院，2004；質的研究への挑戦（第 2 版），医学書院，2007；現代看護の探究者たち（増補第 2 版），日本看護協会出版会，2009；看護教育学研究―発見・創造・証明の過程（第 2 版），医学書院，2010；看護学教育における授業展開，医学書院，2013；看護理論家の業績と理論評価，医学書院，2015；看護実践・教育のための測定用具ファイル（第 3 版），医学書院，2015；研究指導方法論，医学書院，2015；院内教育プログラムの立案・実施・評価（第 2 版），医学書院，2015；看護のための人間発達学（第 5 版），医学書院，2017．

（執筆協力）
■望月美知代　Mochizuki, Michiyo

1989 年千葉大学看護学部卒業．以後 1994 年まで看護師として病院勤務．1994 年千葉大学看護学部研究生．1998 年千葉大学大学院看護学研究科博士前期課程（看護教育学専攻）修了．2001 年千葉大学大学院博士後期課程（看護教育学専攻）単位取得退学．2011 から 2017 年，千葉大学看護学部看護教育学専門領域技術補佐員．2017 年から現在，日本看護教育学学会専門職員．

資料14 ## 看護学教育モデル・コア・カリキュラム
「学士課程においてコアとなる看護実践能力」の修得を目指した学修目標

○看護学教育モデル・コア・カリキュラム

「学士課程においてコアとなる看護実践能力」の
修得を目指した学修目標

(平成29年10月 大学における看護系
人材養成の在り方に関する検討会)

─ 表記について ──────────────
＊ABC, 123, 1) 2) 3), (1)(2)(3)という順で付番を統一した.
ただし, 学修目標は全て①②③と付番をした.
＊看護の対象となる人（人々）の表記については, 原則と
して「人」とし, 入院加療など医療を受けている人に限
定する場合は,「患者」を用いることとした（「患者中心
の医療」など）. ただし, 文脈上普遍的に通用している表
現を用いる方が適切である場合は「対象」を用いること
とした（「対象理解」など）.
＊「学習」と「学修」の表記については, 大学設置基準上,
大学での学びは「学修」としていることから, 原則とし
て「学修」を用いることとした. ただし, 大学での学び
に限られない場合は,「学習」を用いることとした（「生
涯学習」など）.
＊前掲の単語の同義語, 説明, 具体例等を追加するとき
には（ ）を使用した.
例）日常的に起こる可能性がある医療上の事故（インシ
デント, 院内感染, 針刺し事故）
＊日本語とそれに対応する英単語を併記する場合は英語
を（ ）で示し, 略語の場合はスペルを初出時に示した.
例）国際連合（United Nations〈UN〉）
＊カタカナ化した英語はとくに英語表記を示していない.
例）コミュニケーション
＊団体・組織名については, 法人格の表記を省略した.
＊学修目標の文末の到達度について.
到達度の段階は, ⅰ「（知識を教わり）理解する」, ⅱ「（理
解して）説明できる」, ⅲ「（説明できて）実施できる」,
を大きく段階わけした. なお,「説明できる」は,「概説
できる」よりも深く理解し言説できる能力を示す.「参画
できる」は,「参加できる」よりも計画の段階から加わ
り, 主体的に実行できる能力を示す.
────────────────────────

○看護学教育モデル・コア・カリキュラムの考え方

1. モデル・コア・カリキュラム策定の背景
○現行の看護学教育における課題

平成4年の「看護師等の人材確保の促進に関する法律」の施
行等を契機に, 我が国における看護系大学は急増し, 平成3年
度に11校であった大学数が平成29年度には255校となった.
平成29年2月実施の国家試験における合格者のうち看護系大
学卒の者の割合は, 看護師国家試験では32.5%, 保健師国家試
験では90.3%, 助産師国家試験では26.6%を占めるに至って
いる.

こうした中,「大学における看護系人材養成の在り方に関す
る検討会」が平成23年3月に取りまとめた最終報告書（以下,
「平成23年報告書」という.）では, 学士課程における保健師養
成を各大学の選択制とするとともに,「学士課程においてコア
となる看護実践能力と卒業時到達目標」（以下,「学士課程版看
護実践能力と到達目標」という.）により学士課程で養成される
看護師の看護実践に必要な5つの能力群とそれらの能力群を構

成する20の看護実践能力を明示するなど, 大学における看護
学教育の質保証について具体的な提言がなされた.

各大学においては同提言を踏まえ, 教育の充実のための取組
が進められてきたところであるが, 更なる改善が必要な事項と
して, 実習場の確保, 教員の異動と教育水準の維持, 大学の理
念と目標を踏まえた組織的な教育の実施, 学部教育と卒後の看
護実践との乖離解消, 根拠に基づいた看護実践ができる能力の
向上といった課題が指摘されている.

○社会の変遷への対応

近年, 少子高齢社会にある我が国においては, 社会保障と税
の一体改革をはじめ看護の在り方に関わる様々な改革が進んで
きた. 地域医療構想に基づく医療提供体制の構築と地域包括ケ
アシステムの構築により, 地域におけるヘルスプロモーション
や予防も含め, その役割や活動場所の多様化が進む中で, 看護
者には, 様々な場面で人々の身体状況を観察・判断し, 状況に
応じた適切な対応ができる看護実践能力が求められている. ま
た, 患者中心の医療の実現に向け, チーム医療や多職種連携の
一員としての役割を果たし, 看護の専門性を発揮することや,
更なる医療安全への対応も求められている. さらに, 社会の中
での看護の位置付けの変化や医療費の動き, 限られた医療資源
の有効活用について, 社会の一員として, また医療職の一員と
して理解し判断できること, 今後も起こるであろう様々な変化
を予測し, 自らの役割を常に見直し, 対応できることも必要で
ある.

大学における看護学教育においては, これらの社会の変遷に
対応し, 看護師として必要となる能力を備えた質の高い人材を
養成するため, 学士課程教育の内容の充実を図ることが求めら
れている.

○本検討会における検討の経緯

このような状況を踏まえ, 大学の看護学教育の改善, 充実に
関する専門的事項について検討を行うため, 平成28年10月に,
文部科学省に「大学における看護系人材養成の在り方に関する
検討会」が設置された. 本検討会では, 看護系大学の急増と看
護学教育の充実に対する社会的要請の高まりを背景に, 各大学
の学士課程における看護学教育の水準の維持向上に資するた
め,「学士課程版看護実践能力と到達目標」を具体化した学修目
標を提示することとし, ワーキンググループを設置して専門的
検討を重ねるとともに, 広く国民からの意見聴取の結果も踏ま
えて更に審議を行い, このたび,「看護学教育モデル・コア・カ
リキュラム」として取りまとめた.

2. モデル・コア・カリキュラム策定の趣旨と大学教育におけ
　る活用等
○モデル・コア・カリキュラムの策定の趣旨

本モデル・コア・カリキュラムは, 看護系の全ての大学が学
士課程における看護師養成のための教育（保健師, 助産師及び
看護師に共通して必要な基礎となる教育を含む.）において共
通して取り組むべきコアとなる内容を抽出し, 各大学における
カリキュラム作成の参考となるよう学修目標を列挙したもので
ある.

もとより, 大学におけるカリキュラム構築は, 各分野の人材
養成に対する社会的要請や学問領域の特性等を踏まえつつ, 各
大学が独自の理念や特色に基づいて自主的・自律的に行うべき
ものである. 本モデル・コア・カリキュラムは, このような前
提の下, 平成23年報告書で示された「学士課程版看護実践能力
と到達目標」の活用状況や, 制度改正を含めたその後の看護学
教育を取り巻く環境の変化を踏まえ, 学士課程における看護師

養成教育の充実と社会に対する質保証に資するため，学生が看護学士課程卒業時までに身に付けておくべき必須の看護実践能力について，その修得のために必要な具体的な学修目標を，看護系大学関係者をはじめ広く国民に対して提示することを目的として策定したものである．

なお，本モデル・コア・カリキュラムについては，社会のニーズの変化，看護系人材に求められる専門知識・技術等の変化などに伴い，必要に応じて見直しを行い，改訂することが必要である．

○各大学における活用

各大学がカリキュラムを編成するに当たっては，学修目標だけでなく，学修内容や方法，学修成果の評価の在り方等も検討課題となる．本モデル・コア・カリキュラムは，カリキュラムの枠組みを規定するものではなく，授業科目等の設定，教育手法，履修順序等を含めカリキュラムの編成は各大学の判断により行うものである．各大学においては，カリキュラムの編成や評価の過程において，本モデル・コア・カリキュラムに示した学修目標を参考として活用することを期待する．

本モデル・コア・カリキュラム策定に当たっては，最終的な学修目標はいわゆるコンピテンシーの獲得を目的とした記載とするとともに，各大学における学修時間数の3分の2程度で履修可能となるよう精選した．各大学においては，本モデル・コア・カリキュラムが提示する学修目標を包含するとともに，保健師助産師看護師学校養成所指定規則の内容を充足しつつ，特色ある独自のカリキュラムを構築することが期待される．

なお，医療や看護及びその背景にある学問や科学・技術の進歩に伴う新たな知識や技能について，全てを卒前教育において修得することは困難であり，生涯をかけて修得していくことを前提に，卒前教育で行うべきものを精査することが必要である．

看護学教育においては，看護学研究への志向を涵養する教育や，看護関係者以外の方の声を聴く等の授業方法の工夫など，各大学において特色ある取組や授業内容の改善に加え，これらの実現に向けた教（職）員の教育能力の向上や，臨地実習を想定した教員の実践能力の向上も求められている．また，看護の視点で科学的探究のできる人材の育成や，特定の専門知識・技術の教育にとどまらない学士としての批判的・創造的思考力の醸成，専門職としての高い倫理性，職業アイデンティティの確立，研究や臨床で求められる情報収集能力，読解力の養成，対人関係形成能力の基礎となる，自らをよく知り，自己を深く振り返る能力，自己洞察能力の強化が求められている．

日本学術会議健康・生活科学委員会看護学分科会においては，平成29年9月に「大学教育の分野別質保証のための教育課程編成上の参照基準看護学分野」が策定された．また，日本看護系大学協議会の看護学教育評価検討委員会では，「コアコンピテンシーに基づく看護学士課程教育の構造と内容」の検討が行われている．本モデル・コア・カリキュラムと併せてこれらを活用することで，更に質の高い教育を期待したい．

○看護学における「基本的な資質・能力」の提示と他の医療系人材との共通性の確保

今回，モデル・コア・カリキュラムの策定に当たり，平成23年報告書で示された5群20の看護実践能力の定義で示された内容との乖離がないことを確認した上で，看護系人材として求められる基本的な資質・能力を明示した．この中には，チーム医療等の推進の観点から，医療人として多職種と共有すべき価値観を共通に盛り込み，かつチーム医療等の場で看護系人材が独自に担わなければならないものも盛り込んでいる．

また，平成23年報告書では，医学・歯学・薬学のモデル・コア・カリキュラムと同様の様式を整えることが検討課題として指摘され，平成28年度に行われた医学教育や歯学教育のモデル・コア・カリキュラム改訂でも，他職種との整合性を図ることの重要性が指摘されているところであるが，本モデル・コア・カリキュラムはこれに応える構成となっている．医療人の養成に当たり水平的な協調を進めることは，臨床場面における役割の明確化や柔軟な連携協力に資するものであり，我が国の保健・医療等に対する国民の期待に応えるため，今後，看護学，

医学，歯学，薬学の分野相互間において，卒前教育をより整合性のとれた内容としていくことが必要である．

○臨地実習

近年の看護系人材に対する国民の期待の高まりに応えるためには，臨地実習の充実が不可欠となる．「看護学教育の在り方に関する検討会」が平成14年度にまとめた報告書では，臨地実習の意義について，「看護の臨地実習は，看護職者が行う実践の中に学生が身を置き，看護職者の立場でケアを行うことである．この学習過程では，学内で学んだ知識・技術・態度の統合を図りつつ，看護方法を習得する．学生は，対象者に向けて看護行為を行い，その過程で，学内で学んだものを自ら実施に検証し，より一層理解を深める．（中略）看護の方法について，「知る」「わかる」段階から「使う」「実践できる」段階に到達させるために臨地実習は不可欠な過程である」と位置付けられている．看護実践能力は，学生が行う看護実践を通して，「看護サービスを受ける対象者と相対し，緊張しながら学生自ら看護行為を行うという過程で育まれていくもの」であり，十分な指導体制と適切な臨地実習の場の確保が必要である．

この点に関し，学生の看護実践能力の修得レベルが未熟であることから，リスクマネジメントを重視する観点から，大学が実習依頼時に学生のレディネスに合わせて受け持つ対象者の健康レベルを設定するという傾向があることが指摘されている．リスクマネジメントに十分配慮しつつ，実際の医療の現状に即し，看護を必要としているところで学生がそのニーズを捉え，看護過程を展開する能力を修得できるよう臨地における指導体制の充実が期待される．また，臨地実習場の確保が困難であることも課題となっているが，日常の生活の場面や学校，職域等，多様な場所で看護過程を展開し，経験の幅を広げる実習を行うことにより，学生の現実認識を広げ，看護実践能力が修得されることが期待されることから，多様な場における臨地実習の在り方について検討することも必要である．

さらに，実習に当たっては実習施設等で他の職種と交流し，連携・協働を学ぶことにより，コミュニケーション能力を育成するとともに，早期からチーム医療に関する意識を醸成するといった工夫も必要となる．この際，現場で直接体験しなければならない内容やレベルを明確にすることも，学生が実習に臨む動機付けとして望ましい．

なお，協力機関の確保や他の看護系人材養成機関との調整を円滑に行うためには，地域医療対策協議会など都道府県行政の協力を求めることが有効な手段となると考えられる．

○教育の方略等について

本モデル・コア・カリキュラムは，看護実践能力の修得を目指して具備すべき知識や能力の内容に関する具体的な学修目標を提示したものであり，学修目標を達成するための教育の方略や評価については示していない．

今後，看護実践能力を強化するアクティブラーニング，シミュレーション教育，臨地実習に関する方略や学修状況に関する評価手法，これらに関連する教員へのファカルティ・ディベロップメント（faculty development〈FD〉）の工夫と方法論の確立等について，各大学等において取り組みが進められることを期待したい．

○3つのポリシー

大学においては，平成29年4月に卒業認定・学位授与，教育課程編成・実施及び入学者受入れの3つの方針（ディプロマ・カリキュラム・アドミッションの各ポリシー）を一貫性あるものとして策定し，公表することが義務付けられた．カリキュラム策定に当たっては，これらとの整合性を図ることが必要である．

3．国民への周知や協力の依頼

臨地実習の実施に当たっては，様々な場面で看護の対象として関わる国民の理解が必要不可欠である．各大学においては，実習協力施設との調整の下，実習の受入れの同意を適切に取得するとともに，臨地実習への国民の協力を広く請うために，看護学教育の必要性と重要性について周知を図ることが望まし

い．実習機関においては他の職種の実習や研修も受け入れていることが多いため，周知文面については，以下の事項を含めることも考慮しつつ，適宜工夫願いたい．また，これらに加えて，平成26年の医療法改正で，地域医療への理解や適切な医療機関の選択・受診に関する国民の責務が規定されていることについても理解を求めることが望ましい．

1）医療・看護では，患者自身や家族の理解と協力が不可欠であること．

2）看護学教育においても，保健・医療・福祉の様々な場面での実習を通じて，学生が患者や要介護者等の看護の対象者に直接接することが必須であり，これらの人々の協力が不可欠であること．

3）実習への協力を通じて看護学生を一緒に育ててほしいこと．

4）看護学教育への協力が，将来的により良い看護や看護学の進歩といった形で広く国民に還元できるものであること．

4．学生及び各関係者への要望
○看護学生に求めたいこと

今日の看護学は，高度な医療の一翼を担うとともに，保健や福祉など幅広い領域に広がり，更に様々な生活を俯瞰的に考察できる公衆衛生の視点も必要となっている．また，実習等で目にするのは看護の対象となる人の生活の一場面にすぎないが，その人にとっては生老病死といった人生の極めて重大な出来事に立ち会っているということを肝に銘じてほしい．これらを意識しながら臨地実習をはじめとする学修に臨めば，より有意義な成果が得られることだろう．その際，看護学は人々の尊厳を守りながらいかに向き合うかを探究する，極めて特徴のある学問であることを認識してほしい．

また，学士課程において看護学を修めることにより，看護職として多様な選択肢を持つことが可能になる．リサーチマインドを持った臨床家，研究者，次世代を育成する教育者等，看護職には幅広い活躍の道があることを念頭において，大学院進学等を含めたキャリア設計を描いてほしい．

多様な選択肢の中から自身の進む道を選んだ後においても，看護学的関心を幅広く持つことが終生求められる．例えば，臨床の場であってもリサーチマインドを絶えず持ち，あるいは研究や教育の道に進んでも，新たな看護学的発見や開発，次世代の育成や教育の改善を目指す上で，努めて常に多様な現場を意識し続けることが求められる．さらに，医療チームの間だけでなく，当事者に関わる多くの人々と積極的に関係を築くことも，必要不可欠である．

こうした姿勢を終生維持するとともに，一人の社会人として高い倫理観と教養を持たなければならない．そして看護学生の学修環境は，大学の教職員だけではなく，国民や学外の看護学教育関係者など多くの方々の協力の上に成り立っていることを自覚し，常に社会に還元することを考えてほしい．自らのワーク・ライフ・バランスを考えながら，看護学を通して社会に貢献するために，生涯にわたって精進してほしい．

○看護学教育に携わる各関係者にお願いしたいこと

看護学教育とりわけ臨地実習は，今後，今まで以上に地域医療（地域完結・循環型医療）や地域包括ケアシステムを意識し，様々な領域に関わるものとなるため，地域の関係機関等には在宅医療・訪問看護，職域の保健活動及び教育等を含め各大学の実習に協力をお願いしたい．また，上記の観点からは，保健・医療・福祉等に関わる多くの職種との協働が求められることから，卒前段階からこれらを意識した教育が実施できるよう，様々な形で協力をお願いしたい．

なお，教育に当たっては，上記「看護学生に求めたいこと」で示した内容についても考慮することをお願いしたい．

○看護学教育モデル・コア・カリキュラムの概要

1．策定における留意点

本モデル・コア・カリキュラム策定に当たっては，前項の背景や課題を踏まえ，以下の点について特に留意した．

(1) 多様なニーズに応える看護系人材を養成する具体的な学修目標であること

(2) 看護系人材として求められる資質・能力を明確化すること

(3) 看護の対象となる人々の主体性を尊重する看護を実践できる人材養成を目指した「ねらい」や「学修目標」であること

(4) 看護実践には看護の対象となる人に対する身体的，心理的，社会的視点を統合した全人的なアセスメントが不可欠であることを踏まえ，これらに必要となる看護の対象理解に必要な基本的知識（解剖生理学・病態学・薬理学等）や看護の基本となる専門基礎知識等に関する内容を充実させること

(5) 250校を超える看護系大学での実行可能性も考慮しつつ，全ての学生が共通して修得することが求められる必須の内容を検討したこと

(6) 保健師助産師看護師学校養成所指定規則や看護師国家試験出題基準と整合性を図ったこと

(7) 日本看護系大学協議会の看護学教育評価検討委員会による「コアコンピテンシーに基づく看護学士課程教育の構造と内容」や，日本学術会議健康・生活科学委員会看護学分科会による「大学教育の分野別質保証のための教育課程編成上の参照基準看護学分野」を，各大学がカリキュラム編成の際に併せて検討することを意識したこと

(8) 学士課程における医療系人材養成に関して，将来的な医学教育，歯学教育及び薬学教育のモデル・コア・カリキュラムとの同時改訂や一部共通化を見据えた構成としたこと

2．大項目について

本モデル・コア・カリキュラムは，平成23年3月に策定された「学士課程版看護実践能力と到達目標」で提示されたコアとなる看護実践能力（以下，「コアコンピテンシー」という．）を修得するために必要な学修目標を提示する．コアコンピテンシーは，学士課程で養成される看護系人材の看護実践に必要な5つの能力群と，それらの能力群を構成する20の看護実践能力を示したものであり，これらの能力は，本モデル・コア・カリキュラムにおいて養成する人材像を示した「看護系人材として求められる基本的な資質・能力」の中に内包される．コアコンピテンシーは「社会において，必要不可欠な看護実践能力に焦点を当てて概念化している．」とされているところ，本モデル・コア・カリキュラムでは，コアコンピテンシーを内包させつつ，看護系人材として求められる資質・能力を獲得するために必要な学士課程における具体的な学修目標を示したものである．

本モデル・コア・カリキュラムの大項目は，看護実践能力の修得における段階的な学修とプロセスを踏まえて配列し，A項目に看護系人材として求められる基本的な資質・能力を置き，B項目以下はAの資質・能力の修得につながる学修目標となるよう構成した．また，他の医療職との比較や相互理解に資する観点から，先行する医学教育，歯学教育及び薬学教育のモデル・コア・カリキュラムの項目立てを踏まえて構成した．

ただし，これらの大項目自体が授業科目名を意味するものではなく，また，項目配列の順序が履修の順序を示すものでもない．

1）大項目の構成について

本モデル・コア・カリキュラムでは，「○看護系人材として求められる基本的な資質・能力」において，看護者として生涯にわたり修得を求められる資質・能力を提示し，同じ項目について学士課程卒業時までに修得するレベルを「A 看護系人材（看護職）として求められる基本的な資質・能力」で示した．また，B～G項目では，それぞれA項目の資質・能力を念頭に置きながら，看護実践能力の修得に必要な学修目標を列挙した．以下，各大項目の位置付けについて概説する．

「A 看護系人材（看護職）として求められる基本的な資質・

能力」では，学士課程卒業時までに修得するべき資質・能力を獲得するための基本・基盤となる知識及び概念について，学士レベルにふさわしい学修内容とその到達レベルを定めた．

「B 社会と看護学」の項目は，環境，文化及び生活と健康の関連，生活を支援するための制度に関する内容を示した．

「C 看護の対象理解に必要な基本的知識」の項目は，看護者が看護の対象となる人を理解し，看護実践においてアセスメントを行うための根拠となる知識を示した．特に，看護実践においては，看護の対象を全人的・統合的に捉えることが必要であるため，生活者としての側面と身体的・精神的側面を包括的に理解して看護を展開するために必要となる知識を示した．

「D 看護実践の基本となる専門基礎知識」の項目は，看護の対象となる人と看護者の二者関係において，看護者が対象のニーズに合わせた看護を展開（実践）する能力を身に付けるために必要な知識及び技術を示した．具体的には，看護を展開（実践）する際の看護者の思考プロセスと看護技術の基本，発達段階や健康の段階の特性に応じた看護実践について示すとともに，看護は，単独ではなく組織の一員として展開（実践）されるものであるため，組織における看護者の役割について示した．

「E 多様な場における看護実践に必要な基本的知識」の項目では，D項目までの看護の対象者と看護者という二者関係から，看護の展開（実践）の場を広げ，多様な場における看護実践に必要な知識を示した．

「F 臨地実習」の項目は，臨地実習が，看護の知識・技術を統合し，実践へ適用する能力を育成する特別な学修形態であることから，本モデル・コア・カリキュラムの大項目に位置付け，B〜E項目までの知識・技術の統合を図るための学修の在り方や現場で行われている看護への参加の在り方を示した．

「G 看護学研究」の項目は，学士課程において養成される人材には，科学的探究ができる資質・能力や生涯にわたって研鑽し続ける姿勢を有することが求められることから，看護研究の実践を通じてこれらの基盤となる課題解決能力を修得させるため大項目として位置付けた．

2）大項目のねらい

A 看護系人材（看護職）として求められる基本的な資質・能力
学士課程における看護系人材としての資質・能力を獲得するための学修内容とその到達レベルを定める．

B 社会と看護学
社会を形作る文化や制度と健康との関連について学び，看護学の基礎となる知識を修得する．また，社会における看護職の役割について学ぶ．

C 看護の対象理解に必要な基本的知識
人間の生活者としての側面及び生物学的に共通する人間の身体的・精神的な側面を統合して理解するために必要な知識を修得し，取り巻く様々な環境からの影響を受けて存在する人間を包括的に理解する．このような人間理解を基盤として，健康に関与するための看護の理論を学び，看護の基本を理解する．

D 看護実践の基本となる専門基礎知識
看護学を構成する概念である人間，環境，健康，看護の理解を基盤として，課題解決技法等の基本を踏まえて，看護の対象となる人のニーズに合わせた看護を展開（実践）する能力を育成する．健康の段階，発達段階に特徴づけられる対象者のニーズに応じた看護実践能力を修得するとともに，組織における看護職の役割と対象者を中心とした協働の在り方を身に付ける．

E 多様な場における看護実践に必要な基本的知識
看護を提供する場は医療機関，在宅，保健機関，福祉施設，産業，職域，学校，研究機関等多様である．また，グローバル化により，在日外国人に対してや諸外国での保健・医療活動等，国境を超えた看護実践の機会も増えている．これら看護が求められる多様な場を理解するとともに，看護実践を行うために必要な専門知識を身に付け，対象者の特性を加味した上で場の複雑性を認識しながら，対象者のニーズに応えるための看護実践を理解する．

F 臨地実習
臨地実習は看護の知識・技術を統合し，実践へ適用する能力を育成する教育方法のひとつである．看護系人材として求められる基本的な資質と能力を常に意識しながら多様な場，多様な人が対象となる実習に臨む．その中で知識・技術の統合を図り，看護の受け手との関係形成やチーム医療において必要な対人関係能力や倫理観を養うとともに，看護専門職としての自己の在り方を省察する能力を身に付ける．

G 看護学研究
看護学研究の成果は，看護実践の根拠として看護の対象である人々への支援に還元される．また，社会における看護の必要性を示すとともに看護を説明することを可能にする．そのため，看護学の体系を構築する基盤となり，看護学の専門性の発展に貢献する．また，看護学研究の実践を通して，より良い看護を探究する課題解決の能力を向上させる．学士課程においては，将来的な種々の研究活動の基盤を作ることに焦点がある．

○看護系人材として求められる基本的な資質・能力

1．プロフェッショナリズム
あらゆる発達段階，健康レベル，生活の場にある人々の健康で幸福な生活の実現に貢献することを使命とし，人々への尊厳を擁護する看護を実践し，その基盤となる看護学の発展や必要な役割の創造に寄与する．

2．看護学の知識と看護実践
多様な人々の看護に必要かつ十分な知識を身に付け，個人・家族・集団・地域について幅広く理解し，アセスメント結果に基づく根拠ある看護を実践する．

3．根拠に基づいた課題対応能力
未知の課題に対して，自ら幅広く多様な情報を収集し，創造性の発揮と倫理的・道徳的な判断及び科学的根拠の選択によって課題解決に向けた対応につなげる．

4．コミュニケーション能力
人々の相互の関係を成立・発展させるために，人間性が豊かで温かく，人間に対する深い畏敬の念を持ち，お互いの言動の意味と考えを認知・共感し，多様な人々の生活・文化を尊重するための知識・技術・態度で支援に当たる．

5．保健・医療・福祉における協働
対象者や保健・医療・福祉や生活に関わる全ての人々と協働し，必要に応じてチームのリーダー，メンバー，コーディネーターとして役割を担う．

6．ケアの質と安全の管理
人々にとって良質で安全なケアの提供に向けて，継続的にケアの質と安全を管理する．

7．社会から求められる看護の役割の拡大
多様でしかも急速に変化しつつある社会状況を認識し，地域社会や国際社会から求められる役割を果たすことにより専門職の責任を果たすとともに，必要な役割を見いだし拡大する．

8．科学的探究
人々の健康で幸福な生活の実現に貢献する基盤としての看護学研究の必要性を理解し，研究成果と看護実践への活用例を具体的に知ることを通して，看護学の知識体系の構築に関心を向ける．

9．生涯にわたって研鑽し続ける姿勢
専門職として，看護の質の向上を目指して，連携・協働する全ての人々とともに省察し，自律的に生涯を通して最新の知識・技術を学び続ける．

A 看護系人材（看護職）として求められる基本的な資質・能力

学士課程における看護系人材としての資質・能力を獲得するための学修内容とその到達レベルを定める．

A-1 プロフェッショナリズム
あらゆる発達段階，健康レベル，生活の場にある人々の健康で幸福な生活の実現に貢献することを使命とし，人々の尊厳を擁護する看護を実践し，その基盤となる看護学の発展や必要な

役割の創造に寄与することを学ぶ.

A-1-1）看護職としての使命，役割と責務

ねらい：

　人々の健康で幸福な生活の実現に貢献するという看護職としての使命，役割の発揮・創造に向けて，基盤となる知識を修得し，自分の責任と能力を認識した上で，その範囲内で責務を果たすことを学ぶ.

学修目標：

① 人々の健康で幸福な生活とは，人々のもつ価値観や社会的背景を踏まえて多様であることを理解し，尊重できる.

② 看護職に求められる様々な役割を説明できる.

③ 看護職の法的義務を説明できる.

④ 自分の責任と能力の範囲を知り，可能な役割と責務を果たすことができる.

A-1-2）看護の基盤となる基本的人権の理解と擁護

ねらい：

　看護の基盤となる人々の基本的人権を理解し擁護する必要性を学ぶ.

学修目標：

① 人々の基本的人権について説明できる.

② 看護において人々の基本的人権が擁護される状況が理解できる.

③ 看護において人々の基本的人権を擁護するための手段・方法が理解できる（インフォームド・コンセントとインフォームド・アセントの意義と必要性，守秘義務，個人情報の保護の方法等）.

④ ケアは相互作用であることを踏まえ，ケア提供者の人権も守る必要があることと状況が理解できる.

⑤ 自分の責任と能力の範囲内で実践する看護の根拠として，基本的人権が説明できる.

A-1-3）看護倫理

ねらい：

　看護実践における倫理の重要性，倫理に関する理論や倫理原則，思考方法を学ぶ.

学修目標：

① 生命，人の尊厳を尊重することができる.

② 看護を取り巻く倫理的課題とその背景や歴史を理解できる.

③ 倫理的課題を解決するための理論や倫理原則，思考方法を理解できる.

A-2　看護学の知識と看護実践

　多様な人々の看護に必要かつ十分な知識を身に付け，個人・家族・集団・地域について幅広く理解し，アセスメント結果に基づく根拠ある看護を実践することを学ぶ.

A-2-1）学修の在り方

ねらい：

　看護だけでなく，様々な情報を客観的・批判的に取捨選択して統合整理し，根拠ある看護実践に結び付けることを学ぶ.

学修目標：

① 看護実践の根拠として，様々な情報を客観的・批判的に整理する必要性を理解できる.

② 看護実践から看護学の知識を考察し表現できる.

③ 適切な助言等を通して主体的に学ぶ姿勢を獲得できる.

④ 各自の興味・関心に応じて必要な科目，プログラムを選択し，参加できる.

A-2-2）看護実践能力

ねらい：

　統合された知識，技術，態度に基づき，根拠に基づいた全人的な看護実践を学ぶ.

学修目標：

① 看護実践を行う上で，知識，技術，態度を統合する必要性を理解できる.

② 自分の責任と能力の範囲を自覚し，正確な知識，確実な技術，適切な態度を統合した看護を実践できる.

③ チームの一員として必要な看護に参画できる.

④ 看護実践能力を自己評価し，必要な学修ができる.

A-3　根拠に基づいた課題対応能力

　未知の課題に対して，自ら幅広く多様な情報を収集し，創造性の発揮と倫理的・道徳的な判断及び科学的根拠の選択によって課題解決に向けた対応につなげる基盤を身に付ける.

A-3-1）課題対応能力

ねらい：

　自らの力で課題を発見し，解決に向けた対応を学ぶ.

学修目標：

① 必要な課題を自ら発見できる.

② 重要性・必要性に応じて自分に必要な課題の優先順位を決定できる.

③ 課題の解決に向けた対応方法を自らの力だけでなく他者と協力して見いだすことができる.

A-4　コミュニケーション能力

　人々の相互の関係を成立・発展させるために，人間性が豊かで温かく，人間に対する深い畏敬の念を持ち，お互いの言動の意味と考えを認知・共感し，多様な人々の生活・文化を尊重するための知識，技術，態度で支援に当たることを学ぶ.

A-4-1）コミュニケーションと支援における相互の関係性

ねらい：

　看護において，コミュニケーションが人々との相互の関係に影響することを理解し，より良い支援に向けたコミュニケーションを学ぶ.

学修目標：

① 看護において，コミュニケーションが人々との相互の関係に影響することを理解できる.

② 人々との相互の関係を成立させるために必要とされるコミュニケーション技法について説明できる.

③ 自分の傾向がわかり，自分の課題を意識しながらコミュニケーションをとることができる.

A-5　保健・医療・福祉における協働

　対象者や，保健・医療・福祉や生活に関わる全ての人々と協働し，必要に応じてチームのリーダー，メンバー，コーディネーターとして役割を担うための基盤を学ぶ.

A-5-1）保健・医療・福祉における協働

ねらい：

　様々な人々と協働し，チームの一員として看護職に求められる役割を果たすための基盤を学ぶ.

学修目標：

① 保健・医療・福祉における協働の目的と意義，看護職に求められる役割を説明できる.

② 保健・医療・福祉における協働の実際を具体的に説明できる.

③ 様々な人々との協働を通して，健康上の諸課題への対応に参画できる.

A-6　ケアの質と安全の管理

　人々にとって良質で安全なケアの提供に向けて，継続的にケアの質と安全を管理するための基盤を学ぶ.

A-6-1）ケアの質の保証

ねらい：

　良質なケアの提供に向けて，ケアの質を管理し保証するための基盤を学ぶ.

学修目標：

① 良質なケアの提供に向けて，ケアの質を管理し保証していくことの必要性を理解できる.

② ケアの質を管理し保証していくための具体的な方法を説明できる.

③ ケアの質を管理し保証していくための活動に参画できる.

A-6-2）安全性の管理

ねらい：

　日常的に起こる可能性がある医療上の事故・インシデント（誤薬，転倒・転落，院内感染，針刺し事故）等やリスクを認識し，人々にとってより安全な看護を学ぶ.

6 資料（『看護教育学第6版』第3刷追加分）

学修目標：
① 看護における安全性の確保のため，能力向上の必要性を説明できる．
② 看護における安全性の確保のための対応策を実施できる．
③ 看護における安全性を向上させるための活動に参画できる．
④ 自身の体調管理を行うとともに，知識及び技能を見極め，能力の範囲に応じて他者の支援を仰ぐことの重要性を理解できる．

A-7　社会から求められる看護の役割の拡大
多様でしかも急速に変化しつつある社会状況を認識し，地域社会，国際社会から求められる役割を果たすことにより専門職の責任を果たすとともに，必要な役割を見いだし拡大する基礎を学ぶ．
A-7-1）看護職の活動の歴史・法的基盤
ねらい：
社会から求められる看護職の役割，責任を検討する基盤として看護の歴史を学ぶ．
学修目標：
① 医療・看護の歴史，法的基盤を理解できる．
② 看護職の役割や活動の変遷，それに影響する事柄を理解できる．
A-7-2）保健・医療・福祉等の多様な場における看護職の役割
ねらい：
保健・医療・福祉等の多様な場における看護職の役割について学ぶ．
学修目標：
① 看護職が活躍する多様な場とそこでの役割を理解できる．
② 地域社会の変化，保健・医療・福祉の動向を踏まえ，今後の看護職に求められる役割や責任について考察できる．
A-7-3）国際社会・多様な文化における看護職の役割
ねらい：
国際社会・多様な文化における看護職の役割について学ぶ．
学修目標：
① 国際社会における保健・医療・福祉の現状と課題について理解できる．
② 多様な文化背景をもつ人々の生活の支援に必要な能力を理解できる．
③ 国際社会における健康課題と戦略を理解し，今後の看護職に求められる役割や責任について考察できる．

A-8　科学的探究
人々の健康で幸福な生活の実現に貢献する基盤としての看護学研究の必要性を理解し，研究成果と看護実践への活用例を具体的に知ることを通して，看護学の知識体系の構築に関心を向ける．
A-8-1）看護学における研究の必要性・意義
ねらい：
看護学における研究の必要性・意義を学ぶ．
学修目標：
① 実践の課題に基づき研究が開始され，研究成果が実践に還元され，実践の根拠となることを理解できる．
② 研究成果を根拠とする看護実践への活用例を理解できる．
③ 看護実践の向上，看護学における研究の必要性・意義が説明できる．

A-9　生涯にわたって研鑽し続ける姿勢
専門職として，看護の質の向上を目指して，連携・協働する全ての人々とともに省察し，自律的に生涯を通して最新の知識・技術を学び続ける基盤を身に付ける．
A-9-1）自己研鑽の必要性と方法
ねらい：
看護専門職の自己研鑽の必要性と方法を学ぶ．
学修目標：
① 生涯にわたる自己研鑽の必要性を理解できる．
② 日々の看護実践の省察の重要性を理解できる．
③ 自己教育力を高める方法について理解し，個々が実施可能な方法を検討し，実践できる．
A-9-2）看護学の専門性の発展
ねらい：
看護学の専門性の発展に資するキャリア開発の重要性を理解し，個々のキャリアパス・キャリア開発方法を学ぶ．
学修目標：
① キャリアパス・キャリア開発の概念について理解できる．
② 多様な生涯学習機会の獲得方法（実践の振り返り，自己学習，職場における継続教育，学術学会や専門職団体による各種研修，大学院，共同研究等）を把握し，将来的なキャリアパス・キャリア開発への活用を説明できる．

B　社会と看護学
社会を形作る文化や制度と健康との関連について学び，看護学の基礎となる知識を修得する．また，社会における看護職の役割について学ぶ．

B-1　人々の暮らしを支える地域や文化
ねらい：
人々の暮らしに影響する地域特性に関連する文化的・社会的背景を理解するために必要な基礎的知識や考え方について学ぶ．
学修目標：
① 地域の人々の生活，文化，環境，社会経済構造等，地域の特性を捉える方法について説明できる．
② 地域の保健・医療・福祉制度，健康に関する情報，指標について説明できる．

B-2　社会システムと健康
B-2-1）健康の概念
ねらい：
健康の定義や健康に関連する概念について学ぶ．
学修目標：
① 健康の定義について説明できる．
② 健康に関連する主要な概念について説明できる．
③ 健康行動を理解するための基礎となる理論について説明できる．
④ 健康の社会的決定要因について説明できる．
⑤ 多様な健康状態にある人に応じた健康の捉え方の重要性について理解できる．
⑥ 予防の概念について説明できる．
⑦ 疾病や障害の遺伝要因と環境要因について説明できる．
B-2-2）環境と健康
ねらい：
人々の暮らしを取り巻く環境について，現状や課題と健康への関連について学ぶ．
学修目標：
① 環境（社会・文化的環境，物理・化学・生物的環境，政治・経済的環境）について説明できる．
② 環境の現状や課題，環境と健康・生活との関連について説明できる．
③ 薬物や放射線が健康・生活に与える影響について説明できる．
④ 健康を支援するために環境に働きかけていく必要性について説明できる．
⑤ 災害が健康・生活に与える影響について説明できる．
⑥ 遺伝的・性的多様性を踏まえた上で，環境と健康・生活との関連について理解できる．
B-2-3）生活・ライフスタイルと健康との関連
ねらい：
多様な生活・ライフスタイルをもつ人を理解し，その人にとって健康な生活の在り方を考えるための基礎となる生活と健康との関連について学ぶ．また，人がより良い健康行動をとることができるよう支援するために必要な行動科学・社会科学に関連する知識について学ぶ．

学修目標：
① ライフスタイルの背景にある文化を理解し，多様なライフスタイルを理解できる．
② 栄養・食生活，身体活動・運動，休養・睡眠と健康との関連について説明できる．
③ ストレスの原因と健康との関連について説明できる．
④ 嗜癖（喫煙，飲酒，ギャンブル等）と健康との関連について説明できる．
⑤ 生活習慣に関連付けた健康の概念や政策（プライマリ・ヘルス・ケア，ヘルスプロモーション，国民健康づくり運動）について説明できる．
⑥ 個人のライフスタイルについて健康の側面からアセスメントする重要性について説明できる．
⑦ 主な社会資源と人々の暮らしや健康との関連について説明できる．
⑧ 人の行動変容支援に必要な基礎理論（心理学，行動科学）について理解できる．

B-2-4）地域ケアシステム
ねらい：
　個人・家族が暮らす地域に存在する社会資源，グループ，組織について理解し，人々の健康な生活のための地域のケアシステムやネットワークの構築の必要性について学ぶ．
学修目標：
① 地域の資源や様々なグループ，組織の活動について人々の暮らしと関連付けて説明できる．
② 人々に必要な地域のケアシステムやネットワークについて，関連機関や多職種と連携・協働し構築する必要性について説明できる．

B-2-5）社会の動向と保健・医療・福祉制度
ねらい：
　看護を取り巻く社会の動向や特性について学ぶ．健康と生活の支援に必要な保健・医療・福祉制度について学ぶ．
学修目標：
① 社会の動向や特性を説明できる．
② 日本における社会保障制度の変遷と特徴について説明できる．
③ 社会保障制度の種類（社会保険，公的扶助，社会福祉，公衆衛生，医療等）について説明できる．
④ 社会保険の種類（医療保険，年金保険，労災保険，雇用保険，介護保険）について説明できる．
⑤ 公衆衛生及び医療の主要な関連法規（地域保健法，感染症法，健康増進法，学校保健安全法，労働安全衛生法，医療法等）について説明できる．
⑥ 保健・医療・福祉における課題（生活習慣病，母子保健，児童福祉，学校保健，成人保健，産業保健，高齢者の保健・医療・福祉制度，認知症，障害児・者施策，精神保健，歯科保健，感染症，がん，難病等）の動向と対策について説明できる．

B-2-6）疫学・保健統計
ねらい：
　根拠に基づいた看護を実践するための基礎となる疫学と保健統計について学ぶ．
学修目標：
① 人口統計（人口静態，人口動態），疾病構造，保健・医療・福祉に関する基本的統計と指標について説明できる．
② 健康障害と相対リスクについて説明できる．
③ 疫学的因果関係の推定について説明できる．
④ 情報リテラシーについて説明できる．
⑤ 統計資料をデータベースや文献・図書から検索し活用できる．

B-3　社会における看護職の役割と責任
B-3-1）看護職の法的位置付け
ねらい：
　看護職の法的位置付けについて学ぶ．

学修目標：
① 看護職を規定する法律や関連法規（保健師助産師看護師法，看護師等の人材確保の促進に関する法律等）について説明できる．
② 看護の動向とそれに関わる制度や法規（特定行為，訪問看護，資格認定制度等）について理解できる．
③ 看護職と連携する主な職種の法（医師法，医療関係職に関する法律，各福祉士に関する法律）の特徴について説明できる．

B-3-2）看護における倫理
B-3-2）-（1）倫理規範と実践
ねらい：
　保健・医療・福祉における，倫理に関する知識と生命・人の尊厳について理解する．
学修目標：
① 生命倫理，医療倫理，臨床倫理等の関連領域の倫理の変遷を理解できる．
② 医療・看護における倫理に関する規範・原則や指針（倫理の原則，倫理指針，看護者の倫理綱領，ヘルシンキ宣言，ベルモントレポート，ニュルンベルク綱領，リスボン宣言，世界人権宣言等）について説明できる．
③ 医療の進歩に伴う倫理的課題の動向について説明できる．
④ 医療や看護の現場における倫理的課題と調整方法について説明できる．

B-3-2）-（2）保健・医療・福祉における個人情報
ねらい：
　保健・医療・福祉における個人情報について，倫理的配慮の下に取扱いができる．
学修目標：
① 保健・医療・福祉における個人情報の取扱いとセキュリティについて説明できる．
② 個人情報保護や守秘義務に関する法規について説明できる．
③ 個人情報保護や守秘義務を遵守することができる．
④ 多職種間での情報共有時の配慮ができる．
⑤ 情報の開示に関する法的根拠と注意点を説明できる．

B-3-3）国際社会と看護
ねらい：
　国際社会における保健・医療・福祉の現状と課題について学ぶ．
学修目標：
① 国際社会の保健・医療・福祉における現状と課題について説明できる．
② 国際的視野で，看護の対象となる人への配慮について説明できる．
③ 日本の保健・医療・福祉の特徴を理解し，国際社会における看護の役割と貢献について考えることができる．

C　看護の対象理解に必要な基本的知識

　人間の生活者としての側面及び生物学的に共通する人間の身体的・精神的な側面を統合して理解するために必要な知識を修得し，取り巻く様々な環境からの影響を受けて存在する人間を包括的に理解する．このような人間理解を基盤として，健康に関与するための看護の理論を学び，看護の基本を理解する．

C-1　看護学に基づいた基本的な考え方
C-1-1）看護の本質
ねらい：
　看護とは何かを学ぶ．
学修目標：
① 看護の定義について説明できる．
② 看護の目的について説明できる．
③ 看護理論の役割や特定の理論の特徴について説明できる．

8   資料（『看護教育学第6版』第3刷追加分）

C-1-2) ケアの概念とケアにおける看護学との関連
ねらい：
　ケアの概念とケアにおける看護学の位置付けについて学ぶ．
学修目標：
① ケアの概念について説明できる．
② 保健・医療・福祉に関わる専門職について説明できる．
③ ケアに関わる学問である看護学の位置付けについて説明できる．
C-1-3) 看護の観点から捉える人間
ねらい：
　看護学を構成する概念について理解し，看護の観点に立った人間の捉え方を学ぶ．
学修目標：
① 看護学の主要な概念を説明できる．
② 看護理論や看護現象を理解するための諸理論・概念を活用して人間について統合的に捉え説明できる．
C-1-4) 看護過程
ねらい：
　看護過程の一連の流れについて知識として理解し，実践に活用するための方法を学ぶ．
学修目標：
① 看護過程とは何かについて説明できる．
② 対象理解のための情報収集について説明できる．
③ 収集した情報を科学的根拠に基づいてアセスメントする方法を説明できる．
④ 対象者のより良い健康状態を目指すために必要な専門知識の活用を説明できる．
⑤ 看護ニーズを明確化し，優先順位を決定する方法を説明できる．
⑥ 看護目標を設定し，具体的に計画立案・実施する方法を説明できる．
⑦ 実施した看護を評価する方法を説明できる．

C-2　生活者としての人間理解
　毎日の生活は，様々な人や環境との関わりを通して営まれており，生活の在り方がその人らしさを際立たせていく．生活者としての成長・発達の課題を理解することを通して生活を支援する看護の視点を学ぶ．
C-2-1) 人間にとっての生活
ねらい：
　人の生活行動と健康状態とのつながりを統合して捉えるための知識を学び，看護実践が人の生活の変化に対応して展開されることの理解を深める．
学修目標：
C-2-1)-(1)　生活行動の動機
① 人間の基本的欲求について説明できる．
② 生活における習慣，生きがい，信仰活動について理解できる．
C-2-1)-(2)　生活行動と生体機能
① 食生活の成り立ち，食行動に影響を与える要因を理解し，健康にとって食の持つ意味を理解できる．
② 食行動に関係する消化管と消化腺の構造と機能を説明できる．
③ 栄養とエネルギー代謝を説明できる．
④ 糖質，脂質，タンパク質，ビタミン，ミネラル等の物質代謝を概説できる．
⑤ 血糖の調節機構を説明できる．
⑥ 排せつ習慣，排せつ様式等，健康にとって排せつの持つ意味を理解できる．
⑦ 排せつに関わる消化管，腎臓と尿路の構造と機能を説明できる．
⑧ 皮膚の構造と機能を説明できる．
⑨ 清潔行動，清潔に対する認識等，健康にとって清潔の持つ意味を理解できる．
⑩ 衣生活に関わる行動と意味について理解できる．
⑪ 生体リズム，活動と休息のバランス，運動習慣，睡眠パターン等，健康にとっての活動と休息の意味を理解できる．
⑫ 生活行動に必要な骨と骨格筋，神経系の連携による運動のメカニズムを説明できる．
⑬ 骨，軟骨，関節，靭帯，筋肉の構造と機能を説明できる．
⑭ 生活における性と生殖について理解できる．
⑮ 男女の生殖器の構造と機能を説明できる．
⑯ 性周期と加齢に伴う生殖機能の変化について説明できる．
⑰ 生活における仕事と余暇について理解できる．
⑱ コミュニケーション（言語的・非言語的）の相互作用について理解できる．
⑲ 生活の中の学習行動について理解できる．
⑳ 生活における精神の健康について理解できる．
㉑ 外部から五感（視覚・聴覚・触覚・嗅覚・味覚）を通して得られた感情について理解できる．
㉒ 各生活行動を統合して対象者の生活について理解できる．
C-2-1)-(3)　生活者としての多様性
① 多様な性の在り方について理解できる．
② 固有な生活の中で形成される心や人格の関係を理解できる．
③ 人間の成長・発達に伴う生活行動・コミュニケーション・情緒・社会的役割の変化を理解できる．
④ 地域や家族等，固有に受け継がれる生活習慣の多様性について理解できる．
⑤ 個の特性に応じて生活することの重要性を理解できる．
C-2-2) 個人と家族
① 個人と家族の発達課題を理解できる．
② 夫婦関係が形成される過程について理解できる．
③ 子どもが生まれ，家族が形成される過程を理解できる．
④ 家族のそれぞれの構成員が家庭生活を営む上でどのように機能しているかを理解できる．
⑤ 子どもを産み育てる家族の機能を理解できる．
⑥ 家族のセルフケア機能を理解できる．
⑦ 家族の社会化機能を理解できる．
⑧ 経済的側面が家族に与える影響を理解できる．
⑨ 家族をシステムとして理解し家族介入の基本を理解できる．
C-2-3) 生活環境としての場
① 生活の場としての地域・社会の意味を説明できる．
② 生活とは何か，生活と環境や文化との関係を説明できる．
C-2-4) 地域社会における生活者
① 地域社会の文化，慣習が生活に及ぼす影響について説明できる．
② 地域社会において他者への依存と自立のバランスが生活に及ぼす影響について理解できる．
③ 死の概念，個人や家族にとっての死及び看取りの意味を理解できる．

C-3　生物学的に共通する身体的・精神的な側面の人間理解
　身体的・精神的側面から人間を理解するために必要な体の仕組み及び機能を学ぶ．これらは，全て看護実践において臨床推論の根拠として活用し，知識を統合して全人的にアセスメントするために活用されるものである．
C-3-1) 細胞と組織
ねらい：
　生命体の最小単位である細胞の成り立ちや遺伝子，器官を構成する組織に関する基本事項を学ぶ．
学修目標：
C-3-1)-(1)　ゲノムと遺伝子，細胞
① ゲノムと染色体と遺伝子，遺伝の基本的機序を説明できる．
② 細胞周期と細胞分裂を説明できる．
③ 細胞の構造を説明できる．
C-3-1)-(2)　組織
① 人体を構成する4つの組織（上皮組織，支持組織，筋組織，神経組織）を説明できる．

C-3-2) 生命維持と生体機能の調節
ねらい：
　生命維持のための生体機能の基本的事項を学ぶ．
学修目標：
C-3-2)-(1)　ホメオスタシス
　① 体液の量と組成を説明できる．
　② 体液の調節（体液量，電解質バランス，浸透圧）を説明できる．
　③ 酸塩基平衡の調節機構を説明できる．
　④ 体温の調節機構を説明できる．
C-3-2)-(2)　呼吸器系
　① 気道の構造と機能を説明できる．
　② 肺の構造と機能（呼吸の機序とその調節系を含む）を説明できる．
C-3-2)-(3)　循環器系と血液
　① 心・血管系，リンパ系の構造と機能を説明できる．
　② 血圧の調節機構を説明できる．
　③ 血液の成分と機能を説明できる．
　④ 造血器と造血機能を説明できる．
　⑤ 止血と血液凝固・線溶系を説明できる．
　⑥ 血液型（ABO 式，Rh 式）を説明できる．
C-3-2)-(4)　免疫系
　① 免疫応答を説明できる．
　② 自然免疫と獲得免疫を説明できる．
　③ 液性免疫と細胞性免疫を説明できる．
C-3-2)-(5)　体内・外の情報伝達と調節機構（神経系，感覚器系，内分泌系）
　① 脳と脊髄の基本的構造と機能を説明できる．
　② 末梢神経系の機能的分類（体性神経と自律神経）を説明できる．
　③ 体性感覚（皮膚感覚と深部感覚）を説明できる．
　④ 視覚器，聴覚・平衡覚器，嗅覚器，味覚器の構造と機能を説明できる．
　⑤ 各内分泌系の構造と機能，調節機構を説明できる．
　⑥ 主なホルモンの特徴と生理作用を説明できる．
　⑦ ネガティブフィードバックを説明できる．
　⑧ ストレス反応について説明できる．
C-3-3) 生命誕生，成長・発達と加齢，ヒトの死
ねらい：
　妊娠から胎児の発育，生命誕生，人間の成長・発達の過程，加齢の影響，生物学的な死に関する基本的事項を学ぶ．
学修目標：
C-3-3)-(1)　妊娠・分娩・産褥
　① 受精から細胞分裂，器官形成の過程について説明できる．
　② 妊娠週数に応じた母体の心身の変化・特徴について説明できる．
　③ 妊娠週数に応じた胎児の成長・発達について説明できる．
　④ 胎児の循環・呼吸の生理的特徴と出生直後の変化を説明できる．
　⑤ 出産の機序について説明できる．
　⑥ 分娩経過に応じた母体の心身の変化・特徴について説明できる．
　⑦ 産褥期の母体の心身の変化・特徴について説明できる．
C-3-3)-(2)　成長・加齢による変化
　① 新生児の身体・生理的特徴を説明できる．
　② 小児期における身体・生理的特徴，精神・運動・社会的発達を説明できる．
　③ 思春期・成人期における身体的・心理的・社会的変化を説明できる．
　④ 加齢（更年期を含む）に伴う身体的・心理的・社会的変化を説明できる．
C-3-3)-(3)　ヒトの死
　① 生物学的な死の概念と定義を説明できる．
　② 植物状態と脳死の違いを説明できる．
　③ ヒトにとっての死について説明できる．

C-4　疾病と回復過程の理解
　疾病の成り立ちを学び，対象理解を深めることにつなげる．また，回復を促す看護につなげるための根拠となる知識を学ぶ．
C-4-1) 病態の成り立ちと回復過程
ねらい：
　正常な状態から病態への移行と回復過程について学び，看護につなげる．
学修目標：
C-4-1)-(1)　細胞障害・変性と細胞死
　① 萎縮，変性，肥大，細胞死（ネクローシスとアポトーシス）を説明できる．
　② 細胞障害・変性と細胞死の病因を概説できる．
　③ 組織の形態的変化の特徴を説明できる．
　④ 細胞の寿命，DNA 損傷・修復を説明できる．
C-4-1)-(2)　修復と再生
　① 修復と再生を説明できる．
　② 創傷治癒の過程を説明できる．
C-4-2) 基本的な病因と病態
ねらい：
　対象理解に必要な病因と生体反応に関する基本事項を学び，看護につなげる．
学修目標：
C-4-2)-(1)　遺伝的多様性と疾病
　① ゲノムの多様性に基づく個体の多様性について概説できる．
　② 主な遺伝性疾患（単一遺伝子疾患，染色体異常，多因子疾患）を説明できる．
C-4-2)-(2)　栄養・代謝障害
　① 糖代謝異常の病因・病態を説明できる．
　② タンパク質・アミノ酸代謝異常の病因・病態を説明できる．
　③ 脂質代謝異常の病因・病態を説明できる．
　④ 核酸・ヌクレオチド代謝異常の病因・病態を説明できる．
　⑤ 無機質代謝異常の病因・病態を説明できる．
C-4-2)-(3)　循環障害
　① 血行障害（虚血，充血，うっ血，出血）の違いとそれぞれの病因・病態を説明できる．
　② 血栓症・塞栓症・梗塞の病因・病態を説明できる．
C-4-2)-(4)　炎症
　① 炎症の分類，組織の形態学的変化と経時的変化（局所変化と全身的変化）を説明できる．
　② 感染症による炎症性変化を説明できる．
C-4-2)-(5)　腫瘍
　① 腫瘍の病因を説明できる．
　② 良性腫瘍と悪性腫瘍の異同を説明できる．
　③ 腫瘍の分類，分化度，グレード，ステージを説明できる．
　④ 腫瘍の浸潤・転移について説明できる．
C-4-2)-(6)　感染
　① 感染の成立と予防を説明できる．
　② ウイルス，細菌，真菌，原虫，寄生虫，プリオンを説明できる．
　③ 薬剤耐性（多剤耐性）を説明できる．

C-5　健康障害や治療に伴う人間の身体的・精神的反応の理解
　主要な健康障害とその診断，治療に関する知識を学び，健康障害や検査，治療に伴う人間の身体的・精神的反応を理解し，看護につなげる．
C-5-1) 病（やまい）に対する人間の反応
ねらい：
　病（やまい）を患う人の身体的・精神的状態を全体的に理解し，看護につなげる．
学修目標：
　① 病に対する人間の身体的・精神的反応を全体的に理解できる．
　② 主要な症状（意識障害，けいれん，吐血・喀血，胸痛，乏尿・無尿・頻尿，疼痛（慢性の痛みを含む）等）と症状のマネジメントを理解できる．

C-5-2) 疾病の診断に用いる検査と治療
ねらい:
　疾病の診断に用いる検査・治療に関する基本事項を学び，検査・治療を受ける人の看護につなげる．
学修目標:
① 基本的な検体検査，生体機能検査，画像検査，内視鏡検査，心理・精神機能検査を説明できる．
② 薬物治療を概説できる．
③ 手術治療を概説できる．
④ 放射線治療を概説できる．
⑤ 食事療法を概説できる．
⑥ リハビリテーションを概説できる．
⑦ 輸血・輸液を概説できる．
⑧ 人工臓器，透析，臓器移植・再生医療を概説できる．
⑨ 精神療法を概説できる．
⑩ 代替療法のエビデンスと位置付けを説明できる．

C-5-3) 主な健康障害と人間の反応
ねらい:
　主要な健康障害に関する知識を学び，健康障害に対する人間の反応を理解し，観察，診療の補助，生活援助，患者・家族教育等，看護の重要な機能に結び付けられるようにする．後出のD看護実践の基本となる専門基礎知識に示すねらいを達成するために以下の学修目標を置く．
学修目標:
C-5-3)-(1) 循環器系の健康障害と人間の反応
① 循環器系の健康障害と人間の反応について概説できる．
　心不全，虚血性心疾患，主な不整脈，主な弁膜症，心筋・心膜疾患，主な先天性心疾患，動脈疾患，静脈疾患，挫滅症候群，血圧異常，ショック，チアノーゼ等
C-5-3)-(2) 血液・造血器系の健康障害と人間の反応
① 血液・造血器系の健康障害と人間の反応について概説できる．
　貧血，白血球減少症，白血病，悪性リンパ腫，多発性骨髄腫，出血性疾患等
C-5-3)-(3) 呼吸器系の健康障害と人間の反応
① 呼吸器系の健康障害と人間の反応について概説できる．
　咳嗽・喀痰，呼吸不全，呼吸器感染症，閉塞性・拘束性障害を来す肺疾患，肺循環障害，気胸，腫瘍等
C-5-3)-(4) 消化器系の健康障害と人間の反応
① 消化器系の健康障害と人間の反応について概説できる．
　主な口腔・咽頭の疾患，う歯，歯周病，嚥下障害，嘔気・嘔吐，主な消化管疾患，腹痛・腹部膨満，イレウス，排便障害，下血・黄疸，主な肝臓・胆嚢・膵臓疾患，腹壁・腹膜・横隔膜の疾患，先天性消化器疾患等
C-5-3)-(5) 内分泌・栄養・代謝系の健康障害と人間の反応
① 内分泌・栄養・代謝系の健康障害と人間の反応について概説できる．
　主な間脳・下垂体疾患，主な甲状腺疾患，主な副甲状腺(上皮小体)疾患，主な副腎皮質・髄質疾患，内分泌系の腫瘍，メタボリックシンドローム，肥満症，糖尿病，脂質異常症，高尿酸血症，痛風，ビタミン欠乏症等
C-5-3)-(6) 水電解質・酸塩基平衡系の健康障害と人間の反応
① 水電解質・酸塩基平衡系の健康障害と人間の反応について概説できる．
　浮腫・脱水，電解質の異常，アシドーシス・アルカローシス等
C-5-3)-(7) 泌尿器系，生殖器系の健康障害と人間の反応
① 泌尿器系，生殖器系の健康障害と人間の反応について概説できる．
　主な上部尿路疾患，主な下部尿路疾患，主な排尿障害，女性生殖器の疾患，乳腺の疾患，男性生殖器の疾患，生殖機能障害，性感染症，性分化疾患等
C-5-3)-(8) 免疫系，感染防御系の健康障害と人間の反応
① 免疫系，感染防御系の健康障害と人間の反応について概説できる．

自己免疫疾患，アレルギー性疾患，免疫不全症，主なウイルス感染症，主な細菌感染症，主なマイコプラズマ，クラミジア，リケッチア感染症，主な真菌感染症，寄生虫症，医療関連感染，日和見感染，敗血症等
C-5-3)-(9) 感覚器・神経・運動器系の健康障害と人間の反応
① 感覚器・神経・運動器系の健康障害と人間の反応について概説できる．
　視覚障害，聴覚・平衡機能障害，嗅覚障害，味覚障害，皮膚障害，主な脳脊髄疾患，頭痛，運動の異常(麻痺・失調)，言語障害，認知症，主な末梢神経疾患，主な骨・関節・骨髄疾患等
C-5-3)-(10) 精神・心身の健康障害と人間の反応
① 精神・心身の健康障害と人間の反応について概説できる．
　統合失調症，気分(感情)障害，自律神経失調症，神経症性障害，ストレス関連障害，食行動・摂食障害，睡眠障害，小児・青年期の精神・心身の医学的疾患，成人・老年期の人格・行動障害，性同一性障害，産後うつ，様々な依存症等
C-5-3)-(11) 小児特有の健康障害と人間の反応
① 小児特有の健康障害と人間の反応について概説できる．
　発育不全，先天性疾患，脳性麻痺，発達障害，児童虐待等
C-5-3)-(12) 物理・化学的因子による健康障害と人間の反応
① 物理・化学的因子による健康障害と人間の反応について概説できる．
　食中毒，主な中毒，高温による障害，寒冷による障害，熱傷，外傷，褥瘡等

C-5-4) 薬物や放射線による人間の反応
C-5-4)-(1) 薬物及び薬物投与による人間の反応
ねらい:
　的確な薬物療法を行うために必要な基本的な考え方(薬理作用，有害事象，与薬時の注意事項)と看護援助を学ぶ．
学修目標:
① 薬物の作用点(受容体，イオンチャネル，酵素，トランスポーター)を説明できる．
② 薬理作用を規定する要因(用量と反応，親和性等)や薬物動態(吸収，分布，代謝，排せつ)を説明できる．
③ 薬物の蓄積，耐性，依存，習慣性や嗜癖を説明できる．
④ 薬物相互作用とポリファーマシーについて概説できる．
⑤ 薬物の投与方法(経口，舌下，皮膚，粘膜，直腸，注射，吸入，点眼，点鼻等)の違いによる特徴と看護援助を説明できる．
⑥ 小児期，周産期，老年期，臓器障害，精神・心身の障害時における薬物投与の注意点と看護援助を説明できる．
⑦ 主な治療薬(末梢神経系に作用する薬，中枢神経系に作用する薬，循環器系に作用する薬，血液に作用する薬，呼吸器系に作用する薬，消化器系に作用する薬，内分泌・代謝系に作用する薬，腎・尿路系に作用する薬，感覚器系に作用する薬，生殖器系に作用する薬，免疫系に作用する薬，予防接種，抗感染症薬，消毒薬，抗アレルギー薬，抗炎症薬，抗腫瘍薬，分子標的薬，医療用麻薬，麻酔薬，主な和漢薬(漢方薬))の作用，機序，適応，有害事象及び看護援助を説明できる．
⑧ 薬物の有効性や安全性とゲノムの多様性との関係を概説できる．
⑨ 薬物管理の基本的知識と注意事項を説明できる．
⑩ 薬害について概説できる．
⑪ 薬剤の職業性ばく露について説明できる．
C-5-4)-(2) 放射線の医療利用による人間の反応
ねらい:
　放射線の医療利用(放射線診断，放射線治療，輸血用の血液に対する放射線照射等)，人間への放射線の作用と健康への影響・リスク，放射線利用の際の医療者の被ばく防護対策を学ぶ．
学修目標:
① 放射線診断，放射線治療の意義を説明できる．
② 放射線の人体への作用機序を説明できる．

③ 放射線の健康影響・リスクと被ばく線量との関係を説明できる.
④ 放射線診断に伴う有害事象（造影剤の副作用等）を説明できる.
⑤ 放射線診断に伴うリスクと看護について説明できる.
⑥ 放射線治療に伴う有害事象（副作用）とその看護について説明できる.
⑦ 医療者自身の被ばく防護方策を説明できる.
⑧ 放射線被ばくに対する不安を理解し，関係職種とともに適切に対応できる.

D　看護実践の基本となる専門基礎知識

看護学を構成する概念である人間，環境，健康，看護の理解を基盤として，課題解決技法等の基本を踏まえて，看護の対象となる人のニーズに合わせた看護を展開（実践）する能力を育成する．健康の段階，発達段階に特徴づけられる対象者のニーズに応じた看護実践能力を修得するとともに，組織における看護職の役割と対象者を中心とした協働の在り方を身に付ける.

D-1　看護過程展開の基本

D-1-1）看護の基礎となる対人関係の形成
ねらい：
看護の対象となる人との関係を形成する意義と方法を学ぶ.
学修目標：
① 看護の目的意識をもって対象者に関心を寄せることができる.
② 言語表現・非言語表現を用いた対象者との相互作用を通して関係を形成することができる.
③ 対象者の様々な特性や多様性に応じた関係を形成することができる.

D-1-2）多面的なアセスメントと対象者の経験や望み（意向）に沿ったニーズ把握
ねらい：
対象者の多様な情報（生活者としての側面，生物学的に共通する身体的・精神的な側面，環境との関係の側面，成長・発達の側面）を収集し，看護の視点から統合して対象者の経験や望み（意向）を共有しながらアセスメントする方法を学ぶ.
学修目標：
① 対象者の状況に応じて看護に必要な情報を収集できる.
② 得られた情報を系統的・継続的に整理し，アセスメントできる.
③ アセスメントに基づき対象者の全体像を描くことができる.
④ 対象者（状況に応じて対象者と家族）の経験してきたことや望み（意向）を共有しニーズの把握につなげることができる.
⑤ 全体像を描きながら対象者のニーズを見いだすとともに優先順位を決定できる.

D-1-3）計画立案・実施
ねらい：
アセスメントに基づく個別性のある看護計画の立案と，計画に基づいた看護実践の方法を学ぶ.
学修目標：
① 看護の視点から見いだされた対象者のニーズに対応する目標を示すことができる.
② 目標を遂げるための要件を示し，看護計画を立案できる.
③ 目標・要件に応じた評価日を設定して示すことができる.
④ 基本的な看護技術を対象者のニーズに合わせて個別の看護実践に応用できる.
⑤ 対象者がより良い方法を選択する過程を支えることができる.
⑥ 対象者(状況に応じて対象者と家族)の経験や望み（意向），強み（ストレングス），ウェルネスを治療方法の選択や生活と関連付けて考えることができる.

D-1-4）実施した看護の評価
ねらい：
看護過程全体を振り返ることによる，実施した看護の成果に対する評価を学ぶ.
学修目標：
① 実施した看護を評価する意義を理解できる.
② 実施した看護を評価できる.
③ 評価の基準に基づき，目標の達成状況を確実に評価できる.
④ 評価に基づき，看護計画を修正できる.
⑤ 実施した看護の振り返りを通して，自らの看護の特徴を理解し，学修課題の明確化と実践の修正ができる.

D-2　基本的な看護技術

D-2-1）看護技術の本質
ねらい：
看護技術は，看護の専門知識に基づいて，看護の対象となる人の安全・安楽・自立を目指した行為であることを学ぶ.
学修目標：
① 看護の行為としての看護技術の目的・特徴について説明できる.
② 対象者の安全・安楽・自立を目指した行為であることを説明できる.
③ 看護技術を評価する方法を説明できる.

D-2-2）看護実践に共通する看護基本技術
ねらい：
看護実践に共通する基本的な技術を修得する.
学修目標：
D-2-2)-(1)　観察・アセスメント
① 看護の視点で対象者を観察することができる.
② フィジカルアセスメントができる.
③ 基本的な生活行動の観点から対象者をアセスメントできる.
④ 収集した情報を統合して健康状態をアセスメントできる.
⑤ 対象者を取り巻く社会環境をアセスメントできる.
⑥ 生活者としての側面と生物学的に共通する身体的・精神的な側面の両側面を統合して人間を捉えることができる.
⑦ 家族の機能の側面から家族をアセスメントできる.
⑧ 精神機能のアセスメントができる.
D-2-2)-(2)　安全を守る看護技術
① 安全な療養環境について説明できる.
② 感染予防ができる.
D-2-2)-(3)　安楽を図る看護技術
① 基本体位を理解し，安楽を図ることができる.
② 精神的安寧を保つ工夫ができる.
③ リラクゼーション技術を修得する.
D-2-2)-(4)　コミュニケーション技術
① 看護におけるコミュニケーション技術を修得する.

D-2-3）日常生活の援助技術
ねらい：
安全で快適な療養生活を支援するための基本的な看護技術を学ぶ.
学修目標：
① 環境調整技術を修得する.
② 食事援助技術を修得する.
③ 排せつ援助技術を修得する.
④ 活動・休息援助技術を修得する.
⑤ 清潔・衣生活援助技術を修得する.
⑥ 呼吸・循環を整える技術を修得する.

D-2-4）診断・治療に伴う援助技術
ねらい：
診断・治療の場面において，安全・安楽に受療できるための基本的な看護技術を学ぶ.
学修目標：
① 検査に伴う援助技術を修得する.
② 創傷管理技術を修得する.

③ 与薬の技術を修得する.
④ 救命救急処置技術を修得する.
⑤ 症状・生体危機管理技術を修得する.

D-3　発達段階に特徴づけられる看護実践

D-3-1) 生殖年齢・周産期にある人々に対する看護実践

ねらい：
リプロダクティブ・ヘルス／ライツの視点から，性と生殖の特徴を踏まえた健康を支えるための看護実践を学ぶ．特に，周産期にある人は，身体的・心理的・社会的変化や家族の変化への適応を求められる．これらの特性を踏まえて，妊娠期・分娩期・産褥期・新生児期における対象者や家族に対する看護実践を学ぶ．

学修目標：
① 母性看護学の諸概念を理解できる．
② 女性のライフサイクル各期の健康課題を理解し，看護を説明できる．
③ 性の多様性を理解し，アセスメントできる．
④ 妊娠期・分娩期・産褥期・新生児期の身体的・心理的・社会的特性と生理的変化について理解し，アセスメントできる．
⑤ 妊娠期・分娩期・産褥期・新生児期にある対象者のヘルスプロモーションを理解し，看護を実践できる．
⑥ 妊娠期・分娩期・産褥期・新生児期の異常について，そのメカニズムと対象者に及ぼす影響を理解し，安全・安楽のための看護を説明できる．
⑦ 人々のリプロダクティブ・ヘルス／ライツに関する社会問題を理解し，対象者の社会生活を支える看護を説明できる．
⑧ 母子の健康生活について理解し，それを支える産後ケアや育児支援，母子保健のシステムについて説明できる．
⑨ 周産期の家族が抱える親子の愛着，絆の形成と役割発達等の発達課題と家族に及ぼす影響を理解し，家族の発達を支える看護を説明できる．
⑩ 家族の特徴を踏まえ，新しく形成される家族を支えるための看護を理解し，多職種との連携・協働が理解できる．

D-3-2) 小児期にある人々に対する看護実践

ねらい：
小児期は，新生児期から乳幼児期，学童・思春期，更に青年期に至るまでの目覚ましい成長・発達段階にある．家族との愛着形成を基盤に，自己概念の形成，セルフケア獲得，社会生活への適応等の発達を遂げることを理解し，子どもと家族の健康習慣の形成，健康状態に応じた養育や生活の調整，安全・安楽の保持等により，子どもが自分らしい生活を実現できるよう看護実践を学ぶ．

学修目標：
① 子どもの権利擁護の重要性を理解し，看護を実践できる．
② 子どもの成長・発達に関してアセスメントできる．
③ 成長・発達段階に適した看護実践の方法を見いだすとともに，セルフケア獲得等の成長・発達そのものを家族とともに支える看護を実践できる．
④ 子どもの成長・発達と健康上の課題を統合するとともに，病院や家庭，学校等の場に応じた対象者のニーズを捉えて看護を説明できる．
⑤ 病気や入院生活が子どもに及ぼす影響を理解し，苦痛の緩和，安全・安楽の保持を基本とする看護を説明できる．
⑥ 子どもに特有な看護技術を理解し，対象者に適した方法で実践することについて説明できる．
⑦ 様々な病期・症状・治療に応じた子ども（医療的ケア児を含む）の特徴を理解し，必要な看護を説明できる．
⑧ 発達段階によって生じやすい小児期特有の健康問題の特徴と必要な看護について説明できる．
⑨ 子どもの病気や入院生活が家族に及ぼす影響を理解し，病状や発達段階，家族の特性に応じて家族全体への看護を説明できる．
⑩ 虐待等，特別な状況にある子どもや家族，社会の特徴を理

解し，必要な看護を理解できる．
⑪ 成人移行期における治療継続や自分らしい生活の実現のための看護を説明できる．

D-3-3) 成人期にある人々に対する看護実践

ねらい：
成人期は，社会の一員として就労し，新たな家族や友人関係を育み，新たな役割や仕事を確立していく年代にある．身体的には，基礎代謝を含む身体の生理的状況が安定するとともに生殖機能が成熟する．また，仕事や家庭，及び地域での役割を通して，自らの特性や価値観を自覚していく．その一方で，加齢に伴う身体機能の低下を自覚し始める．このような発達課題を踏まえ，健康レベルに応じ，個々の人生設計に沿ったセルフケア，療養を支える看護実践を学ぶ．

学修目標：
① 成人期の身体的・心理的・社会的特徴について説明できる．
② 成人期にある人の健康課題について，発達課題を踏まえ，身体的・心理的・社会的情報から，包括的にアセスメントできる．
③ Adolescent and Young Adult〈AYA〉，トランジション等の健康課題について，小児期からの連続性と今後の人生・生活への影響を踏まえて包括的にアセスメントできる．
④ 必要な療養やセルフケアに，社会生活に求められる仕事と生活の観点から就労生活，家族生活との両立を支援する方法について理解できる．

D-3-4) 老年期にある人々に対する看護実践

ねらい：
老年期は，これまで個々の人生を積み重ね，その人らしさがより際立つ年代にある．また，人生の最終段階を生きる年代にある．これまでに培ってきたその人らしさを尊重しつつ，身体的・心理的・社会的変化やスピリチュアリティ，発達課題を踏まえ，健康レベルに応じた看護実践を学ぶ．

学修目標：
① 高齢者特有の身体的・心理的・社会的変化，個々の生活過程，価値観，スピリチュアリティを踏まえた包括的視野で高齢者をアセスメントできる．
② 高齢者の健康障害リスク（転倒，痛み，せん妄，認知機能の低下，うつ，低栄養，嚥下障害，褥瘡等）についてアセスメントし，予防する看護を説明できる．
③ 高齢者及び家族のセルフケア能力をアセスメントし，その人らしさを生かし，持てる力を最大限に発揮できる支援方法を理解できる．
④ 高齢者がその人らしく生きるため，多様な健康レベルに応じて多職種や関係機関との連携・協働について考察できる．
⑤ 高齢者の個別性，価値観，家族，社会背景を踏まえた人生の最終段階における看護について考察できる．
⑥ 認知症の高齢者の特性と看護について説明できる．
⑦ 高齢者虐待の種類や特徴を理解し，看護職の役割を理解できる．
⑧ 高齢者の尊厳と生活の質（Quality Of Life〈QOL〉）を支える看護について考察できる．

D-4　健康の段階に応じた看護実践

D-4-1) 予防が必要な人々に対する看護実践

ねらい：
予防が必要な対象者（個人・家族・集団等）について理解し，健康増進，自立の促進等を目指した看護実践を学ぶ．

学修目標：
① 対象者の強み（ストレングス）を引き出し，健康増進，自立の促進等の看護を実践できる．
② 対象者の行動変容に対する理解，関心や動機付けの状況についてアセスメントを行い，必要な看護を実践できる．
③ フレイル，サルコペニア，ロコモティブ・シンドロームの概念を説明でき，予防の看護を実践できる．
④ 心身の健康障害の早期発見・早期診断・早期治療に必要な健診等のシステムとその活用について説明できる．

⑤ 心身の健康障害に対する正しい理解への啓発活動について説明できる.
⑥ 地域における心身の健康増進や障害者の生活を支えるシステムについて説明できる.

D-4-2) 急性期にある人々に対する看護実践
ねらい:
　小児, 成人, 老年といった各年代に応じた急性期や重症な状態, 周術期にある人の特徴を理解し, 生命維持, 身体的リスクの低減と症状緩和, 安全と安楽の保持等のための看護実践を学ぶ.
学修目標:
① 急性期や重症な状態にある人の身体的・心理的・社会的特徴を説明できる.
② 急性期や重症な状態にある人をアセスメントできる.
③ 急性期や重症な状態にある人に対する優先順位を踏まえた看護を説明できる.
④ 主な検査・処置等を受ける人の検査・処置に対する理解と意思決定を支える看護を実践できる（採血, 心電図, エックス線, CT, MRI, エコー, 内視鏡等）.
⑤ 手術を受ける人をアセスメントできる.
⑥ 手術を受ける人の手術療法への理解と意思決定を支える看護を実践できる.
⑦ 疾患や治療（手術療法, 薬物療法, 化学療法, 放射線療法等）に応じた観察項目を理解し, 異常の早期発見と必要な看護を実践できる.
⑧ 術後合併症を予防するための看護を説明できる.
⑨ 認知機能の低下や精神疾患等の特徴を持つ人の急性期治療に対する反応を理解し, 安全・安楽を守る看護を説明できる.
⑩ 急性期や重症な状態にある人や家族の心理についてアセスメントし, 不安の緩和を図ることができる.
⑪ 回復過程及び退院を見通した看護を説明できる.

D-4-3) 回復期にある人々に対する看護実践
ねらい:
　回復期にある人の心身の回復過程を理解し, 個の特性に応じて生きることを支え QOL を高める看護実践を学ぶ.
学修目標:
① 心身の回復状況のアセスメントや回復状況に応じた看護を説明できる.
② リハビリテーション, 国際生活機能分類（International Classification of Functioning, Disability and Health〈ICF〉）の概念を理解できる.
③ 回復への動機付けや意欲についてアセスメントできる.
④ 回復への意欲を支え, より主体的な回復過程を遂げるための看護を説明できる.
⑤ 回復期にある人を支える家族の状況をアセスメントし, 支援できる.
⑥ 回復期にある人が個の特性に応じた生活を送るために, 関係する職種や機関と必要な情報や目標を共有できる.
⑦ 生活機能障害（身体, 知的, 高次機能, 精神, 発達）についてアセスメントでき, ノーマライゼーションの視点から必要な看護を説明できる.
⑧ 回復期にある人が障害に応じた生活を送るために, 活用できる社会資源と連携し, 就労等の支援について説明できる.

D-4-4) 慢性期にある人々に対する看護実践
ねらい:
　疾病を持ちながら生きる人やその家族の思いや生活, 治療過程を理解し, セルフケアを伴う社会生活を支える看護実践を学ぶ.
学修目標:
① 慢性疾患の特徴と治療経過について理解できる.
② 疾病認識と自己管理の状況, 検査値等からセルフケアの現状と課題をアセスメントできる.
③ 慢性疾患を抱える人への支援の基盤となる諸理論・概念

について理解できる.
④ 薬物療法等の治療の効果や副作用について判断できる.
⑤ 急性増悪の誘因を理解し, 予防的に対応できる.
⑥ 慢性的な痛み等の症状を理解し, 対象者の苦痛や不安に配慮できる.
⑦ 対象者のセルフケアによる自分らしい生活の実現のために必要な社会資源を説明できる.
⑧ 疾病が家族の生活や対象者との関係性にどのように影響するかを考えて支援できる.
⑨ 様々な慢性疾患において必要とされる支援の特徴を理解し, 病気に応じて適切な人・機関につなげることができる.
⑩ 慢性期にある患者に対する全体的な視点からの緩和ケアについて説明できる.

D-4-5) 人生の最終段階にある人々に対する看護実践
ねらい:
　人生の最終段階にある人が尊厳をもって個の特性に応じた人生を送ることができるための看護実践を学ぶ. また, 人生の最終段階にある人の家族に対する看護実践を学ぶ.
学修目標:
① 人生の最終段階にある人の身体的な変化について説明できる.
② 人生の最終段階にある人の価値観や人生観, 死生観を引き出し, 終末期の過ごし方を考える援助関係の築き方について説明できる.
③ 人生の最終段階にある人が自分らしい人生を送ることができるために関係機関・職種と連携する重要性を理解できる.
④ 人生の最終段階にある人の疼痛のアセスメント及びコントロールの方法について理解し, 苦痛緩和のためのトータルケアを説明できる.
⑤ 死の受容プロセスと看護の対象となる人や家族の精神的ケアについて説明できる.
⑥ 人生の最終段階にある人の意思決定プロセスの特徴と支援する方法を説明できる.
⑦ 死後の家族ケア（悲嘆のケア（グリーフケア））について説明できる.
⑧ 尊厳ある死後のケアの意義について説明できる.

D-5　心のケアが必要な人々への看護実践
ねらい:
　メンタルヘルスの概念は健康な状態から疾患・障害を抱えた状態の連続線上にある. 心の健康をより良く保つためには, ライフサイクルを通じて多様な心のケアが必要とされる. メンタルヘルス上の問題の予防, 早期発見, 治療, リカバリー（回復）を当事者の強み（ストレングス）を生かしながら支援するために必要な看護実践を学ぶ.
学修目標:
① 心の健康の概念について説明できる.
② ライフサイクル各期における発達課題と心の危機的状況について説明できる.
③ 家庭・学校・職場等におけるメンタルヘルス向上のための支援について説明できる.
④ 周産期の母親と家族のメンタルヘルスを保ち, 子どもの健康な心の発達を促す支援について説明できる.
⑤ 発達障害を早期にアセスメントし, 適切な環境を提供する支援について説明できる.
⑥ 自殺予防のための本人及び関係者への支援について説明できる.
⑦ 依存症を持つ人とその家族への支援について説明できる.
⑧ 精神疾患のリスクを早期にアセスメントし, 早期から適切な治療を受けるための支援体制について説明できる.
⑨ 精神疾患を持つ人の入院中から退院支援までの回復の段階に応じた看護を理解し, 指導の下に実践できる.
⑩ 精神疾患を持つ人の地域生活支援について, 関係者と協働する必要性と方法を説明できる.

14 資料（『看護教育学第6版』第3刷追加分）

D-6 組織における看護の役割

D-6-1）組織における看護活動とケアの質改善

ねらい：

組織における看護の機能と看護活動の在り方，看護の質の管理及び改善への取組を学ぶ．

学修目標：

① 組織における看護の役割について説明できる．
② 医療機関における看護の組織，看護体制，看護の機能について説明できる．
③ 組織の中での役割分担の在り方について理解できる．
④ 組織の中での情報管理システムについて理解できる．
⑤ 看護の質を評価する必要性とその方法について理解できる．
⑥ 看護管理における費用対効果の重要性について理解できる．
⑦ 看護活動を PDCA サイクル（plan-do-check-act cycle）を用いて改善する意義と方法について理解できる．
⑧ 看護活動におけるリーダーシップ，メンバーシップの重要性を説明できる．

D-6-2）リスクマネジメント

ねらい：

医療や看護におけるリスクマネジメントについて理解し，そのために必要な行動を身に付ける．

学修目標

① 医療におけるリスクについて説明できる．
② リスクマネジメント，有害事象（転倒・転落等の事故，褥瘡，与薬エラー等）の予防方法について説明できる．
③ 医療の中で安全文化の形成に向けて，チームとして取り組むことの意義について説明できる．
④ 組織における医療安全対策等，医療機関の取組と看護の活動・役割について説明できる．
⑤ 医薬品・医療機器の安全な管理体制や安全な医療環境を形成する意義について説明できる．
⑥ 組織における感染防止対策について理解し，実施できる．
⑦ 医療事故の予防と発生時対応，発生後の分析や評価について説明できる．
⑧ インシデント（ヒヤリ・ハット）レポートの目的を理解し，必要性について説明できる．

D-6-3）保健・医療・福祉チームにおける連携と協働

ねらい：

保健・医療・福祉チームにおける連携と協働を学ぶ．

学修目標：

① 保健・医療・福祉チーム員の機能と専門性，チーム医療の中での看護の役割について説明できる．
② 対象者を中心とするチームの構築方法について説明できる．
③ チーム医療の中での，相互の尊重・連携・協働について説明できる．
④ チーム医療の中で効果的な話合いをするための方法について説明できる．
⑤ 在宅医療を推進するために，保健・医療・福祉機関の連携・協働を含めた看護の活動・役割について説明できる．
⑥ 継続看護，退院支援・退院調整等，地域の関連機関と協働関係を形成する看護援助方法について説明できる．
⑦ 他のチーム員と適切なコミュニケーションをとる必要性を理解し，指導の下で実践できる．
⑧ チームの一員として，報告・連絡・相談の必要性を理解し，指導の下で実践できる．

E 多様な場における看護実践に必要な基本的知識

看護を提供する場は医療機関，在宅，保健機関，福祉施設，産業・職域，学校，研究機関等多様となっている．また，グローバル化により，在日外国人に対してや諸外国での保健・医療活動等，国境を超えた看護実践の機会も増えている．これら看護が求められる多様な場を理解するとともに，看護実践を行うために必要な専門知識を身に付け，対象者の特性を加味した上で場の複雑性を認識しながら，対象者のニーズに応えるための看護実践を理解する．

E-1 多様な場の特性に応じた看護

E-1-1）多様な場の特性

ねらい：

看護が提供される多様な場と生活の場の特性を学ぶ．

学修目標：

① 医療機関の種類とその特性について説明できる．
② 訪問看護ステーション，看護小規模多機能型居宅介護，地域包括支援センター，子育て世代地域包括支援センター等の在宅ケア機関とその特性について説明できる．
③ 介護保険に関連する施設サービス，在宅サービス，地域密着型サービスの提供機関とその特性について説明できる．
④ 母子，高齢者，心身・精神障害児・者等を対象とした福祉施設（入所・通所）とその特性について説明できる．
⑤ 人々が働く産業の場の特性について説明できる．
⑥ 児童・生徒が学ぶ学校の場の特性について説明できる．
⑦ 国や地方自治体等，行政機関の特徴について説明できる．
⑧ 暮らしの場（自宅，施設等）や地域の特性について説明できる．
⑨ 国際保健・医療協力（国際連合（United Nations〈UN〉），世界保健機関（World Health Organization〈WHO〉），国際協力機構（Japan International CooperationAgency〈JICA〉），政府開発援助（Official Development Assistance〈ODA〉），非政府組織（Non-Governmental Organization〈NGO〉））について概説できる．

E-1-2）多様な場に応じた看護実践

ねらい：

多様な場に応じた看護実践について学ぶ．

学修目標：

① 医療計画における各機関の役割分担を踏まえた看護の在り方と方法について理解できる．
② 自宅，医療機関，在宅ケア機関における看護の在り方と方法について理解できる．
③ 介護保険に関連するサービス提供機関における看護の在り方と方法について理解できる．
④ 母子，高齢者，心身・精神障害児・者を対象とした福祉施設（入所・通所）における看護の在り方と方法について理解できる．
⑤ 産業保健における看護の在り方と方法について理解できる．
⑥ 学校保健における看護の在り方と方法について理解できる．
⑦ 行政機関における保健活動について理解できる．
⑧ 暮らしの場（在宅，施設等）や地域特性の違いによる看護の在り方と方法について理解できる．
⑨ 在日外国人の文化的背景を考慮した看護を理解できる．
⑩ 諸外国の看護・保健ニーズについて理解し，諸外国における支援の在り方や国際協力について理解できる．

E-2 地域包括ケアにおける看護実践

E-2-1）地域包括ケアと看護

ねらい：

様々な発達段階，健康レベル，生活の場にある人々が，住み慣れた地域で暮らしを続けることができるようにするための，医療・看護・介護・予防・住まい・生活・子育て支援のためのサービス提供機関について学ぶ．

学修目標：

① 地域包括ケアの概念について理解できる．
② 地域包括ケアにおける自助・互助・共助・公助の必要性について理解できる．
③ 様々なライフサイクル，健康レベルにある人々への住み慣れた地域での健康支援の必要性について説明できる．
④ 地域包括ケアに関連するケアサービス提供機関を列挙し，

説明できる.

⑤ 地域包括ケアにおける多機関・多職種連携・協働について理解できる.

⑥ 地域の様々な社会資源を列挙し，どのような利用者に活用できるかを理解できる.

⑦ セルフケア支援について理解できる.

⑧ ノーマライゼーションの支援について理解できる.

⑨ 複数の対象者のニーズと，その地域のニーズを理解できる.

E-2-2）地域包括ケアにおける看護の役割

ねらい：

保健・医療・福祉のケアニーズをもつ人々が，住み慣れた地域で自分らしい暮らしを続けることができるようにするために，地域包括ケアにおいて多様な専門職及び地域の人々と連携・協働し，看護の役割を発揮する能力を身に付ける.

学修目標：

① 地域に暮らす人や，在宅療養者とその家族の健康状態や特性，ケアニーズについて，人々の価値観，地域の特徴，文化を踏まえ，アセスメントできる.

② 地域に暮らす人や，在宅療養者の自己決定（意思決定）への支援について説明できる.

③ 地域に暮らす人や，在宅療養者とその家族の強みや主体性を引き出し，セルフケア力の発揮を促す支援について説明できる.

④ 地域に暮らす人や，在宅療養者とその家族に必要な社会資源を理解できる.

⑤ 地域に暮らす人や，在宅療養者とその家族への支援計画案における看護の役割を説明できる.

⑥ 地域における多職種会議の方法を理解できる.

⑦ 地域に暮らす人や，在宅療養者とその家族のニーズに対応するために，必要な新たなケアを創造する必要性が理解できる.

E-3　災害時の看護実践

E-3-1）自然災害，人為的災害（放射線災害を含む）等，災害時の健康危機に備えた看護の理解

ねらい：

災害発生に備えた心構えと看護の方法を学び，平常時から地域全体で備えるとともに，被災時に被災地域や被災者に必要な看護に必要な知識を学ぶ.

学修目標：

① 災害の種類や災害サイクル，地域防災計画，支援体制について理解できる.

② 災害時の医療救護活動のフェーズ（超急性期，急性期，亜急性期，慢性期，静穏期）と各期の看護について理解できる.

③ 被災状況や放射線災害が及ぼす健康影響について把握する方法を理解できる.

④ 災害時の医療救護活動の基本である CSCATTT（Comand and Control, Safety, Comunication, Assessment, Triage, Treatment, Transport）について理解できる.

⑤ 災害時の医療と看護（災害拠点病院，災害派遣医療チーム（Disaster Medical Assistance Team〈DMAT〉），災害派遣精神医療チーム（Disaster Psychiatric Assistance Team〈DPAT〉），日本医師会災害医療チーム（Japan Medical Assistance Team〈JMAT〉），災害時健康危機管理支援チーム（Disaster Health Emergency Assistance Team〈DHEAT〉），災害援助対応チーム（Disaster Acute Rehabilitation Team〈DART〉），日本栄養士会災害支援チーム（The Japan Dietetic Association-Disaster Assistance Team〈JDA-DAT〉））と看護の役割を理解する.

E-3-2）災害時の安全なケア環境の提供の理解

ねらい：

災害時の安全なケア環境の提供について理解する.

学修目標：

① 災害看護活動の場（救護所，避難所，福祉避難所，仮設住宅，被災した医療施設等）における食事，排せつ，睡眠，清潔，環境といった生活への援助，身体的・精神的健康管理について理解できる.

② 要配慮者，避難行動要支援者への看護について理解できる.

③ 被災地域の人々，多職種との連携・協働による看護の必要性や方法を理解できる.

④ 災害周期の変化に対応しながら多職種，地域の人々との連携・協働の上，安全なケア環境提供を継続する必要性を理解できる.

⑤ 二次災害の発生と危険について理解できる.

⑥ 被災者，救護者のストレスと心のケアについて理解できる.

F　臨地実習

臨地実習は看護の知識・技術を統合し，実践へ適用する能力を育成する教育方法の一つである.看護系人材として求められる基本的な資質と能力を常に意識しながら多様な場，多様な人が対象となる実習に臨む.その中で知識・技術の統合を図り，看護の受け手との関係形成やチーム医療において必要な対人関係能力や倫理観を養うとともに，看護専門職としての自己の在り方を省察する能力を身に付ける.

F-1　臨地実習における学修

F-1-1）臨地実習における学修

ねらい：

「**A　看護系人材（看護職）として求められる基本的な資質・能力**」（以下，再掲）を常に意識しながら，臨地実習を行う.

① プロフェッショナリズム

② 看護学の知識と看護実践

③ 根拠に基づいた課題対応能力

④ コミュニケーション能力

⑤ 保健・医療・福祉における協働

⑥ ケアの質と安全の管理

⑦ 社会から求められる看護の役割の拡大

⑧ 科学的探究

⑨ 生涯にわたって研鑽し続ける姿勢

F-1-2）臨地実習における学修の在り方（特徴）

ねらい：

人々の治療や生活の場とそれらを支える社会資源の実際を知り，人々と関係性を築きながら，看護学の知識・技術・態度を統合し，実践へ適用する能力を身に付ける.

学修目標：

① 学修した看護学の知識・技術・態度を統合し，根拠に基づき個別性のある看護を実践できる.

② 多様な場で展開される，人々の多様な生活（B・D・E参照）の実際を理解できる.

③ 多様な社会資源，サービス，制度（B・E参照）の実際を見ることで看護の受け手の生活に関わる社会資源の意義を説明できる.

④ 実習の積み重ねを通して，必要とされる看護が場や看護の受け手により異なることを理解し，看護者の役割を創造的に考察できる.

⑤ 実施した看護の意味や課題を，看護の受け手を中心とする視点や倫理的観点で振り返ることができる.

⑥ 実践の振り返りを通して，看護専門職としての自己の在り方を省察し，看護の質の向上に向けた自己研鑽ができる.

F-2　ケアへの参画

チームの一員としてケアに参画することを通じて，多様な場で多様なニーズを持つケアの受け手に対応するための基礎的能力を育成するとともに，チームの一員として活動できる態度を養う.

16   資料（『看護教育学第6版』第3刷追加分）

F-2-1) 看護過程に基づくケアの実践
ねらい：

多様な場で多様なニーズを持つケアの受け手に対して適切なケアを提供するための基礎的能力を身に付ける．また，看護過程におけるアセスメントの重要性と看護過程が循環する一連のプロセスであることを学ぶ．

学修目標：
① ケアの受け手のニーズをアセスメントできる．
② 必要な看護を，科学的根拠に基づき計画できる．
③ 立案した計画の中で学生が行える看護を明確にできる．
④ B～Eまでの知識・技術を用いてケアに参画し，必要な支援を得ながら看護を実施できる．
⑤ 学生自身が観察・実施した看護の結果を，適切な相手に報告・連絡・相談できる．
⑥ 学生自身が観察・実施した看護を的確に記録できる．
⑦ ケアの受け手に提供された看護を評価できる．
⑧ 看護過程の全ての段階において，主体であるケアの受け手の意思を尊重できる．

F-2-2) 安全なケア環境の整備
ねらい：

多様なケアの現場で安全なケア環境を整備することの重要性を認識し，予防行動を遂行できる．また，インシデント（ヒヤリ・ハット）を起こした場合は，報告の必要性と重要性を理解し，適切に報告できる．

学修目標：
① 転倒・転落，褥瘡等の有害事象の予防策を計画し，実施できる．
② 感染防止対策を適切に実施できる．
③ 実習におけるインシデント（ヒヤリ・ハット）報告の仕組みを説明できる．
④ インシデント（ヒヤリ・ハット）事象に遭遇した場合は，迅速に報告・連絡・相談ができる．
⑤ インシデント（ヒヤリ・ハット）事象に遭遇した場合は，その原因と再発防止策を説明できる．

F-2-3) チームの一員としてのケア参画
ねらい：

チームの一員として，チームメンバーの指導を受けながらケアに参画すること，また実習グループメンバーによる協働学修を通じて，多様な場で多様なニーズを持つ人々に対応するための基礎的能力を育成する．また，チームの一員として活動できる態度を養う．

学修目標：
① ケアを提供するチームの目標及びメンバー各々の役割を説明できる．
② チームにおける自身の役割を説明できる．
③ チームメンバー（指導者等）の指導の下，看護の実施及び報告・連絡・相談ができる．
④ カンファレンスにおいて自身の意見を表明し，メンバーの意見を聴くことができる．
⑤ ケアの受け手の権利擁護に関する問題提起や相談ができる．
⑥ チームを作るための基本的姿勢や方法を説明できる．

G　看護学研究

看護学研究の成果は，看護実践の根拠として看護の対象である人々への支援に還元される．また，社会における看護の必要性を示すとともに看護を説明することを可能にする．そのため，看護学の体系を構築する基盤となり，看護学の専門性の発展に貢献する．また，看護学研究の実践を通して，より良い看護を探究する課題解決の能力を向上させる．学士課程においては，将来的な種々の研究活動の基盤を作ることに焦点がある．

G-1　看護研究における倫理
ねらい：

将来的な看護研究活動の基盤を作るため，看護研究における倫理の必要性と具体的な配慮の例を学ぶ．

学修目標：
① 看護研究における倫理の必要性について説明できる．
② 看護研究における倫理的配慮の具体的な例とその理由が理解できる．
③ 支援を受けながら，看護研究における倫理的配慮に関する計画を立案できる．
④ 研究者倫理（対象者の人権擁護と研究不正の回避に必要な知識を含む．）を理解できる．

G-2　看護研究を通した看護実践の探究
G-2-1) 看護実践の探究
ねらい：

看護実践の探究とその方法としての研究の必要性を学ぶ．

学修目標：
① 看護実践の探究のために研究が必要であることを理解できる．
② 看護実践の探究に向けて，看護現象について論理的・批判的に思考できる．

G-2-2) 研究成果の活用の方法
ねらい：

研究成果を解釈し，活用していく方法を学ぶ．

学修目標：
① 情報リテラシー，統計リテラシーを獲得できる．
② 研究成果，統計資料，実践報告，有識者の提言等の文献の検索方法を理解し，実践できる．
③ 基本的な研究方法の知識を持ち，文献・統計資料等を読み，支援を受けながら成果を解釈できる．
④ 研究成果には適用可能範囲や限界があることを理解した上で，支援を受けながら，成果を理解できる．

G-2-3) 研究活動の実践
ねらい：

将来的な看護研究活動の基盤を作るため，看護研究の方法を学ぶ．

学修目標：
① 研究課題の抽出，研究計画の立案，実施の一連の過程を理解できる．
② 文献研究，事例研究，実験・調査研究等の研究を，指導を受けながら，計画・実施できる．